JN246821

Kinesiology: Joint Control Mechanism and Muscle Function

身体運動学

関節の制御機構と筋機能

編集 市橋則明　京都大学大学院 医学研究科 人間健康科学系専攻 教授

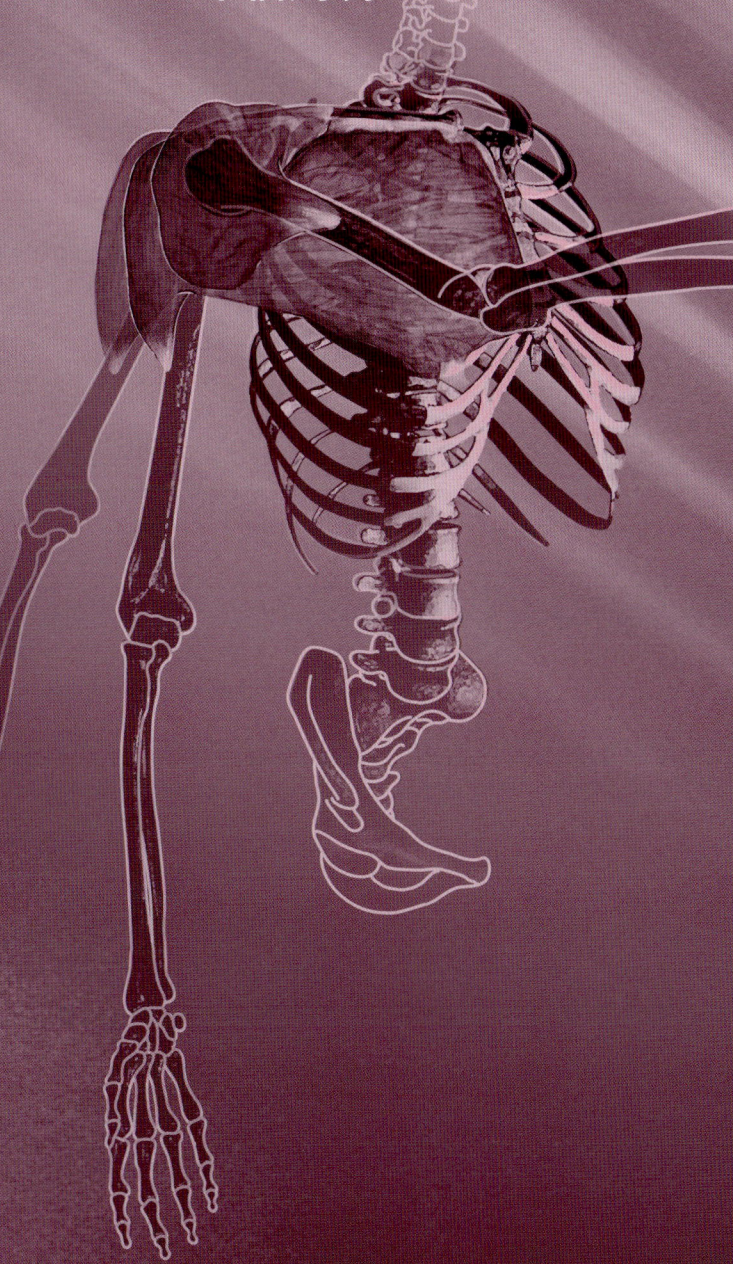

MEDICAL VIEW

Kinesiology : Joint Control Mechanism and Muscle Function
(ISBN 978-4-7583-1712-2 C3047)

Editor: Noriaki Ichihashi

2017. 10. 10   1st ed

©MEDICAL VIEW, 2017
Printed and Bound in Japan

Medical View Co., Ltd.
2-30 Ichigayahonmuracho, Shinjyukuku, Tokyo, 162-0845, Japan
E-mail   ed@medicalview.co.jp

序

　理学療法や作業療法において，運動学は最も重要な専門基礎科目である。解剖学は理学療法士や作業療法士だけでなく，すべての医療職にとって必要な基礎科目であるが，解剖学を基盤として身体の動きを理解する運動学は，理学療法士・作業療法士がさらに専門性を高めるために必須の科目である。

　理学療法や作業療法のエビデンスがまだ不十分である現状のなかで，患者を評価・治療するにあたり，運動学は多くのことを教えてくれる。近年，各関節の制御機構や関節にかかるストレス，関節の動的制御を担う筋の役割，歩行分析や姿勢分析など多くの研究成果のもと，運動学のエビデンスが積み重ねられてきた。身体運動に関するこれらの運動学的知見を礎として患者を評価・治療することは，理学療法や作業療法のエビデンスを蓄積するうえでも非常に重要となる。運動学のなかでも各関節の知識はセラピストにとって欠かせないものであり，各関節の構造，受動的制御や能動的制御，それらの関節の運動学と機能障害の関連に関する十分な知識をもつことは，理学療法や作業療法の基盤となる。

　本書『身体運動学』では，運動学の一般的な基礎知識についての記載は必要最低限とし，各関節の運動学に関して多くの文献をもとに詳細に解説した。特に各関節を受動的に制御している関節包や靱帯の役割と，能動的に制御している筋の役割に関して詳述しているのが本書の特徴である。各筋のモーメントアームや生理学的筋断面積を示し，解剖学的作用だけでなく各関節の角度が変化したときの運動学的作用に関しても文献等がある場合はできるだけ示した。本書は，筋の機能に関してかなり詳細に解説した最新の運動学の教科書であるといえる。さらに各関節の機能障害と運動学の関わりについて項目を設け，運動学的知識をもとに理学療法・作業療法を行うヒントを多く示した。また，運動学を理解するうえではイメージしやすいイラストが非常に重要なため，なるべくわかりやすいイラストを描くように出版社と協議を重ねた。

　本書は全11章で構成する。1章では運動学の基礎知識として，「1　身体運動の基礎」「2　関節の構造と機能」「3　筋の構造と機能」に関して述べた。2〜9章では肩関節，肘関節，手関節，指関節，股関節，膝関節，足関節・足部，脊柱に関して，「1　骨構造」「2　関節構造」「3　受動的制御（関節構造・関節包・靱帯による運動制御）」「4　能動的制御（筋による運動制御）」「5　機能障害と運動学」に関して詳細に解説した。各関節の運動学のほか，重要な知識として10章では立位姿勢と姿勢制御，11章では歩行に関して述べた。また，「Clinical point of view」とした囲み記事では臨床場面で活用できる運動学的知識を説明し，「Supplement」とした囲み記事では本文での説明が不十分な項目の補足説明を行った。

　本書が理学療法士や作業療法士を目指す学生のための運動学の教科書として，さらには実際に臨床に携わっているセラピストの評価や治療の参考書として役立つことを期待している。

2017年8月

市橋則明

執筆者一覧

編集

市橋則明
京都大学大学院 医学研究科 人間健康科学系専攻 教授

執筆者（掲載順）

市橋則明
京都大学大学院 医学研究科 人間健康科学系専攻 教授

宮坂淳介
京都大学医学部附属病院 リハビリテーション部

池添冬芽
関西医科大学 リハビリテーション学部 教授

越後　歩
札幌徳洲会病院 整形外科外傷センター 作業療法部門 副室長

建内宏重
京都大学大学院 医学研究科 人間健康科学系専攻 准教授

伊藤浩充
甲南女子大学 看護リハビリテーション学部 理学療法学科 教授

正木光裕
高崎健康福祉大学 保健医療学部 理学療法学科 准教授

目次

第 1 章
運動学の基礎知識

1 身体運動の基礎

1 並進運動と回転運動

運動とは，物体がその位置や向きを変えることの総称である。運動のなかで，物体の位置の変化だけに注目したとき，向きを変えることなく物体が時間とともにその位置を変化させる運動を並進運動とよぶ（図1a）。並進運動の大きさは，単位時間あたりの移動距離で表す。移動距離を移動に要した時間で割ったものが平均速度である。物体がその位置を変えるのではなく，向きだけを変える運動を回転運動とよぶ（図1b）。回転運動の大きさを並進運動の速度と同じように表すには，「回転軸のまわりの物体の回転角度」を「回転に要した時間」で割った角速度として表す。

一般的な物体の運動は，並進運動と回転運動が同時に起きた（合成された）ものとなる（図1c）。人の運動では，身体や身体各部位の動きを重心の並進運動と重心まわりの回転運動に分けて考えることが多い。

2 力の合成と分解

大きさと向きという2つの量をもったものをベクトルという。力もベクトルであり，矢印で大きさと方向，および位置を示すことができる。ここで，力が物体に作用する点を作用点といい，作用点を通り力に平行な直線を力の作用線という（図2a）。

ある点に働く複数の力を1つの同等な効果の力として表すことを力の合成といい，物体の1点に作用する2つのベクトルはそれらが形成する平行四辺形の対角線の力の作用と等価である（平行四辺形の法則：図2b）。逆に，ある点に働く1つの力を複数の力による等価な効果の力（分力）に分けることを力の分解という（図2c）。分力の総和は，元の力と等価である。分力の向きは任意に変えられるので，問題を扱いやすい方向に設定するとよい。身体に働く外力（床反力ベクトル）はx軸〔横（左右）方向〕，y軸〔縦（前後）方向〕，z軸〔垂直（上下）方向〕の3方向に分けて考えることができる（図3）。

図1 並進運動と回転運動

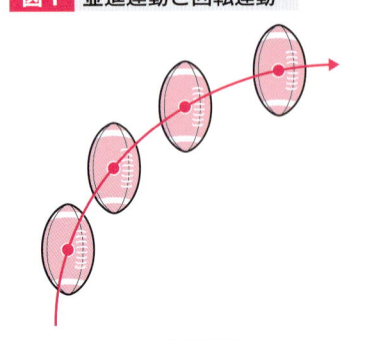
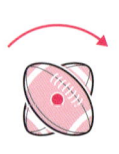
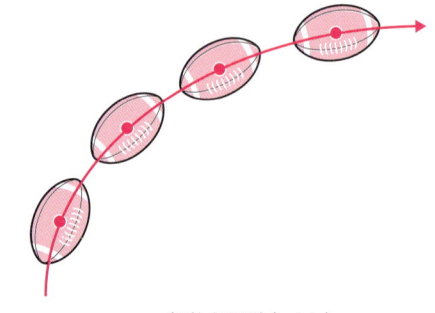

a 並進運動　　b 回転運動　　c 一般的な運動（a＋b）

一般的な運動（c）は，並進運動（a）と回転運動（b）が合わさったものである。

図2 力の合成と分解

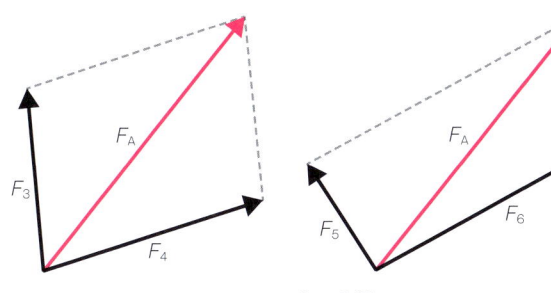

a 作用点と作用線

b 力の合成

F_A は F_1 と F_2 の合力である（$F_1+F_2=F_A$）。

c 力の分解

左図の F_3 と F_4 は F_A の分力である（$F_A＝F_3+F_4$）。
分力は任意の向きに設定できるため，右図のように F_A を分解することもできる（$F_A＝F_5+F_6$）。

図3 床反力ベクトルの分解

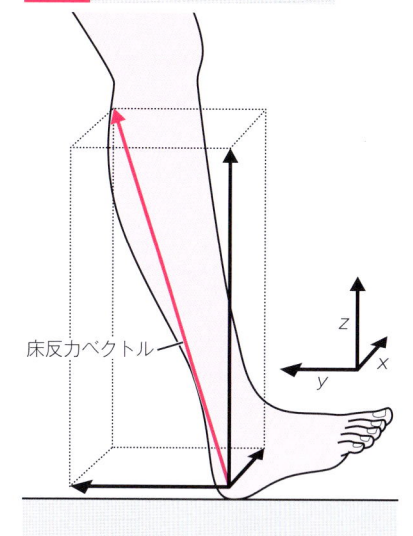

床反力ベクトル

身体に働く力は x 軸，y 軸，z 軸の3方向に分解すると理解しやすい。

ニュートンの法則

①第一法則（慣性の法則）

物体は力の作用を受けない限り，運動状態を変えない。静止している物体は静止し続け，運動している物体はそのまま一定の速度で運動し続ける。物体が運動状態をそのまま保とうとする性質を慣性という。身体運動での例としては，電車に立って乗っていて，電車が急に減速すると前に倒れそうになる現象が挙げられる。身体は一定の速度で運動し続けるため（慣性の法則），同じスピードで前に行き，電車と接している足だけが電車の減速で後方に引っ張られるから起こる。

②第二法則（加速度の法則）

物体に生じる加速度は物体に作用する力に比例し，物体の質量に反比例する。

$$F[\text{N}]=m[\text{kg}]\times a[\text{m/sec}^2]$$

（F：作用する力，m：物体の質量，a：加速度）

上式は，運動の法則を表した式で運動方程式とよばれる。

身体運動での例としては，重錘を用いて筋力強化運動を行うとき，同じ大きさの力（F）を発揮したとすると，重錘の質量（m）が重いほど動かす四肢の加速度（a）は小さくなる。

③第三法則（作用反作用の法則）

物体Aが物体Bに力を及ぼすとき，物体Bは物体Aに同一作用線上にある大きさが等しく逆向きの力を及ぼす。このとき，一方の力を作用とよび他方を反作用とよぶ。

身体運動の例として，人が床面に立ち静止しているとき，床面に対して重力が鉛直下向きの力を加えると同時に，反作用として床面から鉛直上向きで同じ大きさの力を受けている。この力のことを床反力とよぶ（図4）。

Supplement

図4 作用と反作用

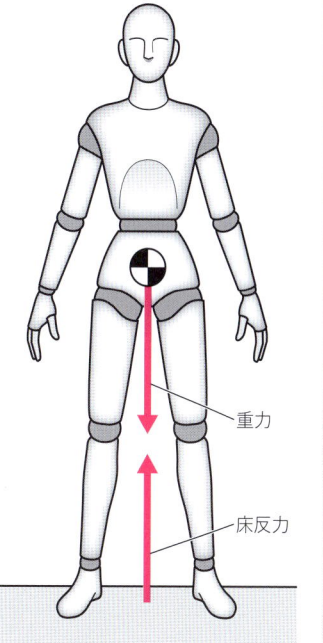

重力

床反力

身体に働く重力と，大きさが等しく向きが反対の力（床反力）とが釣り合って立位姿勢は保持されている。

3 関節モーメント

◆ 非荷重時の関節モーメント

1つの軸のまわりで物体を回転させようとする力を力のモーメントといい，その大きさは以下の式で表される。

> 力のモーメント＝力の大きさ×回転軸から力の作用線に引いた垂線の長さ

例えば，**図5**のように軸のまわりに自由に回転できるようにした剛体（力を加えても変形しない物体）の棒の両端A，Bに力F_1，F_2が加わっている場合，2つの力が釣り合う条件は，

> $F_1 \times r_1 = F_2 \times r_2$

となる。この式の両辺は，軸のまわりの力のモーメントである。

人体の関節運動はそのほとんどが，ある軸を中心とする回転運動によって形成されている。したがって，力のモーメントの概念を運動分析に応用すると，運動時に身体が発揮する力のモーメントを推定することができる。これを関節モーメントとよび，筋張力による関節まわりのモーメントのことをいう。一般に徒手や機器を用いて測定される筋力は，筋そのものの張力ではなく，関節モーメントを測定している。

図6に示す状態で関節運動が静止しているとき，力のモーメントは釣り合っている。ここで$F_2 \times r_2$が筋による関節モーメントである。関節運動の中心から作用している筋の作用線までの距離r_2をモーメントアームとよび，肘関節の角度が変化すればr_2も変化する。また，筋張力（F_2）が同じであっても，モーメントアームが大きいほうが関節モーメントは大きくなる。

図6で重錘を保持しているときに発揮している筋張力F_2は重錘（F_1）$\times r_1/r_2$で求めることができる（ただし，骨の重さは考慮していない）。r_1が30 cm，r_2が2 cmだとするとF_2は重錘（F_1）の15倍もの張力を発揮していることになる。

図5 力のモーメント

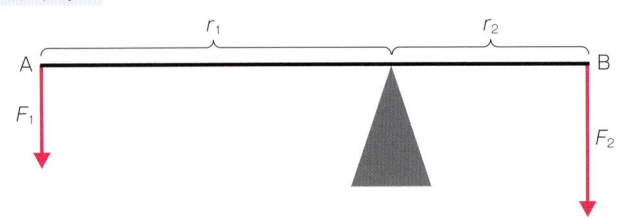

$F_1 \times r_1$ および $F_2 \times r_2$ を軸のまわりの力のモーメントという。

図6 関節モーメント

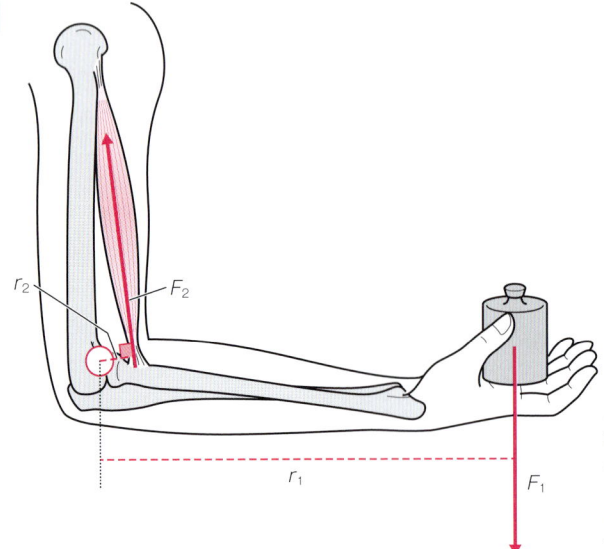

この状態で関節が動いていなければ$F_1 \times r_1$と$F_2 \times r_2$は釣り合っており，$F_2 \times r_2$を関節モーメントという（ただし骨の重さは考慮していない）。

モーメント（トルク）の２つの計算方法（図7）

　力Fが働いているときFの分力F_1と回転中心からの距離ACの積がAのまわりのトルク（$F_1 \times$AC）である。これは，$F \times$ABと同じであり，どちらを使ってもよい。人体では，Fを筋の張力[N]，ABをモーメントアーム[m]として，この２つからトルク（モーメント）[N・m]を計算（推定）することが多い。

図7　トルクの計算方法

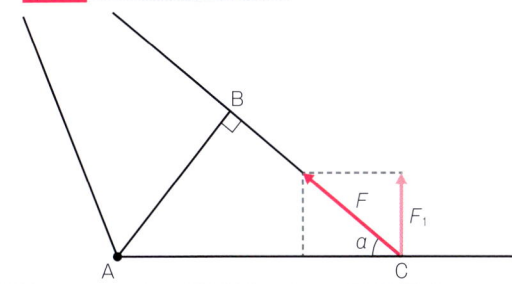

回転中心をAとするトルクは，$F_1 \times$ACか$F \times$ABのどちらで計算してもよい。
ちなみに，

$$F_1 \times AC = F\sin\alpha \times AC = F \times (AC \times \sin\alpha) = F \times AB$$

であることからも，いずれの計算法でも値が変わらないことがわかる。

◆ 荷重時の関節モーメント

　荷重位で関節の周囲に作用する力は，床反力と筋張力であり，床反力のベクトルと関節中心の位置関係をみることで，関節モーメントを近似的に推定することができる。図8のような動作中の一場面の各関節モーメントについて考えてみる。

　足関節については，床反力ベクトルは関節中心の前方を通っているため，床反力によるモーメントは足関節を背屈させる方向に働くが，この状態で足関節が背屈方向へ回転しないことから，足関節を底屈させる関節モーメント（足関節底屈モーメント）が作用していると推察できる。同様に膝関節，股関節についてもそれぞれ膝関節伸展モーメント，股関節伸展モーメントを発揮していると考えられる。

　関節中心から床反力ベクトルに引いた垂線がモーメントアームであり，このアームが長いほど関節モーメントが大きい。図8では股関節のモーメントアームが最も長いため，股関節伸展筋力が膝関節伸展筋力や足関節底屈筋力よりも大きく働くことが求められていると推定できる。なお，関節モーメントは関節軸まわりのすべての筋張力の総和であり，運動に参加している個々の筋によるモーメントに分離することはできない。また，計算によって求められた関節モーメントは筋のみによるモーメントではなく，靱帯や筋の受動張力な

図8　荷重位における関節モーメント

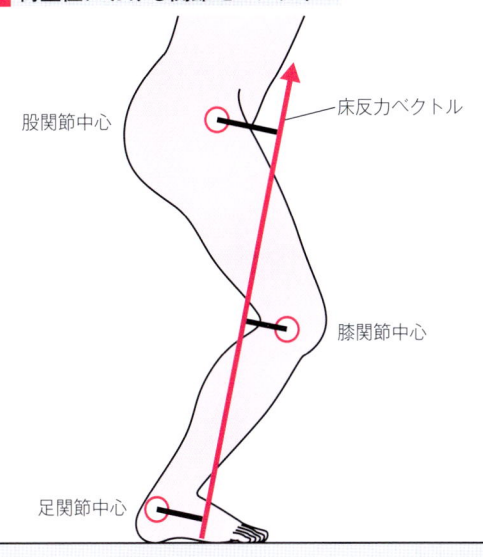

外力として身体に作用する床反力のベクトルと各関節中心の位置関係から，関節モーメントを近似的に推定することができる。

どの受動要素の影響が含まれている。

　臨床における動作分析では，関節モーメントの絶対値よりも，各関節の関節モーメントが姿勢や動作方法の違いによってどのように変化するかを考えることが重要である。

4　てこの原理

◆てこの種類

　てこは，力が加わる力点，回転の中心となる支点，加えた力が物体に作用する作用点から形成される。てこは支点，力点，作用点の位置関係によって3種類に分類される。

①第一種のてこ（図9a）

　作用点と力点の間に支点を置き，支点と力点の距離を支点と作用点の距離よりも長くすることにより，力発揮に有利な構造としている。力点で加えた小さな力で，作用点に大きな力を生み出すことができる。第一種のてこの仕組みを使っている道具として，釘抜き，缶切り，ペンチなどがある。

　シーソーのように支点をはさんで両側に力が働くため，「バランスのてこ」ともよばれる。

②第二種のてこ（図9b）

　支点と力点の間に作用点を置くことにより，力発揮に有利な構造としている。支点から作用点の距離よりも支点から力点までの距離のほうが長いため，力点にかかる力は作用点にかかる力よりも小さくてすむ。第二種のてこの仕組みを使っている道具として，栓抜き，穴開けパンチなどがある。

③第三種のてこ（図9c）

　支点と作用点の間に力点を置くことにより，大きな運動（速い運動）に有利な構造としている。支点から力点までの距離よりも支点から作用点までの距離のほうが長いため，力は犠牲になるが，運動の大きさ（距離）や運動の速さに有利な構造である。その代償として，加えた力よりも小さな力しか作用点にかからない。第三種のてこの仕組みを使っている道具として，ピンセット，箸などがある。

◆人体におけるてことその間違い

　従来は，てこの構造を人体における関節と筋の構造に当てはめ，その特性を理解しようとしてきた。人体において，骨がてこの柄，関節が支点，筋の付着部が力点に当たると考え，それらの位置関係から関節と筋の構造を3種類に分類していた。

　第一種のてこの例は，環椎後頭関節における伸展運動や股関節外転筋による片脚立位の保持（図

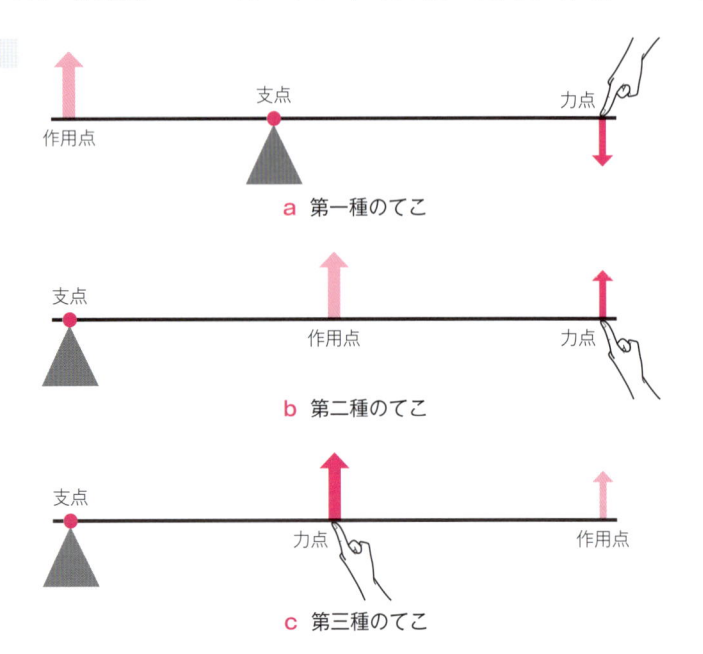

図9　てこの種類

a　第一種のてこ

b　第二種のてこ

c　第三種のてこ

10a）などである．第二種のてこの例は，腕橈骨筋による肘関節屈曲（**図10b**）であり，第三種のてこの例は上腕筋による肘関節屈曲や大腿四頭筋による膝関節伸展（**図10c**）などであるとされている．したがって，第一種と第二種のてこに分類される筋では力の発揮に優れ，第三種のてこに分類される筋は速さの発揮に有利であると説明されていた．

　関節を支点として筋が力を発揮し骨を動かすという構造をてこに例えて理解することは，一見理にかなっているように思える．しかし，支点，力点，作用点の位置関係のみから関節と筋の関係を3種類のてこに当てはめてその特性を考えることは適切でない．つまり，人体において筋の機能をてこの種類を用いて説明することは間違いである．てこの原理が間違っているわけではない．てこの原理を人体に応用することが（現在使われている人体のてこの分類が）間違っているのである．

　図11の人体のてこのように，筋が骨に直角に力を及ぼすなら，てこの原理が当てはまり，近位に停止する筋よりも遠位に停止する筋のほうが，筋力発揮に優れる．つまり筋張力 F[N]が同じなら関節まわりのモーメントは筋b = $0.2F$[Nm]，筋a = $0.05F$[Nm]となり第二種のてこであるほうが4倍強いということになる．しかし，筋は**図11**のようなベクトルの方向に力を発揮すること

図10 人体におけるてこ

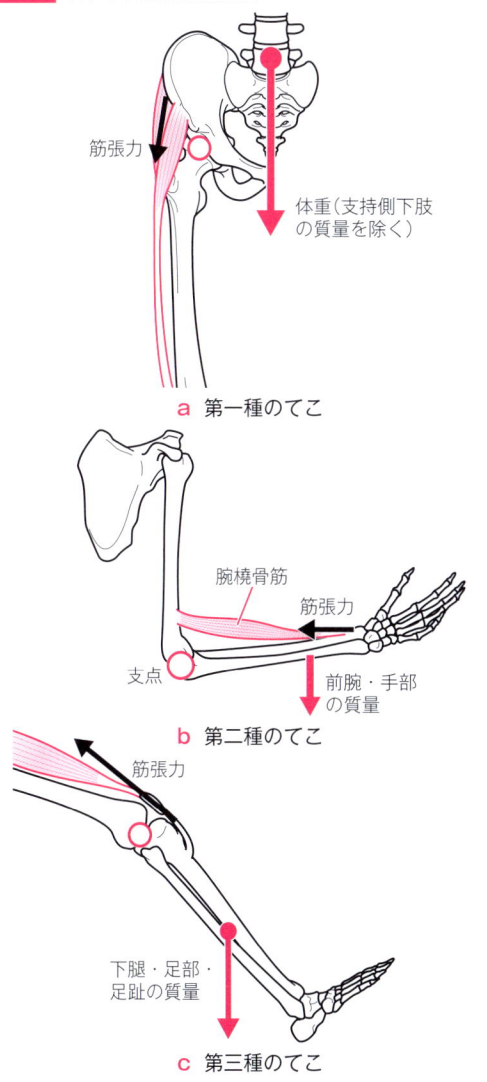

a 第一種のてこ

腕橈骨筋
筋張力
支点
前腕・手部の質量
b 第二種のてこ

筋張力
下腿・足部・足趾の質量
c 第三種のてこ

関節の位置，骨の質量中心や体重の作用線，筋の付着部の位置関係から3種類のてこに分類される．
○：支点，→：力点にかかる力，→：作用点にかかる力

図11 人体においててこが成立する筋の走行

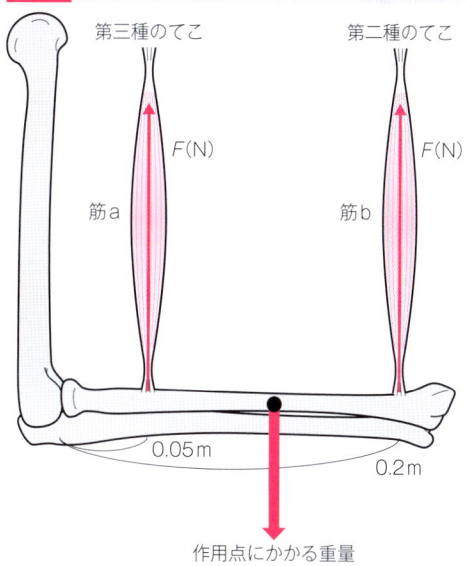

第三種のてこ　　　　　第二種のてこ
F(N)　　　　　　　　F(N)
筋a　　　　　　　　　筋b
0.05m　　　　　　0.2m
作用点にかかる重量

Clinical point of view

spurt muscleとshunt muscleに機能的な違いはない

　上腕筋のように付着部が関節の近位にある筋をspurt muscle，腕橈骨筋のように付着部が関節の遠位にある筋をshunt muscleとよぶ．一般にspurt muscleは第三種のてこであり運動の速さに有利な筋として，shunt muscleは第二種のてこであり力（トルク）発揮に有利な筋として働くと説明されることが多い．しかし前述のように，筋の関節トルクの発揮は，付着部の位置やてこの違いではなく，モーメントアームの長さによってのみ決定されるので，これは間違いである．モーメントアームが同じならspurt muscleとshunt muscleに機能的な違いはない．

は起始する場所がないのでありえない。肘関節屈曲における筋aと筋bを例として考えてみる（**図12**）。この図を見る限り，それぞれの筋の付着部の違いから，筋aは第三種のてこ，筋bは第二種のてこに分類される。しかし，関節を回転させる力は，筋が発揮する張力の骨に対する垂直成分（$F \times \sin\theta$）の大きさと関節中心（支点）から停止部までの距離の積で決まる（言い換えると$F \times$モーメントアームの距離）。遠位に停止する筋ほどθは小さくなるため，垂直分力（f）は，遠位に付着する筋のほうが小さくなる。

図12で両筋のモーメントアームを比較するとその長さは同じであり，第二種のてこであるとされる筋b（停止が支点よりも遠位にある筋）のほうが力発揮に優れていると一概にはいえない。**図12**の関係では，筋aが発揮する関節モーメントを計算すると$0.05 \times f_1$［Nm］，筋bの発揮する関節モーメントは$0.2 \times f_2$［Nm］となる。f_1はf_2よりも4倍大きいので，筋aの関節モーメントは$0.05 \times 4f_2$［Nm］$= 0.2f_2$［Nm］となり，両筋はまったく同じ筋力を発揮する。このように，関節トルク（関節モーメント）を考えた場合，筋の付着部が作用点よりも支点側にあるか，より遠くにあるかということは意味をもたない（人体にてこの原理をあてはめることは意味がない）ことがわかる。筋張力Fが同じなら，モーメントアームが長いか短いかで関節トルクは決定する。

5　身体重心と足圧中心

身体重心とは身体の質量分布の中心点である。姿勢が変われば重心位置も変化し，姿勢によっては身体の外部に身体重心が位置することもある（**図13**）。

足圧中心とは身体と床との接触面に働く力の分布の中心点である。足圧中心は床反力作用点ともよばれ，床反力ベクトルの作用線が床面を貫く点でもある。静止立位においては，足圧中心は必ず支持基底面内に位置する。

人は足圧中心の位置を変化させて，身体重心の動揺を制御している[1]。静止立位を保持しているときでも身体重心は小さく動揺しており，身体重心が支持基底面をはずれてしまうとステップをして支持基底面を形成し直さない限り転倒してしまう。

図12　実際の筋の走行とモーメント

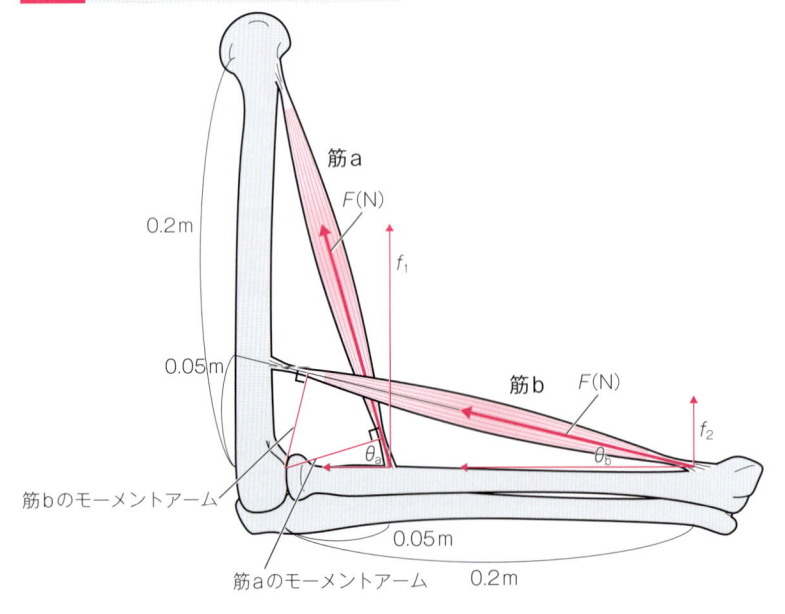

筋a　F(N)

f_1

0.2m

0.05m

筋bのモーメントアーム

筋b　F(N)

f_2

θ_a　　θ_b

0.05m

筋aのモーメントアーム　　0.2m

$f_1 = F\sin\theta_a$
$f_2 = F\sin\theta_b$
$\sin\theta_a = 4\sin\theta_b$とすると，
$f_1 = 4F\sin\theta_b = 4F_2$

図13 身体重心の位置

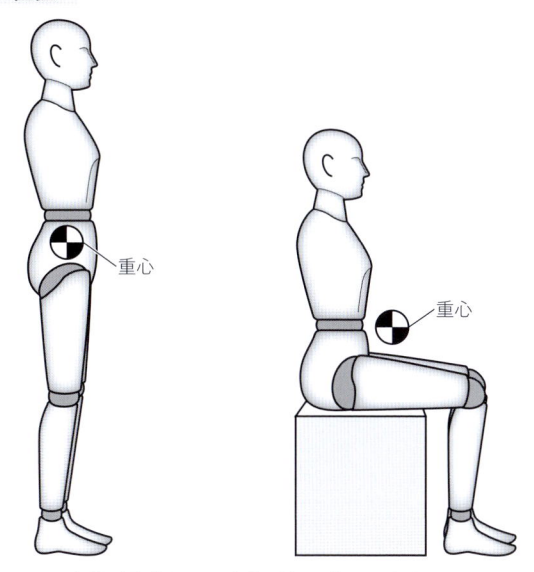

重心

重心

姿勢が変化すると身体重心の位置も変化する。

Supplement

支持基底面

　支持基底面とは文字どおり，物体を支持している基底の面のことである。人が静止立位を保持しているときの支持基底面を**図14**に示した。足を開いて歩隔を広くすると支持基底面は広くなり，杖をつくとさらに広がる。支持基底面が狭いほうが不安定であり，広いほうが安定性が高いといえる。

図14 支持基底面

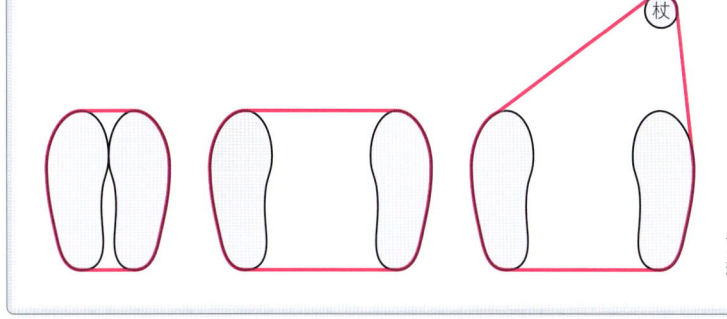

杖

支持基底面が広いほうが足圧中心の移動範囲が広いので安定している。

　図15のように身体重心を床面に投影した点と足圧中心との位置が乖離すると，身体重心に回転モーメントが生じる。足圧中心は身体重心の移動方向に対して先回りをして逆方向への回転モーメントを与え，身体重心の移動を制御している。このような制御が繰り返されることで，身体重心は支持基底面内に収められる。なお，一定の時間における身体重心動揺の中心点と足圧中心動揺の中心点は一致しているとみなしてよい。

　身体重心と足圧中心との相互作用は，動的な場面でより顕著になる。例として，静止立位から右足を振り出して前方へ歩き始める場面を考えてみる（**図16**）。静止立位では身体重心は足圧中心と一致している。歩き始めると足圧中心が遊脚側である右側の後方へと移動するため，身体重心は支持側である左側の前方へと移動する。その後，足圧中心は支持側に向かって身体重心よりも大きく左に移動する。これによって身体重心は右前方への加速を与えられるため，右足の離地が導かれる[1-3]。

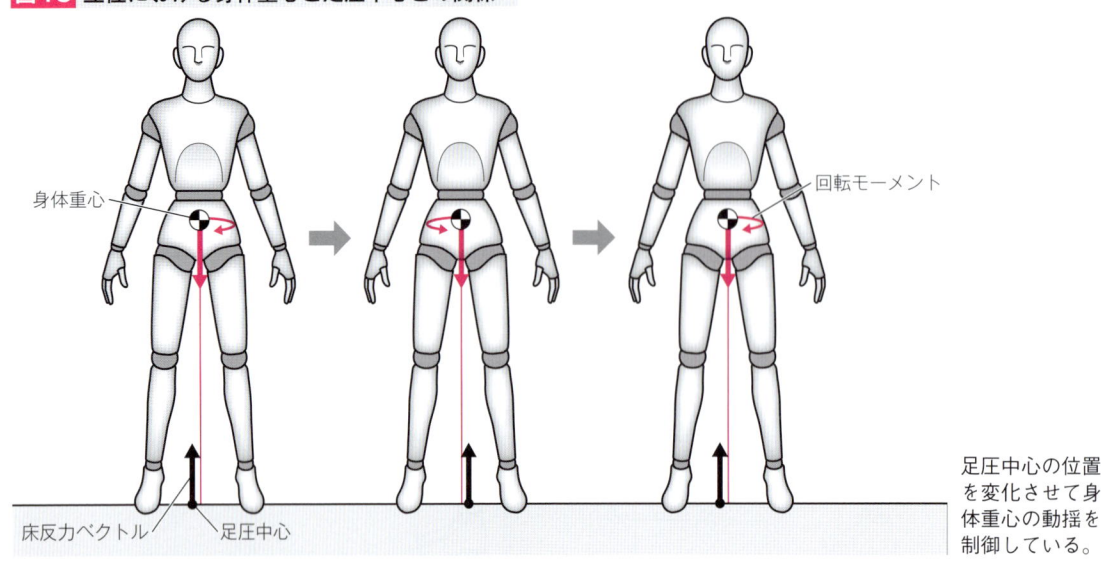

図15 立位における身体重心と足圧中心との関係

身体重心

回転モーメント

床反力ベクトル　足圧中心

足圧中心の位置を変化させて身体重心の動揺を制御している。

図16 歩き始めにおける身体重心と足圧中心との関係

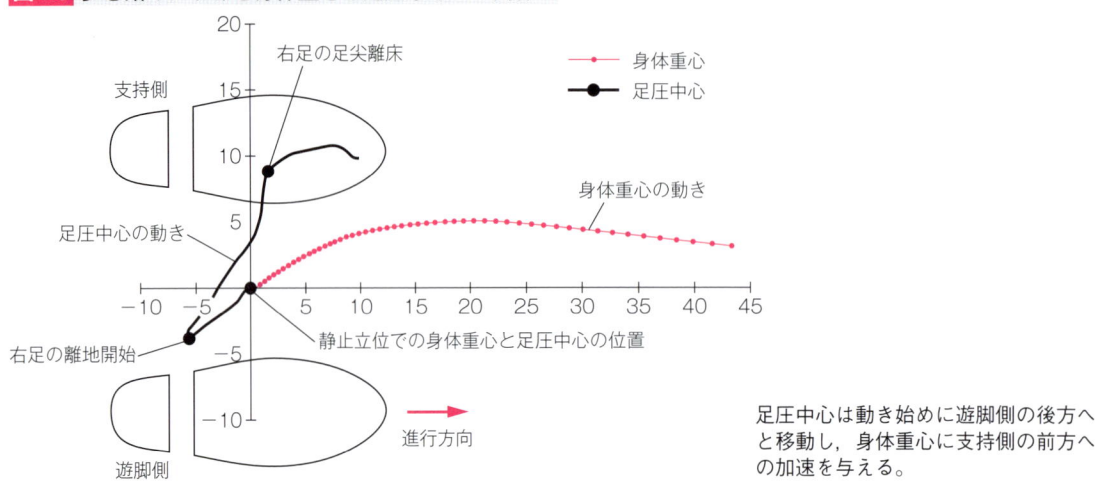

右足の足尖離床

— 身体重心
— 足圧中心

支持側

身体重心の動き

足圧中心の動き

静止立位での身体重心と足圧中心の位置

右足の離地開始

進行方向

遊脚側

足圧中心は動き始めに遊脚側の後方へと移動し，身体重心に支持側の前方への加速を与える。

6　オープンキネティックチェイン（OKC）とクローズドキネティックチェイン（CKC）

◆オープンキネティックチェインとクローズドキネティックチェインの定義

open kinetic chain（OKC）と closed kinetic chain（CKC）という概念は1955年に Steindler[4] により定義された。Steindler は，工学分野で提唱された運動連鎖（kinetic chain）の概念を人体の四肢の動きに応用した。四肢は剛体と仮定される体節が重複して連結しているものであり，運動連鎖を複雑な運動単位によって構成された一連の関節の連結と定義して，OKC と CKC に分けた。OKC は「連動する関節のうち遠位部の関節が自由に動くことができる場合の運動」であり，CKC は「連動する関節のうち遠位部の関節の自由な動きが外力により制限（固定）されているような場合の運動」であるとした。

しかし，この定義において外力が数量化されていないこともあり，その後の CKC の正確な定義づけに混乱と論争を招いている。つまり，すべての動作を OKC と CKC に分けることはできない。例えば自転車のペダリング動作は，足がペダルに固定されているので CKC の要素を含んでいるが，ペダルは自由に動き固定されていないので OKC の要素も含んでいる。スキー滑走時の下肢の動きでは，足はスキーに固定されているが（CKC），

スキーは自由に動き固定されていない（OKC）。混乱を避けるためには，なるべくOKC，CKCという分類を単純に人体の運動に適用せず，非荷重位での運動，荷重位での運動，あるいは近位が固定されている運動，遠位が固定されている運動と明確に表現すべきである。

現在，OKCは手や足を床面から離した非荷重位での運動を，CKCは手や足を床面につけた荷重位での運動を表すことが多い。代表的な例を**図17**に示した。**図17a**はOKCの例であり，近位が固定されて遠位が自由な伸展運動を行っている。

歩行中の遊脚相や座位で膝伸展する場合もこれにあたる。一方，**図17b**はCKCの例であり，遠位が固定されて近位が自由な伸展運動を行っている。歩行中の立脚相やスクワットがこれにあたる。ボールを蹴る足の動作はOKCであり，そのときの支持足の動作はCKCである。手を振る動作はOKCであり，腕立て伏せはCKCである。

また，OKC筋力とは椅座位での膝伸展筋力のように非荷重位での単関節運動を，CKC筋力とは立位でのスクワット筋力のように荷重位での多関節筋力を意味することが多い。

図17 OKCとCKC（膝伸展の例）

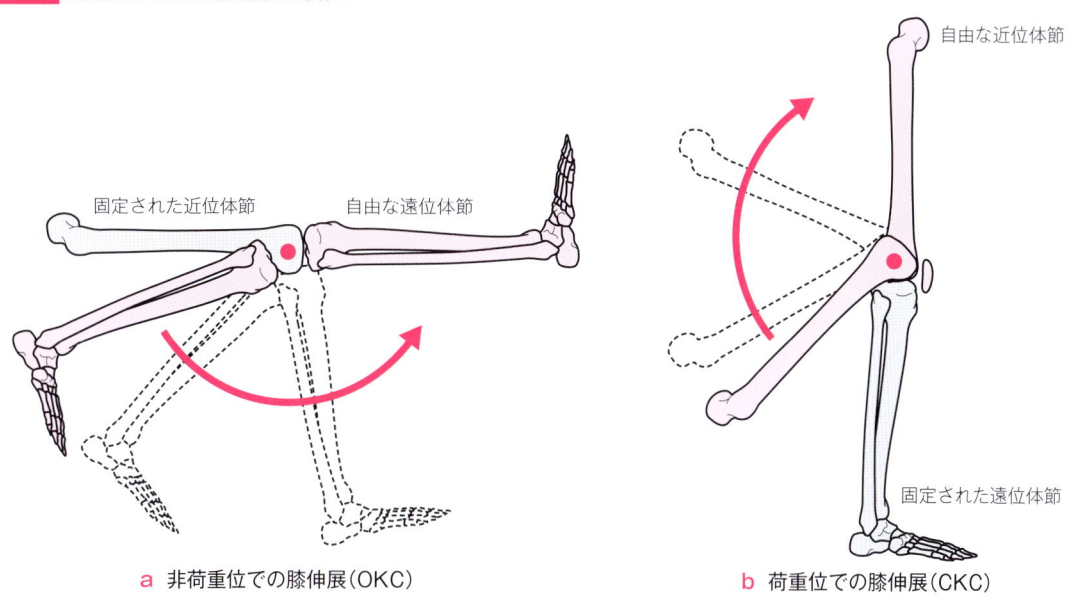

固定された近位体節　　自由な遠位体節

自由な近位体節

固定された遠位体節

a　非荷重位での膝伸展（OKC）　　　　b　荷重位での膝伸展（CKC）

Clinical point of view

起始と停止の逆転

筋の両端のうち筋収縮時に固定されているほうを起始とよび，動きのあるほうを停止（付着）とよぶ。一般的に体幹に近い近位端を起始，反対の遠位端を停止とよぶ。OKCとCKCにおける筋の作用の大きな違いは，この起始と停止の関係が逆転することにある。大腿四頭筋を例にとると，OKCの場合（椅座位からの膝伸展）は起始である大腿骨あるいは骨盤が固定（実際には股関節が固定）され，停止側である脛骨が動く。一方，CKCの場合（椅子からの立ち上がり）は脛骨が固定（実際には足関節が固定）され大腿骨と骨盤が動き，起始と付着の関係が逆転する。まるで，大腿四頭筋がOKCの場合は近位端に向かって収縮し，CKCの場合は遠位端に向かって収縮しているかのように見える。しかしこのような現象は，大腿四頭筋の収縮方向の違いによって起こっているのではない。筋は起始に向かって収縮している（停止が起始に近づく）ように考えがちである。だが，実際には起始も停止もゴムが縮むように中心部に向かって等しく収縮しており，どちらか一方向のみに収縮しているわけではない。

起始と停止の逆転は，近位端と遠位端のどちらを固定するかにより起こり，固定筋の作用が重要である。起始の固定が十分でなければ筋の作用がうまく停止部に伝わらない。上記の例では，OKCの場合は股関節（骨盤），CKCでは足関節（脛骨）の固定が重要となる。関節の固定に関わるのは，筋と重心の位置（四肢体幹の重量）である。

つまり，OKCとCKCにおける運動機能の違いは，その動作の動筋（主動作筋）の作用によるものではない。固定に働く筋と重心位置をいかに調節し，起始部を十分に固定できるか，それによって変化する。そのため，OKCだけでなくCKCでもトレーニングをしなければ，起始と停止の逆転がうまくできない。特に，OKCで発揮される筋力が，CKCではうまく発揮されないような場合は固定筋のトレーニングと重心の位置の再学習が必要となる。

7 運動連鎖

　ここでは下肢における運動連鎖について解説する。

　下肢各関節間あるいは下肢からより上位への多関節運動連鎖は，荷重位での障害と関連することが多い。荷重位では，解剖学的にあるいは生体力学的に人の動きは拘束されるため，ある程度の規則性をもって身体の各部位の動きが連動する。アライメントが変化すれば，外力である重力（あるいは床反力）と身体各部位との位置関係が変化する。このため，関節周囲の支持組織（関節包・靱帯および筋・腱）が発揮しなければならない張力が変化し，同時に関節への負荷も増減する。このことが，関節周囲組織や関節構成体への機械的ストレスとなり，障害の発生につながると考えられる。したがって，多くの筋骨格系の障害では，病変部位の局所評価とともに，多関節運動連鎖の観点で障害像を理解することが必要である。それによって障害の本質的な問題点が見えてくることも多い。

　下肢における多関節運動連鎖には，骨盤から遠位へと下行性に波及する運動連鎖（下行性の運動連鎖）と，足部から近位へと上行性に波及する運動連鎖（上行性の運動連鎖）の2つに分けられる。代表的な下行性運動連鎖と上行性運動連鎖を以下に記す。

◆ 下行性の運動連鎖

①骨盤の前傾と後傾（図18）

　立位で骨盤を前傾すると，大腿骨と脛骨はともに後方，内側，内旋方向に動く。骨盤からの運動連鎖なので，動きとしては大腿骨の動きのほうが脛骨よりも大きい。この結果として，股関節屈曲・内転・内旋，膝関節伸展・外反・外旋，足関節底屈・外がえし，前足部内がえしの順で運動連鎖が起こる。このとき腰椎は伸展（前弯増加）する。

　立位で骨盤を後傾すると，大腿骨と脛骨はともに前方，外側，外旋方向に動く。骨盤からの運動連鎖なので，前傾と同様に動きとしては大腿骨の動きのほうが脛骨よりも大きい。この結果として，股関節伸展・外転・外旋，膝関節屈曲・内反・内旋，足関節背屈・内がえし，前足部外がえしの順で運動連鎖が起こる。このとき腰椎は屈曲（前弯減少または後弯増加）する。

図18 下行性運動連鎖（骨盤前後傾）

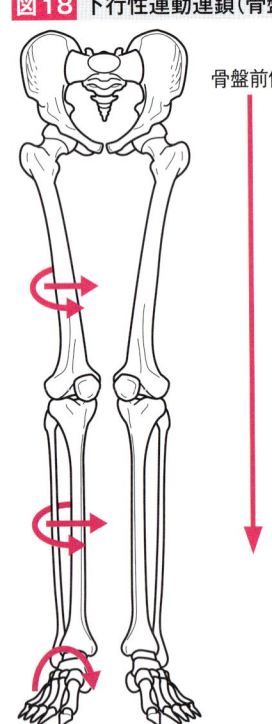

骨盤前傾

股関節：屈曲・内転・内旋

大腿骨：後方・内側・内旋

膝関節：伸展・外反・外旋

脛骨　：後方・内側・内旋

足関節：底屈・外がえし

前足部：内がえし

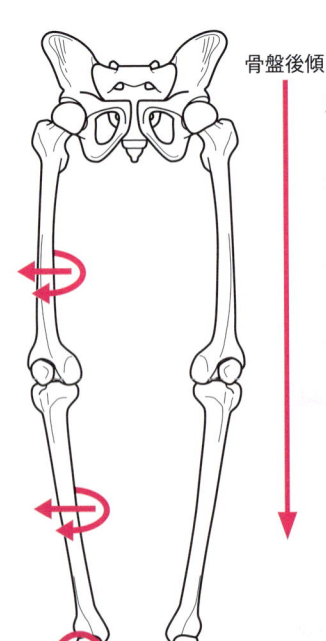

骨盤後傾

股関節：伸展・外転・外旋

大腿骨：前方・外側・外旋

膝関節：屈曲・内反・内旋

脛骨　：前方・外側・外旋

足関節：背屈・内がえし

前足部：外がえし

骨盤前後傾のアライメント異常とストレス

立位時に骨盤の前傾が大きいアライメントは，膝関節伸展・外反・外旋方向への負荷が大きいといえる。こうした姿勢では，内側ハムストリングスや鵞足へのストレスが増加する。逆に立位時に骨盤後傾が大きいアライメントは，膝関節屈曲・内反・内旋方向への負荷が大きいといえる。膝蓋腱炎の原因となる膝伸展モーメントが増加し，膝関節痛の原因の1つとなる膝内反モーメントが増加する。

②骨盤の後方回旋と前方回旋（図19）

立位で骨盤を左に回旋すると，左下肢では骨盤の後方回旋により，大腿骨と脛骨はともに後方，外側，外旋方向に動く。骨盤からの運動連鎖なので，動きとしては骨盤＞大腿骨＞脛骨である。この結果として，股関節屈曲・内転・内旋，膝関節伸展・内反・内旋，足関節底屈・内がえし，前足部外がえしの順で運動連鎖が起こる。

立位で骨盤を左に回旋すると，右下肢では骨盤の前方回旋により，大腿骨と脛骨はともに前方，内側，内旋方向に動く。骨盤からの運動連鎖なので，後方回旋と同様に動きとしては骨盤＞大腿骨＞脛骨である。この結果として，股関節伸展・外転・外旋，膝関節屈曲・外反・外旋，足関節背

図19 下行性運動連鎖（骨盤前方・後方回旋）

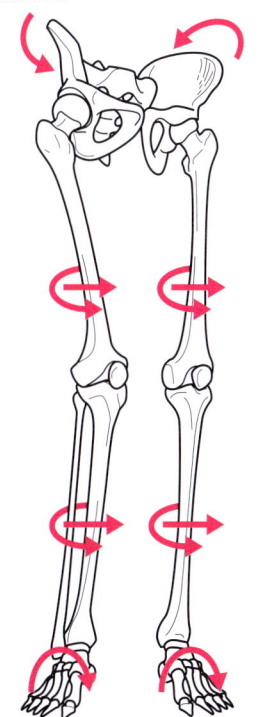

骨盤前方回旋

股関節：伸展・外転・外旋

大腿骨：前方・内側・内旋

膝関節：屈曲・外反・外旋

脛骨　：前方・内側・内旋

足関節：背屈・外がえし

前足部：内がえし

骨盤後方回旋

股関節：屈曲・内転・内旋

大腿骨：後方・外側・外旋

膝関節：伸展・内反・内旋

脛骨　：後方・外側・外旋

足関節：底屈・内がえし

前足部：外がえし

骨盤後方・前方回旋とストレス

骨盤を左に回旋したとき，左下肢の骨はすべて外旋するが，股関節では骨盤の外旋（後方回旋）が大腿骨の外旋よりも大きいため，股関節は相対的に内旋する。膝関節においても同様で，大腿骨の外旋が脛骨の外旋よりも大きいため，膝関節は相対的に内旋する。実際には膝関節伸展位での下腿の内外旋の動きは少ないため，骨盤の後方回旋では膝関節の内旋ストレスがかかり腸脛靱帯炎などの原因にもなる。

前方回旋では後方回旋とは反対方向の動きとなるので，下腿に外旋ストレスがかかり，鵞足炎などの原因となる。

臨床では，骨盤後方回旋による運動連鎖に起因して，立位時や歩行時に足関節内がえしや膝関節過伸展（反張膝）を呈する片麻痺者も多く，そのような場合には，足関節や膝関節だけではなく，骨盤へのアプローチが重要となる。

屈・外がえし，前足部内がえしの順で運動連鎖が起こる。

上行性の運動連鎖（足関節の外がえしと内がえし）（図20）

立位で足関節（距骨下関節）を外がえしすると，脛骨と大腿骨はともに前方，内側，内旋方向に動く。足部からの運動連鎖なので，下行性の運動連鎖とは逆に大腿骨の動きよりも脛骨の動きのほうが大きい。この結果として，膝関節屈曲・外反・内旋，股関節屈曲・内転・内旋，骨盤前傾・前方回旋の順で運動連鎖が起こる。さらに体幹は同側に側屈・回旋する。

立位で足関節（距骨下関節）を内がえしすると，脛骨と大腿骨はともに後方，外側，外旋方向に動く。足部からの運動連鎖なので，外がえしと同様に大腿骨の動きよりも脛骨の動きのほうが大きい。この結果として膝関節伸展・内反・外旋，股関節伸展・外転・外旋，骨盤後傾・後方回旋の順で運動連鎖が起こる。さらに体幹は，反対側に側屈・回旋する。

図20 上行性運動連鎖（足関節外がえし・内がえし）

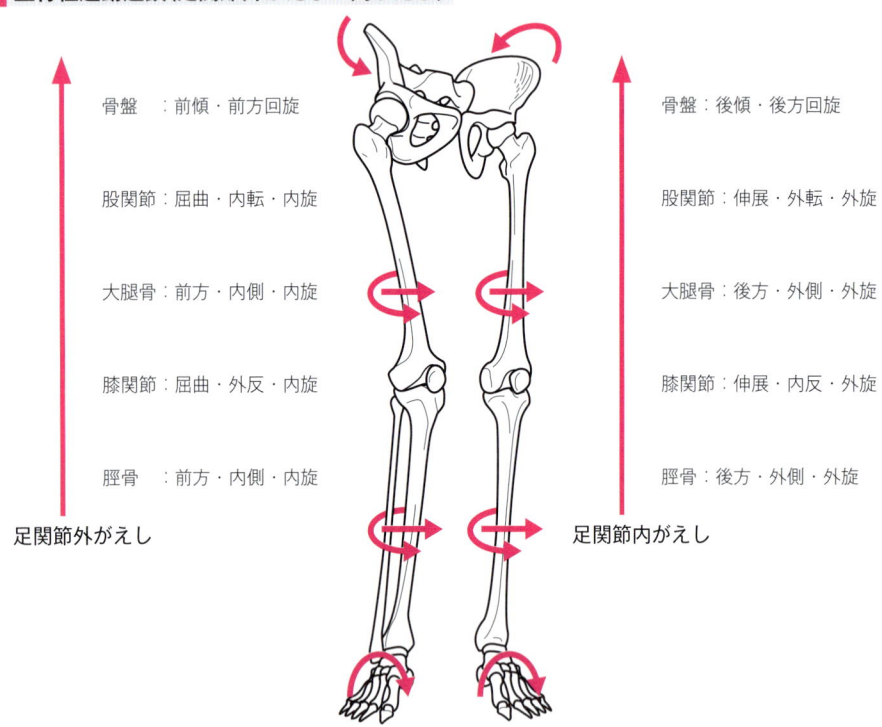

骨盤　：前傾・前方回旋
股関節：屈曲・内転・内旋
大腿骨：前方・内側・内旋
膝関節：屈曲・外反・内旋
脛骨　：前方・内側・内旋
足関節外がえし

骨盤：後傾・後方回旋
股関節：伸展・外転・外旋
大腿骨：後方・外側・外旋
膝関節：伸展・内反・外旋
脛骨：後方・外側・外旋
足関節内がえし

Clinical point of view

運動連鎖と足底板

足部からの上行性の運動連鎖の知識は，足底板によるアライメントの調整に役立つ。内側ウエッジを足底に入れて足部を内がえし位にすることにより，膝関節を伸展・内反・外旋，股関節を伸展・外転・外旋，骨盤を後傾・後方回旋方向に誘導できる。外側ウエッジでは膝関節を屈曲・外反・内旋，股関節を屈曲・内転・内旋，骨盤を前傾・前方回旋方向に誘導できる。例えば，ニーイン（knee in）が著明で膝蓋大腿関節に痛みがある患者に，内側ウエッジを入れることでニーインを減少させることが可能である。

骨の運動連鎖と関節の運動連鎖

　骨の運動連鎖と関節の運動連鎖は異なる。骨盤あるいは足部からの運動連鎖では，各セグメントの動きを理解し，その相対的な位置関係から各セグメント間の関節の肢位を推定すると理解しやすい。足部からの上行性の運動連鎖と骨盤からの下行性の運動連鎖を比べると大腿骨と脛骨の動きは同じであるが，関節の動きは上行性と下行性で少し変化することに注意が必要である。

Clinical point of view

骨盤の傾斜（前後傾）と変位（前方並進と後方並進）による多関節運動連鎖（図21）

　骨盤のアライメント異常は，近位方向では脊柱へ，遠位方向では下肢関節に多関節運動連鎖を通じて影響を与える。矢状面での骨盤アライメントは，図18の前傾および後傾の回転運動に加えて前後への並進運動の組み合わせで表現できるため，図21のようにまとめられる。矢状面における骨盤の傾斜と並進運動（重心の前後移動）を観察することにより，その組み合わせで近位あるいは遠位への運動連鎖を推測することが可能である。骨盤の並進には重心移動を伴うことが多く，重心移動は足部での足圧中心位置を変化させるため，足部からの運動連鎖が影響していると思われる。

図21 骨盤の傾斜・変位と多関節運動連鎖

骨盤前傾

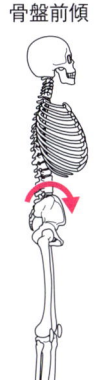

胸椎	：伸展
腰椎	：伸展
股関節	：屈曲・内転・内旋
膝関節	：伸展・外反・外旋
足関節	：外がえし
前足部	：内がえし

骨盤後傾

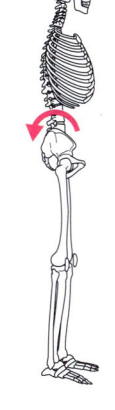

胸椎	：屈曲
腰椎	：屈曲
股関節	：伸展・外転・外旋
膝関節	：屈曲・内反・内旋
足関節	：内がえし
前足部	：外がえし

骨盤前方並進

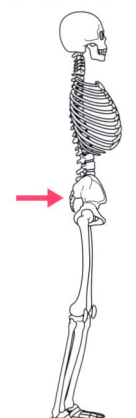

胸椎	：屈曲
腰椎	：伸展
股関節	：伸展・内転・内旋
膝関節	：屈曲・外反・外旋
足関節	：外がえし
前足部	：内がえし

骨盤後方並進

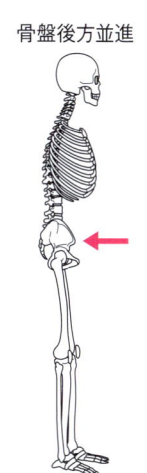

胸椎	：伸展
腰椎	：屈曲
股関節	：屈曲・外転・外旋
膝関節	：伸展・内反・内旋
足関節	：内がえし
前足部	：外がえし

矢状面における骨盤の傾斜と並進運動を観察することにより，組み合わせで近位あるいは遠位への運動連鎖を推測することが可能である。

2 関節の構造と機能

1 関節の分類

◆ 可動性による分類

　一般的に骨が，生体内で隣り合う骨と連結する部分を広義の関節という。広義の関節には，相互の骨が解剖学的に連続している不動関節と連続していない可動関節がある。不動関節には，骨同士を結合組織線維で連結し，可動性のない線維性連結と，ガラス軟骨や線維軟骨で連結し，わずかに可動性のある軟骨性連結がある。可動関節は，大きな可動性を有する関節であり，連結する2つの骨の間に関節腔をもつ。そのため可動関節を滑膜性関節ともよぶ。一般的に，人体のほとんどの関節が可動関節であり，狭義の関節とされている。本項では，狭義の関節について述べる。

◆ 骨数による分類

　可動関節は，関節を構成する骨数により，単関節と複関節に分類される。単関節は肩甲上腕関節や股関節，指節間関節などのように，2個の骨からなる関節である。複関節は，肘関節や橈骨手根関節，足関節などのように，3個以上の骨で1つの関節を構成する。

◆ 運動軸による分類

　関節の運動軸は，関節の形態的特性や連結状態によって決定され，関節はその運動軸の数によって一軸性，二軸性，多軸性に分けられる。

① 一軸性関節

　指節間関節や腕尺関節などのように，屈曲伸展あるいは回旋のみが可能な関節で，骨が1つの運動軸を中心に動く。

② 二軸性関節

　環椎後頭関節や橈骨手根関節などのように，屈曲・伸展と内転・外転（側屈）が可能な関節で，骨が互いに垂直に交わる2つの運動軸を中心に動く。

③ 多軸性関節

　肩甲上腕関節や股関節のように屈曲・伸展と内転・外転のほか回旋も可能な関節で，骨が3つ以上の運動軸を中心に動く。

◆ 関節面の形状による分類

　可動関節は，向かい合う関節面の形状から，一般的に以下の8つに分類される（**図22**）。

① 球関節

　関節を構成する2つの骨のうち，凸状の骨端である関節頭が半球状をしており，凹状の骨端である関節窩が浅い受け皿状をしている。関節窩の窪みが比較的浅いため，すべての方向に運動可能な多軸性関節である（例：肩甲上腕関節）。

② 臼状関節（ball-and-socket joint）

　球関節の異型とされているが，関節窩の窪みが深く臼状になっており，球状の関節頭の半分以上が関節窩にはまり込んでいる。この関節も球関節と同様に，すべての方向に運動可能な多軸性関節であるが，球関節よりも関節窩が深いため，運動が制限され，可動範囲が狭くなる（例：股関節）。

③ 楕円関節

　関節頭はラグビーボールのような楕円球状の凸

Supplement

線維性連結と軟骨性連結
　線維性の連結には，頭蓋骨だけにみられる縫合（鋸状縫合，鱗状縫合，直線縫合など），連結する骨間に強靭な結合組織が存在する靱帯結合（骨間靱帯，骨間膜など）と歯根が歯槽にはまりこみ結合組織性の歯根膜によって結合された釘植がある。軟骨性の連結には，小児期の長管骨にみられる骨端軟骨に代表される骨間がガラス軟骨で連結された軟骨結合や，仙腸関節や恥骨結合などのように線維軟骨で連結された線維軟骨結合がある。この線維軟骨結合を半関節とよぶこともある。

面で，関節窩はそれに応じて楕円形状の凹面である。この楕円形の長軸とそれに直交する短軸の2つの運動軸をもつ二軸性の関節である。そのため回旋運動はできないが，2つの運動軸を複合させた回旋のない円運動は可能である（例：橈骨手根関節）。

④顆状関節

関節頭は楕円形であり，関節窩の凹みは浅い。関節周囲の靱帯や腱の走行と付着の仕方や骨性不整合のため，二軸性の運動のみ可能である（例：中手指節関節，脛骨大腿関節，顎関節）。楕円関節と顆状関節を同じものとして扱うこともある。

⑤蝶番関節

関節頭は骨の長軸方向に対して垂直な軸をもつ円柱状であり，その表面に溝をもつため，ちょうど滑車のような形態となる。関節窩の表面は凹面であるが，関節頭の溝にはまり込むような隆起をもっている。この溝と隆起によって運動方向は規制され，屈曲・伸展のみ可能な一軸性の関節となる（例：指節間関節）。また，蝶番関節のうち，溝と隆起の方向が骨の長軸と平行でない場合，関節運動は螺旋状になるため，そのような関節を螺旋関節とよぶこともある（例：腕尺関節，距腿関節）。

⑥鞍関節

向かい合っている2つの関節面の形状が，ともに馬の鞍のような双曲面で，互いに垂直に交わるように位置している。つまり，どちらの関節面にも凹面と凸面の弯曲がみられ，一方の横径が凸，縦径が凹であれば，もう一方の横径は凹，縦径は凸となっている。これら2つの径を軸とした二軸性の関節である（例：母指手根中手関節，胸鎖関節）

⑦車軸関節

関節頭は円柱状ないし車輪状をしており，その周縁に関節面をもっている。関節窩は円柱の周縁に当てはまるように弯曲した切痕になっている。関節頭の骨の長軸に一致した運動軸をもち，固定された関節窩に沿って回旋のみ行うことのできる一軸性の関節である（例：近位・遠位橈尺関節）。

⑧平面関節

向かい合っている2つの関節面の形状が，ともに平面に近い形状を成す関節で，テーブルに置かれた本を滑らせるように，互いに平行にずれるような滑走運動が行われるが，一般にその運動範囲はごくわずかである（例：椎間関節，仙腸関節）。

図22 関節面の形状による分類

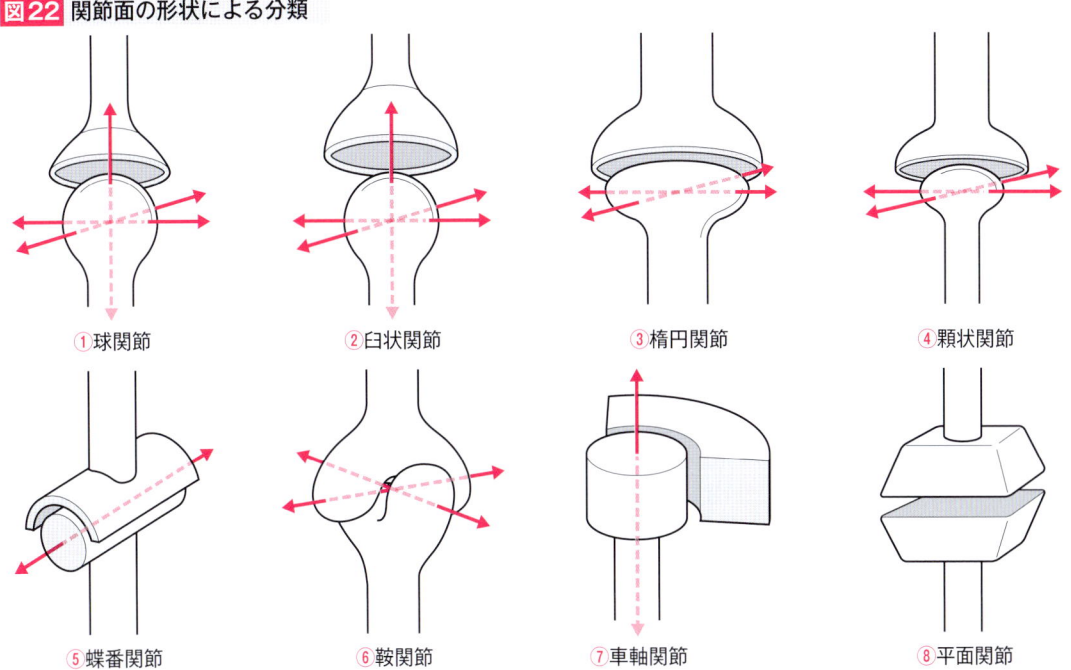

①球関節　②臼状関節　③楕円関節　④顆状関節
⑤蝶番関節　⑥鞍関節　⑦車軸関節　⑧平面関節

2 関節の基本構造

関節は骨，関節軟骨，靱帯，関節包から構成されており，必要に応じて関節唇や関節半月，関節円板をもつものもある（**図23**）。関節は，骨と骨を関節包と靱帯が連結している構造であり，それぞれの骨の先端には関節軟骨が存在している。靱帯は関節包の外側や関節内に存在し，関節の安定性と運動方向の制御に関わる。これらの組織に囲まれた間隙が関節腔であり，滑液で満たされている。関節包は，疎性結合組織である滑膜からなる内層と，密性結合組織である線維膜からなる外層に分けられる。内層は関節腔を満たす滑液を産生し，外層は靱帯とともに関節の安定性や関節運動の制御に関わる。

また，肩関節や股関節には，関節窩の周囲に線維性軟骨からなる関節唇が存在し，関節面を拡大して安定性を高めている。また，膝関節や遠位橈尺関節などには，関節面の適合性を高める関節半月や関節円板が存在している。

3 関節軟骨の構造と機能

◆ 関節軟骨の構造

関節軟骨は，細胞外基質と軟骨細胞で構成される。非常に大きな保水力をもつプロテオグリカンやヒアルロン酸が細胞外基質に水分を蓄えているため，関節軟骨はスポンジに水分を含ませたような状態になっている（細胞外基質の組成は70%程度が水分，20%程度がコラーゲン線維，10%程度がプロテオグリカンやヒアルロン酸である[4]）。また，関節軟骨は関節面から表層–中間層–深層–石灰化層の4つの層に分けられる。

◆ 関節軟骨の機能

関節軟骨は荷重緩衝機能と潤滑機能を有する。向かい合う関節軟骨同士に荷重による圧縮力がかかると，互いが凹みを作るように変形することで荷重を緩衝する。滑液には粘性があり，これにより関節軟骨間の摩擦を軽減し，軟骨表面を保護している。

また，関節軟骨に圧力が加わると，軟骨組織は水を含んだスポンジのように，関節包に滑液を放出し，圧力が除かれると再び軟骨組織内に滑液を取り込む。関節運動は，滑液が関節軟骨に必要な栄養分を供給し，代謝産物を除去する働きを促進している。

人の動作時に体重の何倍もの荷重が下肢の関節に加わったとしても，このような関節軟骨の機能により，関節が保護され，円滑な関節運動を行うことができる。

図23 関節の構造

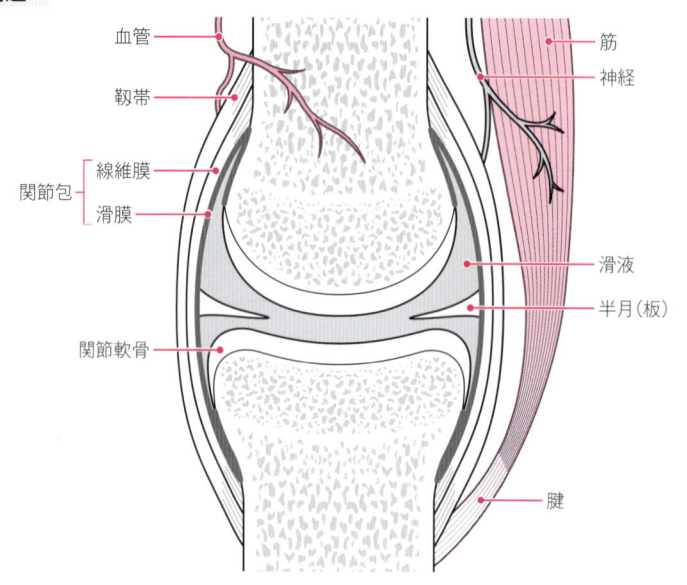

血管　靱帯　関節包〔線維膜／滑膜〕　関節軟骨　筋　神経　滑液　半月（板）　腱

4 靱帯の構造と機能

靱帯の構造

靱帯は、主要構成成分であるコラーゲン線維による密性結合組織である。コラーゲン線維の多くが靱帯の長軸方向にほぼ平行に配列しているため、靱帯は大きな張力に抵抗することができる。伸張性が求められる靱帯では、エラスチンという弾性を有する線維の割合も高い。

靱帯の機能

靱帯は、正常な関節運動は許すが、関節の構造から逸脱するような運動は阻止する。例えば、膝関節の内・外側側副靱帯は膝関節の屈曲・伸展を許容するが、過度の内反・外反は防いでいる。また、膝関節の前・後十字靱帯のように生理的な関節運動を誘導する靱帯もある。このように靱帯は関節の安定性と運動方向の制御に寄与している。さらに、靱帯には関節包と同様にルフィニ小体、パチニ小体、ゴルジ腱器官といった固有受容器が多く分布しており、感覚器としての役割をもつとされている。

5 関節包の構造と機能

関節包の構造

関節包は滑膜内膜、滑膜下層、線維膜（線維性関節包）に分けられる。滑膜内膜は2〜3層の滑膜細胞と、ヒアルロン酸やコラーゲンといった細胞外基質から構成されている。滑膜内膜のコラーゲン線維は細く、量は少なく、線維束を作ることは少ない。滑膜下層には、滑液中の血漿成分が滲出する毛細血管が多く分布している。線維膜は関節包の最も外層にある密性結合組織で、端は骨端部において骨膜に移行しており、関節の安定性に寄与している。

関節包の機能

滑膜は関節包の伸張性と滑液の産生に関わり、線維膜は関節の安定性に寄与している。

関節包の柔軟性や伸張性は、疎性結合組織である滑膜に由来する。特に、大きな伸張性が求められる部位では、疎性型や脂肪型の滑膜下層であることが多く、線維型の滑膜下層に比較してコラーゲン線維が少ない。ちなみに組織のコラーゲン量は伸張性に関与しており、コラーゲン量が少ないほど伸張性が高くなる。一方、線維膜は、コラーゲン線維が関節包の長軸方向に平行に走行しているため伸張性に乏しく、靱帯と協働して関節の安定性に寄与する。

さらに、線維膜には痛み刺激を受容する自由神経終末のほか、ルフィニ小体、パチニ小体、ゴルジ腱器官といった受容器が分布している。これらは固有受容器またはメカノレセプターとよばれ、関節の位置（位置覚）や運動方向（運動覚）を感知する。そのため、位置覚や運動覚の感覚器としての役割をもつとされている。

6 関節運動に影響する因子

関節面

関節面の形状による分類で述べたように、関節での可能な運動の大きさと種類は、関節面の形状に大きく影響される。適合する関節面をもつ関節は運動を抑制し安定性が高い傾向があるが、あまり適合しない関節面をもつ関節では、大きな可動性をもつ傾向がある。

関節面の曲率も、関節の可動性と安定性に影響する。曲率とは、曲率半径の逆数である。関節面の曲率半径は、関節面と同じ曲面をもつ円の半径に等しい（**図24**）。

曲率半径が小さいほど曲率は大きく関節表面が弯曲していることを意味する。類似した曲率半径をもつ関節面は、適合しているといえる。関節面の曲率の大きさと面の適合性は、その関節で生じる並進と回転の組み合わせに影響を与える。曲率が小さく比較的平坦な関節面では並進が生じ、曲率が大きく弯曲が大きい関節面では回転が生じる。肩甲上腕関節や股関節は凹面上にはまり込む凸の骨面からなり、それらの関節面は比較的適合して

いる。しかし、これらの2つの関節で可動性は大きく異なっている。肩甲骨の関節窩は上腕骨頭の関節面の半分も覆わないが、大腿骨頭の約3/4は股関節の寛骨臼によって覆われている。結果として、肩甲上腕関節は股関節より可動性に富み、股関節は肩甲上腕関節より安定性が高い。

◆ 靱帯・関節包

関節周囲の靱帯や関節包は、可動性と安定性に影響する。靱帯や関節包は運動に過度な制限を加えずに安定性を与えるようにデザインされている。滑膜性関節の多くは、関節包が引っ張られるにつれて解けるひだを有していて、そのためにより多くの関節運動が可能になる。たとえば、肩甲上腕関節の関節包の下部は、肩関節が下垂位にあるときには、ひだ状になっており、肩関節の屈曲または外転時にはほどける。これによって可動性が大きく増大するが、その結果として下部関節包は、肩甲上腕関節の安定性に寄与しない。

靱帯のデザインに共通するもう1つの特徴は、側副靱帯にみられる。側副靱帯は安定性をもたらし、側方への動きを制限する。多くの側副靱帯は近位側では小さく局所化して付着し、遠位側では放射して広く展開して付着する（図25）。この配列によって全可動域を通して靱帯は緊張した状態であり、どの角度でも側方安定化のために役立っている。

7 関節運動

関節運動には、屈曲・伸展などで表現される骨運動と、関節内の関節面相互の運動である関節内運動がある。「身体運動の基礎」（p2）で述べたように、運動の2つの基本形は並進運動と回転運動である。関節内運動においても物体の運動と同様にこの2つの運動が起こっている（図26）。

一般的には、多くの運動学の教科書において、並進と転がりで関節内運動を説明していることが多い。転がりとは、回転する関節面上に並ぶ多数の点が、相対する面上の多数の点と接触する動きとされる（図27）。すなわち凹面と凸面の接点が1点対1点（点と点）の関係となり、各々同じ量だけ移動する。車に例えると正常に走行しているときのタイヤと地面の関係が転がりである。ただし、これは並進と回転が同時に起こっていることと同じことであり、転がりを関節内運動に入れることが、関節内の動きを混乱させている原因のように思える。

回転（図26a）は、凹面の接点は1点に固定され、凸面の接点だけが移動する動きである。一方、並進（図26b）は、凸面の接点が1点であり、凹面の接点だけが移動する動きである。車に例えると発進時にタイヤが氷の上をスリップしている場合が回転であり、走行中のブレーキによりタイヤがロックしてスリップしている場合が並進である。

関節内運動で、転がりというものを定義することが、単なる回転を転がっている分だけ反対方向に滑っている（並進している）というような、変な表現を使うことになってしまう。凹凸の法則という間違った考えが出てきた背景は、転がりの定義

図24 曲率半径

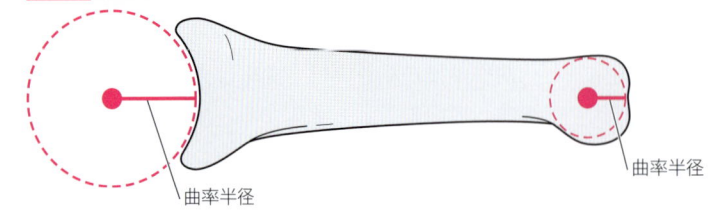

曲率半径

曲率半径

図25 指の側副靱帯

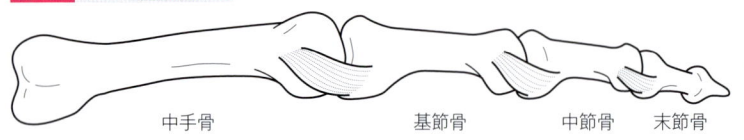

中手骨　　　　基節骨　　　中節骨　　末節骨

典型的な側副靱帯は関節の近位側では小さく局所化して付着し、関節の遠位側には放射状に広がって付着する。

にあると考えられる。

物体の動きと同じように，関節内では並進運動と回転運動が起こっており，実際の関節内の動きは回転運動が主で，わずかに並進運動が加わる場合があるとすべきであろう。

8 凹凸の法則

Kaltenbornの凹凸の法則は，関節内運動の理解のために最もよく用いられているが，最近の関節運動学の研究結果では，関節面は凹凸の法則に従って動いていないことが証明されている[5-11]。

関節を構成する関節面は一方が隆起し（凸面），もう一方の関節面は窪んでいる（凹面）。Kaltenbornは，関節運動において，この関節面相互の凹凸によって転がり，滑りなどの動きが起こるとし，骨運動に伴った関節内運動に法則があることを凹凸の法則として示した。凹凸の法則は以下の2つの法則に分けられる。

凸の法則とは，凹面に対して凸の関節面をもつ骨が可動する場合には，骨運動とは反対方向に凸の関節面が滑ることをいう（図28a）。

凹の法則とは，凸面に対して凹の関節面をもつ骨が可動する場合には，骨運動と同一方向に滑ることをいう（図28b）。

凹凸の法則はこのように定義されているが，関節面の構造，関節包，靱帯，筋などの総合的な影響により関節内運動が起こっているため，関節の動きが関節面の形状だけで決まると考えることはできない。

凹凸の法則は関節内運動を理解するのには役立たないため，個々の関節の運動学的知見に基づいて各関節でどの程度の回転，並進運動が起こっているかを理解する必要がある。

図26 関節内運動

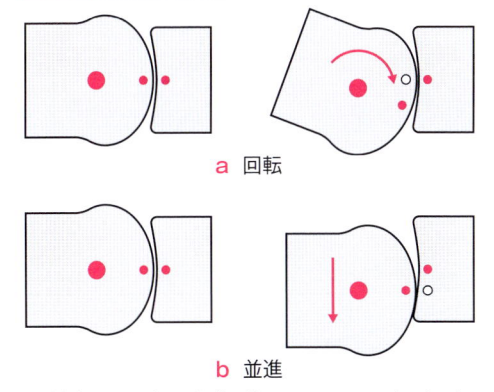

a 回転

b 並進

関節内では回転と並進が起こっている。転がりを入れずにこの2つで説明すべきである。

図27 転がり

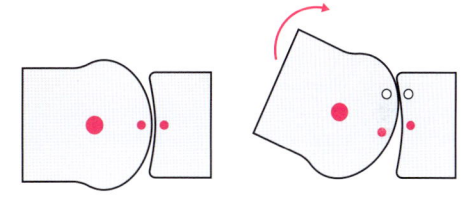

図28 凹凸の法則

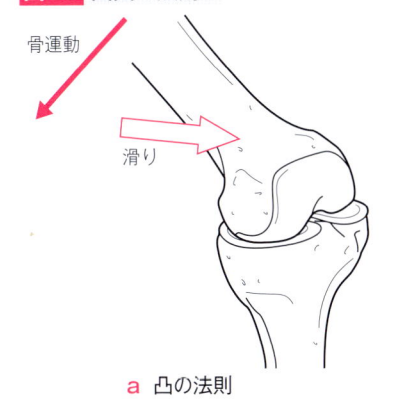

a 凸の法則

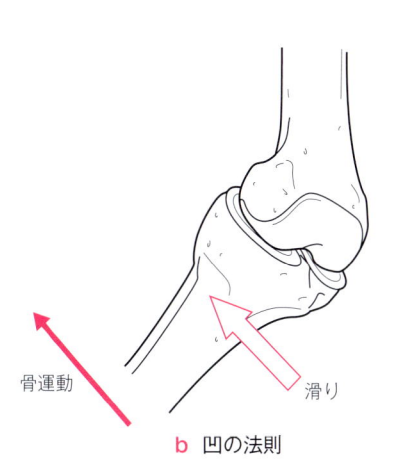

b 凹の法則

3 筋の構造と機能

1 骨格筋の基本構造（図29）

骨格筋は数百から数千本の筋線維とよばれる細胞により構成された組織である。個々の筋線維は筋内膜で包まれ，筋線維が平行に配列集合した筋束を筋周膜が包む。筋全体は筋膜（筋上膜）が包んでいる。筋線維内には，多くの核や筋小胞体などの細胞内小器官と筋原線維が存在している。筋原線維はさらに筋節（サルコメア）に分けられる。Z帯とよばれる隔膜により隣接する筋節と連結されている。筋節の中央部は密度が高くA帯とよばれ，

その両側に密度の低いI帯がある。両方のZ帯から中央へ向けて細いフィラメントが一定間隔で配列し，その間に太いフィラメントが位置している。細いフィラメントは，主にGアクチンとよばれる球状タンパクが重合した線維状タンパクでアクチンフィラメントともよばれる。太いフィラメントは，主にミオシンとよばれる収縮タンパクから構成されており，ミオシンフィラメントとよばれる。

図29 骨格筋の基本構造

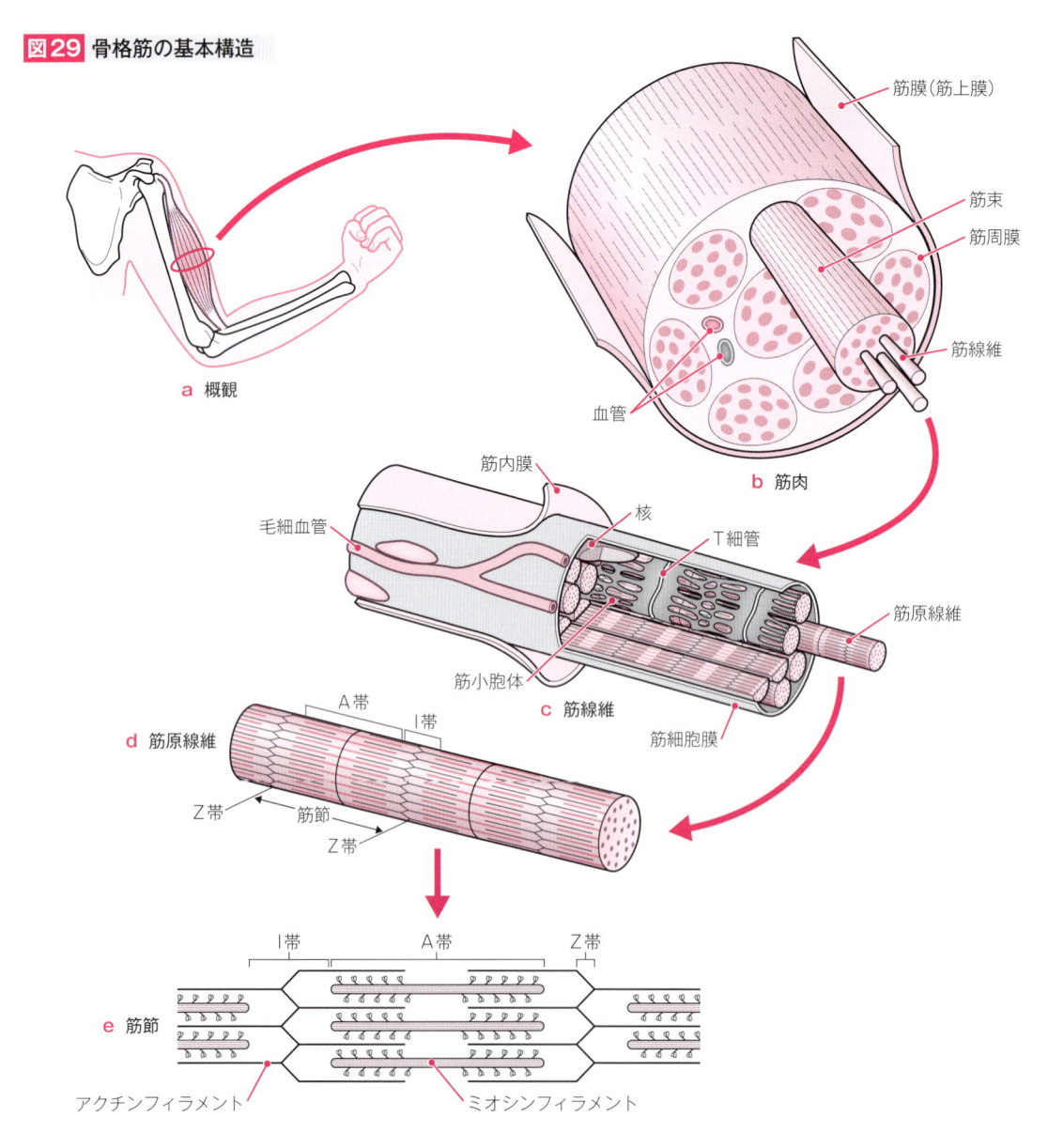

a 概観

筋膜（筋上膜）
筋束
筋周膜
筋線維
血管
b 筋肉

筋内膜
毛細血管
核
T細管
筋小胞体
c 筋線維
筋原線維
筋細胞膜

d 筋原線維
A帯
I帯
Z帯
筋節
Z帯

e 筋節
I帯
A帯
Z帯
アクチンフィラメント
ミオシンフィラメント

2 骨格筋の収縮の仕組み

筋収縮の際には，細いアクチンフィラメントが太いミオシンフィラメントの間を滑走して，隣同士のアクチンフィラメントが互いに近づき，重なり合う。筋収縮は，筋細胞の細胞膜に達している運動神経によって刺激され興奮することによって生じる。筋細胞膜と接している運動神経終末には，アセチルコリンを含む顆粒があって，活動電位が神経筋接合部まで達すると，小胞に含まれるアセチルコリンが放出される（図30）。神経終末の筋細胞膜は終板とよばれ，そこにアセチルコリンが結合すると，細胞膜は脱分極を起こす。終板部の脱分極によって生じた活動電位は，横行小管を介して筋細胞内部へ伝わり，筋小胞体の電位変化をきたす（図31）。筋小胞体内からは，貯蔵された

カルシウムイオンが放出される。カルシウムイオンは細いフィラメントに配列しているトロポニンと結合し，太いフィラメントのミオシン頭部と細いフィラメントのアクチン分子が結合可能となる。アデノシン三リン酸（adenosine triphoshate：ATP）の分解エネルギーにより，ミオシンとアクチンの相互作用が生じ収縮が起こる。筋細胞の興奮が収まると，筋細胞原形質内のカルシウムイオンは再び筋小胞体内に回収され，トロポニンからカルシウムイオンが解離し，ミオシンとアクチンの結合が離れて筋は弛緩する。筋細胞に活動電位を生じ，収縮という機械的効果を発揮するまでの現象を興奮収縮連関とよぶ。

図30 神経筋接合部の構造

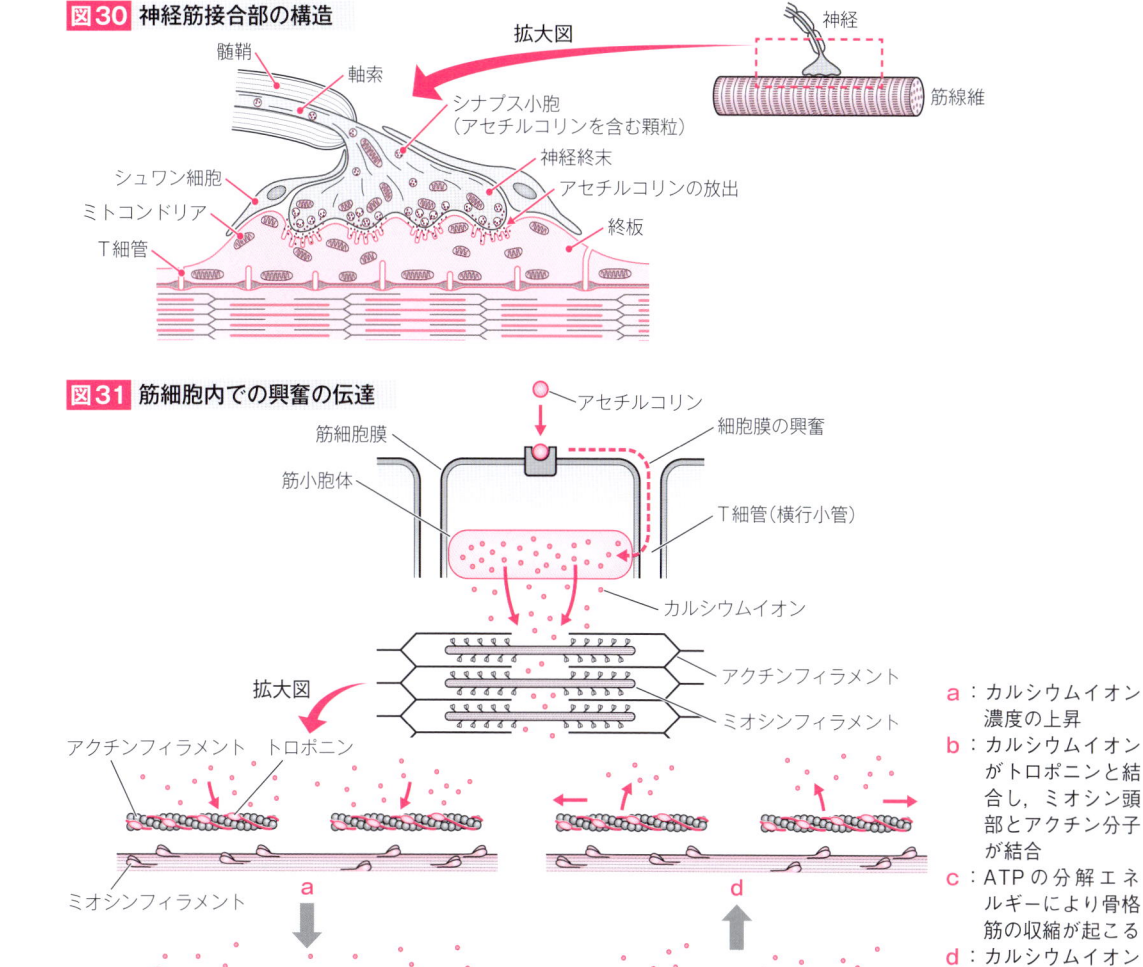

図31 筋細胞内での興奮の伝達

a：カルシウムイオン濃度の上昇
b：カルシウムイオンがトロポニンと結合し，ミオシン頭部とアクチン分子が結合
c：ATPの分解エネルギーにより骨格筋の収縮が起こる
d：カルシウムイオンが解離し，ミオシンとアクチンの結合が離れて元に戻る（弛緩）

3 骨格筋の種類（図32）

筋はその形状によって，平行筋，羽状筋，多頭筋，板状筋などに分類される。

◇平行筋

筋束の大部分が筋の長軸方向に対して平行に配列されている。筋束が付着する腱膜が筋線維長よりも短い。紡錘筋ともよばれる。

◇羽状筋

筋束が筋の長軸に対して斜めに配列されている。腱膜の表と裏に筋線維が配列する両羽状筋や，そ

れらが結合した多羽状筋とよばれる形状もある。腱膜が筋線維長よりも長い。

◇多頭筋

筋頭が1つの筋を単頭筋，筋頭が2つの筋を二頭筋，筋頭が3つの筋を三頭筋といい，複数の筋頭を持つ筋を多頭筋とよぶ。

◇板状筋

長い腱膜をもつ平たい板状の筋を板状筋とよぶ。三角形や四角形を呈している筋が多い。

4 筋収縮の種類

筋の収縮は，収縮様式と運動様式によって分けられる（**表1，2**）。また，筋の収縮に関節運動を

伴わない静的収縮と関節運動を伴う動的収縮に分けることができる。

図32 筋の形状による分類

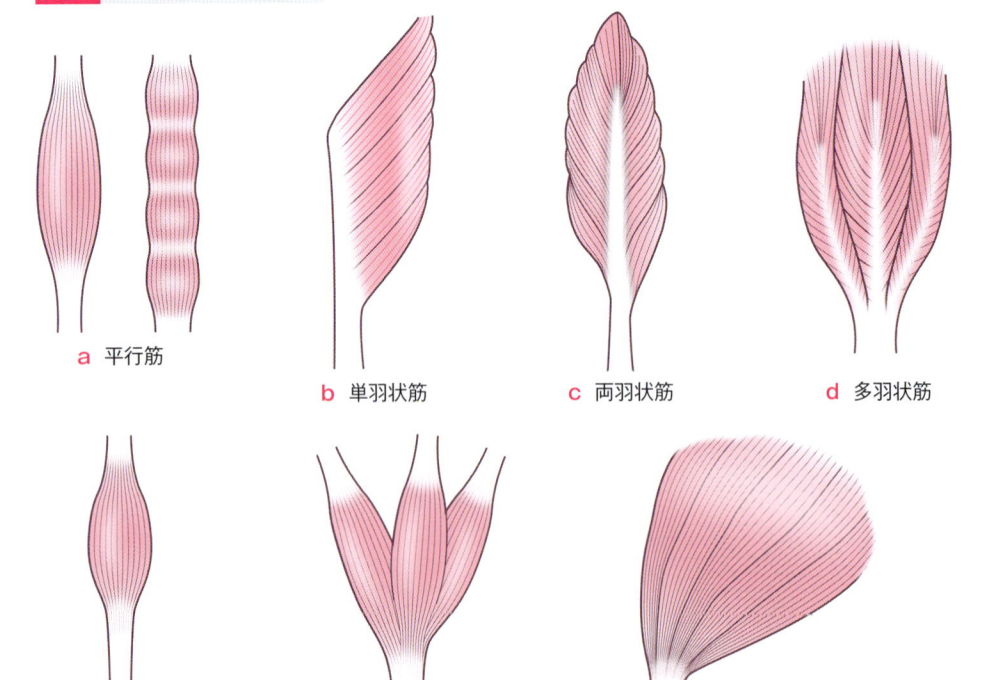

a 平行筋　　b 単羽状筋　　c 両羽状筋　　d 多羽状筋

e 単頭筋　　f 三頭筋　　g 板状筋

表1 収縮様式による筋収縮の分類

等尺性収縮(isometric contraction)	静的
短縮性（求心性）収縮(concentric contraction)	動的
伸張性（遠心性）収縮(eccentric contraction)	動的

表2 運動様式による筋収縮の分類

等尺性収縮(isometric contraction)	静的
等張性収縮(isotonic contraction)	動的
等速性収縮(isokinetic contraction)	動的

🔸 等尺性収縮

筋の両端が固定され，筋の長さが変化しない（関節の動きを伴わない）場合の筋の収縮様式（静的収縮）を等尺性収縮という。例としては，椅座位で膝を完全伸展して保持しているときの大腿四頭筋の収縮や，鉄アレーを持ち肘90°屈曲位で保持しているときの上腕二頭筋の収縮が挙げられる。荷重位での等尺性収縮には，スクワット動作中に膝60°屈曲位で静止しているときの大腿四頭筋の収縮などがある。等尺性収縮時に発揮される筋力を等尺性筋力といい，筋力測定の指標に使われることが多い。

🔸 短縮性（求心性）収縮

筋の長さが短縮し，起始と停止が近づく収縮様式（動的収縮）が短縮性収縮である。例としては，椅座位で膝を90°屈曲位から完全伸展位まで伸展する場合の大腿四頭筋の収縮や，鉄アレーを重力に抗して持ち上げ，肘伸展位から屈曲する場合の上腕二頭筋の収縮が挙げられる。荷重位での短縮性収縮には，椅子から立ち上がるときや階段を昇る（上段の脚）ときの大腿四頭筋の収縮が挙げられる。短縮性収縮時に発揮される筋力を短縮性筋力という。

🔸 伸張性（遠心性）収縮

筋の長さが伸張し，起始と停止が離れるような収縮様式（動的収縮）が伸張性収縮である。例としては，椅座位で膝を完全伸展位からゆっくり屈曲する場合の大腿四頭筋の収縮や，鉄アレーを肘屈曲位から重力に抗してゆっくり降ろす（肘伸展する）場合の上腕二頭筋の収縮が挙げられる。荷重位での伸張性収縮としては，椅子に座るときや階段を降りるとき（上段の脚）の大腿四頭筋の収縮が挙げられる。伸張性収縮時に発揮される筋力を伸張性筋力という。

🔸 等張性収縮

筋の発生する張力が一定であるときの関節運動時の筋収縮（動的収縮）を等張性収縮という。何kgの重りを持ち上げることができるのかといったような筋力を等張性筋力，そのときの運動を等張性運動という。ただし，重りを持ち上げるときの筋にかかる負荷はモーメントアーム，重力，角速度などの影響を受けるため一定にはならず，人体の運動において厳密には等張性収縮はありえないといえる。

🔸 等速性収縮

筋の収縮速度が一定となるような関節運動時の筋収縮（動的収縮）が等速性収縮である。機器を使用して関節運動時の角速度を一定に保ったときの運動を等速性運動，そのとき発揮される筋力を等速性筋力という。等速性運動中は関節の角速度は一定であるが，実際に筋が等速性収縮をしているわけではないので，等張性収縮と同様に厳密な意味での等速性収縮はありえない。等速性筋力測定は，特にスポーツ選手の筋力測定やリハビリテーションの効果判定などで用いられる。

5 筋張力に影響する要因

筋力計で測定する筋力は，筋線維の発揮している力を直接測定しているわけではない。われわれが測定している筋力は，個々の筋線維の発揮した力（筋線維張力）が合わさって筋張力となり，その筋張力が腱を介して骨に伝わった力を，関節まわりのトルク（関節トルク）として外部から観測したものである。筋線維の発揮張力が関節トルクを生み出すまでの過程は筋線維の断面積や長さ，羽状角，関節の構造（モーメントアーム）などの要因が強く影響している。

🔸 筋断面積

一般的に筋断面積といえば筋の長軸に垂直な面で横断した解剖学的断面積（anatomical cross-sectional area：ACSA）を指すことが多い。筋の走行と筋線維の走行が等しい紡錘筋（平行筋）の場合は，筋線維に垂直に横断した断面積である生理学的断面積（physiological cross-sectional area：PCSA）とACSAが等しい。しかし，筋の走行と筋線維の走行が異なる羽状筋ではACSAよりもPCSAが大きくなる（図33）。筋力が筋断面積に比例することはよく知られており，筋線維に垂直

に切った断面積に比例すると考えられるため，ACSAと比較してPCSAのほうが筋力に影響する重要な因子となる。したがって，羽状筋は紡錘筋よりも高い筋収縮力を発揮できる構造をもった筋といえる。しかし，羽状筋において筋線維が発揮した力が腱に伝えられるときに有効に働くのは，腱の方向の力成分のみであることから，腱と筋線維の成す羽状角の増加は筋線維から腱への力の伝達効率を低下させ，張力発生に不利に働く。羽状角の増加によるPCSA増加と伝達効率減少のバランスを考慮すると，羽状角の増加により最大張力が増加するのは45°までと推定されている[12]。

図33 紡錘筋と羽状筋の解剖学的断面積（ACSA）と生理学的断面積（PCSA）

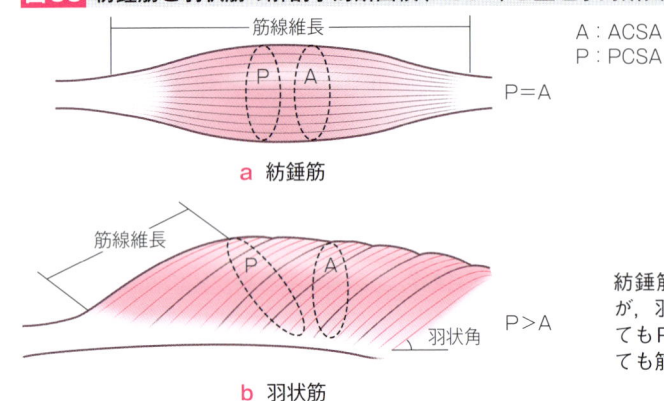

A：ACSA
P：PCSA

a 紡錘筋

b 羽状筋

紡錘筋ではACSAとPCSAは同じであるが，羽状筋では紡錘筋と同じACSAであってもPCSAは大きくなる。同じ筋長であっても筋線維長は紡錘筋のほうが長い。

Clinical point of view

超音波による筋厚と羽状角の測定（図34）

　一般に筋厚は，プローブを筋の走行に対し垂直に接触させた横断画像（短軸像）により計測されることが多い。図34aは，大腿直筋と中間広筋の横断画像である。一方，プローブを筋の走行に沿って接触させることにより筋の縦断画像（長軸像）が得られる。羽状筋の場合，縦断画像上で腱膜と筋束との成す角により羽状角を計測することができる。図34bは大腿直筋の羽状角を示している。超音波画像による筋厚，羽状角，筋束長や形態計測値を用いて，ACSA，PCSAや筋体積を推定することも可能である[13, 14]。羽状角や筋束長の計測は他の画像計測法ではできない，超音波法の長所の一つである。筋厚や羽状角は超音波法により簡便に計測可能であるが，筋のある特定の部位の計測値であること，プローブの圧迫の程度や接触角度により変動することを留意しておく必要がある。また，筋厚は筋断面積と相関するとされているが，決して筋断面積そのものを表しているわけではないため，安易な解釈は避けるべきである。

図34 大腿四頭筋の超音波横断画像（a）と縦断画像（b）

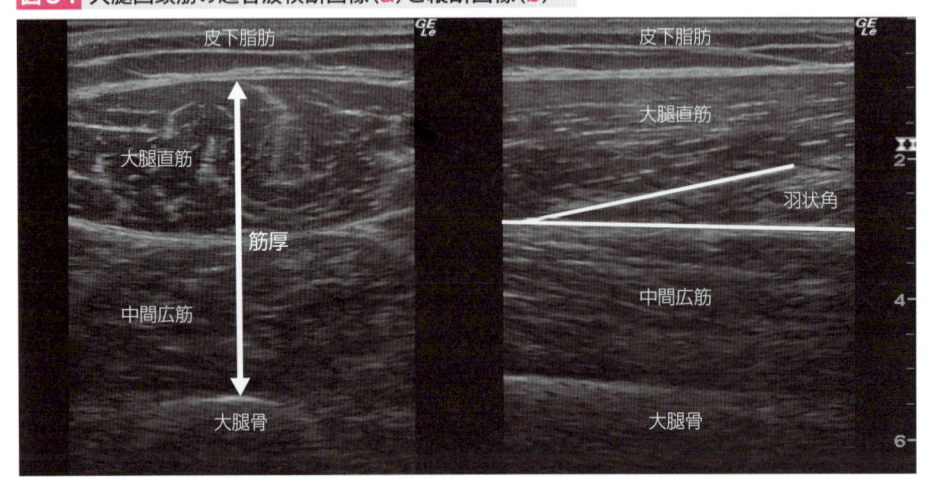

a 横断画像　　　　　b 縦断画像

◆ 筋線維長

① 筋収縮速度

筋線維長は断面積の大きさと同様に筋機能に大きな影響を及ぼす。筋の収縮速度は、筋線維長に比例するとされ、筋線維長が長いほど筋収縮速度に優れた構造をもっているといえる。紡錘筋では筋長と筋線維長は同じであるが、羽状筋では筋長よりも筋線維長が短い（**図33**）。すなわち、羽状筋は紡錘筋と比べ、生理学的筋断面積（PCSA）が大きく高い収縮力を発揮できるが、収縮速度は遅い筋といえる。

筋はその構造で役割が決定している。**図36**に下肢筋のPCSAと筋線維長を示した[16]。最も

PCSAが大きいのはヒラメ筋であり最も筋線維長が長いのは縫工筋である。この図で左上にあるほど筋収縮力は大きいが筋収縮速度が遅い筋であり、右下にあるほど筋収縮力は小さいが筋収縮速度が速い筋であるといえる。これらの筋の構造の違いを自動車のギアに例えると、PCSAが大きく筋線維長が短い筋（左上周辺の筋）は発進、坂道、加速時に使う1速（ロー）であり、PCSAが小さく筋線維長が長い筋（右下周辺の筋）は4速（トップ）の筋である。その中間の筋は2速、3速の筋ということになる。ローギアな筋であるヒラメ筋や大腿四頭筋は強い力を出すときに働くが、速い動きにはついていけない。一方、ハムストリングスは力は

Supplement

筋収縮力と筋収縮速度

筋節（サルコメア）の配列に着目し、筋節が1個のエンジンと考えてエンジンが並列に連結された場合と直列の場合に分けて考える[15]。

エンジンが並列に連結された場合（筋断面積が大きいことを意味する）は、個々のエンジンの力が加算されて大きくなる（**図35**）。左の図では10kgの筋力を発揮できるエンジンを3つ並列に並べることで、全体で30kgの筋力を発揮できる。しかし直列の場合（筋線維長が長いことを意味する）は、10kgの筋力を発揮できるエンジンを直列に並べても全体で10kgの筋力しか発揮できず、1個のエンジンの発揮する力と変わらない。並列の場合にはエンジンの数（筋節の数）に比例して筋力は増加するが、エンジンが直列に連結された筋線維長の長い筋では、いくら筋節の数を増やしても筋力の増加は起こらないことになる。

次に収縮速度を考えてみると、1個のエンジンが、1秒間に10mm短縮するとした場合、並列に連結しても全体の速度は10mm/sである。しかし、直列に並べた場合は、3つの短縮量が加算されて全体で30mm/sの収縮速度になる。すなわち、筋の短縮速度は直列に並んだ筋節の数に比例し、筋線維長の長い筋ほど筋収縮速度が速いといえる。

図35 筋節の連結（並列と直列）における張力と収縮速度の変化

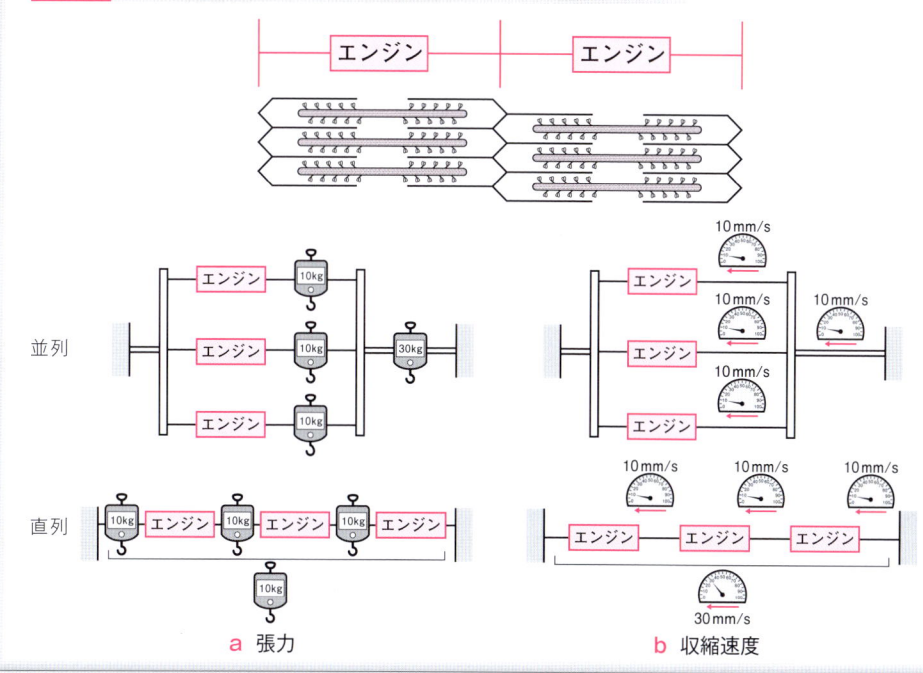

a 張力　　　　　　　　b 収縮速度

図36 下肢筋における生理学的断面積（PCSA）と筋線維長の関係

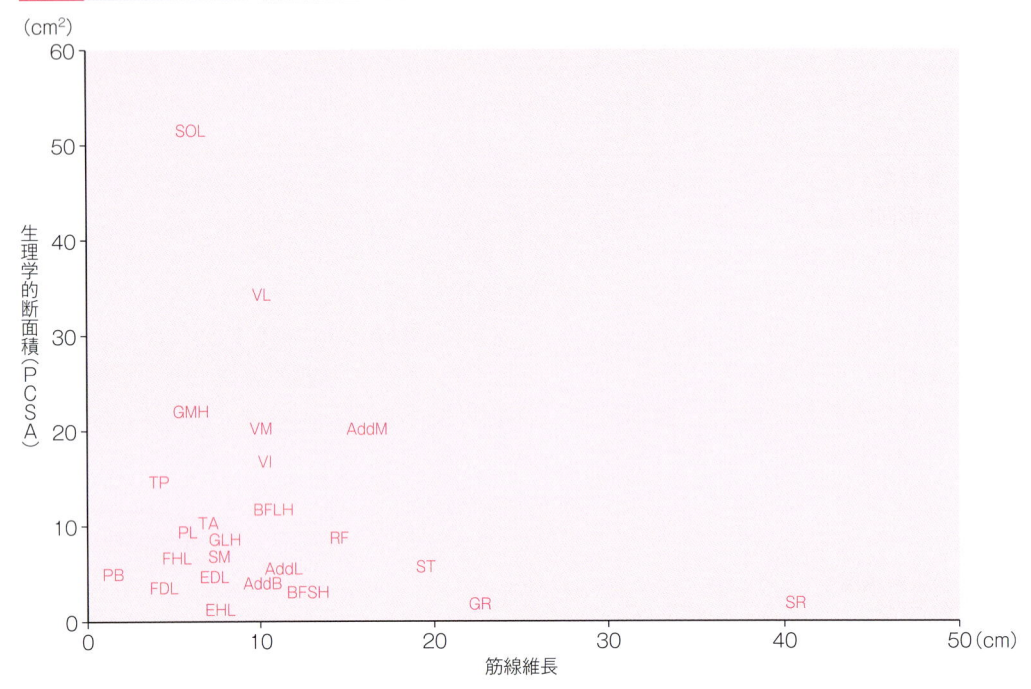

AddB：短内転筋，AddL：長内転筋，AddM：大内転筋，BFLH：大腿二頭筋長頭，BFSH：大腿二頭筋短頭，EDL：長趾伸筋，EHL：長母趾伸筋，FDL：長趾屈筋，FHL：長母趾屈筋，GMH：腓腹筋内側頭，GLH：腓腹筋外側頭，GR：薄筋，PB：短腓骨筋，PL：長腓骨筋，RF：大腿直筋，SM：半膜様筋，SOL：ヒラメ筋，SR：縫工筋，ST：半腱様筋，TA：前脛骨筋，TP：後脛骨筋，VI：中間広筋，VL：外側広筋，VM：内側広筋

（文献16より改変引用）

図37 上肢筋における生理学的断面積（PCSA）と筋線維長の関係

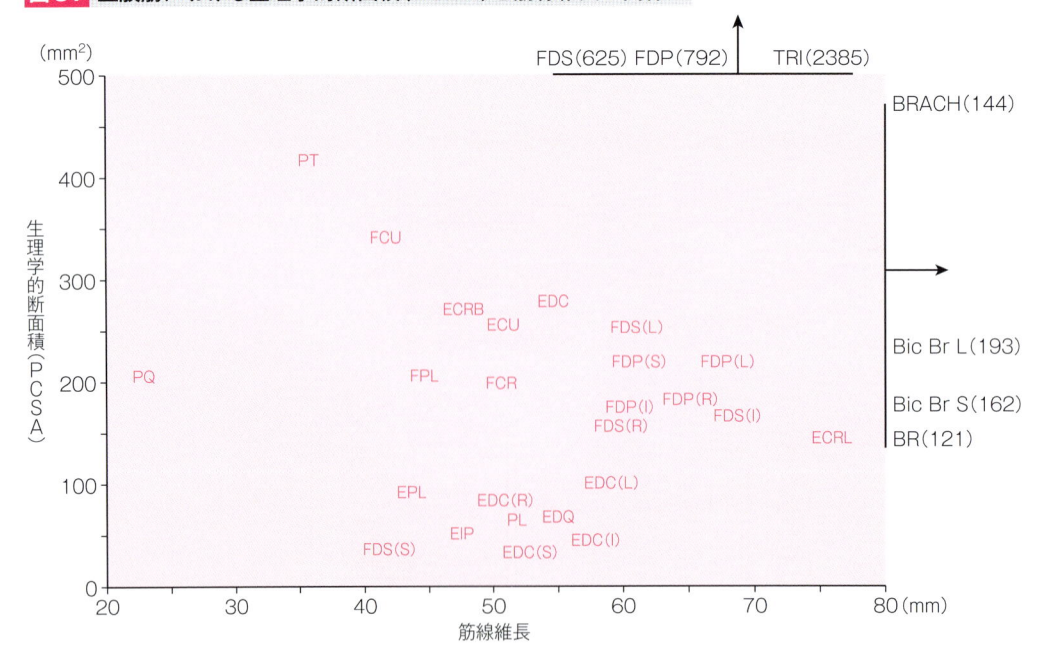

Bic Br L：上腕二頭筋長頭，Bic Br S：上腕二頭筋短頭，BR：腕橈骨筋，BRACH：上腕筋，EDC：総指伸筋，EDC（I）：総指伸筋（示指），EDC（L）：総指伸筋（中指），EDC（R）：総指伸筋（環指），EDC（S）：総指伸筋（小指），ECRB：短橈側手根伸筋，ECRL：長橈側手根伸筋，ECU：尺側手根伸筋，EDQ：小指伸筋，EIP：示指伸筋，EPL：長母指伸筋，FCR：橈側手根屈筋，FCU：尺側手根屈筋，FDP：深指屈筋，FDP（I）：深指屈筋（示指），FDP（L）：深指屈筋（中指），FDP（R）：深指屈筋（環指），FDP（S）：深指屈筋（小指），FDS：浅指屈筋，FDS（I）：浅指屈筋（示指），FDS（L）：浅指屈筋（中指），FDS（R）：浅指屈筋（環指），FDS（S）：浅指屈筋（小指），FPL：長母指屈筋，PL：長掌筋，PQ：方形回内筋，PT：円回内筋，TRI：上腕三頭筋

（文献16より改変引用）

ないものの速く動く際に活躍する筋である。

図37に上肢筋のPCSAと筋線維長の関係を示した。下肢筋と同様にPCSAが大きいほど筋力発揮に優れ、筋線維長が長いほど筋収縮速度が速い。上腕三頭筋はPCSAが大きく、上腕二頭筋は筋線維長が長いことがわかる。上肢筋の中で最も筋線維長が短いのは方形回内筋である。手根伸筋群を比較すると、長橈側手根伸筋は筋線維長は長いがPCSAは小さく、尺側手根伸筋は筋線維長は短いがPCSAは大きい。また、浅指屈筋と深指屈筋は互いに似た構造をもつが、総指伸筋の構造とは異なる。

筋力の関係に影響を与える（図38）。図38aは筋線維長の短い筋（筋節が2つ）であり、図38bは長い筋（筋節が3つ）である。断面積が同じであるとして両者を比較すると、筋力を発揮できる角度に違いがある。図39で示すように、筋線維長の長い筋のほうが広い可動域で力を発揮できるが、筋線維長が短いと筋力を発揮できる角度が狭い。図36，37に記載した筋線維長の長い筋（縫工筋や上腕二頭筋）は、筋の収縮速度が速いだけでなく、広い可動域で筋力を発揮できる筋であり、筋線維長の短い筋（ヒラメ筋や大腿四頭筋）は、筋の収縮速度が遅いだけでなく、狭い可動域しか筋力が発揮できない筋であるといえる。

◆ 筋の長さと張力の関係

筋線維長は、筋の収縮速度のほかに関節角度と

図38 筋線維長と筋力の発揮できる角度の関係

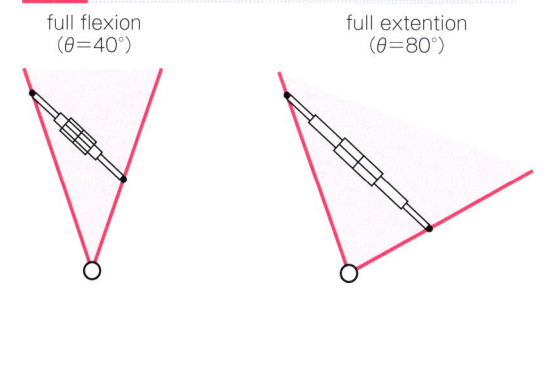

full flexion
（θ＝40°）

full extention
（θ＝80°）

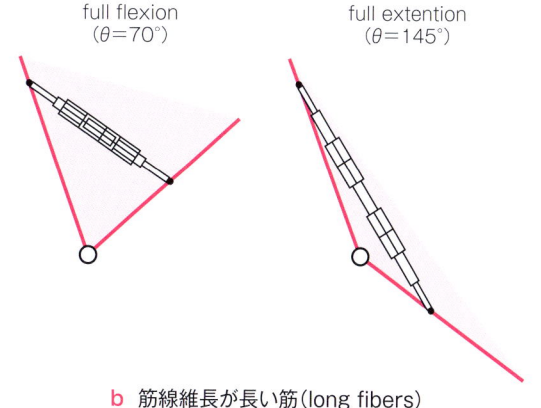

full flexion
（θ＝70°）

full extention
（θ＝145°）

a 筋線維長が短い筋（short fibers）

b 筋線維長が長い筋（long fibers）

（文献16より改変引用）

図39 筋線維長の違いによる筋の筋力発揮角度

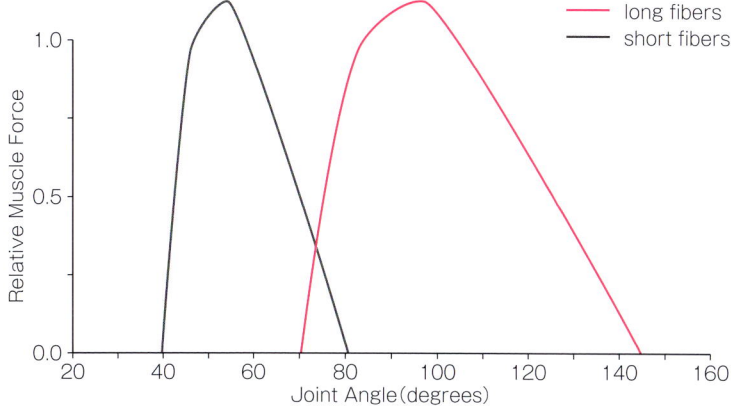

— long fibers
— short fibers

Relative Muscle Force

Joint Angle（degrees）

（文献16より改変引用）

固定やストレッチングと筋収縮速度の関係

　筋節の数は短縮位固定により減少し（収縮スピードは低下），ストレッチングにより増加（収縮スピードが増加）する。マウスの足関節を底屈位（ヒラメ筋を短縮位）に固定した実験では，3週後にヒラメ筋の筋節の数が約20％減少したと報告されている[17]。しかし，筋節長を見ると，伸張位固定後は，2.43μm，短縮位固定後は2.08μmであり，2つの間にはあまり差が見られなかった。したがって，彼らは筋節の長さが一定になるように，筋のなかで調節が行われると結論づけている。一方，ストレッチングが筋に与える影響を調べた動物実験では，筋節の数の増加が報告されている。マウスの足関節を完全背屈位で3週間固定することで，ヒラメ筋を伸張する実験では，実験前後で筋節の数が約16％増加したことが報告されている。このように動物実験では短縮位固定により筋節が減少，伸張位固定（ストレッチング）により筋節が増加することが明らかとなっている。

　しかし，このことがどの程度人に当てはまるのかは明らかではない。唯一，人での筋節の数の変化について報告しているのは，Boakesら[18]による，4cmの大腿骨骨延長を行った女児の術前と術後1年での外側広筋の筋線維長と筋節長を測定した実験である。骨延長術が3カ月の間，0.5mm／日以内のペースで行われた結果，筋線維長は初期には9.1cmであったが，3カ月の骨延長術の終了時点では19cmまで増加した。その後は術後1年の時点まではほぼ不変（18cm）であった。筋節長は術前と術後1年に測定を行い，術前は3.64μmであったのに対して，1年後には3.11μmであった。筋線維長を筋節長で割って算出した筋節の数は，術前には25,000であったものが1年後には58,650と増加している。この結果は，人においてもストレッチングにより筋節が増加する確かな根拠となるといってよい。ただし，筋により特性が異なるため，他の筋に当てはめるには注意を要する。人の外側広筋は最も広く研究されている筋の一つではあるが，この結果を下肢の他の筋や上肢の筋にそのまま当てはめることができるとは限らない。

　ストレッチングによって筋を長くすることにより筋収縮速度を上げる効果があることは，スポーツ選手，特に体操など速い動きを求められる選手の筋が柔軟性に優れていることからも推察できる。逆に，高齢者にみられる反応の遅延は，神経系の老化や筋力低下だけでなく，老化によって筋が短縮し収縮速度が低下していることにも原因があると考えられる。筋力だけでなく柔軟性を高めることが，高齢者の転倒防止などにつながる可能性がある。

◆ 神経系による要因

　中枢神経系による筋力の調節は，**表3**に示す3つの機序により行われる。大きな断面積の筋であってもこれらの神経系の筋力の調節機構がうまく機能しないと大きな張力を発揮することはできない。

①動員する運動単位の種類と総数による調節（recruitment）

　1個の運動ニューロンが支配する筋のグループを運動単位とよぶ。例えば30本の筋線維があり（**図40**），1個の運動単位が5本の筋線維を支配する6個の運動単位が存在すると仮定する。弱い力を発揮する場合には1個の運動単位だけ働かせて5本の筋線維のみを収縮させ，3個（筋線維15本収縮），5個（筋線維25本収縮）と働かせていくに従っ

て，大きな力を発揮させる。この運動単位の増加を動員（recruitment）とよび，運動単位の総数によって筋張力を調節している。筋の張力は動員されている運動単位活動の総和にほかならない。

　筋の張力を徐々に上昇させるときには，運動単位は運動ニューロンが小さい型のものから順次増員される。これをサイズの原理という。すなわち，弱い筋張力発揮が要求される場合は，遅筋を支配するS型の運動単位から動員されはじめ，大きな力を発揮するに従い速筋を支配するFR型，FF型の運動単位を順次動員していく。これが種類による調節である。急速な運動や伸張性運動あるいは電気刺激による運動時には，サイズの原理の例外となり，F型運動単位がS型よりも先に動員される場合がある。

表3 中枢神経系による調節

①動員する運動単位の種類と総数による調節（recruitment）：どの運動単位を動員するか
②α運動神経発火頻度による調節（rate coding）：個々の運動単位にどのような活動をさせるか
③運動単位の活動時相による調節（synchronization）：それら複数の運動単位をどのようなタイミングで活動させるか

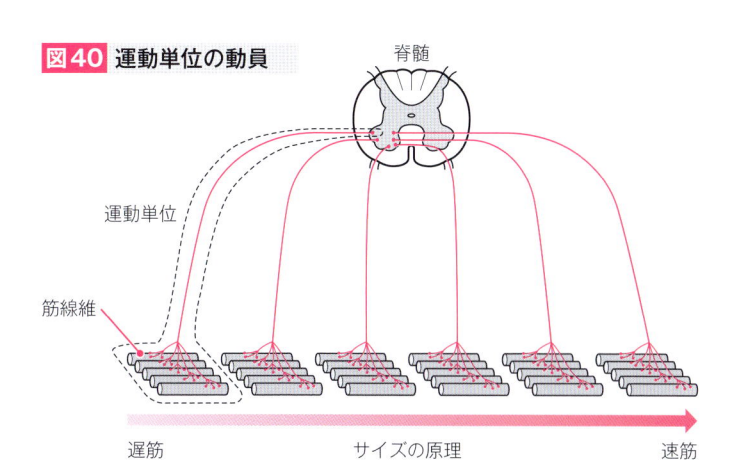

図40 運動単位の動員

脊髄

運動単位

筋線維

遅筋　　　　　　　　サイズの原理　　　　　　　速筋

1章
運動学の基礎知識

Supplement

神経支配比
　1個の運動ニューロンが何本の筋線維を支配しているかを表す比を神経支配比といい，筋によって大きく異なる。例えば眼筋のように微細な調節が必要な筋では神経支配比は小さく，大腿四頭筋のように大きな張力発揮が必要な筋では大きい。

② α運動神経発火頻度による調節（rate coding）

　1回の神経発火に対して筋が示す1回の収縮応答を単収縮という。また，連続的な神経発火に対し，筋が完全な弛緩をはさまずに連続的収縮を継続することを強縮という。強縮においては，ある一定の水準までは神経発火頻度（firing rare）が高くなるほど収縮力が加算され，より強い収縮力が発揮される。この発火頻度による収縮力の調節をrate codingとよぶ。ただし，一定の水準を超えると発火頻度を増大させても筋の収縮力に変化はみられなくなる。S型よりもF型のほうがこの水準（融合頻度）は高い。S型は発火頻度が多少変動しても収縮力への影響が小さく，F型はより多様な筋収縮調節を行うことができるという利点がある。

　このように，筋張力は動員されている運動単位の数と，動員された個々の運動単位の発火頻度の総和で決定されることがわかる。手指筋のような小さな筋では主に運動単位の発火頻度の変調によって，下肢筋のような大きな筋では主に新たな運動単位の動員によって，筋張力の調節が行われている。

③運動単位の活動時相による調節（synchronization）

　運動単位の動員と発火頻度による調節のほかに，個々の運動単位をどのようなタイミングで働かすかによっても筋力は調節されている。これを運動単位の活動時相による調節（synchronization）という。複数の運動単位が活動する際には，各運動単位の活動時相によって収縮力は影響を受ける。例えばある筋に3つの運動単位があったとする（**図41**）。運動単位の活動のタイミングを少しずつずらせば，収縮力は弱いが一定のなめらかな力を発揮することができる（非同期化）。一方，3つ同時に運動単位が活動すれば大きな収縮力を発揮できる（同期化）。ただし，同期化した場合の大きな収縮力に持続力はなく，一瞬の発揮にすぎない。

　運動単位の同期化の例として，最大筋力を発揮しているときの振戦が挙げられる。一方で，精神

図41 運動単位の活動時相の同期化と非同期化

運動単位の活動

発揮筋力

非同期化　　　　同期化

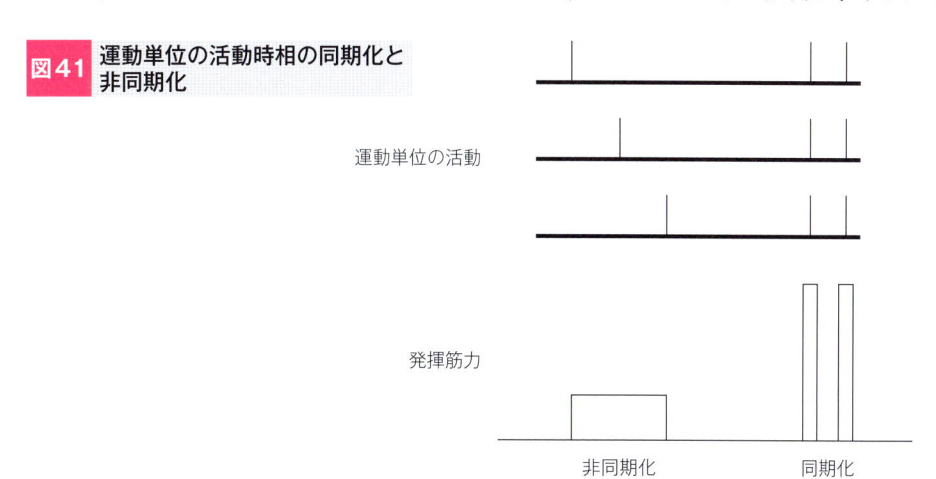

的な緊張や疲労時の振戦は，各運動単位を非同期的に働かせるメカニズムの乱れ，あるいは疲労による筋収縮力の低下を運動単位の同期化により補おうとするメカニズムの現れである。

◪ 筋線維組成

　筋線維はその特性から，収縮速度が遅く疲労しにくい遅筋線維（slow-twitch：ST線維もしくはtypeⅠ線維）と，収縮速度が速く疲労しやすい速筋線維（fast-twitch：FT線維もしくはtypeⅡ線維）とに大別できる（**表4**）。

　typeⅡ線維はさらにtypeⅡa線維（fast-twitch oxidative glycolytic：FOG線維またはFTa線維）とtypeⅡb線維（fast-twitch glycolytic：FG線維またはFTb線維）とに分類される。typeⅡa線維とtypeⅡb線維を比較すると，収縮速度や解糖系能力は同等であり，疲労耐性および酸化能力についてはtypeⅡa線維のほうが優れている。割合は非常に小さいが，typeⅠ線維とtypeⅡa線維の中間の性質をもつtypeⅡc線維とよばれるものもある。

　人の骨格筋では，これら種々のタイプの筋線維が混在しており，その比率は一個体内でも筋によって異なる。また，同じ筋でも比率の個体差が大きい。一般に，ヒラメ筋や長内転筋では遅筋線維の割合が高く，足底筋や長指伸筋では速筋線維の割合が高い。同一筋内においても筋の部位により筋線維のタイプ構成比が変化しており，深層部では遅筋線維の割合が高く，表層部では速筋線維の割合が高い。

◪ 筋長

　筋節の発揮する張力は，筋節中の太いフィラメントと細いフィラメントとの間のオーバーラップの量に比例する[19]。2種類のフィラメントのオーバーラップが最大になる筋節長では発揮筋力が最大になり，このときの長さを至適長とよぶ。筋，筋線維，筋節などの長さと発揮張力との関係を，長さ−張力関係という。**図42**に示すとおり，筋節の長さを徐々に伸張すると，フィラメントのオーバーラップの減少に伴って張力が直線的に減少する。また，至適長よりも短い領域では，筋節の短縮に伴って張力が減少する。筋組織全体でも本質的には至適長でピークをもった釣鐘型の関係を示す（**図43**）。しかし，単一筋線維の場合とは異なり，筋組織では伸張するに従って受動的張力が発生する。すなわち筋の伸張位において収縮張力が落ちるが，受動的張力は増加する。このときの全張力は，収縮張力と受動的張力を合わせたものとなる。

表4 **筋線維のタイプ分類**

①ST線維（typeⅠ）：収縮速度は遅いが，持久性に優れている。
②FTb線維（typeⅡb）：速く収縮し，発揮する張力が大きいが，疲労しやすい。
③FTa線維（typeⅡa）：FT線維とST線維の両方の性質を有し，収縮速度も速く，持久性も高い。

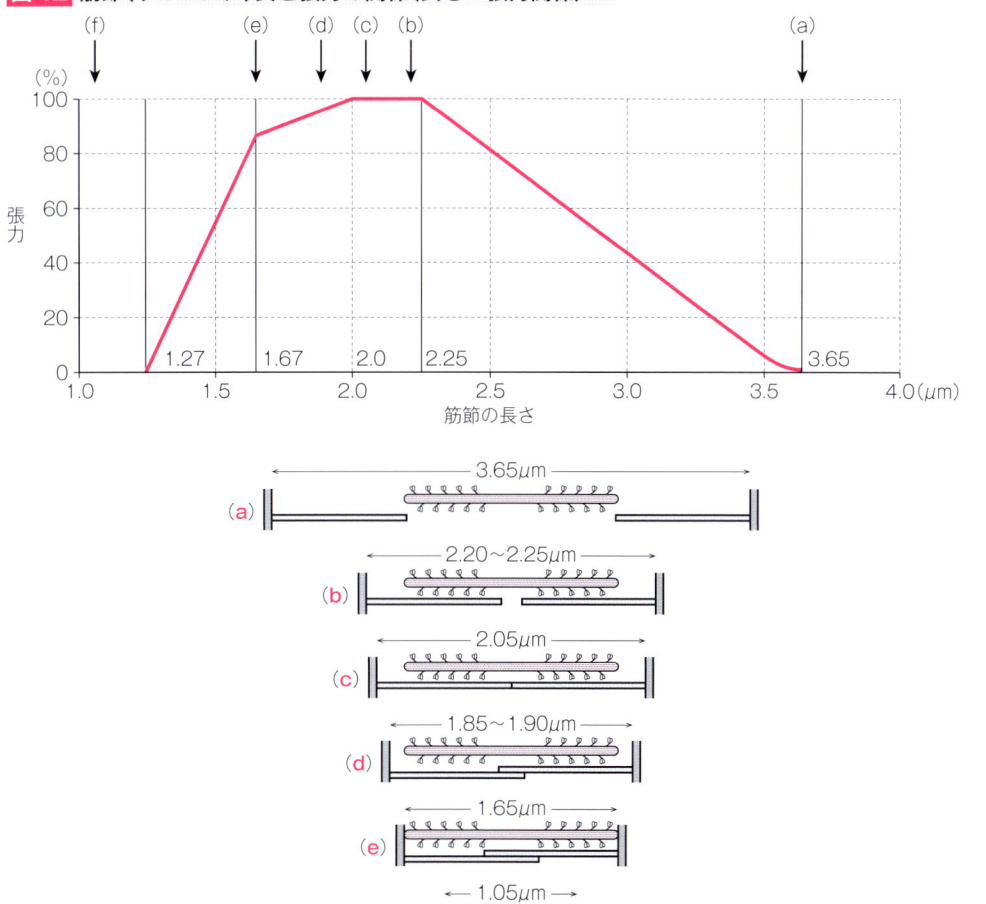

図42 筋節（サルコメア）長と張力の関係（長さ－張力関係）

（文献19より引用）

図43 筋組織の長さ－張力関係

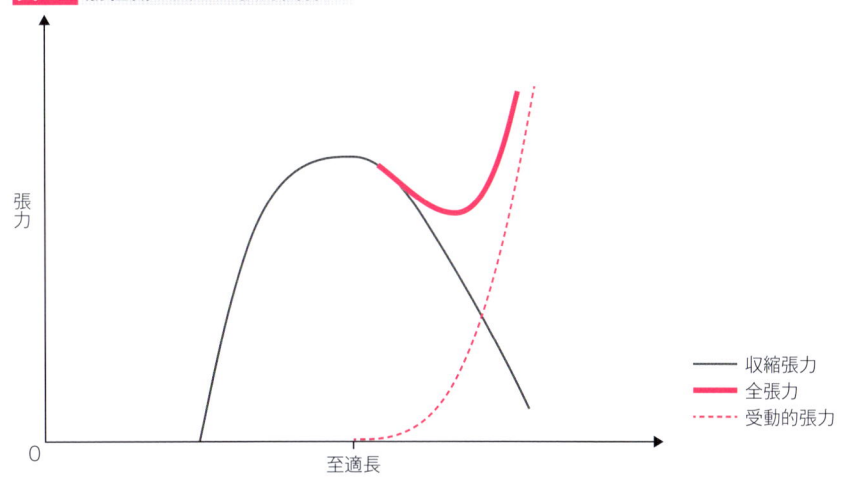

- —— 収縮張力
- —— 全張力
- ---- 受動的張力

6 関節トルクに影響する要因

　筋収縮によって生じた力は，筋から腱を介して骨に伝達され，関節を介して，てこの作用により外部に発揮される。この外部に発揮された力は関節トルクとして測定できる。すなわち，われわれ

が徒手筋力テストや各種筋力計で測定している各関節の筋力は，筋収縮力そのものではなく，関節を介して発揮された関節トルクである。それゆえ各関節角度で測定された筋力には，筋が発揮している力そのものだけではなく，関節の構造すなわちモーメントアームが関係する（**図44**）。関節のトルク（T），モーメントアーム（Ma），筋張力（F：筋線維張力を総合し腱に作用する力）の関係は，

$$T = Ma \times F$$

で表すことができる。モーメントアームとは関節の回転中心から筋（正確には筋の仮想上の力発揮方向）までの距離であり，この距離が大きいほど同じ筋張力であっても関節トルクは大きくなる。

モーメントアームは，関節の構造（腱の付着する位置）に影響され，筋張力は筋の構造（生理学的断面積）に影響される。

したがって，同じPCSAをもった筋でも，モーメントアームが大きいほうが実際に発揮される関節トルクは大きくなる。同じ筋でも**図44a**から**図44b**に関節角度が変化するとモーメントアームは長くなる。ただし，**図44b**では，モーメントアームは長くなるが（$Ma \times F$のMaは大きくなるが），筋長が短縮位になり筋張力が低下するため（$Ma \times F$のFが減少するため），関節トルクが増加するかどうかは，Maの増加とFの低下の程度によって決まる。

図44 関節の角度とモーメントアームの関係

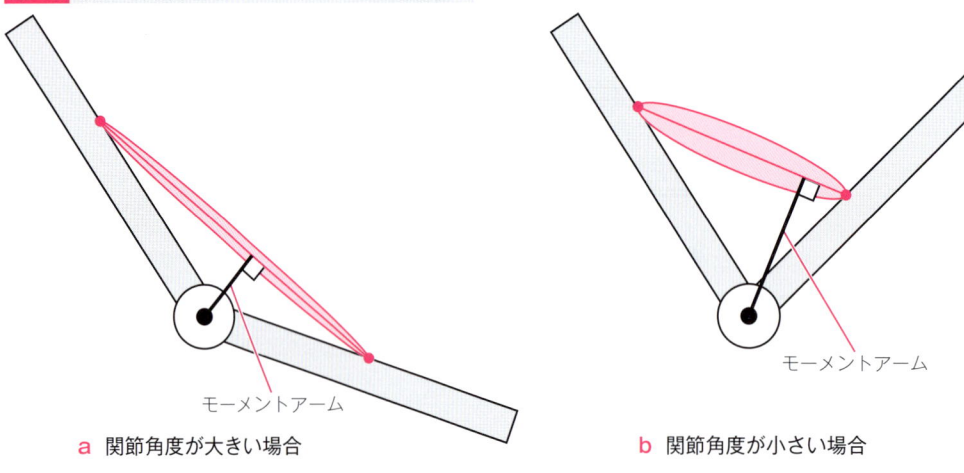

a 関節角度が大きい場合　　　　　b 関節角度が小さい場合

図45 異なった構造をもつ筋における長さ－張力関係と速度－張力関係

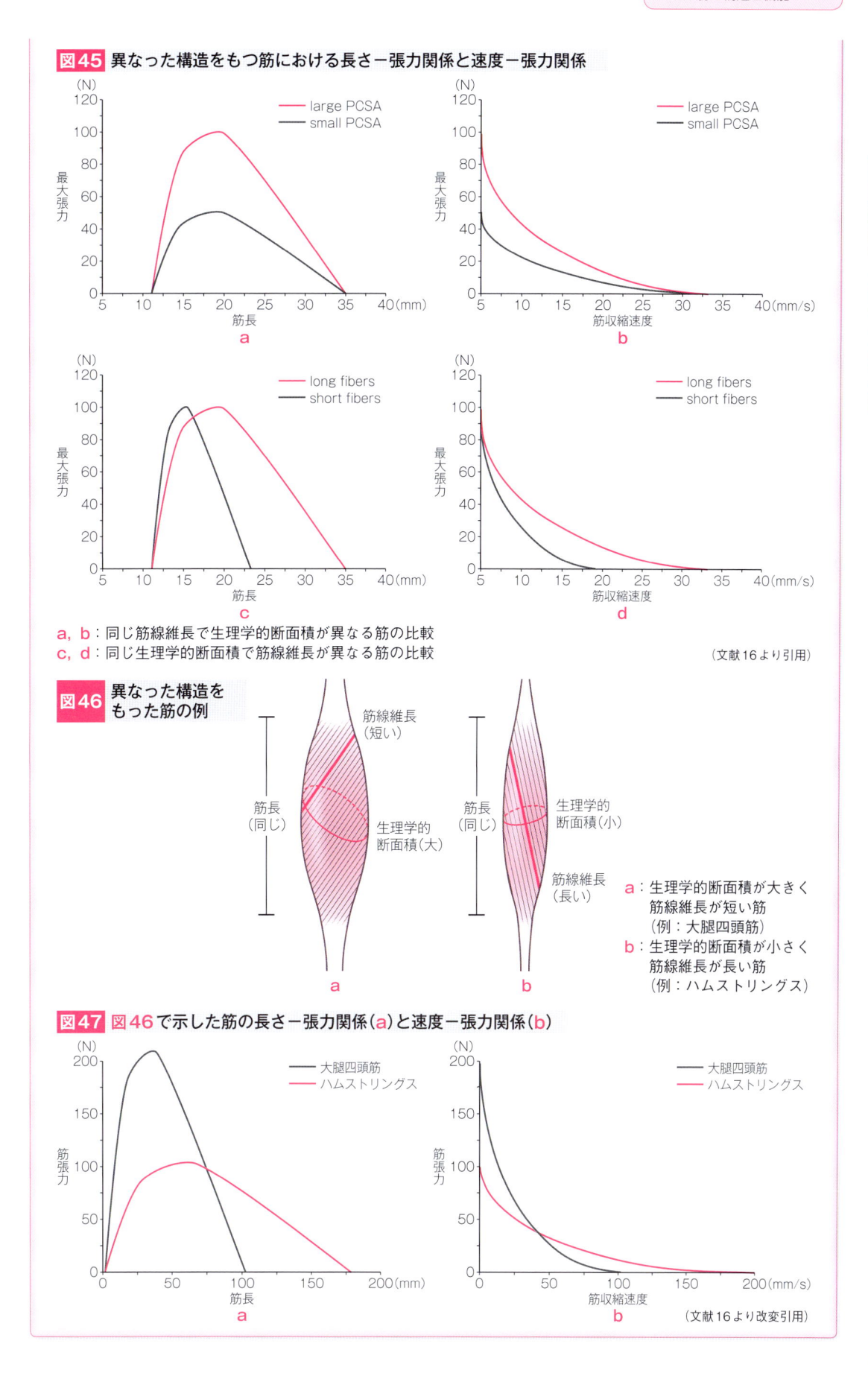

a, b：同じ筋線維長で生理学的断面積が異なる筋の比較
c, d：同じ生理学的断面積で筋線維長が異なる筋の比較

（文献16より引用）

図46 異なった構造を
もった筋の例

a：生理学的断面積が大きく
筋線維長が短い筋
（例：大腿四頭筋）
b：生理学的断面積が小さく
筋線維長が長い筋
（例：ハムストリングス）

図47 図46で示した筋の長さ－張力関係（a）と速度－張力関係（b）

（文献16より改変引用）

7 筋の解剖学的作用と運動学的作用

筋が収縮したときの関節の動きを表したものが筋の作用である。筋の作用は筋の起始と付着の関係，すなわち筋の走行により決定される。解剖学では，解剖学的立位肢位（解剖学的肢位）あるいは基本的立位肢位（基本肢位）において筋が収縮したときの関節の動きを筋の作用としている。ここではこれを解剖学的作用とよぶことにする。

一方，筋の作用は関節の位置（角度）によって変化する。例えば長内転筋は股関節の内転だけでなく屈曲にも働くとされているが，後述のように股関節90°屈曲位では屈曲ではなく伸展筋としての作用をもつ。このように，関節の位置（角度）の変化を考慮に入れた筋の作用をここでは運動学的作用とよぶことにする。

解剖学や運動学の知識として解剖学的作用を暗記することが多いが，この作用は解剖学的肢位のときの作用であることを理解しておく必要がある。解剖学的作用は，解剖学的肢位以外での作用とは異なる可能性があり，解剖学的作用を暗記しても動きを伴った実際の筋の作用を理解したということはできない。関節角度が変われば，モーメント

アームがどのように変化するかをイメージし，作用を考えることが必要である。

関節運動中心に対して筋がどこに位置するか（モーメントアームがどの程度か）によって，筋の作用やその作用の大きさは決定する。筋は関節を越えた場合にのみ作用をもつ。そのため，筋の走行（関節を越えた位置）さえイメージできれば，作用は推定することができる。ただし，関節の角度が変化すると筋の走行も変化するため，筋の作用はいつも一定であるとは限らない。以下に足関節と股関節を例にとり，関節と筋の作用の考え方について示す。

◆ 足関節に作用する筋

足関節を通過する際の筋の位置により足関節周囲筋の作用は決まる。

足関節に作用する12の筋は，距腿関節軸と距骨下関節軸を境として，その走行から4つに分類できる（図48）。距腿関節軸よりも前に位置する筋は背屈作用，後ろに位置する筋は底屈作用がある。同様に距骨下関節軸よりも内側に位置する筋

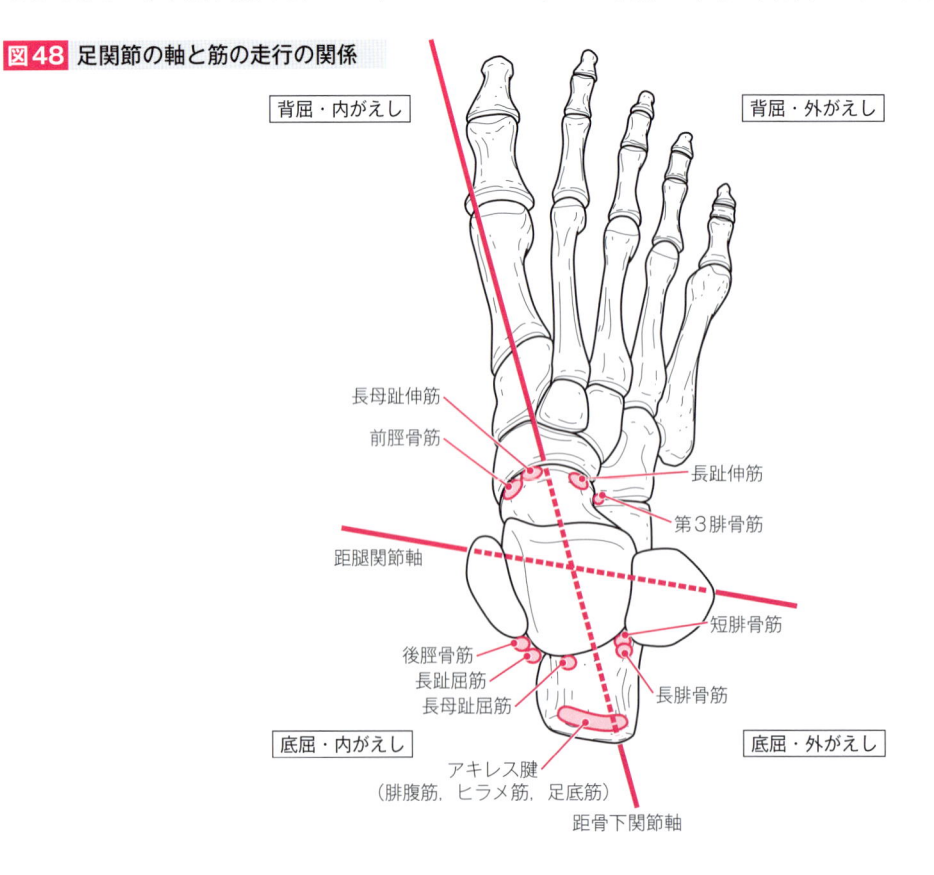

図48 足関節の軸と筋の走行の関係

背屈・内がえし　　　　　　　　背屈・外がえし

長母趾伸筋
前脛骨筋
長趾伸筋
第3腓骨筋
距腿関節軸
短腓骨筋
後脛骨筋
長趾屈筋
長母趾屈筋
長腓骨筋

底屈・内がえし　　　　　　　　底屈・外がえし

アキレス腱
（腓腹筋，ヒラメ筋，足底筋）
距骨下関節軸

は内がえし作用，外側に位置する筋は外がえし作用がある。

　分類した各筋の作用は，前内側に位置する長母趾伸筋・前脛骨筋が背屈・内がえし，前外側に位置する長趾伸筋・第三腓骨筋が背屈・外がえし，後内側に位置する後脛骨筋・長趾屈筋・長母趾屈筋・腓腹筋・足底筋・ヒラメ筋が底屈・内がえし，後外側に位置する短腓骨筋・長腓骨筋が底屈・外がえしである。

　作用の大きさの観点からみると，距腿関節軸よりも離れた位置にある筋のほうが底背屈の作用が大きく主動作筋といえる。同様に距骨下関節軸よりも離れた位置にある筋のほうが外がえし・内がえし作用が強く，主動作筋といえる。例えば後脛骨筋の内がえし作用は強いが，腓腹筋の内がえし作用は非常に小さいことがわかる。

💠 股関節に作用する筋の例[20]

　矢状面において，股関節の回転軸の中心（関節運動中心）よりも前方に位置する筋はすべて屈曲作用，後方に位置する筋はすべて伸展作用をもつ。**図49**に矢状面での股関節屈筋と伸筋の力線（筋の力の全体的な方向）を示す。内転筋群（長内転筋，恥骨筋など）のほとんどは股関節屈筋であるが，大内転筋の後部線維だけは股関節伸展筋であり，ハムストリングスと同様の長いモーメントアームをもつ。前述のとおり，関節運動中心からの各筋の力線までの垂線の距離（モーメントアーム）が長い筋ほどトルク発揮に優れているので，大内転筋後部線維は重要な股関節伸筋であることがわかる。同様に，小殿筋前部線維よりも大腿直筋のほうがモーメントアームが長いため，屈曲トルクを発揮するのに効率が良い。また，中殿筋（後部線維）よりも大殿筋のモーメントアームが長く伸展トルク発揮の効率が良い。ただし，これは解剖学的肢位にのみ当てはまることであり，股関節の角度が変化するとモーメントアームは変化する。例えば腸腰筋のモーメントアームは，**図49**では短いが，股関節90°屈曲位になると長くなる。また，筋の作用が逆転（屈曲作用が伸展作用に逆転）することもある。

　トルクは筋の発揮張力（筋の生理学的断面積）の影響も受けるので，必ずしもモーメントアームの大きい筋がその関節運動の主動作筋であるとは限らない。例えば，恥骨筋のモーメントアームは腸腰筋よりも長いが，恥骨筋の生理学的断面積が非常に小さいため，実際には屈曲トルクは腸腰筋のほうがかなり大きい。

　前額面において，股関節の回転軸の中心よりも外側に位置する筋はすべて外転作用，内側に位置

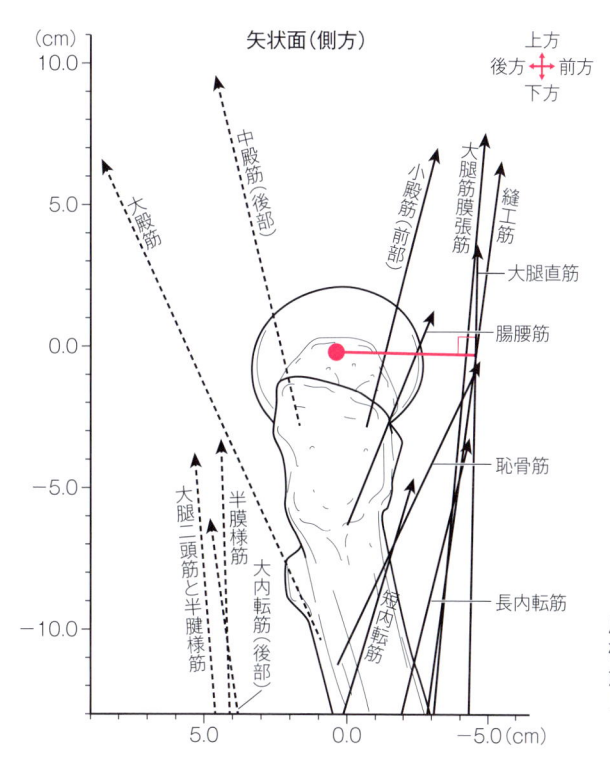

図49 矢状面上の股関節周囲筋の力線

矢状面（側方）

（cm）
10.0

上方
後方　前方
下方

中殿筋（後部）

大殿筋

小殿筋（前部）

大腿筋膜張筋

縫工筋

大腿直筋

腸腰筋

恥骨筋

短内転筋

長内転筋

大腿二頭筋と半腱様筋

半膜様筋

大内転筋（後部）

5.0

0.0

−5.0

−10.0

5.0　　0.0　　−5.0（cm）

屈筋は実線，伸筋は破線で示す。大腿直筋のモーメントアームを赤い実線で示す。

（文献20より改変引用）

する筋はすべて内転作用をもつ。**図50**に前額面での股関節外転筋と内転筋の力線を示す。大殿筋はわずかに関節中心の内側をとおり，短い内転のモーメントアームをもつことがわかる。ただし，回転中心の位置を境に大殿筋を上部線維と下部線維に分けて考えると，上部線維は外側に位置するため外転作用，下部線維は内側に位置するため内転作用があることがわかる。**図50**では大腿二頭筋の内外転の作用はわかりにくいが，大腿二頭筋の力線を延長していくと関節中心の内側を通るため，わずかに内転のモーメントアームをもつことがわかる。縫工筋と大腿筋膜張筋は外転作用があるが，モーメントアームが長い大腿筋膜張筋のほうがより大きな外転トルクを発揮できる（筋張力（生理学的断面積）が同じであれば）。ただし，発

揮トルクに関しては，矢状面と同様に関節によるモーメントアームの変化とともに，筋の生理学的断面積の差による影響も考慮しなければならない。

水平面において，股関節内外旋の回転軸の中心よりも前方に位置する筋は内旋作用，後方に位置する筋は外旋作用をもつ。**図51**に水平面での股関節外旋筋と内旋筋の力線を示す。内外旋筋の場合は，この図のように大腿骨を上から見る視点から作用を考える必要があり，矢状面や前額面よりもイメージしにくい。力線と回転軸をみると，長内転筋や恥骨筋といった内転筋群に内旋の作用があることがわかる。外旋6筋のなかでは，外閉鎖筋のモーメントアームは非常に短く，大腿方形筋や梨状筋のモーメントアームが長いことがわかる。

図50 前額面上の股関節周囲筋の力線

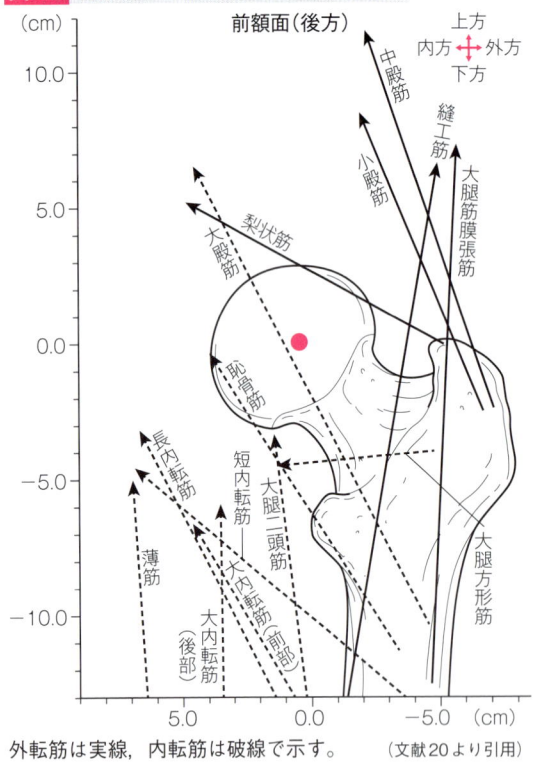

外転筋は実線，内転筋は破線で示す。　　（文献20より引用）

図51 水平面上の股関節周囲筋の力線

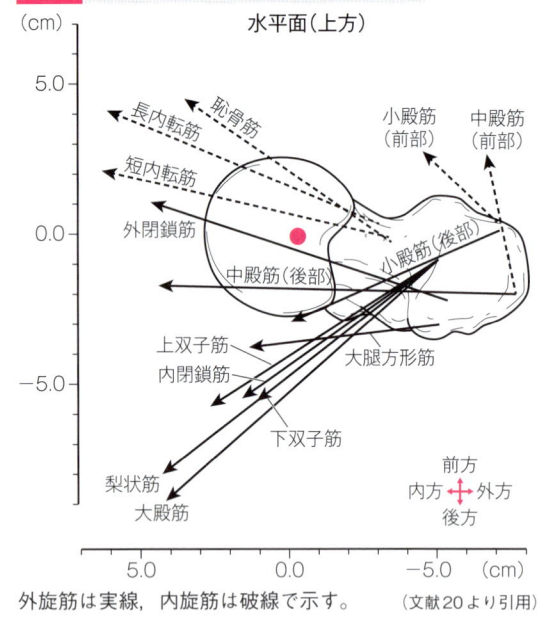

外旋筋は実線，内旋筋は破線で示す。　　（文献20より引用）

Clinical point of view

深部筋と浅部筋の役割の違い

　筋には深部筋と浅部筋がある。深部筋は関節の固定に働く筋であり，浅部筋は関節を動かすトルクを発生する筋である。体幹筋でいえば，腹横筋や多裂筋が深部筋であり，腹直筋や脊柱起立筋が浅部筋である。深部筋は大きな関節トルクを発揮することはできないが，関節を安定化させる働きがある。
　関節の深部を走行している筋と浅部を走行している筋を比較した場合，同じ筋断面積の筋であっても，浅部を走行している筋のほうが大きな関節トルクを発揮する。これは，浅部筋のほうが深部筋よりもモーメントアームが大きいことに起因している。

Clinical point of view

関節角度により筋の作用が変化する例

関節角度の変化によって作用が変化する筋は多い。以下に例示する。

例1：長内転筋

長内転筋は，股関節屈曲・内転・内旋作用の筋であるが，股関節90°屈曲位では，股関節伸展・内転・内旋作用へと変化する。

例2：梨状筋や中殿筋後部線維

代表的な股関節外旋筋である梨状筋や中殿筋後部線維は，股関節90°屈曲位では内旋作用となる。

例3：棘上筋

棘上筋は，肩関節90°外転位では外旋作用があるが，90°屈曲位では内旋作用に変化する。

例4：大腿二頭筋長頭

大腿二頭筋長頭の股関節への作用は，伸展・内転・外旋であるが，内転角度を大きくすると内転作用から外転作用に変化する。

例5：大腿筋膜張筋

大腿筋膜張筋が付着している腸脛靭帯は，軽度屈曲位では膝関節軸の前方を走行し，深い屈曲角度では後方を走行する。そのため，大腿筋膜張筋の膝関節への作用は，軽度屈曲位では伸展作用，深い屈曲角度では屈曲作用となる。

8　単関節筋と二関節筋

◆ 股関節と膝関節における二関節筋

股関節と膝関節の二関節筋には，股関節屈曲・膝関節伸展の作用をもつ大腿直筋，股関節屈曲・膝関節屈曲作用をもつ縫工筋，股関節伸展・膝関節屈曲作用をもつハムストリングスがある。しかし，荷重時に最も重要と考えられる股関節伸展・膝関節伸展作用をもつ二関節筋は存在しない（**図52**）。

もし股関節伸展・膝関節伸展作用をもつ筋があったとしたら，股関節の角度や膝の角度で大きく筋力が変化してしまう（筋長−張力関係で短縮位や伸張位で張力が減少する）。そのため，股関節伸展と膝関節伸展の作用をもつ筋ではなく，単関節筋と二関節筋を組み合わせて股関節と膝関節を同時伸展したほうが効率的なためであろう。

図52　股関節と膝関節に関わる二関節筋

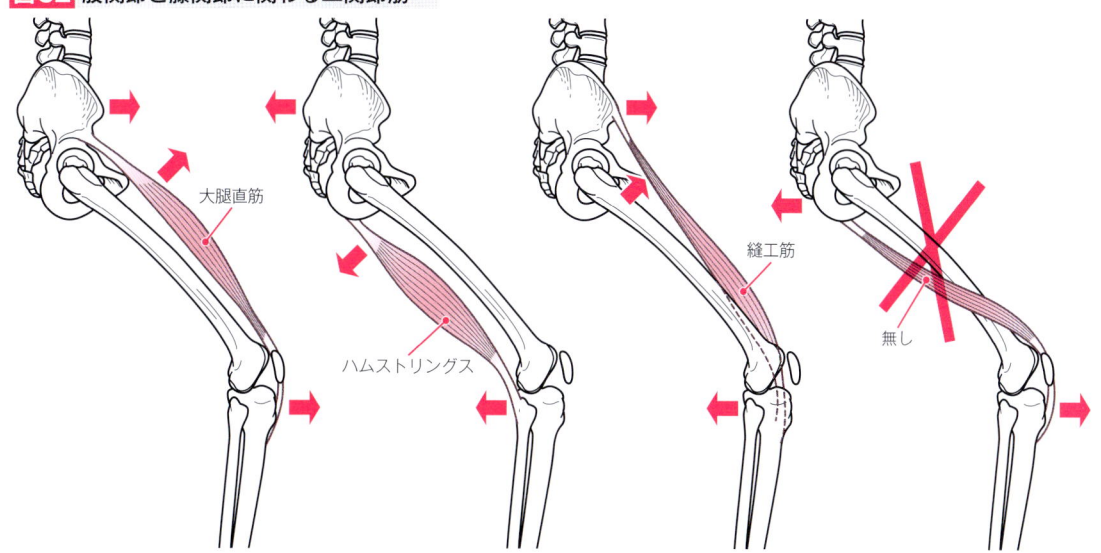

大腿直筋

ハムストリングス

縫工筋

無し

股関節伸展，膝関節伸展する筋のみが存在しない。

Lombardのベルト作用

　股関節屈筋である腸腰筋を収縮しただけで下肢全体が屈曲し，股関節伸筋である大殿筋を収縮しただけで下肢全体が伸展する（図53）。これは単関節筋と二関節筋がうまく配置されているため起こる。この作用をLombardのベルト作用といい，単関節筋と二関節筋の共同作用として有名である。

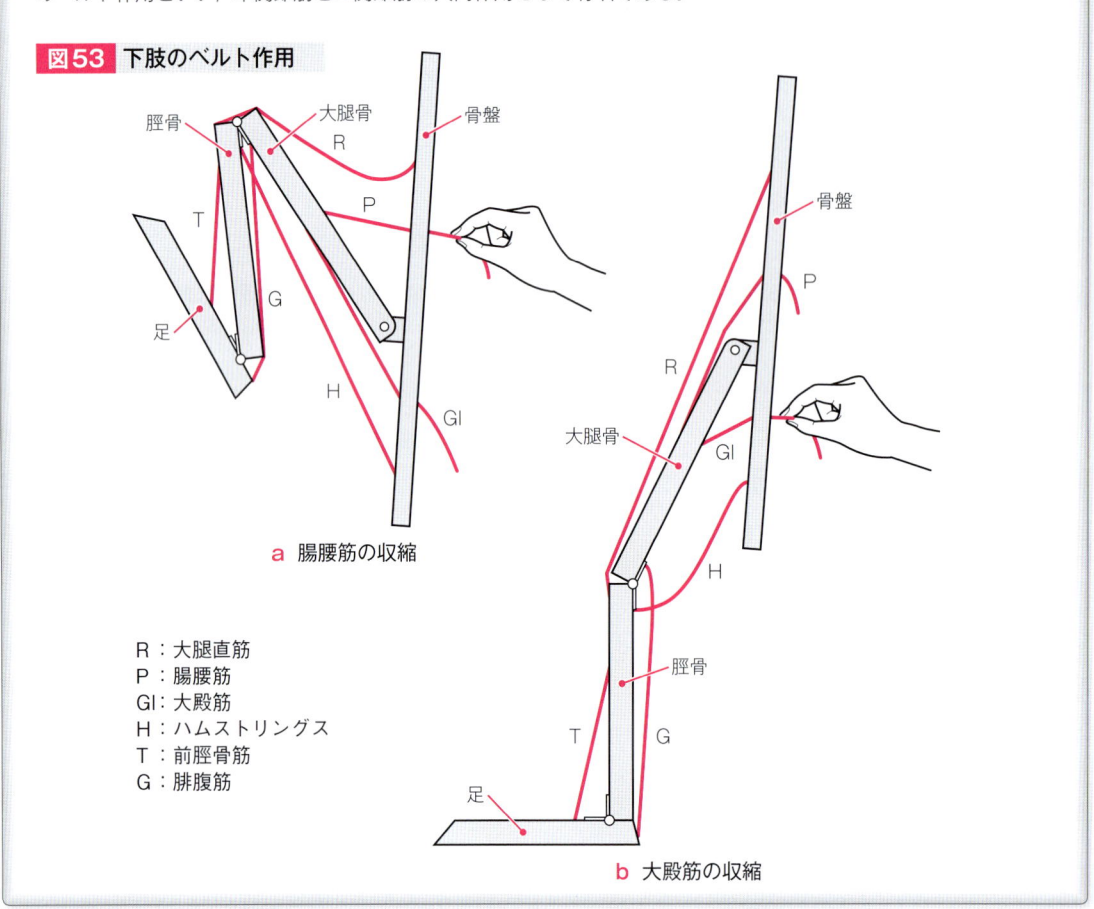

図53　下肢のベルト作用

a　腸腰筋の収縮

b　大殿筋の収縮

R：大腿直筋
P：腸腰筋
GI：大殿筋
H：ハムストリングス
T：前脛骨筋
G：腓腹筋

◆ 押し動作における単関節筋と二関節筋

　図54，55は上肢の多関節動作である押し動作時の単関節筋および二関節筋の筋活動と押し動作の方向との関係を示したものである[21]。図54a，55aでは，水平に近い方向に24kgの力を発揮しており，bではやや上方向（屈曲方向）に同様の力を発揮している。

　図54aでは，単関節筋である三角筋前部線維は66％，上腕三頭筋外側頭は105％の筋活動を示している。発揮している力（24kg）は変えず，力の方向をやや上に変えると，筋活動は三角筋前部線維で89％に増加，上腕三頭筋外側頭は61％に減少する（図54b）。このように力を入れる方向を変えるだけで筋活動は変化する。

　図55aでは，二関節筋である上腕二頭筋長頭は22％，上腕三頭筋長頭は81％の筋活動を示す。二関節筋の筋活動が単関節筋に比べ低いのは，上腕二頭筋長頭は肩屈曲では動筋であるのに対し肘伸展では拮抗筋として働くことによる。同様に上腕三頭筋長頭は肩屈曲では拮抗筋であるのに対し肘伸展では動筋として働く。また，単関節筋も二関節筋のいずれも押す方向に対するモーメントアームが大きいほうの筋の活動が高い。力の方向を上方向に変化させるとモーメントアームの距離が変化するため，同じ24kgの力を出しているにもかかわらず筋活動は上腕二頭筋長頭で上昇し，上腕三頭筋長頭で低下する（図55b）。力の方向（押す方向）による変化は，特に二関節筋において影響が大きい。したがって，多関節動作で二関節筋をトレーニングする場合には力の方向を考えて行う必要がある。

図54 上肢の押し動作を行ったときの単関節筋の筋活動量

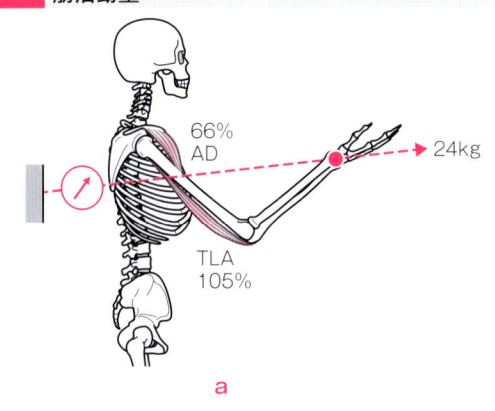

66%
AD

24kg

TLA
105%

a

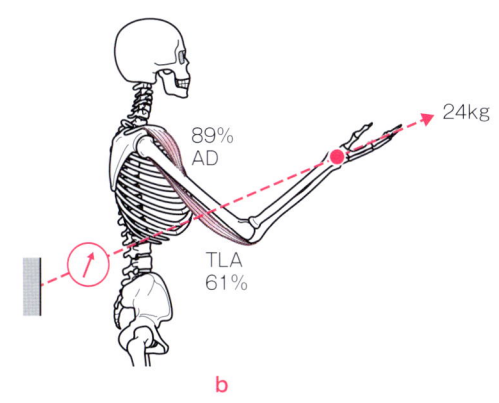

89%
AD

24kg

TLA
61%

b

AD：三角筋前部線維，TLA：上腕三頭筋外側頭

（文献21より引用）

図55 上肢の押し動作を行ったときの二関節筋の筋活動量

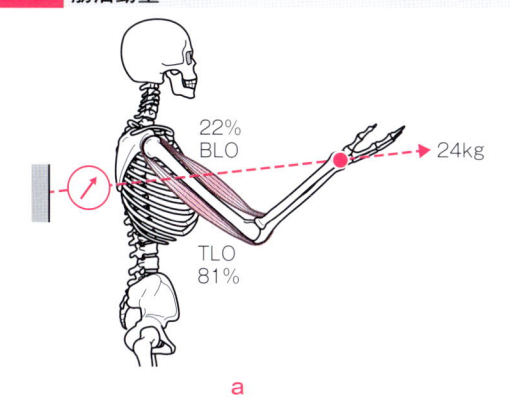

22%
BLO

24kg

TLO
81%

a

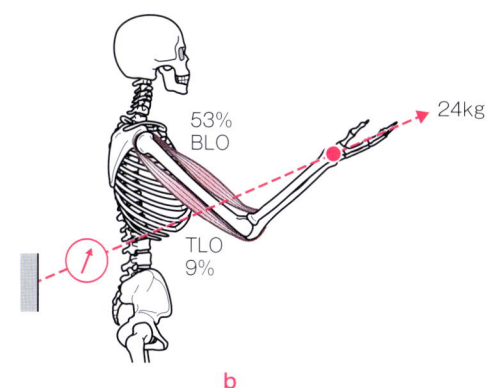

53%
BLO

24kg

TLO
9%

b

BLO：上腕二頭筋長頭，TLO：上腕三頭筋長頭

（文献21より引用）

Clinical point of view

キッキングの方向と筋活動

　上肢だけでなく下肢のキッキング動作においても，キッキングの方向により筋活動は変化する。図56に示したA line方向にキッキングすると，股関節のモーメントアーム（b）が膝関節のモーメントアーム（a）より大きいため，股関節伸筋優位でのキッキングとなる。一方，B line方向にキッキングするときには，膝関節のモーメントアーム（c）が股関節のモーメントアーム（d）よりも大きいため，膝関節伸筋優位のキッキングとなる。どちらの筋が優位に働くかは，キッキングする方向によって決まる。上肢と同様に下肢でも，多関節運動で筋力トレーニングを行う場合には，抵抗を与える方向に注意して行う必要がある。

図56 キッキングの方向

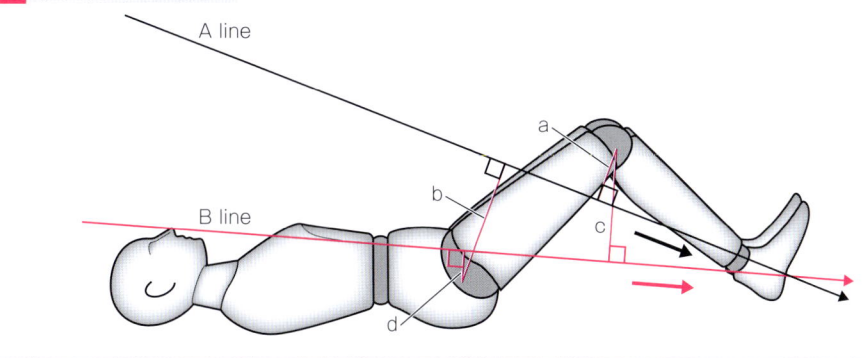

A line

B line

a

b

c

d

◆ 変換器としての二関節筋

走行時の股関節と膝関節伸展相における筋の相互作用を図57に示す[20]。大腿四頭筋の広筋群と大殿筋はどちらも単関節筋であり，二関節筋のハムストリングスと大腿直筋とともに共同的に収縮している。大腿四頭筋の広筋群の収縮は，膝伸展だけでなく同時に活動しているハムストリングスを伸張する。ハムストリングスは股関節では伸展によって短縮し，同時に膝関節では伸張されるので，筋の長さは全体としてほとんど変わらない。つまりハムストリングスは股関節を伸展させるが，等尺性収縮に近い活動を行っているといえる。筋力は短縮スピードが増加するほど低下するため（筋力と速度の関係），このようなハムストリングスの性質は効率のよい筋力発揮に非常に有利である。股関節と膝関節伸展時には，広筋群が膝伸展に

よってハムストリングスを伸張することによって，股関節伸展力を間接的に補強する。また筋の長さと張力の関係に基づき，筋が伸長されるとハムストリングスの受動張力や筋張力は増加する。このようにハムストリングスは収縮中の広筋群から伸展している股関節へ力を伝達する"変換器"として機能する。

また，股関節と膝関節の伸展の際，大殿筋と大腿直筋は，広筋群とハムストリングスの関係と類似した関係性にある。単関節筋である大殿筋は，股関節伸展によって活動中の大腿直筋を伸張し，膝の伸展力を補強する。この例では，大腿直筋は大殿筋の力を膝伸展へ伝達する二関節の変換器である。これらと股・膝関節屈曲中に用いられる他の筋の相互作用を表5にまとめた[20]。

図57 走行中の股・膝関節伸展相における単関節筋と二関節筋の関係

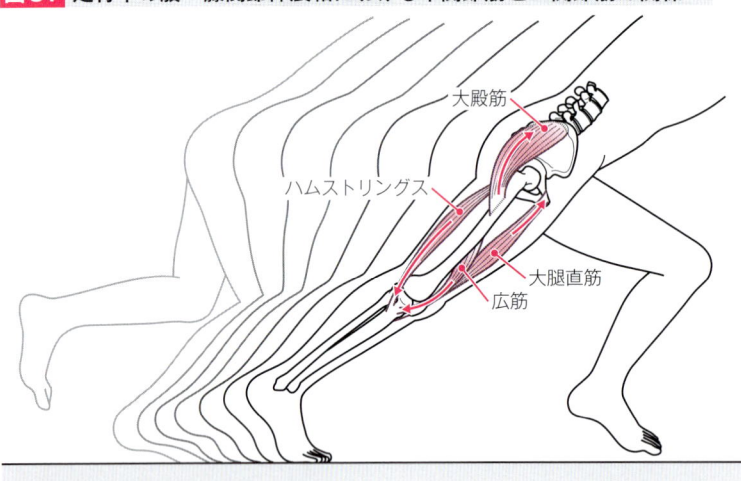

大殿筋
ハムストリングス
大腿直筋
広筋

（文献20より改変引用）

表5 股・膝関節での筋共同運動作用の例

	単関節筋	作用	二関節筋変換器	補助作用
自動的股・膝関節伸展	広筋群	膝関節伸展	二関節筋のハムストリングス	股関節伸展
	大殿筋	股関節伸展	大腿直筋	膝関節伸展
自動的股・膝関節屈曲	腸腰筋	股関節屈曲	二関節筋のハムストリングス	膝関節屈曲
	大腿二頭筋（短頭）	膝関節屈曲	大腿直筋	股関節屈曲

（文献20より引用）

Supplement

Lombardの逆説

股関節屈筋である大腿直筋と膝屈筋であるハムストリングスとが同時に働くと，それらは股関節と膝関節を一緒に伸展させる。これは，ハムストリングスのモーメントアームは膝関節よりも股関節で大きく，大腿直筋のモーメントアームは股関節よりも膝関節で大きいことによるとされている。大腿直筋とハムストリングスの共同した活動は，股関節と膝関節を伸展させるという逆説的な状態を作ることから，Lombardの逆説とよぶ。

Clinical point of view

共同筋（helping synergistとtrue synergist）の重要性

特定の運動時に多くの筋が協調して働くことで運動がスムーズに行われる状態を共同運動という。屈筋と伸筋の拮抗筋間での協調運動や単関節運動を行う場合に他の固定筋が協調して働いていることを指すことが多い。共同して働く筋を共同筋（synergist）といい，helping synergistとtrue synergistの2つに分類される。

helping synergistとは動筋による不必要な動きを抑制しあうことで目的とする動きのみを行う共同筋のことをいう。つまり2つの筋が1関節に対して同じ働きをするとき，他の働きが拮抗して不必要な運動を中和する。例えば，中殿筋前部線維（外転・屈曲・内旋作用）と中殿筋後部線維（外転・伸展・外旋作用）が同時に働くことで屈伸方向と内外旋方向の動きを打ち消し合い，純粋な股関節外転運動を行う，あるいは手関節屈曲時の尺側手根屈筋と橈側手根屈筋が協調して作用することで尺屈と橈屈を中和しながら手関節屈曲のみを行うといったように，ほとんどの動きでhelping synergistが活躍している。

true synergistとは，多関節筋が短縮するとき中間関節の運動を防止するために他の筋が近位の関節の固定として働く共同筋のことをいう。例えば，ハムストリングスで膝関節を屈曲する場合に股関節が伸展しないように股屈筋が股関節を固定する作用や，手指を屈曲する場合に手関節が掌屈しないように手関節背屈筋が固定する作用をtrue synergistという。

筋力の低下や動作の協調性が悪い場合は，その動作の主動作筋だけでなく，共同筋の評価も重要である。

9 腱の構造と機能

直列弾性要素と並列弾性要素

筋の力学的等価モデルを考えると，収縮要素，直列弾性要素，並列弾性要素に分けることができる（図58）。筋には力の発生源としての収縮要素（contractile component：CC）と，収縮要素に直列につながる直列弾性要素（series elastic component：SEC）がある。また，収縮要素と並列の弾性要素を並列弾性要素（parallel elastic component：PEC）とよぶ。

SECには，ミオシン分子そのものに由来するもの（図58のSEC1）と，腱などの結合組織に由来するもの（図58のSEC2）がある。筋が等尺性最大張力を発揮するとき，SEC1は筋長の0.5～1.0％程度伸張される。一方，SEC2は，筋の形状や腱の長さに依存するが，腱によっては筋長の10％以上伸張されるものもある。

PECは筋を伸張したときの受動的張力の発生源となる。構造的には筋鞘，筋内外膜などの結合組織性膜構造にあたり，筋線維内のコネクチンもPECとして筋節の伸張を防止する働きがある。

腱の機能

腱は解剖学的には非収縮要素であり，筋と骨を連結するものとされている。しかし，機能的にみると腱には前述のような直列弾性要素としての役割があり，身体運動への影響は大きい。腱組織は外力によって受動張力を発生させながらバネのように伸張して弾性エネルギーを蓄え，その後の短

図58 筋の力学的等価モデル

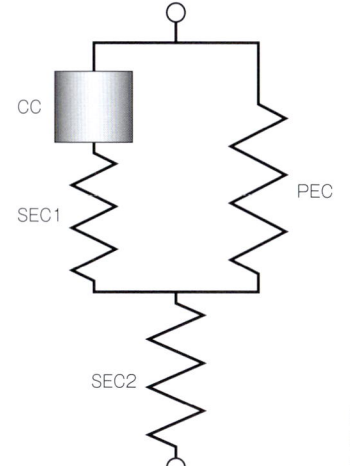

CC：収縮要素
SEC1・SEC2：直列弾性要素
PEC：並列弾性要素

縮中に伸びたバネが縮むようにエネルギーを放出する。例えば歩行やジャンプ動作では，筋の収縮だけでなく腱組織が伸張されることによって貯蔵された弾性エネルギーを放出し，エネルギー効率を高めている。反動をつけたほうが高くジャンプできるのは，この腱組織の弾性エネルギーを利用しているからである。腱組織のなかでは腱膜の伸展性が高く，腱膜の長い羽状筋は弾性エネルギーの利用の点からみて有利とされている。腱の重要な機能は，弾性エネルギーの蓄積であるといえる。

10　ストレッチショートニングサイクル(stretch-shortening cycle：伸張−短縮サイクル)

◆ ストレッチショートニングサイクルとは

　例としてジャンプ動作を考える。ジャンプ動作では，反動をつけないよりも反動をつけたほうが高く跳べる。ジャンプする前のしゃがみ込む動作でヒラメ筋や大腿四頭筋の筋が引き伸ばされると同時に，筋が収縮して引き伸ばされることに耐えようとするため，両端の腱が伸ばされて弾性エネルギーが蓄積される。しゃがみ込みから跳び上がる瞬間，この弾性エネルギーが解放され筋の収縮力に加わることで，全体として大きな力を得ることができる。

　ストレッチショートニングサイクル(SSC)とは，上に挙げた例のように，強くかつ速く伸張された腱の弾性エネルギーと筋内の受容器である筋紡錘の伸張反射作用により，直後に強くかつ速く動作する機能のことである。筋が力を出し始めてから最大の筋力を発揮するまでには，わずかだが時間がかかる。力が必要な瞬間から力を出し始めたのでは，最大筋力に達する前に動作が終わってしまう。SSCでは反動動作の段階ですでに筋肉が収縮を始めており，主動作で最大筋力を出力することが可能になる。SSCを利用したトレーニングをプライオメトリックスとよぶ。

◆ ストレッチショートニングサイクルの機序

　ストレッチショートニングサイクル(SSC)に関わる神経筋機構としては，①伸張反射，②弾性エネルギーの蓄積と利用，③予備緊張，④ゴルジ腱反射に対する制御機構が関係している[22](**表6**)。

① 伸張反射

　筋が急激に引き伸ばされると，筋内の感覚受容器である筋紡錘が筋の伸張の速度と長さを感知して興奮する。このとき発生したインパルスが，感覚神経(Ia線維)を介して脊髄を経由し，運動神経(α運動神経)を経て筋に到達し，筋の短縮が生じる。この一連の作用を伸張反射とよび，SSCにおいて，短時間に大きな力が発揮できる主要なメカニズムであるとされている。伸張反射による筋の短縮は，筋紡錘が感知する事前の筋の伸張速度が速いほど大きくなる。

　伸張反射は，筋が過度に強く引き伸ばされることで生じる筋損傷などの危険を回避するための神経生理的な制御機構であると考えられている。

② 弾性エネルギーの利用

　筋と腱は相互に関連して機能することから，筋腱複合体とよばれている。腱は筋と骨をつなぎ，筋が収縮すると腱が引っ張られて関節の動きが発生する。筋が強く収縮して大きな力を出すと，筋は腱よりも硬くなり，引き伸ばされた腱はバネのような弾性を生じる。

　SSCでは，筋が伸張性収縮や等尺性収縮を行うときに，腱に弾性エネルギーが蓄えられ，続いて行われる短縮性収縮において，蓄えられた弾性エネルギーが利用される。この現象がSSCにおいて，大きなパワーを発揮できるメカニズムの1つであると考えられている。

表6　ストレッチショートニングサイクルに関わる神経筋機構

①伸張反射
②弾性エネルギーの蓄積と利用
③予備緊張
④ゴルジ腱反射に対する制御機構

③予備緊張

筋が引き伸ばされる前に，あらかじめ力を発揮することを予備緊張とよぶ。予備緊張により主動作時に素早く大きな力を発揮することができる。適切な予備緊張があると筋の伸張を最小限に抑えられるため，トレーニングを積んだ選手は無意識にタイミングよく予備緊張を行っていると考えられる。例えば，デプスジャンプ（台から跳び下りて着地した後に素早く切り返してジャンプする動作）では，着地前の空中で下肢の筋群の適度な予備緊張が行われることにより，着地してから切り返す動作を素早く行える。さらに跳び上がる動作においては，短時間に大きな力を発揮することができる。

④ゴルジ腱反射に対する制御機構

腱内の感覚受容器であるゴルジ腱器官は，腱の伸張力を感知して興奮する。このとき発生したインパルスが，感覚神経（Ib線維）を介して脊髄を経由し，運動神経（α運動神経）を抑制することで筋力の発揮を低下させる。これをゴルジ腱反射といい，腱が急激に引き伸ばされると，腱自体の損傷を防ぐために筋を弛緩させようとする働きである。ジャンプの着地時に膝の力が抜ける現象は，主としてゴルジ腱反射の作用によるものである。

SSCにおいては，ゴルジ腱反射による筋力発揮の抑制作用を，上位中枢が制御する働きが生じ，伸張性収縮後に動作を切り返して短縮性収縮を行ったときの筋力の低下を防ぐことができると考えられている。

◆ ストレッチショートニングサイクルの 3つの局面における神経と筋の働き[22]

①エキセントリック局面（eccentric phase）

予備緊張状態の筋が，外力によって引き伸ばされながら力を発揮する局面（伸張性収縮）である。筋の伸張性収縮によって引き伸ばされた腱が，弾性エネルギーを蓄える。筋紡錘と腱紡錘が興奮する。

②切り返し（償却）局面 （transition phase, amortization phase）

エキセントリック局面の終了からコンセントリック局面の開始までの局面である。筋紡錘と腱紡錘の興奮による神経刺激が伝達され，腱紡錘の興奮によるゴルジ腱反射を上位中枢が制御する。この局面をできるだけ短時間に行うことで，コンセントリック局面において大きな力を発揮することができる。

③コンセントリック局面（concentric phase）

筋が短縮しながら力を発揮する局面（短縮性収縮）である。伸張反射によって筋の短縮による力の発揮が促進され，同時に腱に蓄えられていた弾性エネルギーが利用される。

◎引用文献

1) Winter DA et al：Human balance and posture control during standing and walking. Gait Posture, 3(4)：193-214, 1995.
2) Mann RA et al：The initiation of gait. J Bone Joint Surg, 61(2)：232-239, 1979.
3) Jian Y et al：Trajectory of the body COG and COP during initiation and termination of gait. Gait Posture, 1(1)：9-22, 1993.
4) Steindler A：Kinesiology of the human body under normal and pathological conditions. Charles C Thomas, Springfield, 1955.
5) Brandt C et al：An evidence-based review on the validity of the Kaltenborn rule as applied to the glenohumeral joint. Man Ther, 12(1)：3-11, 2007.
6) Howell SM et al：Normal and abnormal mechanics of the glenohumeral joint in the horizontal plane. J Bone Joint Surg Am, 70(2)：227-232, 1988.
7) Baeyens JP et al：Glenohumeral joint kinematics related to minor anterior instability of the shoulder at the end of the late preparatory phase of throwing. Clin Biomech（Bristol, Avon）, 16(9)：752-757, 2001.
8) Baeyens JP et al：In vivo 3D arthrokinematics of the proximal and distal radioulnar joints during active pronation and supination. Clin Biomech（Bristol, Avon）, 21(Suppl 1)：S9–S12, 2006.
9) DeFrate LE et al：In vivo tibiofemoral contact analysis using 3D MRI-based knee models. J Biomech, 37(10)：1499-1504, 2004.
10) Patel VV et al：A three-dimensional MRI analysis of knee kinematics. J Orthop Res, 22(2)：283-292, 2004.
11) Saari T et al：Knee kinematics in medial arthrosis. Dynamic radiostereometry during active extension and weight-bearing. J Biomech, 38(2)：285-292, 2005.
12) 川上泰雄：骨格筋トレーニングによる筋のマクロ的変化. バイオメカニクス研究, 6：220-226, 2002.
13) Reeves ND et al：Effect of resistance training on skeletal muscle-specific force in elderly humans. J Appl Physiol, 96(3)：885-892, 2004.

1章 運動学の基礎知識

14) Miyatani M et al：Validity of bioelectrical impedance and ultrasonographic methods for estimating the muscle volume of the upper arm. Eur J Appl Physiol, 82(5-6)：391-396, 2000.
15) 金子公宥：パワーアップの科学, p37-53, 朝倉書店, 1988.
16) Lieber RL：Skeletal muscle structure, function, and plasticity, 3rd edition. Williams & Wilkins, Baltimore, 2009.
17) Williams PE et al：The effect of immobilization on the longitudinal growth of striated muscle fibres. J Anat, 116(Pt 1)：45-55, 1973.
18) Boakes JL et al：Muscle adaptation by serial sarcomere addition 1 year after femoral lengthening. Clin Orthop Relat Res, 456：250-253, 2007.
19) 真島英信：生理学, 第17版, p47-72, 文光堂, 1978.
20) Neumann DA：カラー版 筋骨格系のキネシオロジー, 第2版(嶋田智明, 有馬慶美 監訳), 医歯薬出版, 2012.
21) 山下謙智：バイオメカニクス 筋電図と運動制御, そして運動成果. Jpn J Sports Sci, 14(1)：99-106, 1995.
22) NSCAジャパン 編：ストレングス＆コンディショニングⅠ(理論編), 大修館書店, 2003.

第2章
肩関節の運動学

1 肩関節の骨構造

1 鎖骨（図1）

上方から見ると内側が前方凸，外側が後方凸のS字の形状をした成人で約12～15cmの骨である。内側が胸骨端であり，胸骨と胸鎖関節（sternoclavicular joint：SC関節）を成し，外側は扁平な形状をした肩峰端であり肩甲骨の肩峰と肩鎖関節（acromioclavicular joint： AC関節）を成す。Ludewig[1]によれば，胸鎖関節において，鎖骨は19.2±2°後退（retraction）位にあり，肩鎖関節の角度（鎖骨と肩甲骨で成す角）は60.0°±2°と報告している（図2）。

図1 鎖骨（右）

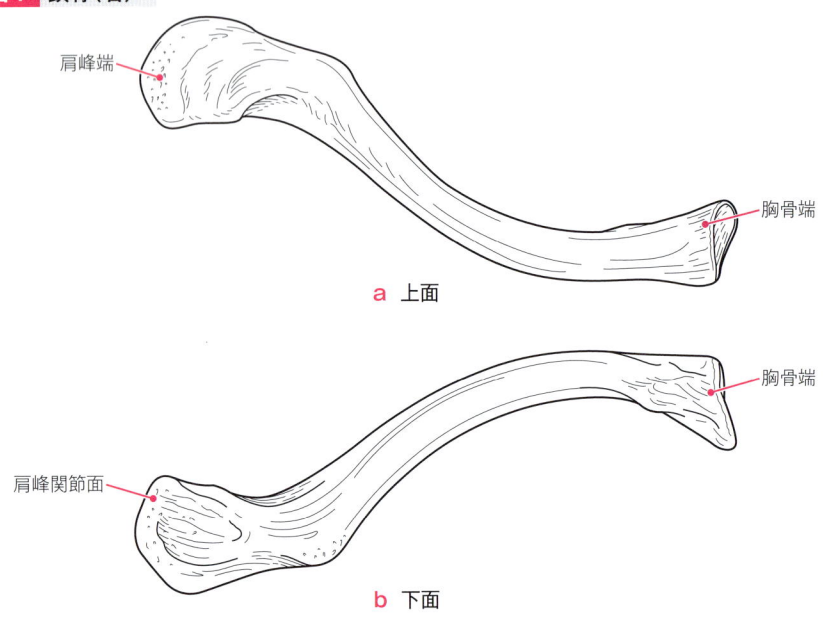

肩峰端

胸骨端

a 上面

胸骨端

肩峰関節面

b 下面

図2 鎖骨・肩甲骨の位置

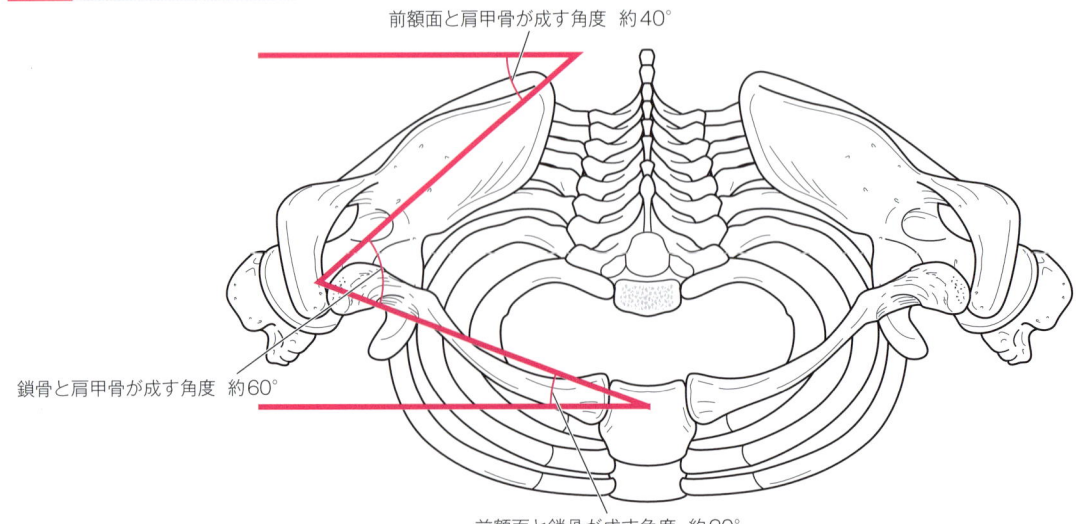

前額面と肩甲骨が成す角度　約40°

鎖骨と肩甲骨が成す角度　約60°

前額面と鎖骨が成す角度　約20°

2 肩甲骨（図3）

上角，下角，肩峰を結ぶ三角形をした扁平な骨である。後方には肩甲棘が大きく張り出し，肩峰へと続いている。肩甲棘の上部には棘上窩，下部には棘下窩が存在する。肩甲骨の前面（胸郭に対する面）は大きく凹面を形成しており肩甲下窩とよばれる。また，外側前方へは烏口突起が突出しており，多くの靱帯や筋の付着部となっている。外側には関節窩があり，上腕骨との間に肩甲上腕関節を形成する。

通常，上角は第2胸椎棘突起，肩甲棘は第3胸椎棘突起，下角は第7胸椎棘突起に位置している。Ludewig[1]によれば，肩甲骨は前額面に対し41.1±2°内旋位に位置しているとされる（図2）。そして，この角度に沿って上肢を挙上していく面を肩甲骨面（scapular plane）という。

なお，鎖骨，肩甲骨を一つの構成体とみなす場合，肩甲帯（上肢帯，shoulder girdle）とよぶ。

2章 肩関節の運動学

図3 肩甲骨（右）

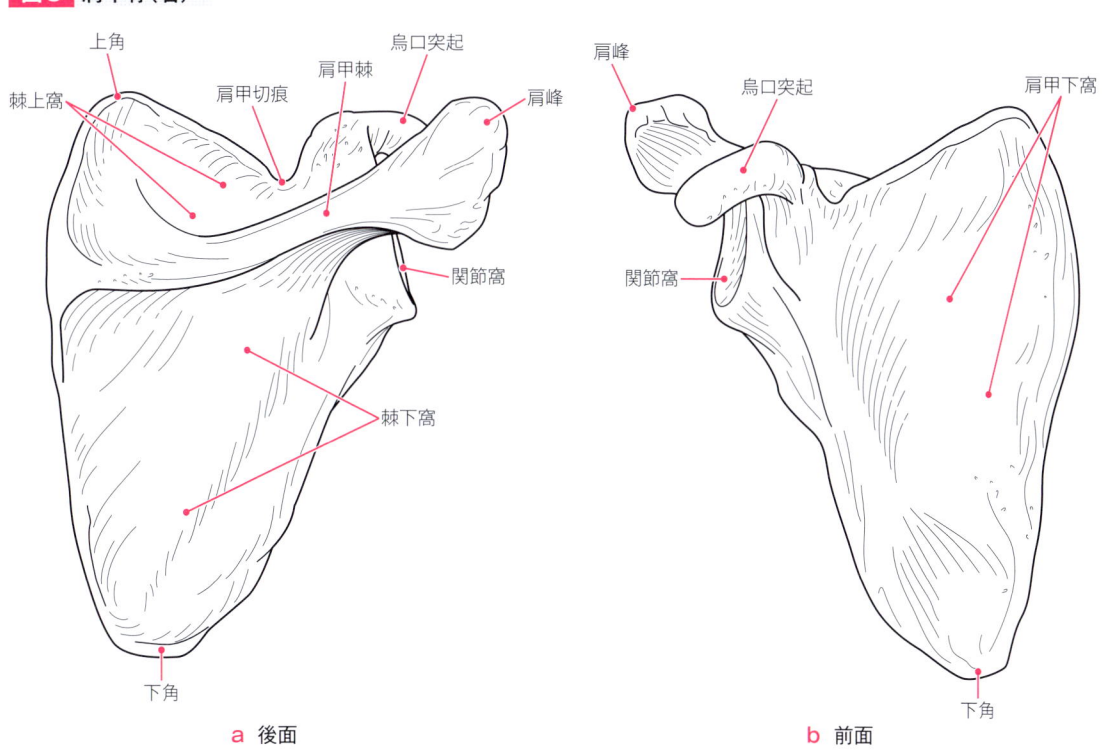

a 後面　　　　　　　　　　　　　b 前面

肩甲骨運動

　3次元の動きとして見ることが必要であり，肩甲骨運動を表現するために，次の用語が用いられることが多い。前額面上での動きを上方回旋(upward rotation)・下方回旋(downward rotation)，水平面での動きを内旋(internal rotation)・外旋(external rotation)，矢状面での動きを前傾(anterior tilt)・後傾(posterior tilt)とよぶ(図4)。なお，国際バイオメカニクス学会(International Society of Biomechanics)[2)]では，前額面上の動きをlateral rotation・medial rotation(上方回旋・下方回旋)，水平面の動きをprotraction・retraction(内旋・外旋)と表現している。

　一般的には，プロトラクション(前方牽引)は内旋・前傾・上方回旋が，リトラクション(後方牽引・後退)は外旋・後傾・下方回旋が複合した運動として定義される。また，挙上・下制も用いられるが，これは鎖骨の挙上および下制運動により引き起こされる運動である。

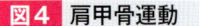

図4　肩甲骨運動

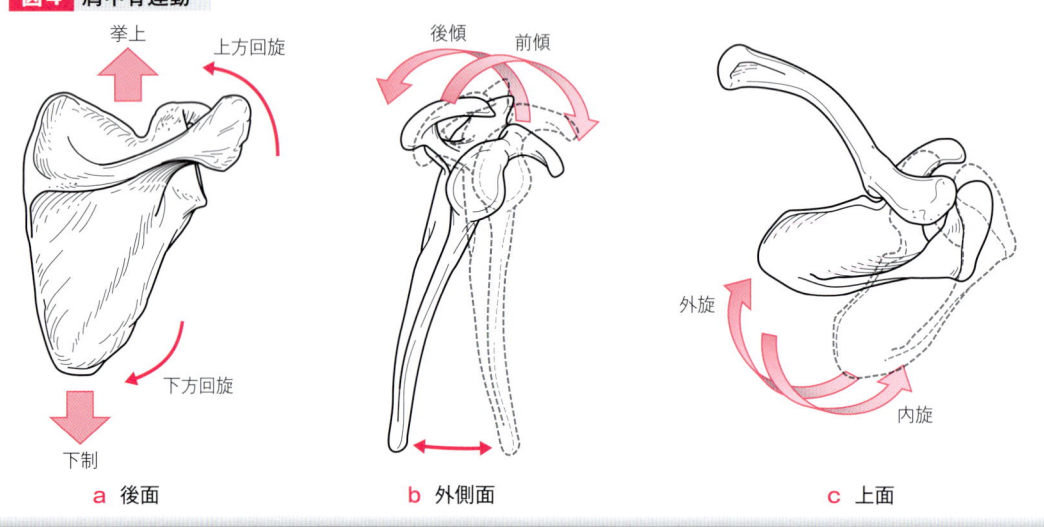

a　後面　　　　　　　b　外側面　　　　　　　c　上面

3　上腕骨(図5)

　長管骨であり，近位部には球状の上腕骨頭が位置している。上腕骨長軸と上腕骨頭軸の成す頸体角は約135°とされている(図6)。また，骨頭の軸は上腕骨内側上顆および外側上顆を結ぶ上顆軸に対して26±11°後捻し[3)]肩甲骨の関節窩と面している(図7)。

　前方からみて外側には大結節，内側には小結節が存在し，そのままそれぞれ遠位に向かって稜を形成している(大結節稜，小結節稜)。その間を結節間溝とよび，上腕二頭筋長頭腱が通る。

Clinical point of view

後捻角と年齢

　上腕骨頭の後捻角は出生後の乳幼児期は約65°であるが，骨の成熟に従って減少していくとされている[4)]。しかし，投球動作(overhead動作)を伴うスポーツを行っている選手においては，外旋ストレスが繰り返しかかることにより，成長による後捻角減少の度合が少なくなり，非投球側に比べて投球側の後捻角が大きくなっている[5)]。

図5 上腕骨

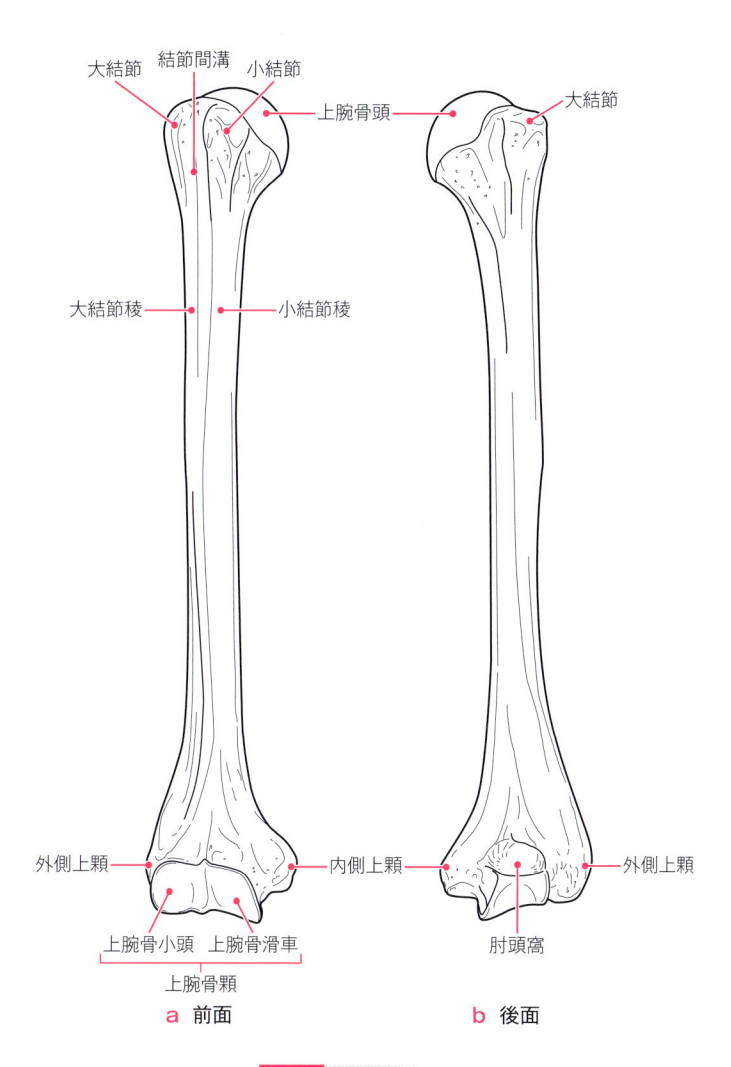

大結節
結節間溝
小結節
上腕骨頭
大結節

大結節稜
小結節稜

外側上顆
内側上顆
外側上顆

上腕骨小頭　上腕骨滑車
肘頭窩

上腕骨顆

a 前面　　　　　　　**b** 後面

図6 頸体角

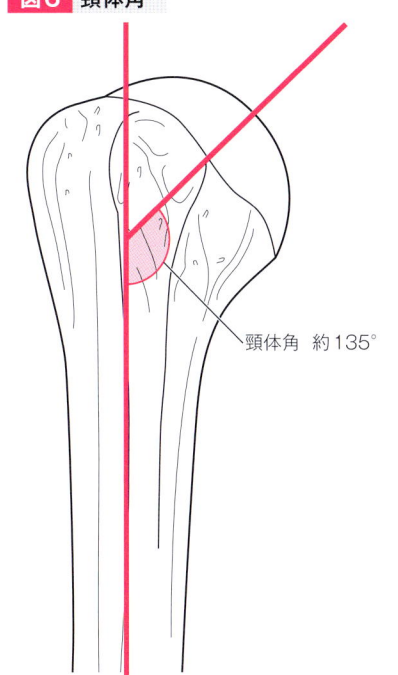

頸体角　約135°

図7 後捻角

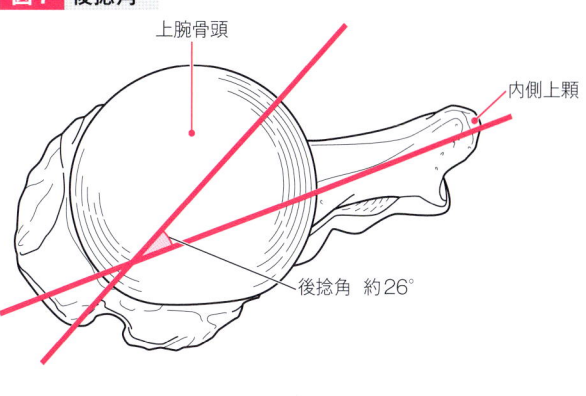

上腕骨頭

内側上顆

後捻角　約26°

2 肩関節の関節構造

肩関節は3つの解剖学的関節と2つの機能的関節から成り立っている。前者は，胸鎖関節・肩鎖関節・肩甲上腕関節（狭義の肩関節）であり，後者は肩甲胸郭関節と肩峰－烏口肩峰靭帯－肩甲上腕関節で成す構成体を大きく関節窩とみなした第二肩関節である（図8）。これらの関節が協調して動くことにより，肩関節は人体最大の関節可動域を実現している。

図8 3つの解剖学的関節と2つの機能的関節

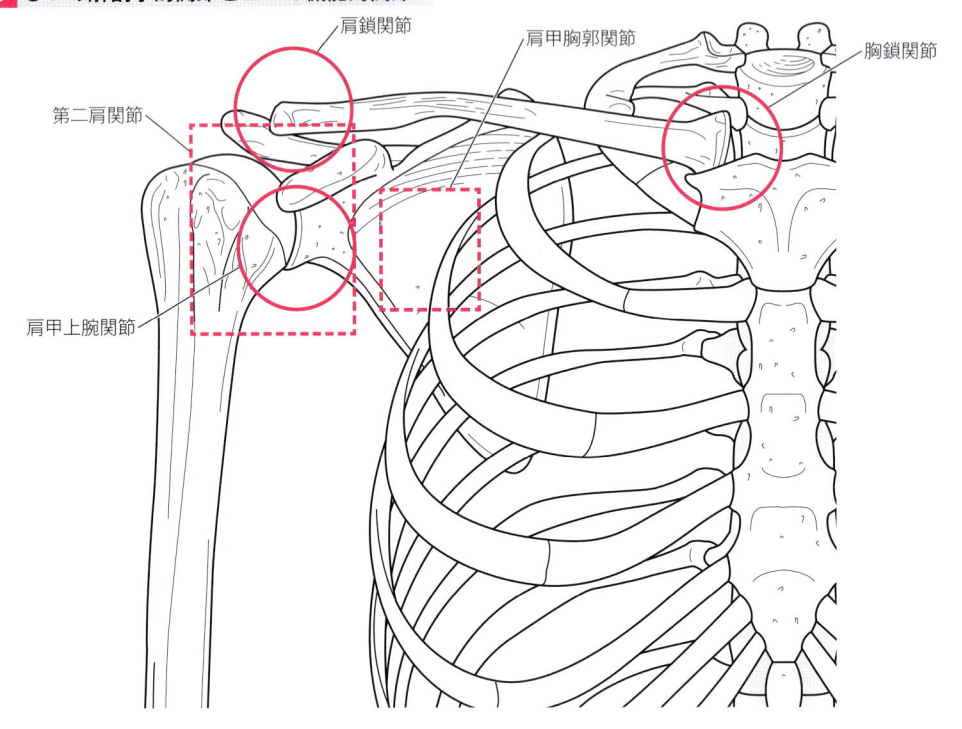

肩甲胸郭関節

Supplement

肩甲胸郭関節

　関節の定義を2つ以上の骨間に一定の間隙が存在し，両骨が可動的に結合したものとすると，胸郭と肩甲骨で成す肩甲胸郭関節は，厳密な意味での関節とはいえない。肩甲骨前面と胸郭後面からなる関節であり，特に関節包などの結合組織はもたず，肩甲下筋・前鋸筋あるいは脊柱起立筋の間で滑りが生じることで肩甲骨の運動が生じる。

Supplement

第二肩関節

　肩峰，烏口肩峰靭帯（coracoacromial ligament：CAL）により形成される烏口肩峰アーチを上腕骨頭の屋根にみたてた関節（図9）であり，肩甲胸郭関節と同様に厳密な意味での関節ではない。烏口肩峰アーチと上腕骨頭の間の空間を肩峰下スペース（subacromial space）とよび，ここに肩峰下滑液胞，回旋筋腱板が存在している。上肢挙上時には大結節が烏口肩峰アーチ下を通過しなければならないが，上腕骨と肩峰が衝突し疼痛が生じる症状を肩峰下インピンジメント症候群という。

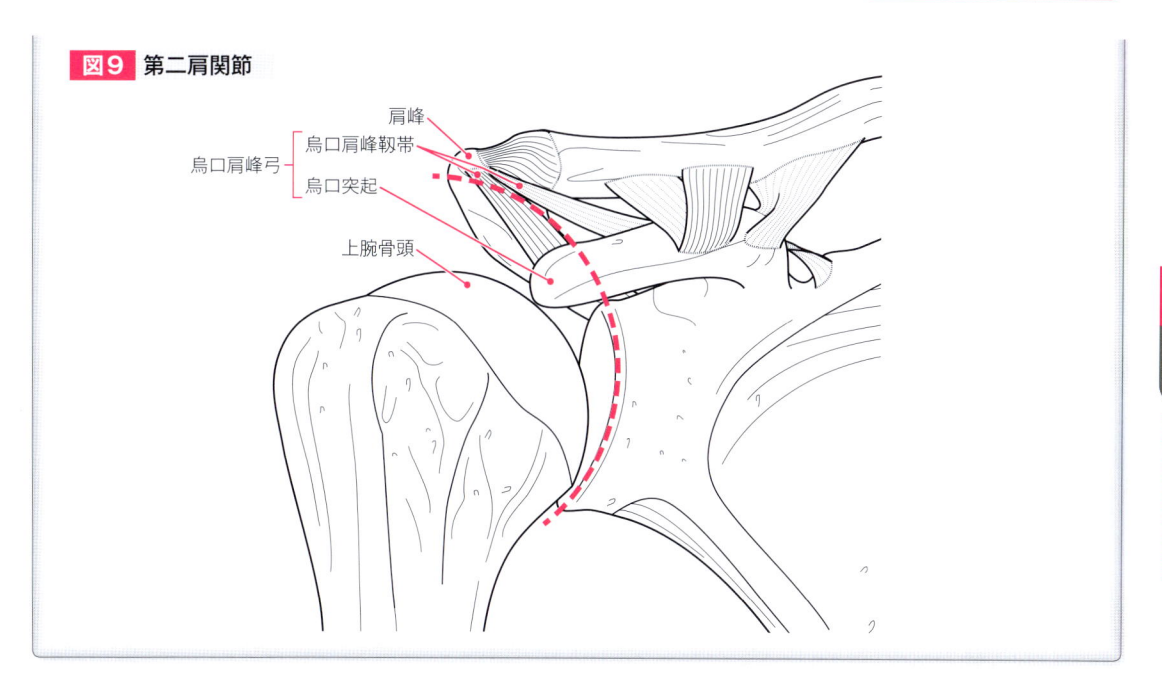

図9 第二肩関節

肩峰
烏口肩峰靱帯
烏口肩峰弓
烏口突起
上腕骨頭

1 胸鎖関節

　体幹と上肢を連結する唯一の関節であり，上肢の基部であるといえる。鞍関節とよばれる構造を形成しているが，関節円板が存在するため球関節としての機能をもっているとされる。胸骨の鎖骨関節面の前額面断面では凹面，矢状面断面では凸面となっており，鎖骨の外側端は広範囲の運動が可能となる。前・後胸鎖靱帯および関節包により強固に連結されている。また，鎖骨間靱帯により左右の鎖骨内側端が連結されている。肋鎖靱帯は第1肋骨と鎖骨下面を結合している（**図10**）。

　胸鎖関節の動きとしては，上肢挙上していくと鎖骨は挙上，後退および後方軸回旋する[6,7]。Saharaら[8]は，open MRI（上肢を挙上するスペースがあるMRI）により，肩甲帯の動きを三次元的に解析し，肩を外転させていく際の胸鎖関節（体幹に対する鎖骨の動き）運動を調べた。この研究によれば，上肢を180°外転させると，鎖骨は30.6°後退・7.3°挙上・33.2°後方軸回旋する（**図11**）。

図10 胸鎖関節

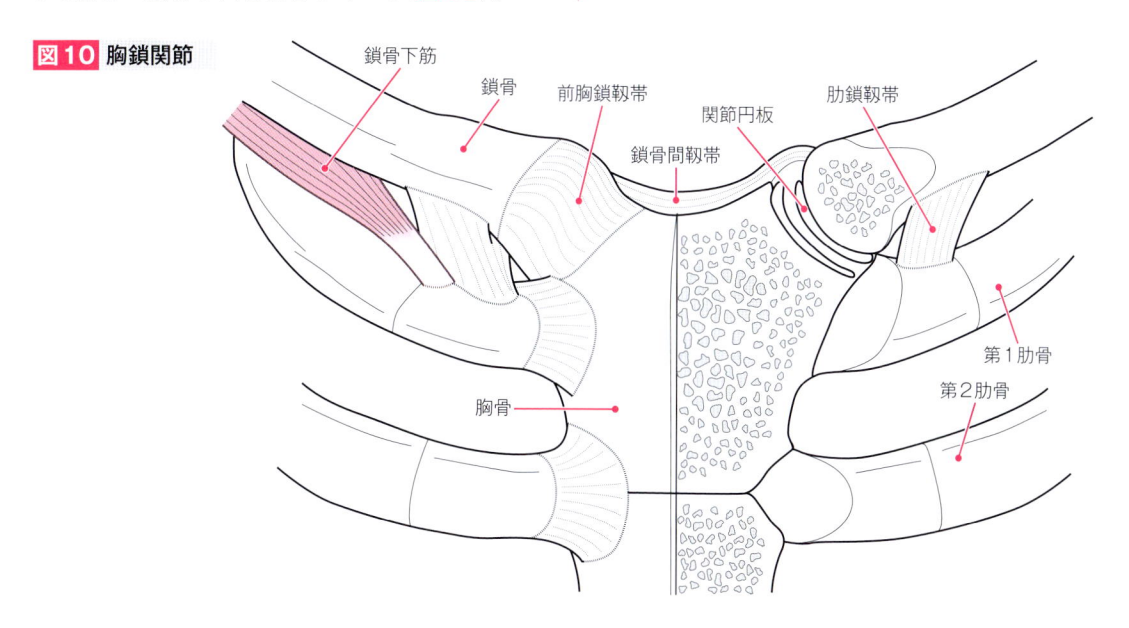

鎖骨下筋
鎖骨
前胸鎖靱帯
関節円板
肋鎖靱帯
鎖骨間靱帯
第1肋骨
第2肋骨
胸骨

図11 胸鎖関節（鎖骨）の運動（外転時）

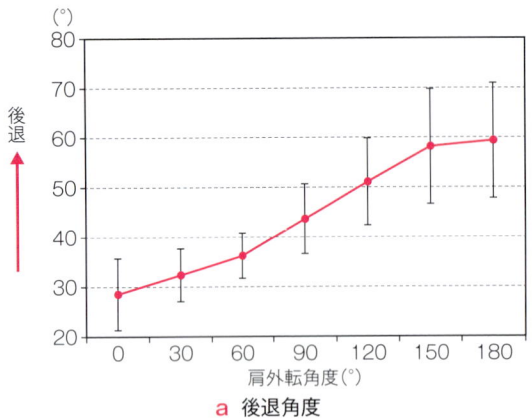

a 後退角度

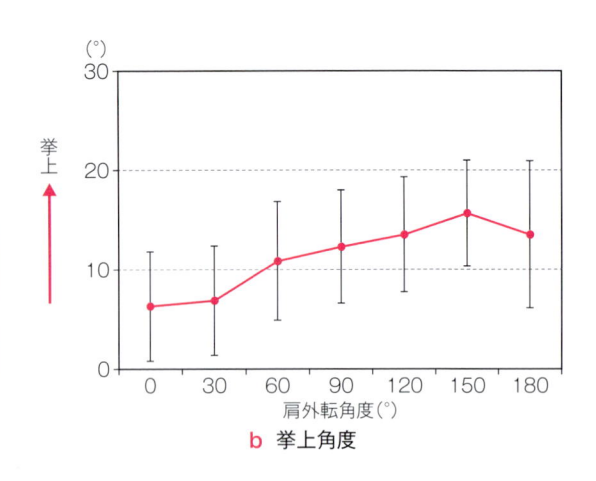

b 挙上角度

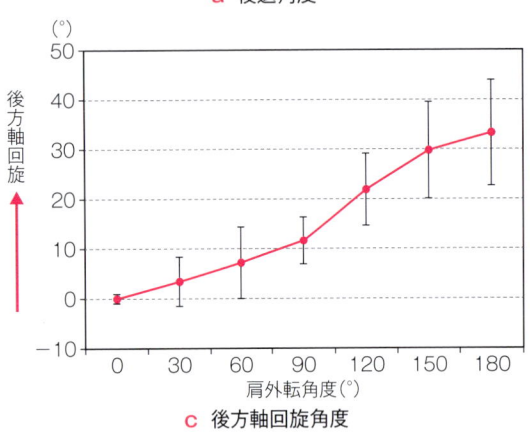

c 後方軸回旋角度

（文献8より改変引用）

2 肩鎖関節

　肩鎖関節は鎖骨外側端と肩峰を結合する平面関節であり不完全な関節円板を有する。肩鎖関節は肩鎖靱帯（上・下肩鎖関節包靱帯），烏口肩峰靱帯および烏口鎖骨靱帯により強力に補強されている。烏口鎖骨靱帯は菱形靱帯と円錐靱帯からなる（**図12**）。

◆ 肩鎖関節の動き

　肩鎖関節の動きとしては，上肢挙上時に肩甲骨は鎖骨に対して上方回旋，内旋および後傾が生じる。Saharaら[8]の研究によれば，肩鎖関節（鎖骨に対する肩甲骨の動き）の動きは，上肢を180°外転させると，肩甲骨は鎖骨に対して15.6°内旋，21.5°上方回旋，22.2°後傾する（**図13**）。

◆ 胸鎖関節と肩鎖関節を合わせた肩甲骨の動き

　肩甲骨運動は胸鎖関節と肩鎖関節における運動の和で成立している。上肢挙上時，肩甲骨は胸郭に対して上方回旋および後傾する。前額面上の運動である上方回旋については鎖骨の挙上運動と肩鎖関節における肩甲骨上方回旋運動の和となる。また，矢状面上の運動である後傾については，鎖骨の後方軸回旋と肩鎖関節における肩甲骨後傾運動の和となる。しかし，肩甲骨の内外旋については異なる研究結果[7,9]が示されている。McClureら[7]によれば，肩甲骨面挙上初期はわずかに内旋し，挙上角度90°以降では外旋するが，Borstadら[9]によれば，同じく肩甲骨面挙上にて内旋していくとしている。つまり，水平面上においては，胸鎖関節における鎖骨の後退角度と肩鎖関節における肩甲骨の内旋角度の和で肩甲胸郭関節における肩甲骨の内外旋角度が決まる。前述のSaharaら[8]による報告では最大外転位で鎖骨は30.6°後退する一方，肩甲骨は鎖骨に対して15.6°内旋する。総合すれば，肩甲胸郭関節において肩甲骨は15°程度外旋していることになる。内外旋運動の研究結果に相違が生じるのは，鎖骨は後退するものの肩甲骨は鎖骨に対して内旋するという，水平面上

において相反する動きを示すためと考えられる。なお，Ludewigら[1]によれば，肩甲骨後傾角度については，上肢の挙上方向による差はみられないが，内外旋角度については，上肢の挙上方向により角度が異なる。矢状面挙上（屈曲）運動では，肩甲骨はまず内旋し，挙上100°以降で外旋方向へ

と動くが，前額面挙上（外転）運動では，肩甲骨は外旋位を保持するとされる。そして，上方回旋角度については，挙上60°以降で前額面挙上のほうが矢状面挙上よりも上方回旋角度は大きい。このように肩甲骨運動は上肢を挙上する方向によってその動きが変化する。

図12 肩鎖関節

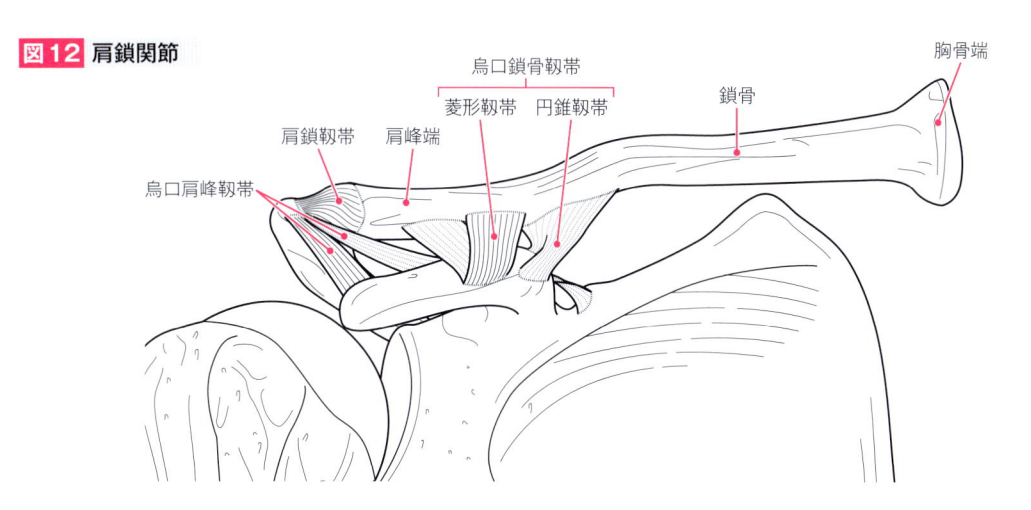

図13 肩鎖関節（鎖骨に対する肩甲骨）の運動（外転時）

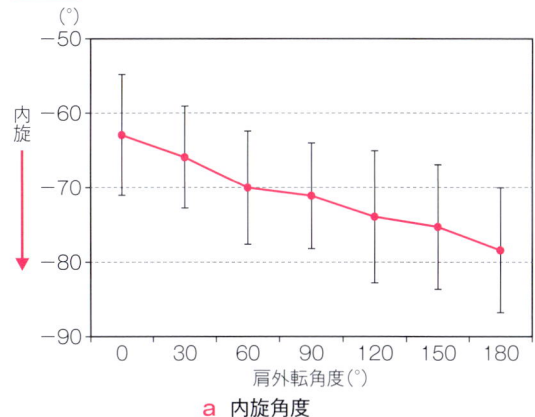

a 内旋角度

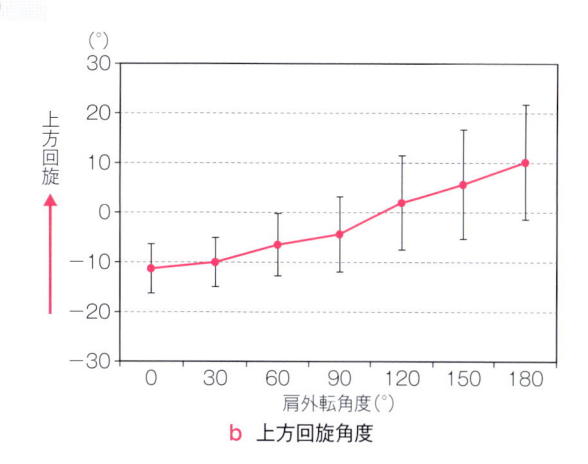

b 上方回旋角度

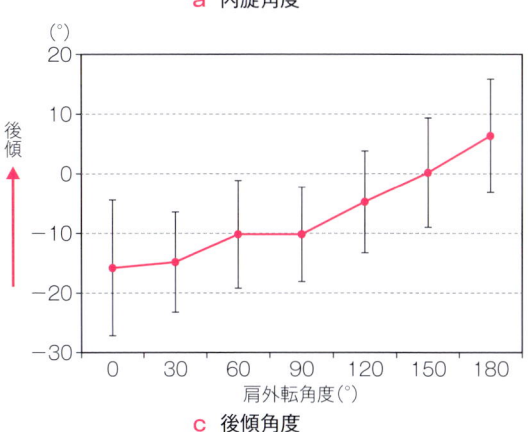

c 後傾角度

（文献8より改変引用）

脊柱のポジションと肩甲骨運動の関連

　胸郭上を運動する肩甲骨は脊柱のポジションの影響を受ける。Kebaetseら[10]によれば，胸椎を後弯させた肢位では，肩甲骨面挙上時に肩甲骨後傾および上方回旋角度が有意に低下し，Finleyら[11]によると，同じく後弯姿勢では肩甲骨面挙上時に肩甲骨後傾および外旋角度が有意に低下する。一方，Nagaiら[12]は，体幹を回旋させた肢位での肩甲骨運動について，回旋方向の肩甲骨運動（右に体幹回旋した場合は右肩甲骨）は，上肢挙上時に内旋角度は減少（外旋が増加），上方回旋角度が増加することを報告している（図14）。

図14 体幹回旋時の肩甲骨運動（体幹回旋時）

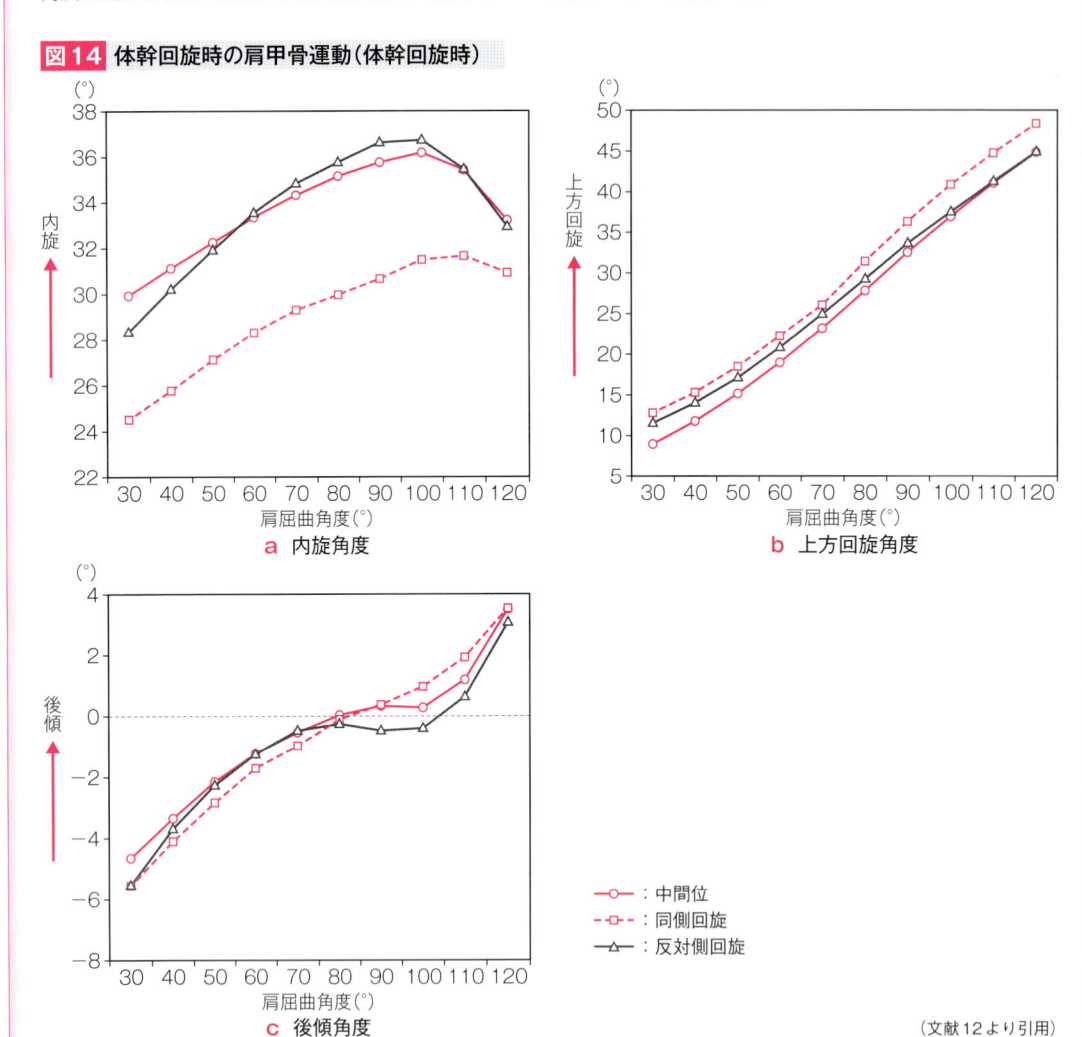

a 内旋角度

b 上方回旋角度

c 後傾角度

○─── ：中間位
□--- ：同側回旋
△─── ：反対側回旋

（文献12より引用）

肩鎖関節脱臼

　転倒あるいはコンタクトスポーツ時，肩峰に対する強度の打撃が加えられると生じることがある。この際，外力が上・下肩鎖靱帯と烏口鎖骨靱帯の強度を越えると肩鎖関節脱臼が生じる。脱臼の程度により分類がなされており，従来よりTossyの分類が用いられている（表1）。

表1 Tossyの分類

Ⅰ度	肩鎖靱帯部分断裂
Ⅱ度	肩鎖靱帯断裂
Ⅲ度	肩鎖靱帯断裂＋烏口鎖骨靱帯断裂

（文献13より引用）

3 肩甲上腕関節

肩甲骨の関節窩と上腕骨頭で形成する多軸性の球関節である。上腕骨頭のおよそ1/3のみが肩甲骨関節窩に接し、肩甲上腕関節を形成しており、大きな可動範囲をもつ反面、寛骨臼に覆われている股関節と異なり、骨性構造による安定性は低い。肩甲上腕関節においては、関節窩周囲に関節唇や靱帯が存在し、力学的脆弱性を補強している（**図15**）。

靱帯には、烏口上腕靱帯（coracohumeral ligament：CHL）、関節上腕靱帯（glenohumeral liga-ment）があり、後者の関節上腕靱帯は上関節上腕靱帯（superior glenohumeral ligament：SGHL）、中関節上腕靱帯（middle glenohumeral ligament：MGHL）および下関節上腕靱帯（inferior glenohumeral ligament：IGHL）からなり、さらに下関節上腕靱帯は前部線維（AIGHL）、後部線維（PIGHL）および腋窩陥凹に区分される。これら3部を総称して、下関節上腕靱帯複合体（IGHL complex）とよぶ（**図16**）。腋窩陥凹は上肢下垂位では緩んでおり下方に膨らんだ形状をしているが、上肢挙上

図15 肩甲上腕関節

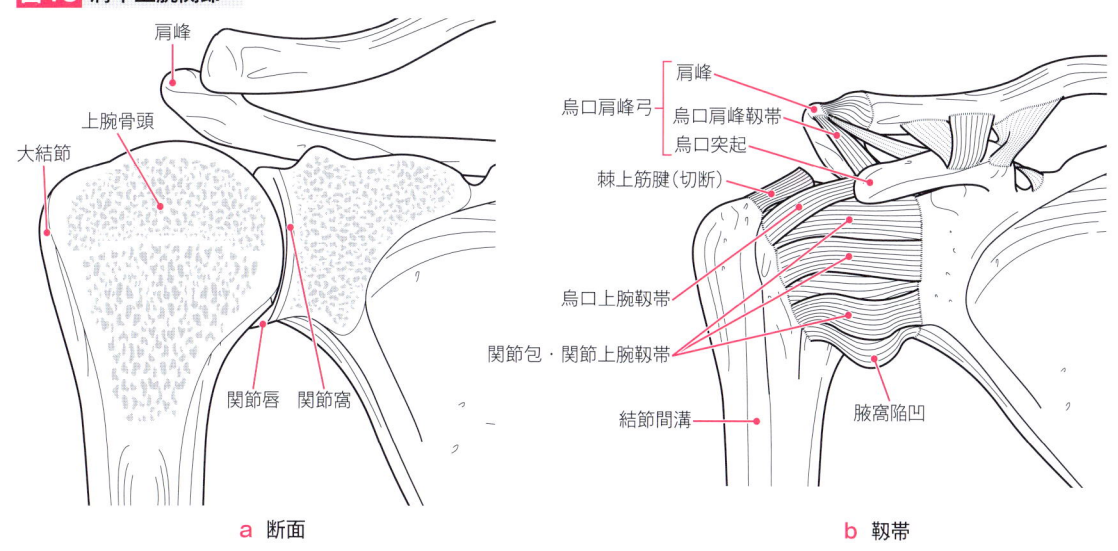

a 断面

b 靱帯

図16 下関節上腕靱帯複合体

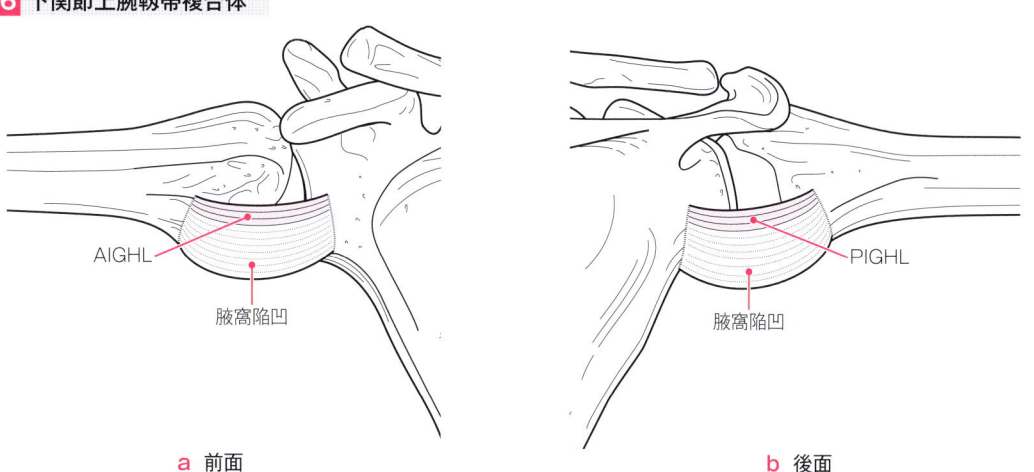

a 前面

b 後面

していくにつれて緊張し上腕骨頭を支持する（**図17**）。

◇ 肩甲上腕関節の関節内運動

　Brandtら[14]は，肩甲上腕関節の関節内運動を調べた文献についてシステマティックレビューを行った。彼らはエビデンスレベルの高い30編（臨床実験18編，比較研究7編，記述研究5編）を選び，正常関節と病的関節を他動運動と自動運動に分けて肩甲上腕関節の関節内運動を検討している。実験に用いられた関節内運動の計測方法は，磁気トラック装置，単純X線，三次元MRI，CT，ポテンショメータ，超音波，関節鏡等，多様であり，肩関節の運動方向（屈伸・内外転・内外旋）もさまざまである。**表2**に上腕骨頭の関節内運動が骨運動と同じ方向，反対方向，不変，運動方向が一定しないとする論文数をまとめた。例えば，自動運動時の正常関節では骨運動と同じ方向に動く（凹凸の法則と反対）と報告した論文が8編，不動であるとした論文が5編であるのに対し，骨運動と反対方向に動く（凹凸の法則に従う）とした報告は2編のみであった。凹凸の法則では，凸の法則に従い，上腕骨頭は骨運動とは反対の方向に動くと考えられているが，**表2**を見てわかるように，正常関節と病的関節のすべてにおいて，自動運動であれ，他動運動であれ，骨運動と関節面が同じ方向に動く（あるいは不動）とした論文が多くみられた。これらの結果からBrandtら[14]は肩甲上腕関節の関節内運動の方向を決定する要因には，関節の構造だけでなく，靱帯，関節包，筋の影響が関与していることを指摘し，肩甲上腕関節の関節内運動に凹凸の法則を当てはめることを再考する必要があると結論づけている。

◇ 健常者における肩甲上腕関節における骨頭の動き

　Nishinaka[15]らは，健常成人9名（男性8名，女性1名）の肩甲骨面挙上運動中の関節内運動を調べた。この研究ではCTスキャンをもとに肩関節の3Dモデルを作成して関節窩に対する上腕骨頭中心の上下運動を測定した。この研究によると，骨頭中心は，下垂位では関節窩中心より1.7mm下方に位置し，挙上するに従って上方に移動し，挙上80°以上では関節窩中心から1mm下方，最

図17 下関節上腕靱帯（腋窩陥凹）

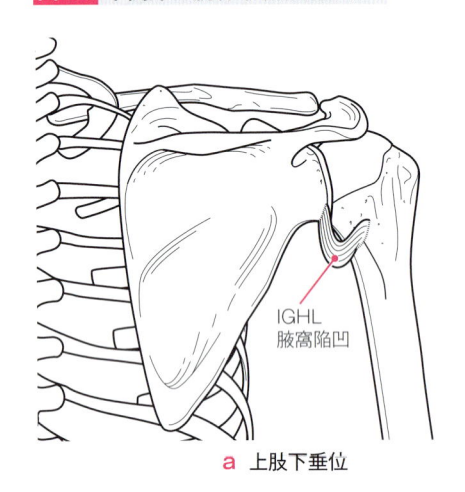

IGHL
腋窩陥凹

a 上股下垂位

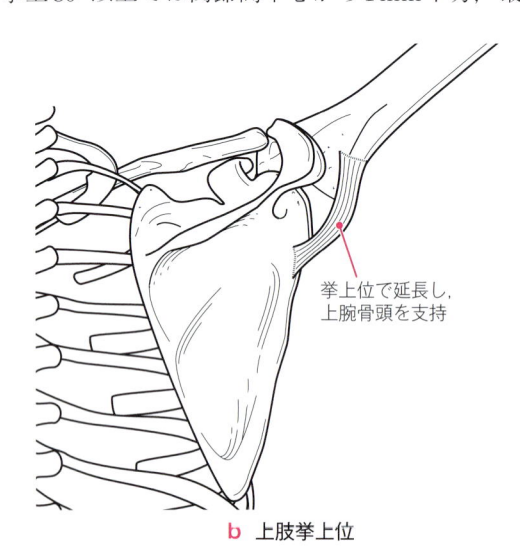

挙上位で延長し，上腕骨頭を支持

b 上肢挙上位

表2 肩甲上腕関節運動時の上腕骨頭の運動方向と骨運動を比較した論文の数

生理学的運動	上腕骨頭の運動方向			
	骨運動と同じ	骨運動と反対	中心（不動）	一定しない
自動運動：正常関節	8論文	2論文	5論文	―
自動運動：病的関節	7論文	3論文	2論文	―
他動運動：正常関節	6論文	2論文	1論文	4論文
他動運動：病的関節	7論文	3論文	1論文	2論文

（文献14より改変引用）

大挙上位でほぼ中心に位置した（**図18**）。また，Howellら[16]は，X線画像を用いて，水平面における骨頭の動きについて調べた。それによると最大水平伸展・最大外旋位で骨頭は4mm後方に移動し，それ以外の測定肢位である，60～80°水平屈曲・最大内旋位，水平伸展0°・最大外旋位，最大水平伸展・内外旋中間位では骨頭は中心に位置したという。

Wernerら[17]は，肩甲上腕関節の運動中の上腕骨頭の関節窩に対する相対的位置に関節包が及ぼす影響を調べた。この研究では，新鮮凍結遺体の肩関節8体を用いて，皮膚，皮下組織，筋を切除し，関節包と腱板の付着部のみ残して，他動的運動の最終域における骨頭の位置を測定した（**図19**）。これによると，肩関節外転時には上腕骨頭は，上方やや前方に3.8mm移動し，屈曲による前上方の移動量は7.3mmで外転時よりも前方に移動することがわかった。肩関節内旋では骨頭は前下方に移動する。移動量は0°外転，45°外転，90°外転でそれぞれ6.1，8.0，12.0mmであり，外転角度の変化に伴い移動方向は少しずつ上方となり，肩関節外転角度が90°外転位での内旋最終域

2章 肩関節の運動学

図18 肩関節外転時の骨頭の変位

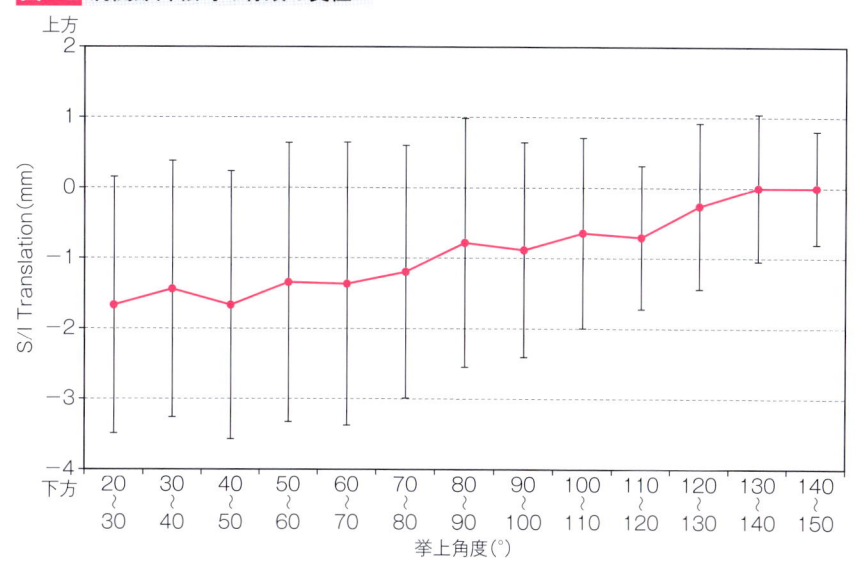

上腕骨頭は肩関節が挙上するにつれて下方より関節窩中心に近づく。

（文献15より改変引用）

図19 肩甲上腕関節における関節内運動

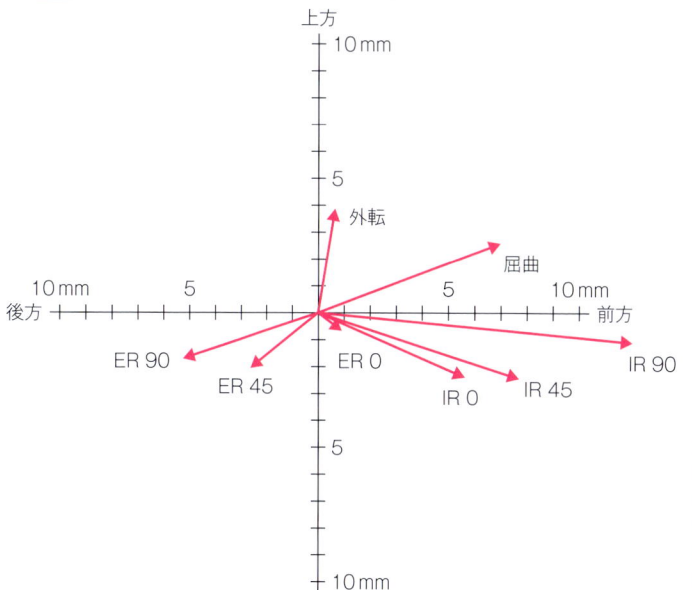

ER　0：下垂位外旋
IR　0：下垂位内旋
ER 45：45°外転位での外旋
IR 45：45°外転位での内旋
ER 90：90°外転位での外旋
IR 90：90°外転位での内旋

（文献17より改変引用）

ではほぼ前方となる。肩関節外旋時の移動は外転0°ではごくわずか（0.9 mm）前下方に移動するが，45°，90°外転ではそれぞれ4.3 mmと5.6 mm後下方に移動する。

これらの報告は，骨頭の運動方向が凹凸の法則に従わないことを示している。

◆肩関節90°外転（セカンドポジション）における内外旋時の関節内運動に影響する要因

下関節上腕靱帯は肩関節90°外転・内外旋中間位ではハンモックのように上腕骨頭を下方から支える（**図20 a**）。肩関節が外転することにより，下方の関節包と下関節上腕靱帯は緊張し，下方への上腕骨頭の安定性を高めるように働く[18]。さらに下関節上腕靱帯は，90°外転位では外旋により骨頭の前下方を覆うように緊張し，内旋では後方を緊張させることで，骨頭の後方への安定性を高める。すなわち，肩関節外転位で内旋すると，後方関節包や下関節上腕靱帯後方が緊張し，上腕骨頭を後方から前方に押し出すことで上腕骨頭は前

方に移動する（**図20 b**）。肩関節外転位で外旋すると前方関節包の緊張と下関節上腕靱帯が前方に移動し緊張が増し，上腕骨頭を前方から後方に押し出すことで上腕骨頭は後方に移動する（**図20 c**）。これらの関節包や靱帯による関節内の制御は，骨の形状を基本とした考え方である凹凸の法則とは反対の方向への関節内運動を引き起こす。

◆健常者と肩に障害をもつ者との関節内運動の比較

Palettaら[19]はX線画像を用いて健常者6名と肩に障害をもった33名（前方不安定性：18名，腱板損傷：15名）における上腕骨頭中心と関節窩中心の位置の動きを比較した。0°より最大挙上位まで（0°，45°，90°，120°，最大挙上）の肩甲骨面挙上時の肩関節運動については，健常者では骨頭中心は関節窩中心かそれより下に位置したのに対して，肩関節前方不安定性を有する18名のうち7名（39 %）と，腱板損傷全例（100 %）で肩甲骨面挙上時の骨頭の上方移動が少なくとも挙上角度のいず

図20 肩関節外転位における下関節上腕靱帯の働き

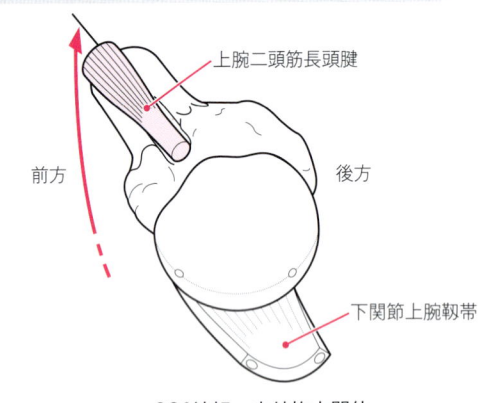

上腕二頭筋長頭腱

前方　　後方

下関節上腕靱帯

a 90°外転・内外旋中間位

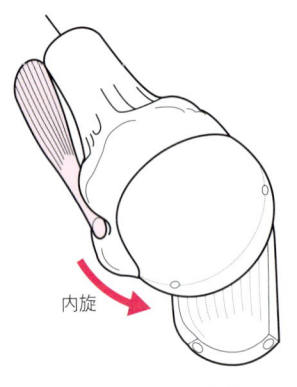

内旋

b 90°外転内旋位

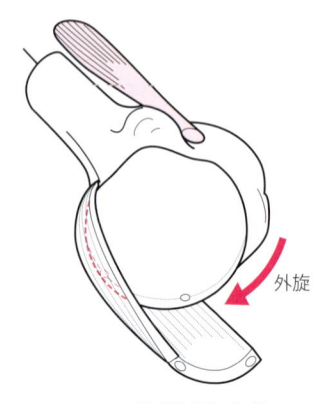

外旋

c 90°外転外旋位

（文献18より引用）

れかの肢位で見られた。腱板損傷において角度別でみると，0°で上方移動が見られたのは47％，45°では67％，90°では80％，120°で79％，最大挙上では56％であった。また，肩関節前方不安定を有する患者の術後には，全例で骨頭の上方移動は消失し，腱板損傷術後の14例中12例では，骨頭は関節窩中心かそれより下に保たれていた。同様に肩関節水平面における肩関節90°水平屈曲位，水平屈曲伸展中間位，最大水平伸展位での骨頭の位置については，健常者では水平屈曲位，水平屈曲伸展中間位では骨頭は関節窩中心に位置し，最大水平伸展位では6例中4例では中心に，2例では後方に位置した。一方で，前方不安定性を有する群では14例（78％）で少なくとも1つの肢位で骨頭の前方移動がみられ，11例（61％）で2つの肢位で前方移動がみられた。また，腱板損傷群では水平伸展に伴う骨頭の前方移動は見られなかったとしている。

Deutschら[20]の研究では，肩関節に異常のない健常者，インピンジメント患者，腱板損傷患者において体重の2.5％の重錘を肩甲骨面挙上した時の上腕骨頭中心と関節窩の位置関係を0°〜120°の範囲で調べた（図21）。正常肩では開始肢位では骨頭中心は関節窩中心の0.4mm下方に位置し，肩関節挙上しても骨頭中心の上方移動は0.7mm以下であったのに対して，インピンジメント患者では開始肢位では骨頭は関節窩中心の0.2mm下方であったが，挙上に伴い1.2mmの上方移動が見られた。腱板損傷患者では開始肢位では骨頭は関節窩中心の0.3mm上方に位置し，挙上20°までの運動初期に1mmの上方移動がみられた。そこから120°までの間に緩やかに低下したが，有意な変化ではなかった。インピンジメント群と腱板損傷群の両群で骨頭の平均位置は正常肩よりも有意に上方であった。

このように腱板損傷患者やインピンジメントを起こす患者では骨頭の上方移動が健常者よりも大きくなる可能性がある。

図21 健常者と肩に障害を有する患者における肩関節外転時の骨頭変位

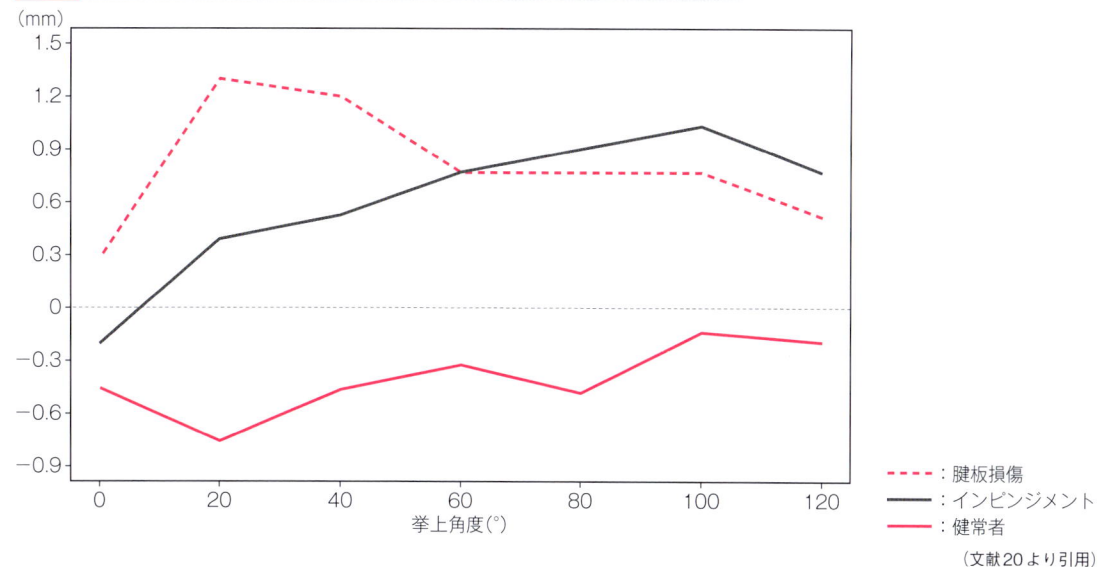

（文献20より引用）

Clinical point of view

モビライゼーションの方向と関節可動域

　癒着性肩関節炎に伴う肩関節の外旋制限に対して，凹凸の法則に基づく肩関節の前方へのモビライゼーションと，凹凸の法則とは逆の後方へのモビライゼーションの効果を比較した研究がある[21]。この研究では，癒着性肩関節炎に伴う関節包由来の外旋制限を有する患者20名に対して前方モビライゼーションあるいは後方モビライゼーションの治療を6回行い外旋可動域に与える効果を検討した。その結果，前方モビライゼーションを行った群の改善が3.0°であったのに対して，後方モビライゼーションを行った群では31.3°と有意な改善が見られたとしている（図22）。

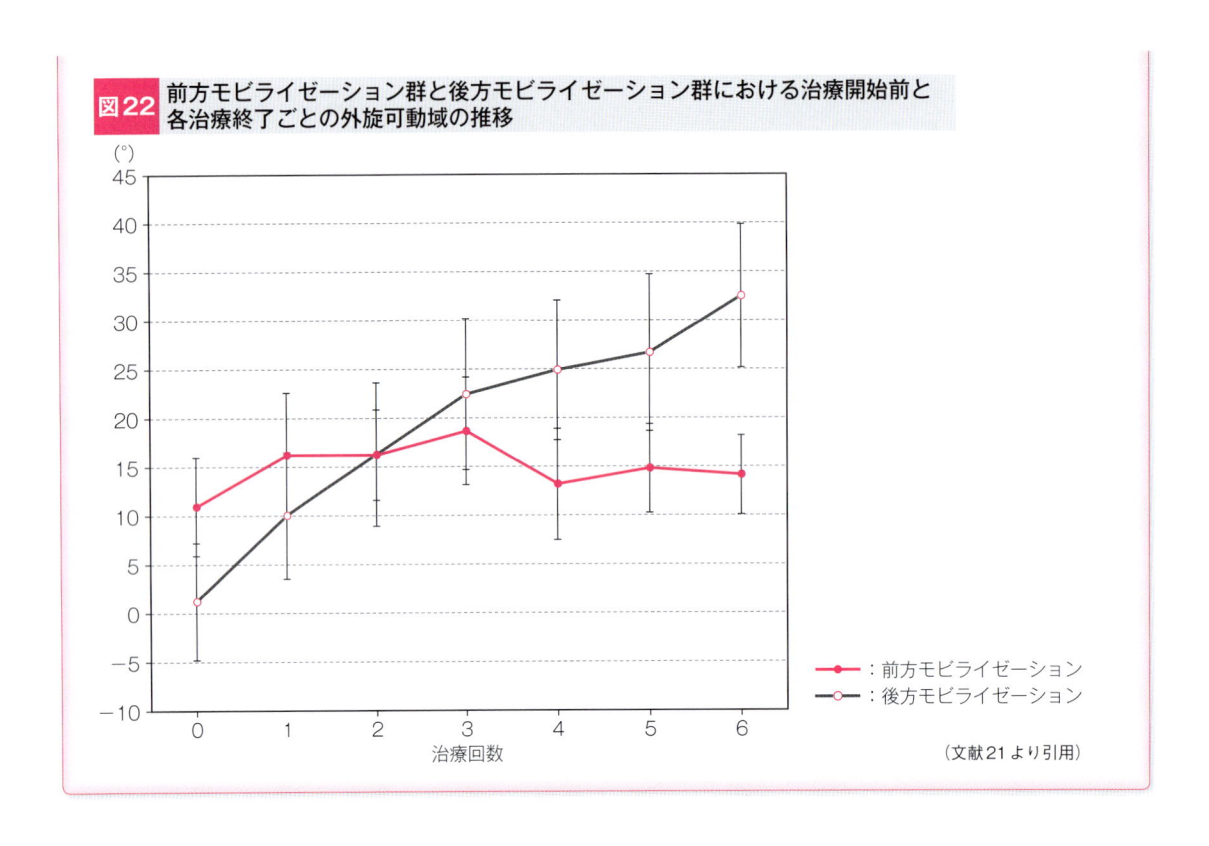

図22 前方モビライゼーション群と後方モビライゼーション群における治療開始前と各治療終了ごとの外旋可動域の推移

- ●—：前方モビライゼーション
- ○—：後方モビライゼーション

治療回数

（文献21より引用）

4 肩甲帯・肩甲上腕関節の協調運動

◆正常な肩関節運動

肩関節運動を評価するためには，肩甲上腕関節の動きだけでなく，肩甲帯，つまり，鎖骨，肩甲骨の運動を知らなければならない。なお，肩甲帯の運動は肩甲骨の胸郭上における運動（肩甲胸郭関節運動）で表現されるが，この運動はこれまでも述べたように胸鎖関節および肩鎖関節の運動を合わせた運動である。

①鎖骨

鎖骨は上肢挙上に伴い，挙上・後方軸回旋・後退する[6-8]。なお，従来肩甲骨の胸郭上における変位を表す用語（上肢挙上動作を伴わずに生じる運動）として，挙上・下制，外転・内転が用いられてきた。これらの運動は胸鎖関節における鎖骨の運動により生じるものである。肩甲骨挙上・下制は胸鎖関節における挙上・下制，肩甲骨内転・外転は胸鎖関節における後退・前方牽引運動の結果である（**図23**）。

②肩甲骨

Ludewigら[1]およびMcClureら[7]によれば，上肢挙上時には肩甲骨は上方回旋および後傾する。内外旋運動に関しては，一般的に挙上初期は内旋

し，挙上後期では外旋していくとされているが，前述のとおり議論の分かれるところである。

肩甲骨は挙上面によって異なる運動を示す。前方に上腕骨を挙上させる屈曲動作では肩甲骨は内旋し，側方に上腕骨を挙上していく外転動作では肩甲骨は外旋位を保持する[1]（**図24**）。山口ら[22]によれば，動的には上腕骨頭に関節窩を引きつけていく機能，末梢（上腕骨）に対する中枢（肩甲骨）の調節機能が重要であるとされている。肩甲上腕関節においては常に上腕骨頭と関節窩が向き合う形をとるように，上腕骨が水平屈曲する際，肩甲骨は内旋し，水平伸展するときは外旋することが必要である。こうした上腕骨の動きに肩甲骨が追従していく運動が正常な肩甲骨の運動である。

③上腕骨

上腕骨は挙上していくにつれて，外旋角度が増加していく。Ludewigら[1]によれば，上肢挙上初期から中期においては前額面挙上のほうが矢状面挙上時よりも外旋角度が大きく，120°挙上位では矢状面挙上時のほうが前額面挙上時よりも上腕骨外旋角度は大きくなる。

図23 肩甲骨挙上・下制，内転・外転

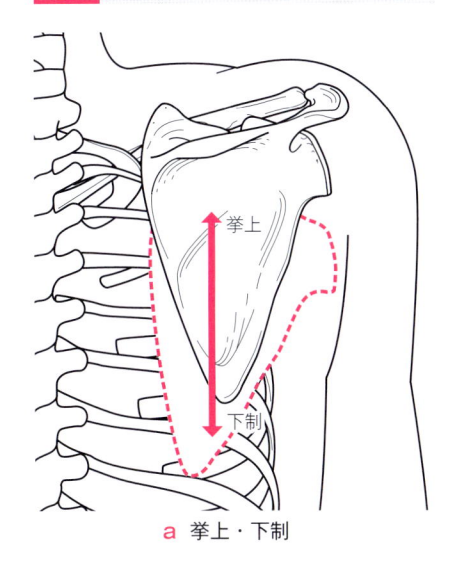

a 挙上・下制

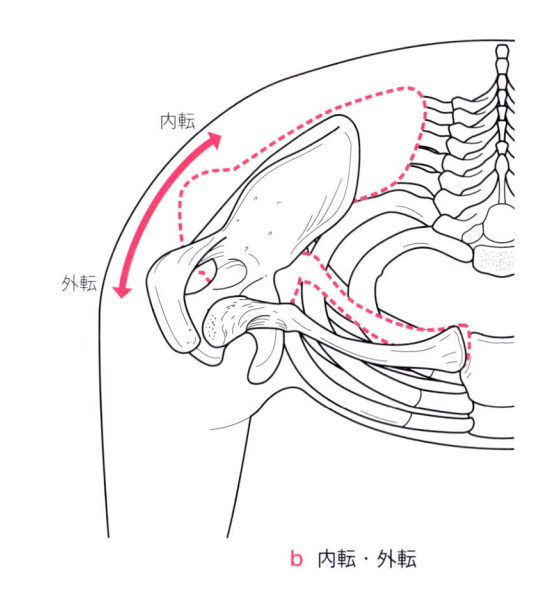

b 内転・外転

図24 挙上面による肩甲骨運動の違い

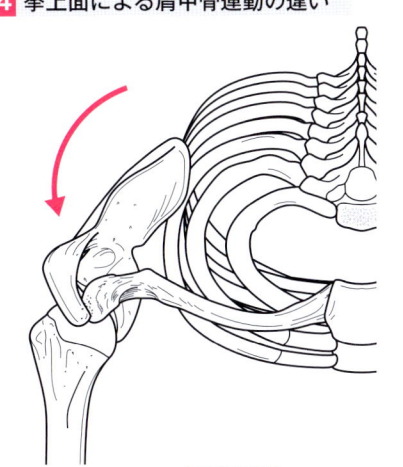

a 肩関節屈曲

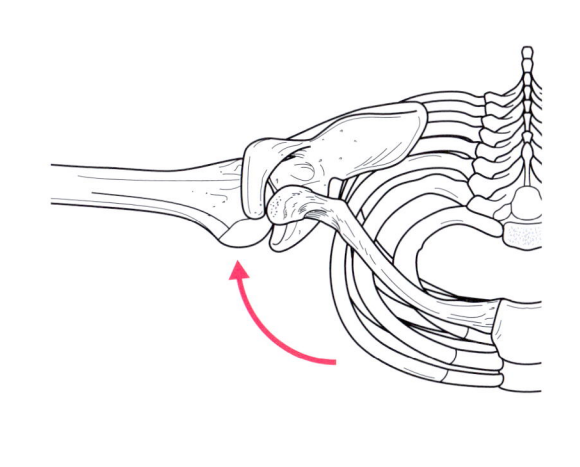

b 肩関節外転

◆scapulo-humeral rhythm：肩甲上腕リズム

　健常人の肩関節動作に関しては，1931年にCodman[23]により，scapulo-humeral rhythm（SHR：肩甲上腕リズム）が提唱され，肩関節疾患患者（棘上筋断裂）ではこのリズムが崩れるとの報告がなされた。そして1944年，Inman[24]は，肩甲骨および鎖骨に麻酔下でピンを差し込み動作解析するという手法を用いて，初めてこの肩甲上腕リズムの解析を行った。上肢挙上時には上腕骨の運動（肩甲上腕関節）と肩甲骨の運動（肩甲胸郭関節）が2対1の割合で動くと報告され，これが広く受け入れられるようになった。

　その後，肩関節の動作解析にはさまざまな手法が用いられ，SHRの比率について研究がなされて

きた。単純X線を用いた研究では，Freedmanら[25]は肩甲骨面挙上時のSHRが初期は1.431：1，挙上最終域では2.729：1と報告し，Poppenら[26]は外転時のSHRを解析し，30°以上の挙上角度で1.25：1と報告した。なお，30°未満ではほとんど肩甲上腕関節の動きであり，また，肩甲骨が下方回旋するといった動きもみられると報告されている。これは後述するsetting phaseの動きと考えられる。また，de Groot[27]は肩甲骨面挙上におけるSHRを計測し2.1～3.3：1としたが，2次元の計測では誤差が大きいと報告した。写真を用いた手法では，Baggら[28]が肩甲骨面挙上時に2.25～2.33：1と報告し，ゴニオメーター（角度計）による測定では，Doodyら[29]は肩甲骨面挙上時に1.919：1と報告している。

SHRの詳細な解析は進んできたが，肩甲骨は丸みを帯びた胸郭上を滑るように動くため，二次元的な解析では限界があった。そこで登場したのが，電磁式Motion Captureシステム（電磁センサー）による三次元動作解析である。皮膚上にセンサーやマーカーを貼付しその動きを捉える方法であるが，Kardunaら[30]により，上肢挙上120°以下であれば，電磁式Motion Captureシステムによる測定値と肩甲骨にピンを刺入し得られた実測値がほぼ同等であると，その妥当性が証明されている。McClureら[7]は，電磁センサーを用いてSHRを測定し，肩甲骨面挙上にて1.7：1であることを示した。Fungら[31]は矢状面・肩甲骨面・前額面挙上におけるSHRを調べた結果，それぞれ1.9：1，2.1：1，2.0：1と挙上面による違いはみられないとした。一方，Crosbieら[32]は，それぞれ4.39：1，3.26：1，2.85：1と矢状面挙上では肩甲上腕関節の運動の割合が大きく，前額面に近づくにつれて肩甲骨運動の割合が大きくなるという結果が示された。この違いには，対象が生体であるか否か，自動運動と他動運動の違い（Fungら[31]の研究は遺体を対象とし，Crosbieら[32]の研究では生体を対象とし自動運動を測定している）

が関係していると考えられる。さらに，Dayanidhiら[33]はSHRが小児と成人で異なることを示した。肩甲骨面挙上時，4～9歳の小児では1.3：1であるのに対し成人は従来からの報告と同様2.4：1という値であり，小児では肩甲骨運動が大きいことが示された。McQuadeら[34]は肩甲骨面挙上にて測定し，挙上初期は7.9：1であるが，挙上最終域では2.1：1と肩甲骨の動く割合が大きくなる。しかし，重錘を付加すると挙上初期は1.9：1，最終域では4.5：1と負荷なしの条件とは逆に挙上最終域に向かって上腕骨の動く割合が大きくなることを報告した。また，同じくMcQuadeら[34]は，疲労によりSHRが低下する，すなわち肩甲骨運動の割合が大きくなることを示した。Sugamotoら[35]は，肩甲骨面挙上において，ゆっくりとした上肢挙上では挙上初期と最終域においてSHRは2.36，2.31と大きな変化は見られなかったが，素早い上肢挙上では挙上初期は2.91，最終域では1.67と肩甲骨運動の割合が増加することを示した。

これらの研究のようにSHRはおおむね2対1という比率を中心としながら，挙上面，負荷，スピード，年齢により変化すると考えられる。

---

setting phase（上肢挙上初期）

Inman[24]によれば，上肢挙上開始初期（挙上30～60°まで）には，肩甲骨の運動がほとんどみられない例，外側あるいは内側に変位する例あるいは肩甲骨がぐらついてしまう例など，さまざまなヴァリエーション・個人差があるとしている。いずれも上腕骨頭を肩甲骨関節窩に引きつける際の動きであるが，Inmanはこれを総称しsetting phaseとよんだ。腱板収縮による骨頭の安定化そして肩甲骨周囲筋の収縮と主動作筋である三角筋がほぼ同時に活動を開始する[36]。それにより，骨頭が関節窩に引き付けられ，三角筋収縮により生み出されるトルクが効率的に機能し，上肢を挙上させることになる。

---

5 神経・血管

◆ 神経支配・走行

肩甲帯周囲筋，肩関節周囲筋を含め，上肢の筋は腕神経叢（brachial plexus）（**図25**）由来の神経に支配される。唯一僧帽筋のみは，副神経（第XI脳神経）および頸神経叢筋枝（C2～4）支配である。主な神経支配は**表3**，**図26，27**のとおりである。多くの神経には，運動神経だけでなく，感覚神経も含まれている。

◆ 血管の走行

血管の本管は鎖骨下動脈から腋窩動脈，上腕動脈へとつながっていく。鎖骨下動脈は前斜角筋と中斜角筋の間（斜角筋隙）を通り，第1肋骨上を通過し，腋窩動脈となる。鎖骨下動脈からは肩甲上動脈が分枝し，棘上窩，棘下窩に至る。腋窩動脈からは胸筋群，三角筋へ血管が分枝する。また，腋窩動脈から分枝した肩甲回旋動脈は内側腋窩隙を通り棘下筋などへ至り，後上腕回旋動脈は外側腋窩隙を通り三角筋などへ至る。

図25 腕神経叢

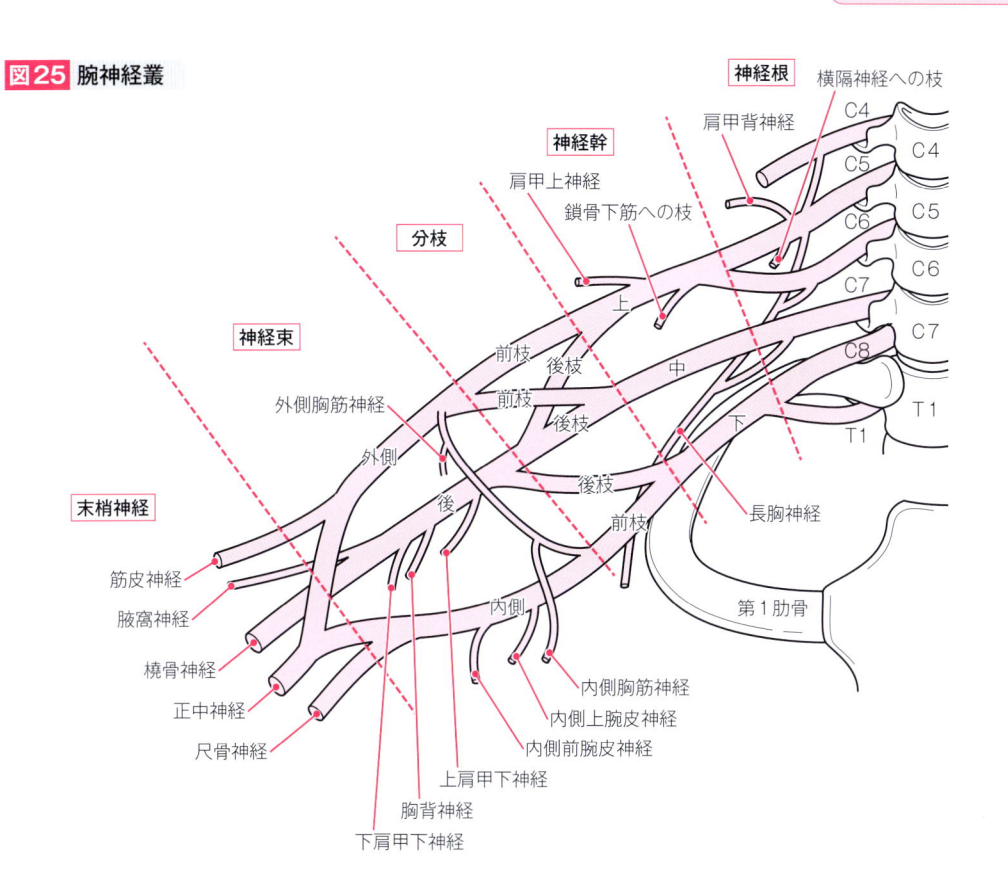

表3 肩関節に関連する運動神経，感覚神経

神経	運動	感覚
腋窩神経（C5，6）	三角筋，小円筋	関節包 上外側上腕皮神経（上腕上部外側）
肩甲上神経（C5，6）	棘上筋，棘下筋	関節包上部・後部
肩甲下神経（C5，6）	大円筋，肩甲下筋	関節包前面
筋皮神経（C5，6，7）	上腕二頭筋，烏口腕筋，上腕筋	関節包前面 外側前腕皮神経（前腕橈側）
橈骨神経（C5，6，7，8，T1）	上腕三頭筋，肘筋	後上腕皮神経（上腕上部背側） 下外側上腕皮神経（上腕下部外側） 後前腕皮神経（上腕〜前腕背側） 橈骨神経浅枝・背側指神経（手部背側）
肩甲背神経（C5）	大・小菱形筋，肩甲挙筋	——
長胸神経（C5，6，7）	前鋸筋	——
外側胸筋神経（C5，6，7） 内側胸筋神経（C8，T1）	大胸筋，小胸筋	関節包の上部へ到達することがある
胸背神経（C6，7，8）	広背筋	——

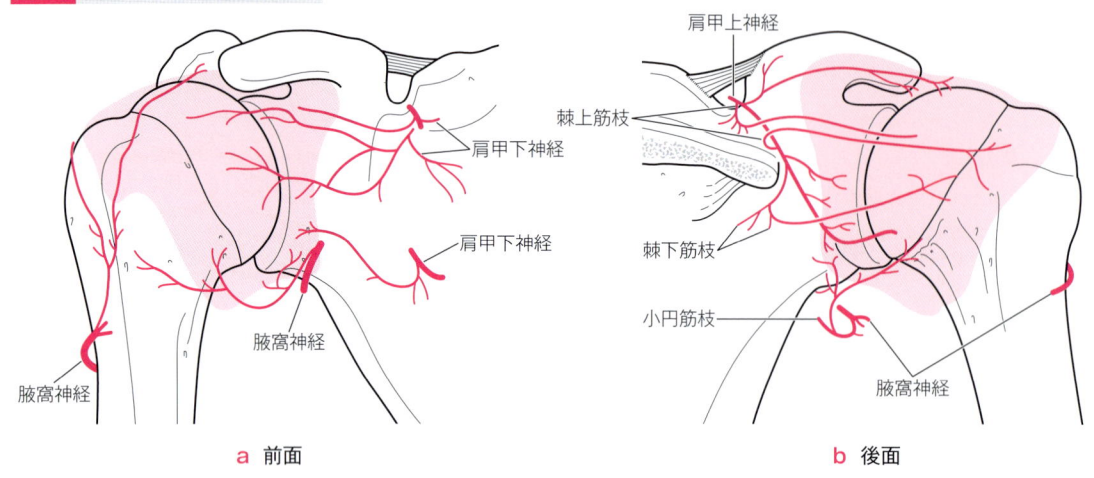

図26 関節包に至る感覚神経

a 前面

肩甲上神経
棘上筋枝
肩甲下神経
肩甲下神経
棘下筋枝
小円筋枝
腋窩神経
腋窩神経
腋窩神経

b 後面

図27 上肢の皮膚神経支配

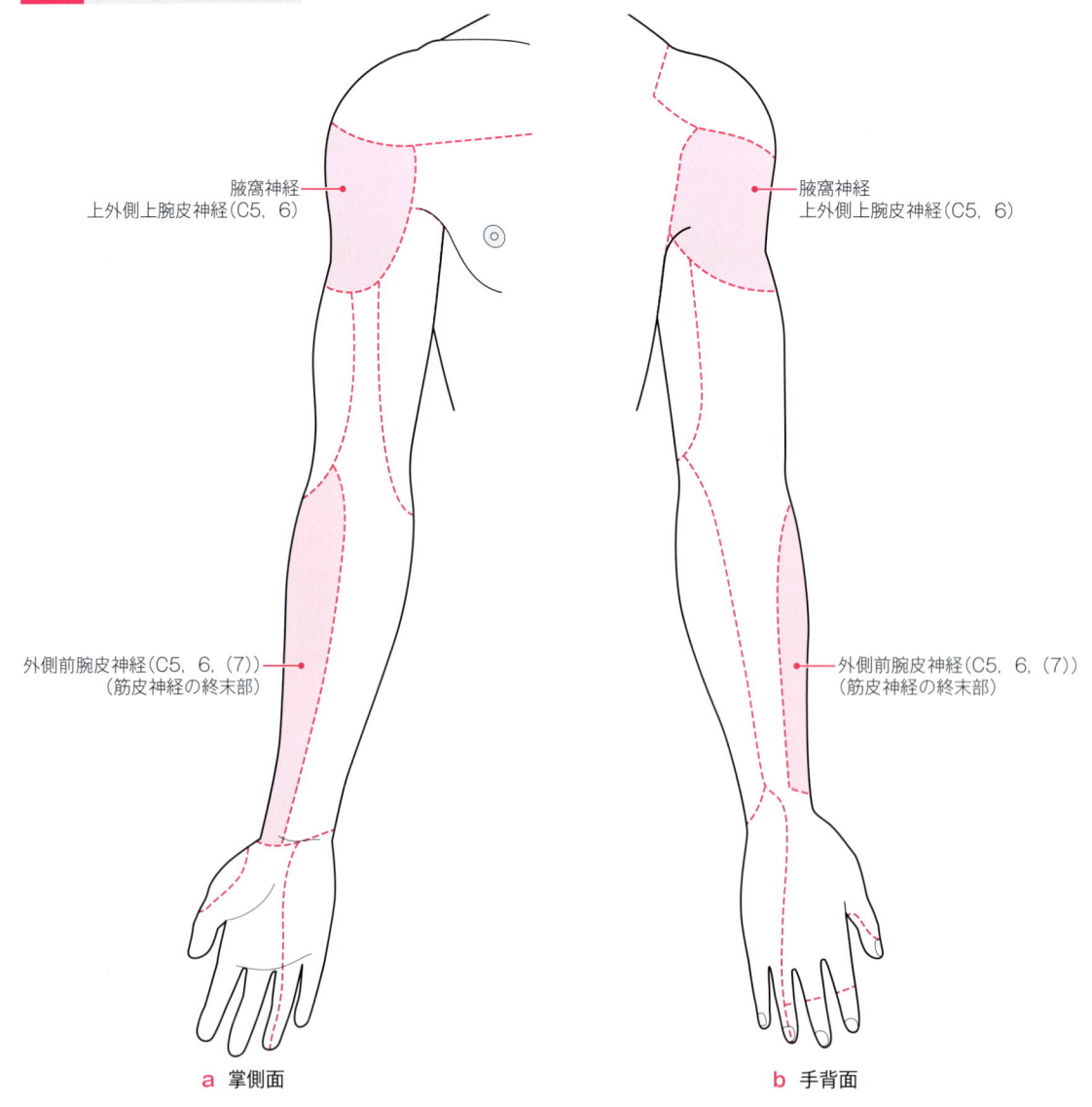

腋窩神経
上外側上腕皮神経(C5, 6)

外側前腕皮神経(C5, 6, (7))
(筋皮神経の終末部)

腋窩神経
上外側上腕皮神経(C5, 6)

外側前腕皮神経(C5, 6, (7))
(筋皮神経の終末部)

a 掌側面

b 手背面

Clinical point of view

神経および血管の走行と疼痛の関連（図28）

　肩甲切痕（scapular notch）を通るのは，肩甲上神経であり，肩甲骨棘上窩および棘下窩へと至り，それぞれ棘上筋および棘下筋を支配する。肩関節の活発な回旋運動が，肩甲切痕と上肩甲横靱帯との間あるいは肩甲棘の外側縁と腱板の内側縁との間で肩甲上神経を圧迫し，棘上筋と棘下筋，あるいは棘下筋単独の筋力低下および萎縮をきたす。これを肩甲上神経絞扼性障害といい，肩甲切痕部での絞扼を肩甲切痕症候群とよぶ。特にバレーボールと野球の選手に生じやすいとされており，スパイクや投球動作時の過度の牽引力が特に肩甲上神経の棘下筋枝に加わることにより神経が損傷すると考えられている[37]。

　内側腋窩隙（triangular space）は大円筋，小円筋および上腕三頭筋長頭で囲まれる三角形の隙間であり，肩甲回旋動脈および静脈が通り，棘下筋および肩甲下筋を栄養する。また，外側腋窩隙（quadrangular space）は大円筋，小円筋，上腕三頭筋長頭および上腕骨により囲まれる四角形の隙間であり，後上腕回旋動脈および静脈に加えて，腋窩神経が通って背側に出る。後上腕回旋動脈は前上腕回旋動脈と吻合し，肩関節や三角筋を栄養する。腋窩神経は外側腋窩隙を通過後，三角筋，小円筋あるいは関節包（感覚神経），上外側上腕皮神経へと続く。大円筋，小円筋，あるいは上腕三頭筋長頭に筋スパズムや短縮が生じると，これらの血管，神経を絞扼し，三角筋付近の疼痛，関節運動時に関節包が伸張されることによる疼痛が生じることが臨床上しばしば観察される。内側腋窩隙，外側腋窩隙を構成する筋の伸張性を常に適切に保っておくことが重要である。

図28 神経および血管の走行

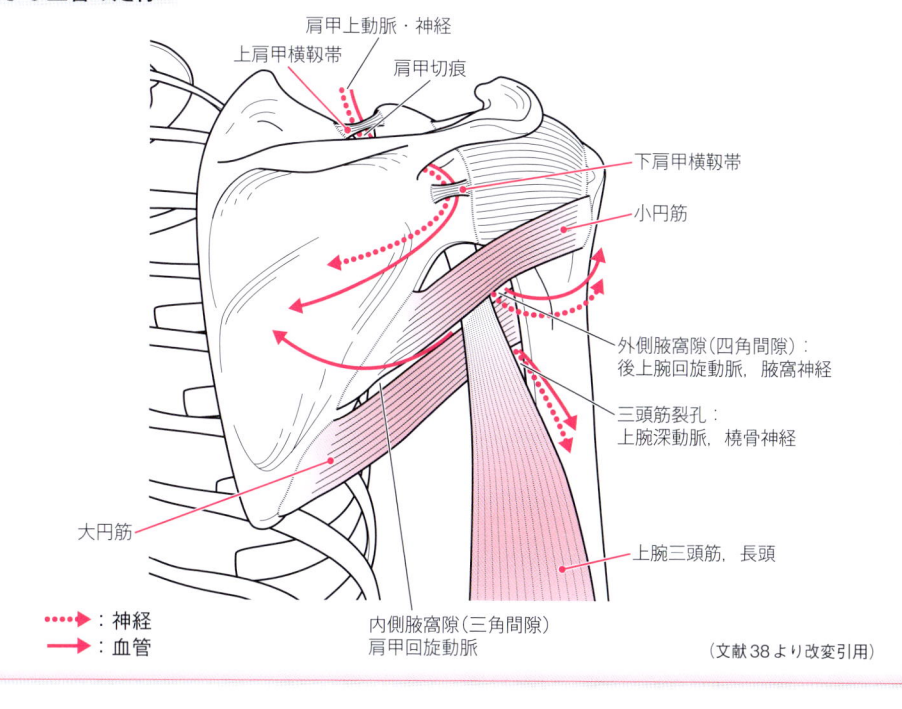

肩甲上動脈・神経
上肩甲横靱帯
肩甲切痕
下肩甲横靱帯
小円筋
外側腋窩隙（四角間隙）：
後上腕回旋動脈，腋窩神経
三頭筋裂孔：
上腕深動脈，橈骨神経
上腕三頭筋，長頭
大円筋

•••••▶ ：神経
――▶ ：血管

内側腋窩隙（三角間隙）
肩甲回旋動脈

（文献38より改変引用）

2章 肩関節の運動学

3 肩関節の受動的制御
（関節構造・関節包・靱帯による運動制御）

1 胸鎖関節の関節運動と靱帯による運動制御

前述の通り，胸鎖関節は鞍関節であるが，関節円盤の存在により機能的には球関節と同様の運動を示す。鎖骨は運動自由度3であり，3つの動き，すなわち挙上（elevation）・下制（depression），前方牽引（protraction）・後退（後方牽引）（retrac-tion），後方軸回旋（posterior axial rotation）・前方軸回旋（anterior axial rotation）が生じる（図29）。挙上運動は肋鎖靱帯，前後方向は前後胸鎖靱帯により制限される。

2 肩鎖関節の関節運動と靱帯による運動制御

平面関節であるが，肩鎖関節における肩甲骨の運動は運動自由度3として定義されている。前額面上では上方回旋・下方回旋が生じ，水平面では内旋・外旋が生じる。矢状面においては前傾・後傾が生じる。（図30）

肩鎖関節は直接的には肩鎖靱帯により補強されているが，烏口鎖骨靱帯により鎖骨は強固に肩甲骨に固定されることで肩鎖関節における運動が制限されている。

図29 胸鎖関節（鎖骨）の運動

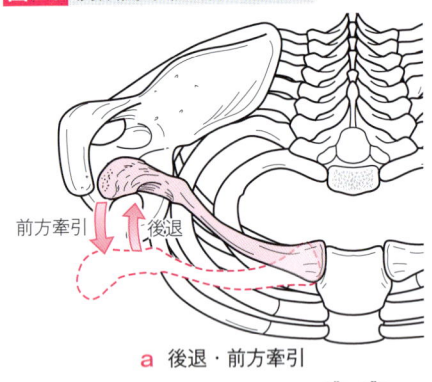

a 後退・前方牽引

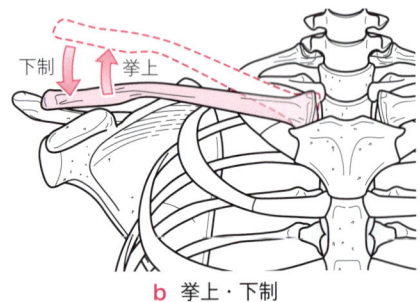

b 挙上・下制

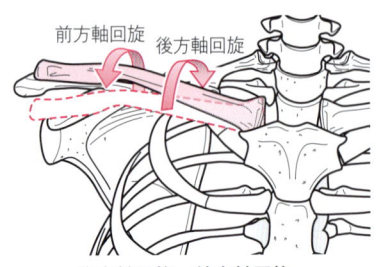

c 後方軸回旋・前方軸回旋

図30 肩鎖関節（鎖骨に対する肩甲骨）の運動

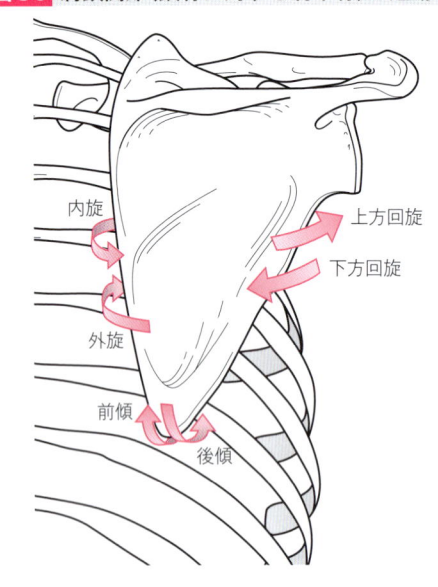

3 | 肩甲上腕関節の関節運動と靱帯による運動制御

自由度3の運動が生じる。矢状面においては屈曲，伸展運動が生じ，前額面においては外転，内転運動，そして，水平面においては上腕骨軸を中心とした内旋，外旋運動が生じる。加えて，水平面においては90°挙上位において水平屈曲（水平内転），水平伸展（水平外転）という運動も生じる。

関節窩に対し，上腕骨頭が大きいため，構造上，肩甲上腕関節は不安定である。この不安定性に対しては6つの安定化機構が存在する（**表4**）。第一は，関節液による吸着作用である。これは水にぬらした2枚のスライドガラスを重ね合わせた状態に例えられ，互いにずらすことはできるが，引き離すことは困難な仕組みのことをいう。第二の機構は，関節窩と関節唇による吸盤作用である。関節唇により関節窩をより深くすることで関節窩側は吸盤のように働き，上腕骨頭に吸いつく作用が働く。第三には関節内圧が関与する。関節腔内は常に陰圧が保たれており，骨頭を関節窩から引き離す力が加わると陰圧が増大し，元の位置へ戻ろうとする力が発生する[39]。第四は，関節窩周囲全てから上腕骨の解剖頸まで取り巻いている線維性の関節包自体の弾性による関節の安定化機構である。第五は靱帯による制動である。関節包の肥厚した部分が関節上腕靱帯とされ，解剖頸と小結節上部に付着する上関節上腕靱帯（SGHL），解剖頸

前面に付着する中関節上腕靱帯（MGHL），解剖頸の前部・下部・後部と広く付着する下関節上腕靱帯（IGHL）が存在し，その他にも大結節の前部，上関節包および棘上筋を交合して付着する烏口上腕靱帯（CHL）が存在する。なお，下関節上腕靱帯は，前方線維と後方線維（それぞれAIGHL，PIGHL）とそれらで構成する複合体として，上肢挙上位での骨頭の逸脱を制動する。第六の安定化機構は主としてローテーターカフ，つまり筋による安定化であるが，筋については，上腕二頭筋長頭の役割も含め後述する。

なお山口ら[40]によれば，CHLは烏口突起の基部から下面にかけて付着し，腱板疎部および腱板筋に付着することにより腱板を補強する構造であり，肩関節の屈曲・伸展によってCHLは形を変え，腱板筋上部を抑える構造として働く。また，CHLとSGHLは明確な構造をもたず，上腕二頭筋長頭腱（LHB）を取り囲むような構造をもつ。伸展時にはCHLは棘上筋の上部で引っ張られ，LHBが前方に変位しすぎないように支える。屈曲時にはCHLは棘上筋のうえで強く伸ばされ棘上筋，棘下筋，LHBが上方に浮き上がらないように支える働きをもつ。

肩甲上腕関節の運動方向に関連して緊張する関節包・靱帯は以下の**表5**のとおりである。

表4 肩甲上腕関節の安定化機能

1	関節液による吸着作用
2	関節窩と関節唇による吸盤作用
3	関節内圧（陰圧）
4	関節包
5	靱帯
6	筋

表5 肩甲上腕関節運動制限に関わる関節包・靱帯

1st外旋	前方の関節包，SGHL・MGHL，CHL（前部，後部）
2nd外旋	前方から下方の関節包，MGHL・AIGHL，CHL（前部＜後部）
2nd内旋	後方から下方の関節包，PIGHL，CHL（前部＞後部）
3rd外旋	前上方の関節包，CHL（前部）
3rd内旋	後下方の関節包，PIGHL
水平屈曲	後方の関節包
水平伸展	前方の関節包
挙上	下方の関節包
伸展	前上方の関節包，SGHL，CHL（前部）
伸展＋内転	CHL（前部，後部）

SGHL：上関節上腕靱帯
MGHL：中関節上腕靱帯
CHL：烏口上腕靱帯
AIGHL：下関節上腕靱帯前方線維
PIGHL：下関節上腕靱帯後方線維

4 肩甲胸郭関節の関節運動と運動制御

　胸郭に対する肩甲骨の動きは胸鎖関節運動と肩鎖関節運動によりもたらされるものである。運動の表現の仕方は基本的に肩鎖関節における運動（自由度3）と同様である。つまり，前額面上では上方回旋・下方回旋，水平面では内旋・外旋，そして，矢状面においては前傾・後傾がそれぞれ生じる。

　肩甲胸郭関節には通常の関節に存在している関節包や靱帯がなく筋肉しか存在していないため，靱帯や関節包に多く分布している位置覚（自己の四肢や体幹の各部位の相対的位置関係を知る感覚）を感知する神経が，他の関節に比べると乏しい。したがって，人間にとっては肩甲骨がどの位置にあるのか，どのように動いているのかを感知することは他の関節に比べると難しいとされる。

4 肩関節の能動的制御
（筋による運動制御）

1 肩甲帯の筋による運動制御（図31～34）

◆ 鎖骨の運動制御

鎖骨には僧帽筋上部，三角筋前部，大胸筋鎖骨部，鎖骨下筋，胸鎖乳突筋，胸骨舌骨筋の6種類の筋が付着している。胸鎖関節を中心に主として僧帽筋上部が活動し，鎖骨運動を制御している。

しかし，以下に詳述するが，鎖骨が単独で運動することはなく，肩甲骨と連動して運動する。筋による運動制御については，鎖骨－肩甲骨からなる肩甲帯運動としてとらえる必要がある。

図31 肩関節周囲筋（背面）

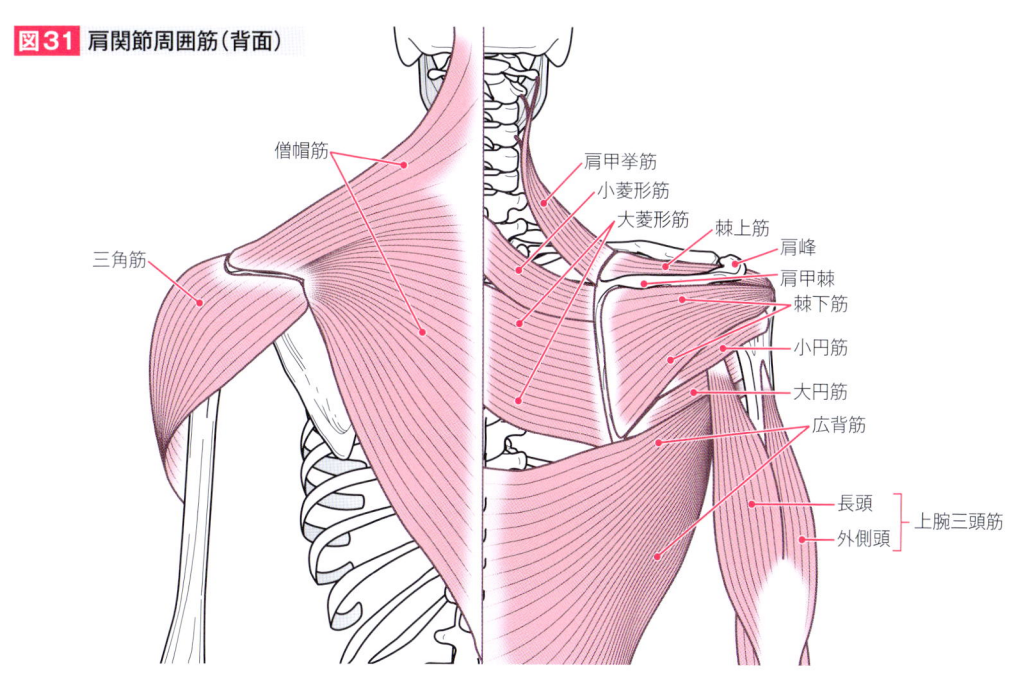

僧帽筋
肩甲挙筋
小菱形筋
大菱形筋
棘上筋
肩峰
肩甲棘
棘下筋
小円筋
大円筋
広背筋
三角筋
長頭
外側頭
上腕三頭筋

図32 肩関節周囲筋（前面）

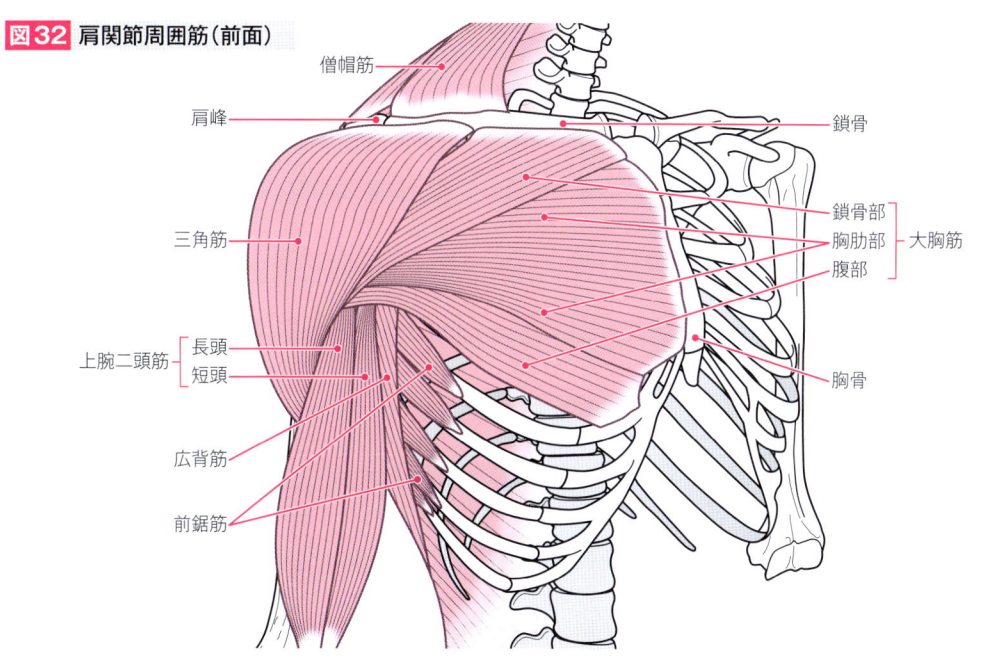

僧帽筋
肩峰
鎖骨
鎖骨部
胸肋部
腹部
大胸筋
三角筋
長頭
短頭
上腕二頭筋
胸骨
広背筋
前鋸筋

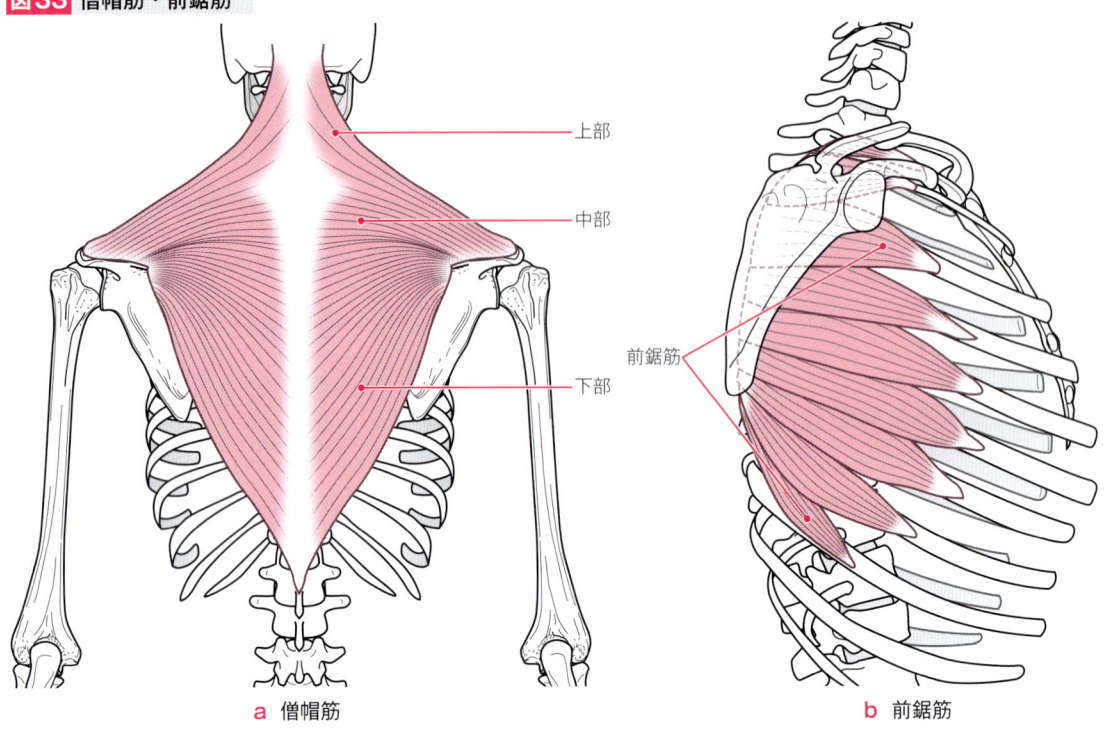

図33 僧帽筋・前鋸筋

上部
中部
下部
前鋸筋

a 僧帽筋

b 前鋸筋

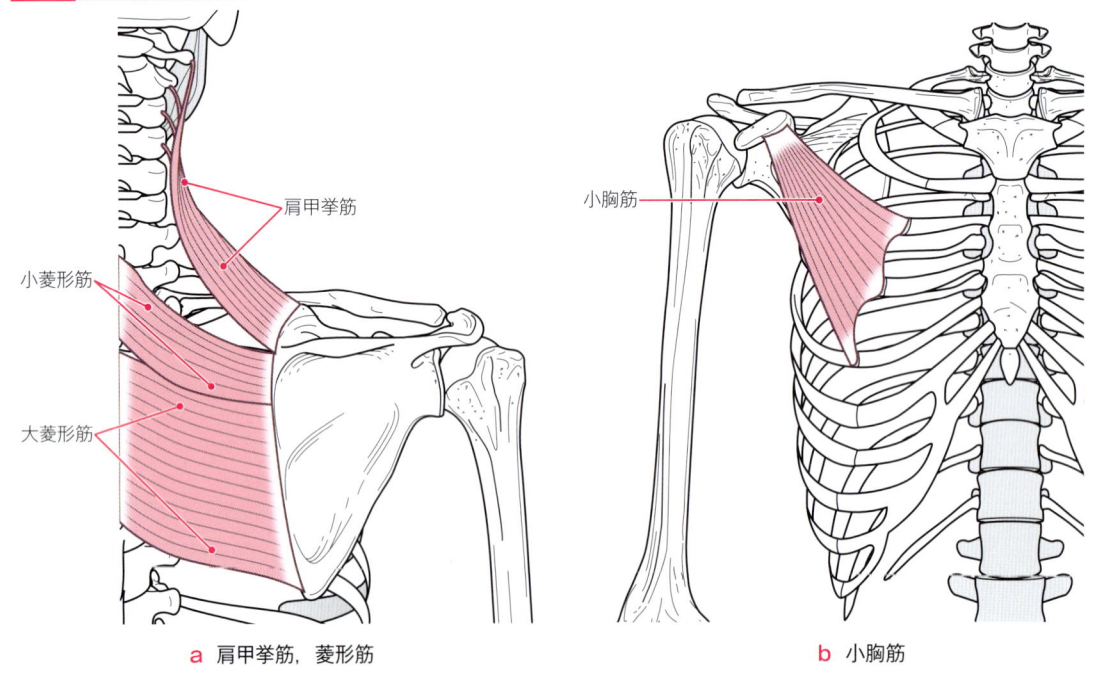

図34 肩甲挙筋，菱形筋，小胸筋

肩甲挙筋
小菱形筋
大菱形筋
小胸筋

a 肩甲挙筋，菱形筋

b 小胸筋

◈ 肩甲骨の運動制御

　肩甲骨に付着しているのは僧帽筋中部・下部，前鋸筋，小胸筋，肩甲挙筋，小菱形筋，大菱形筋，三角筋中部・後部，肩甲舌骨筋，大円筋，広背筋，棘上筋，棘下筋，小円筋，肩甲下筋，上腕二頭筋，烏口腕筋，上腕三頭筋（長頭）の19種にも及ぶ筋であり，これらの筋が連動し，鎖骨，そして胸郭上で浮遊した存在の肩甲骨を支持・安定させるとともに動かしている。

◇ 肩甲帯の動きと筋の作用（表6）

①挙上

僧帽筋上部は後頭骨（上項線および外後頭隆起），項靱帯を介するすべての頸椎棘突起から起始し，鎖骨外側1/3に停止するため，鎖骨を挙上する機能をもつ。肩甲挙筋はC1〜4の横突起に起始し，肩甲骨上角および内側縁上部に停止するため，肩甲骨挙上および下方回旋を生じる。大小菱形筋はC6〜Th4（小菱形筋がC6〜7，大菱形筋がTh1〜4）に起始し，肩甲骨内側縁下部2/3に付着するため，筋の走行は外側下方へ向かう。したがって，肩甲骨を外旋させるとともに挙上および下方回旋させる機能をもつ。

②下制

鎖骨下筋は第1肋骨から起始し，鎖骨中央下面で停止しているため鎖骨の下制作用をもつ。小胸筋は第3〜5肋骨前面から起始し，烏口突起に停止する。肩甲骨を下制するとともに，肩甲骨の内旋，前傾を生じる。僧帽筋下部はTh5〜12の棘突起から起始し，肩甲棘に停止するため，肩甲骨を下制する機能をもつ。

③内旋

小胸筋および前鋸筋が内旋運動に寄与する。前鋸筋は第1〜9肋骨から起始し，肩甲骨内側縁全体に停止するため肩甲骨を内旋（前方突出）できる。

④外旋

僧帽筋中部はTh1〜4棘突起レベルの腱膜から起始し，肩峰に停止するため，肩甲骨を外旋させる。大・小菱形筋も肩甲骨外旋作用をもっている。なお，僧帽筋上部は鎖骨を後退させ，僧帽筋下部は肩甲骨外旋作用をもつ。

⑤前傾

小胸筋が活動すると烏口突起を内下方へ牽引することにより，肩甲骨を前傾させる。烏口突起に起始している烏口腕筋，上腕二頭筋短頭も同様の作用をもつと考えられる。

⑥後傾

僧帽筋全体による鎖骨および肩甲骨上方の後退と前鋸筋による下角の前方引き出しが同時に生じることで肩甲骨は後傾する。

⑦上方回旋

僧帽筋上部・中部・下部と前鋸筋が同時に働くことで肩甲骨を上方回旋させる。4筋の協調的な収縮により肩甲帯のフォースカップルを作り出し正常な上方回旋を実現する。

⑧下方回旋

小胸筋，肩甲挙筋，大・小菱形筋が活動すると肩甲骨下方回旋させる。また，三角筋中部線維の

表6 肩甲帯運動に関わる筋（代表的な筋）

		筋
挙上	鎖骨	僧帽筋上部
	肩甲骨	肩甲挙筋，大・小菱形筋
下制	鎖骨	鎖骨下筋
	肩甲骨	小胸筋，僧帽筋下部
内旋	肩甲骨	前鋸筋，小胸筋
外旋	肩甲骨	僧帽筋中部・下部，大・小菱形筋
前傾	肩甲骨	小胸筋，烏口腕筋，上腕二頭筋短頭
後傾	肩甲骨	前鋸筋，僧帽筋各部
上方回旋	肩甲骨	前鋸筋，僧帽筋各部
下方回旋	肩甲骨	肩甲挙筋，大・小菱形筋，小胸筋，三角筋中部線維

Supplement

前鋸筋のパート別の役割

前鋸筋は上部，中部，下部の3パートに分かれている。

上部は第1,2肋骨から起始し，肩甲骨上角に停止する。肩甲骨回旋時の軸を形成する。

中部は第2,3肋骨から起始し，肩甲骨内側縁に停止する。肩甲骨全体を前方へと引き出し内旋させる。

下部は第3〜9肋骨から起始し，肩甲骨下角に停止する。肩甲骨を上方回旋させる。

Clinical point of view

小胸筋短縮による肩甲骨運動への影響

肩関節疾患患者では小胸筋の筋スパズムにより，上肢下垂位において肩甲骨が前傾していることがよくみられる。Borstadら[41]による研究では，小胸筋短縮群は小胸筋正常群と比べ，矢状面・肩甲骨面・前額面挙上のいずれにおいても，挙上角度90°以上で肩甲骨内旋角度の増加と後傾角度の減少が認められた。こうした肩甲骨運動の変化は，上肢挙上時の肩峰下スペースの減少をもたらし，肩峰と上腕骨頭によるインピンジメントのリスクを増大させる。

収縮により肩甲骨は下方回旋する。三角筋中部線維は肩峰に起始し三角筋粗面に停止する筋である。したがって，三角筋中部線維が単独収縮を行った場合，肩峰と三角筋粗面を近づけるため，上腕骨挙上とともに肩峰の下制，つまり肩甲骨の下方回旋が生じる。例えば，肩甲骨周囲筋の機能低下により肩甲骨の胸郭上における固定性が低下していると，上肢挙上時に翼状肩甲が生じるが，これには三角筋の作用も要因の一つである。

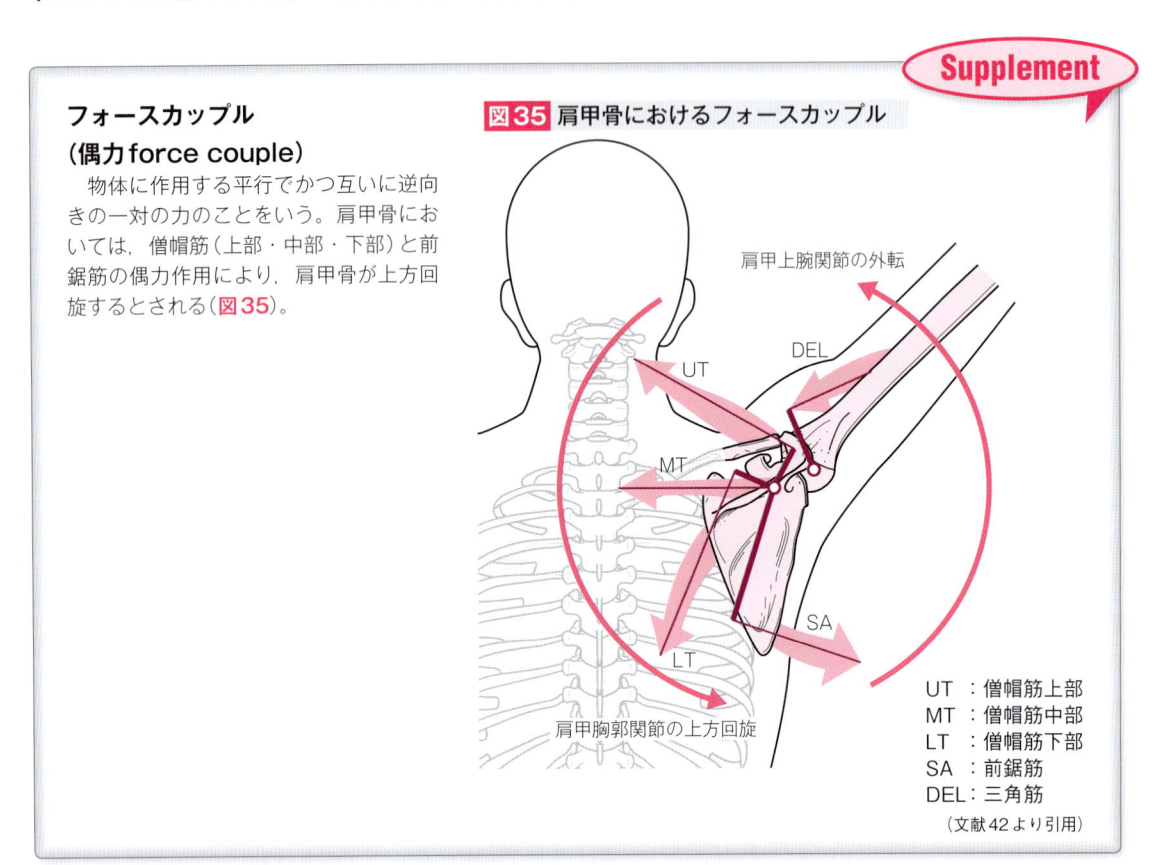

Supplement

フォースカップル（偶力force couple）

　物体に作用する平行でかつ互いに逆向きの一対の力のことをいう。肩甲骨においては，僧帽筋（上部・中部・下部）と前鋸筋の偶力作用により，肩甲骨が上方回旋するとされる（図35）。

図35　肩甲骨におけるフォースカップル

肩甲上腕関節の外転

DEL

UT

MT

SA

LT

肩甲胸郭関節の上方回旋

UT　：僧帽筋上部
MT　：僧帽筋中部
LT　：僧帽筋下部
SA　：前鋸筋
DEL：三角筋

（文献42より引用）

Clinical point of view

僧帽筋上部・中部・下部および前鋸筋の筋活動

　筆者ら[43]は，上肢挙上角度と運動方向を変化させた際の僧帽筋各部と前鋸筋下部の最大等尺性収縮時の筋活動を報告した。挙上方向への運動では全ての筋が同時に高い筋活動（最大筋活動の60％以上）を示した。また，僧帽筋の各部は水平伸展方向への運動時に活動しやすく，特にトレーニングが困難とされる僧帽筋下部は前額面120°・150°挙上位での水平伸展時に高い筋活動を示した。一方，前鋸筋については，ほとんどの挙上角度で水平屈曲方向に収縮させると高い筋活動を示した。

表7　肩甲上腕関節運動に関わる筋（代表的な筋）

		筋
屈曲	腱板	棘上筋，棘下筋
	アウター	三角筋前部，大胸筋鎖骨部，烏口腕筋，上腕二頭筋長頭
外転	腱板	棘上筋，棘下筋
	アウター	三角筋中部
内旋	腱板	肩甲下筋
	アウター	大胸筋，大円筋，広背筋，三角筋前部，烏口腕筋
外旋	腱板	棘下筋，小円筋
	アウター	三角筋後部
伸展	―	三角筋後部，広背筋，大円筋，上腕三頭筋長頭
内転	―	三角筋前部・後部
水平屈曲	―	大胸筋，三角筋前部
水平伸展	―	三角筋後部，棘下筋

2 肩甲上腕関節の筋による運動制御（表7）

前述した6つの肩関節安定化機構のうち第六の機構は筋である。特にローテーターカフとよばれる4つの小さな筋（棘上筋・棘下筋・小円筋・肩甲下筋）は上腕骨頭を関節窩へ引きつける作用がある。これらはいわゆる肩のインナーマッスルとよばれるものであり，これら腱板の働きにより，肩関節周囲筋によって生み出された力のベクトルを関節窩の中心に向け，骨頭に安定した支点を与える。加えて，上腕二頭筋長頭も骨頭に対して動的安定化作用を及ぼす[39]。

◆ ローテーターカフ（回旋筋腱板）（図36）

肩甲下筋，棘上筋，棘下筋，小円筋は骨頭を腹側，上側，背側から挟み込むように位置している（図36d）。それぞれ筋には筋内腱が存在しており，横走する肩甲下筋や棘下筋の筋内腱は下垂位

図36 ローテーターカフ

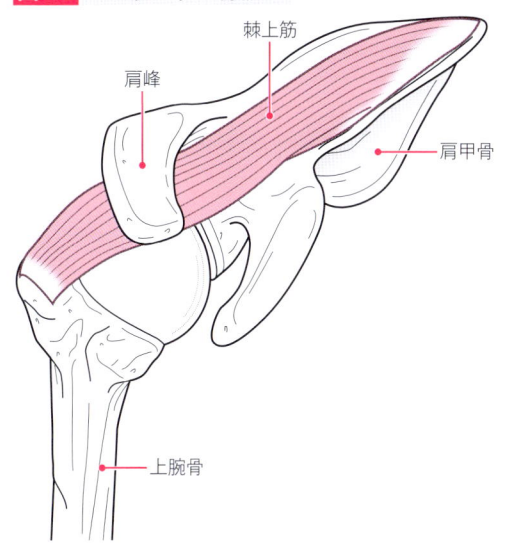

a　上面

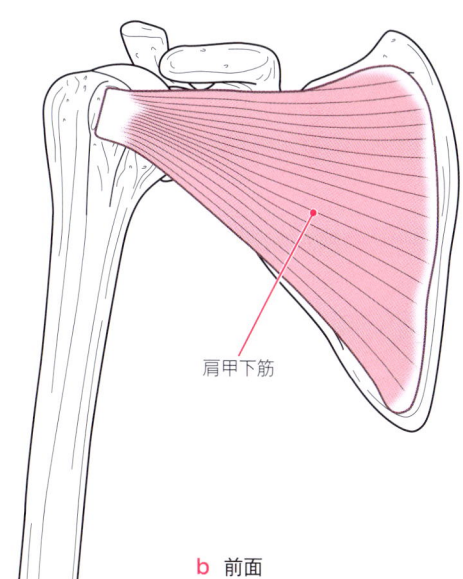

b　前面

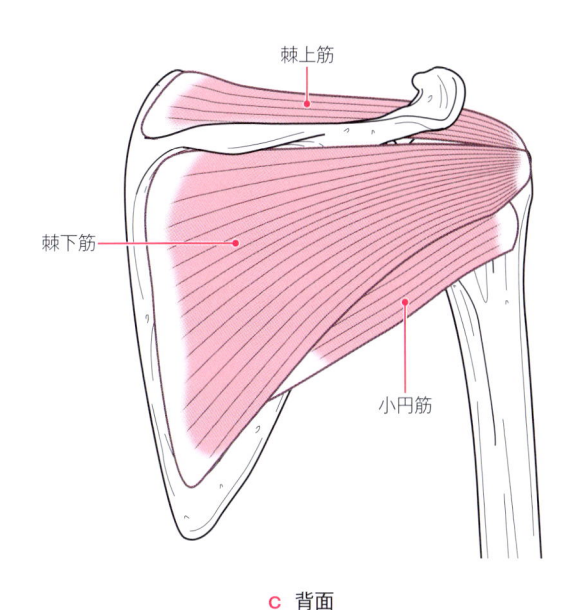

c　背面

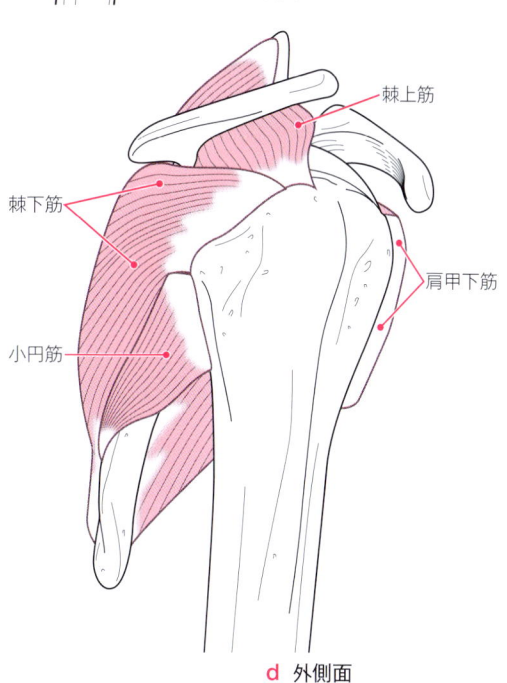

d　外側面

での内外旋運動に関与し，最下方にある肩甲下筋の筋内腱や小円筋は挙上位での内外旋の運動に関与する。皆川ら[44]は，肩甲下筋は複数の筋内腱を有する多羽状筋の形態を示しており，複数の筋内腱がそれぞれ異なる走行を示すという構造上の特徴を示している。筋電図学的研究では，内旋方向に等尺性収縮をさせた際，上肢下垂よりも90°外転位のほうが上部肩甲下筋の筋活動は低下するのに対し，下部肩甲下筋の筋活動は大きくなることが報告されており[45]，肩甲下筋の部位によって筋活動は異なることが示されている。このことから，関節角度によって活動しやすい部位が変化することが考えられる。例えば，上肢下垂位での内旋であれば，肩甲下筋上部の横走する線維が最も内旋トルクを発揮しやすい。上肢を挙上していくにつれて徐々に下方の線維のほうが内旋トルクを発揮しやすくなっていく。つまり，さまざまな挙上肢位においても内旋できるような構造になっていると考えられる。

筋内腱

　筋腹内の腱性部分を指す（図37）。腱板構成筋においても筋腹内の腱性部分が腱板へ連続して移行しており，筋線維の収縮で生じた力を腱板に伝える伝達路としての役割を担っている。皆川らによれば[46]，その本数は棘上筋で2.6 ± 0.9本，棘下筋3.8 ± 1.0本，肩甲下筋は4.2 ± 0.6本存在し，小円筋ではMRI上確認はできなかったとしている。

図37　筋内腱の構造

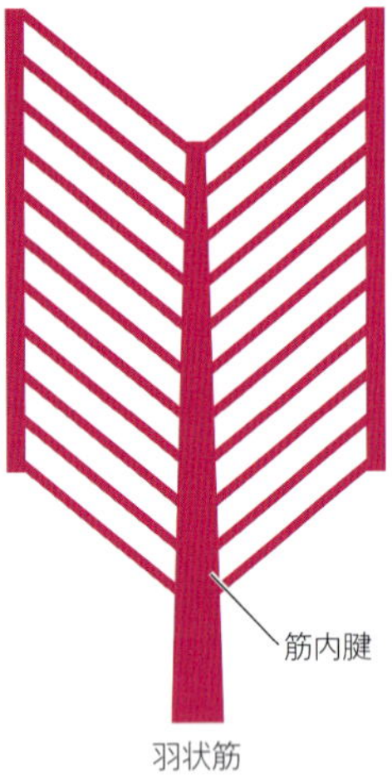

筋内腱

羽状筋

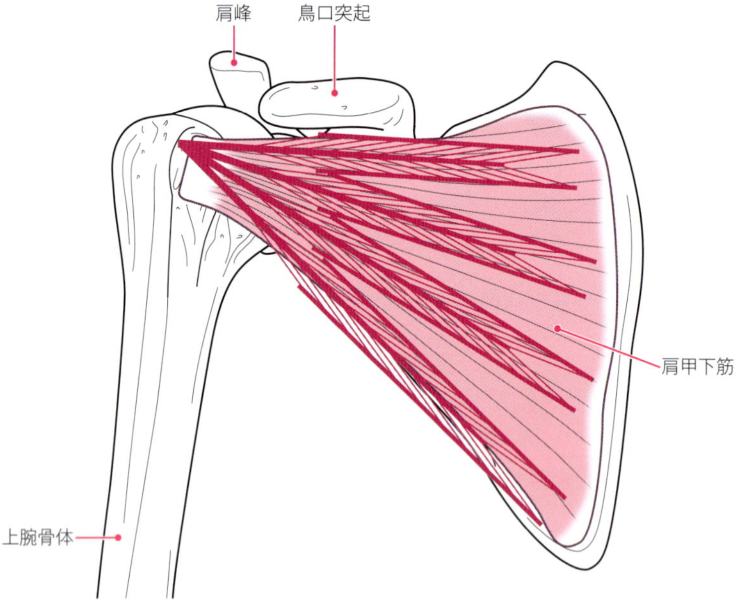

肩峰　　烏口突起

肩甲下筋

上腕骨体

◆ 三角筋（図38）

三角筋は前部，中部，後部の3部に分けられる。前部は鎖骨の外側1/3，中部は肩峰，後部は肩甲棘からそれぞれ起始し，三角筋粗面に停止する。前部は屈曲，内旋，内転に作用し，中部は外転，後部は伸展，外旋，内転に作用する。

◆ 他の挙上筋（大胸筋鎖骨部，烏口腕筋，上腕二頭筋）（図39，40）

大胸筋鎖骨部は鎖骨内側1/2から起始し上腕骨大結節稜に停止し，屈曲運動に作用する。烏口腕筋は烏口突起に起始し，上腕骨内側前面中部（小結節稜の下方への延長線上）に停止する。屈曲，内転および内旋に作用する。上腕二頭筋長頭は肩甲骨関節上結節，短頭は烏口突起から起始し，橈骨粗面に停止する。肩関節においては屈曲に作用し，特に長頭は上肢運動時に上腕骨頭を安定させる作用をもつ。ただし，Landinら[47]による筋電図学的検討によれば，上腕二頭筋は肩関節挙上角度全体を通して活動するのではなく，特に挙上30°までの挙上初期にのみ活動することが示されている。

図38 三角筋各部

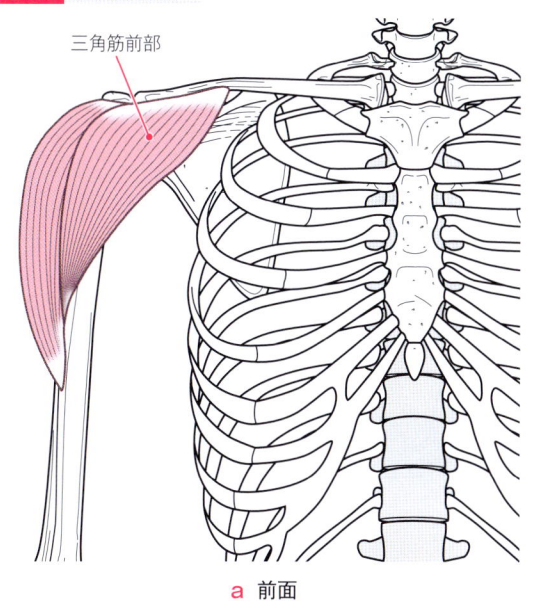

三角筋前部

a 前面

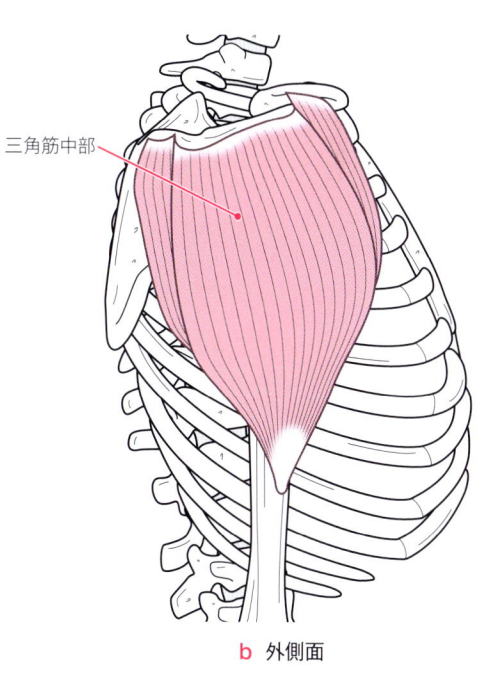

三角筋中部

b 外側面

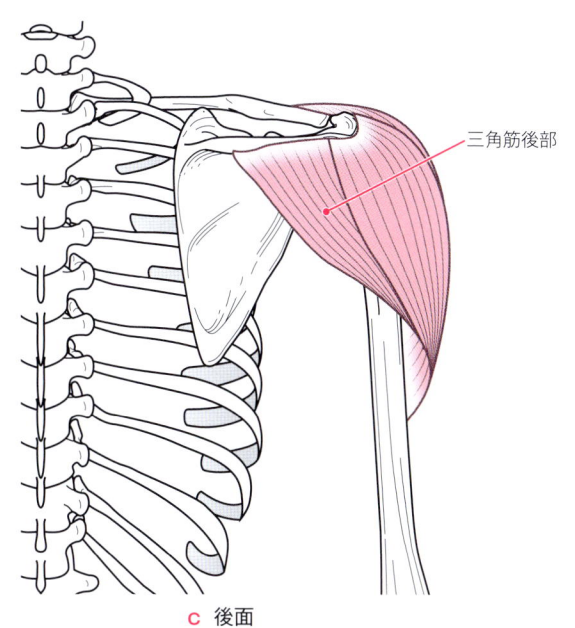

三角筋後部

c 後面

2章 肩関節の運動学

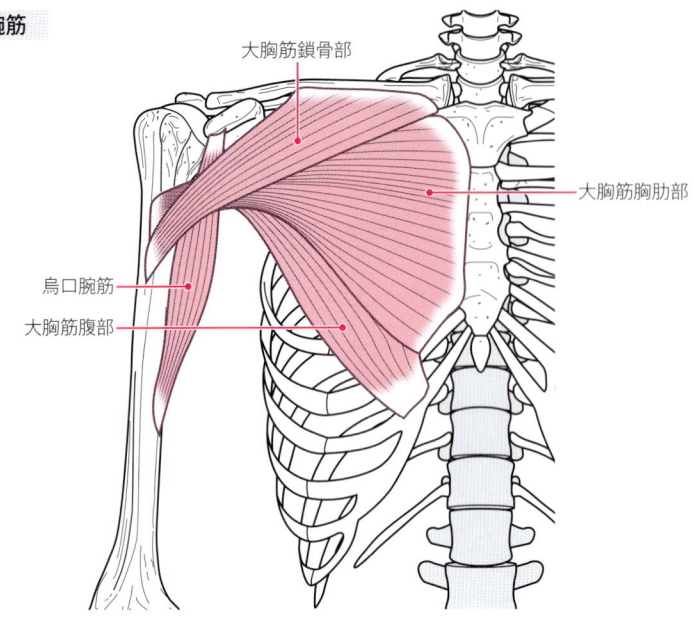

図39 大胸筋と烏口腕筋

大胸筋鎖骨部

大胸筋胸肋部

烏口腕筋

大胸筋腹部

図40 上腕二頭筋と上腕三頭筋

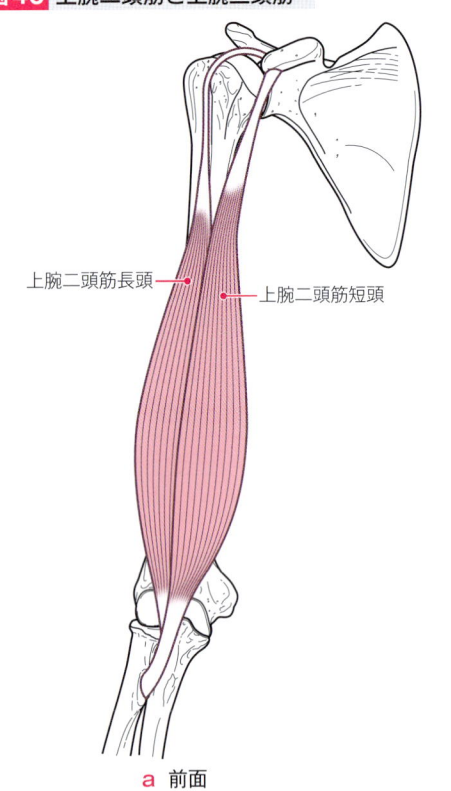

上腕二頭筋長頭

上腕二頭筋短頭

a 前面

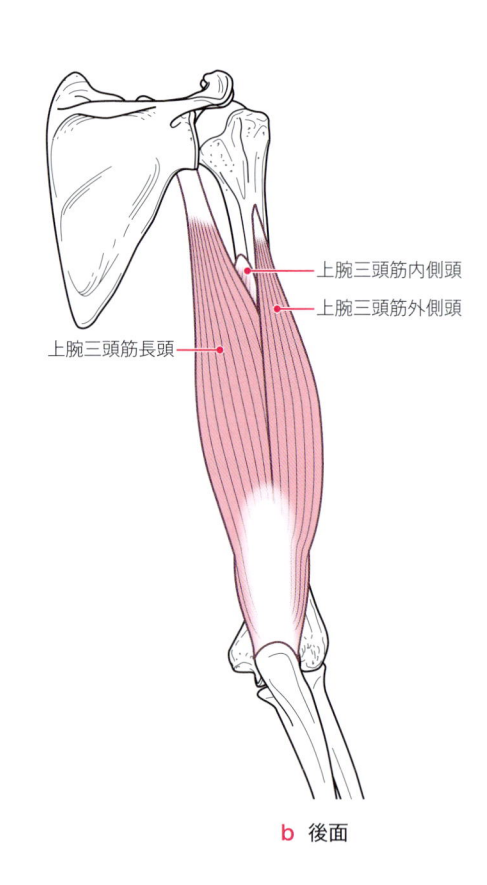

上腕三頭筋内側頭

上腕三頭筋外側頭

上腕三頭筋長頭

b 後面

◆ 内旋筋群（図36，39，41）

　肩甲下窩に大きく起始をもち，上腕骨小結節に停止する肩甲下筋は内旋作用をもつが，大胸筋（鎖骨部，胸肋部，腹部）は全体としてさらに強い内旋作用をもつ。加えて，広背筋および大円筋も内旋作用をもつ。広背筋はTh7〜12の棘突起，L1〜L5と仙骨棘突起の胸腰筋膜，腸骨稜後部1/3および肩甲骨の下角にわたる広い起始部をもち，上腕骨小結節稜に停止する。大円筋は肩甲骨下角に起始し上腕骨小結節稜に停止する。また，三角筋前部および烏口腕筋も内旋作用を有している。

◆ 外旋筋群（図36，38）

　肩甲骨棘下窩に起始をもち上腕骨大結節に停止する棘下筋と肩甲骨外側縁に起始し，上腕骨大結節に停止する小円筋はいずれも外旋作用をもつ。加えて，三角筋後部も外旋作用を有する。

　内旋筋群と比較すると外旋作用を有する筋の数は少なく，合計した筋断面積は非常に小さい。

◆ 伸展・内転筋群（図38〜41）

　三角筋後部，広背筋，大円筋は伸展作用を有する。加えて，肩甲骨関節下結節に起始し，肘頭に

停止する上腕三頭筋長頭は肩関節に対して伸展作用を有する。内転については上記筋群に加え，三角筋前部および大胸筋胸肋部が活動する。

◆ 水平屈曲筋群（図38，39）

　三角筋前部および大胸筋が全体として強力な水平屈曲筋力を発揮する。

◆ 水平伸展筋群（図36，38）

　三角筋後部および棘下筋が水平伸展筋力を発揮する。

3　肩関節周囲筋の筋断面積

◆ ローテーターカフ（回旋筋腱板）の筋形態

　ローテーターカフの筋形態を調べたWardら[48]の報告から棘上筋，棘下筋，肩甲下筋，小円筋の

筋重量，筋長，筋線維長，羽状角，生理学的断面積（PCSA）を表8に示した。第1章の「筋線維長」（p27〜）で詳しく説明したように筋線維長は筋の

図41 広背筋と大円筋

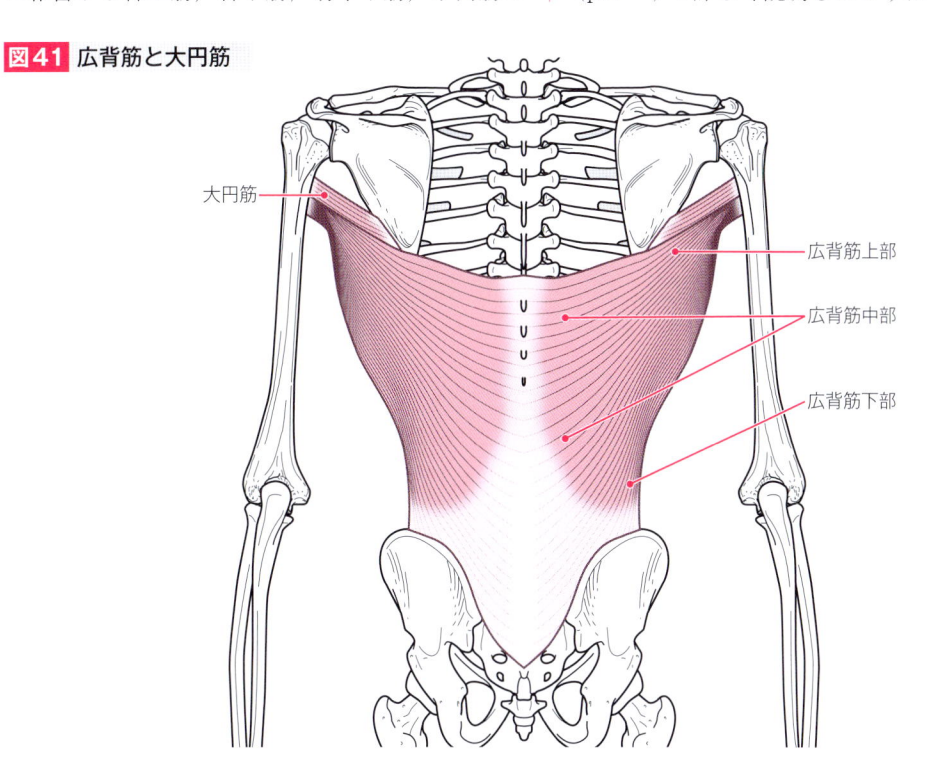

大円筋
広背筋上部
広背筋中部
広背筋下部

表8 ローテーターカフの筋形態

	筋重量(g)	筋長(cm)	筋線維長(cm)	羽状角(°)	生理学的断面積(cm²)
棘上筋	34.0±4.3	8.5±0.4	4.5±0.3	5.1±0.8	6.7±0.6
棘下筋	78.0±7.5	12.1±0.5	6.6±0.3	1.4±0.4	10.7±1.0
肩甲下筋	101.8±11.5	13.0±0.6	6.0±0.5	0±0	15.5±1.4
小円筋	21.2±2.0	10.8±0.6	6.1±0.4	0.6±0.3	3.2±0.3

（文献48より改変引用）

収縮速度と筋力を発揮できる範囲に関係しており，生理学的断面積は筋張力と関係している。ローテーターカフの各筋の構造を見ると棘下筋の筋線維長が一番長く，棘上筋が一番短い。筋の構造的には，棘下筋の収縮速度は速く，次いで肩甲下筋，小円筋がほぼ同じで，棘上筋の収縮速度が最も遅いといえる。また，棘下筋の筋力を発揮する範囲は，広く，棘上筋は狭い範囲でしか筋力を発揮できない。一方PCSAは肩甲下筋が一番大きく次いで棘下筋，棘上筋，小円筋の順となっている。肩甲下筋が最も筋張力発揮に優れ，ローテーターカフの中では小円筋の筋張力が最も弱いことがわかる（**図42**）。

◆ 肩関節周囲筋の生理学的断面積

肩関節周囲筋の生理学的断面積を調べた Holzbaurら[49]の報告より広背筋，大胸筋，三角筋，ローテーターカフ，大円筋のPCSAを**表9**に示した。三角筋が最も大きく次いで大胸筋，肩甲下筋，広背筋の順である。大円筋が最も小さい。

◆ 肩甲骨周囲筋の生理学的断面積

肩甲骨周囲筋の生理学的断面積を詳細に調べた Johnsonら[50]の研究データを基に僧帽筋，肩甲挙筋，小菱形筋，大菱形筋，前鋸筋，小胸筋の生理学的断面積を計算し**表10**に示した。肩甲骨周囲筋の中では，僧帽筋のPCSAが最も大きく，次いで前鋸筋，大菱形筋，小胸筋，肩甲挙筋の順で，小菱形筋が最も小さい。僧帽筋の中では中部線維が最も大きく，下部線維が小さい。三角筋との比較では僧帽筋がほぼ三角筋と同じ程度のPCSAである。

図42 ローテーターカフのPCSAと筋線維長

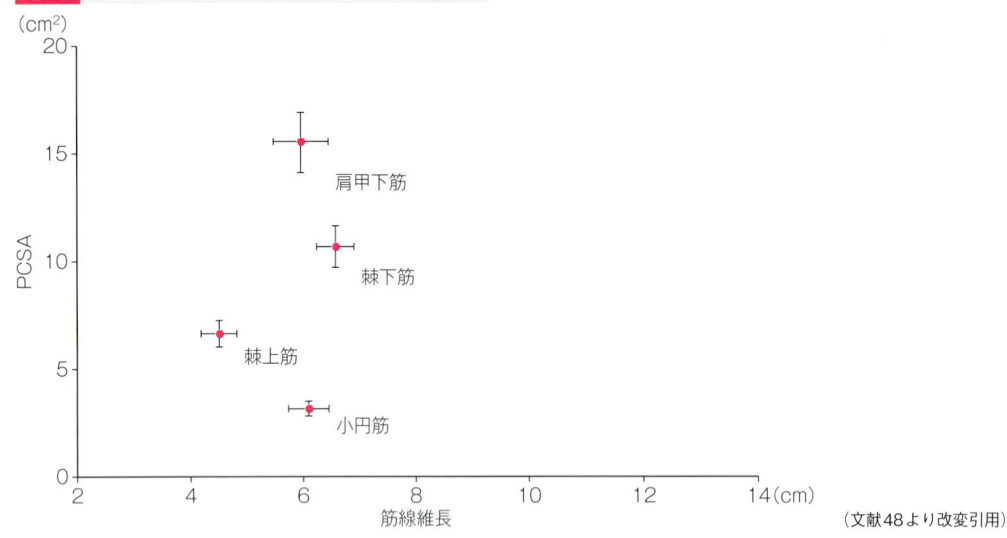

（文献48より改変引用）

表9 肩関節周囲筋の生理学的断面積

	PCSA（cm²）
広背筋	13.9
大胸筋	15.9
三角筋	25.0
棘上筋	4.8
棘下筋	11.9
肩甲下筋	14.1
小円筋	3.7
大円筋	2.5

（文献49より作表）

表10 肩甲骨周囲筋の生理学的断面積と三角筋比

	PCSA（cm²）	三角筋比（%）
僧帽筋（全体）	13.0	106.6
上部	3.3	27.0
中部	7.1	58.2
下部	2.6	21.3
肩甲挙筋	2.3	18.9
小菱形筋	1.3	10.7
大菱形筋	4.4	36.1
前鋸筋	10.5	86.1
小胸筋	3.3	27.0
三角筋	12.2	100.0

（文献50より作表）

4 肩関節周囲筋の挙上角度と屈曲伸展・内外転のモーメントアーム

筋が同じ張力を発揮している場合には，筋力（筋トルク）はモーメントアームに比例する。肩屈曲角度や外転角度が変化するとモーメントアームも変化するため，どの角度で効率的に筋トルクを発揮しやすいかは，肩関節角度とモーメントアームの関係を理解する必要がある。Acklandら[51]が報告した肩関節周囲筋の肩関節屈曲・外転角度とモーメントアームの関係を**図43～58**に示した。

◆ 肩関節角度の違いによる大胸筋のモーメントアーム

図43に大胸筋の肩屈曲角度と屈曲伸展モーメントアームの関係を示した。大胸筋上部線維（鎖骨部）は屈曲角度が増加すると屈曲モーメントが大きくなり約70°で最大の屈曲モーメントアームとなる。中部線維（胸骨部）は上部線維に比べるとモーメントアームは小さく，屈曲角度の変化による変化も少ない。大胸筋下部線維（腹部）は0～30°屈曲位ではわずかに屈曲のモーメントアームをもつだけでほとんど作用をもたないが，30°以上屈曲していくと伸展のモーメントアームが増加し，屈曲位では肩伸展筋となることがわかる。

図44に大胸筋の肩外転角度と内外転モーメントアームの関係を示した。大胸筋上部線維は外転30°まではわずかに内転のモーメントアームをもつがそれ以上外転するに従って外転のモーメントアームが大きくなる。すなわち90°外転位では上部線維は外転作用をもつ。中部線維と下部線維はほぼ同じモーメントアームをもち120°外転位まで内転のモーメントアームをもつ。50～60°外転

位で最も大きな内転モーメントアームをもつ。

◆ 肩関節角度の違いによる広背筋のモーメントアーム

図45に広背筋の肩屈曲角度と屈曲伸展モーメントアームの関係を示した。広背筋上部線維，中部線維，下部線維ともにすべての屈曲角度において伸展のモーメントアームをもつ。上部線維の伸展モーメントアームが最も大きく，次いで下部線維，中部線維の順である。0°と120°に近づくほど伸展モーメントアームは減少する。上部線維は約40°，中部線維は約30°，下部線維は約50°で最も大きな伸展モーメントアームをもつ。

図46に広背筋の肩外転角度と内外転モーメントアームの関係を示した。広背筋上部線維，中部線維，下部線維ともにすべての外転角度において内転のモーメントアームをもつ。中部線維と下部線維は上部線維よりも大きく，ほぼ同じ内転モーメントアームをもつ。すべての筋線維において60～80°外転位で最も大きな内転モーメントアームをもつ。伸展モーメントアームに比べ内転のモーメントアームのほうが大きいため，広背筋は伸展作用よりも内転作用のほうが強いと考えられる。

◆ 肩関節角度の違いによる三角筋のモーメントアーム

図47に三角筋の肩屈曲角度と屈曲伸展モーメントアームの関係を示した。三角筋前部線維と中部線維は屈曲のモーメントアームをもち，後部線

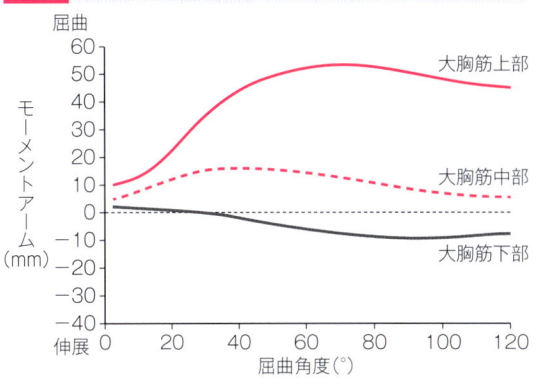

図43 大胸筋の肩屈曲角度と屈曲伸展モーメントアーム

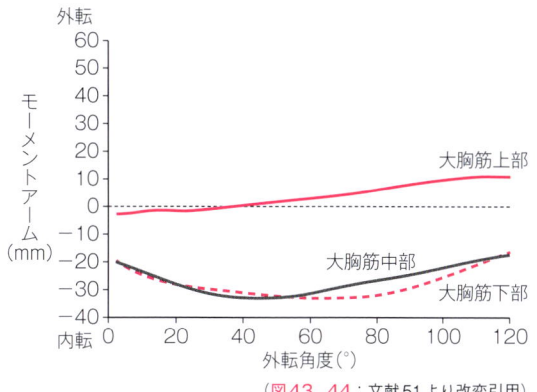

図44 大胸筋の肩外転角度と内外転モーメントアーム

（**図43，44**：文献51より改変引用）

維は伸展のモーメントアームをもつ。前部線維，中部線維ともに屈曲角度が大きくなるに従って屈曲モーメントアームも大きくなる。すべての屈曲角度で前部線維のほうが中部線維よりもモーメントアームは大きい。後部線維の伸展モーメントアームは屈曲角度による影響は少なく，屈曲角度が増加するとわずかに伸展モーメントアームが減少する。

図48に三角筋の肩外転角度と内外転モーメントアームの関係を示した。三角筋中部線維と前部線維は外転のモーメントアームをもつ。中部線維，前部線維，ともに外転角度が大きくなるに従って外転モーメントアームも大きくなる。軽度外転位では中部線維の外転モーメントアームのほうが前部線維よりも大きいが，外転角度が大きくなるに従いその差は減少し，約100°外転位では，ほぼ同じ外転モーメントアームをもつ。後部線維のモーメントアームは軽度外転位では内転のモーメントアームをもつが外転するに従い内転モーメントアームは減少し，80°以上外転位ではわずかに外転モーメントアームをもつ。

三角筋前部線維と中部線維は，すべての角度で屈曲外転筋であり，その作用は屈曲・外転角度が大きいほうが強い。後部線維はすべての角度での伸展筋としての働きと外転角度0～80°での内転筋，外転角度80°以上での外転筋としての働きがある。

◆ 肩関節角度の違いによる棘上筋のモーメントアーム

図49に棘上筋の肩屈曲角度と屈曲伸展モーメントアームの関係を示した。棘上筋前部線維，後部線維はすべての屈曲角度で屈曲のモーメントアームをもつ。前部線維，後部線維ともに三角筋とは逆に下垂位での屈曲モーメントアームが大きく，屈曲角度が大きくなるに従って屈曲モーメントアームは減少し，120°屈曲位ではほとんど屈曲の作用はなくなる。前部線維と後部線維のモーメントアームに大きな違いはない。

図50に棘上筋の肩外転角度と内外転モーメントアームの関係を示した。棘上筋前部線維と後部線維はすべての外転角度において外転のモーメン

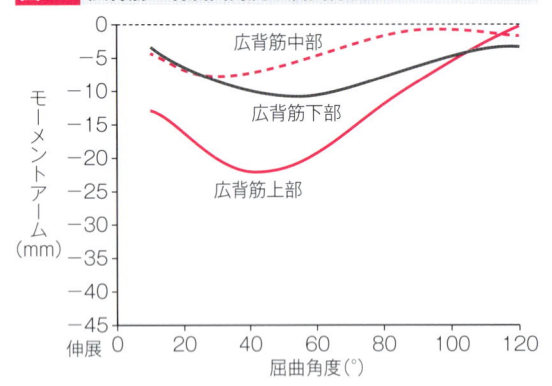

図45 広背筋の肩屈曲角度と屈曲伸展モーメントアーム

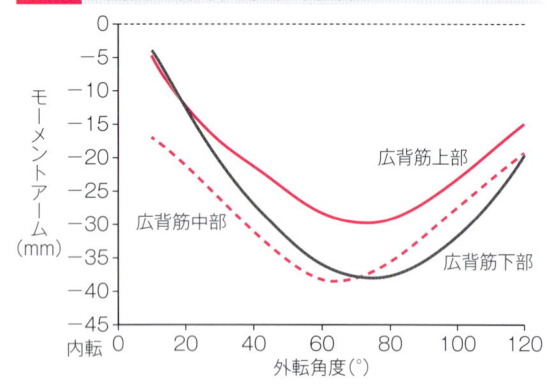

図46 広背筋の肩外転角度と内外転モーメントアーム

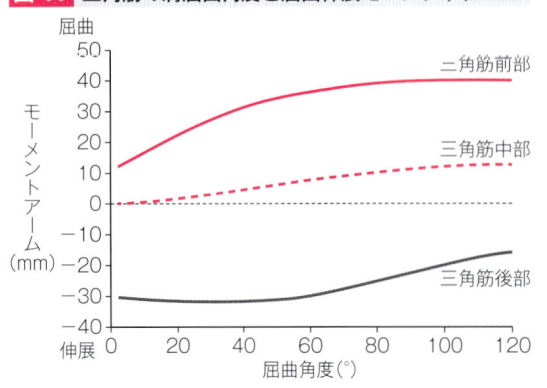

図47 三角筋の肩屈曲角度と屈曲伸展モーメントアーム

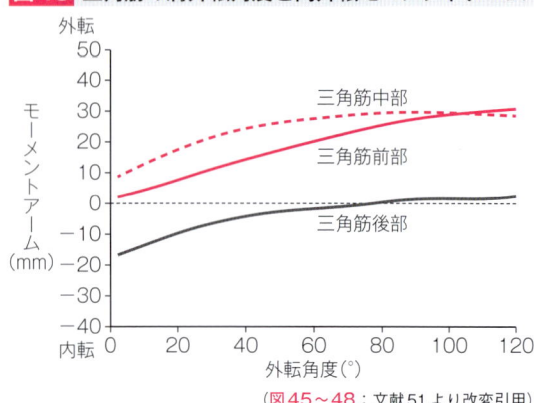

図48 三角筋の肩外転角度と内外転モーメントアーム

(図45～48：文献51より改変引用)

トアームをもつ。前部線維，後部線維ともに屈曲同様に下垂位での外転モーメントアームが大きく，外転角度が大きくなるに従って外転モーメントアームは減少し，120°屈曲位での外転作用は小さい。前部線維と後部線維のモーメントアームに大きな違いはない。

棘上筋の屈曲と外転のモーメントアームを比べると0〜70°ぐらいまでは屈曲のほうが大きく，屈曲作用のほうが強いといえる。また，その屈曲，外転作用は下垂位で最も大きく三角筋とは全く逆の角度特性である。

◆ 肩関節角度の違いによる肩甲下筋の モーメントアーム

図51に肩甲下筋の肩屈曲角度と屈曲伸展モーメントアームの関係を示した。肩甲下筋上部，中部，下部線維は，棘上筋と同じく屈曲角度が小さいほど大きな屈曲モーメントをもつ。屈曲角度が大きくなるに従って屈曲モーメントアームは減少し，80〜110°屈曲位で伸展モーメントアームに変化する。上部，中部線維の屈曲モーメントアー

ムは下部線維よりも大きい。

肩甲下筋は屈曲角度が大きくなると肩屈筋から伸筋へと作用が変化する筋である。

図52に肩甲下筋の肩外転角度と内外転モーメントアームの関係を示した。肩甲下筋上部線維は0〜40°外転位まではわずかに外転モーメントアームをもつが，さらに外転角度が増加すると内転モーメントアームに変化する。中部線維と下部線維は，ほぼすべての外転角度において内転のモーメントアームをもつ。

肩甲下筋は下垂位では，大きな屈曲の作用をもつが屈曲角度が増加するに従い大きく作用は減少し，伸展作用へと変化する。内外転作用は，下垂位ではわずかに上部線維が外転の作用をもつが外転角度が40°以上ではすべての線維で内転作用をもつ。

◆ 肩関節角度の違いによる棘下筋の モーメントアーム

図53に棘下筋の肩屈曲角度と屈曲伸展モーメントアームの関係を示した。棘下筋上部線維は，

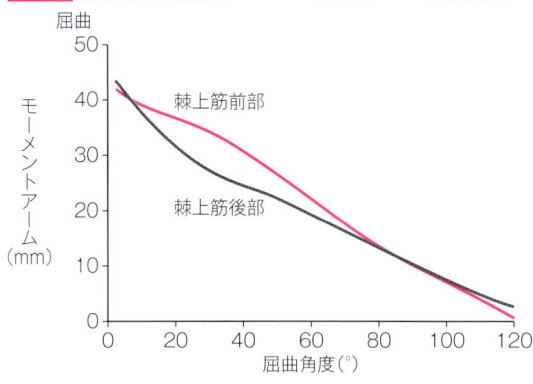

図49 棘上筋の肩屈曲角度と屈曲伸展モーメントアーム

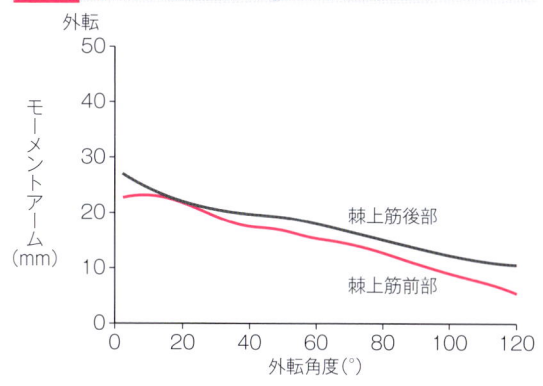

図50 棘上筋の肩外転角度と内外転モーメントアーム

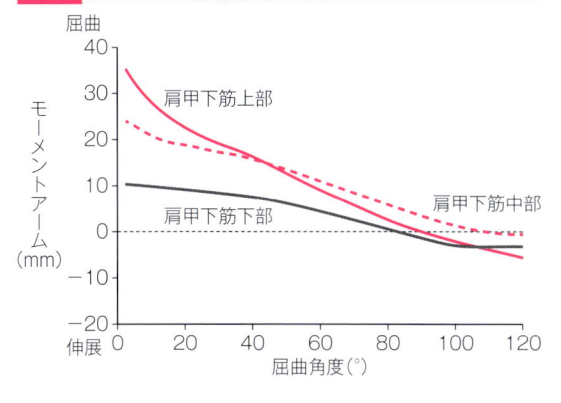

図51 肩甲下筋の肩屈曲角度と屈曲伸展モーメントアーム

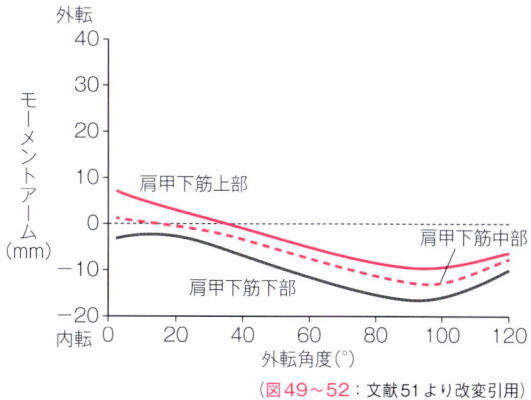

図52 肩甲下筋の肩外転角度と内外転モーメントアーム

（図49〜52：文献51より改変引用）

すべての屈曲角度で屈曲のモーメントアームをもち，下部線維は屈曲0〜80°では伸展のモーメントアームをもつが，屈曲80°以上では屈曲のモーメントアームをもつ。

図54に棘下筋の肩外転角度と内外転モーメントアームの関係を示した。棘下筋上部下部線維ともにすべての外転角度で外転モーメントアームをもつ。上部線維は外転約20°で最大の外転モーメントアームとなり外転角度が増加するに従い緩やかに減少する。下部線維は90°外転まで緩やかに外転角度の増加に伴い外転モーメントアームが増加する。

棘下筋の屈曲と外転のモーメントアームを比べるとすべての角度で外転モーメントアームのほうが大きく，屈曲作用よりも外転作用のほうが大きい筋である。

🔶 肩関節角度の違いによる小円筋の　モーメントアーム

図55に小円筋の肩屈曲角度と屈曲伸展モーメントアームの関係を示した。小円筋は下垂位では

大きな伸展モーメントアームをもち，屈曲角度が増加すると直線的に屈曲モーメントアームは減少する。屈曲約110°で屈曲のモーメントアームに変化する。

図56に小円筋の肩外転角度と内外転モーメントアームの関係を示した。小円筋は外転0〜40°ではわずかに内転のモーメントアームをもつ。外転40°以上では，外転角度の増加に伴い外転モーメントアームが増加する。

小円筋は0〜40°では大きな伸展作用とわずかな内転作用をもち，40°以上挙上位では伸展作用と外転作用をもつ。

🔶 肩関節角度の違いによる大円筋の　モーメントアーム

図57に大円筋の肩屈曲角度と屈曲伸展モーメントアームの関係を示した。大円筋はすべての屈曲角度で大きな伸展モーメントアームをもつ。40〜60°屈曲位で最大の伸展モーメントアームをもち屈曲角度が増加すると伸展モーメントアームは減少する。

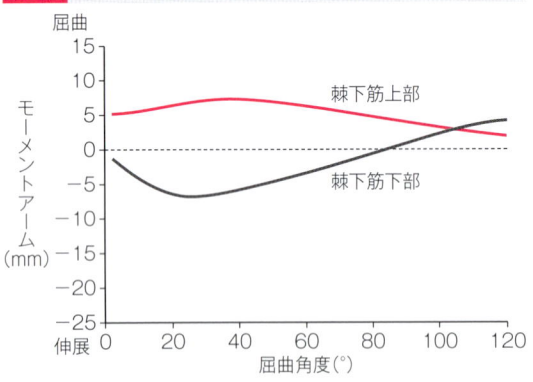

図53 棘下筋の肩屈曲角度と屈曲伸展モーメントアーム

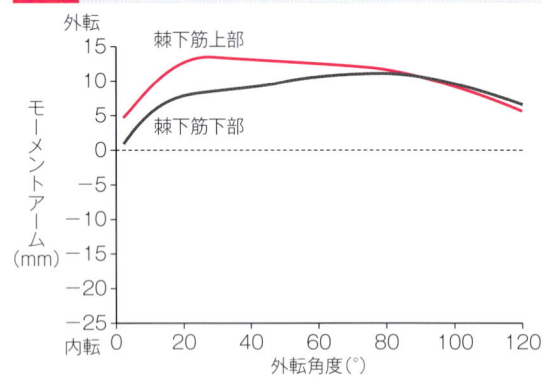

図54 棘下筋の肩外転角度と内外転モーメントアーム

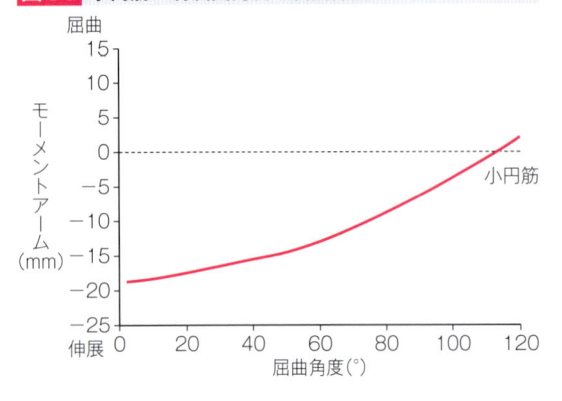

図55 小円筋の肩屈曲角度と屈曲伸展モーメントアーム

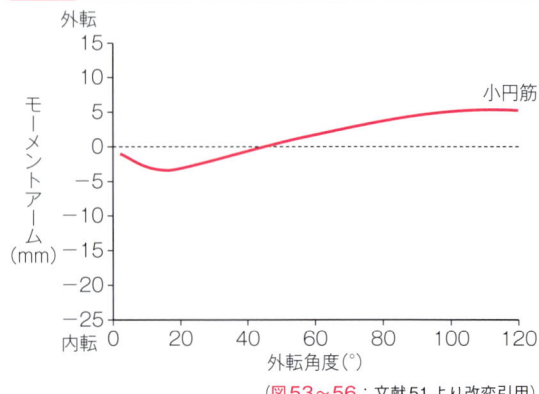

図56 小円筋の肩外転角度と内外転モーメントアーム

(図53〜56：文献51より改変引用)

図58に大円筋の肩外転角度と内外転モーメントアームの関係を示した。大円筋はすべての外転角度で大きな内転モーメントアームをもつ。外転角度が増加するに従い内転モーメントアームも増加し約90°外転位で最大となる。

大円筋はすべての角度で伸展内転作用をもつ筋である。

図57 大円筋の肩屈曲角度と屈曲伸展モーメントアーム

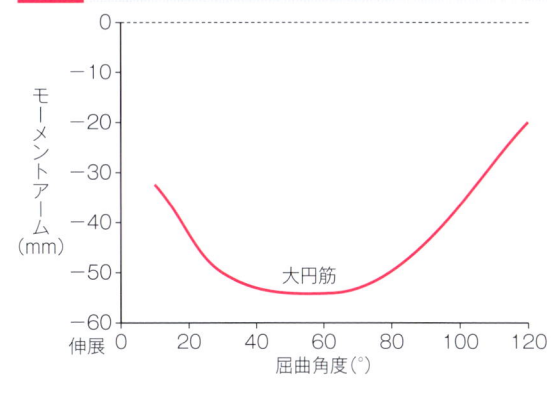

図58 大円筋の肩外転角度と内外転モーメントアーム

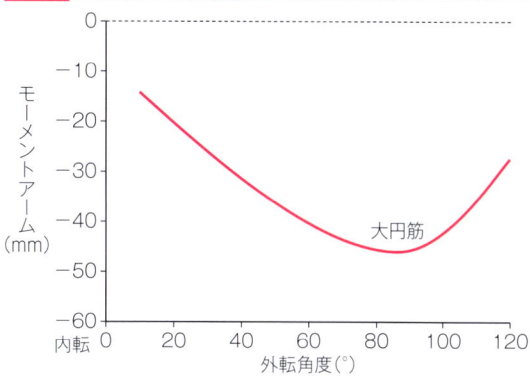

(図57, 58：文献51より改変引用)

5 肩関節周囲筋の挙上角度と内外旋のモーメントアーム

肩関節周囲筋の肩関節屈曲・外転角度と内外旋モーメントアームの関係をAcklandら[52]の報告した数値より筆者が作図し，図59～72に示した。

◆ 肩関節角度の違いによる大胸筋のモーメントアーム

図59に大胸筋の肩屈曲角度と回旋モーメントアームの関係を示した。大胸筋上部線維，中部線維，下部線維ともに内旋のモーメントアームをもち，屈曲角度が増加すると内旋モーメントアームも増加する。上部線維よりも中部線維と下部線維の内旋モーメントアームのほうが大きい。

図60に大胸筋の肩外転角度と回旋モーメントアームの関係を示した。大胸筋上部線維，中部線維，下部線維ともに内旋のモーメントアームをもち，外転角度が増加すると屈曲とは逆に内旋モーメントアームが減少する。上部線維よりも中部線維と下部線維の内旋モーメントアームのほうが大きい。

◆ 肩関節角度の違いによる広背筋のモーメントアーム

図61に広背筋の肩屈曲角度と回旋モーメントアームの関係を示した。上部線維，中部線維，下

図59 大胸筋の肩屈曲角度と内外旋モーメントアーム

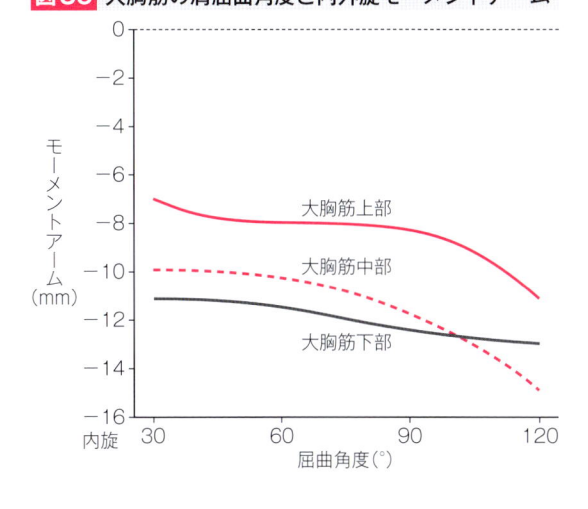

図60 大胸筋の肩外転角度と内外旋モーメントアーム

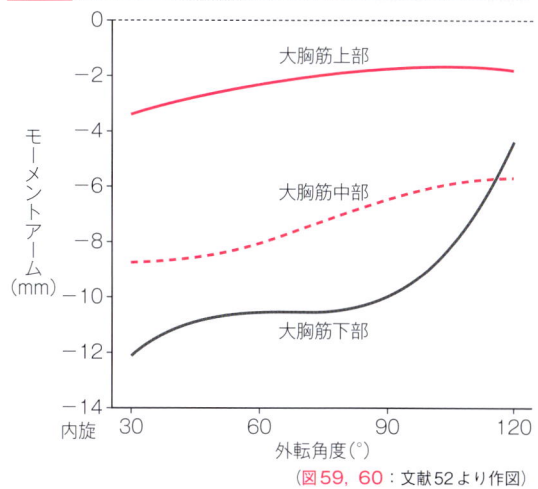

(図59, 60：文献52より作図)

部線維ともに内旋のモーメントアームをもつ。上部線維は屈曲角度が増加すると内旋モーメントアームは減少するが中部，下部線維は屈曲角度が増加すると内旋モーメントアームは増加する。軽度屈曲位では上部線維の内旋モーメントアームが大きく120°屈曲位では中部線維の内旋モーメントアームが大きい。

図62に広背筋の肩外転角度と回旋モーメントアームの関係を示した。屈曲とは逆に外転角度が増加すると広背筋上部線維の内旋モーメントアームは増加し，中部線維と下部線維の内旋モーメントアームは減少する。軽度外転位では中部線維の内旋モーメントアームが大きく120°外転位では上部線維の内旋モーメントアームが大きい。

肩関節角度の違いによる三角筋のモーメントアーム

図63に三角筋の肩屈曲角度と回旋モーメントアームの関係を示した。三角筋前部線維と中部線維は内旋モーメントアーム，後部線維は外旋モーメントアームをもつ。前部線維と中部線維は屈曲角度が増加すると内旋モーメントアームは増加する。後部線維は屈曲角度が増加すると外旋モーメントアームは減少する。前部線維と中部線維を比較するとすべての屈曲角度で前部線維の内旋モーメントアームが大きい。

図64に三角筋の肩外転角度と回旋モーメントアームの関係を示した。後部線維は大きな外旋モーメントアームをもつが，外転角度が増加すると外旋モーメントアームは減少する。前部線維と中部線維は，30°外転位では，わずかに外旋モーメントアームをもつが，外転角度が増加するとほ

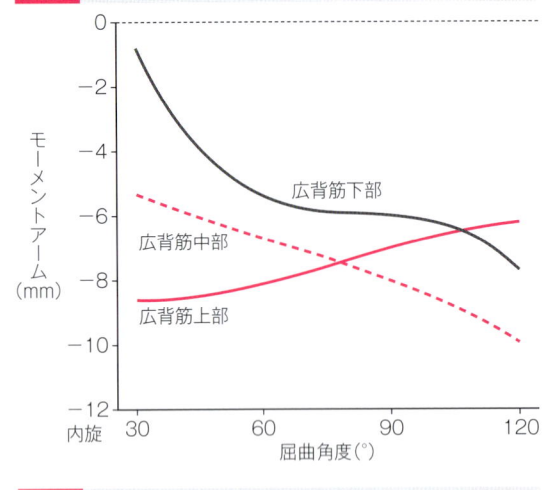

図61 広背筋の肩屈曲角度と内外旋モーメントアーム

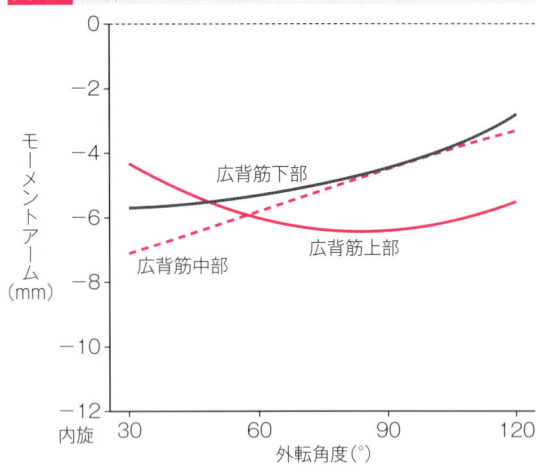

図62 広背筋の肩外転角度と内外旋モーメントアーム

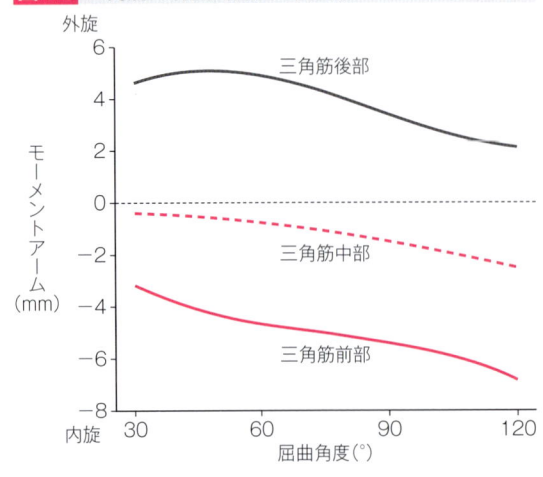

図63 三角筋の肩屈曲角度と内外旋モーメントアーム

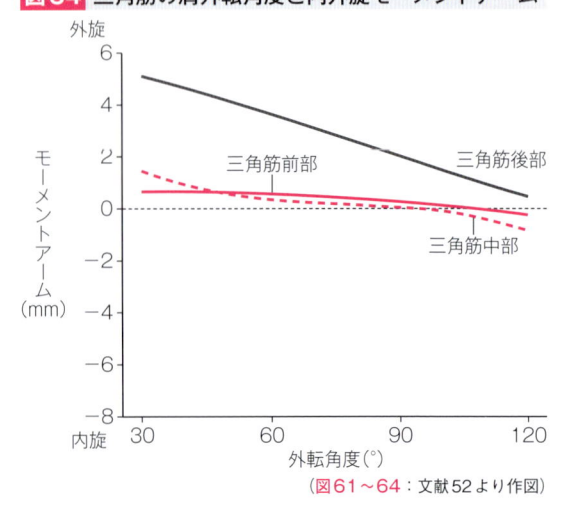

図64 三角筋の肩外転角度と内外旋モーメントアーム

（図61〜64：文献52より作図）

とんど内外旋の作用はなくなる。

◆ 肩関節角度の違いによる棘上筋の モーメントアーム

図65に棘上筋の肩屈曲角度と回旋モーメントアームの関係を示した。前部線維，後部線維ともに屈曲位では内旋モーメントアームをもち，屈曲角度が増加するほど内旋モーメントアームは大きくなる。前部線維と後部線維の比較では，前部線維の内旋モーメントアームのほうが大きい。

図66に棘上筋の肩外転角度と回旋モーメントアームの関係を示した。前部線維，後部線維ともに外転位では屈曲位とは逆に外旋モーメントアームをもつ。外転角度が増加すると外旋モーメントアームは大きくなる。前部線維と後部線維の比較では，後部線維の外旋モーメントアームのほうが大きい。

◆ 肩関節角度の違いによる肩甲下筋の モーメントアーム

図67に肩甲下筋の肩屈曲角度と回旋モーメントアームの関係を示した。上部線維，中部線維，下部線維ともに屈曲位では大きな内旋モーメントアームをもつ。屈曲角度による内旋モーメントアームの変化は少ない。下部線維の内旋モーメントアームが最も大きく，次いで中部線維，上部線維の順である。

図68に肩甲下筋の肩外転角度と回旋モーメントアームの関係を示した。上部線維，中部線維，下部線維ともに外転位では大きな内旋モーメントアームをもつ。外転角度が増加すると内旋モーメントアームはすべての筋線維で減少する。下部線維の内旋モーメントアームが最も大きく，次いで中部線維，上部線維の順である。

図65 棘上筋の肩屈曲角度と内外旋モーメントアーム

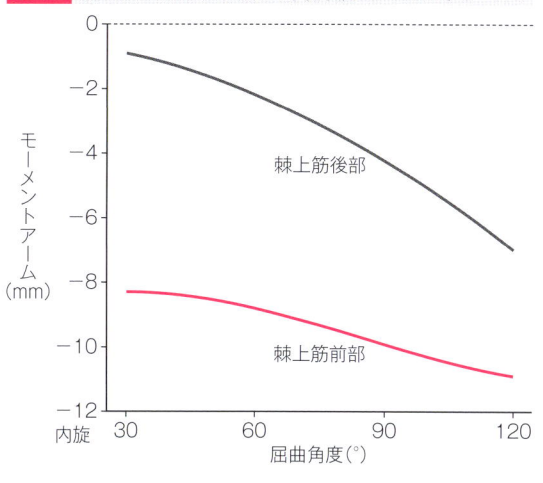

図66 棘上筋の肩外転角度と内外旋モーメントアーム

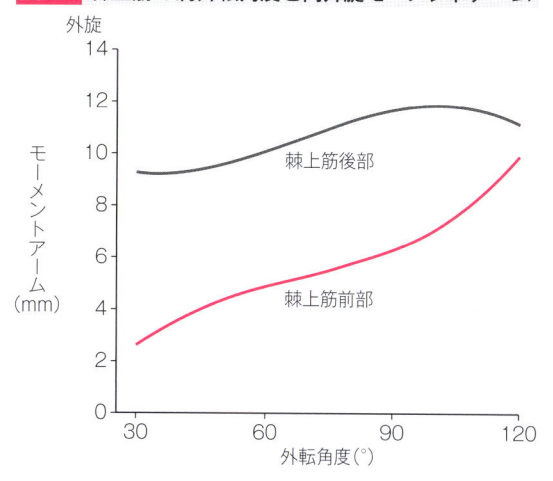

図67 肩甲下筋の肩屈曲角度と内外旋モーメントアーム

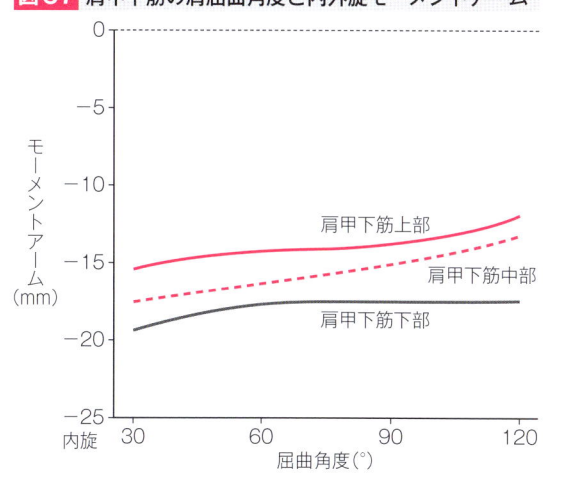

図68 肩甲下筋の肩外転角度と内外旋モーメントアーム

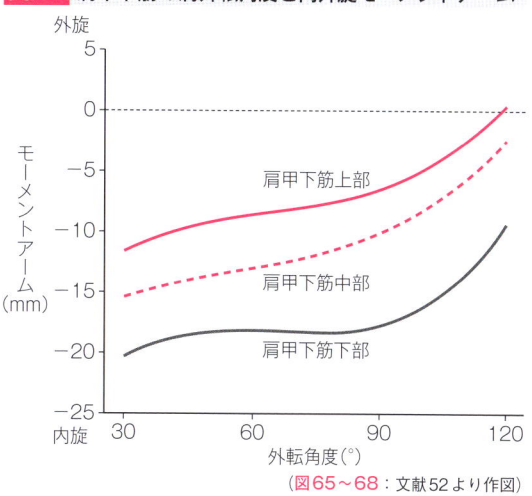

（**図65〜68**：文献52より作図）

◆ 肩関節角度の違いによる棘下筋の モーメントアーム

図69に棘下筋の肩屈曲角度と回旋モーメントアームの関係を示した。上部線維，下部線維ともに外転位では外旋モーメントアームをもつ。外転角度が増加すると両線維ともに外旋モーメントアームは減少する。上部線維と下部線維を比較すると下部線維の外旋モーメントアームのほうが大きい。

図70に棘下筋の肩外転角度と回旋モーメントアームの関係を示した。上部線維，下部線維ともに外転位では外旋モーメントアームをもつ。外転角度が増加しても90°外転にまでは大きな変化がなく，さらに外転すると外旋モーメントアームは減少する。上部線維と下部線維に大きな差は無く，屈曲位よりも外転位のほうが外旋モーメントアームは大きい。

◆ 肩関節角度の違いによる小円筋と大円筋の モーメントアーム

図71に小円筋と大円筋の肩屈曲角度と回旋モーメントアームの関係を示した。小円筋は屈曲位では大きな外旋モーメントアームをもち，屈曲角度が増加するとわずかに外旋モーメントアームが減少する。大円筋は屈曲位ではわずかな内旋モーメントアームをもち屈曲するに従って内旋モーメントアームは増加する。

図72に小円筋と大円筋の肩外転角度と回旋モーメントアームの関係を示した。小円筋は外転位では大きな外旋モーメントアームをもち，外転90°までは大きな変化はないが，さらに外転すると外旋モーメントアームは減少する。大円筋は外転位ではわずかな内旋モーメントアームをもち，屈曲と同様に外転角度が増加すると内旋モーメントアームは増加する。

図69 棘下筋の肩屈曲角度と内外旋モーメントアーム

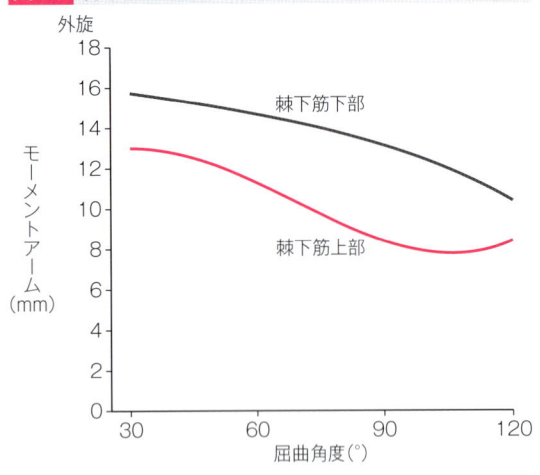

図70 棘下筋の肩外転角度と内外旋モーメントアーム

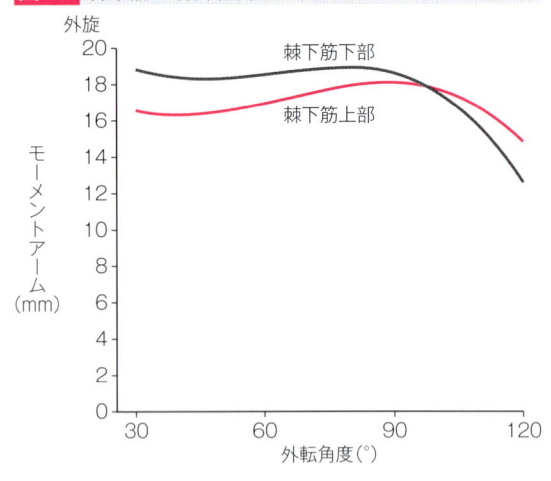

図71 小円筋と大円筋の肩屈曲角度と内外旋モーメントアーム

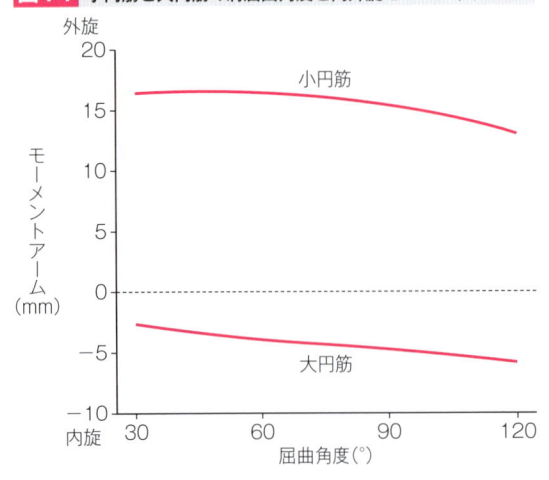

図72 小円筋と大円筋の肩外転角度と内外旋モーメントアーム

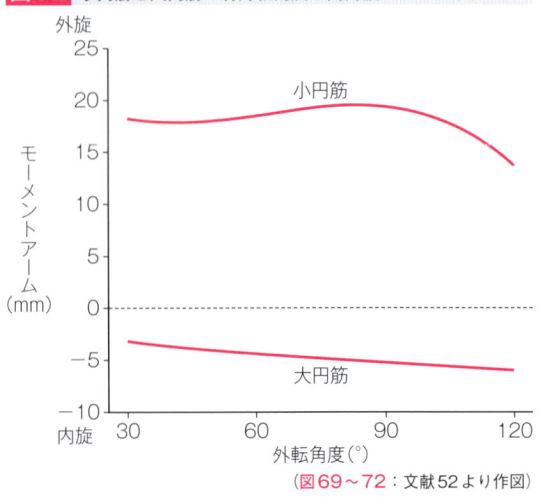

(**図69〜72**：文献52より作図)

6 肩関節周囲筋のトルク寄与率

関節トルクは，筋張力とモーメントアームの積で決定される。筋張力は，生理学的断面積（PCSA）に比例するため，PCSAとモーメントアームの積を各筋の筋トルクとし，それをすべて合計したものを関節トルクとする。関節トルクを100％とした場合，各筋がどの程度この関節トルクに貢献しているのかをトルク寄与率として表す。ただし，関節角度の変化に伴い筋の長さが変わることによって筋張力が変化することは考慮していない。また，すべての筋が最大収縮をしていることを前提にしている。

具体的には，Acklandら[51]が示したモーメントアームとHolzbaurら[49]の報告する生理的筋断面積（PCSA）をもとに，肩関節下垂位，屈曲90°位，外転90°位での肩関節周囲筋のトルク寄与率を算出した。筋の小区分の各部位の割合については，**表11**のように算出した。単位断面積あたりの筋力を$5\,kg/cm^2$と仮定し，各筋の発揮トルク（kgm）は$5\,kg/cm^2 \times PCSA\,(cm^2) \times$ モーメントアーム（m）として計算した。

◆ 下垂位での肩屈曲筋群のトルク寄与率（**表12**，**図73**）

下垂位での肩屈曲のモーメントアームは棘上筋が最も大きく，次いで肩甲下筋，三角筋の順である。しかし，肩甲下筋のPCSAが大きいため肩甲下筋のトルク寄与率は3つの部位を合わせると47.9％を占めることがわかる。次いで棘上筋が

表11 各筋の小区分の割合

	小区分の割合
三角筋	前部（16.2％）中部（66.0％）後部（17.7％）として算出
大胸筋	上部（20％）中部（60％）下部（20％）として算出
広背筋	上部（45％）中部（45％）下部（10％）として算出
棘上筋	上部（50％）下部（50％）として算出
棘下筋	上部（50％）下部（50％）として算出
肩甲下筋	上部（33.3％）中部（33.3％）下部（33.3％）として算出

表12 下垂位（0°屈曲位）での肩屈曲筋群のトルク寄与率

	モーメントアーム (cm)	PCSA (cm²)	発揮トルク (kgm)	トルク率 (%)
三角筋（前部）	1.2	4.1	0.25	7.3
大胸筋（上部）	1.0	3.2	0.16	4.7
大胸筋（中部）	0.3	9.5	0.14	4.2
大胸筋（下部）	0.2	3.2	0.03	0.9
棘上筋（前部）	4.2	2.4	0.50	14.9
棘上筋（後部）	4.4	2.4	0.53	15.6
棘下筋（上部）	0.5	6.0	0.15	4.4
肩甲下筋（上部）	3.5	4.7	0.82	24.3
肩甲下筋（中部）	2.4	4.7	0.56	16.7
肩甲下筋（下部）	1.0	4.7	0.24	6.9
合計	—	—	3.38	100.0

図73 下垂位（0°屈曲位）での肩屈曲筋群のトルク寄与率

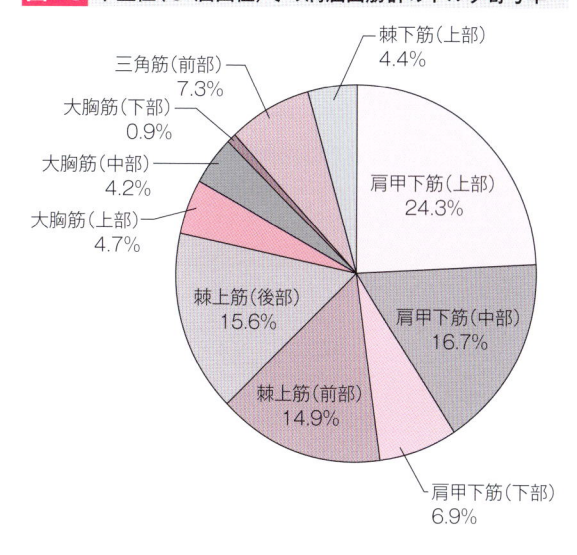

棘下筋（上部）4.4%
三角筋（前部）7.3%
大胸筋（下部）0.9%
大胸筋（中部）4.2%
大胸筋（上部）4.7%
棘上筋（後部）15.6%
棘上筋（前部）14.9%
肩甲下筋（上部）24.3%
肩甲下筋（中部）16.7%
肩甲下筋（下部）6.9%

30.5％であり，この2つの筋が下垂位からの屈曲に大きく関わっていることがわかる。一方，三角筋前部線維の寄与率は7.3％と非常に低く，下垂位からの屈曲にはほとんど貢献しない。

◆ 90°屈曲位での肩屈曲筋群のトルク寄与率（表13，図74）

90°屈曲位では，下垂位で大きかった肩甲下筋中部（肩甲下筋上部のモーメントアームは0，下部は伸展のモーメントアームに変化）や棘上筋の屈曲モーメントアームは減少し，三角筋と大胸筋のモーメントアームが増加する。そのため三角筋（前部・中部）の寄与率は46.9％と下垂位と比較し大きく増加する。次いで大胸筋（上部，中部）で36.8％であり，この2つの筋が90°屈曲位からの肩屈曲に大きく貢献していることがわかる。棘上筋は8.4％，肩甲下筋は2.0％とほとんど貢献しない。

◆ 下垂位での肩伸展筋群のトルク寄与率（表14，図75）

下垂位での肩伸展のモーメントアームは，大円

表13 90°屈曲位での肩屈曲筋群のトルク寄与率

	モーメントアーム (cm)	PCSA (cm²)	発揮トルク (kgm)	トルク率 (%)
三角筋（前部）	3.9	4.1	0.80	23.1
三角筋（中部）	1.0	16.5	0.83	23.8
大胸筋（上部）	5.0	3.2	0.80	23.1
大胸筋（中部）	1.0	9.5	0.48	13.7
棘上筋（前部）	1.2	2.4	0.14	4.2
棘上筋（後部）	1.2	2.4	0.14	4.2
棘下筋（上部）	0.5	6.0	0.15	4.3
棘下筋（下部）	0.2	6.0	0.06	1.7
肩甲下筋（中部）	0.3	4.7	0.07	2.0
合計	―	―	3.47	100.0

図74 90°屈曲位での肩屈曲筋群のトルク寄与率

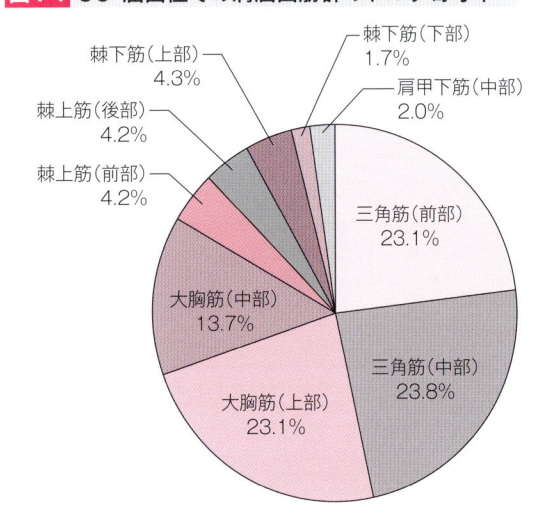

表14 下垂位（0°屈曲位）での肩伸展筋群のトルク寄与率

	モーメントアーム (cm)	PCSA (cm²)	発揮トルク (kgm)	トルク率 (%)
三角筋（後部）	3.1	4.4	0.68	33.8
広背筋（上部）	1.3	6.3	0.41	20.3
広背筋（中部）	0.4	6.3	0.13	6.2
広背筋（下部）	0.3	1.4	0.02	1.0
大円筋	3.2	2.5	0.40	19.8
小円筋	1.9	3.7	0.35	17.4
棘下筋（下部）	0.1	6.0	0.03	1.5
合計	―	―	2.02	100.0

図75 下垂位（0°屈曲位）での肩伸展筋群のトルク寄与率

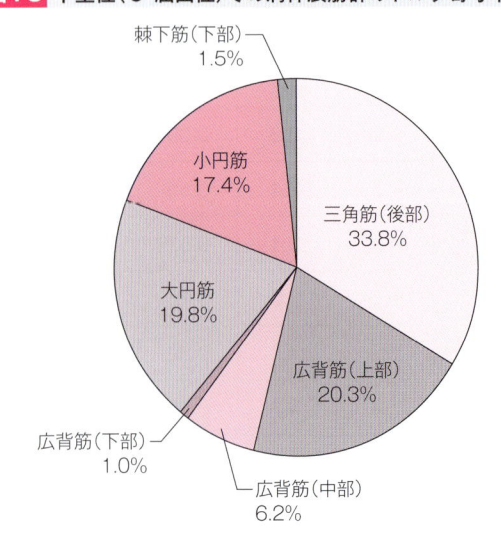

筋と三角筋後部線維が大きいが大円筋のPCSAが小さいため寄与率は三角筋後部線維が33.8％と最も大きく，次いで広背筋の27.5％となり大円筋は19.8％である。

◆90°屈曲位での肩伸展筋群のトルク寄与率（表15，図76）

90°屈曲位では下垂位に比べ大円筋のモーメントアームが増加し，三角筋後部線維のモーメントアームが減少するため，大円筋の寄与率が最も高く29.6％，次いで三角筋後部線維27.9％，広背筋23.9％となる。

◆下垂位での肩外転筋群のトルク寄与率（表16，図77）

下垂位での肩外転モーメントアームは棘上筋が大きく，次いで三角筋中部線維である。しかし，三角筋中部線維のPCSAが大きいため寄与率は三角筋（中部・前部）で42.0％，棘上筋で35.9％となり，この2つの貢献度が非常に大きい。

◆90°外転位での肩外転筋群のトルク寄与率（表17，図78）

90°外転位では下垂位に比べ三角筋のモーメントアームが増加し，棘上筋のモーメントアームが

表15 90°屈曲位での肩伸展筋群のトルク寄与率

	モーメントアーム（cm）	PCSA（cm²）	発揮トルク（kgm）	トルク率（%）
三角筋（後部）	2.3	4.4	0.51	27.9
大胸筋（下部）	0.9	3.2	0.14	7.9
広背筋（上部）	1.0	6.3	0.32	17.3
広背筋（中部）	0.2	6.3	0.06	3.5
広背筋（下部）	0.8	1.4	0.06	3.1
大円筋	4.3	2.5	0.54	29.6
小円筋	0.8	3.7	0.15	8.1
肩甲下筋（下部）	0.2	4.7	0.05	2.6
合計	—	—	1.82	100.0

図76 90°屈曲位での肩伸展筋群のトルク寄与率

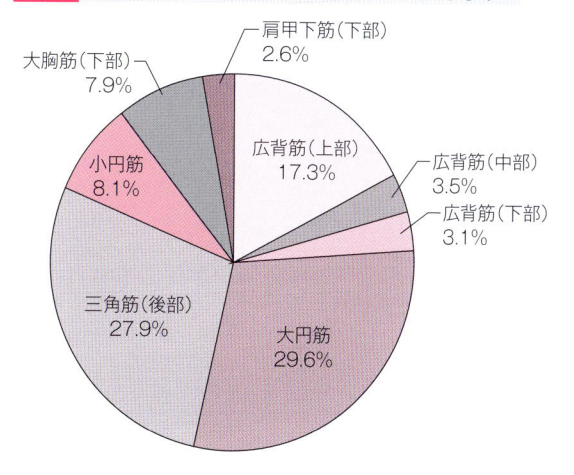

大胸筋（下部）7.9％
小円筋8.1％
三角筋（後部）27.9％
大円筋29.6％
肩甲下筋（下部）2.6％
広背筋（上部）17.3％
広背筋（中部）3.5％
広背筋（下部）3.1％

表16 下垂位（0°外転位）での肩外転筋群のトルク寄与率

	モーメントアーム（cm）	PCSA（cm²）	発揮トルク（kgm）	トルク率（%）
三角筋（前部）	0.2	4.1	0.04	2.5
三角筋（中部）	0.8	16.5	0.66	39.5
棘上筋（前部）	2.3	2.4	0.28	16.5
棘上筋（後部）	2.7	2.4	0.32	19.4
棘下筋（上部）	0.5	6.0	0.15	9.0
棘下筋（下部）	0.1	6.0	0.03	1.8
肩甲下筋（上部）	0.7	4.7	0.16	9.9
肩甲下筋（中部）	0.1	4.7	0.02	1.4
合計	—	—	1.67	100.0

図77 下垂位（0°外転位）での肩外転筋群のトルク寄与率

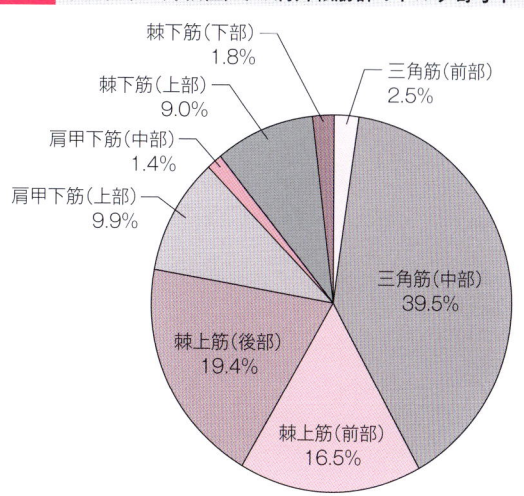

棘下筋（下部）1.8％
棘下筋（上部）9.0％
肩甲下筋（中部）1.4％
肩甲下筋（上部）9.9％
三角筋（前部）2.5％
三角筋（中部）39.5％
棘上筋（後部）19.4％
棘上筋（前部）16.5％

減少するため，三角筋の寄与率が71.5％と下垂位に比べ大きく増加し，棘上筋の寄与率は8.2％と大きく低下する。

◆ 下垂位での肩内転筋群のトルク寄与率（表18，図79）

下垂位での肩内転モーメントアームは，大胸筋が大きくPCSAも大きいため寄与率は48.2％と大

きい。次いで広背筋の27.2％で，この2つの筋の貢献度が高い。

◆ 90°外転位での肩内転筋群のトルク寄与率（表19，図80）

90°外転位では，下垂位と比べ広背筋のモーメントアームが増加し，寄与率は広背筋が最も大きくなり39.8％　次いで大胸筋30.9％となる。

表17 90°外転位での肩外転筋群のトルク寄与率

	モーメントアーム (cm)	PCSA (cm²)	発揮トルク (kgm)	トルク率 (%)
三角筋（前部）	2.6	4.1	0.53	12.9
三角筋（中部）	2.9	16.5	2.39	58.1
三角筋（後部）	0.1	4.4	0.02	0.5
大胸筋（上部）	0.8	3.2	0.13	3.1
小円筋	0.3	3.7	0.06	1.3
棘上筋（前部）	1.3	2.4	0.16	3.8
棘上筋（後部）	1.5	2.4	0.18	4.4
棘下筋（上部）	1.2	6.0	0.36	8.7
棘下筋（下部）	1.0	6.0	0.30	7.2
合計	—	—	4.13	100.0

図78 90°外転位での肩外転筋群のトルク寄与率

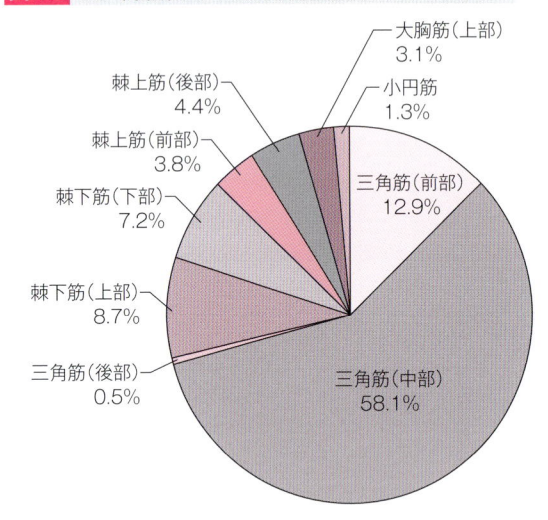

表18 下垂位（0°外転位）での肩内転筋群のトルク寄与率

	モーメントアーム (cm)	PCSA (cm²)	発揮トルク (kgm)	トルク率 (%)
三角筋（後部）	1.6	4.4	0.35	14.0
大胸筋（上部）	0.2	3.2	0.03	1.3
大胸筋（中部）	1.8	9.5	0.86	34.1
大胸筋（下部）	2.0	3.2	0.32	12.8
広背筋（上部）	0.4	6.3	0.13	5.0
広背筋（中部）	1.7	6.3	0.54	21.4
広背筋（下部）	0.3	1.4	0.02	0.8
大円筋	1.4	2.5	0.18	7.0
小円筋	0.1	3.7	0.02	0.7
肩甲下筋（下部）	0.3	4.7	0.07	2.8
合計	—	—	2.51	100.0

図79 下垂位（0°外転位）での肩内転筋群のトルク寄与率

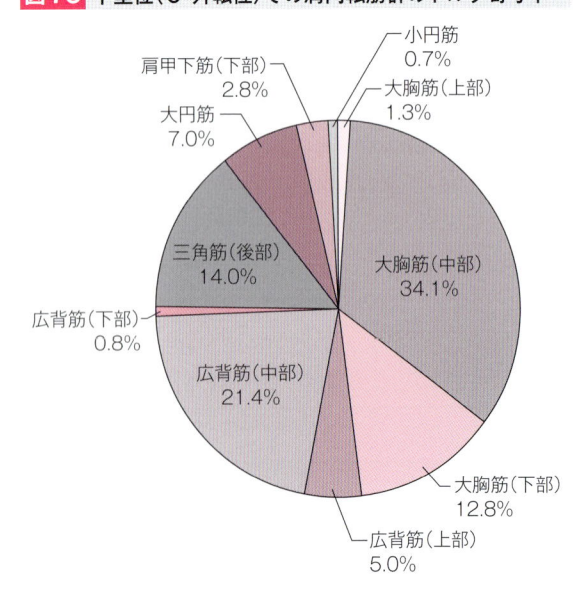

表19 90°外転位での肩内転筋群のトルク寄与率

	モーメントアーム(cm)	PCSA(cm²)	発揮トルク(kgm)	トルク率(%)
大胸筋(中部)	2.4	9.5	1.14	22.0
大胸筋(下部)	2.9	3.2	0.46	8.9
広背筋(上部)	2.7	6.3	0.85	16.3
広背筋(中部)	3.1	6.3	0.98	18.8
広背筋(下部)	3.5	1.4	0.25	4.7
大円筋	4.5	2.5	0.56	10.8
肩甲下筋(上部)	1.0	4.7	0.24	4.5
肩甲下筋(中部)	1.3	4.7	0.31	5.9
肩甲下筋(下部)	1.8	4.7	0.42	8.1
合計	—	—	5.21	100.0

図80 90°外転位での肩内転筋群のトルク寄与率

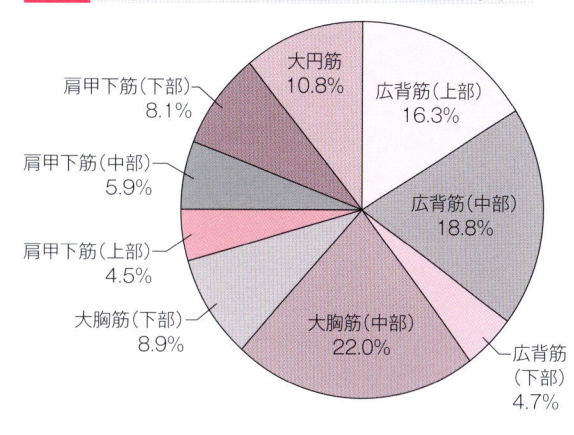

2章 肩関節の運動学

5 肩関節の機能障害と運動学

1 scapular dyskinesis（肩甲骨運動異常）

scapular dyskinesisとは，Kiblerら[53]により，肩甲骨運動の正常なコントロールを失った状態と定義されている。神経学的な要因のみが原因となるdyskinesia（運動異常）とは異なり，胸椎後弯，骨折などの骨性要因，肩鎖関節の緩み・変形性肩関節症，肩甲上腕関節障害などの関節要因，頸部神経根損傷，長胸神経麻痺，副神経麻痺などの神経要因，そして，拘縮，筋活動の変化などの軟部組織要因など，原因には多要因が関係している概念として提唱されている。具体的には，Kiblerら[54]によれば，①異常な肩甲骨の位置，肩甲骨内側縁が突出する肩甲骨運動，②肩甲骨下角の突出，上肢挙上早期からの肩甲骨挙上・肩すくめ（shrugging），③上肢下制時の早すぎる肩甲骨下方回旋が挙げられている。

2 SICK-scapula

Burkhartら[55]により，提唱されている概念である。Scapular malposition（肩甲骨位置異常），Inferior medial border prominence（内側縁下方の突出），Coracoid pain and malposition（烏口突起の疼痛および位置異常），Dyskinesis of scapular movement（肩甲骨の異常運動）の4条件が示されている。

◆ Scapular malposition

上肢下垂肢位では，**図81**のように「dropped scapula」が観察される。特に患側でみられ，健側よりも肩甲骨は低い位置にある。

◆ Inferior medial border prominence

後方から観察すると肩甲骨は全体として前傾，内旋しており，肩甲骨の下内側縁が後方に突出し，

図81 SICK-scapula

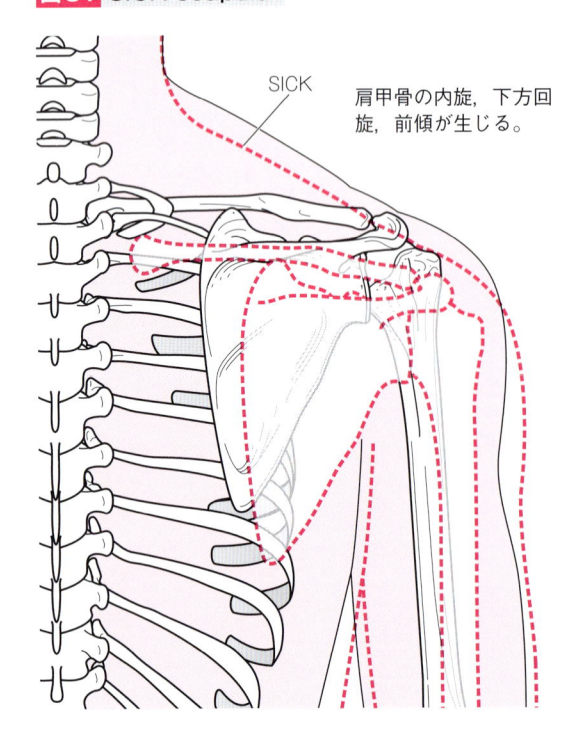

SICK

肩甲骨の内旋，下方回旋，前傾が生じる。

表20 scapular dyskinesisのタイプ分け

type 1	下内側の突出。肩甲骨の過度の前傾
type 2	内側全体の突出。肩甲骨の過度の内旋
type 3	上方の突出。過度の上方変位

上方内側縁と肩峰は健側よりも突出度合いが少ない状態である。

◆ Coracoid pain and malposition

前方から観察すると、肩甲骨が内旋することで肩峰の高さは反対側よりも低い位置にあることが確認できる。小胸筋が短縮し、烏口突起が下制しており、そして停止部である烏口突起に強い圧痛が生じる状態である。

◆ Dyskinesis of scapular movement

柔軟性低下、筋力低下あるいは筋の協調性低下により生じ、3タイプに分けられている（**表20**）。type 1は上肢下垂位より下内側縁の突出がみられ、外転外旋位では肩峰の高さと肩甲骨外旋が不足す

る。これには大胸筋、小胸筋の柔軟性低下と僧帽筋下部および前鋸筋の筋力低下が関係する。type 2は上肢下垂位より内側縁全体の突出（いわゆる翼状肩甲：winging）が著明であり、上肢挙上時に内側縁の突出が増加する状態である。これには僧帽筋上部・下部および菱形筋の筋力低下が関係しているとされる。type 3は上内側縁の突出がみられる状態であり、肩峰下インピンジメント症候群や腱板損傷との関連が指摘されている。

なお、烏口突起の疼痛の強い場合は、最大挙上角度は低下し、検者が他動的に最大挙上を行うと強い疼痛を生じる。他動的に肩甲骨を外旋・後傾させると疼痛を生じさせることなく挙上角度が増加する（scapular retraction test）場合、SICK-scapulaを判定することができる。

3 肩峰下インピンジメント症候群

肩峰下インピンジメント症候群は、Neer[56]によれば腱板の腱性部が烏口肩峰靱帯および肩峰前方と衝突するものであり、自動挙上運動時に挙上角度70°～120°で疼痛が生じる。原因は肩峰の形態異常や腱板断裂といった器質的な異常によるものと、腱板機能低下による三角筋とのフォースカップルの崩れや肩甲帯周囲筋機能低下による肩甲帯運動異常といった機能的な異常が考えられている。前者においては、腱板損傷あるいは肩関節

における疼痛により腱板の収縮不全が生じると、上腕骨頭を関節窩に引きつけることが困難となり、三角筋による上方への牽引力に対抗できなくなる。これにより骨頭は上方化し、インピンジメントが生じやすくなる（**図82**）。後者においては、肩峰下インピンジメント症候群および腱板断裂患者では、肩甲帯周囲筋の機能低下と肩甲骨の運動異常が生じる。どちらが先に生じているのかは明らかではないが、これまでの研究では、前鋸筋と僧帽

図82 骨頭の上方化と肩峰下インピンジメント

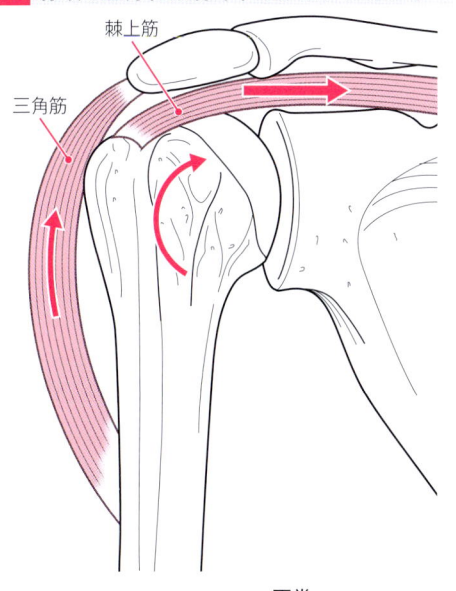

棘上筋

三角筋

a 正常

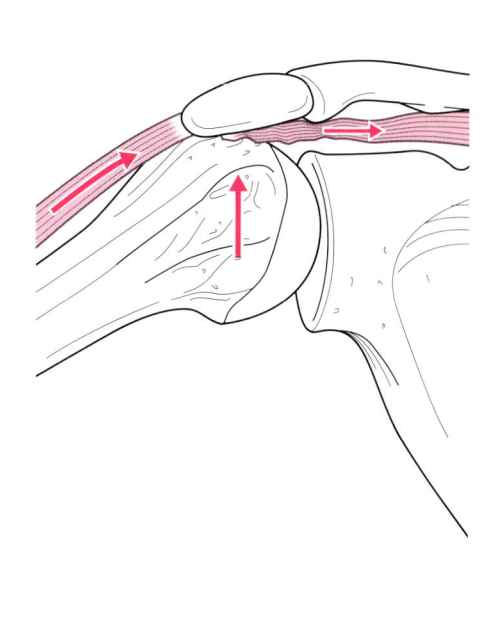

b 肩峰下インピンジメント

筋下部の筋活動量減少と僧帽筋上部の筋活動量増加が報告されている[57-59]。肩甲骨運動異常については，上方回旋および後傾角度が減少し，内旋角度が増加するとされている[60-63]。このように肩甲骨運動におけるフォースカップルの崩れが生じることで，肩甲上腕リズムでいえば肩甲上腕関節運動の割合が増加し，インピンジメントが生じやすくなる。なお，鎖骨運動については健常者と患者の間に有意な差があるとした報告は少ないが，挙上角度および後退角度が増加したとする報告が存在する[64]。

4 肩関節拘縮

拘縮が存在する場合，関節内の運動が制限され，かつ，骨頭の変位が生じるとされる。Wernerら[65]によれば，他動運動での運動最終域において，骨頭の変位が生じることを報告している。Ludewigら[66]，Linら[59]によれば，自動運動最終域では関節可動域と上腕骨頭の変位に関連があるとしている。また，Linら[67]による報告では，後方タイトネス（水平屈曲制限）をもっている患者では，自動運動時の上腕骨頭の上方変位が増加し後方変位が減少する。一方，前方タイトネス（水平伸展制限）をもつ患者では，肩峰前部が腱板に近づくため，インピンジメントが生じやすい。

拘縮肩においても肩甲骨運動の異常は見られる。基本的には上方回旋が増加するが，これは肩甲上腕関節で失われた可動域を代償するものと考えられている[67]。

5 投球障害肩

繰り返される投球動作により，肩関節安定化機構のいずれかに微細な損傷が積み重なり，ある時点で閾値を越えると疼痛が生じる。投球動作時に肩に加わる力を調べた研究[68]によれば，プロ野球レベルの投手では，コッキング期での肩関節前方への剪断力は390±90N，小中学生レベルにおいても210±60Nかかる。ボールリリース直後の肩関節への圧迫力はそれぞれ1070±190N，480±100Nとなる。加えて，投球時の最大外旋角度はプロ野球選手レベルで175±11°と報告されている。ただし，Miyashitaら[69]によれば，この投球動作時の最大外旋角度は肩甲上腕関節の外旋角度だけなく，肩甲骨の後傾角度および胸椎の伸展角度を合わせた角度であり，肩甲上腕関節にかかるとされるストレスは報告された値よりも小さくなる可能性を指摘している。

しかしながら，120km/hの球速でボールを投げるとすれば，上肢を0km/hから120km/hまで加速させ，ボールリリース後再び0km/hに減速させるという動きを繰り返すのが投球動作であり，大きなストレスが加えられることは間違いない。肩関節に対して過負荷を強いる投球動作ではあるが，理想的な投球フォームとして，瀬戸口[70]はthrowing plane conceptを提唱している。投球動作時の最大外旋位から加速初期におけるthrowing plane（肩−肘−手首を結ぶ線分が描く面，**図83**）をsingle plane（**図84**）とdouble plane（**図85**）に分類し，前述の胸椎伸展＋肩甲骨後傾＋肩甲上腕関節外旋で生じるtotal external rotation（TER）が十分確保されていればsingle plane，不十分であればdouble planeとなり障害の危険性が増すという考え方である。加速初期に上腕およびその延長線が成す軌跡と前腕の描く軌跡が同一面にある場合をsingle planeとし，TERが十分な場合，つまり加速方向と180°反対側に前腕が位置している場合は回転軸（上腕軸）周りのモーメントアームは0となり，肩の内旋トルクや肘の内反トルクが生じなくなる（**図84**）。肩の水平屈曲トルクは大きくなるが，強靭な下上腕関節靱帯（IGHL）が骨頭を支持するという考え方である。double planeの投球の場合，肩甲上腕関節ではIGHLよりも脆弱なMGHLが水平屈曲トルクにさらされ（**図85**），投球動作を繰り返すうちに徐々にMGHLを中心とした前方の関節包・靱帯に微細損傷が生じ前方不安定性を有するようになる。前方不安定性は加速期においてさらなる外旋あるいは水平伸展を誘発する。水平伸展が過剰になるとWalchら[71]が提唱するインターナルインピンジメント（**図**

86）が生じやすくなるとされる。**図86**は肩関節を上方から見た図であり，水平伸展時の関節窩後上方縁と上腕骨における腱板（棘上筋，棘下筋）付着部との間に生じるインピンジメントを示している。この接触は90°〜150°外転位で関節窩縁の9時〜11時の位置で生じる。また，インターナル

図83 throwing plane

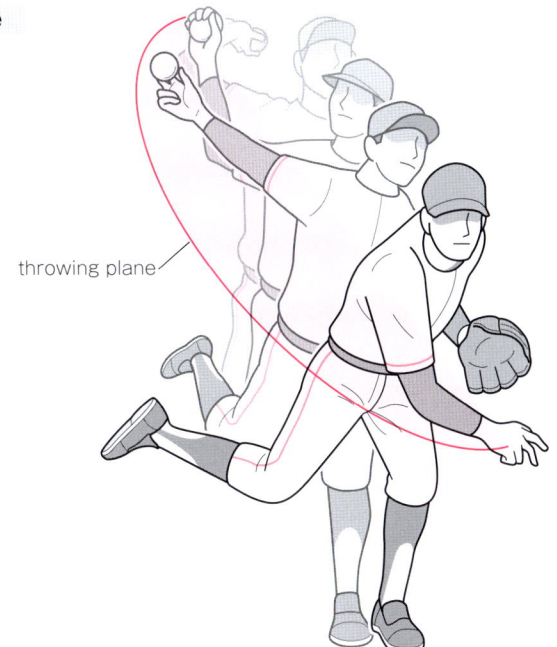

throwing plane

（文献70より改変引用）

図84 single plane

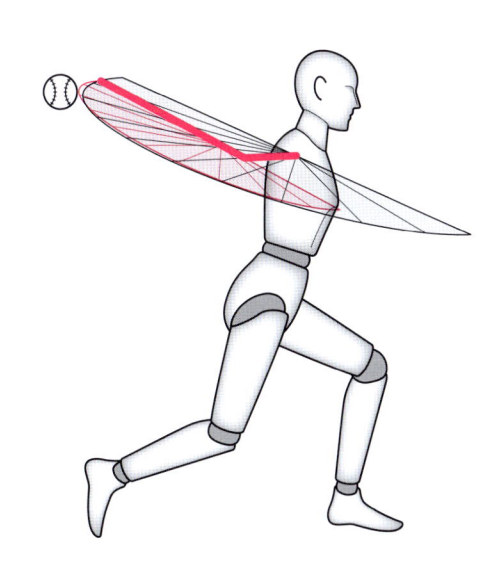

トルク＝0　moment arm＝0

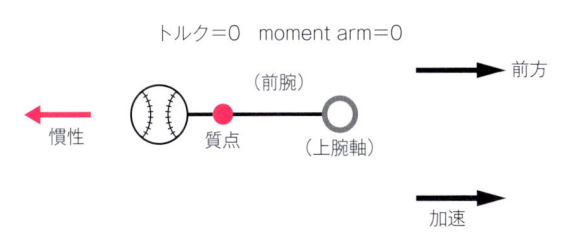

慣性　（前腕）　質点　（上腕軸）　前方

加速

（文献70より改変引用）

図85 double plane

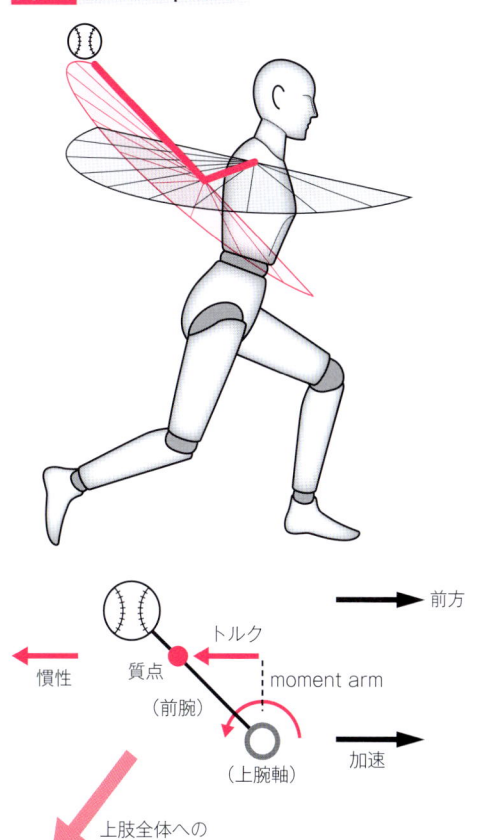

前方

トルク

慣性　質点　（前腕）　moment arm　（上腕軸）　加速

上肢全体への下げ応力

（文献70より改変引用）

インピンジメントが原因となり，腱板損傷や上方関節唇(SLAP)損傷(特に後上方の関節唇損傷)が生じるという報告がなされている[71,72]。

　一方，外旋ストレスが繰り返されることによってもSLAP損傷が生じる可能性が高まる。Burkhartら[72]は，インターナルインピンジメントは健常肩でも生じる正常な現象であるが，上腕二頭筋長頭が外転位で外旋を強制されることで上部関節唇に回旋+牽引力が加わり(peel-back メカニズム)，SLAP損傷を引き起こすとしている。図87は関節窩を上方から見た図であり，図87aは安静時の上腕二頭筋長頭腱である。投球動作におけるコッキング後期から最大外旋位に至る際に，上腕二頭筋長頭腱は図87bのようにねじられながら後方に牽引される。この力が後上方の関節唇に伝わり，また，繰り返しストレスが加えられることによりSLAPが生じるというメカニズムがpeel-backメカニズムである。

　その他にも投球障害肩に関わる要因として，肩関節後方タイトネスとその結果としての内旋制限(glenohumeral internal rotation deficit：GIRD)が挙げられる。フォロースルー時に上腕骨に対して肩甲骨が追従せずに，肩甲上腕関節の水平屈曲の動きが主となると，上腕の減速を後方関節包の強度あるいは棘下筋といった外旋筋の遠心性収縮に依存することになる。これにより後方関節包に

図86 インターナルインピンジメント

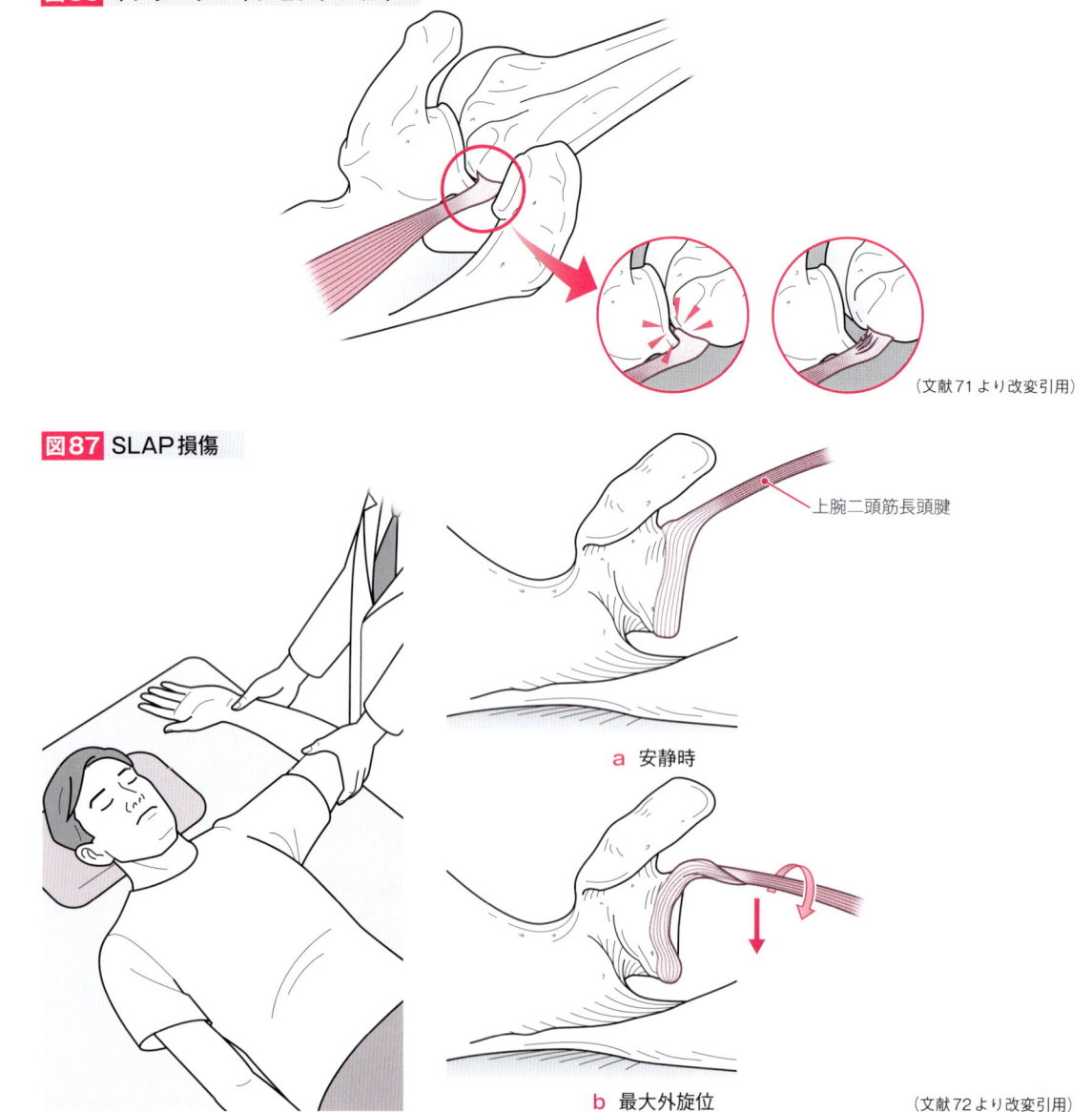

(文献71より改変引用)

図87 SLAP損傷

上腕二頭筋長頭腱

a 安静時

b 最大外旋位

(文献72より改変引用)

は繰り返される牽引力が生じ，Bennett 病変といった関節窩後縁の骨性増殖や，後方関節包あるいは棘下筋の短縮が生じる（後方タイトネス）。後方タイトネスは肩内旋制限を引き起こす。Burkhart ら[73]は特に下関節上腕靱帯（IGHL）の後方線維（PIGHL）が短縮すると外転外旋時に上腕骨頭が後上方に変位するとしている。つまり，外転外旋時に IGHL の前方線維（AIGHL）は伸張されていくのに対し，PIGHL が伸張されない状態のため，上腕骨頭と関節窩の接触点が後上方に変位してしまう現象が生じる。また，Mihata ら[74]は，新鮮凍結遺体肩を用いて後下方の関節包を縫縮し GIRD を有したモデルを作成し，コッキング後期を模した外転外旋位における肩甲上腕関節の圧（大結節と関節窩，特に関節唇との間の接触圧），上腕骨頭の位置の変化を調べている。その結果，後

下方関節包縫縮モデルは縫縮前の条件よりも上腕骨頭は後方に変位し，外転外旋位ではインターナルインピンジメントを引き起こしつつ関節の後上方における接触圧が増加した。このことから，後下方のタイトネスは腱板損傷や上方関節唇損傷のリスクを高めるとしている。しかし，インターナルインピンジメントが生じる面積は骨頭が後方に変位するため減少しており，後方タイトネスが腱板損傷のサイズを拡大することはなく，腱板損傷には肩の水平伸展角度，肩甲骨角度といった他の要因が関与すると考えられる。なお，Mihata ら[74]も外転外旋位におけるインターナルインピンジメントは健常肩でも生じる生理学的な現象であるが，頻回に外力が加えられることにより病的な状態へと移行し得るという考えを述べている。

Clinical point of view

関節内（インターナル）インピンジメント

　外転外旋位（2nd 外旋）において腱板の後上方部分が後上方の関節唇と接触し，水平伸展が強まることで関節唇と大結節の間で腱板が挟まる状態をインターナルインピンジメントという。投球動作時に前方の関節包が繰り返し伸張されることで徐々に前方への不安定性が生じ，インターナルインピンジメントが悪化すると考えられている。

Clinical point of view

SLAP 損傷

　Andrews ら[75]が投球を行う選手に前上方の関節唇断裂が存在することを初めて報告した。そのメカニズムは，投球のフォロースルー期に減速のために上腕二頭筋が遠心性収縮し，上腕二頭筋長頭腱を介して上方関節唇を牽引するためとした。次いで，Snyder ら[76]が投球動作を行う選手以外にも一般的に生じる病変として SLAP 損傷を提唱した。次の 4type に分けられる（図88）。

図88 SLAP 損傷の分類

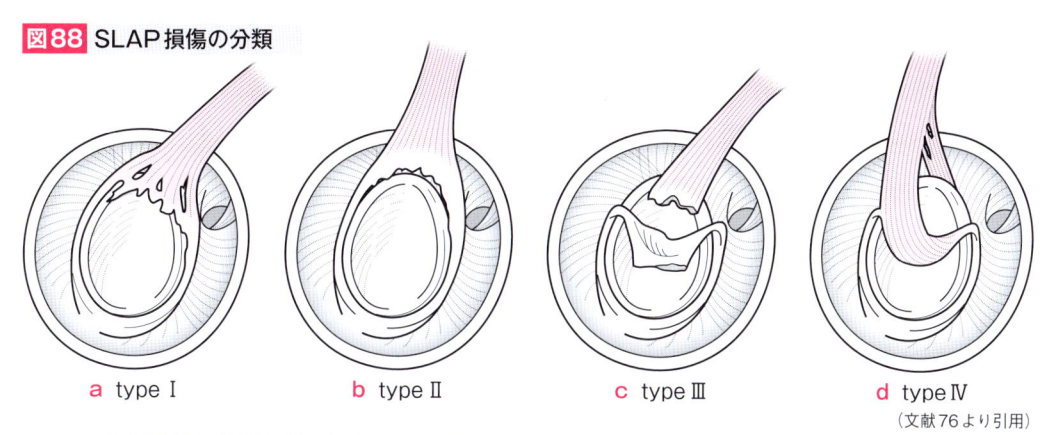

a type Ⅰ 　　 b type Ⅱ 　　 c type Ⅲ 　　 d type Ⅳ
（文献76より引用）

type Ⅰ：上方関節唇が変性し擦り切れたように見えるもの。しかし，辺縁の関節唇は関節窩に強固に付着し，二頭筋長頭腱の関節唇付着部は intact な状態。
type Ⅱ：上方関節唇と二頭筋長頭腱が関節窩からはがれ，二頭筋－関節唇構造が不安定な状態。
type Ⅲ：上方関節唇がバケツの柄のように断裂し，関節内に脱臼している状態。辺縁の関節唇は関節窩と二頭筋長頭腱に強固に付着している状態。
type Ⅳ：バケツ柄様の上方関節唇断裂が二頭筋長頭腱にまで広がっており，関節内に脱臼している状態。

6　肩鎖関節および胸鎖関節障害[78]

肩鎖関節障害は肩甲帯障害のなかの9％といわれ，靱帯損傷から鎖骨遠位端の完全脱臼までの幅がある。肩鎖関節から転倒する，衝突するといった直接的な力が関節に加わった際に生じることが多い。特にコリジョンスポーツといわれるラグビー，アメリカンフットボール，ホッケー，空手などで生じる。肩鎖関節障害分類は前述のTossyによる分類をもとに作成されたRockwoodらの評価により，次の6分類に分けられる（図89）。

一方，胸鎖関節損傷は，きわめてまれである。

図89　肩鎖関節障害分類

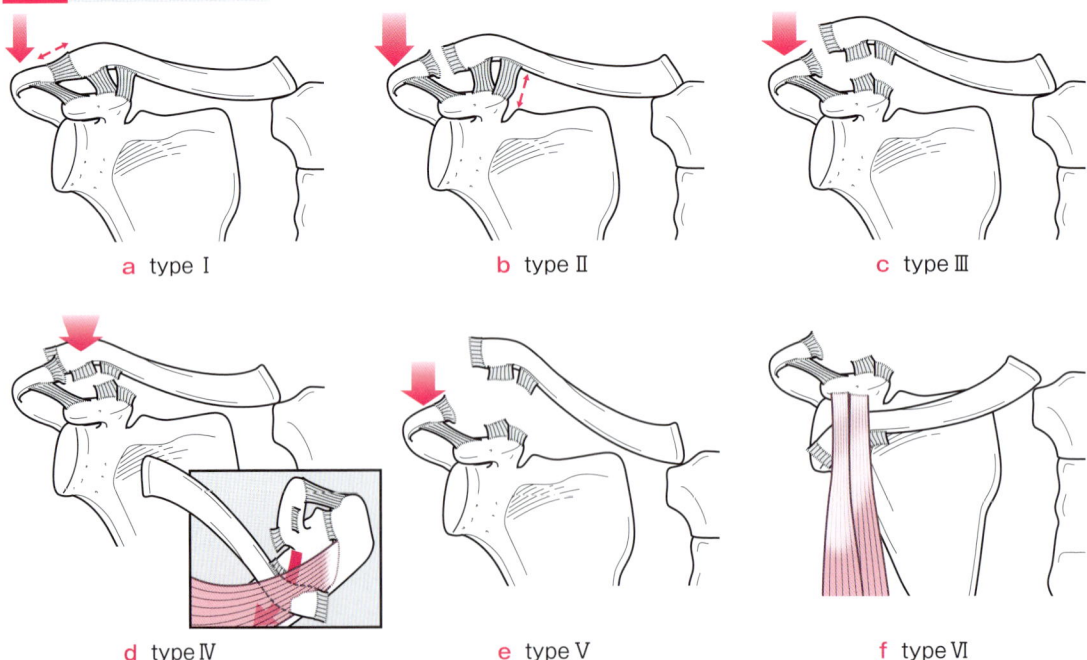

a　type Ⅰ　　　b　type Ⅱ　　　c　type Ⅲ

d　type Ⅳ　　　e　type Ⅴ　　　f　type Ⅵ

type Ⅰ：肩鎖関節靱帯挫傷（ただし，肩鎖関節は intact）
type Ⅱ：肩鎖関節靱帯断裂（ただし，烏口鎖骨靱帯は intact）
type Ⅲ：肩鎖関節靱帯断裂および烏口鎖骨靱帯断裂（ただし，三角筋および僧帽筋筋膜は intact）
type Ⅳ：鎖骨遠位端が後方に完全脱臼し，僧帽筋筋膜内に侵入している状態
type Ⅴ：三角筋・僧帽筋筋膜が肩峰と鎖骨からはがれ，軟部組織が大幅に損傷した状態
type Ⅵ：鎖骨遠位端の下方脱臼（肩峰下あるいは烏口下に脱臼）

（文献79より改変引用）

自動車事故あるいはコリジョンスポーツにより，外傷性の脱臼が生じる。後方脱臼は鎖骨近位部に直接の力が加わる場合と肩関節後外側に力が加わり，肩関節が前方に巻き込まれるような場合に生じる。前方脱臼は直接の外傷によって生じることはほとんどない。肩関節前外側に力が加わり，肩関節が後方に巻きこまれた場合に生じる（**図90**）。

2章 肩関節の運動学

図90 胸鎖関節脱臼

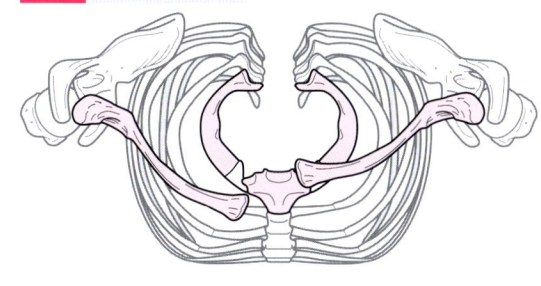
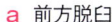
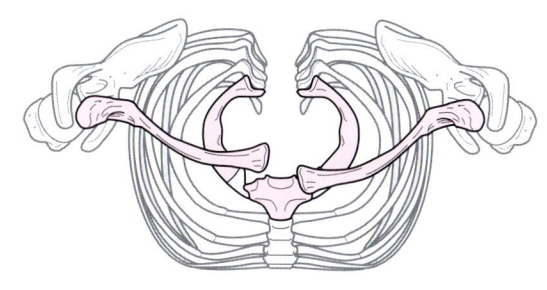

a 前方脱臼　　　　　　　　　　　　b 後方脱臼

◎引用文献

1) Ludewig PM et al：Motion of the shoulder complex during multiplanar humeral elevation. J Bone Joint Surg Am, 91：378-389, 2009.
2) Wu G et al：ISB recommendation on definitions of joint coordinate systems of various joints for the reporting of human joint motion--Part II：shoulder, elbow, wrist and hand. J Biomech, 38：981-992, 2005.
3) Matsumura N et al：Morphologic features of humeral head and glenoid version in the normal glenohumeral joint. J Shoulder Elbow Surg, 23：1724-1730, 2014.
4) Edelson G：The development of humeral head retroversion. J Shoulder Elbow Surg, 9：316-318, 2000.
5) Nakase C et al：Relationship Between Humeral Retroversion and Length of Baseball Career Before the Age of 16 Years. Am J Sports Med, 44：2220-2224, 2016.
6) Ludewig PM et al：Three-dimensional clavicular motion during arm elevation：reliability and descriptive data. J Orthop Sports Phys Ther, 34：140-149, 2004.
7) McClure PW et al：Direct 3-dimensional measurement of scapular kinematics during dynamic movements in vivo. J Shoulder Elbow Surg, 10：269-277, 2001.
8) Sahara W et al：Three-dimensional clavicular and acromioclavicular rotations during arm abduction using vertically open MRI. J Orthop Res, 25：1243-1249, 2007.
9) Borstad JD et al：Comparison of scapular kinematics between elevation and lowering of the arm in the scapular plane. Clin Biomech (Bristol, Avon), 17：650-659, 2002.
10) Kebaetse M et al：Thoracic position effect on shoulder range of motion, strength, and three-dimensional scapular kinematics. Arch Phys Med Rehabil, 80：945-950, 1999.
11) Finley MA et al：Effect of sitting posture on 3-dimensional scapular kinematics measured by skin-mounted electromagnetic tracking sensors. Arch Phys Med Rehabil, 84：563-568, 2003.
12) Nagai K et al：Effects of trunk rotation on scapular kinematics and muscle activity during humeral elevation. J Electromyogr Kinesiol, 23：679-687, 2013.
13) Tossy JD et al：Acromioclavicular separations：useful and practical classification for treatment. Clin Orthop Relat Res, 28：111-119, 1963.
14) Brandt C et al：An evidence-based review on the validity of the Kaltenborn rule as applied to the glenohumeral joint. Man Ther 12(1)：3-11, 2007
15) Nishinaka N et al：Determination of in vivo glenohumeral translation using fluoroscopy and shape-matching techniques. J Shoulder Elbow Surg 17(2)：319-322, 2008
16) Howell SM et al：Normal and abnormal mechanics of the glenohumeral joint in the horizontal plane. J Bone Joint Surg Am 70-A(2)：227-232, 1988
17) Werner CM, et al：The effect of capsular tightening on humeral head translations. J Orthop Res.22(1)：194-201,2004
18) O'Brien SJ et al：The anatomy and histology of the inferior glenohumeral ligament complex of the shoulder. Am J Sports Med 18(5)：449-456, 1990
19) Paletta GA et al：Shoulder kinematics with two-plane x-ray evaluation in patients with anterior instability or rotator cuff tearing. J Shoulder Elbow Surg 6(6)：516-527, 1997
20) Deutsch A et al：Radiologic measurement of superior displacement of the humeral head in the impingement syndrome. J Shoulder Elbow Surg 5(3)：186-193, 1996
21) Johnson AJ et al：The effect of anterior versus posterior glide joint mobilization on external rotation range of motion in patients with shoulder adhesive capsulitis. J Orthop Sports Phys Ther 37(3)：88-99, 2007
22) 山口光國 ほか：上腕骨位置を基本とした肩甲帯の運動許容範囲. 肩関節, 33：805-808, 2009.
23) Codman EA et al：THE PATHOLOGY ASSOCIATED WITH RUPTURE OF THE SUPRASPINATUS TENDON. Ann Surg, 93：348-359, 1931.

24) Inman VT et al：Observations on the function of the shoulder joint. J Bone Joint Surg, 26：1-30, 1944.
25) Freedman L et al：Abduction of the arm in the scapular plane：scapular and glenohumeral movements. A roentgenographic study. J Bone Joint Surg Am, 48：1503-1510, 1966.
26) Poppen NK et al：Normal and abnormal motion of the shoulder. J Bone Joint Surg Am, 58：195-201, 1976.
27) de Groot JH：The scapulo-humeral rhythm：effects of 2-D roentgen projection. Clin Biomech, 14：63-68, 1999.
28) Bagg SD et al：A biomechanical analysis of scapular rotation during arm abduction in the scapular plane. Am J Phys Med Rehabil, 67：238-245, 1988.
29) Doody SG et al：Shoulder movements during abduction in the scapular plane. Arch Phys Med Rehabil, 51：595-604, 1970.
30) Karduna AR et al：Dynamic measurements of three-dimensional scapular kinematics：A validation study J Biomech Eng, 123：184-190, 2001.
31) Fung M et al：Scapular and clavicular kinematics during humoral elevation：A study with cadavers. J Shoulder Elbow Surg, 10：278-285, 2001.
32) Crosbie J et al：Scapulohumeral rhythm and associated spinal motion. Clin Biomech（Bristol, Avon）, 23：184-192, 2008.
33) Dayanidhi S et al：Scapular kinematics during humeral elevation in adults and children. Clin Biomech（Bristol, Avon）, 20：600-606, 2005.
34) McQuade KJ et al：Scapulothoracic muscle fatigue associated with alterations in scapulohumeral rhythm kinematics during maximum resistive shoulder elevation. J Orthop Sports Phys Ther, 28：74-80, 1998.
35) Sugamoto K et al：Scapulohumeral rhythm：Relationship between motion velocity and rhythm. Clin Orthop Relat Res, 401：119-124, 2002.
36) Reed D et al：Does supraspinatus initiate shoulder abduction? J Electromyogr Kinesiol, 23：425-429, 2013.
37) Ferretti A et al：Injury of the suprascapular nerve at the spinoglenoid notch. The natural history of infraspinatus atrophy in volleyball players. Am J Sports Med, 26：759-763, 1998.
38) 佐藤達夫 ほか：リハビリテーション解剖アトラス, 医歯薬出版, 2006.
39) 皆川洋至 ほか：リハビリテーションの現場で役立つバイオメカニクス　肩関節. Journal of Clinical Rehabilitation, 14：668-673, 2005.
40) 山口久美子 ほか：烏口上腕靱帯の形態について. 肩関節, 34：587-589, 2010.
41) Borstad JD et al：The effect of long versus short pectoralis minor resting length on scapular kinematics in healthy individuals. J Orthop Sports Phys Ther, 35：227-238, 2005.
42) Donald AN 著, 嶋田智明 ほか訳：筋骨格系のキネシオロジー, 医歯薬出版, 2012.
43) Miyasaka J et al：Isometric muscle activation of the serratus anterior and trapezius muscles varies by arm position：a pilot study with healthy volunteers with implications for rehabilitation. J Shoulder Elbow Surg, in press, 2017.
44) 皆川洋至 ほか：腱板を構成する筋の筋内腱-筋外腱移行形態について. 肩関節, 20：103-109, 1996.
45) Kadaba MP et al：Intramuscular wire electromyography of the subscapularis. J Orthop Res, 10：394-397, 1992.
46) 皆川洋至 ほか：MRIからみた肩腱板における筋内腱の形態について. 東北整形災害外科紀要, 38：332-335, 1994.
47) Landin D et al：The role of the biceps brachii in shoulder elevation. J Electromyogr Kinesiol, 18：270-275, 2008.
48) Ward SR, et al：Rotator Cuff Muscle Architecture-Implications for Glenohumeral Stability. CLINICAL ORTHOPAEDICS AND RELATED RESEARCH, 448：157–163, 2006
49) Holzbaur KR et al：Upper limb muscle volumes in adult subjects. J Biomech.40（4）：742-749,2007
50) Johnson GR et al：Modelling the muscles of the scapula morphometric and coordinate data and functional implications. J Biomech. 1996 Aug, 29（8）：1039-1051.
51) Ackland DC, et al：Moment arms of the muscles crossing the anatomical shoulder. J Anat, 213（4）：383-390, 2008
52) Ackland DC, et al：Moment arms of the shoulder muscles during axial rotation. J Orthop Res, 29（5）：658-667, 2011
53) Kibler WB et al：Clinical implications of scapular dyskinesis in shoulder injury：the 2013 consensus statement from the 'Scapular Summit'. Br J Sports Med, 47：877-885, 2013.
54) Kibler WB et al：Current concepts：scapular dyskinesis. Br J Sports Med, 44：300-305, 2010.
55) Burkhart SS et al：The disabled throwing shoulder：spectrum of pathology Part III：The SICK scapula, scapular dyskinesis, the kinetic chain, and rehabilitation. Arthroscopy, 19：641-661, 2003.
56) Neer CS：Anterior acromioplasty for the chronic impingement syndrome in the shoulder：a preliminary report. J Bone Joint Surg Am, 54：41-50, 1972.
57) Peat M et al：Electromyographic analysis of soft tissue lesions affecting shoulder function. Am J Phys Med, 56：223-240, 1977.
58) Ludewig PM et al：Alterations in shoulder kinematics and associated muscle activity in people with symptoms of shoulder impingement. Phys Ther, 80：276-291, 2000.
59) Lin JJ et al：Functional activity characteristics of individuals with shoulder dysfunctions. J Electromyogr Kinesiol, 15; 576-586, 2005.
60) Lukasiewicz AC et al：Comparison of 3-dimensional scapular position and orientation between subjects with and without shoulder impingement. J Orthop Sports Phys Ther, 29：574-583, 1999.
61) Endo K et al：Influence of age on scapulo-thoracic orientation. Clin Biomech, 19：1009-1013, 2004.
62) Hébert LJ et al：Scapular behavior in shoulder impingement syndrome. Arch Phys Med Rehabil, 83：60-69, 2002.
63) Su KP et al：Scapular rotation in swimmers with and without impingement syndrome：practice effects. Med Sci Sports Exerc, 36：1117-1123, 2004.
64) McClure PWet al：Shoulder function and 3-dimensional scapular kinematics in people with and without shoulder impingement syndrome. Phys Ther, 86：1075-90, 2006.
65) Werner CM et al：The effect of capsular tightening on humeral head translations. J Orthop Res, 22：194-201, 2004.
66) Ludewig PM et al：Translations of the humerus in persons with shoulder impingement symptoms. J Orthop Sports Phys Ther, 32：248-259, 2002.
67) Lin JJ et al：Effect of shoulder tightness on glenohumeral translation, scapular kinematics, and scapulohumeral rhythm in subjects with stiff shoulders. J Orthop Res, 24：1044-1051, 2006.
68) Fleisig GS et al：Kinematic and kinetic comparison of baseball pitching among various levels of development. J Biomech, 32：1371-1375, 1999.
69) Miyashita K et al：Glenohumeral, scapular, and thoracic angles at maximum shoulder external rotation in throwing. Am J

Sports Med, 38：363-368, 2010.

70）瀬戸口芳正：【機能からみた投球スポーツにおける肩・肘障害へのアプローチ】投球フォームと肩・肘障害. 臨床スポーツ医学, 30：831-839, 2013.

71）Walch G et al：Impingement of the deep surface of the supraspinatus tendon on the posterosuperior glenoid rim：An arthroscopic study. J Shoulder Elbow Surg, 1：238-245, 1992.

72）Burkhart SS et al：The peel-back mechanism：its role in producing and extending posterior type Ⅱ SLAP lesions and its effect on SLAP repair rehabilitation. Arthroscopy, 14：637-640, 1998.

73）Burkhart SS et al：The disabled throwing shoulder：spectrum of pathology Part Ⅰ：pathoanatomy and biomechanics. Arthroscopy, 19：404-420, 2003.

74）Mihata T et al：Effect of posterior shoulder tightness on internal impingement in a cadaveric model of throwing. Knee Surg Sports Traumatol Arthrosc, 23：548-554, 2015.

75）Andrews JR et al：Glenoid labrum tears related to the long head of the biceps. Am J Sports Med, 13：337-341, 1985.

76）Snyder SJ et al：SLAP lesions of the shoulder. Arthroscopy, 6：274-279, 1990.

77）Ferrari JD et al：Posterior ossification of the shoulder：the Bennett lesion. Etiology, diagnosis, and treatment. Am J Sports Med, 22：171-176, 1994.

78）Bontempo NA et al：Biomechanics and treatment of acromioclavicular and sternoclavicular joint injuries. Br J Sports Med, 44：361-369, 2010.

79）Rockwood CA et al：Disorders of the acromioclavicular joint. The Shoulder, 413-476, WB Saunders, 1990.

2章 肩関節の運動学

第3章

肘関節の運動学

1 肘関節の骨構造

1 上腕骨，橈骨，尺骨

肘関節は中枢側が上腕骨，末梢側が橈骨および尺骨からなっている（**図1**）。

上腕骨遠位は扁平に拡大しており，内側および外側に著しく突出した内側上顆および外側上顆がある。上腕骨遠位端を前面からみると，内側には尺骨との関節面を成す上腕骨滑車がある。上腕骨遠位端の前面外側には橈骨との関節面を成す上腕骨小頭がある。上腕骨小頭よりも近位に肘関節最大屈曲時に橈骨頭が入り込むへこみがあり，これを橈骨窩とよぶ。上腕骨遠位の前面には，鉤状突起が肘関節最大屈曲時に入り込むへこみの鉤突窩があり，後面には肘頭が肘最大伸展時にはまり込む大きなへこみの肘頭窩がある。

橈骨の近位端にあるボタン状の隆起を橈骨頭，橈骨頭の遠位の細くなった部位を橈骨頸という。橈骨頭の周囲には軟骨に覆われた関節面があり，これを関節環状面という。尺骨の近位端の外側には橈骨切痕があり，橈骨頭と接する。尺骨近位端側の前方隆起を鉤状突起，後方隆起を肘頭とよぶ。

橈骨と尺骨の近位関節面（**図2**）をみると，橈骨頭の上面には橈骨頭窩という浅い関節窩があり，上腕骨側の上腕骨小頭と接する。また橈骨近位端では橈骨輪状靱帯が橈骨頭を輪状にとりまいている。尺骨の近位端の関節面には滑車切痕があり，上腕骨側の上腕骨滑車と接する。

図1 肘関節を構成する骨格構造

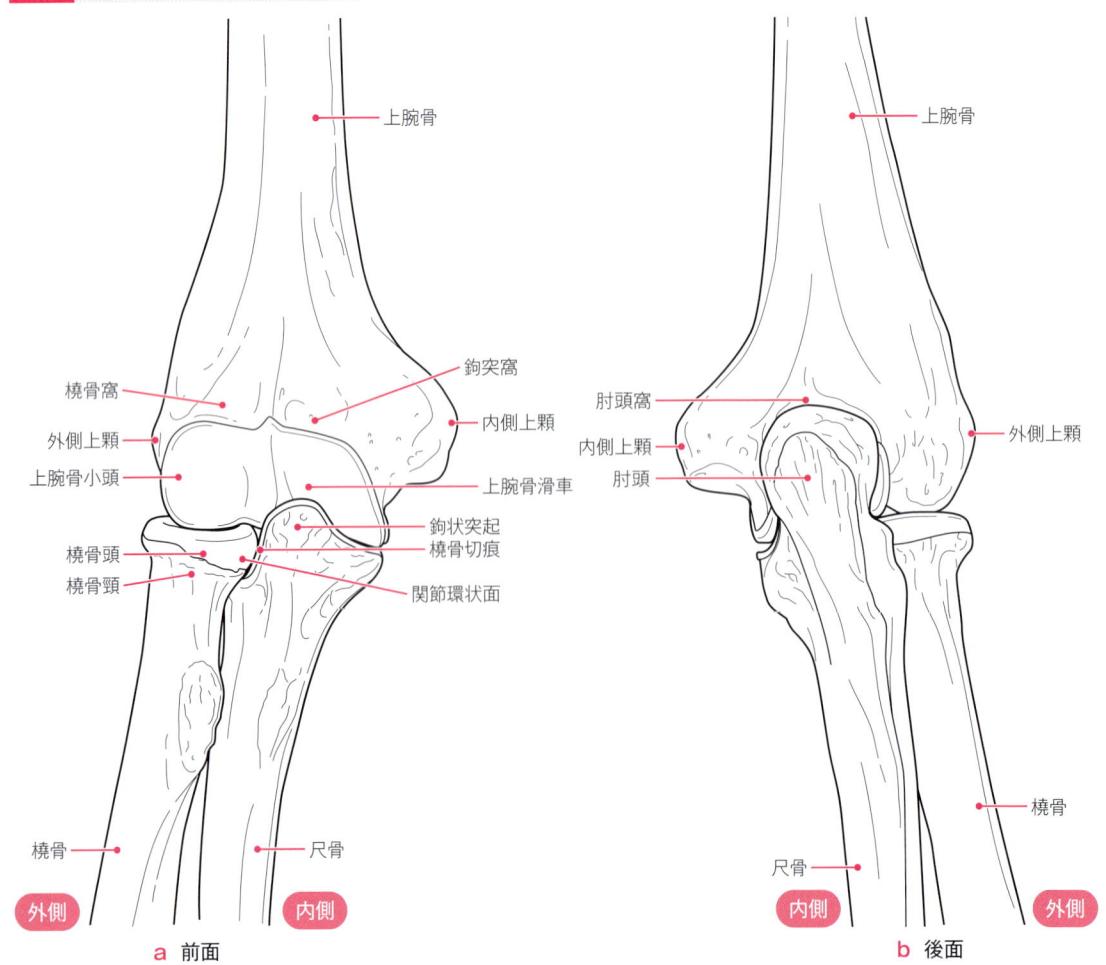

a 前面　　　　b 後面

図2 橈骨と尺骨の近位関節面

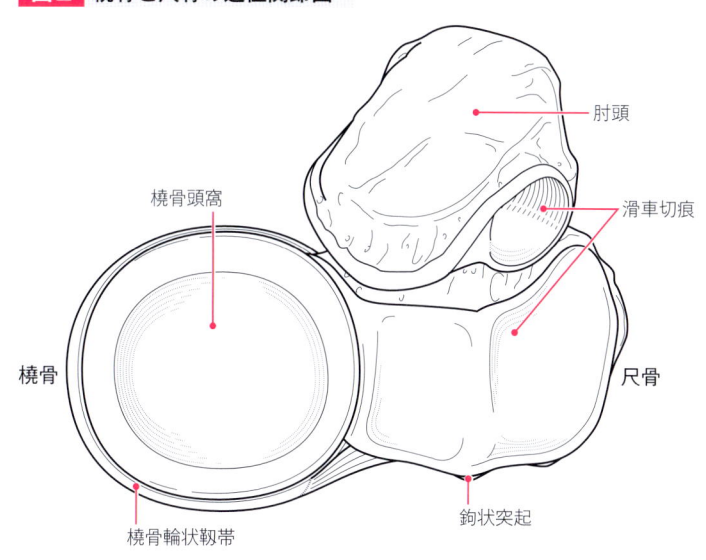

肘頭

滑車切痕

橈骨頭窩

橈骨

尺骨

橈骨輪状靱帯

鉤状突起

Clinical point of view

ヒューター線とヒューター三角（図3）

　肘伸展位では内側上顆，外側上顆，肘頭は一直線上にある（ヒューター線）。また，肘屈曲位では内側上顆と外側上顆は肘頭を頂点とする二等辺三角形を成す（ヒューター三角）。このような位置関係を知っておくことは触診のランドマークとして有用である。

図3 ヒューター線とヒューター三角

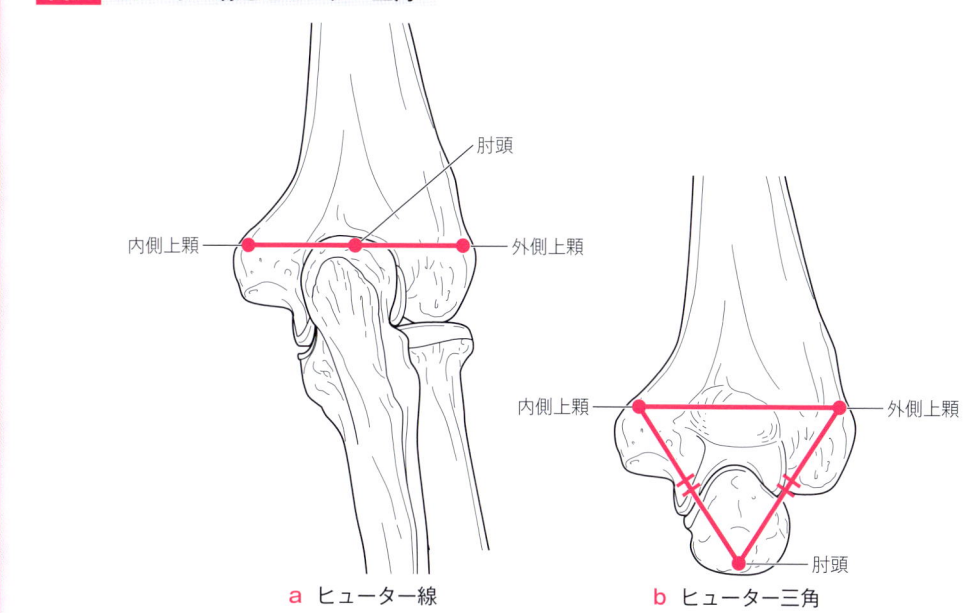

肘頭

内側上顆

外側上顆

内側上顆

外側上顆

肘頭

a ヒューター線

b ヒューター三角

2 肘関節の関節構造

1 腕尺関節，腕橈関節，近位橈尺関節

肘関節は腕尺関節，腕橈関節，近位(上)橈尺関節から構成される(**図4**)。

腕尺関節は上腕骨滑車と尺骨の滑車切痕で構成される蝶番関節(らせん関節)で，肘関節の屈伸運動のみ行う。腕尺関節における関節の骨性支持は非常に強固である。肘関節最大伸展時には尺骨の肘頭が上腕骨の肘頭窩にはまり込み，肘関節最大屈曲時には尺骨の鉤状突起が上腕骨の鉤突窩にはまり込む(**図5**)。肘関節屈曲時に前腕屈筋群のスペースを確保しつつ屈曲角度を得るために，上腕骨遠位は上腕骨軸に対して30〜45°前方，2〜8°内側下方に傾斜している(**図6**)。

図4 肘関節

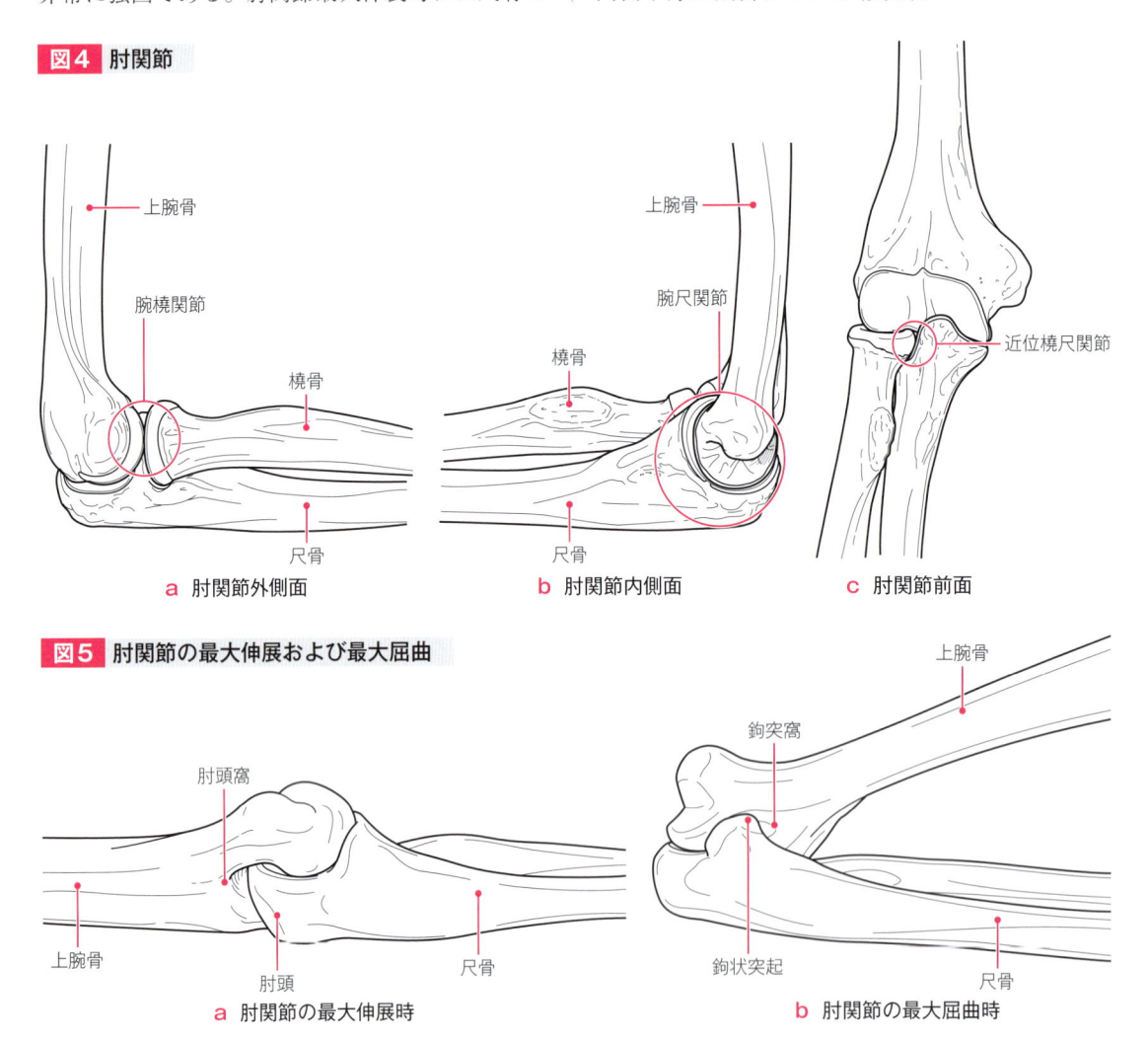

a 肘関節外側面　　b 肘関節内側面　　c 肘関節前面

図5 肘関節の最大伸展および最大屈曲

a 肘関節の最大伸展時　　b 肘関節の最大屈曲時

腕橈関節は上腕骨小頭と橈骨の橈骨頭窩によって構成される球関節である。腕尺関節と比較すると関節の支持性は弱い。腕橈関節は形態的には球関節に分類されるが，橈骨の近位端は橈骨輪状靱帯が取り巻き尺骨と近位橈尺関節をつくっていることから，腕橈関節においてはすべり運動が可能な程度である。そのため，腕橈関節における関節運動は肘関節の屈伸運動や前腕の回内・回外運動に伴って追従運動を行うにすぎない。肘屈伸時の腕橈関節の関節内運動をMR三次元画像から調べた研究[1]によると，肘関節伸展に伴い，橈骨頭は上腕骨小頭面上を後方に滑ることが示されている（図7）。

近位橈尺関節は橈骨の関節環状面と尺骨の橈骨切痕で構成される車軸関節で，前腕の回内・回外に関与する。橈尺関節は近位と遠位とでは凸面の関節頭と凹面の関節窩の関係が逆になっている。近位橈尺関節では橈骨側の橈骨頭が凸面で尺骨側の橈骨切痕が凹面となるが，遠位橈尺関節では橈骨側が凹面で尺骨側が凸面となる（図8）。近位と遠位の橈尺関節が連動して橈骨が尺骨を軸にして回ることにより，前腕回内・回外運動が生じる。

図6 肘関節の屈伸運動軸

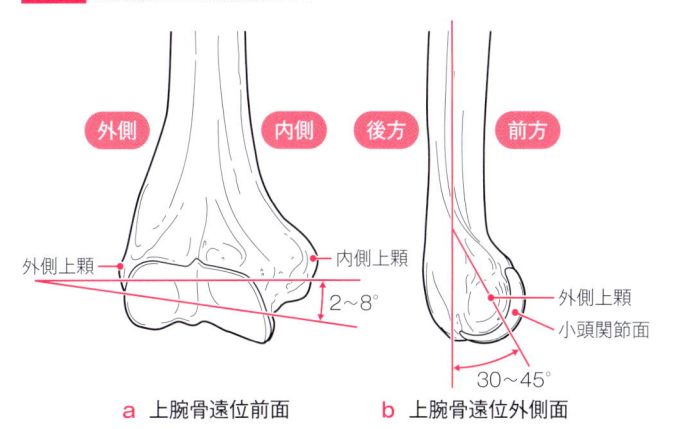

外側　内側　後方　前方

外側上顆　　内側上顆

2〜8°

外側上顆
小頭関節面

30〜45°

a　上腕骨遠位前面　　b　上腕骨遠位外側面

図8 近位橈尺関節と遠位橈尺関節

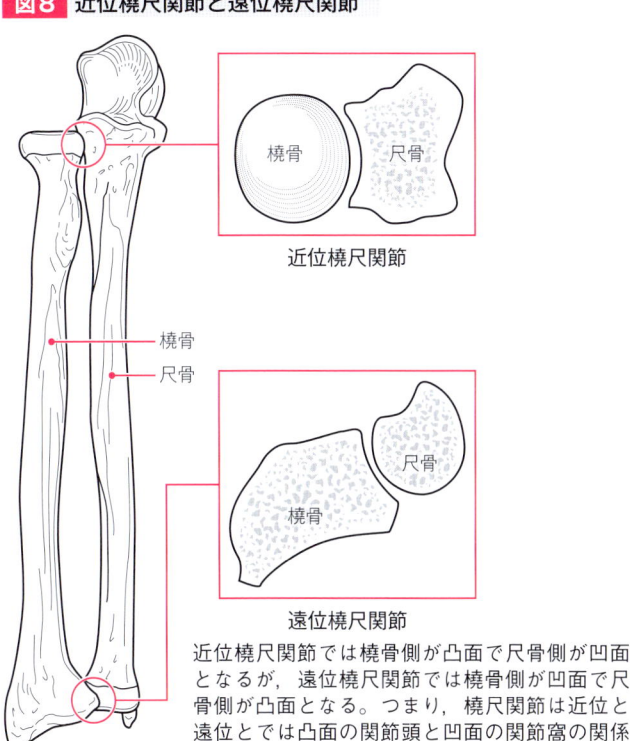

橈骨　尺骨

近位橈尺関節

橈骨
尺骨

尺骨

橈骨

遠位橈尺関節

近位橈尺関節では橈骨側が凸面で尺骨側が凹面となるが，遠位橈尺関節では橈骨側が凹面で尺骨側が凸面となる。つまり，橈尺関節は近位と遠位とでは凸面の関節頭と凹面の関節窩の関係が逆になっている。

図7 腕橈関節における関節内運動

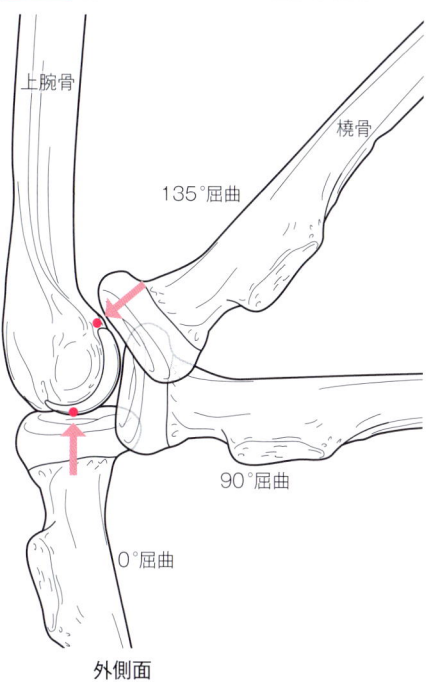

上腕骨

橈骨

135°屈曲

90°屈曲

0°屈曲

外側面
肘関節伸展に伴い，橈骨頭は上腕骨小頭面上を後方に滑る

（文献1より改変引用）

回内運動時，近位橈尺関節では橈骨頭が輪状靱帯内で軸回旋し，遠位関節では橈骨が尺骨の周りを前方に回転する動きが生じる（**図9**）。前腕回内時の近位・遠位橈尺関節の関節内運動をCTの三次元画像から調べた研究[2]によると，前腕回内時，近位橈尺関節では凸面である橈骨頭が前方に平均1.96 mm変位し，遠位橈尺関節では凹面である橈骨が凹面の尺骨側の1点を中心として回転することが示されている（**図10**）。

肘伸展・前腕回外位での正常のアライメントは前腕が体側から離れた肘外反位となり，男性では11〜14°，女性では13〜16°外反する[3]。この前額面上での上腕長軸と前腕長軸とが成す角度を生理的外反角という（**図11**）。重いものを運搬するときに肘外反が明らかになることから「運搬角（carrying angle）」ともよばれる。

肘関節は決して安定した関節ではなく，屈曲・伸展および回内・回外の関節運動に加えて軽度の内外反の可動性を有する。この軽度の内外反の可動性はlaxity（弛緩性）とよばれ，正常なヒト生体組織においては，3〜4°程度の内外反laxity（弛緩性）が存在する[4]。

図9　前腕の回内と回外

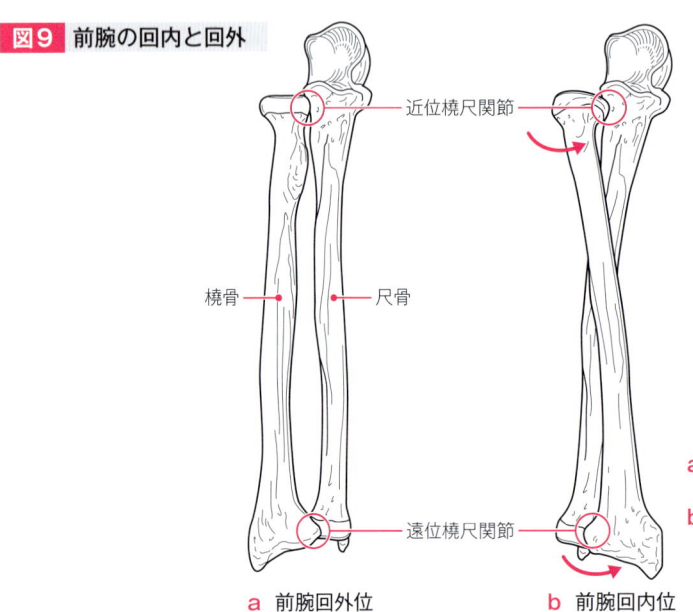

a：前腕回外位では橈骨と尺骨は平行な位置関係にある。
b：前腕回内位では近位・遠位橈尺関節が連動し，橈骨が尺骨を軸にして回転することにより橈骨と尺骨は交差する。

a　前腕回外位　　　b　前腕回内位

図10　前腕回内時の近位・遠位橈尺関節の関節内運動

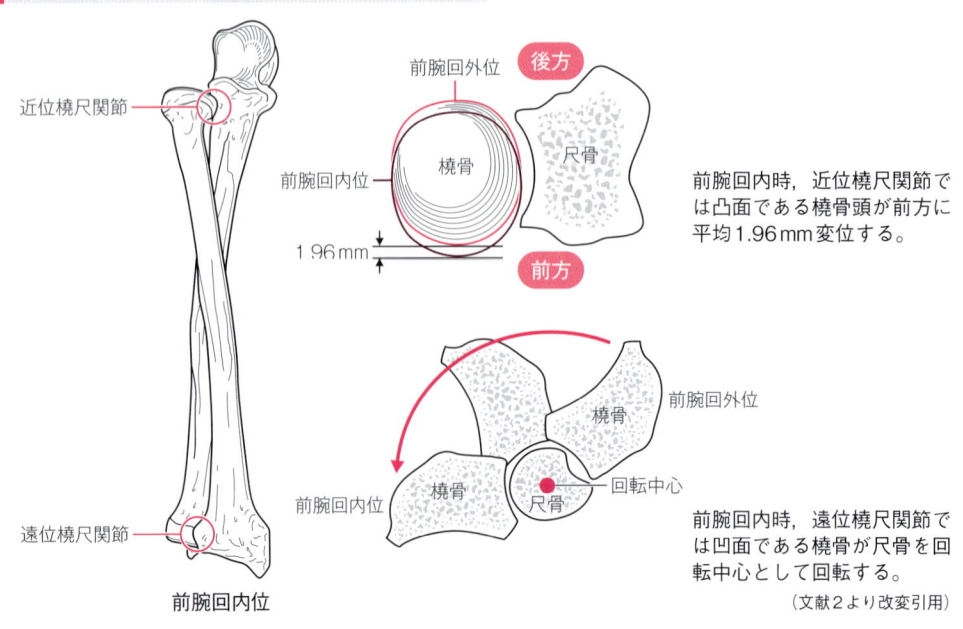

前腕回内時，近位橈尺関節では凸面である橈骨頭が前方に平均1.96 mm変位する。

前腕回内時，遠位橈尺関節では凹面である橈骨が尺骨を回転中心として回転する。

前腕回内位

（文献2より改変引用）

図11 生理的外反角（運搬角：carrying angle）

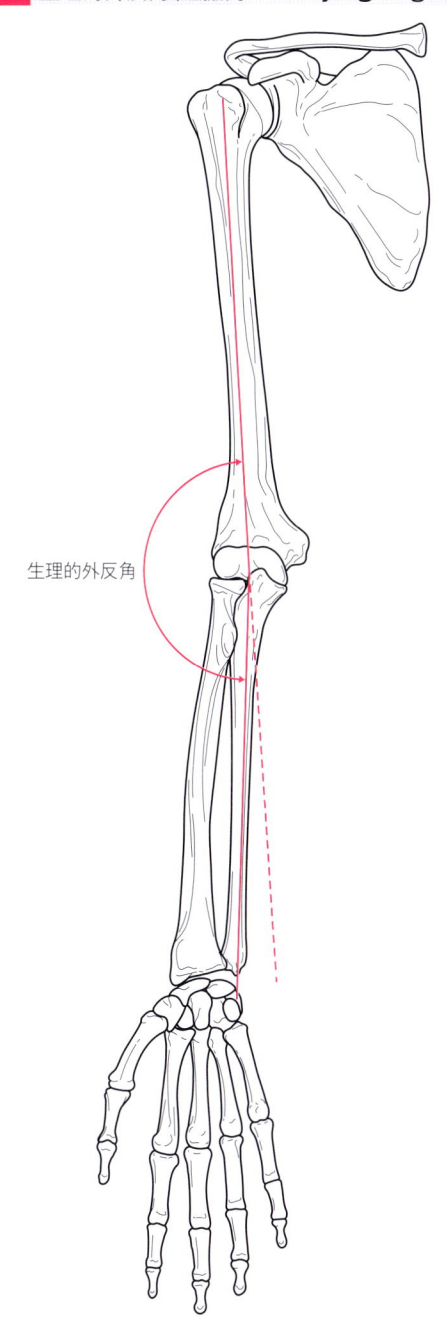

生理的外反角

Clinical point of view

凹凸の法則と前腕回内運動

　凹凸の法則に従えば，前腕回内時に凸面である橈骨頭は後方へ滑る動きが生じると考えられる。しかし，近位・遠位橈尺関節の関節内運動を調べた研究[2]によると，前腕回内時，近位橈尺関節では凸面である橈骨頭が前方に変位することが示されている（図10）。つまり，近位橈尺関節では凹凸の法則とは逆の動きが生じていることがわかる。

日常生活に必要な関節可動域

　日常生活に必要とされる機能的可動は肘関節屈曲では120°以上，前腕回内・回外はそれぞれ50°以上と考えられている[5]。

3 肘関節の受動的制御
（関節構造・関節包・靱帯による運動制御）

肘関節の主要な安定化機構は骨の構造自体であるが，そのほか内側側副靱帯や外側側副靱帯複合体，関節包などが支持機構として寄与している。

1 内側側副靱帯

肘外反ストレスに対する制動機能となる内側支持機構は内側側副靱帯である（図12）。内側側副靱帯は3つの線維（前斜走線維，後斜走線維，横走線維）で構成されている。このうち，上腕骨内側上顆から尺骨鉤状突起へ走行する前斜走線維が最も強靱な内側支持機構であり，肘外反ストレスに対する主たる制動力として寄与する[6-8]。前斜走線維をさらに前部，中部，後部の3つの部位に分け，肘外反ストレスを加えたときに緊張する肘屈曲角度を調べると，前部は肘屈曲0〜85°，後部は肘屈曲55〜140°，中部は全可動域にわたって緊張することが示されており（図13），前斜走線維は肘屈曲の全可動範囲にわたって肘関節の安定性に関与していると考えられている[9]。

一方，上腕骨内側上顆から肘頭突起へ走行する後斜走線維の肘外反に対する制動力について，遺体を対象とした研究では後斜走線維を切除しても大きな外反角度の増加はみられないこと[10]や，前斜走線維を切断するまでは外反不安定性に著しい変化はみられないこと[8]が示されており，後斜走線維が肘外反制動に及ぼす影響は少ないとされている。

横走線維は尺骨の肘頭から鉤状突起へと走行し，起始も停止も同じ骨にあるため，走行上，後斜走線維の補強には貢献するものの，肘関節の安定性には寄与しないと考えられている[11]。

図12 内側側副靱帯

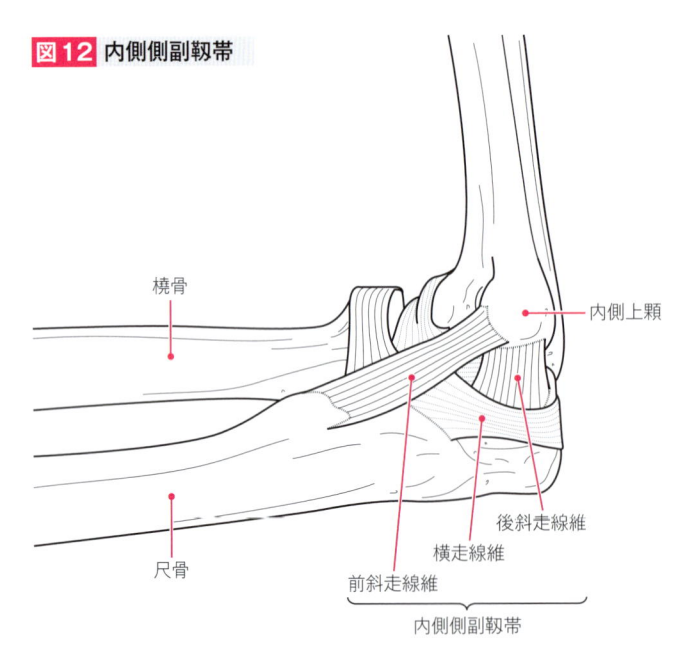

橈骨
内側上顆
後斜走線維
横走線維
前斜走線維
尺骨
内側側副靱帯

図13 内側側副靱帯の前斜走線維が緊張する肘関節屈曲角度

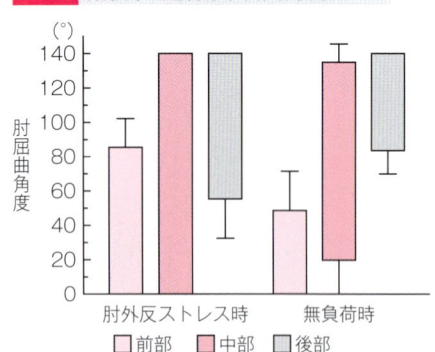

（°）
肘屈曲角度

肘外反ストレス時　無負荷時

□ 前部　□ 中部　□ 後部

前斜走線維を3部位（前部，中部，後部）に分け，それぞれの部位が緊張する肘屈曲角度を調べた結果，肘外反ストレスを加えたときに前部は肘屈曲0〜85°，中部は全可動域（0〜140°），後部は肘屈曲55〜140°で緊張することが観察された。無負荷時に緊張する角度範囲は前部：肘屈曲0〜50°，中部：肘屈曲20〜135°，後部：肘屈曲85〜140°であった。

（文献9より改変引用）

Clinical point of view

内側側副靱帯と肘関節拘縮

内側側副靱帯の前斜走線維は肘屈曲位から肘伸展位まで緊張が保たれているが，後斜走線維は肘伸展位になると緩むことから（図14），肘伸展位で固定されると肘関節伸展拘縮を起こす可能性がある[9, 12]。

図14 肘屈曲位および肘伸展位における内側側副靱帯の緊張

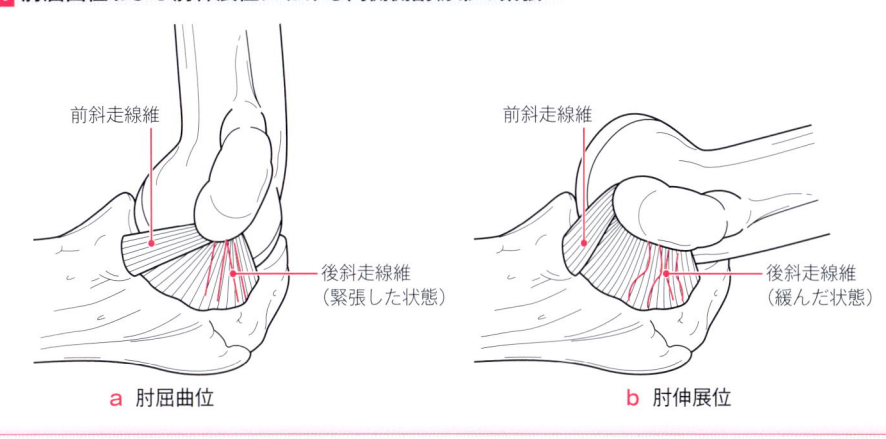

a 肘屈曲位　　　　b 肘伸展位

2 外側側副靱帯複合体

肘関節外側には橈側側副靱帯，外側尺側側副靱帯，橈骨輪状靱帯の3つの主要な靱帯と副靱帯から構成される外側側副靱帯複合体がある（図15）。橈側側副靱帯，外側尺側側副靱帯の2つを合わせて外側側副靱帯とよぶこともある。外側側副靱帯複合体は肘内反ストレスに対する制動機能として重要であり，このうち特に外側尺側側副靱帯が後外側回旋不安定性（posterolateral rotatory instability）に関与していると考えられている[13, 14]。外側尺側側副靱帯はその走行から内反制動とともに，前腕回外位における長軸方向の肘関節安定性に働く[15]。しかし，Duninngら[16]の新鮮遺体12

図15 外側側副靱帯複合体

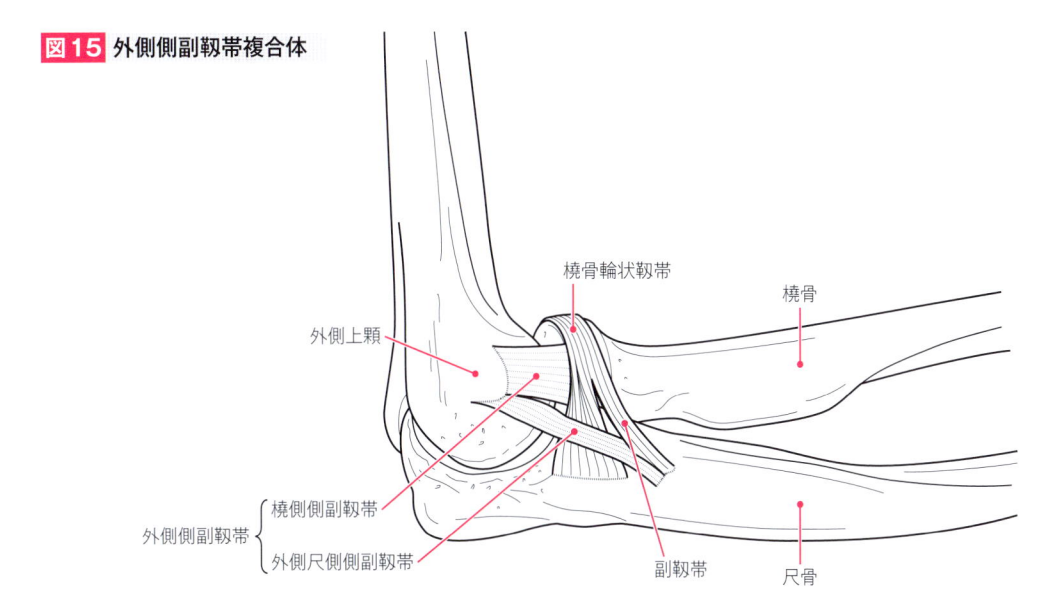

橈骨輪状靱帯
橈骨
外側上顆
橈側側副靱帯
外側側副靱帯
外側尺側側副靱帯
副靱帯
尺骨

肢を対象とした研究では，外側尺側側副靱帯の切断のみでは内反角度の有意な変化は生じず，外側尺側側副靱帯・橈側側副靱帯ともに切断したときに不安定性が著しくなったことから，外側尺側側副靱帯のみならず橈側側副靱帯も肘関節不安定性に及ぼす影響が大きいと考えられる（**図16**）。さらにTakigawaらの研究[17]においても，外側尺側側副靱帯単独での他動的な張力は少なく，輪状靱帯と協調して緊張することによって制動機能を発揮することが示唆されている。

橈骨輪状靱帯は橈骨頭の関節環状面を輪状に取り巻き，尺骨の橈骨切痕の前縁と後縁につく（**図15**）。橈骨輪状靱帯は近位橈尺関節の安定化機構として重要な役割を担い，前腕回内時の橈骨頭の軸回旋運動を制御する。

3 関節包および骨間膜

肘関節の関節包は肘関節を構成する3つの関節すべてを包み込んでいる（**図17**）。関節包の両側は強靱な内側および外側側副靱帯によって補強されている。前方関節包は肘関節の屈曲で弛緩し，伸展で伸張する。反対に，後方関節包は肘関節伸展で弛緩し，屈曲で伸張する。関節包の肘関節安定性に対する寄与は少ないと考えられており，Olsenら[18]の遺体10肢を対象とした研究では，関

図16 外側側副靱帯が肘内反不安定性に及ぼす影響

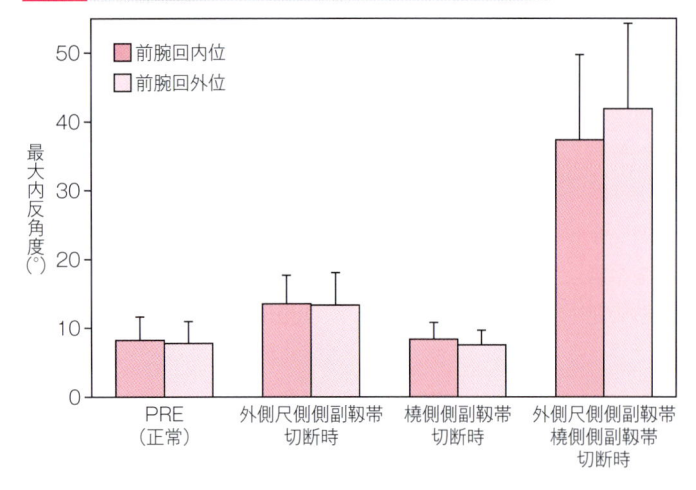

新鮮遺体12肢を対象に，前腕回内・回外位で他動的に肘屈曲したときの最大内反角度を示す。前腕回内位・回外位いずれも外側尺側側副靱帯の切断のみでは内反角度の変化は生じず，外側尺側側副靱帯・橈側側副靱帯を両方切断したときに著しい内反角度の増大が観察された。

（文献16より改変引用）

図17 関節包

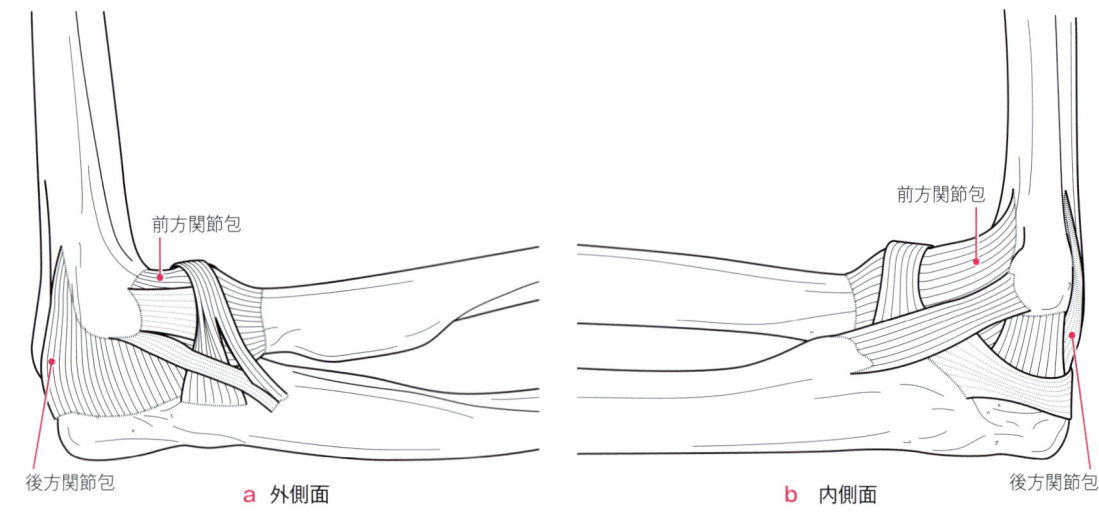

a　外側面　　　　　b　内側面

節包の離断では内反角度の変化は生じなかったのに対し，外側尺側側副靭帯を切断したときには内反不安定性が著しくなったことから，関節包が内反不安定性に及ぼす影響は小さいことを示唆している（**図18**）。しかし，前方関節包が緊張する肘関節伸展位では肘関節の安定化機構として働くと

され[19]，前方関節包は特に肘過伸展の制御で重要な役割を果たすとされている[20]。

前腕骨間膜（**図19**）は強力な線維性組織であり，橈骨と尺骨の連結に大きく寄与している。前腕骨間膜は回内位で弛緩し，回外位で緊張するため，回外運動の制動機能も有する。

図18 関節包と内反不安定性

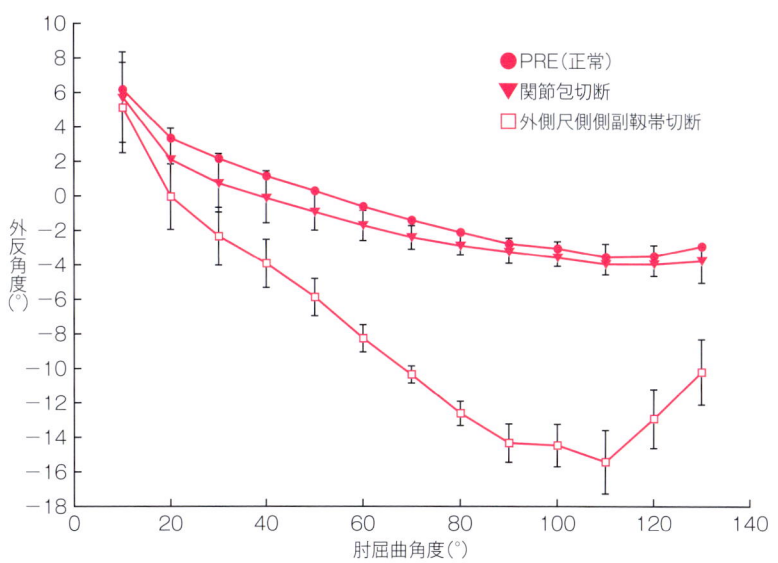

- ● PRE（正常）
- ▼ 関節包切断
- □ 外側尺側側副靭帯切断

遺体10肢を対象に，肘屈曲10～130°の角度範囲で内反方向のlaxity（内反方向への変位角度）を調べている。マイナスの値が内反変位角度を示す。結果，関節包の切断では内反角度の変化は生じなかったのに対し，外側尺側側副靭帯を切断したときには内反不安定性が著しくなり，特に肘屈曲110°で最も内反laxityが大きかった。

（文献18より改変引用）

図19 前腕骨間膜

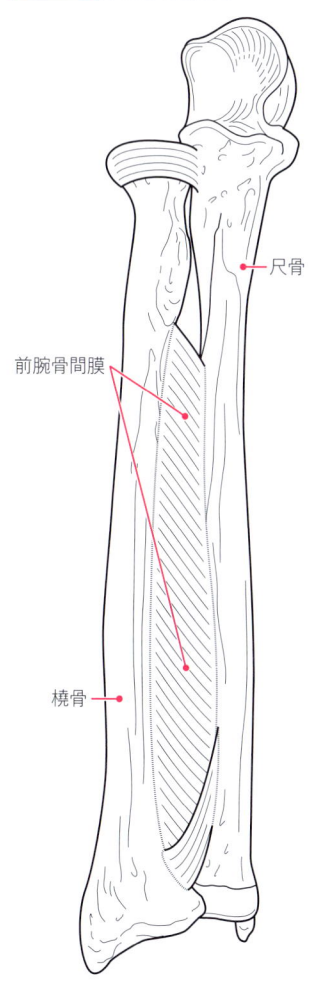

- 尺骨
- 前腕骨間膜
- 橈骨

Clinical point of view

肘関節包の緩みの肢位

遺体[21]およびヒト健常成人[22]による研究から，肘関節屈曲70～80°位で肘関節の関節内圧は最小となり，関節包が最も緩むことが示されている。この結果は肘関節が腫脹しているときには肘屈曲70～80°位が安楽肢位であることを示唆している。

Supplement

肘内障

成人の橈骨輪状靭帯は上縁よりも下縁の周径のほうが狭く，強く手を下方に引っ張られても橈骨頭が抜けないような構造になっている。しかし，幼児の橈骨輪状靭帯は上縁と下縁の周径がほぼ同じであるため，下方に強く引っ張ると橈骨頭が輪状靭帯から抜けることがある。これを肘内障という。

4 肘関節の能動的制御
（筋による運動制御）

肘関節の屈曲・伸展運動および前腕の回内・回外運動に関わる主要な筋（**図20**・**図21**）の起始・停止を**表1**に示した。

1 肘関節周囲筋の筋形態

健常成人10名（年齢24〜37歳）を対象としてMRI画像を基に計測された肘関節周囲筋の筋サイズ（筋容量，生理学的筋断面積）を**表2**に示した[23]。これらの筋のなかで上腕三頭筋は筋容量，

図20 肘関節に関わる主要な筋（肘前面）

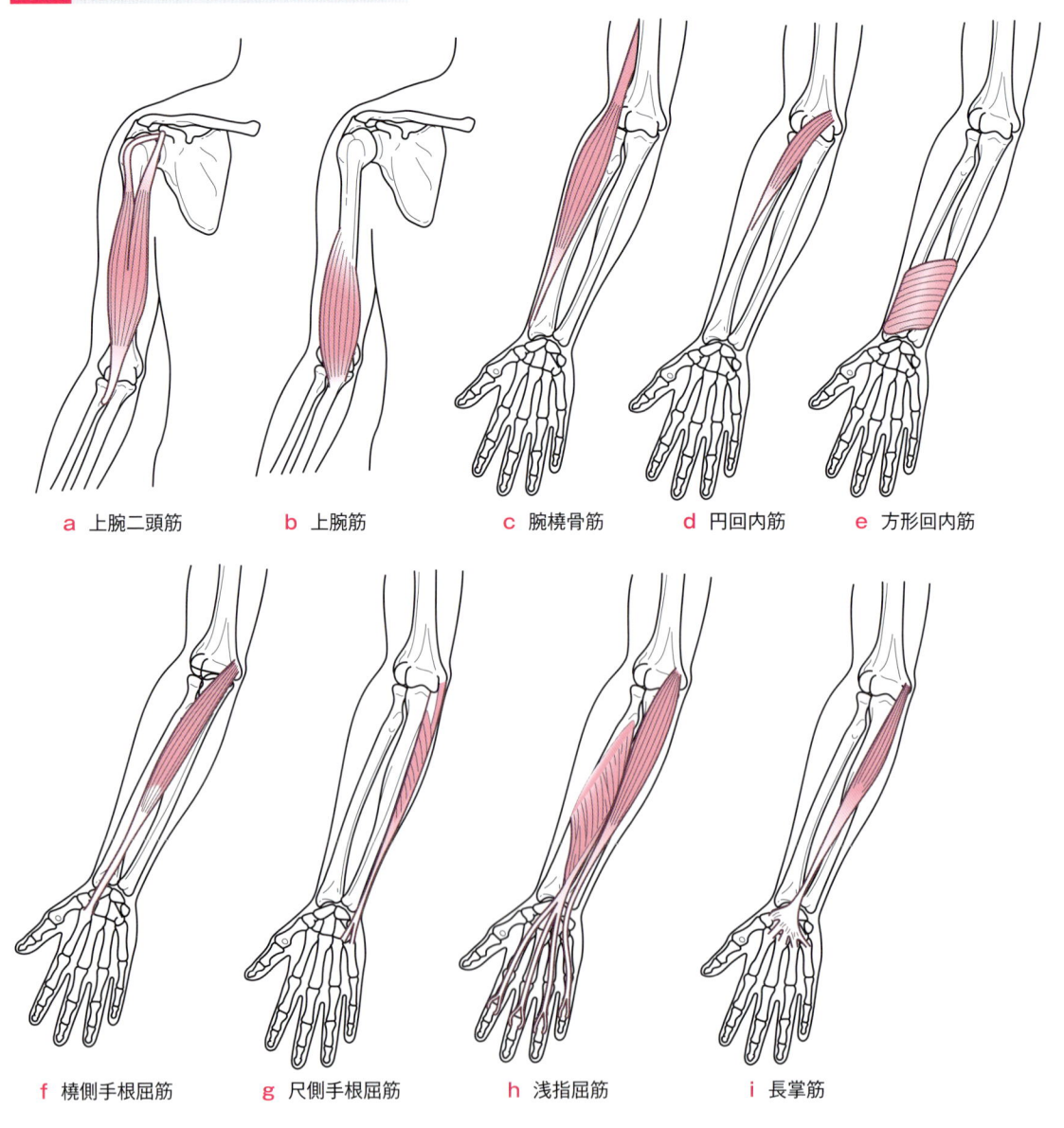

a 上腕二頭筋　　b 上腕筋　　c 腕橈骨筋　　d 円回内筋　　e 方形回内筋

f 橈側手根屈筋　　g 尺側手根屈筋　　h 浅指屈筋　　i 長掌筋

生理学的筋断面積ともに最大の筋であることがわかる。筋形態(筋線維長，羽状角，腱長)を**表3**に示す[24]。筋線維長の長い筋ほど筋収縮速度が速いとされていることから，肘関節屈筋群のなかで筋収縮速度が速い筋は腕橈骨筋であるといえる。

　一般的に加齢に伴い筋量は低下し，その減少率は上肢筋と比較すると下肢筋のほうが大きい[25]。若年者と高齢者の上肢筋群の筋容量を比較した研究によると，肩関節内転筋群(大胸筋，広背筋，大円筋など)，肩関節外転筋群(三角筋，棘上筋など)，肘関節屈筋群(上腕二頭筋，上腕筋，腕橈骨筋，円回内筋)，肘関節伸筋群(上腕三頭筋，肘筋，回外筋)，手関節屈筋群(橈側・尺側手根屈筋など)，手関節伸筋群(橈側・尺側手根伸筋など)の6つの上肢筋群を合わせた筋容量は若年者と比較して高齢者では16.5％減少しており，特に肩外転筋群，肘屈筋群，肘伸筋群では高齢者で有意な減少がみられたと報告されている(**図22**)。

3章 肘関節の運動学

図21 肘関節に関わる主要な筋(肘後面)

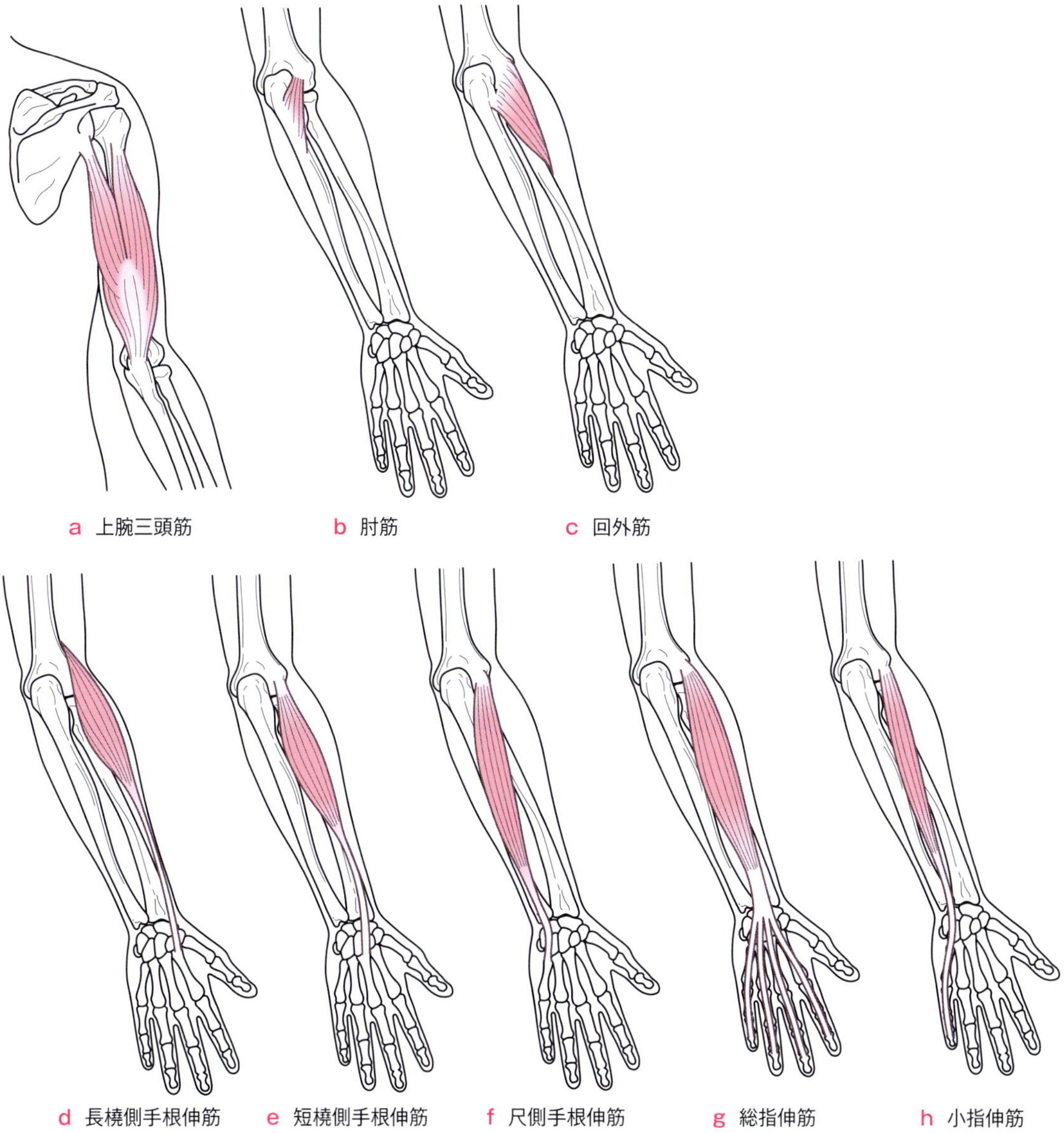

a　上腕三頭筋　　　　b　肘筋　　　　c　回外筋

d　長橈側手根伸筋　　e　短橈側手根伸筋　　f　尺側手根伸筋　　g　総指伸筋　　h　小指伸筋

表1 肘関節に関わる主要な筋

筋名	起始	停止
上腕二頭筋	【長頭】肩甲骨の関節上結節 【短頭】肩甲骨の烏口突起	橈骨粗面，前腕筋膜の上内側部（上腕二頭筋腱膜）
上腕筋	上腕骨遠位前面，内外側筋間中隔	尺骨粗面，鈎状突起
腕橈骨筋	上腕骨外側下部，外側筋間中隔	橈骨茎状突起の近位
円回内筋	上腕骨内側上顆，内側筋間中隔，鉤状突起内側	橈骨中央外側面
方形回内筋	尺骨下部前面	橈骨下部前面
橈側手根屈筋	上腕骨内側上顆，前腕筋膜	第2，3中手骨底の掌面
尺側手根屈筋	上腕骨内側上顆，肘頭，尺骨後縁，前腕筋膜	第5中手骨底，豆状骨，有鈎骨
浅指屈筋	上腕骨内側上顆，尺骨粗面内側，橈骨前面上部	第2〜5中節骨底の掌面
長掌筋	上腕骨内側上顆，前腕筋膜	手掌腱膜
上腕三頭筋	【長頭】肩甲骨の関節下結節 【外側頭】上腕骨後外側面，外側筋間中隔 【内側頭】上腕骨後面，内外側筋間中隔	尺骨の肘頭
肘筋	上腕骨外側上顆後面	尺骨上部後面
回外筋	上腕骨外側上顆，尺骨回外筋稜，肘関節包後面，橈骨輪状靭帯，橈側側副靭帯	橈骨上部外側面
長橈側手根伸筋	上腕骨下部外側縁，上腕骨外側上顆，外側筋間中隔	第2中手骨底の背面
短橈側手根伸筋	上腕骨外側上顆，橈骨輪状靭帯，橈側側副靭帯	第3中手骨底の背面
尺側手根伸筋	上腕骨外側上顆，尺骨後面上部	第5中手骨底の背面
総指伸筋	上腕骨外側上顆，前腕筋膜	第2〜5中節骨底・末節骨底の背面
小指伸筋	上腕骨外側上顆	第5末節骨底の背面

表2 肘関節周囲筋の筋サイズ

筋名	筋容量（cm³）	生理学的断面積（cm²）
上腕二頭筋	143.7±68.7	8.2±3.4
上腕筋	143.7±63.7	14.4±5.9
腕橈骨筋	65.1±36.0	3.9±1.8
円回内筋	38.4±17.2	6.5±2.2
方形回内筋	11.2±5.8	3.7±1.9
橈側手根屈筋	34.8±17.1	3.9±1.6
尺側手根屈筋	37.1±13.6	6.6±2.0
上腕三頭筋	372.1±177.3	40.0±15.4
肘筋	10.8±5.2	1.3±0.6
回外筋	19.7±8.4	2.3±0.7
長橈側手根伸筋	37.5±19.0	2.7±1.2
短橈側手根伸筋	21.6±9.1	2.5±0.7
尺側手根伸筋	17.0±7.4	2.3±0.9

（文献23より改変引用）

表3 肘関節周囲筋の筋形態

筋名	筋線維長（cm）	羽状角（°）	腱長（cm）
上腕二頭筋長頭	12.8±3.2	0	22.9±1.6
上腕二頭筋短頭	14.5±3.2	0	18.3±2.5
上腕筋	9.9±1.6	0	11.6±1.3
腕橈骨筋	17.7±3.0	0	16.9±1.7
円回内筋	5.5±1.2	13±6	12.0±1.6
上腕三頭筋長頭	12.7±2.1	10±3	21.7±2.9
上腕三頭筋外側頭	9.3±2.8	8±2	18.7±1.8
長橈側手根伸筋	9.2±1.8	1±2	24.8±1.0

（文献24より改変引用）

図22 若年者と高齢者の上肢筋容量の比較

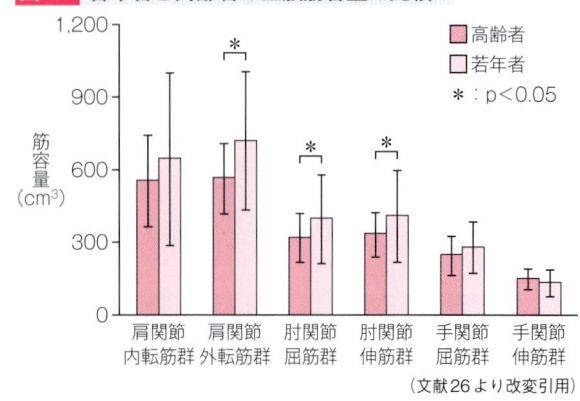

（文献26より改変引用）

118

2 肘関節周囲筋の作用とモーメントアーム

◆ 肘屈曲・伸展のモーメントアーム

コンピューターシミュレーションモデルにより計算した各筋の肘関節0～130°の角度範囲での平均モーメントアームを**表4**に示す。肘関節伸展の平均モーメントアームは上腕三頭筋で最大である（2.1cm）。つまり上腕三頭筋は肘関節可動域の全体にわたって大きな肘関節伸展作用を有する。一方，肘関節屈曲の平均モーメントアームは腕橈骨筋や上腕二頭筋で大きい（腕橈骨筋5.7cm，上腕二頭筋3.6cm）。

各筋における肘屈曲・伸展のモーメントアームは肘屈曲角度により変化する（**図23**）。各筋の肘屈伸モーメントアームの最大値を示す肘屈曲角度を**表5**に示す。上腕二頭筋や上腕筋はともに肘屈曲88°で最大の肘屈曲モーメントアームを有し，腕橈骨筋や円回内筋では，より肘屈曲位で肘屈曲モーメントアームは最大となる（腕橈骨筋108°，円回内筋100°）。上腕三頭筋においては肘屈曲44°で最大の肘伸展モーメントアームを示す（**表5**）。

表4 肘関節周囲筋の肘屈伸モーメントアーム

筋名	モーメントアーム (cm)
上腕二頭筋	3.6
上腕筋	1.8
腕橈骨筋	5.7
円回内筋	0.8
方形回内筋	0.5
上腕三頭筋	−2.1
肘筋	−1.2
回外筋	−0.7

肘関節0～130°の角度範囲での平均モーメントアームを示す。
プラスは肘関節屈曲，マイナスは肘関節伸展のモーメントアームを意味する。

（文献27より改変引用）

表5 肘屈伸モーメントアームのピーク角度

筋名	ピーク角度(°)[a]	ピーク角度範囲(°)[b]
上腕二頭筋	88	80～93
上腕筋	88	76～102
腕橈骨筋	108	100～118
円回内筋	100	94～113
上腕三頭筋	44	31～62

a：肘屈伸モーメントアームの最大値を示した肘屈曲角度の平均値を示す
b：対象10肢における最大値の角度範囲を示す

（文献28より改変引用）

図23 肘周囲筋の肘屈曲および肘伸展モーメントアーム

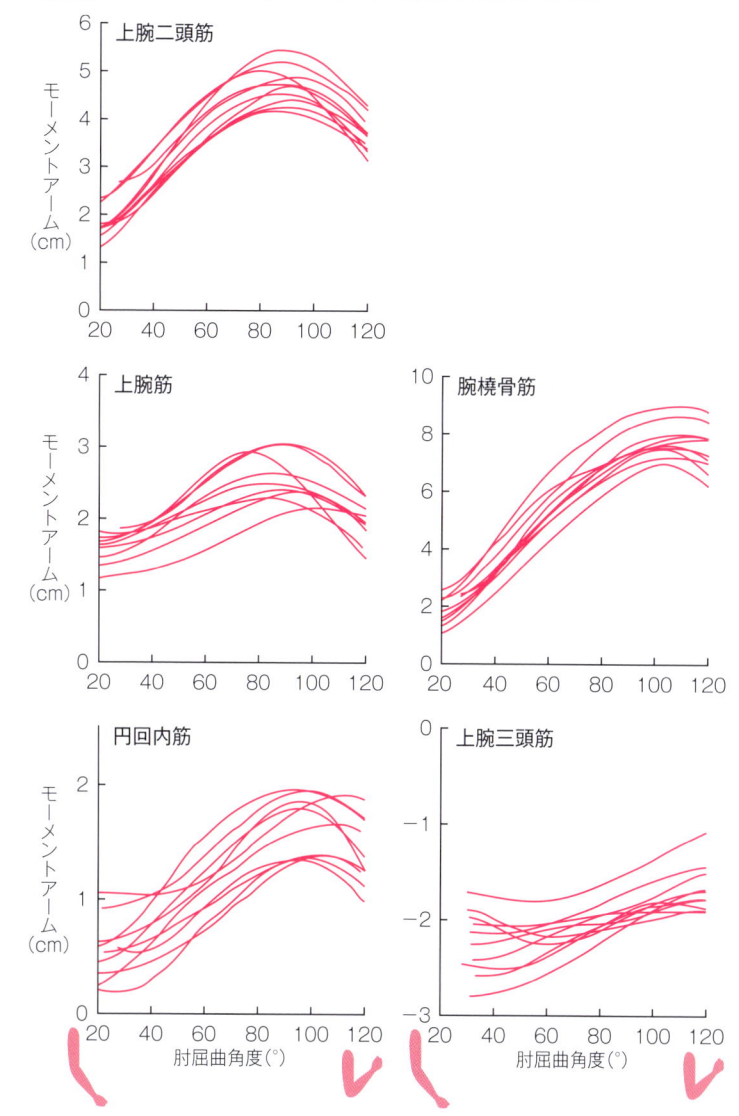

対象10肢における肘関節角度−肘屈伸モーメントアーム曲線を示す。
縦軸はプラスの値が肘屈曲，マイナスの値が肘伸展のモーメントアームを示す。

（文献28より改変引用）

◆ 前腕回内・回外のモーメントアーム

　骨モデルにより算出した各筋の3種類の肘関節屈曲角度（0°，45°，90°屈曲位）における前腕回外および回内モーメントアームをそれぞれ**図24**・**図25**に示す[29]。

　回外モーメントアームについて，いずれの肘関節屈曲角度においても主要な回外筋群（回外筋，上腕二頭筋，腕橈骨筋）における回外モーメントアームのピークは40〜50°回内位でみられる（**図24**）。回外筋は肘屈曲角度によるモーメントアームの変化が小さく，前腕回内位・回外位いずれの肢位でも回外モーメントアームを有する。上腕二頭筋は肘屈曲角度によってモーメントアームが大きく異なり，肘屈曲90°位で最も回外モーメント

アームが大きくなる。また，腕橈骨筋は前腕回内位では回外モーメントアームを有し，前腕回外位では反対に回内モーメントアームを有する。回外モーメントアームは肘屈曲90°・前腕回内位，回内モーメントアームは肘屈曲90°・前腕回外位でそれぞれ最大となる（**図24**）。

　回内モーメントアームについて，いずれの肘関節屈曲角度においても主要な回内筋群（円回内筋，橈側手根屈筋）における回内モーメントアームのピークは回内外中間位付近でみられる（**図25**）。円回内筋および方形回内筋は肘屈曲角度によるモーメントアームの変化が小さく，前腕回内位・回外位いずれの肢位でも回内モーメントアームを有する。橈側手根屈筋も前腕回内位・回外位いず

図24 前腕回外筋群における前腕回外モーメントアーム

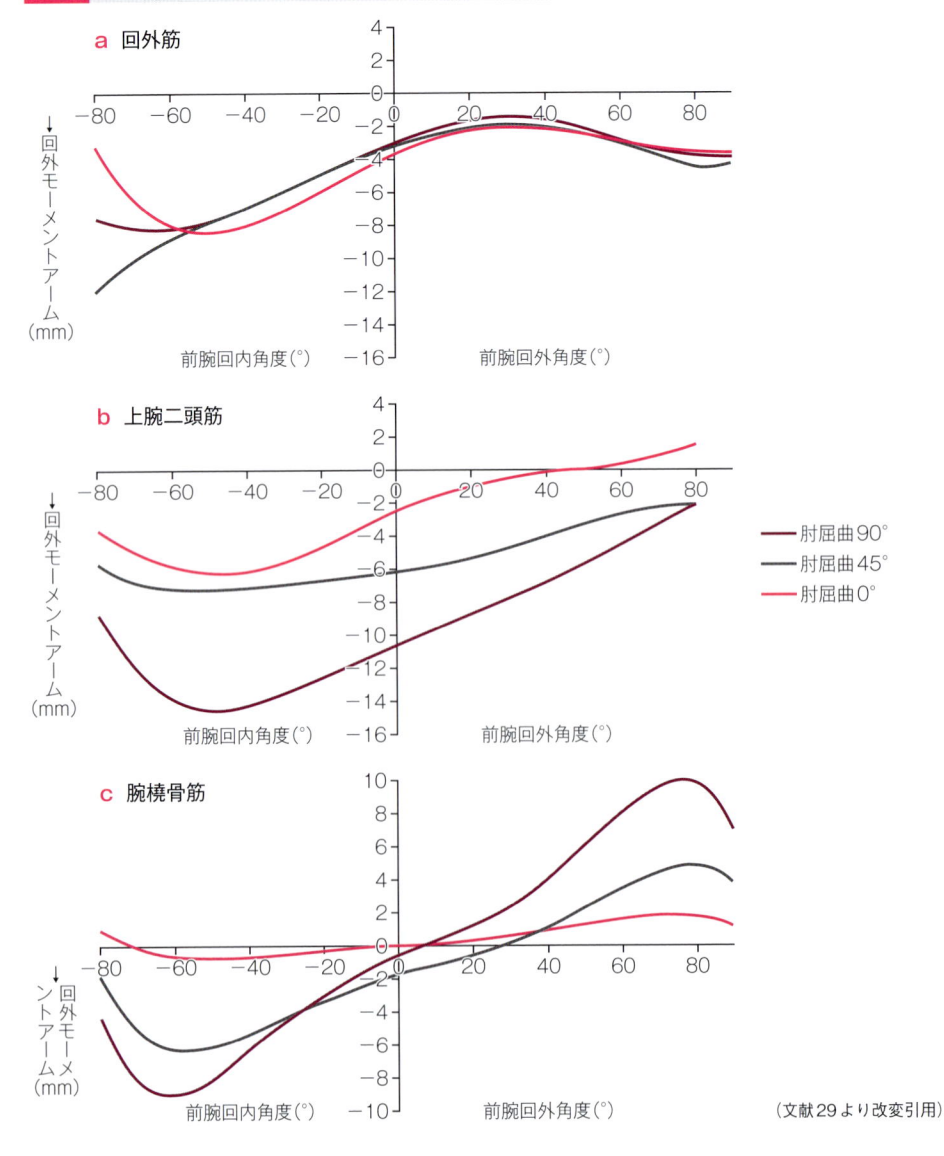

a 回外筋

b 上腕二頭筋

c 腕橈骨筋

凡例：
— 肘屈曲90°
— 肘屈曲45°
— 肘屈曲0°

（文献29より改変引用）

れも回内モーメントアームを有し，肘屈曲90°位で最も回内モーメントアームが大きくなる（**図25**）。

◆ 肘屈伸および前腕回内外のトルク発揮に対する各筋の寄与度

いくつかの先行研究を統合したコンピューターシミュレーションモデルを用い，筋形態（生理学的筋断面積，羽状角，筋線維長など）およびモーメントアームの両要因を考慮して推定された各筋の肘屈曲・伸展，前腕回内・回外に対するモーメント寄与度（トルク発揮に対する寄与度）を**図26**に示した[30]。いずれも肘屈曲90°・前腕回内外中間位での寄与度を表示している。上腕三頭筋

（TRI）は前腕回内・回外のトルク発揮には寄与しないが，肘伸展に対しては他の筋と比較して数十倍も寄与していることがわかる。また，上腕筋（BRA）や腕橈骨筋（BRD）も前腕回内外中間位では回内・回外トルク発揮に寄与しないが，肘屈曲トルク発揮に対しては上腕二頭筋（BIC）よりも寄与度が若干大きい。一方，上腕二頭筋（BIC）は上腕筋（BRA）や腕橈骨筋（BRD）と比較して肘屈曲トルク発揮に対しては若干寄与度が小さいが，前腕回外トルク発揮に対しては大きく寄与する。円回内筋（PT）の前腕回内トルク発揮の寄与度は他の筋と比較して数倍大きく，また肘屈曲トルク発揮に対しても若干寄与している。また，寄与度は小さいが，橈側手根屈筋（FCR）や尺側手根屈筋

図25 前腕回内筋群における前腕回内モーメントアーム

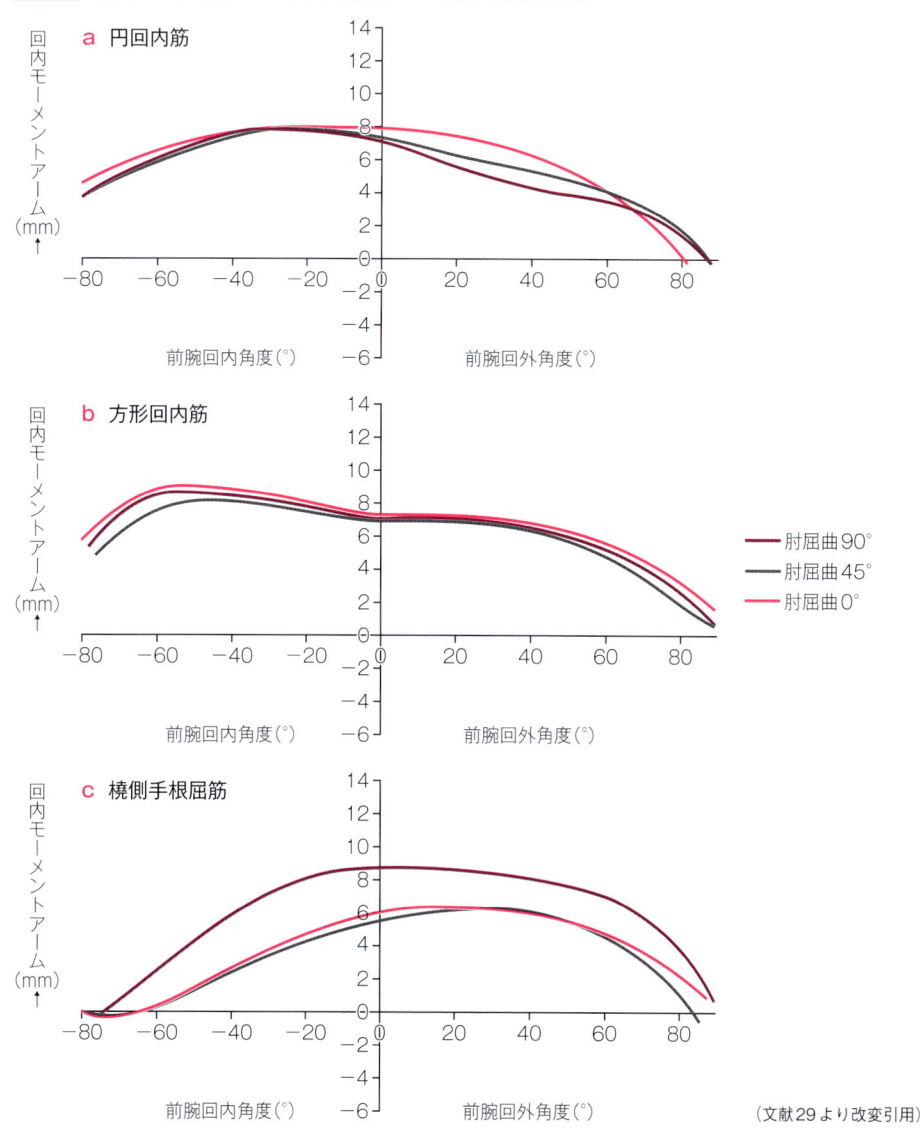

（文献29より改変引用）

（FCU）といった手根屈筋群も肘屈曲トルク発揮に寄与している。手根伸筋群については，長橈側手根伸筋（ECRL）や短橈側手根伸筋（ECRB）は肘屈曲トルク発揮，尺側手根伸筋（ECU）は肘伸展トルク発揮にそれぞれ寄与している。方形回内筋（PQ）や回外筋（SUP）はそれぞれ前腕回内，回外モーメントを有するが，肘屈曲・伸展には寄与しないことが示されている（図26）。

3 肘関節周囲筋の筋力

健常成人12名（年齢24.7±2.8歳）を対象とした肘屈曲・伸展筋力−肘関節角度曲線を図27に示す[31]。肘屈伸筋力は肘関節角度により変化し，肘屈曲筋力・肘伸展筋力ともに肘屈曲75°をピークとするカーブを示す。

前腕回外・回内筋力について，一般的に回外・回内筋力値はそれぞれ筋短縮位となる回外位，回内位で減少する[30,32,33]。健常男性24名（年齢24.6±2.7歳）を対象とした前腕回外・回内筋トルクを図28・図29に示す[32]。前腕回外・回内筋力は前腕回内外角度のみならず，肘屈曲角度によっても変化することが示されている。

一般的に筋力は20〜30代をピークとして以後減少し，50歳代から低下の割合が高くなって

図26 肘屈伸および前腕回内外モーメントに対する各筋の寄与度

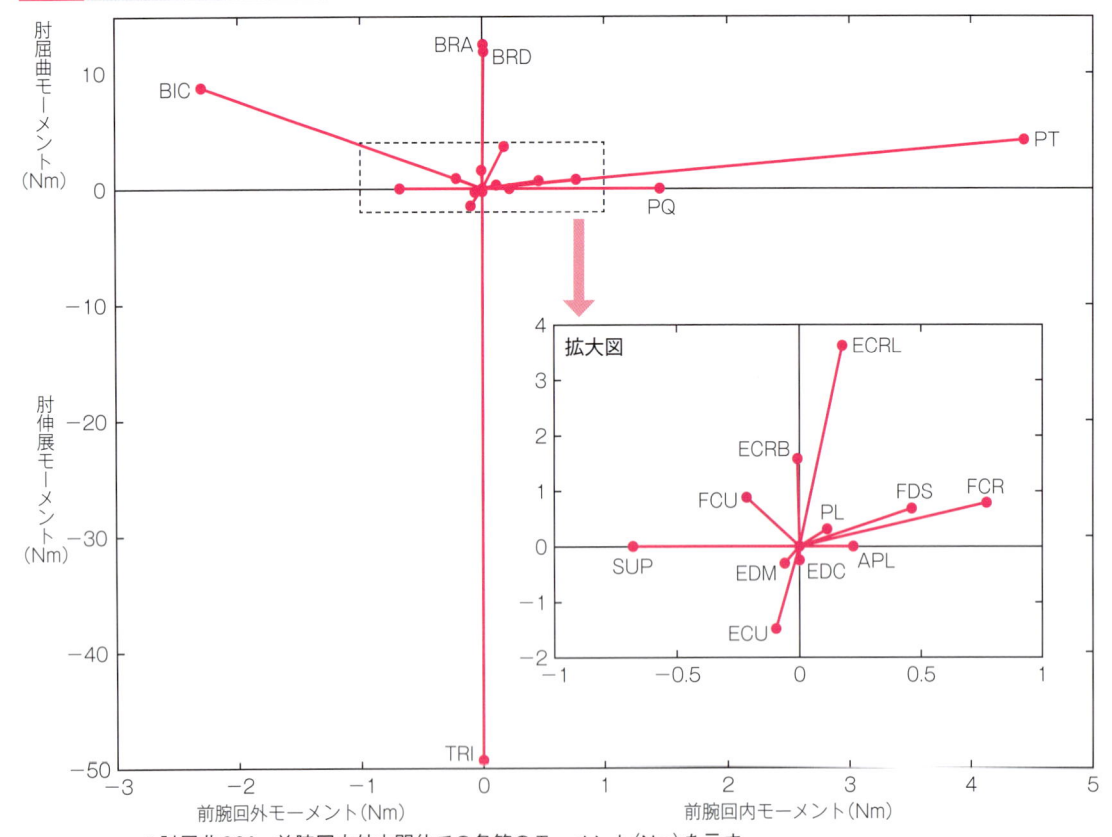

＊肘屈曲90°・前腕回内外中間位での各筋のモーメント（Nm）を示す
triceps brachii（TRI）：上腕三頭筋，biceps brachii（BIC）：上腕二頭筋，brachialis（BRA）：上腕筋，brachioradialis（BRD）：腕橈骨筋，supinator（SUP）：回外筋，pronator teres（PT）：円回内筋，extensor carpi radialis longus（ECRL）：長橈側手根伸筋，extensor carpi radialis brevis（ECRB）：短橈側手根伸筋，extensor carpi ulnaris（ECU）：尺側手根伸筋，extensor digiti minimi（EDM）：小指伸筋，extensor digitorum communis（EDC）：総指伸筋，flexor carpi radialis（FCR）：橈側手根屈筋，flexor carpi ulnaris（FCU）：尺側手根屈筋，flexor digitorum superficialis（FDS）：浅指屈筋，abductor pollicis longus（APL）：長母指外転筋，palmaris longus（PL）：長掌筋，pronator quadratus（PQ）：方形回内筋

（文献30より改変引用）

いき，80歳代までに約30〜50％低下する[34]。徒手筋力計を用いて測定した肘関節屈曲・伸展筋力（N）および体重で除した体重比筋力（％）の年代別基準値を**表6**に示す[35]。肘屈曲・伸展筋力は20歳代と比較して70歳代では16.1〜32.9％の低下がみられる。

図27 肘屈曲角度の違いによる肘屈伸筋力の変化

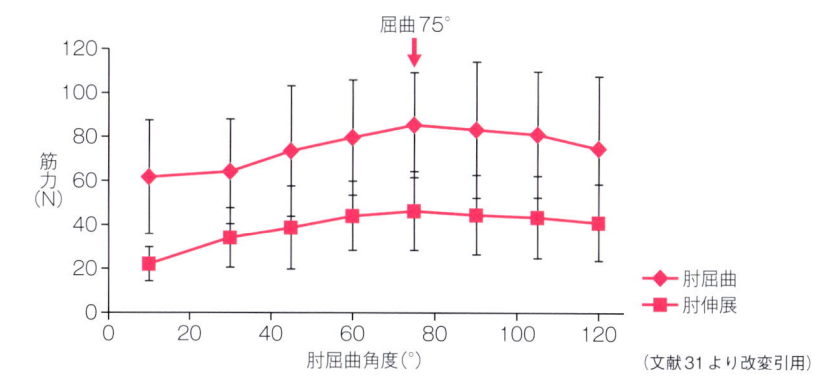

（文献31より改変引用）

図28 前腕回内外・肘屈曲角度の違いによる前腕回外筋力の変化

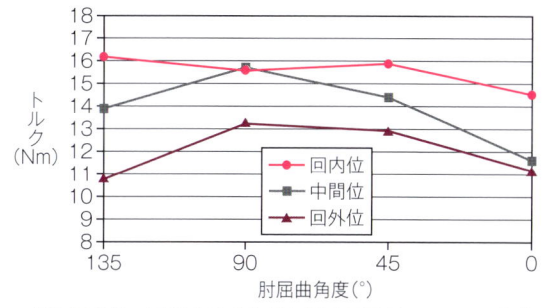

＊前腕回内位，回外位はそれぞれ最大可動域の75％の角度

（文献32より改変引用）

図29 前腕回内外・肘屈曲角度の違いによる前腕回内筋力の変化

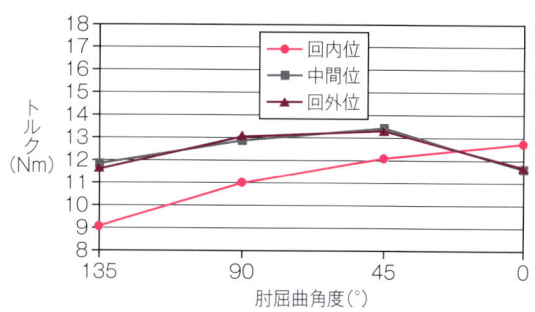

＊前腕回内位，回外位はそれぞれ最大可動域の75％の角度

（文献32より改変引用）

表6 肘屈曲・伸展筋力の年代別基準値

年齢	性別	肘屈曲[a]		肘伸展[b]	
		筋力（N）	体重比筋力[c]（%）	筋力（N）	体重比筋力[c]（%）
20〜29	男性（n＝16）	285.0±38.2	36.4±5.9	243.1±50.5	30.8±5.1
	女性（n＝22）	154.9±20.7	26.8±2.6	116.2±20.2	20.2±3.3
30〜39	男性（n＝13）	268.5±47.1	34.6±7.4	214.3±50.8	27.6±7.2
	女性（n＝23）	163.8±28.1	25.7±3.0	116.7±31.2	18.2±3.4
40〜49	男性（n＝15）	268.5±33.6	33.3±3.5	209.9±33.4	25.3±5.2
	女性（n＝21）	151.3±21.7	25.0±4.4	109.7±21.8	18.1±4.1
50〜59	男性（n＝22）	286.9±38.5	33.8±4.9	196.9±37.2	23.3±4.5
	女性（n＝21）	155.3±25.3	24.9±4.0	111.2±19.1	17.9±3.4
60〜69	男性（n＝18）	259.4±48.9	32.6±5.7	168.5±41.6	21.1±4.2
	女性（n＝18）	130.6±21.6	21.4±4.4	92.9±20.6	14.8±3.2
70〜79	男性（n＝22）	237.3±39.9	32.2±4.8	163.2±35.3	21.5±3.6
	女性（n＝20）	129.9±27.0	22.6±4.9	89.0±17.8	15.6±3.2

＊すべて利き腕での測定値を示す
a：肘屈曲筋力の測定は肩関節中間位，肘関節90°屈曲位，前腕回外位で，茎状突起近位の前腕前面にHHDを配置
b：肘伸展筋力の測定は肩関節中間位，肘関節90°屈曲位，前腕中間位で，茎状突起近位の前腕後面にHHDを配置
c：体重比筋力（％）＝筋力（N）÷体重（N）×100

（文献35より改変引用）

5 肘関節の機能障害と運動学

1 上腕骨外側上顆炎（テニス肘）と運動学

上腕骨外側上顆炎，いわゆるテニス肘は上腕骨の外側上顆に付着する前腕伸筋群のオーバーユースや微小断裂に伴う病的変化であり，反復される手関節背屈や前腕回外運動による共同腱付着部の変性が大きく関係しているとされている[36,37]。「上顆炎」という名称であるものの，炎症所見がみられることは少なく，好発年齢は45〜54歳であることからも，むしろ腱付着部の退行変性が基礎にあると考えられている[38,39]。典型的な症状は外側上顆部の疼痛，手関節背屈や前腕回外時の疼痛，握力の低下である[37,40]。

上腕骨外側上顆炎には外側上顆に付着する前腕伸筋群のなかでも短橈側手根伸筋が最も関係しているとされている[36,40]（図30）。例えばテニス動作と短橈側手根伸筋との関連について，テニス動作においては特に短橈側手根伸筋に高い筋活動が認められること[41]や，片手バックハンドストロークでは外側上顆の短橈側手根伸筋腱部に大きなストレスがかかるとされている[42]。さらにバックハンドストロークにおける肘伸展・回外位では短橈側手根伸筋腱部と上腕骨小頭との間の接触圧が上昇することからも，短橈側手根伸筋腱部の変性が進行すると考えられている[43,44]。

Clinical point of view

上腕骨外側上顆炎に対する理学療法

急性期の疼痛が軽減した後は，短橈側手根伸筋のストレッチングや手関節伸筋群の筋力トレーニングを行う。短橈側手根伸筋は肘伸展位・前腕回内位で手関節屈曲・尺屈することで伸張効果が最大となる[45]。また手関節伸筋群の筋力強化について，慢性期の上腕骨外側上顆炎患者に対する遠心性収縮トレーニングは求心性収縮トレーニングよりも疼痛軽減や筋力・機能向上に効果的であったことが示されている[46,47]。

2 上腕骨内側上顆炎と運動学

上腕骨内側上顆炎は手関節屈筋・前腕回内筋腱の変性と定義され，繰り返される手関節屈筋・回内筋の収縮による張力によって生じると考えられている[48,49]。特にゴルフのスイングでは肘内側部に大きな張力がかかることから[50]，上腕骨内側上顆炎はゴルフによって生じることが多く，ゴルフ肘ともよばれる。上腕骨外側上顆炎よりもその発生頻度は9.8〜20%程度少ないとされている[51]。

上腕骨内側上顆炎は橈側手根屈筋や円回内筋の共同腱部（図31）が障害されることが多いため[52,53]，手関節屈曲や前腕回内で疼痛が誘発されることが多い[52]。投球動作においては特にlate cocking期やearly acceleration期で症状が誘発される[49]。また，肘屈曲90°位での前腕回内筋力の低下が重要な臨床所見として観察される[51]。

3 肘関節不安定性と運動学

◘外反不安定性

内側側副靱帯を構成する3つの線維（前斜走線維，後斜走線維，横走線維）のうち，前斜走線維が主な内側支持機構であり，強固な肘外反制動力としての役割を果たす[54,55]。

内側側副靱帯の前斜走線維に加えて，関節包や橈骨頭も肘外反制動に寄与すると考えられているが，遺体20肢での研究によると内側側副靱帯の前斜走線維を切除してしまうと，関節包や橈骨頭も肘外反制動力を失うことが報告されている[56]。

内側側副靱帯障害による不安定性が問題となりやすいのは野球など投球動作を伴うスポーツであ

る。投球動作における外反ストレスは特にlate cocking期やearly acceleration期で大きくなることから[57,58]（**図32**），この期に内側側副靱帯損傷が生じやすい。内側側副靱帯の前斜走線維は表層と深層の線維に分かれるとされ[59]，投球動作により特に深層線維の断裂が発生しやすい[60]。

図30 上腕骨外側上顆炎

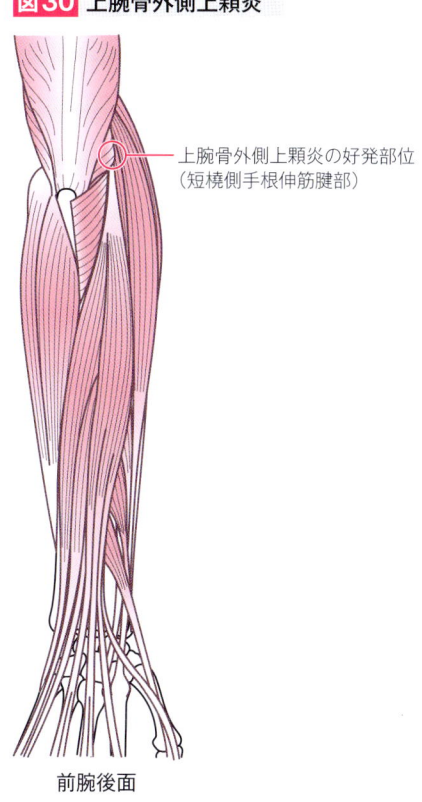

上腕骨外側上顆炎の好発部位
（短橈側手根伸筋腱部）

前腕後面

図31 上腕骨内側上顆炎

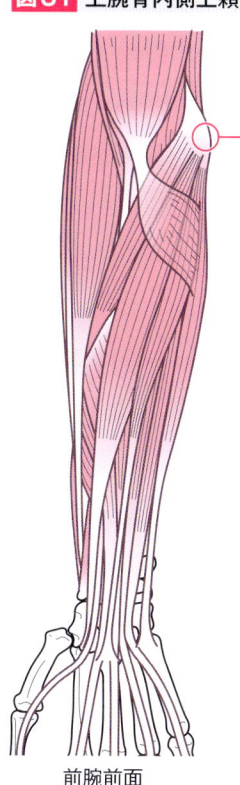

上腕骨内側上顆炎の好発部位
（橈側手根屈筋・円回内筋の共同腱部）

前腕前面

図32 投球動作における肘外反ストレス

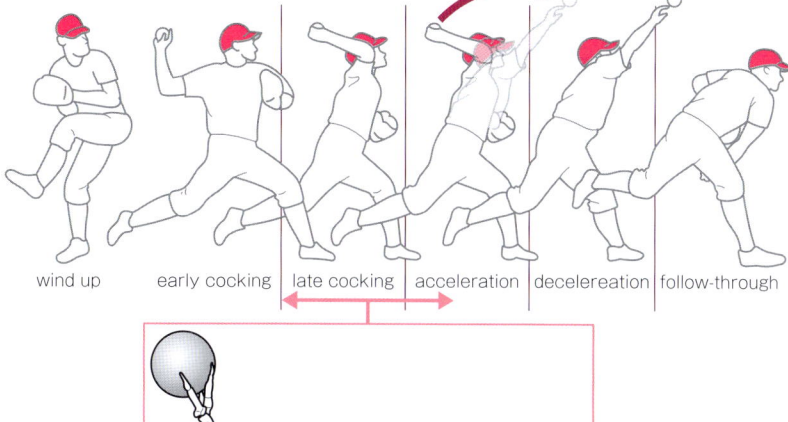

wind up　early cocking　late cocking　acceleration　decelereation　follow-through

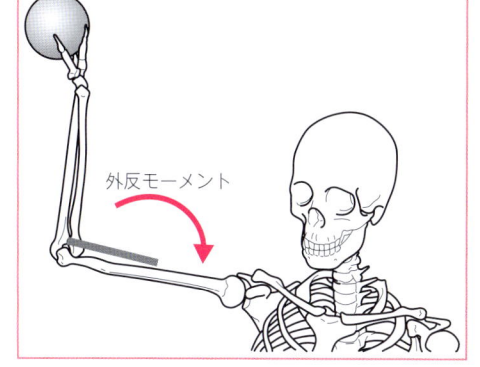

外反モーメント

投球動作における外反ストレス
は特にlate cocking期〜early
acceleration期で大きくなる。

筋による外反制動については，前腕の屈筋群や回内筋が内側支持機能を有し，特に尺側手根屈筋や浅指屈筋が外反制動機能として重要である[61-63]。Parkら[61]はシミュレーション研究により，内側側副靱帯を切断すると外反不安定性が肘屈曲30°位で5.9±2.4°，肘屈曲90°位で4.8±2.0°大きくなるが，尺側手根屈筋と浅指屈筋の筋張力に

よって外反不安定性は有意に改善することを報告している（図33）。一方，内側側副靱帯損傷モデルにおいて，これらの前腕筋群は特に前腕回外位での安定性に寄与するとされているが，内側側副靱帯の前斜走線維と比較するとその外反制動力は小さく，内側側副靱帯の前斜走線維の外反制動力のほうが2倍大きいとされている[64]。

図33 内側側副靱帯損傷時の肘外反不安定性に筋張力が及ぼす影響

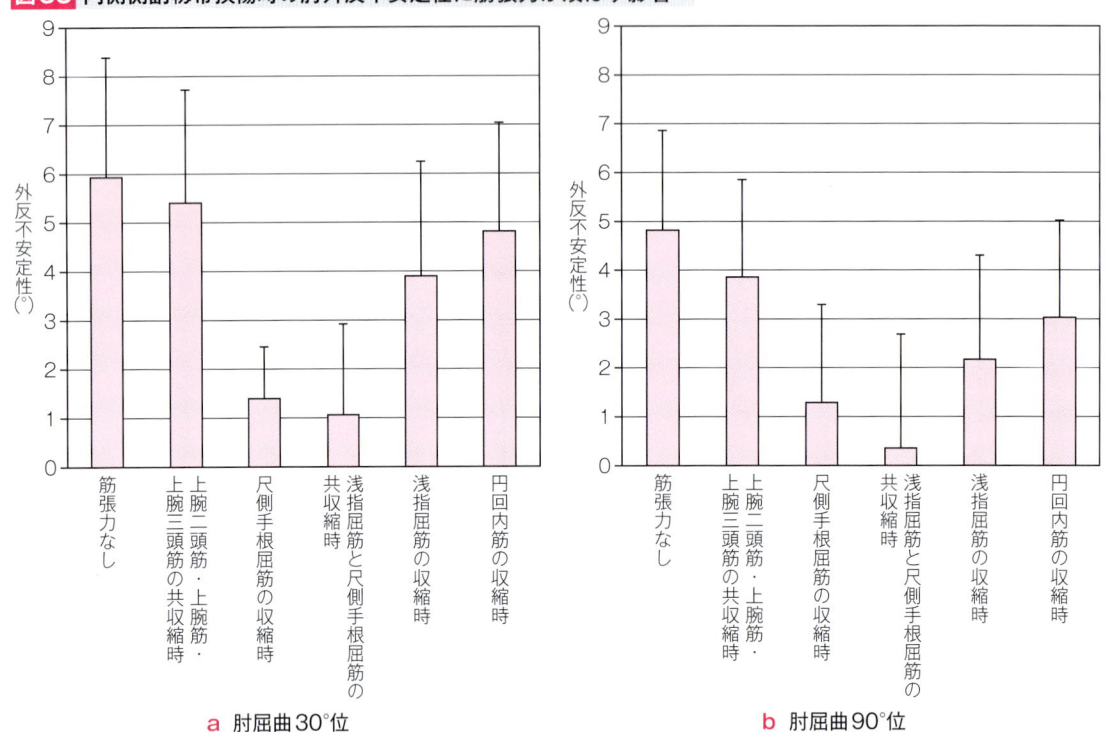

a 肘屈曲30°位　　**b** 肘屈曲90°位

内側側副靱帯を切断したシミュレーション研究において，筋張力がない状態では外反不安定性が肘屈曲30°位で5.9±2.4°，肘屈曲90°位で4.8±2.0°大きくなった。しかし，筋張力がない状態と比較して，尺側手根屈筋の収縮時および尺側手根屈筋と浅指屈筋の共収縮時には肘屈曲30°位・90°位ともに外反不安定性は有意に改善した。

（文献61より改変引用）

Clinical point of view

内側側副靱帯損傷患者に対する関節可動域練習

遺体による内側側副靱帯損傷モデルの研究において，他動的な肘屈曲運動時の肘関節不安定性は前腕回外位と比較して前腕回内位で増大することが示されている[65]。このことから，内側側副靱帯損傷患者の肘関節屈曲可動域練習は前腕回内位を避けるよう注意する。

Supplement

肘外反不安定性および内側側副靱帯損傷の徒手診断テスト
～moving valgus stress test～（図34）

　moving valgus stress test[66]は肩関節90°外転・最大外旋，肘関節最大屈曲位を開始肢位とし，検者が肘関節に中等度の外反ストレスを加えた状態で，患者に素早く肘関節伸展させる。このとき，肘屈曲120〜70°の間で肘関節内側部に疼痛を訴えた場合を陽性とし，内側側副靱帯損傷を疑う。moving valgus stress testは投球動作に近い動きのなかで内側側副靱帯損傷を検出する感度・特異度に優れたテストとして推奨されている[66]。

図34 moving valgus stress test

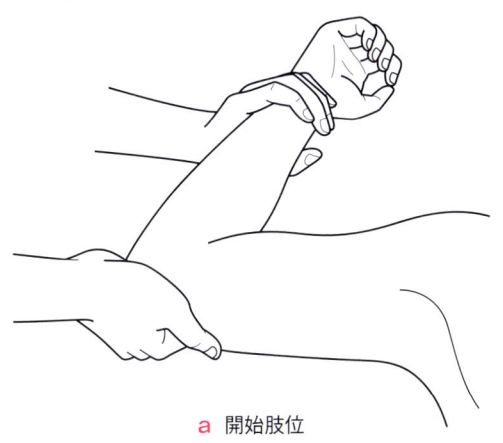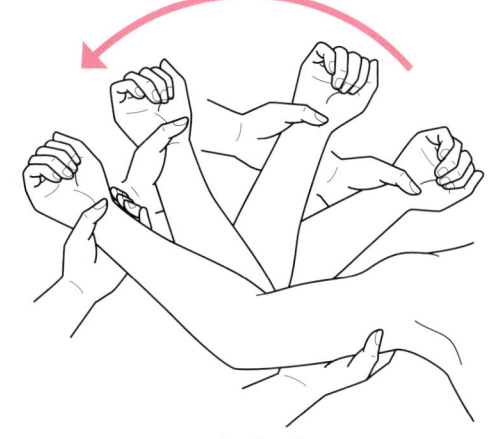

a　開始肢位

肩関節90°外転・最大外旋，肘関節屈曲位を開始肢位とする。

b　肘関節の伸展

検者は肘関節に中等度の外反ストレスを加え，その状態で患者に素早く肘関節を伸展させる。

◆後外側回旋不安定性（posterolateral rotatory instability）

　後外側回旋不安定性（posterolateral rotatory instability）はO'Driscollら[13]が提唱した概念であり，橈骨が後外側へ過度に変位を示すものである（図35）。後外側回旋不安定性がみられる場合は，永続的な肘関節不安定症に陥る可能性があるため注意が必要である[67]。

　後外側回旋不安定性には外側側副靱帯複合体のなかでも特に外側尺側側副靱帯が関与していると考えられている[13, 14]。また，後外側回旋不安定性に対する筋張力の影響については肘外側に位置する前腕伸筋群が重要であり，特に前腕回内位では肘外側の前腕伸筋群が伸張されることによる筋張力の増加が肘関節の安定性に寄与する[64, 68]。

図35 後外側回旋不安定性

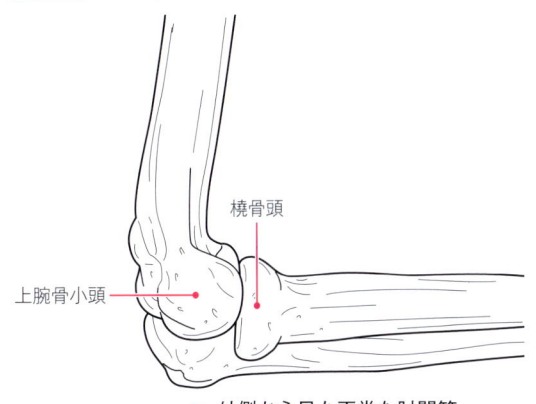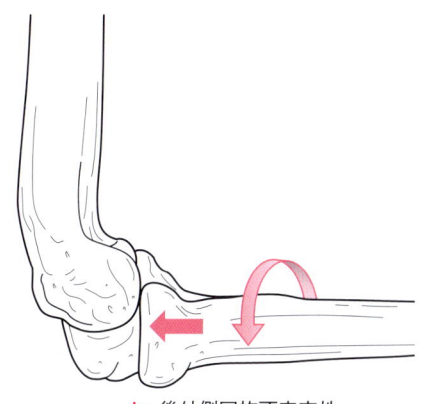

橈骨頭

上腕骨小頭

a　外側から見た正常な肘関節

b　後外側回旋不安定性

橈骨頭が上腕骨小頭に対して後外側へ過度の変位を示す。

外側側副靱帯損傷患者に対する関節可動域練習

　遺体による外側側副靱帯損傷モデルの研究において，他動的な肘屈曲運動時の肘関節不安定性は前腕回内位と比較して前腕回外位で増大することが示されている[69, 70]。このことから，外側側副靱帯損傷患者の肘関節可動域練習は前腕回外位を避けるよう注意する。

Supplement

後外側回旋不安定性テスト〜push-up testとstand-up test〜（図36）

　後外側回旋不安定性を調べる簡便な臨床診断テストとしてpush-up testとstand-up testがある[71]。これは前腕回外位で肘内反および骨長軸方向へのストレスをかけることにより，橈骨頭の外側変位の有無を調べるテストである。背臥位にて検者の徒手によって長軸圧迫力を加える従来の後外側回旋不安定性テスト[13]よりも，これらのテストはいずれも後外側回旋不安定性を検出する感度が高く，簡便かつ有用なテストである[71]。

図36 後外側回旋不安定性テスト

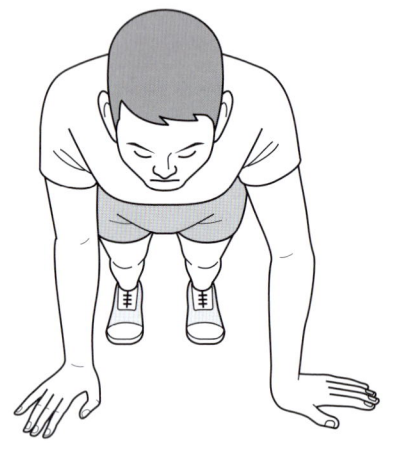

a push-up test

最大限に前腕を回外位にした腹臥位から，push-up（腕立て伏せ）を行うと，肘伸展時に橈骨頭の外側変位がみられる場合を陽性とする。

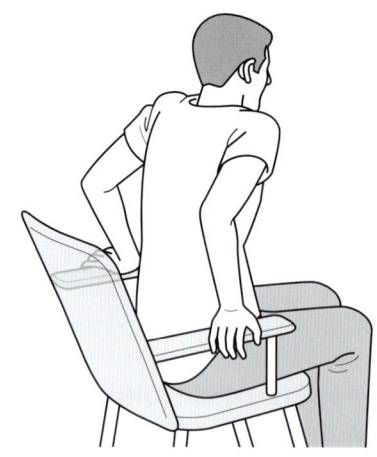

b stand-up test

肩関節外転，肘関節90°屈曲，前腕回外位で椅子のアームレストをつかんだ椅座位を開始肢位とし，アームレストに手をつきながら立ち上がったときに橈骨頭の外側変位がみられる場合を陽性とする。

◎文献

1) Goto A et al：In vivo elbow biomechanical analysis during flexion：three-dimensional motion analysis using magnetic resonance imaging. J Shoulder Elbow Surg, 13(4)：441-447, 2004.

2) Baeyens JP et al：In vivo 3D arthrokinematics of the proximal and distal radioulnar joints during active pronation and supination. Clin Biomech (Bristol, Avon), 21 Suppl 1：S9-12, 2006.

3) Hausman MR, Lang P：Examination of the elbow：current concepts. J Hand Surg Am, 39(12)：2534-2541, 2014.

4) Alcid JG et al：Elbow anatomy and structural biomechanics. Clin Sports Med, 23(4)：503-517, 2004.

5) 原田遼三ほか．リウマチ医が知るべき「肘関節」の知識. Keynote R・A, 2(3)：154-161, 2014.

6) Schwab GH et al：Biomechanics of elbow instability：the role of the medial collateral ligament. Clin Orthop Relat Res, 146：42-52, 1980.

7) Morrey BF, An KN：Articular and ligamentous contributions to the stability of the elbow joint. Am J Sports Med, 11：315-319, 1983.

8) Morrey BF et al：Valgus stability of the elbow. A definition of primary and secondary constraints. Clin Orthop Relat Res, 265：187-195, 1991.

9) Regan WD et al：Biomechanical study of ligaments around the elbow joint. Clin Orthop Relat Res, 271：170-179, 1991.

10) Pollock JW et al：Effect of the posterior bundle of the medial collateral ligament on elbow stability. J Hand Surg Am, 34(1)：116-123, 2009.

11) Safran MR, Baillargeon D：Soft-tissue stabilizers of the elbow. J Shoulder Elbow Surg, 14(1 Suppl S)：179S-185S, 2005.

12) 岡久仁洋ほか：肘関節のキネマティクス. Journal of clinical rehabilitation, 23(5)：410-414, 2014.

13) O'Driscoll SW et al：Posterolateral rotatory instability of the elbow. J Bone Joint Surg Am, 73(3)：440-446, 1991.

14) O'Driscoll SW：Classification and evaluation of recurrent instability of the elbow. Clin Orthop Relat Res, 370：34-43, 2000.

15）Reuter S et al：Rehabilitation, clinical outcome and return to sporting activities after posterolateral elbow instability：a systematic review. Eur J Phys Rehabil Med, 15：2016.［Epub ahead of print］

16）Dunning CE et al：Ligamentous stabilizers against posterolateral rotatory instability of the elbow. J Bone Joint Surg Am, 83-A（12）：1823-1828, 2001.

17）Takigawa N et al：Functional anatomy of the lateral collateral ligament complex of the elbow：morphology and strain. J Hand Surg Br, 30（2）：143-147, 2005.

18）Olsen BS et al：Lateral collateral ligament of the elbow joint：anatomy and kinematics. J Shoulder Elbow Surg, 5（2 Pt 1）：103-112, 1996.

19）King GJ et al：Stabilizers of the elbow. J Shoulder Elbow Surg, 2：165-174, 1993.

20）Tyrdal S et al：Hyperextension of the elbow joint：pathoanatomy and kinematics of ligament injuries. J Shoulder Elbow Surg, 7：272-283, 1998.

21）O'Driscoll SW et al：Intraarticular pressure and capacity of the elbow. Arthroscopy, 6（2）：100-103, 1990.

22）Gallay SH et al：Intraarticular capacity and compliance of stiff and normal elbows.Arthroscopy, 9（1）：9-13, 1993.

23）Holzbaur KR et al：Upper limb muscle volumes in adult subjects. J Biomech, 40（4）：742-749, 2007.

24）Murray WM et al：The isometric capacity of muscles that cross the elbow. J Biomech, 33：943-952, 2000.

25）Janssen I et al：Skeletal muscle mass and distribution in 468 men and women aged 18-88 yr. J Appl Physiol, 89（1）：81-88, 2000.

26）Vidt ME et al：Characterizing upper limb muscle volume and strength in older adults：a comparison with young adults. J Biomech, 45（2）：334-341, 2012.

27）Holzbaur KR et al：A model of the upper extremity for simulating musculoskeletal surgery and analyzing neuromuscular control. Ann Biomed Eng, 33（6）：829-840, 2005.

28）Murray WM et al：Scaling of peak moment arms of elbow muscles with upper extremity bone dimensions. J Biomech, 35：19-26, 2002.

29）Bremer AK et al：Moment arms of forearm rotators. Clinical Biomechanics, 21：683-691, 2006.

30）Hale R et al：Individual muscle force parameters and fiber operating ranges for elbow flexion-extension and forearm pronation-supination. J Biomech, 44（4）：650-656, 2011.

31）Doheny EP et al：Effect of elbow joint angle on force-EMG relationships in human elbow flexor and extensor muscles. J Electromyogr Kinesiol, 18（5）：760-770, 2008.

32）O'Sullivan LW, Gallwey TJ：Upper-limb surface electro-myography at maximum supination and pronation torques：the effect of elbow and forearm angle. J Electromyogr Kinesiol, 12（4）：275-285, 2002.

33）Gordon KD et al：Electromyographic activity and strength during maximum isometric pronation and supination efforts in healthy adults. J Orthop Res, 22（1）：208-213, 2004.

34）Doherty TJ：Invited review：Aging and sarcopenia. J Appl Physiol, 95（4）：1717-1727, 2003.

35）Bohannon RW：Reference values for extremity muscle strength obtained by hand-held dynamometry from adults aged 20 to 79 years. Arch Phys Med Rehabil, 78（1）：26-32, 1997.

36）Fedorczyk JM：Tennis elbow：blending basic science with clinical practice. J Hand Ther, 19（2）：146-153, 2006.

37）Tosti R et al：Lateral epicondylitis of the elbow. Am J Med, 126（4）：357.e1-6, 2013.

38）Shiri R, Viikari-Juntara E：Lateral and medial epicondylitis：role of occupational factors. Best Pract Res Clin Rheumatol, 25：43-57, 2011.

39）Shiri R et al：Prevalence and determinants of lateral and medial epicondylitis：a population study. Am J Epidemiol, 164：1065-1074, 2006.

40）Ahmad Z et al：Lateral epicondylitis. A review of pathology and management. Bone Joint J, 95（9）：1158-1164, 2013.

41）Morris M et al：Electromyographic analysis of elbow function in tennis players. Am J Sports Med, 17：241-247, 1989.

42）Orchard J, Kountouris A：The management of tennis elbow. BMJ, 342：d2687, 2011.

43）Bunata RE et al：Anatomic factors related to the cause of tennis elbow. J Bone Joint Surg, 89A：1955-1963, 2007.

44）Tanaka Y et al：Effect of elbow and forearm position on contact pressure between the extensor origin and the lateral side of the capitellum. J Hand Surg, 36A：81-88, 2011.

45）Takasaki H et al：Muscle strain on the radial wrist extensors during motion-simulating stretching exercises for lateral epicondylitis：a cadaveric study. J Shoulder Elbow Surg, 16（6）：854-858, 2007.

46）Tyler TF et al：Addition of isolated wrist extensor eccentric exercise to standard treatment for chronic lateral epicondylosis：a prospective randomized trial. J Shoulder Elbow Surg, 19：917-922, 2010.

47）Croisier JL et al：An isokinetic eccentric programme for the management of chronic lateral epicondylar tendinopathy. Br J Sports Med, 41（4）：269-275, 2007.

48）Ollivierre CO et al：Resection and repair for medial tennis elbow a prospective analysis. Am J Sports Med, 23：214-221, 1995.

49）Amin NH et al：Medial epicondylitis：evaluation and management. J Am Acad Orthop Surg, 23（6）：348-355, 2015.

50）Ciccotti MG, Ramani MN：Medial epicondylitis. Tech Hand Up Extrem Surg, 7：190-196, 2003.

51）Vinod AV, Ross G：An effective approach to diagnosis and surgical repair of refractory medial epicondylitis. J Shoulder Elbow Surg, 24（8）：1172-1177, 2015.

52）Ciccotti MC et al：Diagnosis and treatment of medial epicondylitis of the elbow. Clin Sports Med, 23：693-705, 2004.

53）Kurvers H, Verhaar J：The results of operative treatment of medial epicondylitis. J Bone Joint Surg Am, 77：1374-1379, 1995.

54）Hariri S, Safran MR：Ulnar collateral ligament injury in overhead athlete. Clin Sports Med, 29（4）：619-644, 2010.

55）Chen FS et al：Medial elbow problems in the overhead-throwing athlete. J Am Acad Orthop Surg, 9（2）：99-113, 2001.

56）Gurbuz H et al：Anatomical dimensions of anterior bundle of ulnar collateral ligament and its role in elbow stability. Folia Med（Plovdiv）, 47（1）：47-52, 2005.

57）Fleisig GS et al：Kinetics of baseball pitching with implications about injury mechanisms. Am J Sports Med, 23：233-239, 1995.

58）Werner SL et al：Biomechanics of the elbow during baseball pitching. J Orthop Sports Phys Ther, 17：274-278, 1993.

59）Ochi N et al：Anatomic relation between the medial collateral ligament of the elbow and the humero-ulnar joint axis. J Shoulder Elbow Surg, 8（1）：6-10, 1999.

60）Pappas AM：Elbow problems associated with baseball during childhood and adolescence. Clin Orthop Relat Res, 164：30-41, 1982.

61) Park MC, Ahmad CS：Dynamic contributions of the flexor-pronator mass to elbow valgus stability. J Bone Joint Surg, 86A：2268-2274, 2004.

62) Davidson PA et al：Functional anatomy of the flexor pronator muscle group in relation to the medial collateral ligament of the elbow. Am J Sports Med, 23(2)：245-250, 1995.

63) Udall JH et al：Effects of flexor-pronator muscle loading on valgus stability of the elbow with an intact, stretched, and resected medial ulnar collateral ligament. J Shoulder Elbow Surg, 18(5)：773-778, 2009.

64) Seiber K et al：The role of the elbow musculature, forearm rotation, and elbow flexion in elbow stability：an in vitro study. J Shoulder Elbow Surg, 18(2)：260-268, 2009.

65) Armstrong AD et al：Rehabilitation of the medial collateral ligament-deficient elbow：an in vitro biomechanical study. J Hand Surg Am, 25(6)：1051-1057, 2000.

66) O'Driscoll SW et al：The "moving valgus stress test" for medial collateral ligament tears of the elbow. Am J Sports Med, 33(2)：231-239, 2005.

67) 村上成道：肘関節のスポーツ外傷・障害の病態と整形外科的治療. 理学療法29：1203-1209, 2012.

68) Cohen MS, Hastings H 2nd：Rotatory instability of the elbow. The anatomy and role of the lateral stabilizers. J Bone Joint Surg Am, 79(2)：225-233, 1997.

69) Dunning CE et al：Simulated active control produces repeatable motion pathways of the elbow in an in vitro testing system. J Biomech, 34(8)：1039-1048, 2001.

70) Dunning CE et al：Muscle forces and pronation stabilize the lateral ligament deficient elbow. Clin Orthop Relat Res, 388：118-124, 2001.

71) Regan W, Lapner PC：Prospective evaluation of two diagnostic apprehension signs for posterolateral instability of the elbow. J Shoulder Elbow Surg, 15(3)：344-346, 2006.

第4章
手関節の運動学

1 手関節の骨構造

1 橈骨遠位部[1]

橈骨遠位端の関節面は，遠位から見ると橈骨茎状突起を頂点とし，底部を橈骨尺側切痕とする三角形に近い形をしている（**図1**）。関節面には2つのくぼみがあり，それぞれ舟状骨，月状骨が収まり関節を形成するため，舟状骨窩，月状骨窩とよばれる。両者の間には骨稜がある。舟状骨窩は三角の形状であり，骨稜から橈骨茎状突起までである。月状骨窩は四角の形状であり骨稜から橈骨尺側切痕までである。

◆ 掌側面（図2）

平坦で遠位に行くほど掌側へ軽く弯曲する。ここは方形回内筋が停止しpronator fossaとよばれる。方形回内筋の遠位縁より数mmのところから背側方向に傾斜が変わる。この掌側傾斜から背側傾斜に変わる境界部の隆起帯はwatershed line（分水界）とよばれる。

◆ 背側面

橈骨遠位背側面は軽度隆起していて，ほぼ中央にはLister結節とよばれる骨性隆起があり，伸筋支帯の第2，第3区画を分ける。Lister結節は伸筋の隔壁と長母指伸筋腱の滑車の役割をする。伸筋支帯は茎状突起橈掌側縁から起始し，Lister結節と伸筋腱を覆い，尺骨を包むように豆状骨と三角骨に停止する。

図1 橈骨遠位端と尺骨遠位端の解剖的名称

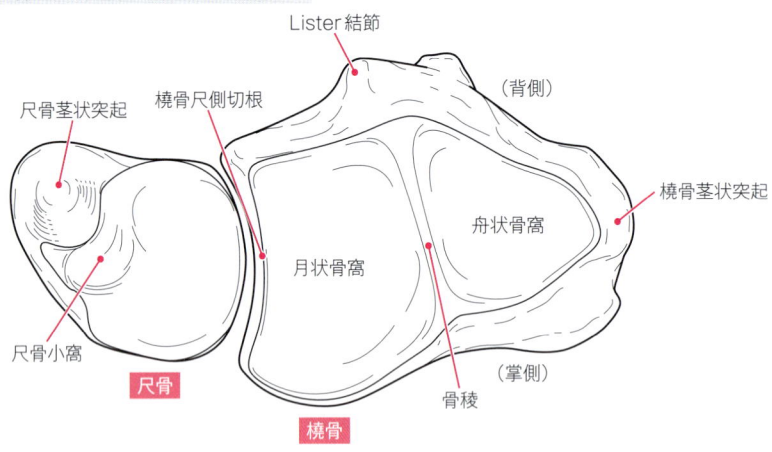

図2 尺掌側から見た橈骨遠位端

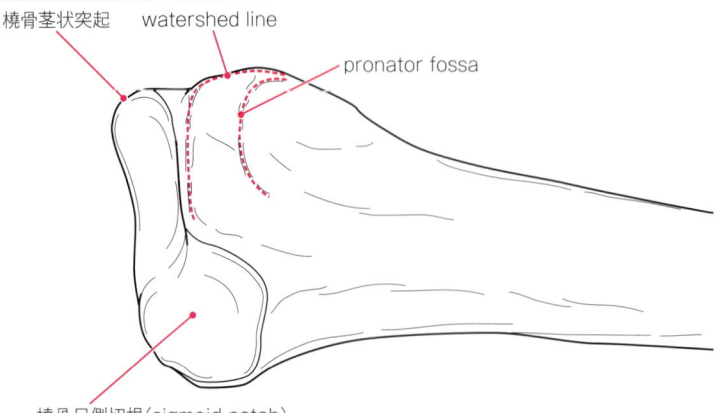

Supplement

watershed line とは[1,2]

橈側は橈骨遠位端関節面から10〜15mm近位，尺側は関節面から2mm近位にある。屈筋腱が最も近接する場所で，橈骨遠位端骨折の観血的骨接合術のロッキングプレート手術の設置位置を決める際に問題となる。屈筋腱はwatershed lineの掌側を接するように走行するので，このラインより遠位にプレート設置すると屈筋腱，特に長母指屈筋腱と接触する危険がある。

2　尺骨遠位部[1]

尺骨頭は円筒状であり尺骨遠位の突起を尺骨茎状突起とよび，尺側側副靱帯が付着する。尺骨茎状突起基部には尺骨小窩（fovea）とよばれるくぼみがあり，橈尺靱帯が付着する（**図1**）。

尺骨頭のほぼ3/4は関節軟骨に覆われ，後面の1/4は骨または骨膜が露出している。尺骨頭と橈骨遠位端の内側面には橈骨尺側切痕があり，この凹型の関節面は遠位橈尺関節を形成する。三角線維軟骨複合体が尺骨頭と近位手根列の間に存在し，尺骨が手根骨と直接関節を形成することはない。

3　手根骨

手根骨は近位手根列，遠位手根列の2つの列を形成する。どちらの手根列も4つの骨からなる。8つの手根骨は前腕と中手骨をつなぐ（**図3**）。

◆ 近位手根列[3-6]

近位手根列は，橈側から尺側に舟状骨，月状骨，三角骨，豆状骨がある。

①舟状骨はインゲン豆のような形状（舟状）で遠位部，腰部，近位部の3つの解剖学的部位に分かれる。近位部は凸形状の関節面をもち，橈骨舟状骨窩と相対し，月状骨とは平らな関節面を有する。遠位部は有頭骨，大菱形骨，小菱形骨と関節を作る[7]。

②月状骨は矢状面では三日月形をしている。近位は凸状，遠位は凹状の関節面である。横断面ではくさびのような形状をしている。背側・掌側の靱帯付着部以外は関節軟骨に覆われている。外側は舟状骨，近位は橈骨と三角線維軟骨複合体，内側は三角骨，遠位は有頭骨と関節を形成

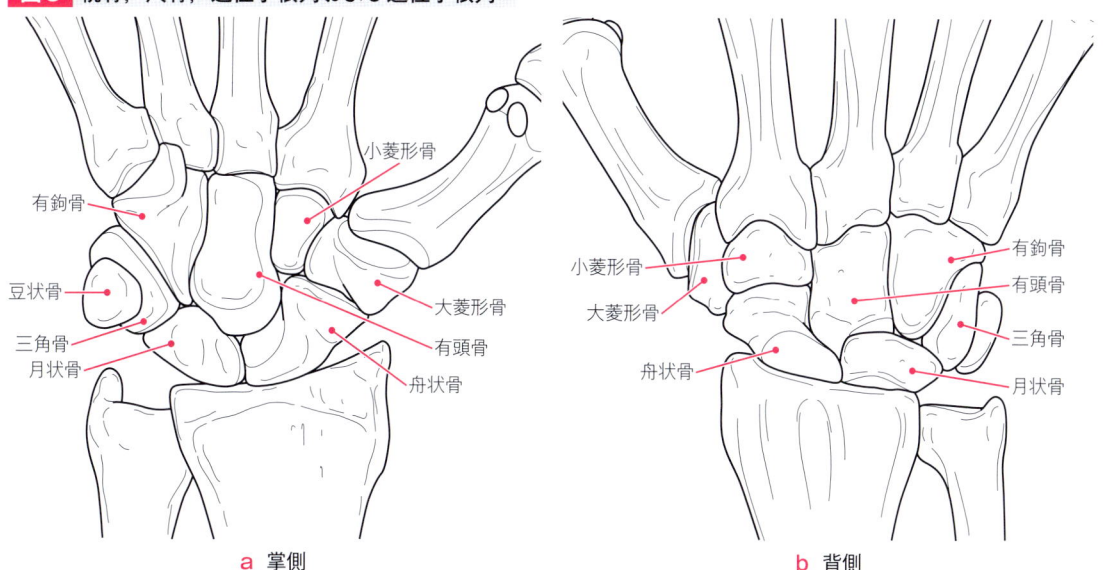

図3 橈骨，尺骨，近位手根列および遠位手根列

有鉤骨　小菱形骨　豆状骨　三角骨　月状骨　大菱形骨　有頭骨　舟状骨

小菱形骨　大菱形骨　舟状骨　有鉤骨　有頭骨　三角骨　月状骨

a 掌側　　　b 背側

近位手根列は橈側から尺側に舟状骨，月状骨，三角骨，豆状骨がある。遠位手根列は橈側から尺側に大菱形骨，小菱形骨，有頭骨，有鉤骨がある。

する[7]。

③三角骨は複雑な形状をしており，掌側は豆状骨との平らな関節面を有する。遠位は有鉤骨との凸形の関節面，外側は月状骨との平らな関節面，近位，内側，背側に3つの結節をもつ。近位結節は三角円板と接する軟骨に覆われ，内側と背

側の結節は靱帯付着部となっている。

④豆状骨は楕円形で平らな関節面をもち，三角骨と関節を形成する。8つの手根骨のうち，腱が停止するのは豆状骨のみである。尺側手根屈筋腱に全体を包まれており，小指外転筋の起始をもつ（**図4**）。

図4 豆状骨に付着する腱と靱帯

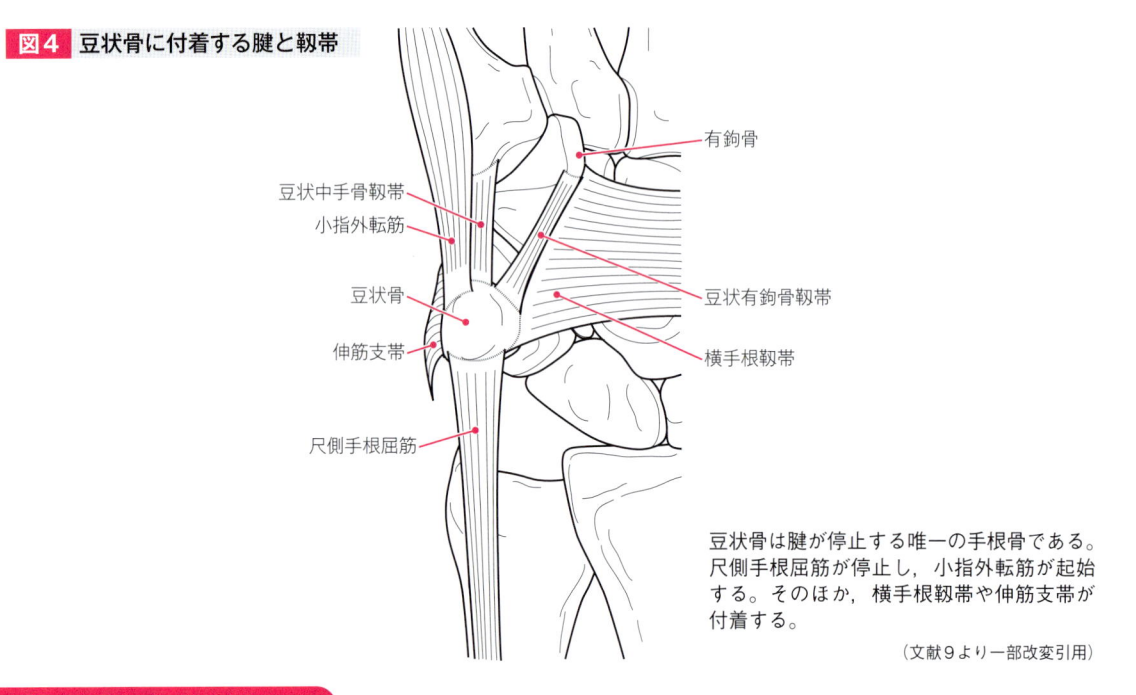

有鉤骨
豆状中手骨靱帯
小指外転筋
豆状骨
伸筋支帯
尺側手根屈筋
豆状有鉤骨靱帯
横手根靱帯

豆状骨は腱が停止する唯一の手根骨である。尺側手根屈筋が停止し，小指外転筋が起始する。そのほか，横手根靱帯や伸筋支帯が付着する。

（文献9より一部改変引用）

Clinical point of view

舟状骨骨折

手根骨骨折では舟状骨骨折が70％を占め，最も多い。転倒の際，手関節が背屈強制されて起こる。症状は手関節背側の解剖学的かぎたばこ入れの腫脹，疼痛がある。また，運動時痛，可動域制限を認める。掌側の舟状骨結節部の限局した圧痛が特徴的である（**図5**）。

腰部骨折が最も多く，次いで近位部が多い。近位部は関節軟骨に覆われ，血流は遠位からの血管に頼っているため，骨折により血流が遮断されると治癒しにくい[8]。

図5 解剖学的かぎたばこ入れと舟状骨の骨折時の圧痛

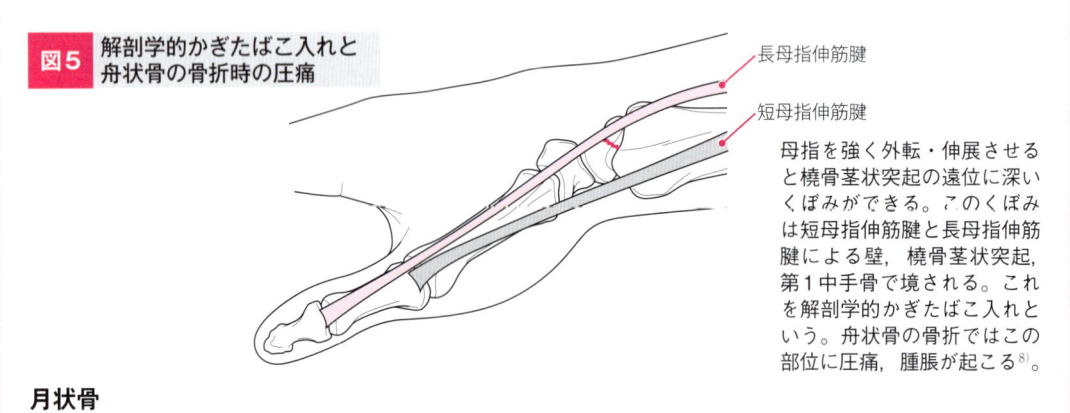

長母指伸筋腱
短母指伸筋腱

母指を強く外転・伸展させると橈骨茎状突起の遠位に深いくぼみができる。このくぼみは短母指伸筋腱と長母指伸筋腱による壁，橈骨茎状突起，第1中手骨で境される。これを解剖学的かぎたばこ入れという。舟状骨の骨折ではこの部位に圧痛，腫脹が起こる[8]。

月状骨

骨の表面がほとんど軟骨に覆われているため進入する血管の数が少なく，壊死に陥ることがありKienböck病とよばれる。Kienböck病の10％はスポーツに起因し，青年期の利き手に好発する。症状は手関節背側の腫脹と疼痛，手背屈制限，握力低下である。手根骨のなかで最も近位にあり橈骨との直接衝撃を受けやすく，他の手根骨との靱帯結合も比較的弱いため手根骨のなかで最も脱臼しやすい。

◇ 遠位手根列

遠位手根列は，橈側から尺側に大菱形骨，小菱形骨，有頭骨，有鉤骨がある。

⑤大菱形骨は「大きな多角形骨」とよばれ，3つの関節面をもつ。近位の関節面はやや凹型で舟状骨の遠位と関節を作る。内側の関節面は平たく，小菱形骨と関節を形成する。遠位の関節面は鞍型で第1中手骨底と関節を作る。関節面以外は靭帯が付着する。大菱形骨の前外側縁はオーバーハングしており，beakとよばれ，線維骨性管，橈側手根屈筋腱の通る一部となる。

⑥小菱形骨は「小さな多角形」とよばれる小骨である。外側，内側，遠位に関節面をもつ。舟状骨，有頭骨，第2中手骨底と接する。

⑦有頭骨は頭部，頸部，体部の3部位がある。頭部はほぼ完全に関節軟骨に覆われ，近位の凸型の関節面は舟状骨，月状骨と接する。頸部は頭部と体部の間にあり，細く，靭帯付着はない。

⑧有鉤骨は長い鉤状の突起（有鉤骨鉤）をもつ（**図6**）。月状骨と第4，5中手骨底と関節を形成する。有鉤骨鉤には横手根靭帯の尺側遠位端が付着する。また有鉤骨鉤から短小指屈筋・小指対立筋が起始する。

図6 有鉤骨と有鉤骨鉤

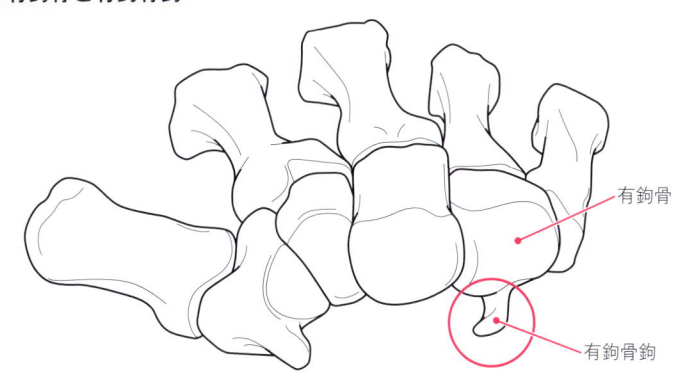

有鉤骨

有鉤骨鉤

Supplement

大菱形骨

大菱形骨は第1中手骨底と作る母指手根中手関節（母指CM関節）が特に重要である。前後方向には凹曲線，橈尺方向には凸曲線を描く鞍関節を形成する。母指の屈伸運動と外転内転方向を決定する。

有頭骨

最大の手根骨であり，手根骨運動の中心である。3つの中手骨と関節を形成する。

4章 手関節の運動学

Clinical point of view

有鉤骨の鉤の骨折（図7）

　有鉤骨の骨折は手根骨骨折の2〜4％であり，バットやラケット，ゴルフクラブなどを強く握ったとき，その柄が強く当たり骨折する。症状は手掌部小指球部の圧痛と把持痛，それに伴う握力低下である。鉤骨折では近位1/3の骨折が最も多く，鉤基部，鉤中央部，鉤掌側部と続く。

図7 有鉤骨骨折

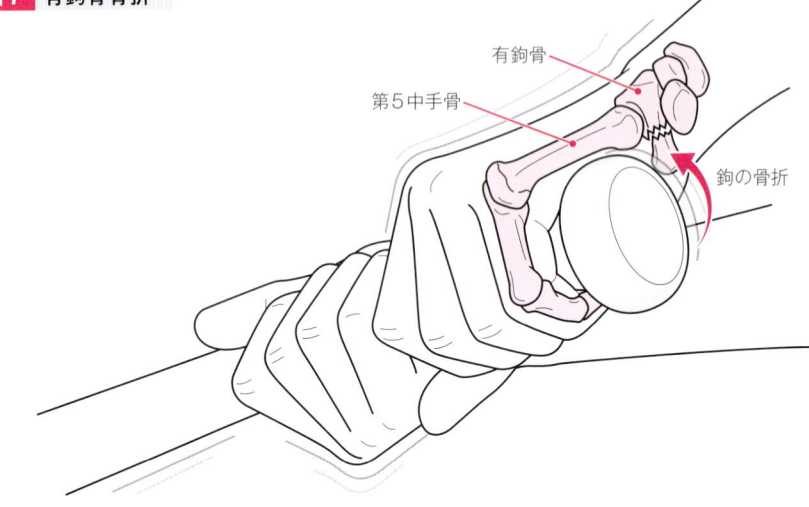

有鉤骨

第5中手骨

鉤の骨折

Supplement

右手関節の表面解剖（図8）

❶解剖学的かぎたばこ入れ：近位は橈骨茎状突起，遠位は第1中手骨底，くぼみは舟状骨と大菱形骨が触れる

❷舟状骨月状骨関節
❸第3中手骨基部茎状突起
❹三角骨
❺豆状骨

❻有鉤骨鉤
❼舟状骨結節・大菱形骨隆起

図8 手関節周囲の表面解剖

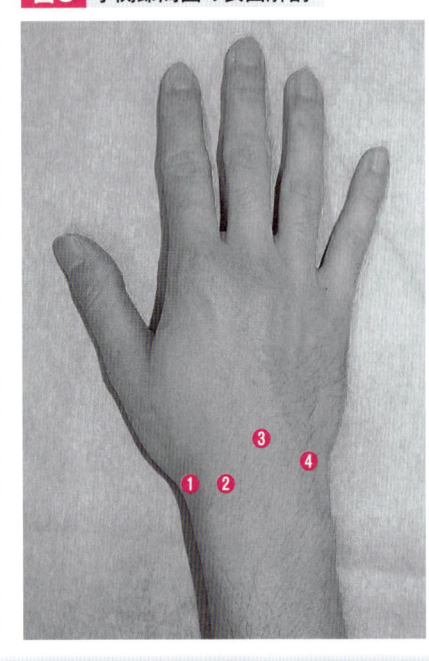

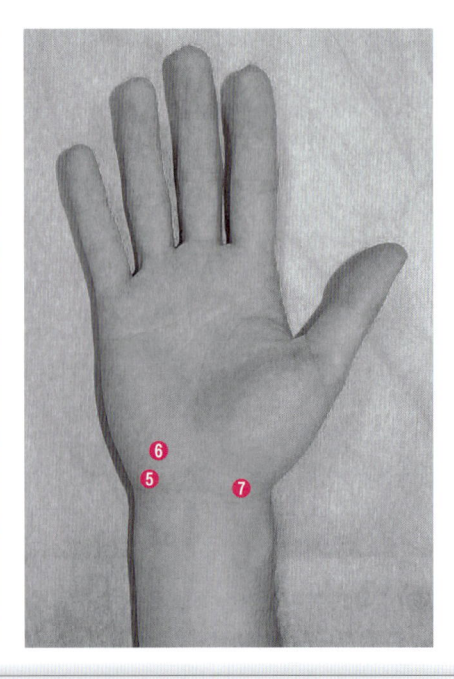

2 手関節の関節構造

手関節は前腕遠位と手部の間に位置するユニークな関節である[7,9]。前腕, 手関節, 手部の3部位は共通の要素をもち, 形を統合し, 上肢の機械的効率を最大限にする。手関節は手部を無数の形状にすることを可能とし, 前腕で発生する強力な筋力を手指に伝える。手関節が障害されたときの機能的損失は大きく, 指や前腕の機能も著明に低下する。

手関節は前腕, 2つの手根列, 中手骨の複合体であり, 8つの手根骨, 橈骨, 尺骨, 5つの中手骨の15個の骨から構成される。

1 遠位橈尺関節

橈骨の尺骨切痕と尺骨骨頭により形成される。橈骨・尺骨遠位部により形成される縦部と, 尺骨遠位端と三角線維軟骨により形成される横部をもつL字型の関節である(**図9**)。近位橈尺関節とともに前腕の運動に関与する。運動は回外と回内運動がある。回旋軸は橈骨頭の中心と尺骨頭小窩部を結んだ線であり(**図10**), 回旋運動は橈骨が尺骨の周囲を回るように動く。

2 橈骨手根関節

橈骨と近位手根列の3つの手根骨から形成される楕円関節である。関節窩は橈骨遠位端と尺骨遠位端を覆う三角線維軟骨によって形成される。関節頭は舟状骨, 月状骨, 三角骨によって形成される。橈骨手根関節は三角線維軟骨により, 遠位橈尺関節と遮断され, 手根間関節とは手根間靱帯によって遮断されている。

図9 橈骨・尺骨遠位端の関節面

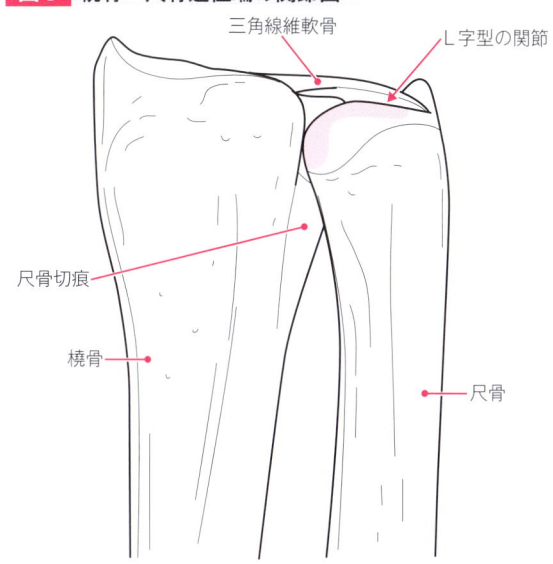

三角線維軟骨
L字型の関節
尺骨切痕
橈骨
尺骨

図10 前腕回旋運動の回旋軸

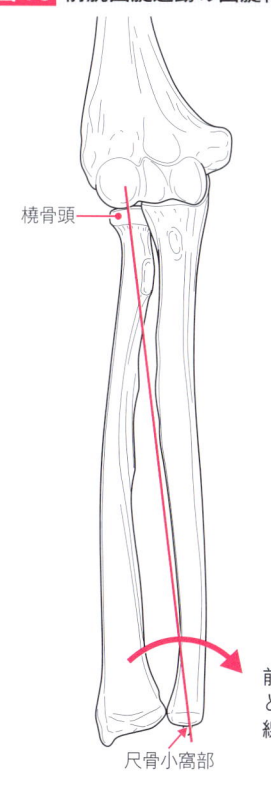

橈骨頭
尺骨小窩部
前腕の回旋軸は橈骨頭と尺骨小窩部を結んだ線である。

(文献10より引用)

3 手根中央関節

　手根中央関節は近位手根列と遠位手根列の関節面で構成される。

　舟状・大菱形・小菱形関節は，舟状骨の遠位端の凸と大小菱形骨の凹の関節面を形成する。有頭骨頭の凸と舟状骨・月状骨の遠位の凹で関節を形成する。有鉤骨は月状骨の尺側縁との関節面をもつ。三角骨と有鉤骨の手根間関節は特に複雑であり，らせん形関節を作る。

4 手根骨間関節

◆ 近位手根列

　近位手根列の骨間関節は小さく平面的である。このため屈曲伸展運動が可能となる。舟状月状関節は，月状三角関節と比べ小さい。

◆ 遠位手根列

　遠位手根列の骨間靱帯は複雑な形状であり近位と比べ，骨間運動は少ない。有頭-有鉤骨間関節は平面であるが，一部しか軟骨で覆われていない。三角-有頭骨関節，小菱形-有頭骨間関節，大菱形-小菱形骨関節は小さな平面関節をもつ。

3 手関節の受動的制御
（関節構造・関節包・靱帯による運動制御）

1 手関節の支持組織[4]

◆ 背側関節包靱帯（図11）

手関節背側には背側橈骨三角靱帯と背側手根間靱帯が主要な関節包靱帯として存在する。

背側橈骨三角靱帯

背側橈骨手根靱帯とよばれることもある。

背側手根間靱帯

舟状骨と三角骨に主に付着する（橈側部は大菱形骨や小菱形骨やその他遠位手根骨に付着することがある）。

◆ 掌側関節包靱帯（図12）

背側と比べ数が多く複雑である。橈骨手根靱帯，手根間靱帯，尺骨手根靱帯の3つのグループに分かれる。

橈骨手根靱帯

①橈骨舟状有頭靱帯：3つの線維束に分かれる

②長橈骨月状靱帯：2つの線維束をもつ

③短橈骨月状靱帯

手根間靱帯

①舟状三角靱帯

②舟状有頭靱帯

③月状三角靱帯

④舟状大菱形小菱形靱帯

⑤三角有頭靱帯

⑥三角有鉤靱帯　　　　を含む

尺骨手根靱帯

①尺骨月状靱帯

②尺骨三角靱帯

③尺骨有頭靱帯　　　　を含む

いずれも華奢で靱帯間の境界が不明瞭である。3つをまとめて尺骨手根靱帯複合体とよぶことがある。三角線維軟骨複合体の一部として，遠位橈尺関節の安定性に寄与する。

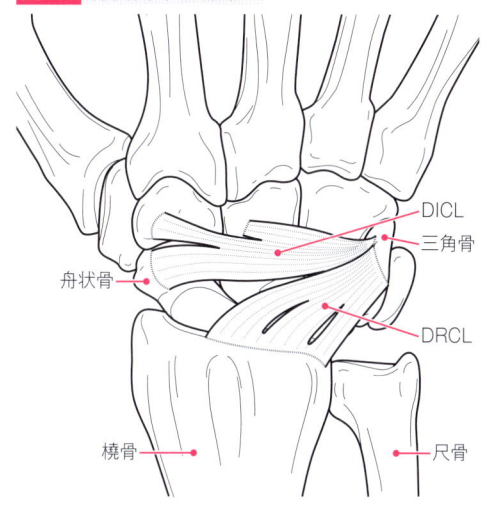

図11 背側関節包靱帯

DICL
三角骨
舟状骨
DRCL
橈骨
尺骨

手関節背側には2つの主要な関節包靱帯（DRCL，DICL）がある。
- DRCL（DRTL）：dorsal radiocarpal (radiotriquetral) ligament〔背側橈骨手根（三角）靱帯〕
- DICL：dorsal intercarpal ligament（背側手根間靱帯）

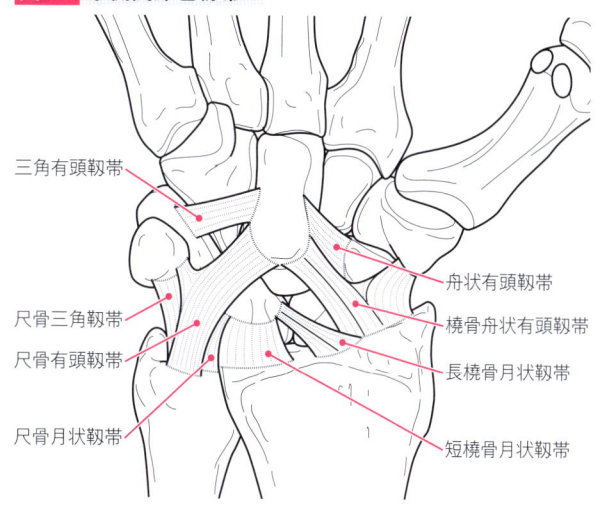

図12 掌側関節包靱帯

三角有頭靱帯
尺骨三角靱帯
尺骨有頭靱帯
尺骨月状靱帯
舟状有頭靱帯
橈骨舟状有頭靱帯
長橈骨月状靱帯
短橈骨月状靱帯

手関節掌側には上に図示した靱帯のほかに，舟状三角靱帯，月状三角靱帯，舟状大菱形小菱形靱帯，三角有鉤靱帯がある。

手根部靱帯の臨床的意義[10]

掌側靱帯は有頭骨と月状骨を頂点とする，二重の8の字構造である。有頭骨と月状骨を直接連結する強固な靱帯はなく，mid carpal instabilityという手根骨の配列異常のリスクファクターとなる。

①掌側橈骨舟状有頭靱帯は舟状骨の運動制御および舟状骨骨折に関与する。

②橈骨月状骨間靱帯が損傷すると舟状骨－月状骨離開が発生する。

③月状三角靱帯は月状骨－三角骨の安定に関与する。

背側靱帯は伸筋腱や伸筋支帯とともに機能し，背側手根骨間靱帯が三角骨の安定に関与する。

◆三角線維軟骨複合体（TFCC）[11-13]

三角線維軟骨複合体（triangular fibrocartilage complex：TFCC）は橈骨手根関節尺側にある。橈骨，尺骨，月状骨，三角骨間に存在する，線維軟骨と靱帯の複合体であり，三角線維軟骨（手関節円板），半月類似体（メニスカス類似体），橈尺靱帯，尺側側副靱帯などで構成される（**図13**）。TFCCは遠位橈尺関節の支持組織であり関節包や骨間膜とともに橈尺関節間の安定性に寄与する。手関節と前腕の支持性と可動性，荷重伝達，吸収，分散の機能の要として働く。

部位と機能（支持性と可動性，サスペンション機能）

①ハンモック状の遠位部：手根骨を収容し，ハンモック内を手根骨が滑るように運動して掌背屈，橈尺屈を誘導する。

②尺側側副靱帯：前腕回内外中にねじれを生じながら緊張する。

③橈尺靱帯：遠位橈尺関節を直接支持する。立体構造により円滑な回内外を誘導する。背側と掌側にあり，さらに浅層と深層の線維がある。浅層は尺骨茎状突起に停止し，深層は尺骨小窩部に停止する。

図13 TFCCの立体構造

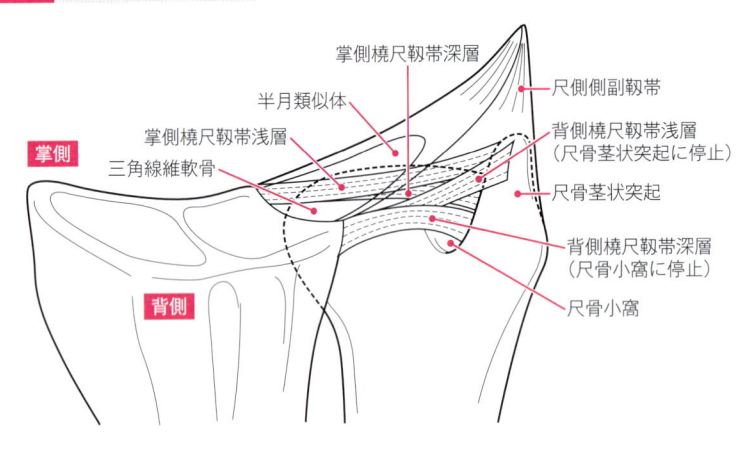

掌側橈尺靱帯深層
半月類似体
掌側橈尺靱帯浅層
三角線維軟骨
掌側
背側
尺側側副靱帯
背側橈尺靱帯浅層（尺骨茎状突起に停止）
尺骨茎状突起
背側橈尺靱帯深層（尺骨小窩に停止）
尺骨小窩

Supplement

手関節の関節円板と関節半月[14]

三角線維軟骨（triangular fibrocartilage：TFC）は手関節円板ともよばれる。他関節の関節円板の相同組織と考えられている。手関節半月（メニスカス）は尺骨茎状突起と手根骨間にみられる組織で，TFCの背側から三角骨に伸びる凹面をもつ軟骨様組織である。

2 遠位橈尺関節の支持組織[3)]

　遠位橈尺関節では前腕回旋運動が行われる。遠位橈尺関節の安定性には橈尺靱帯が最も重要である。補助的な支持組織では遠位骨間膜，尺骨手根靱帯，尺側手根伸筋腱，方形回内筋がある。遠位骨間膜（図14）は，方形回内筋の後方で橈骨と尺骨を結合する膜状構造をもち，遠位斜走索とよばれ，尺骨の遠位から約5cmの橈側面に起始し，橈骨のS状切痕の近位背側に付着する。橈骨の背側脱臼を制動する機能をもつ。

図14 遠位骨間膜

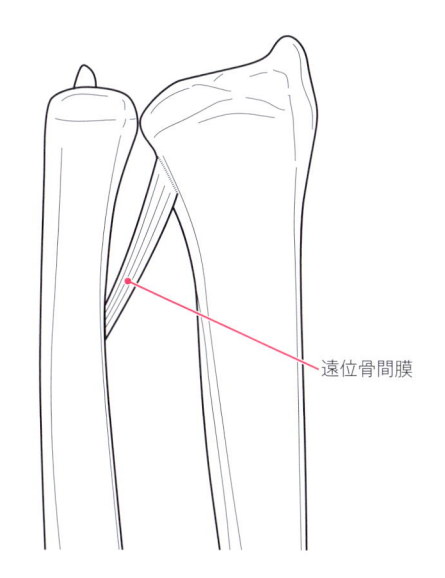

遠位骨間膜

Supplement

橈骨・尺骨・手根骨への荷重[7)]

　手関節中間位での遠位から近位への荷重伝達を図15に示す。

①遠位手根列から近位手根列への荷重伝達

　大菱形骨から舟状骨へは31％，有頭骨から舟状骨は19％，有頭骨から月状骨は29％，有鈎骨から三角骨は21％分配される。

②橈骨手根関節に78％，尺骨手根関節窩に22％分配される。

③月状骨から尺骨へ14％，三角骨から尺骨へは8％分配される。舟状骨から橈骨へは46％，月状骨から橈骨へは32％分配される。

図15 手根列と橈骨，尺骨への荷重伝達（背側面）

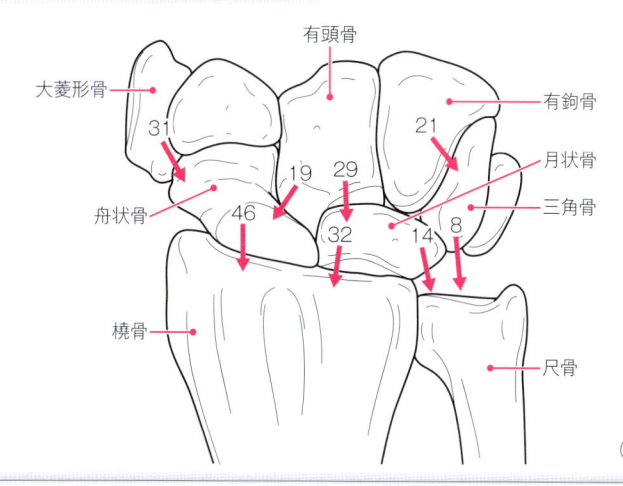

有頭骨
大菱形骨
31
有鈎骨
21
月状骨
舟状骨
19　29
46
三角骨
32　14　8
橈骨
尺骨

（文献7より引用）

4章 手関節の運動学

橈骨遠位部の荷重[15]

橈骨の骨皮質は，掌側は厚く，背側・橈側が薄い。荷重伝達経路は月状骨窩の掌側部から掌側の厚い皮質骨への経路（**図16**のAの経路），月状骨窩の背側部から背側の薄い皮質骨への経路（**図16**のBの経路），舟状骨窩の外側の海綿骨で拡散し，一部が薄い皮質骨に伝播される経路（**図16**のCの経路）の3つがある。

図16 橈骨遠位端部の荷重伝達

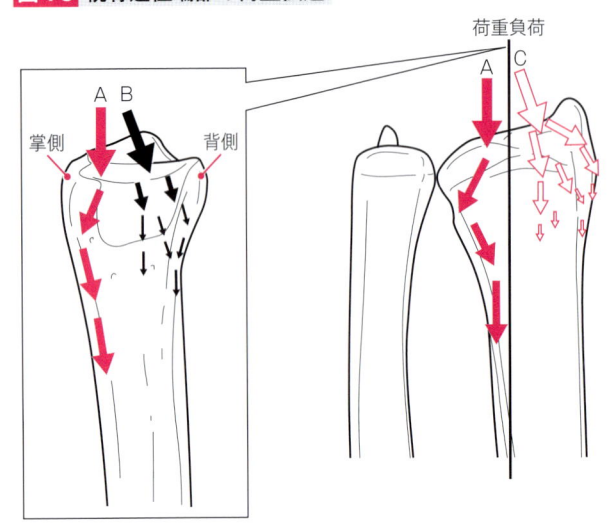

橈骨遠位端部の荷重はA，B，Cの3つの経路がある。A：月状骨窩の掌側部から掌側の厚い皮質骨へ，B：月状骨窩の背側部から背側の薄い皮質骨へ，C：舟状骨窩の外側の海綿骨で拡散する。

（文献15より引用）

4 手関節の能動的制御
（筋による運動制御）

1 手関節運動 [10, 16]

◆ 手関節背屈運動

　主要筋は長橈側手根伸筋，短橈側手根伸筋，尺側手根伸筋である。これらの手根伸筋は上腕骨遠位部外側から起始する（図17）。

①長橈側手根伸筋は第2中手骨骨底背面に停止する。単独収縮では手は橈背屈する。

②短橈側手根伸筋は第3中手骨骨底背面に停止する。単独収縮では手は単純背屈する。

③尺側手根伸筋は第5中手骨骨底背面に停止する。単独作用では尺背屈する。

④総指伸筋，長・短母指伸筋，長母指外転筋，示指伸筋，小指伸筋は手関節背屈運動を補助する。

◆ 手関節掌屈運動

　主要筋は橈側手根屈筋，長掌筋，尺側手根屈筋である。これらの筋は上腕骨内側上顆より起始する（図18）。

①橈側手根屈筋は第2中手骨骨底掌面に停止する。単独収縮では手は橈掌屈する。

②長掌筋は手掌腱膜に停止する。単独収縮では手は単純掌屈する。

③尺側手根屈筋は第5中手骨骨底掌面に停止する。単独では尺掌屈する。

④浅指屈筋，深指屈筋，長母指屈筋は手関節掌屈運動を補助する。

図17 手関節背屈運動の主要筋（背側面）

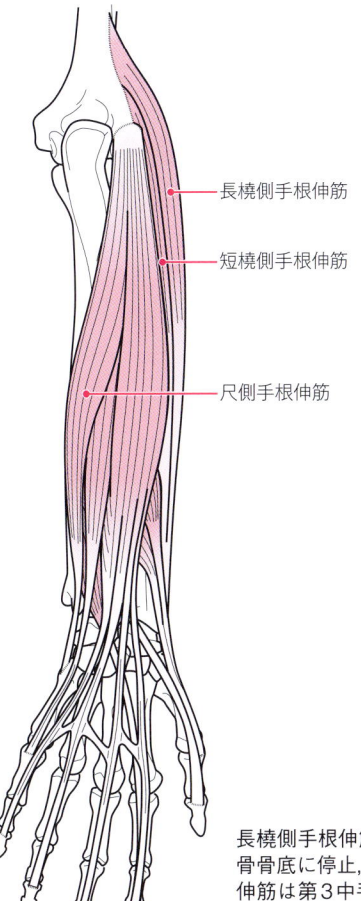

長橈側手根伸筋

短橈側手根伸筋

尺側手根伸筋

長橈側手根伸筋は第2中手骨骨底に停止，短橈側手根伸筋は第3中手骨骨底に停止，尺側手根伸筋は第5中手骨骨底に停止する。

図18 手関節掌屈運動の主要筋（掌側面）

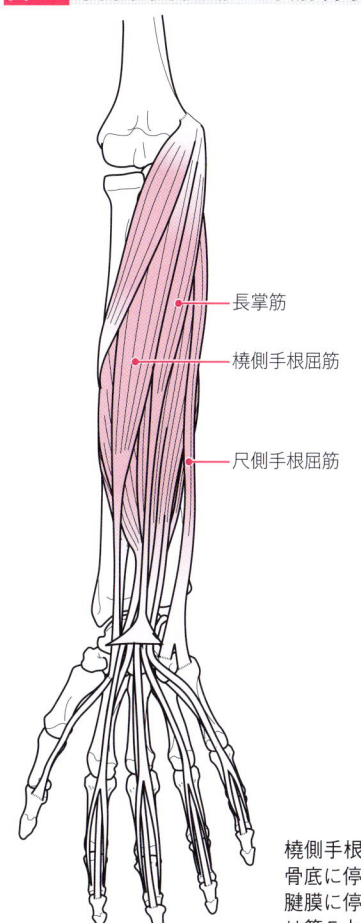

長掌筋

橈側手根屈筋

尺側手根屈筋

橈側手根屈筋は第2中手骨骨底に停止，長掌筋は手掌腱膜に停止，尺側手根屈筋は第5中手骨骨底に停止する。

手関節橈屈運動

　主要筋は長橈側手根伸筋と橈側手根屈筋である。手関節橈屈はこれらの2筋の合力で得られる。長母指外転筋，長母指伸筋，短母指伸筋，示指伸筋，長母指屈筋も関与する。

手関節尺屈運動

　主要筋は尺側手根伸筋と尺側手根屈筋である。手関節尺屈はこれらの2筋の合力で得られる。浅指・深指屈筋，小指伸筋も関与する。

2　手関節運動時の手根骨の動き[18]

手関節掌屈時

　近位手根列は掌屈する。手関節掌屈運動では橈骨手根関節が40%，手根中央関節が60%の運動がある（**図19a**）。

手関節背屈時

　近位手根列は背屈する。手関節背屈運動では橈骨手根関節が66.5%，手根中央関節が33.5%の運動がある（**図19b**）。

手関節橈屈時

　遠位手根列は中手骨とともに橈側に移動する。近位手根列は尺側へ移動するとともに掌屈する（**図20a**）。

手関節尺屈時

　遠位手根列は中手骨ともに尺側に移動する。近位手根列は橈側へ移動するとともに背屈する（**図20b**）。

手根骨の安定性と可動性

　手根骨は豆状骨（尺側手根屈筋が停止）と大菱形骨（長母指外転筋が停止）を除き，腱の停止がなく安定性は靱帯に依存する。遠位手根列は手根骨同士をつなぐ手根間靱帯による靱帯性結合が強く，可動性はほとんどない。近位手根列は舟状月状関節と月状三角関節で可動性がある。すなわち橈骨と遠位手根列の間に，可動性のある機能的な近位手根列が介在している[3]。

図19　手の屈伸運動時の橈骨手根関節と手根中央関節

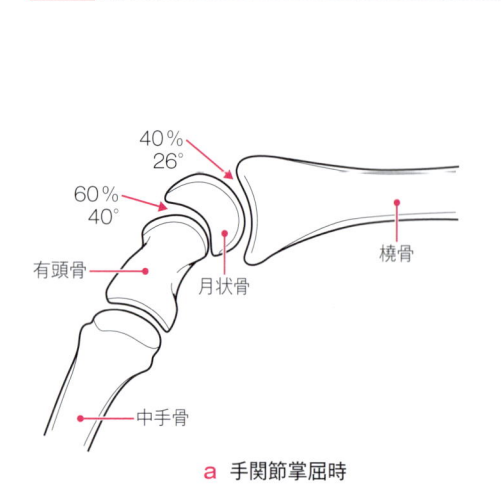
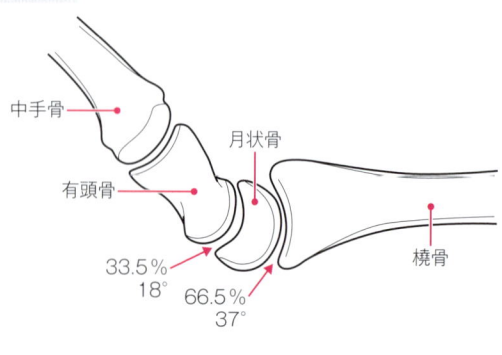

a　手関節掌屈時　　　　b　手関節背屈時

（文献18より引用）

◆ 舟状骨に対する遠位手根列の動き[19]

舟状骨の手根中央関節側では大・小菱形骨，有頭骨の間に3つの関節面が形成される。遠位手根列間の可動性はなく，1つのユニットとして考えられるため，手根中央関節における舟状骨側の関節運動は舟状骨（S）と大・小菱形骨，有頭骨（TTC）のS-TTC関節としてとらえられる。生体内三次元的動作解析では，手関節の掌背屈，橈尺屈，ダーツスローのいずれの動作時もS-TTC関

節の動く方向はほぼ一定であり，橈背屈・尺掌屈運動で45°の方向に動く一軸関節である（**図21**）。

◆ ダーツスロー運動（dart throw motion）

ダーツスロー運動

手関節に対して45°の橈背屈・尺掌屈方向への運動時は，橈骨手根関節はほとんど動かず，手根中央関節単独の運動となる（**図22**）。

4章

手関節の運動学

図20 手関節の橈尺屈運動（掌側面）

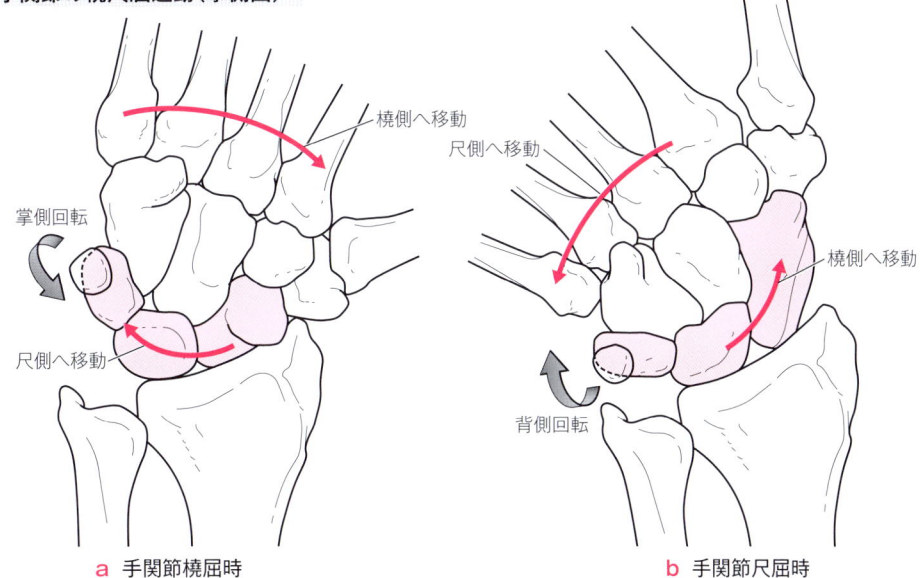

橈側へ移動
尺側へ移動
掌側回転
尺側へ移動
尺側へ移動
橈側へ移動
背側回転

a 手関節橈屈時　　　　　　　　　　　**b 手関節尺屈時**

遠位手根列は中手骨とともに移動するが，近位手根列は逆の方向に移動する。近位手根列の移動距離は遠位手根列よりはるかに少なく，手根骨の回転運動によってこの差を調節する。すなわち近位手根列は側方運動のみでなく前後面での回転運動を行っており，橈屈時は掌側へ回転し，尺屈時は背側へ回転する[18]。

図21 舟状骨に対する遠位手根列の動き

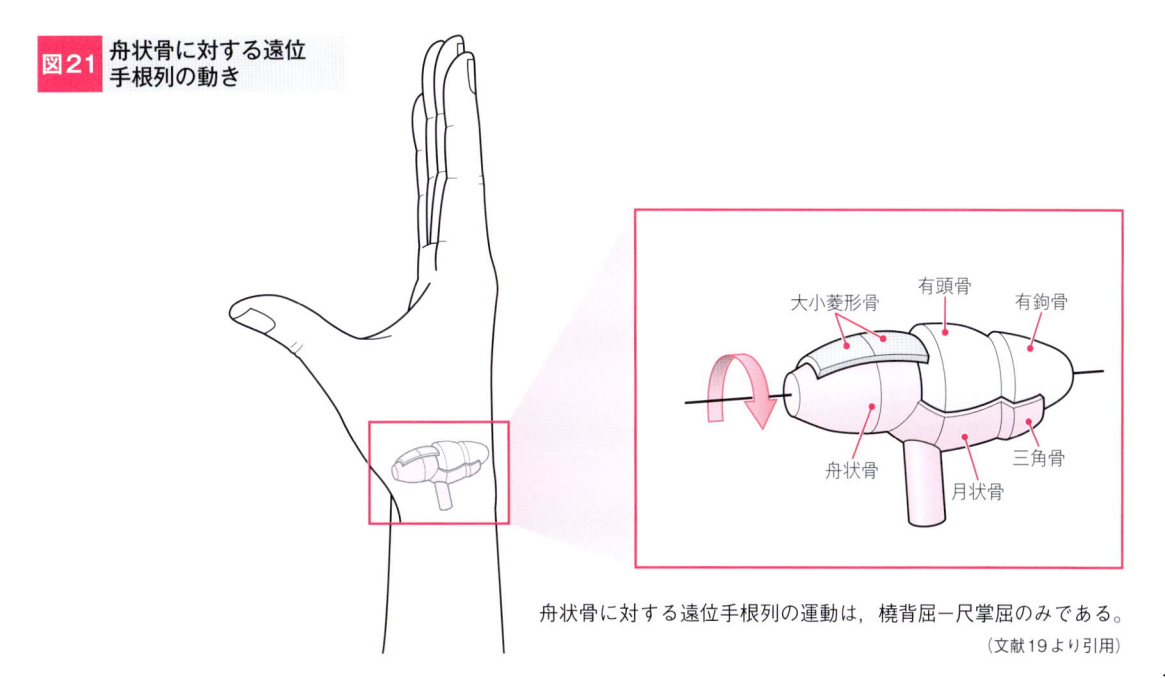

大小菱形骨　有頭骨　有鉤骨
舟状骨　月状骨　三角骨

舟状骨に対する遠位手根列の運動は，橈背屈−尺掌屈のみである。

（文献19より引用）

手関節の掌背屈運動，橈尺屈運動，ダーツスロー運動時の近位手根列の運動[20]

図23〜25のいずれも縦軸は掌屈，背屈のROM（range of motion：関節可動域），横軸は尺屈，橈屈のROMを表す。

図23は純粋な掌屈・背屈運動，図24は純粋な橈屈・尺屈運動，図25は45°での橈背屈・尺掌屈（ダーツスロー運動）である[20]。

手関節掌背屈運動時は近位手根列も同様に掌背屈し（図23），手関節橈尺屈運動時は近位手根列は掌背屈する（図24）。ダーツスロー運動時は近位手根列はほとんど動かず，手根中央関節の単独運動となる（図25）。

図22 ダーツスロー運動（dart throw motion）

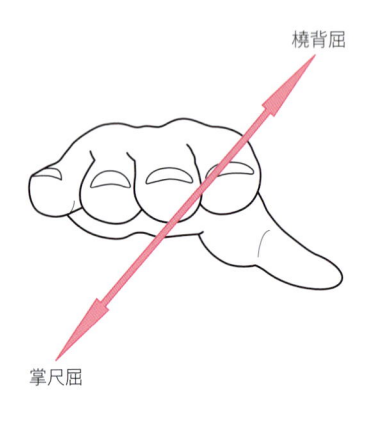
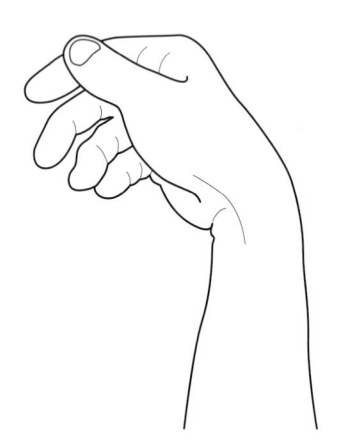
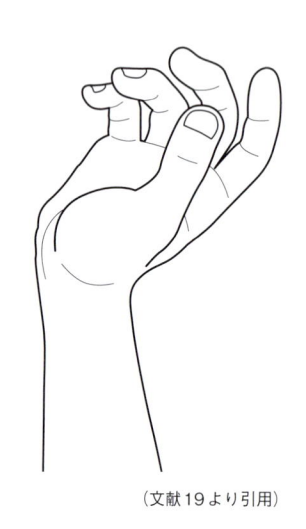

橈背屈

掌尺屈

（文献19より引用）

図23 手関節の背屈→掌屈運動時の舟状骨，月状骨の動き

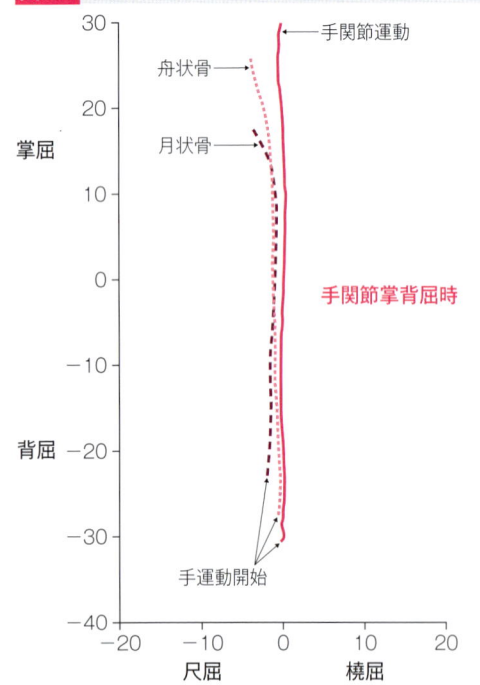

手関節運動

舟状骨

月状骨

手関節掌背屈時

手運動開始

掌屈　背屈

尺屈　橈屈

手関節が背屈から掌屈するに従って舟状骨，月状骨は背屈位から掌屈位へと変化する。

（文献20より引用）

図24 手関節の橈屈→尺屈運動時の舟状骨, 月状骨の動き

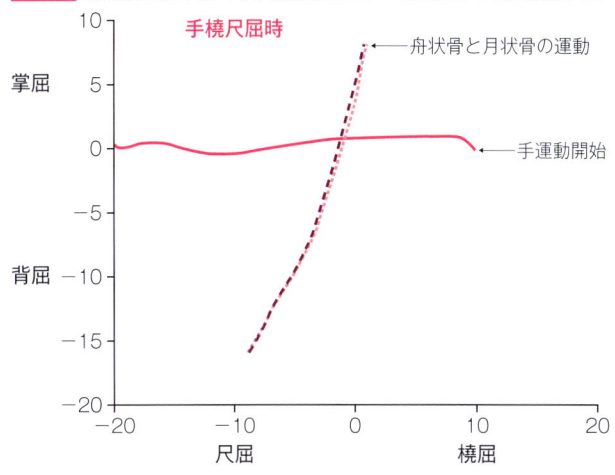

手関節が橈屈から尺屈するに従って, 舟状骨・月状骨は掌屈位から背屈位に変化する。

（文献20より引用）

図25 手関節ダーツスロー運動（橈背屈→尺掌屈運動）時の舟状骨, 月状骨の動き

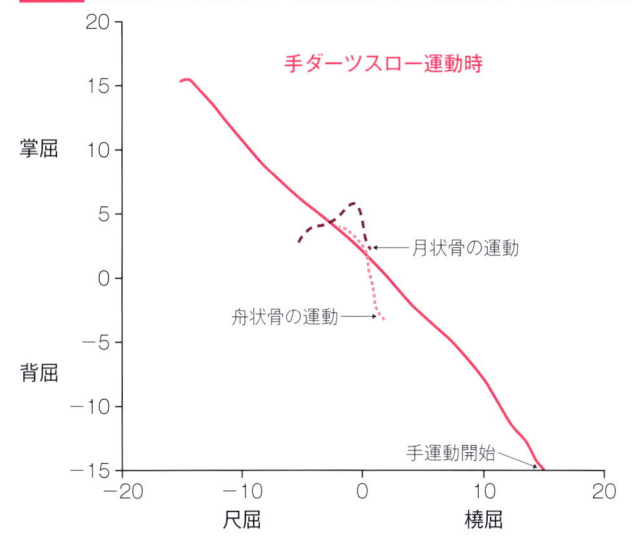

手関節が橈背屈から尺掌屈しても舟状骨・月状骨の運動は小さく, ほとんど動かない。

（文献20より引用）

5 手関節の機能障害と運動学

1 TFCC損傷[5, 12, 13, 21, 22)]

◆ TFCCの機能

TFCCの機能は，尺骨手根間関節の支持性，遠位橈尺関節の支持性，尺骨と手根骨の荷重伝達・分散・吸収である。TFCCが損傷されると，尺骨手根骨間の不安定性，遠位橈尺関節の不安定性，クッション機能低下による疼痛と可動域制限が生じる。TFCC損傷は手関節の回内外強制，転倒による背屈強制によるもの，手関節を繰り返し回内外させる職業の人に多い。

◆ TFCC損傷の分類

TFCC損傷の分類は外傷性断裂と変性断裂に分かれる（**表1**）。Palmer分類では外傷性断裂は1A：中央部穿孔，1B：尺側部断裂，1C：手根骨部断裂，1D：橈骨付着部断裂に分類される（**図26**）。変性断裂はClass 2，Stage A～Eに分類される。

表1 TFCCのPalmer分類

Class 1 外傷性	
A. 中央部穿孔	
B. 尺側部断裂	尺骨茎状突起骨折（＋），（－）
C. 手根骨部断裂	
D. 橈骨付着部断裂	尺骨切痕骨折 （＋），（－）

Class 2 変性（尺骨突き上げ症候群）	
Stage A	：TFCC摩耗
Stage B	：TFCC摩耗，月状骨・尺骨軟骨変性
Stage C	：TFCC穿孔，月状骨・尺骨軟骨変性
Stage D	：TFCC穿孔，月状骨・尺骨軟骨変性，月状三角骨靱帯穿孔
Stage E	：TFCC穿孔，月状骨・尺骨軟骨変性，月状三角骨靱帯穿孔，尺側変形性関節症

（文献21より引用）

図26 Palmer分類（外傷性TFCC損傷の損傷部位）

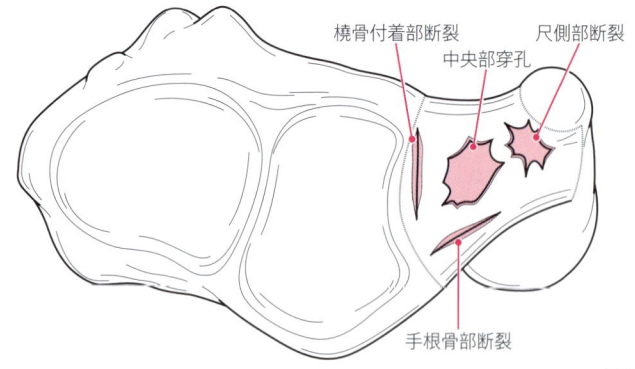

橈骨付着部断裂　中央部穿孔　尺側部断裂　手根骨部断裂

（文献22より引用）

2 尺骨突き上げ症候群[23]

尺骨突き上げ症候群は，尺骨の橈骨に対する相対長が長いため，尺骨頭が月状骨，三角骨などの尺側手根骨に衝突することで生じる症候群である。月状骨，三角骨，尺骨頭の関節軟骨障害や三角線維軟骨の変性などのために手関節尺側部痛が生じる。TFCC変性損傷や月状骨，三角骨，尺骨頭関節軟骨障害，月状三角骨間靱帯変性断裂などを含む。

症状は手関節尺側部痛，ドアノブや蛇口をひねった際の誘発痛，前腕回内外可動域制限，TFCC損傷により生じる遠位橈尺関節不安定感である。

5mm以上のplus varianceは，突き上げた尺骨頭が手根骨背側に亜脱臼し，前腕回外可動域制限が生じやすい。2〜4mmのplus varianceでは手関節尺側の激痛や遠位橈尺関節の不安定性が生じることが多い（**図27**）。

図27 尺骨突き上げ症候群のX線像（自験例）

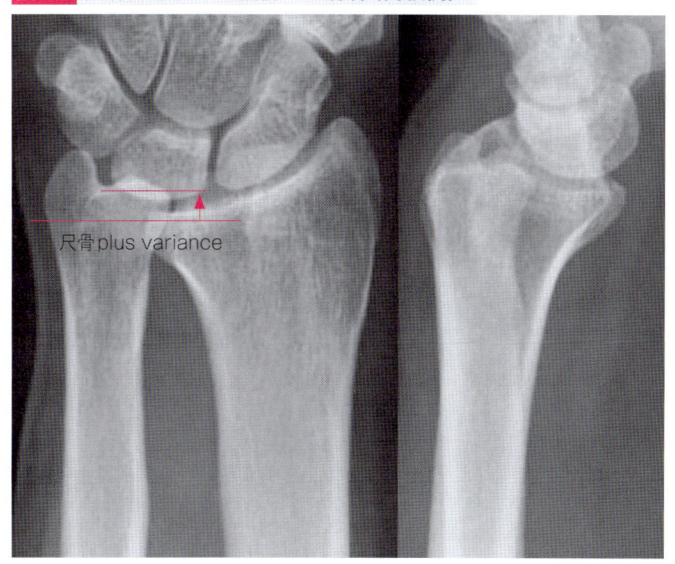

a　正面像：尺骨のplus variance（＋3.2mm）　　　b　側面像

Supplement

ulnar variance とは（図28）

橈骨関節面と尺骨関節面の高さを比較する際は，手関節中間位の後前撮影（P-A view）を用いる。正常ではulnar varianceは±1mm以内のゼロ変異（zero variance）が多い。尺骨が1mm以上短いものが尺骨マイナス変異（ulnar minus variance）である。尺骨が1mm以上長いものが尺骨プラス変異（ulnar plus variance）である。

図28 ulnar variance：橈骨関節面と尺骨関節面の高さの比較

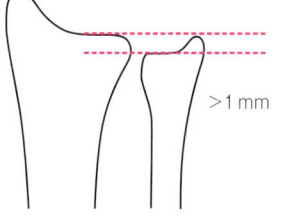

a　minus variance

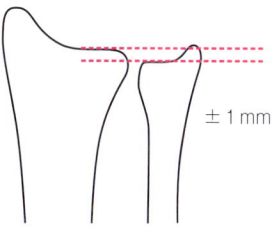

b　zero variance

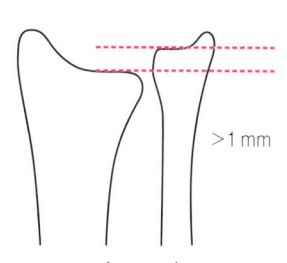

c　plus variance

（文献24より引用）

尺側手根伸筋腱鞘炎

前腕の回内外を反復するoveruseで起こりやすい。回外によって尺側手根伸筋腱鞘での伸筋支帯と茎状突起による尺側手根伸筋腱の絞扼によって起こる（**図29**）。

carpal supination testで鑑別する。肘90°屈曲位，前腕回外位で手指を把持し，過回外させて激痛が生じれば陽性とする（**図30**）。

TFCC小窩部付着部損傷

転倒での手関節背屈強制，前腕の回旋強制で起こる。橈尺靱帯の尺骨小窩付着部での断裂（**図31**）により，DRUJ（distal radioulnar join：遠位橈尺関節）の不安定性，回内外での著明な手関節尺側部痛を生じる。fovea signで鑑別する。肘90°屈曲，前腕中間位で尺骨茎状突起の掌側基部の圧痛をみる（**図32**）。

図29 尺側手根伸筋腱鞘

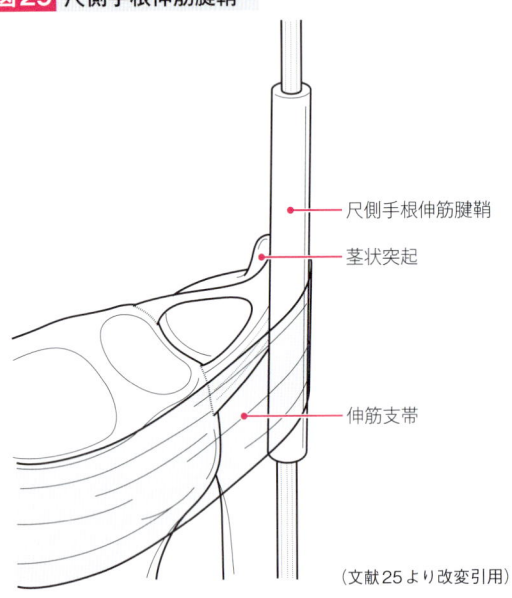

尺側手根伸筋腱鞘
茎状突起
伸筋支帯

（文献25より改変引用）

図30 carpal supination test

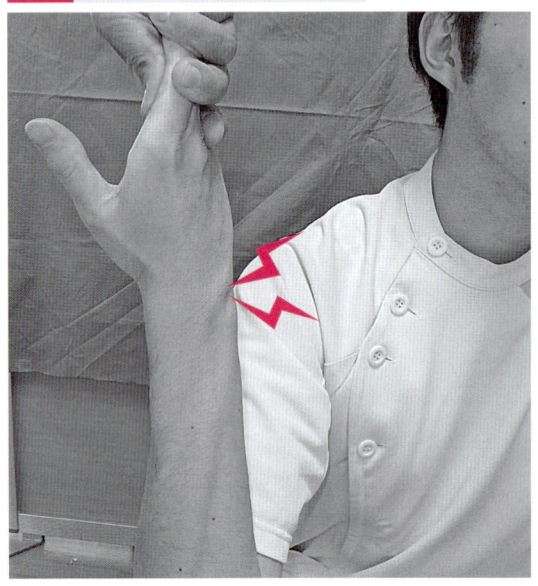

図31 橈尺靱帯の小窩部での断裂

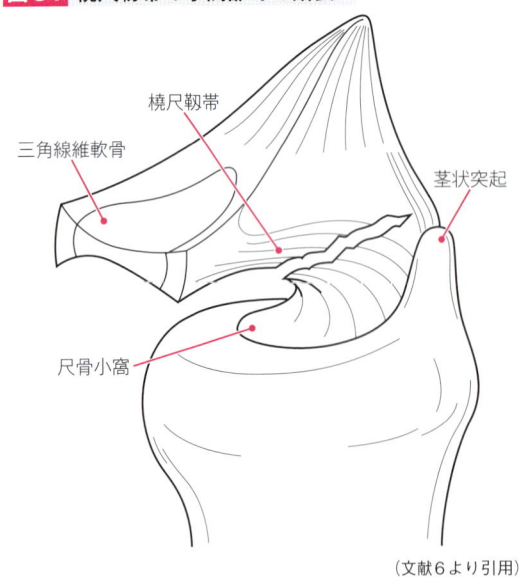

橈尺靱帯
三角線維軟骨
茎状突起
尺骨小窩

（文献6より引用）

図32 fovea sign

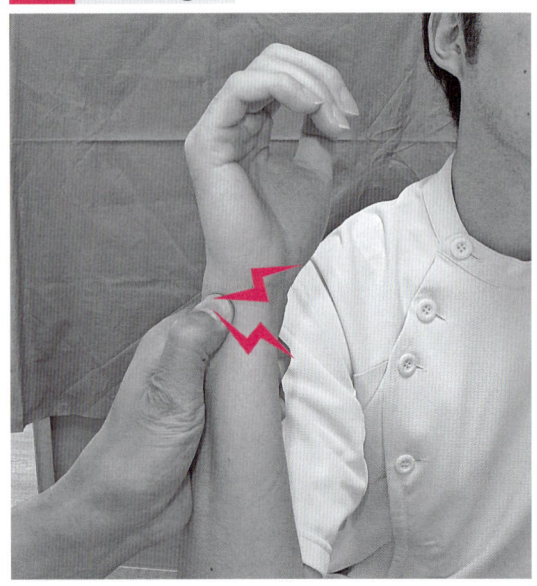

❖ TFCC実質部損傷

尺骨手根関節の荷重部であるTFCC関節円板が尺骨頭と月状骨・三角骨に挟まれ，変成断裂して起きる損傷である（**図33**）。DRUJの不安定性は生じない。

shake hand testで鑑別する。肘軽度屈曲位，前腕中間位で握手するように手を握り，患者にグリップさせ他動的に尺屈強制させた際，激痛が生じれば陽性である（**図34**）。

図33 三角線維軟骨の損傷

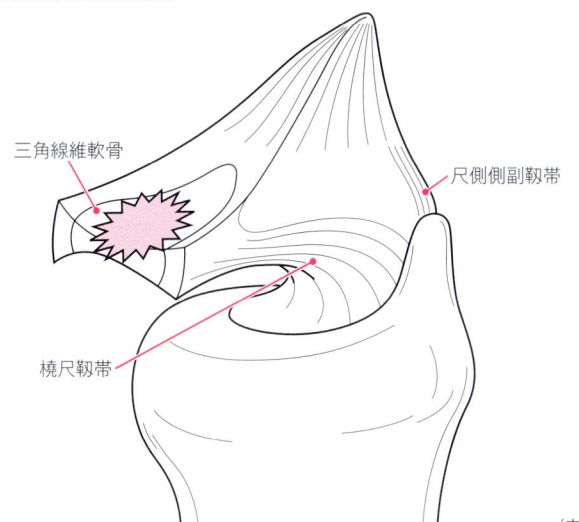

三角線維軟骨

尺側側副靱帯

橈尺靱帯

（文献12より引用）

図34 shake hand test

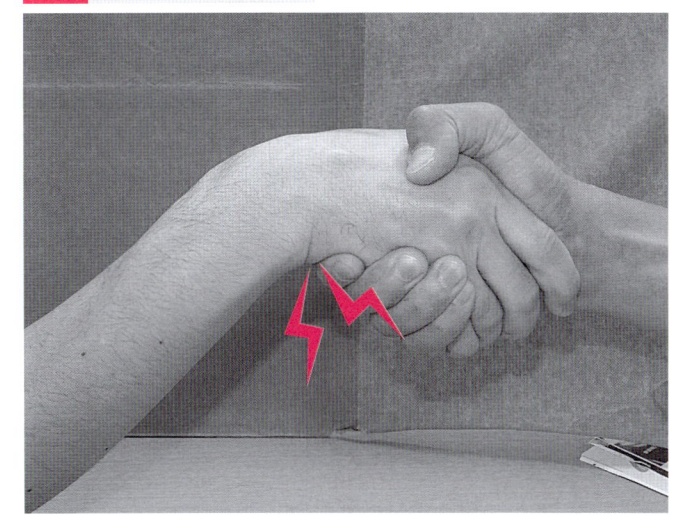

4 手根不安定症 [26-28]

手根骨配列異常の結果，臨床症状を呈するものである。主要な発症要因は手根骨の靱帯損傷や骨折・脱臼である。

月状骨は橈骨と遠位手根列を介在し，靱帯損傷により背屈不安定性（dorsal intercalated segment instability：DISI）または掌屈不安定性（volar intercalated segment instability：VISI）を示す。

DISI（近位手根列背側回転型手根不安定症）の主な原因は舟状月状骨解離であり，VISI（近位手根列掌側回転型手根不安定症）の主な原因は月状三角骨解離である（図35）。SL角（scapholunate angle：舟状骨月状骨間角度）が70°以上であればDISI変形，SL角が30°以下でCL角（capitolunate angle：有頭骨月状骨角度）が30°以上のときは掌屈位でVISI変形とよぶ（図36〜38）。

図35 舟状月状骨解離とDISI変形，月状三角骨解離とVISI変形

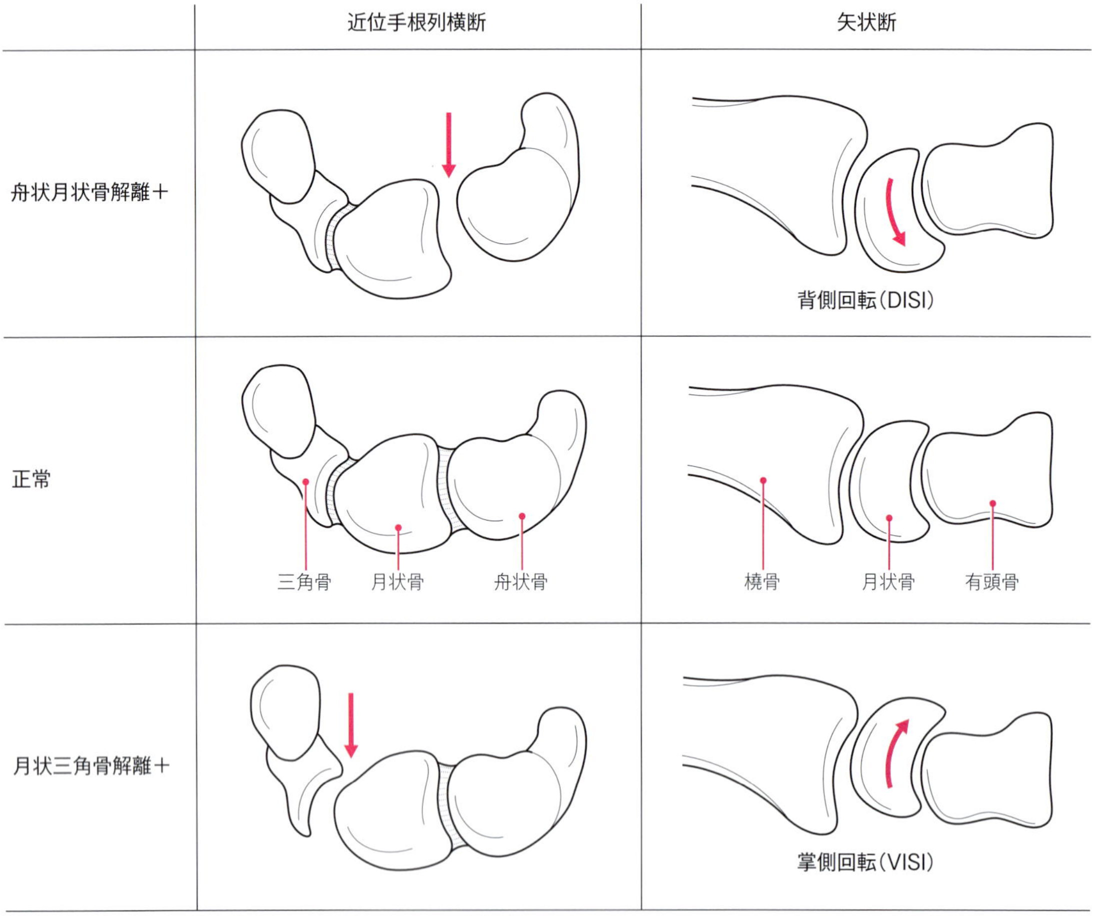

	近位手根列横断	矢状断
舟状月状骨解離＋		背側回転（DISI）
正常	三角骨　月状骨　舟状骨	橈骨　月状骨　有頭骨
月状三角骨解離＋		掌側回転（VISI）

（文献27より引用）

図36 手根中央列の正常配列（側面像）

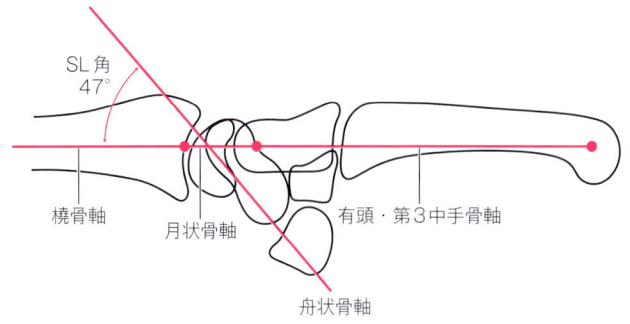

SL角
47°

橈骨軸　月状骨軸　有頭・第3中手骨軸

舟状骨軸

手根中央列の正常な配列を示す。月状骨軸と舟状骨軸の角度（SL角）は平均47°（30〜60°）である。また橈骨軸，月状骨軸，有頭・第3中手骨軸が同一である。

図37 DISI変形

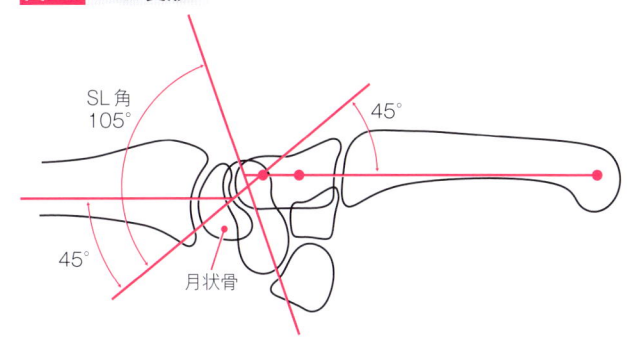

SL角
105°

45°

45°

月状骨

月状骨が橈骨軸に対し45°背屈転位し，有頭・第3中手骨軸に対し45°背屈転位している。SL角が105°であり，70°以上のときはDISI変形とよぶ。

図38 VISI変形

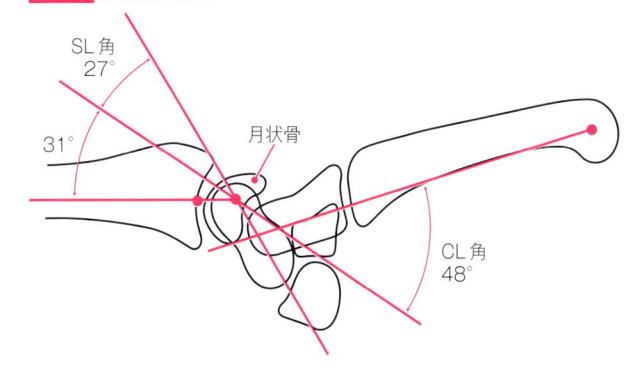

SL角
27°

月状骨

31°

CL角
48°

月状骨が橈骨軸に対し31°掌屈転位し，有頭・第3中手骨軸に対し48°掌屈転位していることを示す。SL角は27°である。SL角が30°以下でCL角が30°以上のときはVISI変形とよぶ。

（図36〜38：文献26より引用）

◎文献

1）斎藤英彦：橈骨遠位端部の解剖学的特徴と骨折．橈骨遠位端骨折 進歩と治療法の選択（斎藤英彦 ほか編），p19-27，金原出版，2010．
2）長田伝重：各種掌側ロッキングプレートの特徴と利点，欠点．橈骨遠位端骨折 進歩と治療法の選択（斎藤英彦 ほか編），p203-204，金原出版，2010．
3）大森信介 ほか：手関節のキネマティクス．JOURNAL OF CLINICAL REHABILITATION，23（6）：510-514，2014．
4）玉井 誠：手関節の解剖．関節外科，30（3）：274-281，2011．
5）森友寿夫：手関節尺側部痛の鑑別診断 難治性手関節病変の治療．MB Orthop，27（4）：1-7，2014．
6）中村俊康：遠位橈尺関節不安定症の診断と手術のコツ．手の外科の盲点と要点（金谷文則 編），p203-205，文光堂，2007．
7）Berger RA：Chapter 2. Anatomy and kinesiology of the wrist. Rehabilitation of the hand and upper extremity, 6th edition, p18-35, Elsevier Health Sciences, 2011.
8）上羽康夫：手 その機能と解剖，改訂5版，p96-108，金芳堂，2010．
9）O'Shea K et al：Fractures of the hamate and pisiform bones. Hand Clin, 28（3）：287-300, 2012.
10）青木光広 編著：解剖からアプローチするからだの機能と運動療法 上肢・体幹，p86-91，メジカルビュー社，2013．
11）金谷文則：手の機能解剖と破格．手外科診療ハンドブック，改訂第2版（斎藤英彦 ほか編），p8-18，南江堂，2014．
12）中村俊康：TFCC損傷の診断と手術のコツ．手の外科の盲点と要点（金谷文則 編），p200-202，文光堂，2007．
13）牧 裕：三角線維軟骨複合体および遠位橈尺関節損傷．手外科診療ハンドブック，改訂第2版（斎藤英彦 ほか編），p177-181，南江堂，2014．
14）上羽康夫：関節．手 その機能と解剖，改訂5版，p114-119，金芳堂，2012．
15）泉山 公：橈骨遠位端骨折 力学的診断・治療方針．骨折治療の要点と盲点（松下 隆 編），p82-87，文光堂，2009．

16) 上羽康夫：表面解剖学. 手 その機能と解剖, 改訂5版, p78-80, 金芳堂, 2012.
17) 上羽康夫：手の作用筋の筋線維の長さ, 筋収縮距離, 筋力比. 手 その機能と解剖, 改訂5版, p143, 金芳堂, 2012.
18) 上羽康夫：手根中手関節. 手 その機能と解剖, 改訂5版, p129-130, 金芳堂, 2012.
19) 森友寿夫：3次元動態MRIによる手関節運動の解析. MB Orthop. 19(13)：17-23, 2006.
20) Werner FW et al：Scaphoid and lunate motion during a wrist dart throw motion. J Hand Surg AM, 29(3)：418-422, 2004.
21) 三輪啓之 ほか：三角線維軟骨複合体損傷の診断と治療. MB Orthop, 18(12)：27-33, 2005.
22) Osterman AL et al：Wrist arthroscopy. Rehabilitation of the hand and upper extremity. 6th edition, p1034-1045, Elsevier HealthSciences, 2011.
23) 中村俊康：尺骨突き上げ症候群の治療. MB Orthop, 27(4)：33-39, 2014.
24) 金谷文則：検査(診断)の要点. 手外科診療ハンドブック, 改訂第2版(斎藤英彦 ほか編), p30-34, 南江堂, 2014.
25) Lee M et al：Ulnar wrist pain and impairment. A therapist's algorithmic approach to Triangular fibrocartilage complex. Rehabilitation of the hand and upper extremity. 6th edition, p974-987, Elsevier Health Sciences, 2011.
26) 坪川直人 ほか：手根骨の骨折・脱臼. 手外科診療ハンドブック, 改訂第2版(斎藤英彦 ほか編), p154-165, 南江堂, 2014.
27) 堀井恵美子：手根不安定症の診断と治療. MB Orthop, 5：19-27, 1992.
28) 田中寿一：手関節障害. MB Orthop, 9：193-204, 1996.

第5章
指関節の運動学

1 指関節の骨構造

1 中手骨・基節骨・中節骨・末節骨

指は19個の骨より構成され，中手骨と指節骨の2つに分類できる。中手骨は5個（母指から小指），指節骨は14個（母指2つ，示指から小指3つずつ）ある。骨の部位は骨幹部，近位骨端部（骨底），遠位（骨頭）に分けられる[1,2]（図1）。

中手骨

手根骨と指節骨の間にある。最も橈側にあり母指に対応するものを第1中手骨とよび，尺側に向かって第2，第3，第4中手骨とよび，最も尺側の小指に対応するものを第5中手骨とよぶ。中手骨頭は背側で幅が狭く，掌側で幅広い。この形状によりMP関節の靱帯は伸展位で側副靱帯が弛緩し，指の側方運動が可能になる。また，MP関節を屈曲させると両側の靱帯が中手骨骨頭に押し上げられ緊張するため側方運動はできなくなる。長期間固定する際は靱帯を緊張させた屈曲位で固定するのが望ましい。

基節骨

中手骨と中節骨の間にある。全体として円柱状であり，掌側長軸に屈筋腱が通る溝がある。骨底の関節面は円形であり，骨頭部は2つの顆に分かれる。

中節骨

基節骨と末節骨の間にある。全体の形状は基節骨と類似している。骨底の関節面は2つに分かれ2個の関節面をもつ。中節骨骨底部背側には指伸筋腱の中央索が停止し，掌側には屈筋腱が停止する。骨頭部は2つの顆に分かれる。

図1 背側からみた中手骨・基節骨・中節骨・末節骨

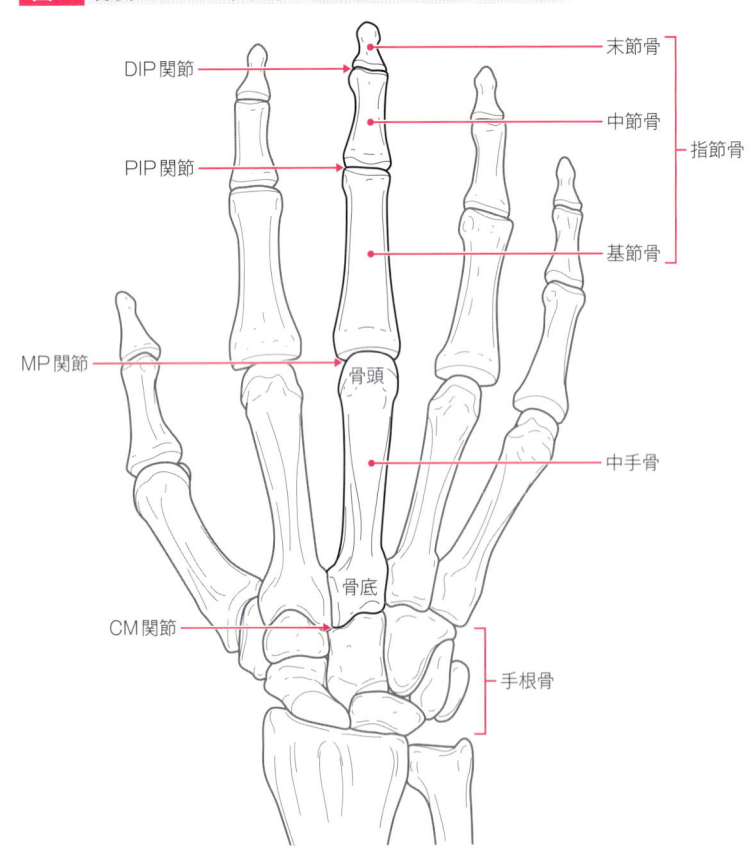

◆末節骨

骨底の関節面は2つの楕円型関節面をもつ。骨頭部は全体が粗面となる。末節骨骨底部掌側には深指屈筋腱が停止し，背側には指伸筋の終止伸腱が停止する。母指の末節骨骨底には長母指屈筋腱と長母指伸筋腱が停止する。

手の3つのアーチ

手は3つのアーチをもつ
1. 第3中手骨から有頭骨までの縦アーチ
2. 第1～5中手骨頭を結ぶ遠位横アーチ
3. 第1～5中手骨底を結ぶ近位横アーチ

図2 手の縦アーチと横アーチ

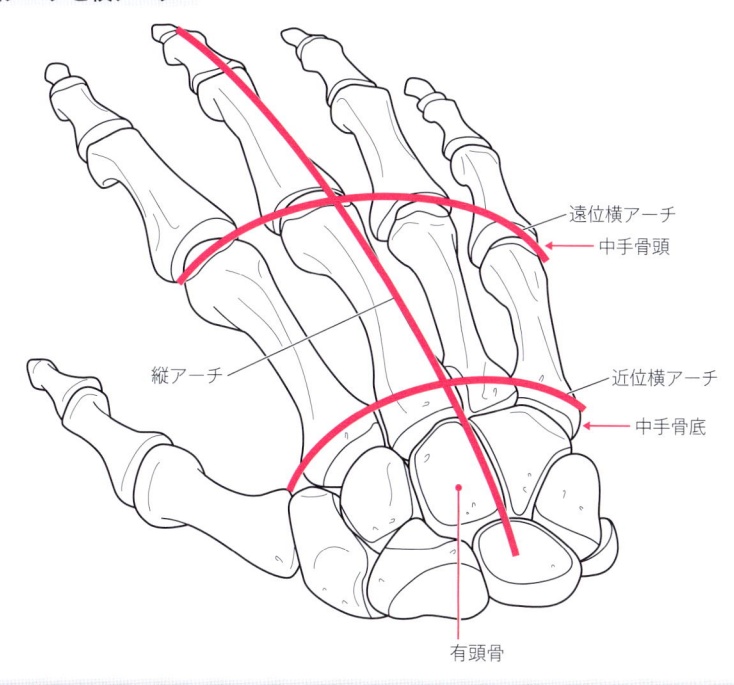

遠位横アーチ
中手骨頭
縦アーチ
近位横アーチ
中手骨底
有頭骨

Clinical point of view

横アーチ・縦アーチの消失

手のアーチは母指と他指との対立や水をすくうような動作の際に有用である。正中尺骨神経麻痺では手内筋の麻痺によって横アーチ・縦アーチがくずれ手全体が平面的になる。

図3 手内筋麻痺によるアーチの消失

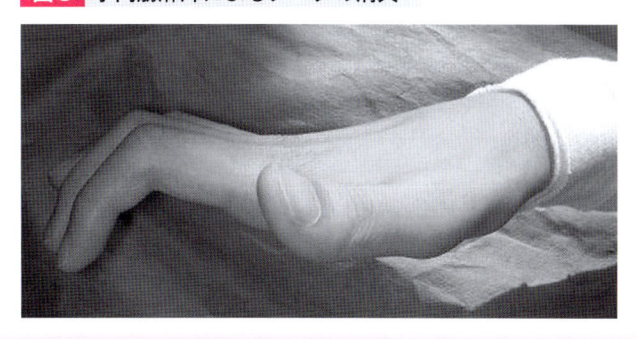

2 指関節の関節構造

1 手根中手（CM）関節

CM関節は手関節につながる手の最近位にある関節である。母指，環指，小指のCM関節は可動性をもち，示指，中指のCM関節は固定性をもつ[2,3]（図4）。

◆ 母指のCM関節（図5）

第1中手骨と大菱形骨で構成される。鞍関節であり，大きな可動性をもつので第1中手骨がよく動く。母指運動の基盤は大菱形骨であり，大菱形骨は第3中手骨長軸に対し，屈曲約50°，外転約40°，回内約80°の角度を示し，これにより母指を他の指に対し対立に保つ。母指CM関節は他の4つのCM関節と大きく異なり，重要で複雑な可動性をもつ。

◆ 示指～小指のCM関節

中手骨と遠位手根列で構成される。示指と中指のCM関節は可動性がなく遠位手根列と一体化し，手根列から中手骨にわたって，強く安定した手の中心となっている。環指と小指のCM関節は可動性を有し，環指は約18°，小指は47°の可動域をもつ。水をすくうなどの動作時や強い握り，母指と小指の対立を容易にする[2,3]。

2 中手指節（MP）関節

中手骨頭と基節骨底の間にある顆上関節である（図6）。中手骨頭は半球形，基節骨底は凹面形である。母指のMP関節は他の4つのMP関節と比べ，屈曲度が少なく，20～30°である。また橈尺屈，回旋運動も制限されている。MP関節の靱帯は伸展位で側副靱帯が弛緩し，屈曲位で緊張する。長期間固定する際は靱帯を緊張させた屈曲位で固定するのが望ましい。

図4 CM関節の特徴

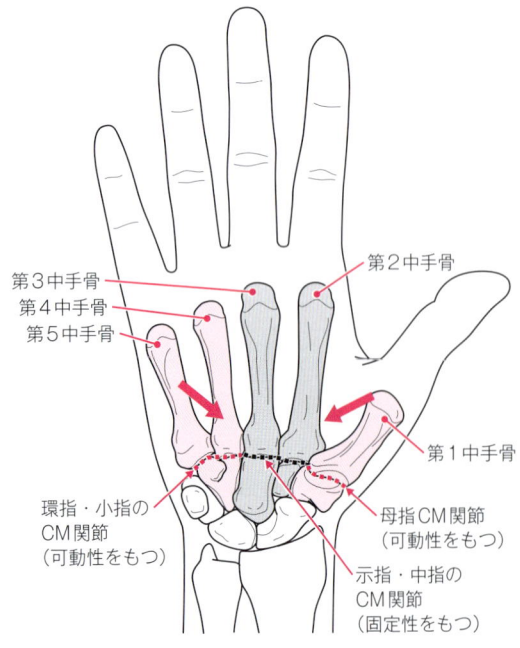

母指・環指・小指は可動性をもち，示指・中指は固定性をもつ。

図5 掌側からみた母指CM関節

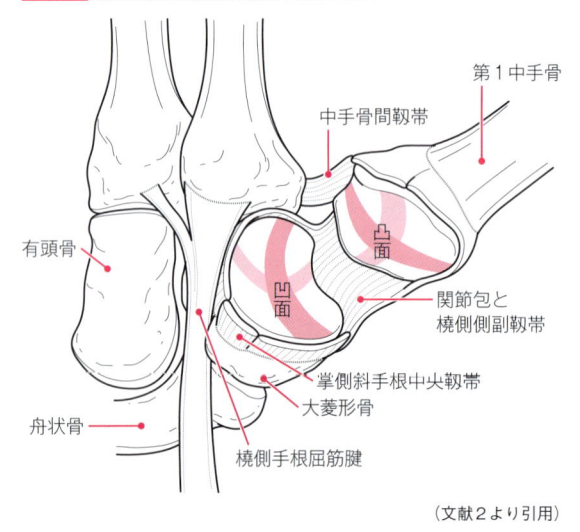

（文献2より引用）

3 指節間関節

基節骨と中節骨間を近位指節間（PIP）関節とよび，中節骨と末節骨間を遠位指節間（DIP）関節とよぶ（**図7**）。

◆PIP関節

基節骨頭と中節骨底の間にある蝶番関節である。側副靱帯や掌側板をもち，MP関節と似ているが，屈曲・伸展の一軸性の運動のみで内転・外転はできない。側副靱帯は10°程度屈曲位（ほぼ伸展位）で基節骨骨頭の最も広がった部分に押し上げられ

強く緊張する。長期間固定する際はこの肢位であれば関節拘縮は起こりにくい。

◆DIP関節

PIP関節とほぼ同様の構造をもつ。PIPよりも小さく，前後面で平たい。掌側板の構造はPIPとほぼ同じであるが手綱靱帯はなく，わずかに過伸展できる。大きな外力と筋力が加わりやすく，指関節では最も早く変形性関節症が発生しやすい。

図6 背側から見たMP関節

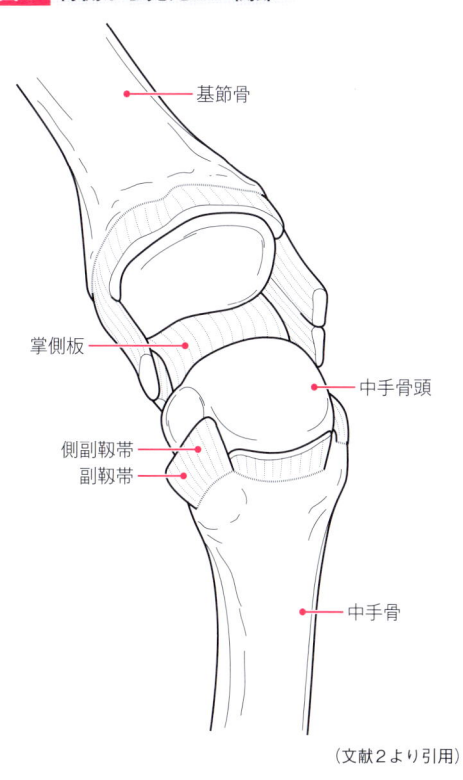

（文献2より引用）

図7 背側から見たPIP関節・DIP関節

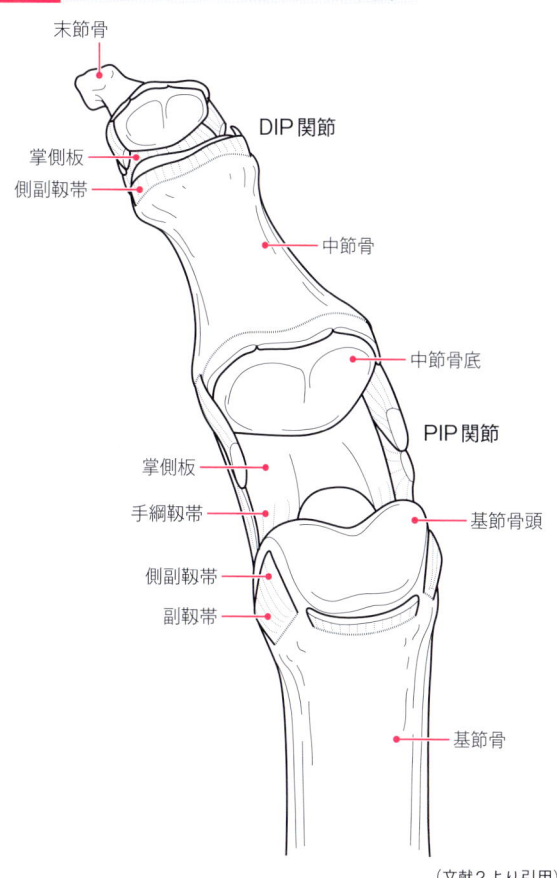

（文献2より引用）

5章 指関節の運動学

3 指関節の受動的制御
（関節構造・関節包・靱帯による運動制御）

1 CM関節の支持組織[3,4]

◆ 母指CM関節

強い力が加わり，関節面が傾斜していることから，安定性を保つため，5つの強靱な靱帯をもつ（図8）。

①橈側手根中手靱帯

②掌側斜手根中手靱帯：強靱な靱帯。第1中手骨底と大菱形骨を結ぶ。母指CM関節安定に寄与する。外転，伸展，対立時に緊張する。

③背側斜手根中手靱帯：大菱形骨背側と中手骨の尺側を結ぶ。

④掌側中手間靱帯

⑤背側中手間靱帯：第1中手骨と第2中手骨を結ぶ。

◆ 示指〜小指CM関節

CM関節の掌側には多数の掌側手根中手靱帯，背側手根中手靱帯がある。特に第3中手骨の掌側には4個，背側には3個の靱帯があり，中手骨を強固に固定している。

図8 母指CM関節の靱帯

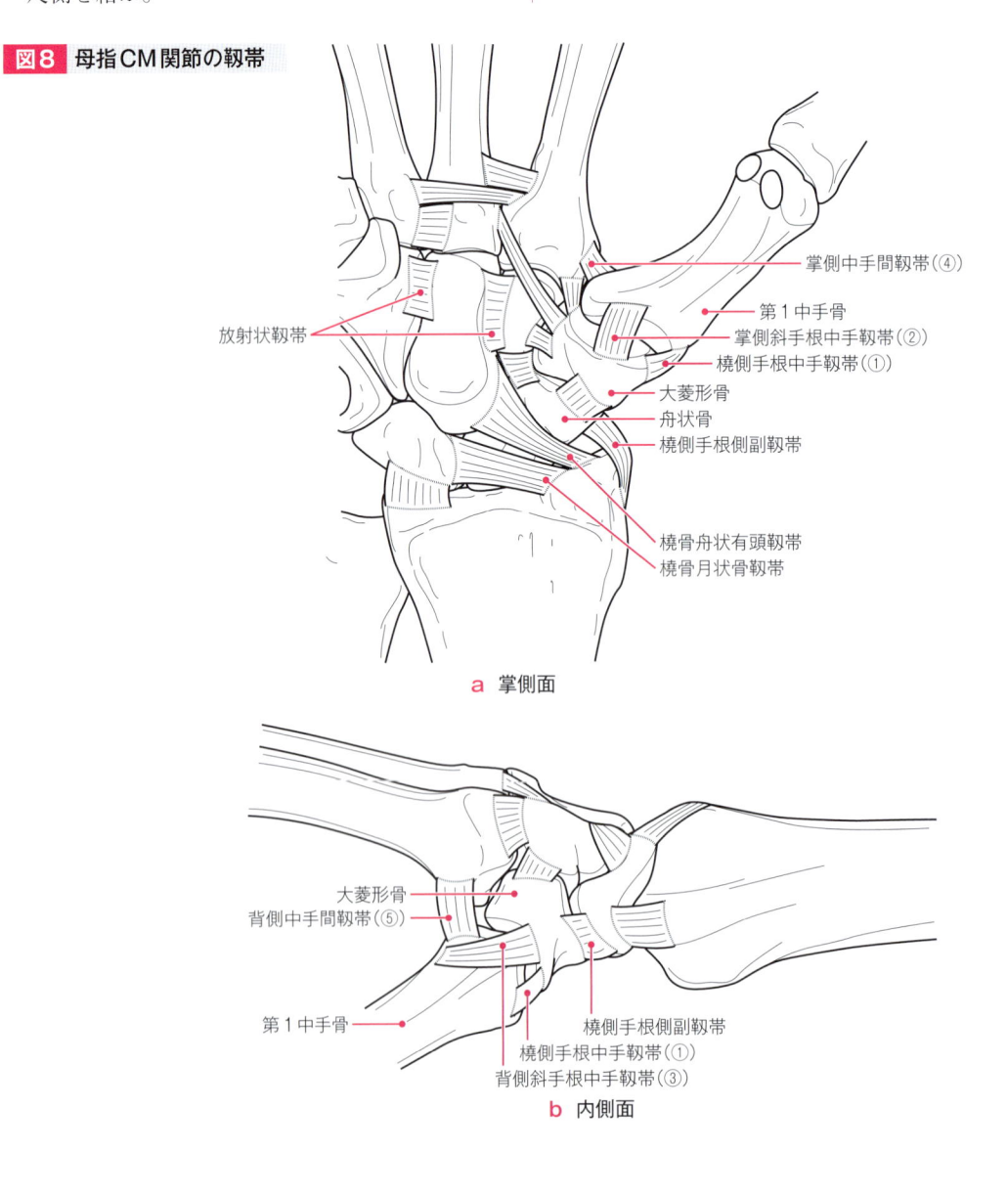

放射状靱帯
掌側中手間靱帯（④）
第1中手骨
掌側斜手根中手靱帯（②）
橈側手根中手靱帯（①）
大菱形骨
舟状骨
橈側手根側副靱帯
橈骨舟状有頭靱帯
橈骨月状骨靱帯

a 掌側面

大菱形骨
背側中手間靱帯（⑤）
第1中手骨
橈側手根側副靱帯
橈側手根中手靱帯（①）
背側斜手根中手靱帯（③）

b 内側面

Clinical point of view

母指の中手骨骨底部骨折[5,6]

Bennett骨折は第1中手骨底の関節内骨折を伴う，母指CM関節脱臼骨折である。近位の三角骨片は強靱な靱帯により原位置に留まる。遠位骨片は長母指外転筋の作用で中手骨が橈側に脱臼する。Rolando骨折は第1中手骨底のY字型またはT字型の関節内骨折である。どちらの骨折もギプスでは整復位の保持が困難で手術適応となることが多い。

図9 母指の中手骨骨底部骨折

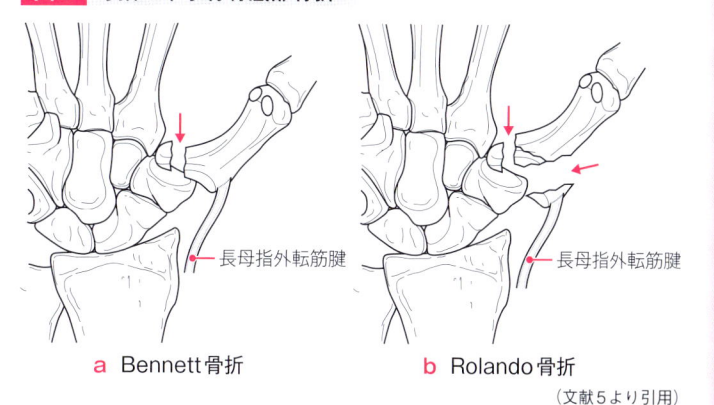

長母指外転筋腱

長母指外転筋腱

a Bennett骨折　　　b Rolando骨折

（文献5より引用）

2 MP関節の支持組織[1,2]

◆ 関節包と掌側板

背側は薄く指伸筋腱腱膜により補強されている。掌側は掌側板という線維性軟骨がある。掌側板の遠位部は厚く屈曲性に乏しく基節骨底に付着する。掌側板の近位部は屈曲性に富む薄く柔らかい膜であり，中手骨頭に付着する。MP関節屈曲時，掌側板近位は折れ込み袋を形成する。MP関節伸展時，掌側板近位は関節掌側全体を覆う。

◆ 靱帯

関節の両側面には靱帯がある。

① 側副靱帯は中手骨頭の背側側面に起始し，基節骨底の掌側側面に停止する。MP伸展時，側副靱帯は弛緩し，指の側方運動が可能となる（**図10**）。MP伸展位で長期間固定すると側副靱帯が短縮してMPの屈曲ができなくなり伸展拘縮を起こしてしまう。MP屈曲時，両側副靱帯は緊張し，側方運動はできなくなる（**図11**）。MP関節を長期固定する場合，MPを強く屈曲し，側副靱帯を緊張させて固定するのがよい。

② 副靱帯は掌側板の両側に停止し，掌側板を支持する。

図10 MP関節伸展時の側副靱帯・副靱帯と掌側板

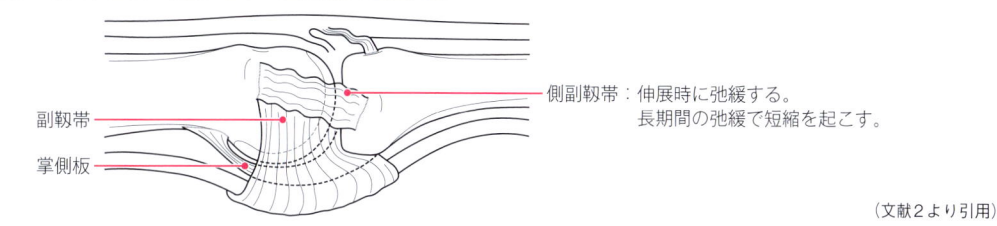

副靱帯

掌側板

側副靱帯：伸展時に弛緩する。
長期間の弛緩で短縮を起こす。

（文献2より引用）

図11 MP関節屈曲時の側副靱帯と掌側板

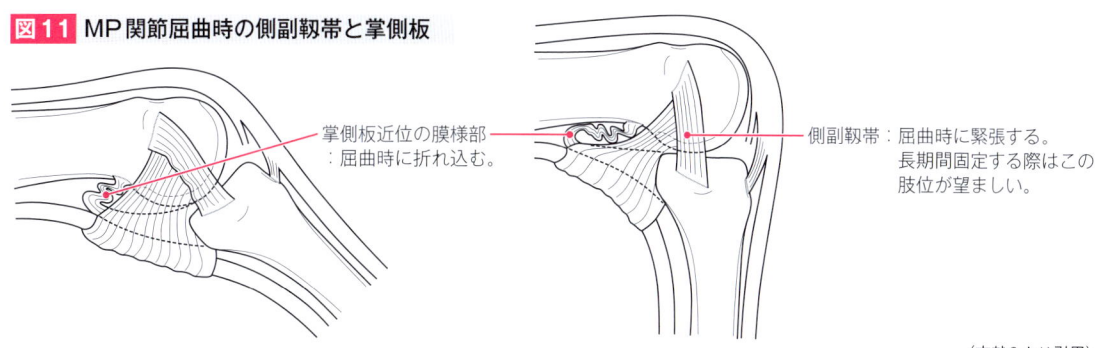

掌側板近位の膜様部
：屈曲時に折れ込む。

側副靱帯：屈曲時に緊張する。
長期間固定する際はこの
肢位が望ましい。

（文献2より引用）

母指MP関節の外傷[7]

①母指MP関節外転損傷

スキーなどでストックを握りながら母指を外転して転倒した衝撃で生じる。MP関節に外転力が働き，尺側側副靱帯に損傷が生じる。負荷位置によっては基節骨の裂離骨折やBennett骨折，骨端線損傷をきたす。

②母指MP関節過伸展外傷

転倒時に母指を開いて手を突いたときに起こる。MP・IP関節脱臼，末節骨・基節骨骨折，基節骨骨端線離開，掌側板損傷などが生じる。

③母指内転外傷

転倒の際，母指を橈側より内転強制されて起こる。CM関節脱臼や基節骨基部外側の骨折，橈側側副靱帯損傷が起こる。

Stener損傷

母指MP関節尺側側副靱帯損傷の際に，断裂した側副靱帯の両断端の間に内転筋腱膜が狭まる病態をStener損傷とよぶ。断端の連続性が断たれ保存治療が困難であるため，手術により靱帯断裂部を縫合する必要がある[7,9]。

図12 Stener損傷発生のメカニズム

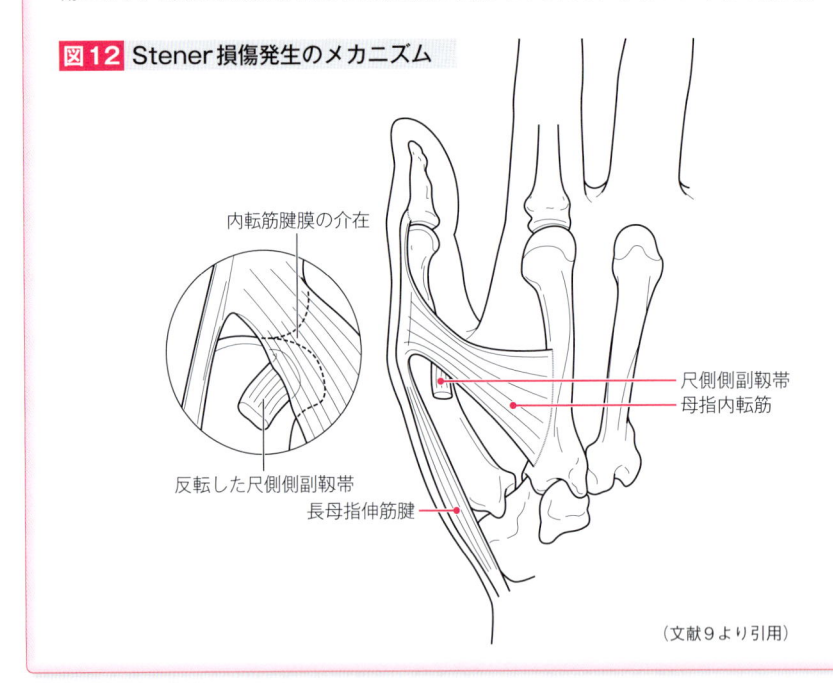

内転筋腱膜の介在

尺側側副靱帯
母指内転筋

反転した尺側側副靱帯

長母指伸筋腱

（文献9より引用）

---

3 PIP関節の支持組織[2,3]

PIP関節の背側は薄い関節包，両側側方は側副靱帯，掌側は掌側板によって囲まれる（**図13**）。

◆ 手綱靱帯（**図14**）

掌側板近位端の両側に付着する2本の小さな靱帯であり，C1滑車とよばれる靱帯性腱鞘から線維が出て，PIP関節の掌側板と副靱帯に付着する。掌側板とともにPIP関節の過伸展を防止する。

◆ 掌側板

PIP関節の過伸展を抑制する作用をもつ。約1.5mmの厚さがあり，基節骨骨頭の回転半径の約1/3の厚さであり中節骨に対する浅指屈筋の回転モーメントを約25％増加させている。中央部は薄く，両端部は厚くなっている。中央部に行くほど薄くなり，膜様となっている。掌側板近位端の両側には手綱靱帯が付着している。PIP関節の掌側板は可動性があり，PIP屈曲時には前方にずり落ち関節を曲げやすくする。

図13 PIP関節の構成

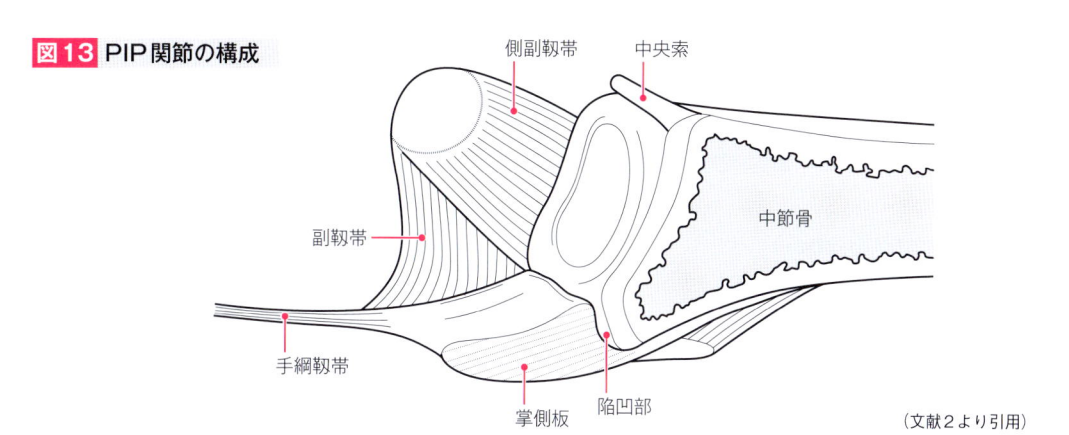

側副靱帯　中央索
副靱帯
中節骨
手綱靱帯
掌側板　陥凹部

（文献2より引用）

図14 PIP関節と手綱靱帯

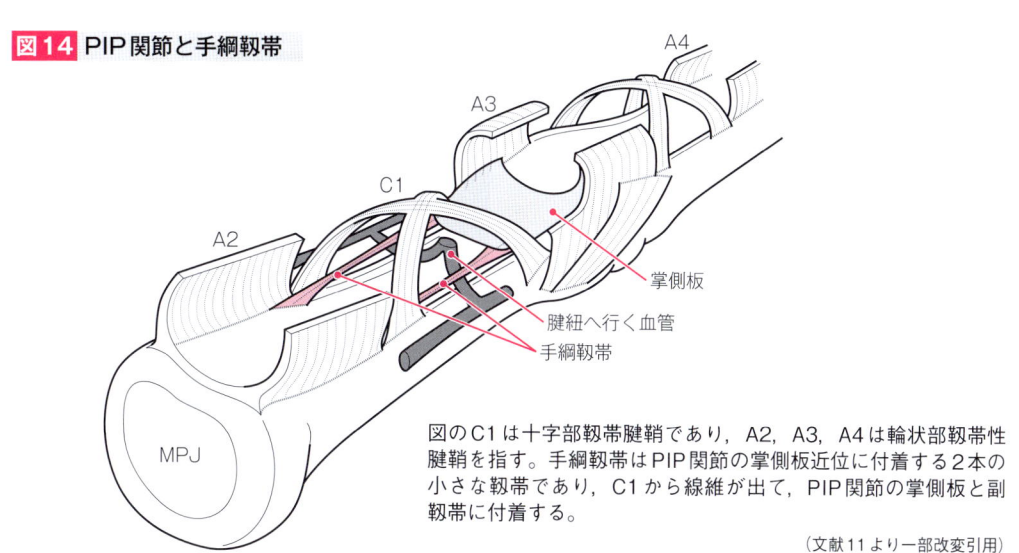

A4
A3
C1
A2
掌側板
腱紐へ行く血管
手綱靱帯
MPJ

図のC1は十字部靱帯腱鞘であり，A2，A3，A4は輪状部靱帯性腱鞘を指す。手綱靱帯はPIP関節の掌側板近位に付着する2本の小さな靱帯であり，C1から線維が出て，PIP関節の掌側板と副靱帯に付着する。

（文献11より一部改変引用）

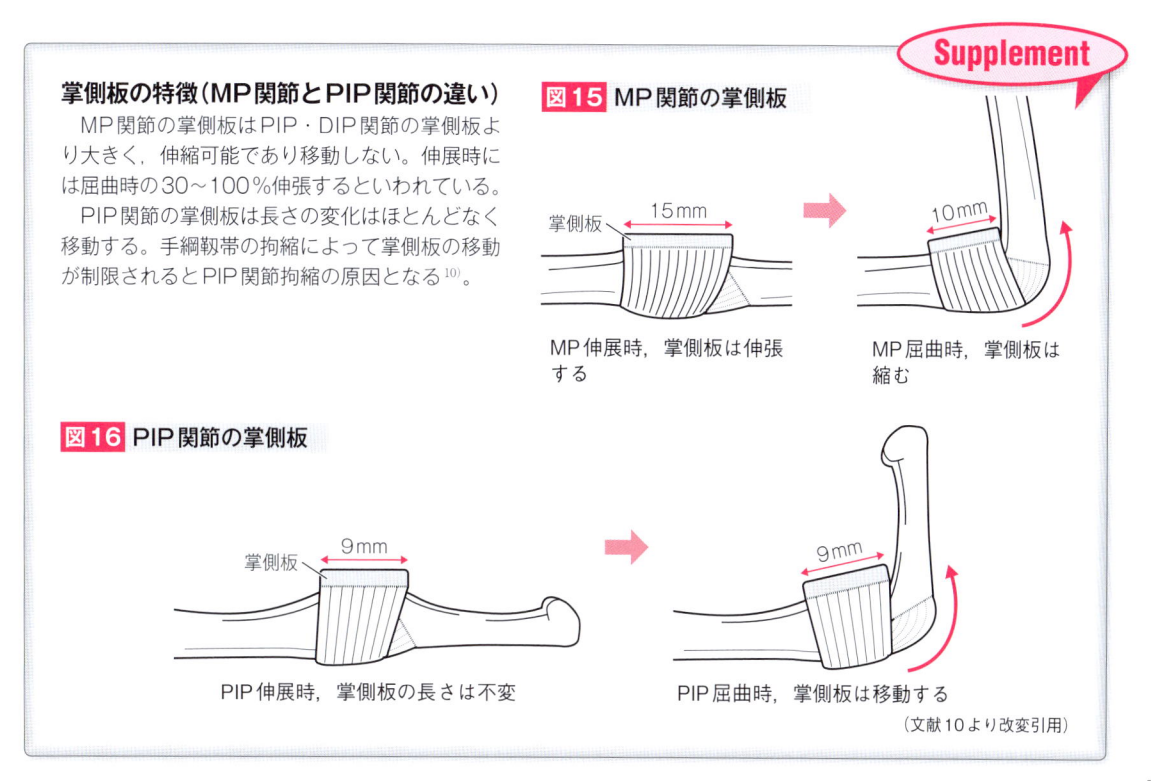

掌側板の特徴（MP関節とPIP関節の違い）

MP関節の掌側板はPIP・DIP関節の掌側板より大きく，伸縮可能であり移動しない。伸展時には屈曲時の30〜100％伸張するといわれている。

PIP関節の掌側板は長さの変化はほとんどなく移動する。手綱靱帯の拘縮によって掌側板の移動が制限されるとPIP関節拘縮の原因となる[10]。

Supplement

図15 MP関節の掌側板

掌側板　15mm
10mm

MP伸展時，掌側板は伸張する

MP屈曲時，掌側板は縮む

図16 PIP関節の掌側板

掌側板　9mm
9mm

PIP伸展時，掌側板の長さは不変

PIP屈曲時，掌側板は移動する

（文献10より改変引用）

PIP関節の過伸展の抑制

手綱靱帯はPIP関節の過伸展を抑制する。

MP関節とDIP関節には存在しないためどちらも過伸展可能である。

図17 PIP関節過伸展の抑制

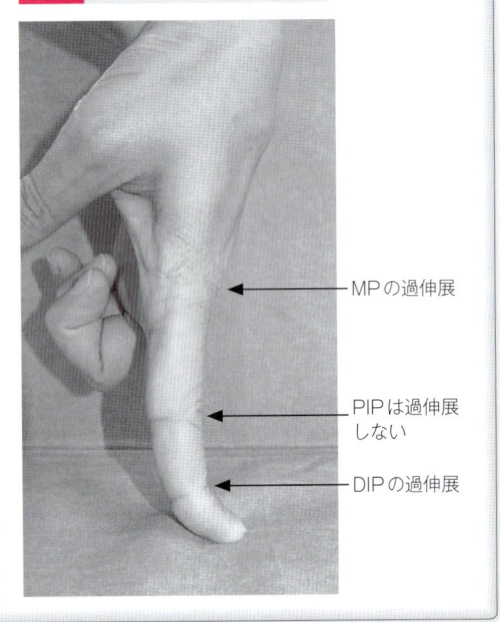

- MPの過伸展
- PIPは過伸展しない
- DIPの過伸展

PIP関節とMP関節の相違点

- PIP関節には手綱靱帯がある
- PIP関節面中央に隆起と溝がある
- PIP関節は横径が長い

このためPIP関節は過伸展せず，側方ストレスに対し安定性が高い

PIP関節側副靱帯損傷

PIP関節側副靱帯損傷では橈側の側副靱帯が損傷されることが多い。側方にストレスを加えた側屈テストで，20°以上の不安定性がありsliding が見られる場合，手術による靱帯修復が必要となる。

側屈テストで大きく転位する場合，掌側板と背側関節包も断裂している[7, 12]。図18は右示指PIP関節尺側側副靱帯損傷例であり，検者による側屈テストによりPIPの橈屈転位を呈している。

図18 側屈テスト時のPIP関節側方転位

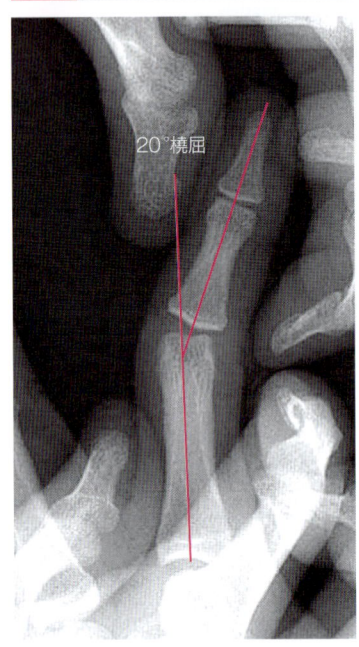

20°橈屈

自験例：右示指PIP関節尺側側副靱帯損傷

---

4 DIP関節の支持組織

PIP関節とほぼ同様の構造であるが，PIP関節よりも小さく平たい[3]。

◇掌側板

掌側板の構造はPIPと異なり，手綱靱帯はなく，関節は過伸展できる。手綱靱帯がないため外力により背側脱臼を起こすことがある。

◇靱帯

側副靱帯は中節骨骨頭の背側側面から起始し，末節骨骨底の側粗面に付着する。

斜支靱帯

　基節骨掌面から起始し，側索と融合して指背を走り末節骨骨底に停止する。伸縮性のない長さが一定の靱帯である。PIPが伸展されると斜支靱帯は緊張しDIPが伸展される。PIPが屈曲すると斜支靱帯は弛緩しDIP屈曲が可能となる。PIP関節とDIP関節の屈伸運動の連動性をもたせる作用を有する[13, 14]。

　斜支靱帯がPIP関節レベルで癒着すると，PIP屈曲位ではDIP屈曲が可能であるが，PIP関節伸展時に靱帯が緊張しDIP関節他動屈曲が困難となる。

図19　斜支靱帯

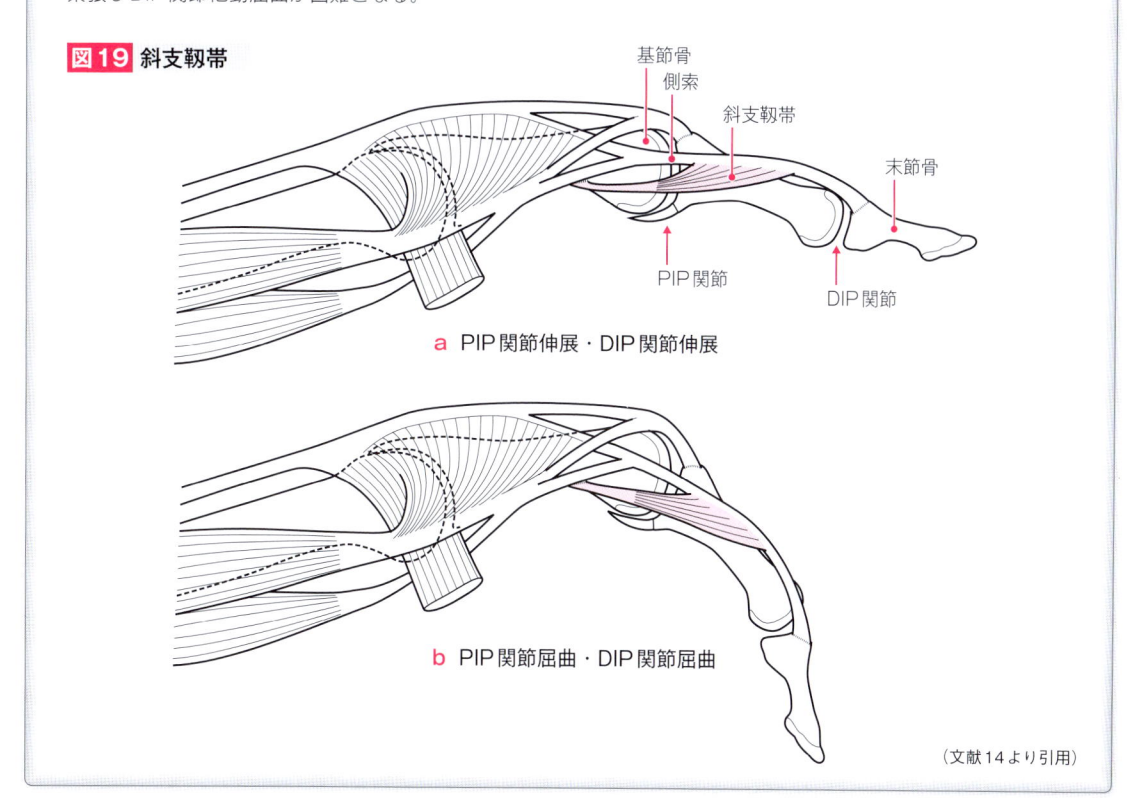

基節骨
側索
斜支靱帯
末節骨
PIP関節
DIP関節

a　PIP関節伸展・DIP関節伸展

b　PIP関節屈曲・DIP関節屈曲

（文献14より引用）

5章

指関節の運動学

4 指関節の能動的制御
（筋による運動制御）

1 母指[15]

　母指は手のなかで最も重要な働きをもち，複雑な運動を行う。母指は屈曲，伸展，外転，内転，対立の5運動を行う（**図20**）。母指の屈曲・伸展はIP関節・MP関節・CM関節で行われる。母指の外転と内転はCM関節とMP関節で行われ，外転は母指が示指から掌側または橈側に離れる運動であり，内転は接近する運動である。母指対立運動はCM関節で起こり一部MP関節でも行われる。掌側外転と軸回転が同時に起こる複雑な運動である。この運動では母指は他指と対立位となる。

◆ 母指CM関節

　母指の内転・外転は中手骨底の凸関節面と大菱形骨の凹面上の運動である。外転の際は中手骨の凸関節面は45°掌側に回転しながら背側にスライドする（**図21**）。完全外転長母指外転筋，関節包の背側の靱帯を伸張する。母指対立は掌側外転と軸回転が同時に行われる複雑な運動である（**図23**）。

掌側外転

　主動作筋は短母指外転筋で，補助筋は長母指外転筋である。

橈側外転

　主動作筋は長母指外転筋で，補助筋は短母指外転筋である。

内転

　主動作筋は母指内転筋で，補助筋は第一背側骨間筋である。

対立

　主動作筋は母指対立筋で，補助筋は長母指外転筋，短母指外転筋，短母指屈筋である。

図20 母指の運動

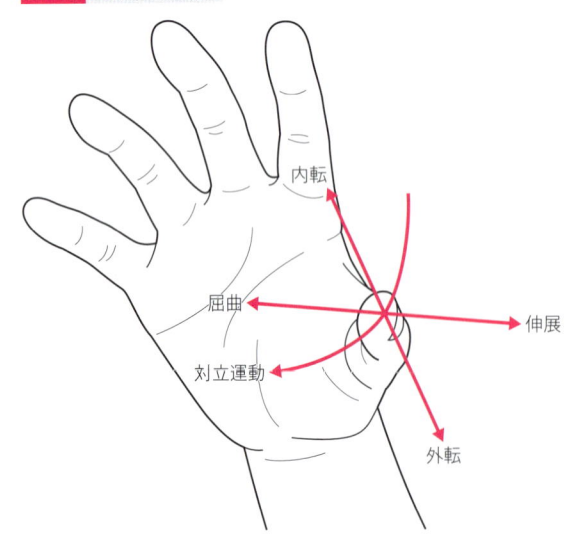

表1 母指の運動と動作筋

関節	運動	主動作筋	補助筋
CM関節	掌側外転	短母指外転筋	長母指外転筋
	橈側外転	長母指外転筋	短母指外転筋
	内転	母指内転筋	第一背側骨間筋
	対立	母指対立筋	長母指外転筋
			短母指外転筋
			短母指屈筋
MP関節	屈曲	短母指屈筋	長母指屈筋
	伸展	短母指伸筋	長母指伸筋
IP関節	屈曲	長母指屈筋	
	伸展	長母指伸筋	短母指伸筋
			母指内転筋
			短母指外転筋
			短母指屈筋

図21 母指の外転運動

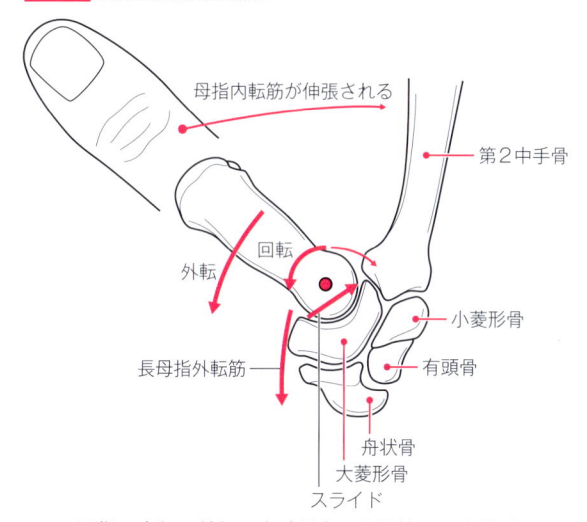

母指の内転・外転は中手骨底の凸関節面と大菱形骨の凹面上の運動である。
外転の際は中手骨の凸関節面は45°掌側に回転しながら背側にスライドする。
完全外転ではCM関節は長母指外転筋，関節包の背側の靱帯を伸張する。

（文献16より引用）

図22 母指の屈曲・内転運動

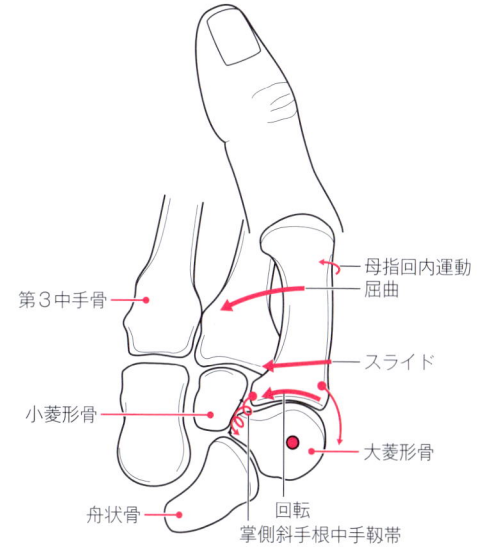

母指のCM関節での屈曲と内転は中手骨の凹面と大菱形骨の凸面上の運動である。完全伸展から屈曲すると中手骨は45〜50°回旋しながら尺側にスライドする。

（文献16より引用）

図23 母指の対立運動

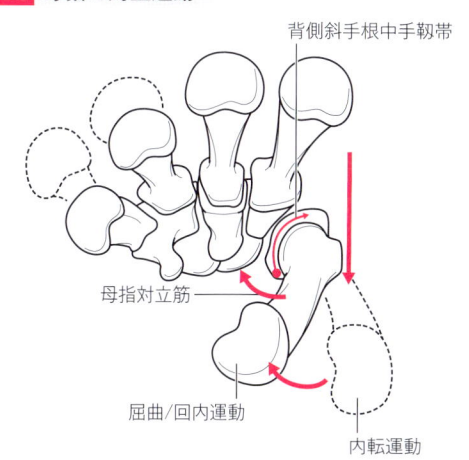

母指の対立運動は屈曲と掌側外転の組み合わせである。母指対立筋は中手骨の橈側縁に付着するため，母指の屈曲には中手骨の回内を行う。
対立運動による大きな頻回の負荷はCM関節に大きなストレスを与え関節症の要因となる。

（文献16より引用）

Clinical point of view

母指掌側外転の障害

短母指外転筋は手根管症候群などの正中神経麻痺で萎縮することがある。短母指外転筋の萎縮が起こると掌側外転や母指回内が障害され，他指との対立障害が起こる。

図24 正中神経麻痺による母指球筋の筋萎縮

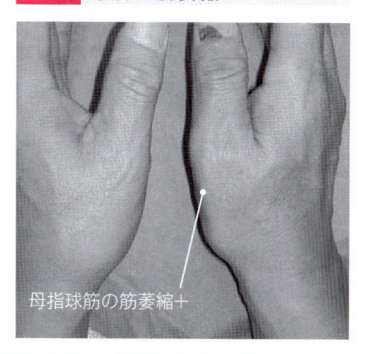

母指球筋の筋萎縮＋

母指内転の障害 [17]

母指内転筋，第一背側骨間筋は尺骨神経損傷で筋力低下を起こす。母指内転筋筋力低下がある場合，検者が被検者に薄い紙や物差しなどを挟ませると，長母指屈筋で代償し，母指IP関節の屈曲が起きる。これをフローマン徴候（Froment's sign）とよぶ。

図25 フローマン徴候（母指内転の障害）

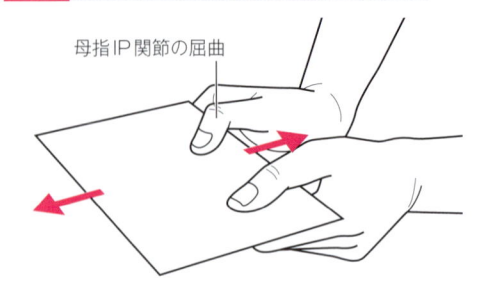

母指IP関節の屈曲

内転筋力低下を長母指屈筋で代償する。
母指のIP関節屈曲がみられる。

母指CM関節症

母指の運動には長母指屈筋，長母指伸筋，短母指伸筋，長母指外転筋，母指球筋（短母指外転筋，短母指屈筋，母指対立筋，母指内転筋）が関与する。これらの筋力が母指CM関節に集中するため母指の力は他指より強く，CM関節では関節面に過度の力がかかりやすく，変形性関節症が起こりやすい。

◆ 母指MP関節

屈曲

主動作筋は短母指屈筋であり，母指球尺側に筋の収縮を触れることができる。補助筋は長母指屈筋である。

伸展

主動作筋は短母指伸筋であり，解剖学的かぎたばこ入れの橈側壁であり，触知できる。補助筋は長母指伸筋である。

◆ 母指IP関節

屈曲

主動作筋は長母指屈筋である。

伸展

主動作筋は長母指伸筋であり，解剖学的かぎたばこ入れの尺側壁として触知できる。補助筋は短母指伸筋，母指内転筋，短母指外転筋，短母指屈筋であり，これらの筋は母指背側の腱膜に停止するため，母指IP関節伸展に寄与する。

2 指の運動

◆ 指の屈曲

指屈筋腱の構造（指骨部）（図26）

浅指屈筋腱はMP関節の掌側に至ると，二分し腱裂孔を形成したのち，中節骨掌側面に腱交差を形成して停止する。深指屈筋腱は二分した浅指屈筋の腱裂孔を通り抜け，さらに末梢を走行し末節骨に停止する。両腱とも短・長腱紐という腱膜があり，栄養血管は腱紐を通り腱のなかに入っていく。

MP関節の屈曲

- 手内在筋：虫様筋・掌側骨間筋・背側骨間筋
- 手外在筋：浅指屈筋・深指屈筋

PIPの屈曲

- 浅指屈筋・深指屈筋
- 浅指屈筋が主要筋であるが，深指屈筋のみでもPIP屈曲は十分にできる。

DIPの屈曲

- 深指屈筋

表2 指の運動と動作筋

関節	運動	主動作筋	補助筋
MP関節	屈曲	虫様筋	深指屈筋
		骨間筋	浅指屈筋
	伸展	指伸筋	浅指屈筋
		示指伸筋	
		小指伸筋	
	外転	背側骨間筋	
	内転	掌側骨間筋	
PIP関節	屈曲	浅指屈筋	深指屈筋
	伸展	指伸筋	
		骨間筋	
		虫様筋	
DIP関節	屈曲	深指屈筋	
	伸展	指伸筋	
		骨間筋	
		虫様筋	

図26 指骨部の指屈筋腱の構造

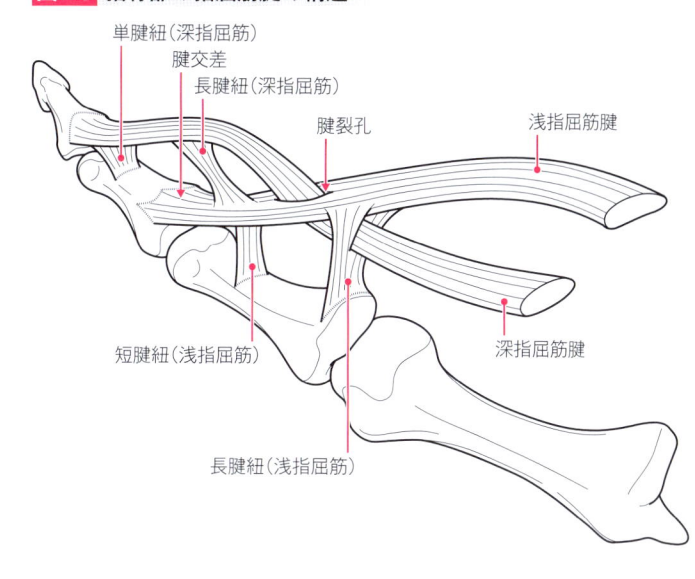

単腱紐(深指屈筋)
腱交差
長腱紐(深指屈筋)
腱裂孔
浅指屈筋腱
短腱紐(浅指屈筋)
深指屈筋腱
長腱紐(浅指屈筋)

5章 指関節の運動学

Supplement

屈筋の分離と浅指屈筋の筋力テスト[13]

　浅指屈筋は各指に行く筋腹や腱が分離しているため，四指をPIP関節で単独に屈曲できる。深指屈筋は浅指屈筋と比べ各指に行く筋腹や腱の分離がよくないため，単独で運動することは難しい。浅指屈筋腱の筋力テストでは，隣接する2本の指を過伸展させ，テストする指を屈曲するとPIP関節のみが屈曲する。このテストは浅指屈筋と深指屈筋の分離の違いを利用している。

　深指屈筋腱の筋力テストではPIP関節を伸展位に保持しテストする指を自動屈曲させると深指屈筋が健常であればDIP関節が屈曲する。深指屈筋の筋力低下や腱断裂・腱滑走障害の有無をみる際に使用する。

図27 浅指屈筋の筋力テスト

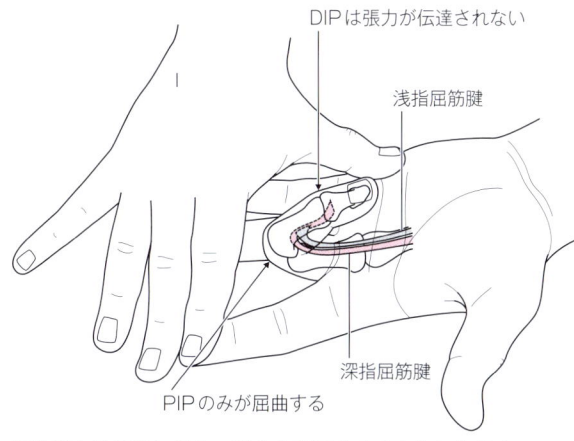

DIPは張力が伝達されない
浅指屈筋腱
深指屈筋腱
PIPのみが屈曲する

隣接指を伸展位に保ち，指を自動屈曲するように命じる。深指屈筋は分離が悪いため，DIP関節には張力が伝達されず，浅指屈筋が健常であればPIP関節のみが屈曲する。

図28 深指屈筋腱テスト

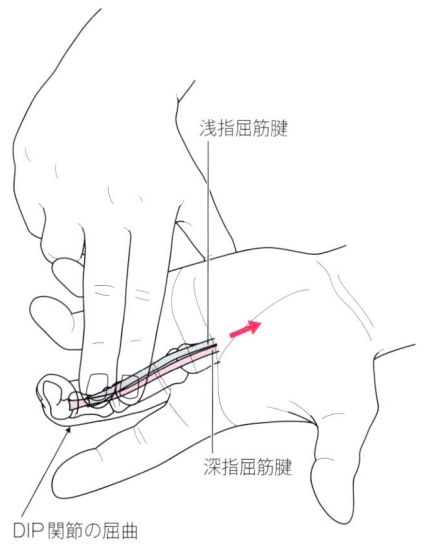

浅指屈筋腱
深指屈筋腱
DIP関節の屈曲

PIP関節を伸展位に保ち，指を自動屈曲するように命じる。深指屈筋が健常であればDIP関節が屈曲する。

◆ 指の伸展[13]

指伸筋腱の構造

　指伸筋腱，骨間筋腱，虫様筋腱が構成する指背腱膜が骨と関節の背側を覆う。指側面には指伸筋腱，骨間筋腱，虫様筋腱が中央索と側索に線維を送る。骨間筋腱は両側にあり腱帽と側索に線維を送る。虫様筋腱は橈側にのみあり，側索にのみ線維を送る。

① 中央索はMP関節・PIP関節の伸展作用をもち，中節骨骨底に停止する。

② 側索はMP関節中心より掌側を，PIP関節・DIP関節の中心より背側を走行する。そのためMP関節に対しては屈曲，PIP関節・DIP関節に対しては伸展作用をもつ。

③ 支靱帯は横支靱帯と斜支靱帯がある。横支靱帯はPIPの横にあり側索が背側に変位するのを防止する。斜支靱帯はPIP関節とDIP関節の屈伸運動を同調させる働きがある。

MP関節の伸展

① PIP関節が伸展位にあるときは指伸筋の力が基節骨に働く（**図30**）。

② PIP関節が強い屈曲位にあるときは指伸筋の腱は弛緩している（**図31**）。指中節骨には浅指屈筋腱が停止しており指伸筋の力と拮抗して指の屈曲バランスをとっている。中節骨の長軸に並行する分力は中節骨を介して基節骨骨頭に伝達され，MP関節は伸展する[13]。

PIP関節の伸展（中央索を伝わる指伸筋・骨間筋・虫様筋の筋力）

　PIP関節の伸展力はMP関節の位置によって強い影響を受ける。

① MP関節が屈曲位にあるときは中央索が強く働き，骨間筋の力は減少する（**図32**）。

② MP関節が伸展位にあるときは骨間筋がPIP関節を伸展させ，指伸筋の力は減少する（**図33**）。

③ 虫様筋はMP関節の屈伸にかかわらず，PIP伸展筋として働いている[13]。

図29　指の伸展機構

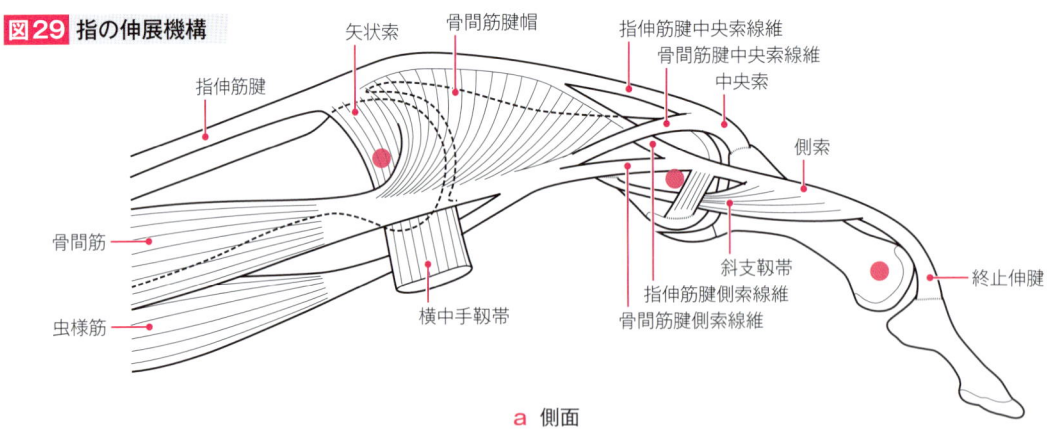

指伸筋腱　矢状索　骨間筋腱帽　指伸筋腱中央索線維　骨間筋腱中央索線維　中央索　側索　斜支靱帯　指伸筋腱側索線維　骨間筋腱側索線維　終止伸腱　横中手靱帯　骨間筋　虫様筋

a　側面

● で示した点はMP・PIP・DIP関節中心の位置を示す。側索はMP関節中心の掌側，PIP・DIP関節中心の背側を走行する。

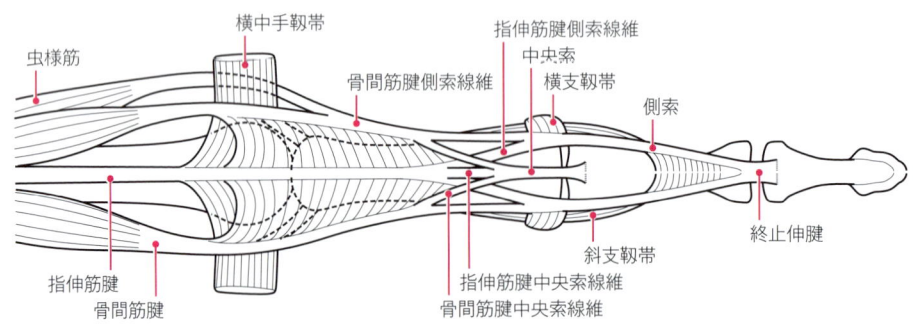

虫様筋　横中手靱帯　骨間筋腱側索線維　指伸筋腱側索線維　中央索　横支靱帯　側索　斜支靱帯　終止伸腱　指伸筋腱　骨間筋腱　指伸筋腱中央索線維　骨間筋腱中央索線維

b　背面

（文献21より一部改変引用）

DIP 関節の伸展（側索を伝わる指伸筋・骨間筋と虫様筋，斜支靱帯の作用）

①MP関節が屈曲位にあるときは指伸筋の筋力と斜支靱帯によりDIPが伸展する（**図34**）。

②MP関節が伸展位にあるときは骨間筋の筋力と斜支靱帯によりDIPが伸展する（**図35**）。

③虫様筋はMPの肢位にかかわらず一定にDIP伸展に寄与する[13]。

図30 MP関節の伸展力（PIP関節伸展位）

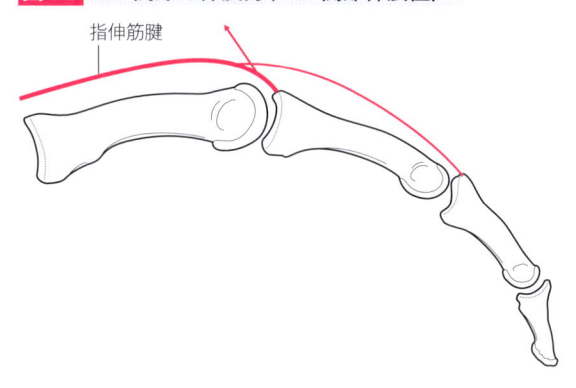

指伸筋腱

指伸筋の力が基節骨に働く。

図31 MP関節の伸展力（PIP関節屈曲位）

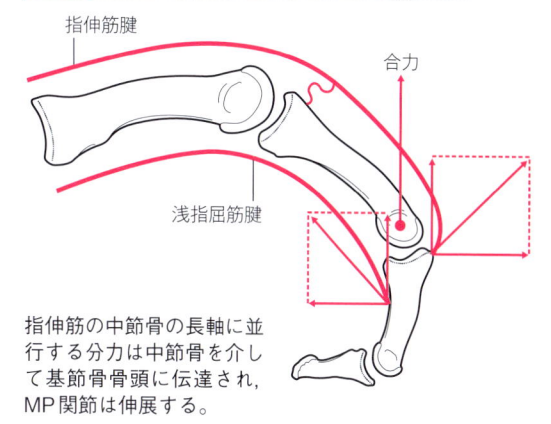

指伸筋腱

合力

浅指屈筋腱

指伸筋の中節骨の長軸に並行する分力は中節骨を介して基節骨骨頭に伝達され，MP関節は伸展する。

図32 PIP関節の伸展力（MP関節屈曲位）

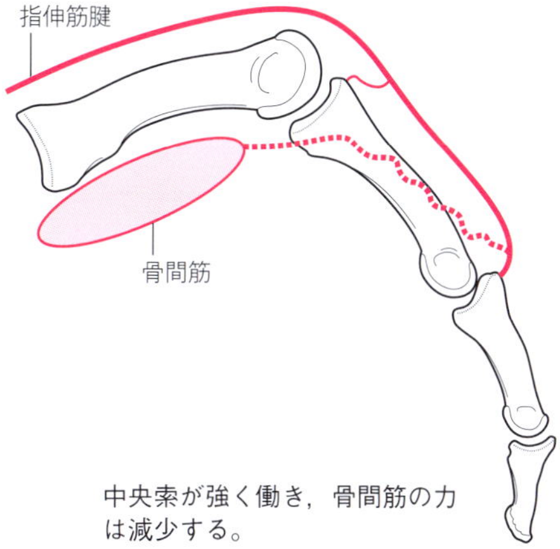

指伸筋腱

骨間筋

中央索が強く働き，骨間筋の力は減少する。

図33 PIP関節の伸展力（MP関節伸展位）

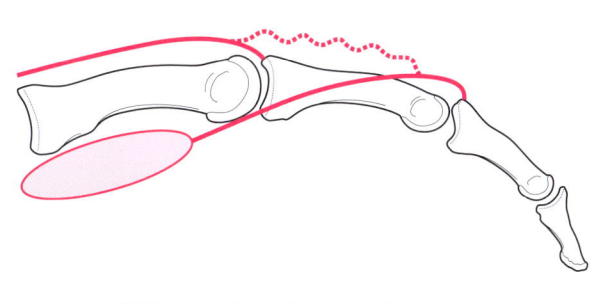

骨間筋がPIP関節を伸展させ，指伸筋の力は減少する。虫様筋はMP関節の屈伸にかかわらず，PIP伸展筋として働いている。

図34 DIP関節の伸展力（MP屈曲位）

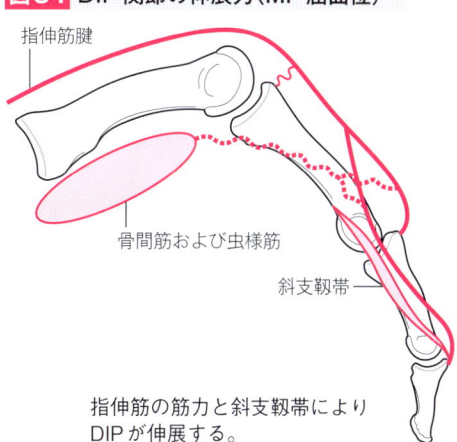

指伸筋腱

骨間筋および虫様筋

斜支靱帯

指伸筋の筋力と斜支靱帯によりDIPが伸展する。

図35 DIP関節の伸展力（MP伸展位）

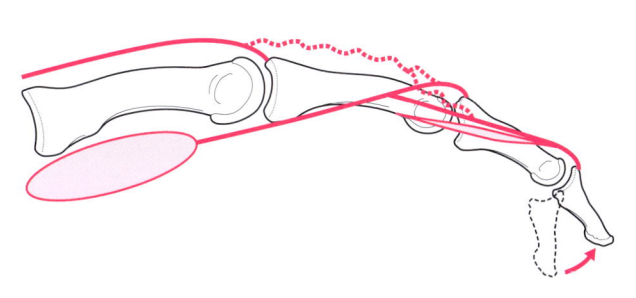

MP関節が伸展位にあるときは骨間筋の筋力と斜支靱帯によりDIPが伸展する。虫様筋はMPの肢位にかかわらず一定にDIP伸展に寄与する。

（図30〜35：文献13より引用）

5章 指関節の運動学

171

中央索と側索の伸展力

①PIP・DIP軽度屈曲位では側索と中央索のバランスがとれ，両方がPIPの伸展力として作用する。側索はPIP関節中心より背側にあり，伸展力として作用する（**図36a**）。

②PIP伸展時に側索は背側に変位する。側索のPIP伸展モーメントアームは最大となる（**図36b**）。

③PIP屈曲時は側索のモーメントアームは徐々に小さくなる。中央索のモーメントアームは変わらない。PIP屈曲からのPIPの伸展力は中央索による。PIP屈曲ではDIPに側索からの伸展力は伝達されない[22]（**図36c**）。

図36 伸筋腱中央索と側索の伸展力

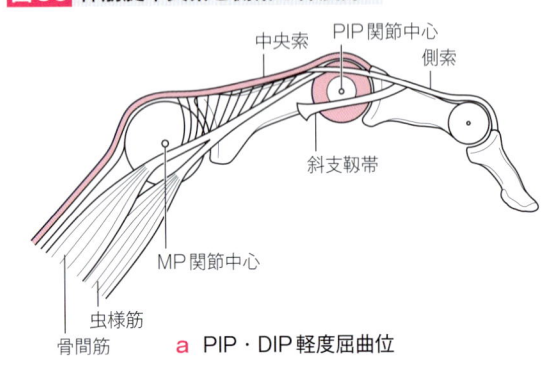

a PIP・DIP軽度屈曲位

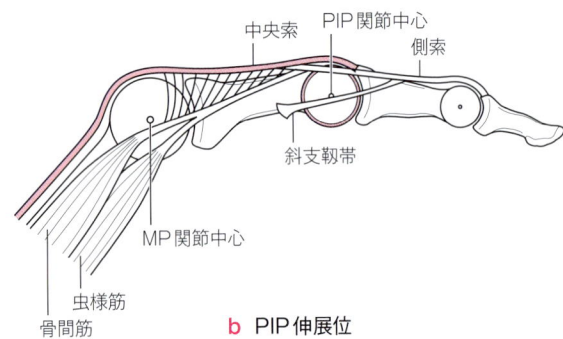

b PIP伸展位

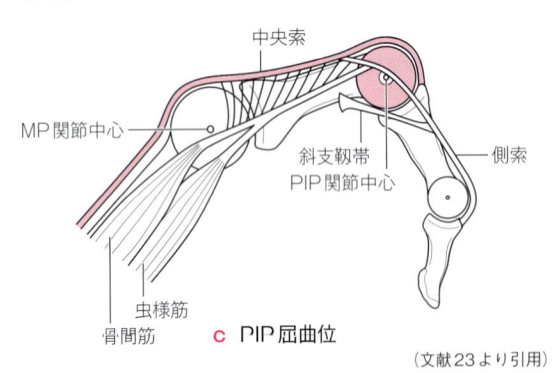

c PIP屈曲位

（文献23より引用）

Clinical point of view

Elsonテスト（図37）

中央索の断裂の有無を判別するテストである[24]。

PIP関節を90°屈曲に他動的に保持し，被検者にDIP関節の自動伸展を命じる。中央索が健常な場合，側索が近位への移動をできないためDIPの自動伸展を行うことは難しい。しかし中央索が断裂すると，側索が断裂していなければ側索の近位への滑走が起こり，DIPが過伸展する。

図37 Elsonテスト

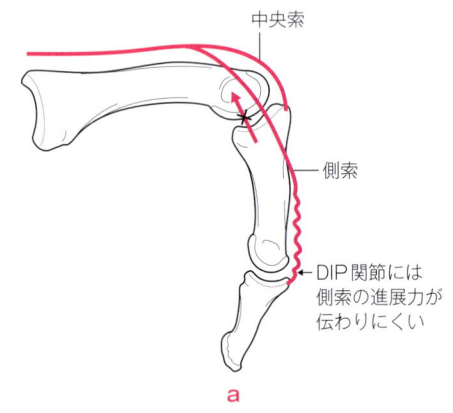

a

中央索が健常な場合，PIP関節90°屈曲位で指を自動伸展してもDIPは伸展できない。中央索によって側索の近位への移動が制限されるからである。

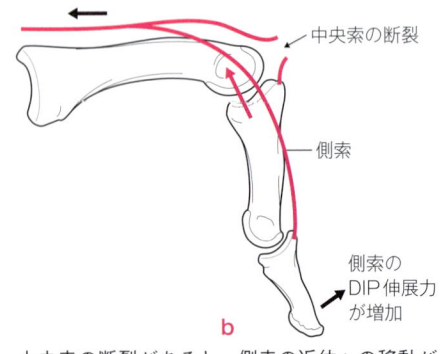

b

中央索の断裂があると，側索の近位への移動が起こり，DIPの過伸展が起きる。

（文献24より引用）

指の外転・内転運動

MP関節が伸展位のときのみ指の内外転が可能である。これはMP関節伸展位では側副靱帯が弛緩し指の側方運動を許すが，MPを強く屈曲すると両側の側副靱帯が中手骨骨頭に強く押し上げられて緊張し，側方運動ができなくなるためである[3]。中指の長軸を中心として，この軸から離れる運動を外転，近づく運動を内転という（**図38**）。

①示指の外転は第1背側骨間筋，内転は第1掌側骨間筋が働く。

②中指の橈側外転は第2背側骨間筋，尺側外転は第3背側骨間筋が働く。

③環指の内転は第2掌側骨間筋，外転は第4背側骨間筋が働く。

④小指の内転は第3掌側骨間筋，外転は小指外転筋が働く。

5章
指関節の運動学

図38 指の内外転運動

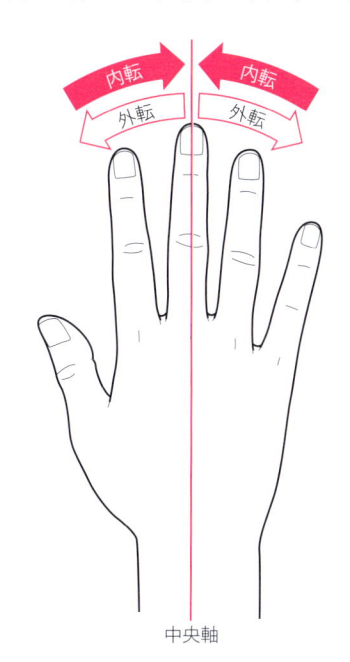

内転　内転
外転　外転
中央軸

図39 掌側骨間筋

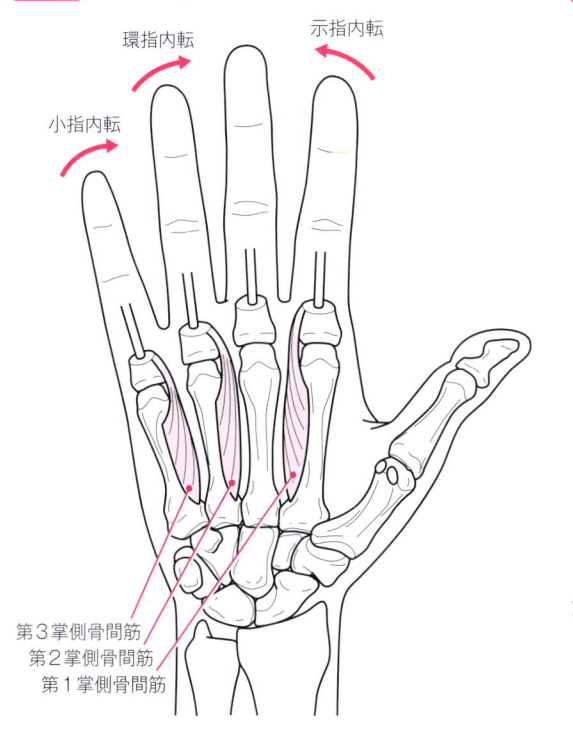

環指内転　示指内転
小指内転
第3掌側骨間筋
第2掌側骨間筋
第1掌側骨間筋

図40 背側骨間筋

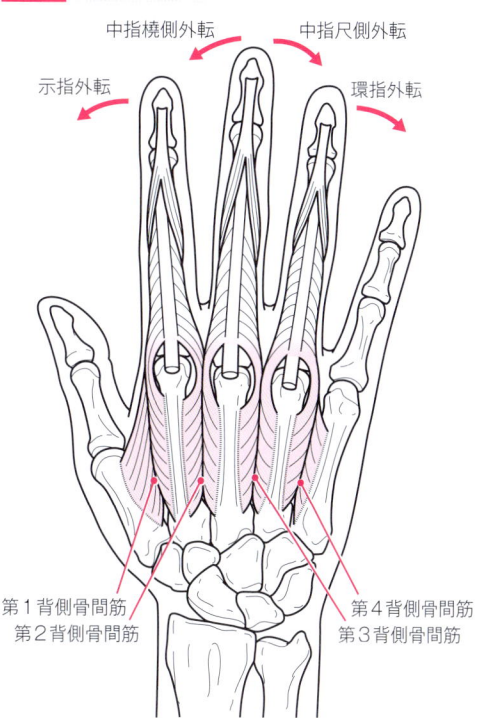

中指橈側外転　中指尺側外転
示指外転　環指外転
第1背側骨間筋　第4背側骨間筋
第2背側骨間筋　第3背側骨間筋

Supplement

指運動と腱のモーメントアーム[13]

①指関節に対する腱モーメントアームの長さは，関節を形成する骨頭の大きさ，骨頭を被う軟骨・掌側板の厚さ，腱の太さに影響される。

②PIP関節では掌側板は骨頭半径の3分の1に達するので深指屈筋腱のモーメントアームは掌側板によって25%増加する。

③示指MP関節45°屈曲位での屈筋腱と伸筋腱のモーメントアームは，

    1. 手内筋では背側骨間筋が3.6mm，掌側骨間筋は6.9mm，虫様筋は8.7mm

    2. 伸筋では総指伸筋が8.2mm，固有示指伸筋は8.8mm

    3. 屈筋では深指屈筋では11.7mm，浅指屈筋では12.7mm

である。

図41 示指MP関節45°屈曲位での屈筋と伸筋各腱のモーメントアーム

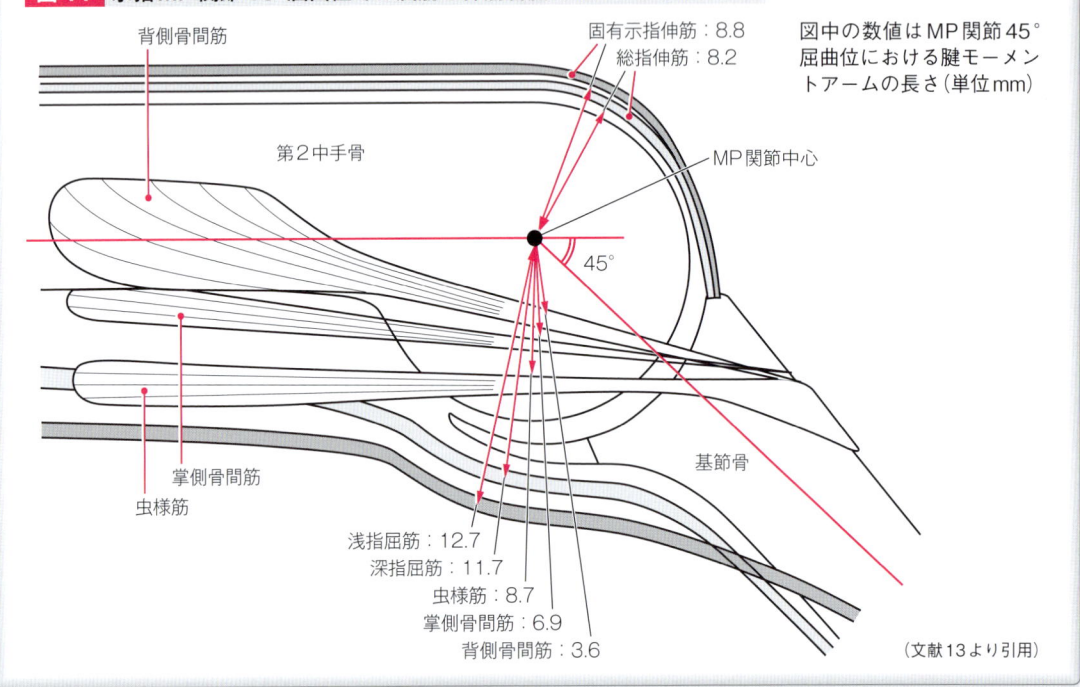

図中の数値はMP関節45°屈曲位における腱モーメントアームの長さ（単位mm）

（文献13より引用）

5 指関節の機能障害と運動学

1 浮腫の影響と皮膚の伸張

　手の外傷後は手背の浮腫が起きやすく，浮腫による指の可動域制限が起こり，放置すると関節拘縮の原因となる。

　手指の背側に浮腫が生じると背側皮膚のモーメ ントアームが変化し，伸張ストレスが増加する。**図42**は手指の背側に浮腫が生じた際の，背側皮膚への影響を示す。

2 関節リウマチの滑膜増殖による関節変形の機序

　リウマチ滑膜炎により関節包の伸張が起こり，骨の侵食・靱帯の伸張，背側・掌側への滑膜増殖が起きる。関節の背側では伸筋腱や関節包が伸 張され，側方では靱帯の伸張，掌側では掌側板の伸張や屈筋腱の侵食や亜脱臼などが生じる（**図43**）。

3 指の変形

◆スワンネック変形

　PIP関節の過伸展とDIP関節の屈曲をとる変形をいう。リウマチ性関節炎で最も多くみられるが外傷や痙性麻痺によっても生じる。PIP関節の掌側板が伸展制動力を失うと，PIP関節は過伸展となり側索が背側に転位する。側索はPIPの過伸展力として働き，DIP関節の伸展力を失いDIP関節 は屈曲する。掌側板の病変の原因には①リウマチ滑膜炎による掌側板の緩み，②外傷損傷による掌側板の緩み，③生来PIP過伸展傾向の人が槌指変形を生じた場合，④痙性手の手内筋の過緊張，⑤中節骨骨折後の掌側凸変形治癒などがあるが，リウマチに伴うものが最も多い[26-28]。

図42 PIP関節90°屈曲時の皮膚の伸張

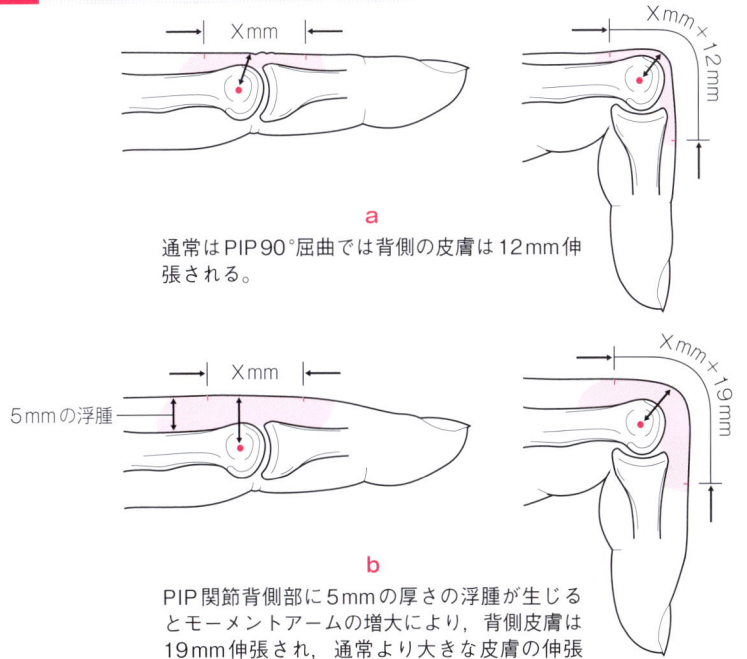

a

通常はPIP90°屈曲では背側の皮膚は12mm伸張される。

b

PIP関節背側部に5mmの厚さの浮腫が生じるとモーメントアームの増大により，背側皮膚は19mm伸張され，通常より大きな皮膚の伸張と強い屈曲力が必要となる。

（文献25より引用）

◆ ボタンホール変形

　PIP関節は屈曲し，DIP関節が過伸展している手指の変形をいう。PIP関節背側で伸筋腱中央索の単独断裂または中央索と片側側索が断裂し，側索が側方に落ち込みPIP関節の伸展力として働かなくなり，PIP関節が屈曲位となる。断裂した中央索が短縮し側索が牽引されてDIP関節過伸展となる。なお，PIP関節背側で中央索と両側索が断裂した場合は，PIP関節およびDIP関節ともに屈曲位となり，ボタンホール変形にはならない[26-28]。

　図44aは正常の中央索と側索の関係，**図44b**はスワンネック変形，**図44c**はボタンホール変形を示す。

　スワンネック変形はPIP関節の掌側，ボタンホール変形はPIP関節背側に主要因がある。

図43 関節リウマチの滑膜増殖による関節変形

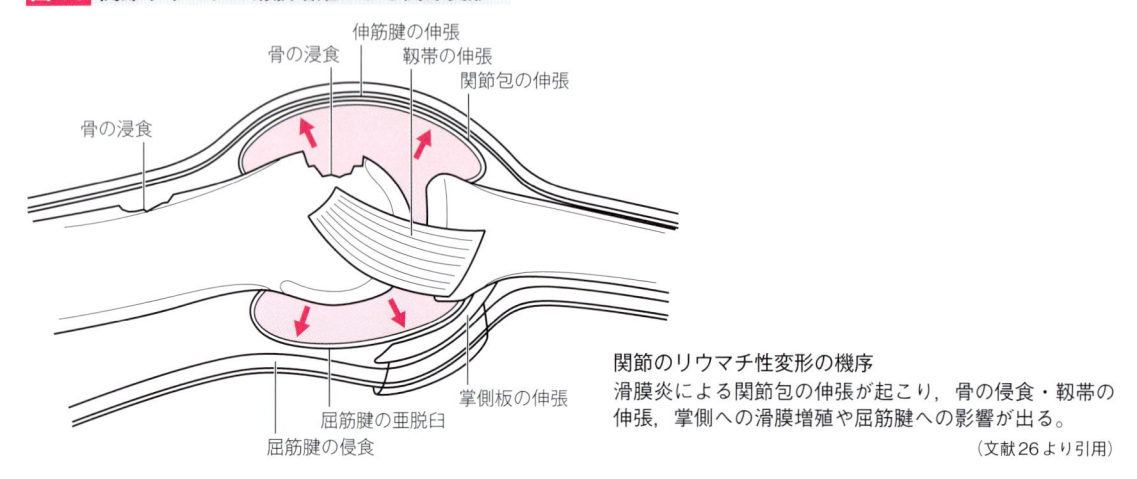

骨の浸食
伸筋腱の伸張
靱帯の伸張
関節包の伸張
骨の浸食
屈筋腱の亜脱臼
屈筋腱の侵食
掌側板の伸張

関節のリウマチ性変形の機序
滑膜炎による関節包の伸張が起こり，骨の侵食・靱帯の伸張，掌側への滑膜増殖や屈筋腱への影響が出る。

（文献26より引用）

図44 手指の変形と指伸展機構

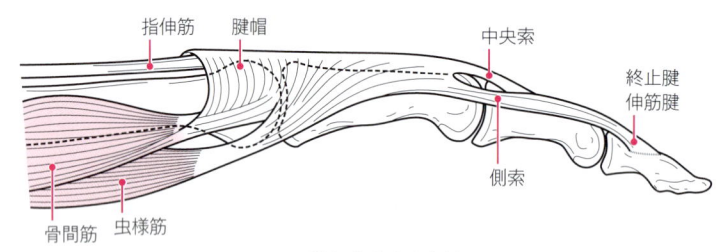

指伸筋　腱帽　中央索　終止腱　伸筋腱　側索　骨間筋　虫様筋

a　正常な中央索と側索
側索はPIP関節中心より背側に位置し，PIP・DIPの伸展力として機能する。

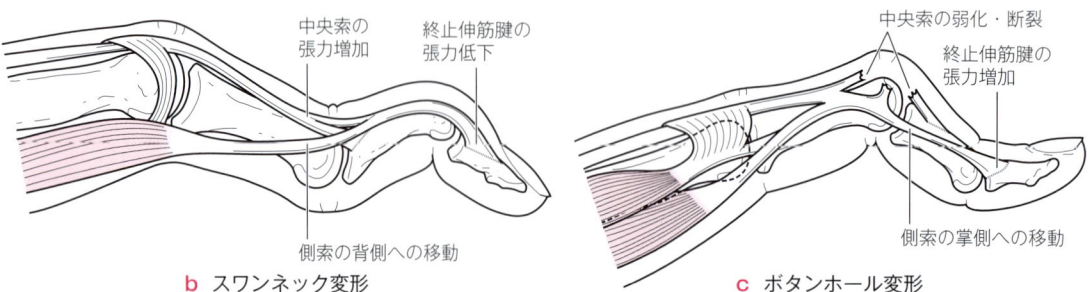

中央索の張力増加　終止伸筋腱の張力低下　側索の背側への移動

中央索の弱化・断裂　終止伸筋腱の張力増加　側索の掌側への移動

b　スワンネック変形
PIP関節の掌側板の弱化と掌側の固定性低下により，側索は背側に移動する。
中央索の張力を増加し，PIP過伸展が起こり終止伸筋腱張力低下によりDIPの屈曲が出現する。

c　ボタンホール変形
PIPの滑膜炎により，背側関節包と中央索が弱化または断裂する。側索の掌側への移動が起こり，PIP屈曲と終止伸筋腱張力増加によりDIP過伸展が出現する。

（文献26より引用）

4 母指CM関節症

母指CM関節は最も重要な関節の一つであり，靱帯と筋によって大きく安定した運動が可能である。つまみにより靱帯の緩みが起きやすく，母指運動に関与する筋群の力が集中するために母指CM関節は繰り返される大きな負荷によって変形性関節症を起こしやすい。

図45はCM関節周囲の7つの筋のトルク比を示す。x軸，y軸の方向は筋の作用方向を，線の長さは各筋の筋力トルク比を示す（着色部は大菱形骨）。**図45**に示すように大菱形骨を中心として7つの筋が屈曲・伸展・内転・外転方向に作用する。母指内転筋斜頭が7筋で最も強い屈曲内転方向のトルクをもつ。次いで長母指屈筋は屈曲トルク，長母指外転筋は伸展外転方向にトルクをもつ。

母指CM関節症ではstage1〜4までのEatonによる分類が用いられることが多い（**表3**）。母指のジグザグ変形ではCM関節が橈側に脱臼し，MP関節の過伸展が起こる。IP関節は長母指屈筋が緊張するために屈曲する[3, 16]。

図46は母指の（RAまたはOAによる）ジグザグ変形の発生機序を示す。CM関節が橈側に脱臼し，MP関節の過伸展が起こる。IP関節は長母指屈筋が緊張するために屈曲する。

図45 CM関節周囲の7つの筋のトルク比

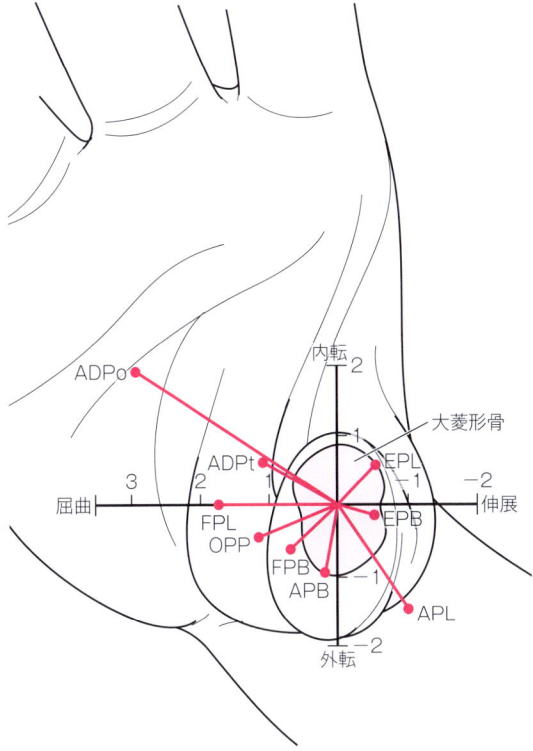

ADPo：母指内転筋斜頭，ADPt：母指内転筋横頭，APB：短母指外転筋，APL：長母指外転筋，EPB：短母指伸筋，EPL：長母指伸筋，FPB：短母指屈筋，FPL：長母指屈筋，OPP：母指対立筋

（文献16より引用）

図46 母指のジグザグ変形

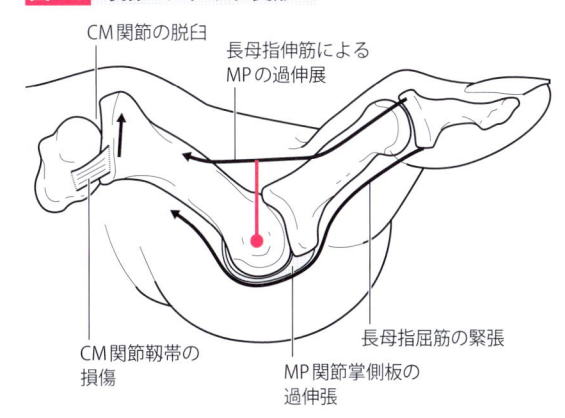

（文献16より一部改変引用）

表3 母指CM関節症のEaton分類（1984）

stage1	関節の形態正常，関節裂隙の軽度開大
stage2	関節裂隙の軽度狭小化，2mm以下の骨片
stage3	関節の著明な破壊，2mm以上の骨片
stage4	Stage3に加え舟状大菱形骨関節の変形性関節症を伴う

指関節の拘縮原因はさまざまであるが大きく皮膚瘢痕性拘縮，骨・軟骨性拘縮，関節(軟部組織)性拘縮，腱癒着性拘縮，筋性拘縮，神経性拘縮の6つに分類できる。この項では皮膚瘢痕性拘縮，骨・軟骨性拘縮，関節(軟部組織)性拘縮，腱癒着性・筋性拘縮(屈筋腱，伸筋腱，手内筋，斜支靱帯)の判別方法について述べる[30-32, 34, 35]。

◢ 皮膚瘢痕性拘縮

熱傷や創治癒後の皮膚の短縮によって起こる。**図47**のように皮線に直行する創治癒後に起こりやすく，皮膚瘢痕が拘縮の主原因の場合，瘢痕皮膚を引き伸ばす方向に関節を他動運動すると皮膚が蒼白になるため判別できる。

◢ 骨・軟骨性拘縮

単純X線所見からは関節面の狭小化，関節の変形，骨性強直などが認められ，関節全方向に自・他動制限がある(**図48**)。

◢ 関節(軟部組織)性の拘縮

関節(軟部組織)性の拘縮の場合，近位の関節肢位を変えても遠位の関節可動域は変化せず，一定の可動域制限を示す。これを動的腱固定効果陰性という。**図49**ではPIP関節の他動伸展制限があり，手関節背屈位でも伸展制限が不変であることを示す。

◢ 屈筋腱の筋性・腱性による拘縮

屈筋腱の筋短縮・腱癒着による拘縮の判別には動的腱固定効果の有無を用いる。動的腱固定効果とは腱が癒着したときに，癒着部位の一つである遠位の関節角度を変えるとより遠位の関節可動域が変化する現象をいう。**図50**は手関節中間位ではPIP関節が伸展可能であるが，手関節を伸展するとPIP伸展が不可能となることを示している。この場合，手関節より近位に屈筋短縮または屈筋腱癒着があると推測できる。

| **図47** | 皮膚瘢痕性拘縮によるMP関節可動域制限の症例 |

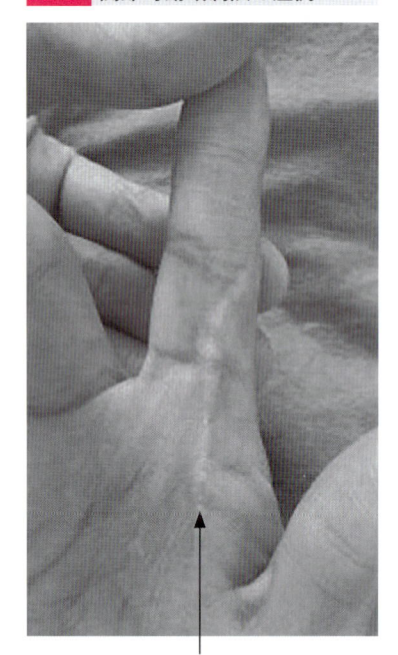

MP関節を伸展し，瘢痕皮膚を引き伸ばすと蒼白になる

| **図48** | 骨性拘縮が主原因の症例(PIP関節内骨折例の単純X線所見) |

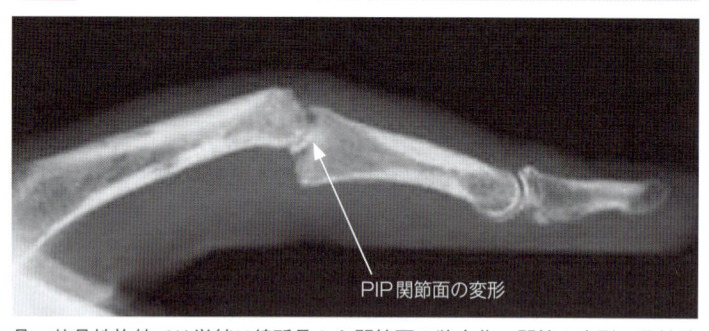

PIP関節面の変形

骨・軟骨性拘縮では単純X線所見から関節面の狭小化，関節の変形，骨性強直などが認められる。

図49 関節（軟部組織）性拘縮

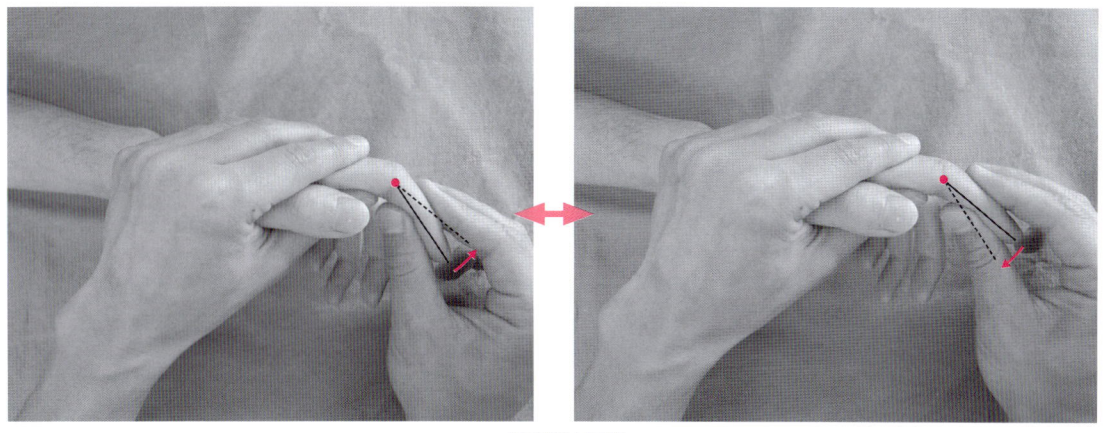

a 手関節中間位

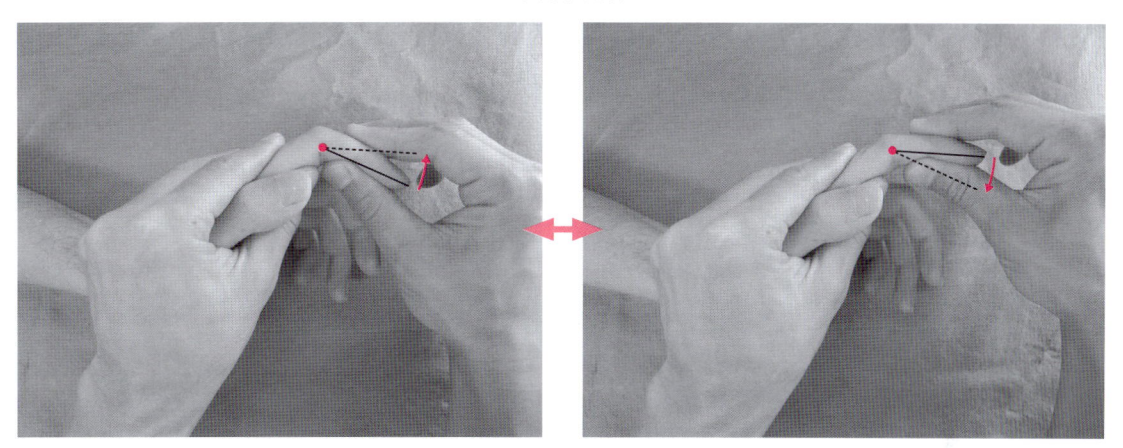

b 手関節背屈位

PIP関節の他動伸展制限があり，手関節背屈位でも伸展制限が不変であることを示す。
この場合，動的腱固定効果陰性であり，関節（軟部組織）性の拘縮と判別できる。

図50 屈筋腱の短縮・癒着

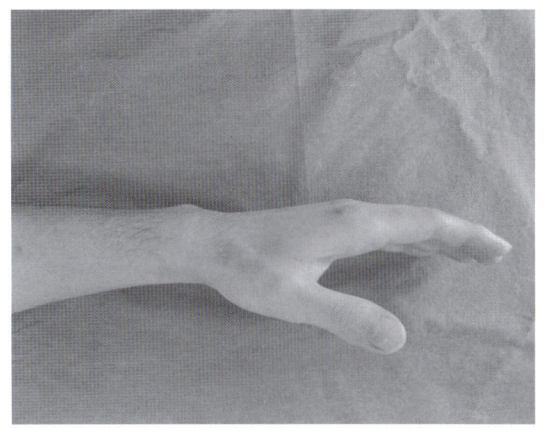

a 手関節中間位

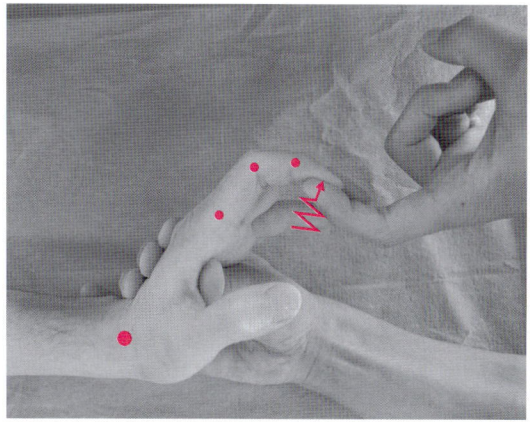

b 手関節背屈位

図は手関節中間位ではPIP伸展可能であるが，手関節伸展位ではPIP伸展が不可能で
あることを示す。この場合，動的腱固定効果陽性で屈筋腱の短縮または癒着による
拘縮であると判別できる。

（図49，50：文献32を参考に作成）

伸筋腱の筋性・腱性による拘縮

伸筋腱の筋短縮・腱癒着による拘縮の判別にも動的腱固定効果の有無を用いる。**図51**では手関節伸展位ではMP・PIP関節が屈曲可能であるが，手関節を屈曲するとMP・PIP屈曲が不可能となることを示している。この場合，手関節より近位に伸筋短縮または伸筋腱癒着があると推測できる。

手内筋（骨間筋・虫様筋）の短縮

図52はMP関節屈曲位ではPIP関節屈曲が可能であるが，MP伸展位ではPIP屈曲不可能であることを示している。この場合，虫様筋・骨間筋の短縮による拘縮であると判別する。

斜支靱帯の短縮

図53aは正常例でPIP関節他動伸展位でのDIP関節他動屈曲可能である。

図53bは斜支靱帯短縮例ではPIPの屈曲拘縮とDIPの過伸展が見られ，PIP伸展位ではDIPの屈曲ができない。

図51 伸筋腱の短縮・癒着

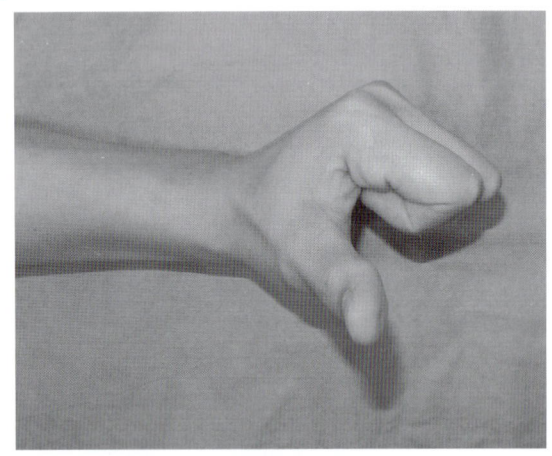

a 手関節伸展位

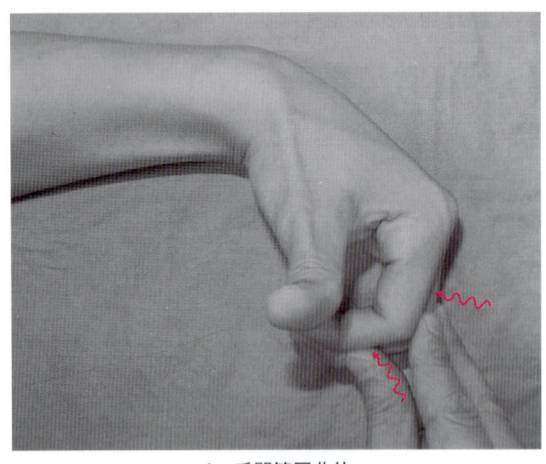

b 手関節屈曲位

図は手関節伸展位ではMP・PIPの屈曲が可能であるが，手関節屈曲位では不可能であることを示す。この場合，動的腱固定効果陽性で伸筋腱の筋短縮または伸筋腱癒着による拘縮であると判別できる。

図52 手内筋の拘縮

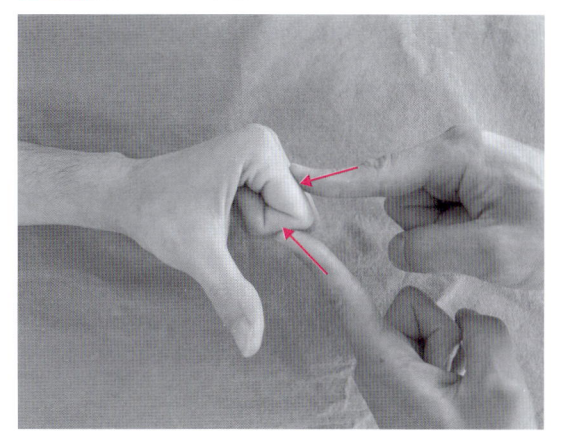

a MP関節屈曲位

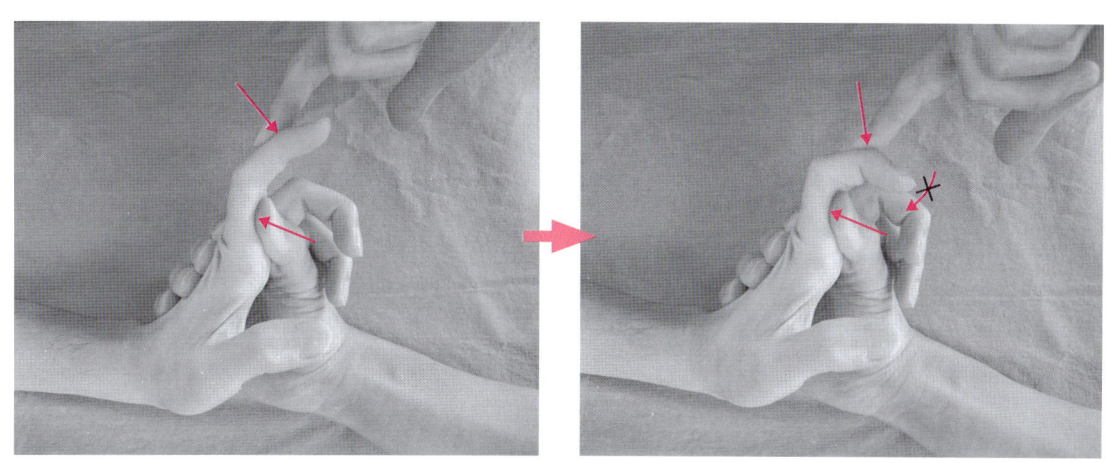

b MP関節伸展位

MP屈曲位（**a**）ではPIP屈曲が可能であるが，MP伸展位（**b**）ではPIP屈曲が不可能であることを示す。この場合，虫様筋・骨間筋の短縮による拘縮であると判別する。

〔文献32を参考に作成〕

図53 斜支靱帯の短縮

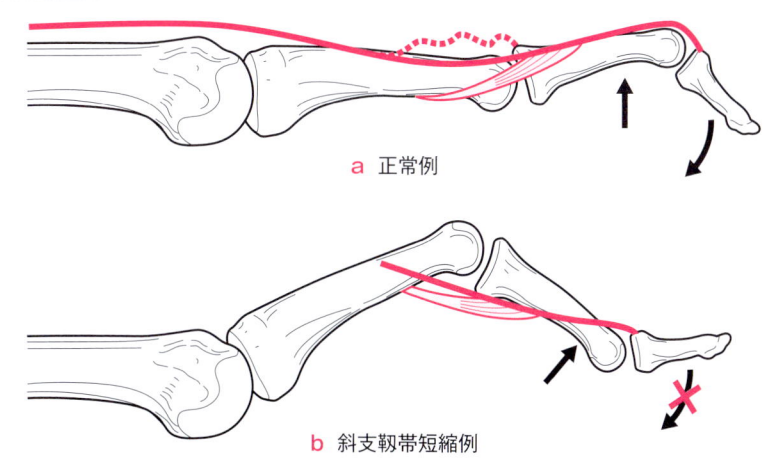

a 正常例

b 斜支靱帯短縮例

正常例（**a**）ではPIP他動伸展時にDIPの他動屈曲が可能である。斜支靱帯短縮例（**b**）ではPIP他動伸展時にDIPの他動屈曲ができない。

〔文献33より引用〕

◎文献

1) 上羽康夫：骨. 手 その機能と解剖, 改訂5版, p108-111, 金芳堂, 2010.
2) Pratt NE：Anatomy and kinesiology of the hand. Rehabilitation of the hand and upper extremity, 6th edition（Skirven TM et al）, p3-17, Elsevier, Tronto, 2011.
3) 上羽康夫：関節. 手 その機能と解剖, 改訂5版, p132-140, 金芳堂, 2010.
4) 玉井 誠：手関節の解剖. 関節外科, 30：22-29, 2011.
5) 吉田健治：Bennett骨折・Rolando骨折の治療のコツ. 手の外科の要点と盲点（金谷文則 編）, p160-162, 文光堂, 2007.
6) 坪川直人 ほか：手外科診療ハンドブック, 改訂第2版（斎藤英彦 ほか編）, p152-153, 南江堂, 2014.
7) 坪川直人 ほか：手外科診療ハンドブック, 改訂第2版（斎藤英彦 ほか編）, p149-151, 南江堂, 2014.
8) 生田義和 ほか編：関節挫傷・捻挫. 手の手術1 整形外科手術, p239, 中山書店, 1995.
9) Little KJ et al：Intra-articular hand fractures and joint injuries：part1 Surgeon's management. Rehabilitation of the hand and upper extremity, 6th edition（Skirven TM et al）, p402-435, Elsevier, Tronto, 2011.
10) Watson HK ほか：関節拘縮. Greenの手の外科手術, 第4版, p608-620, 診断と治療社, 2003.
11) William HB et al：The proximal interphalangeal joint volar plate. I. An anatomical and study. J Hand Surf, 5：79-88, 1980.
12) 石田 治：靭帯損傷治療の基本方針. 手の外科の盲点と要点（金谷文則 編）, p116-119, 文光堂, 2007.
13) 上羽康夫：筋および腱. 手 その機能と解剖, 改訂5版, p184-194, 金芳堂, 2010.
14) 薄井正道：瘢痕拘縮. 図説 手の臨床（石井清一 編）, p172-175, メジカルビュー社, 1998.
15) 上羽康夫：表面運動解剖. 手 その機能と解剖, 改訂5版, p81-88, 金芳堂, 2010.
16) Bielefeld TM et al：Therapist's management of the thumb carpometacarpal joint with osteoarthritis. Rehabilitation of the hand and upper extremity, 6th edition（Skirven TM et al）, p1366-1375, Elsevier, Tronto, 2011.
17) 上羽康夫：神経. 手 その機能と解剖, 改訂5版, p247-250, 金芳堂, 2010.
18) 奥村修也：末梢神経損傷に対する作業療法. 身体作業療法クイックリファレンス（坪田貞子 編）, p248-273, 文光堂, 2008.
19) Strickland JW：Development of flexor tendon surgery：twenty five years of progress. J Hand Surg, 25（2）：214-235, 2000.
20) Seftchick JL et al：Clinical examination of the hand. Rehabilitation of the hand and upper extremity. 6th edition（Skirven TM et al）, p55-71, Elsevier, Tronto, 2011.
21) Castaing J ほか：図解 関節・運動器の機能解剖 上肢・脊柱編, p87, 協同医書出版社, 1986.
22) 上羽康夫：手のサージカル・アプローチに必要な解剖. 手の外科の盲点と要点（金谷文則 編）, p11, 文光堂, 2007.
23) Rosenthal EA et al：The extensor tendons：Evaluation and surgical management. Rehabilitation of the hand and upper extremity, 6th edition（Skirven TM et al）, p487-520, Elsevier, Tronto, 2011.
24) Elson RA：Rupture of the central slip of the extensor hood of the finger. A test of early diagnosis. J Bone Joint Surg Br, 68（2）：229-231, 1986.
25) Evans RB：Clinical management of extensor tendon injuries. The therapist's perspective. Rehabilitation of the hand and upper extremity. 6th edition（Skirven TM et al）, p521-554, Elsevier, Tronto, 2011.
26) Cooper C：Common finger sprains and deformities. Fundamentals of hand therapy：Clinical reasoning and treatment guidelines for common diagnoses of the upper extremity, p301-319, Mosby, St.Louis, MO, 2007.
27) 水関隆也：Swan-neck変形. MB Orthop, 9（12）：1-8 1996.
28) 木野義武：Buttonhole変形. MB Orthop, 9（12）：9-15, 1996.
29) 牧 裕：母指CM関節症. 手外科診療ハンドブック（斎藤英彦 ほか編）, 改訂第2版, p294-296, 南江堂, 2014.
30) 田崎和幸：手の外科の評価 −運動機能における臨床的なポイント. OTジャーナル32：181-190, 1998.
31) Seftchick JL et al：Clinical examination of the hand. Rehabilitation of the hand and upper extremity, 6th edition（Skirven TM et al）, p55-71, Elsevier, Tronto, 2011.
32) Colditz JC：Therapist's management of the stiff hand. Rehabilitation of the hand and upper extremity, 6th edition（Skirven TM et al）, p895-921, Elsevier, Tronto, 2011.
33) Rosenthal EA et al：The extensor tendons：Evaluation and surgical management. Rehabilitation of the hand and upper extremity, 6th edition（Skirven TM et al）, p487-520, Elsevier, Tronto, 2011.
34) 田島達也：拘縮の原因と診断. 臨床リハ, 5（2）：139-142, 1996.
35) 田島達也：拘縮の治療. 臨床リハ, 5（2）：143-156, 1996.

第6章

股関節の運動学

1 股関節の骨構造

1 寛骨[1,2]（図1）

寛骨は，腸骨，坐骨，恥骨の3骨から形成されている。3骨の癒合した部分は厚く，外側面に股関節の関節窩となる大きな半球状の陥凹を形成する。これを寛骨臼という。寛骨臼において大腿骨頭と直接接する面は月状面とよばれ，馬蹄形で硝子軟骨に覆われている。寛骨臼の下方には大きな切れ込み（寛骨臼切痕）がある。また，寛骨臼の中央部には，大腿骨頭と接しない寛骨臼窩があり，寛骨臼切痕へと続いている。

2 大腿骨[1,2]（図1）

大腿骨は人体において最も長い骨である。近位部には，硝子軟骨に覆われた球状の大腿骨頭があり，大腿骨頭には細くくびれた大腿骨頸が続く。大腿骨頸と大腿骨体との移行部には筋の付着部である大転子と小転子がある。大腿骨頭表面の中央からやや下方には大腿骨頭窩とよばれる陥凹がある。

大腿骨頸は大腿骨体から約125°の角度をなし，上内側方に向いており，この角度を頸体角とよぶ。頸体角が過剰に大きい形状を外反股，小さい場合を内反股という。

また，大腿骨は水平面において長軸回りに捻じれており，大腿骨頭は大腿骨遠位部に対して前方に約15°捻じれている[3]。この角度のことを前捻角とよぶ。

図1 寛骨と大腿骨

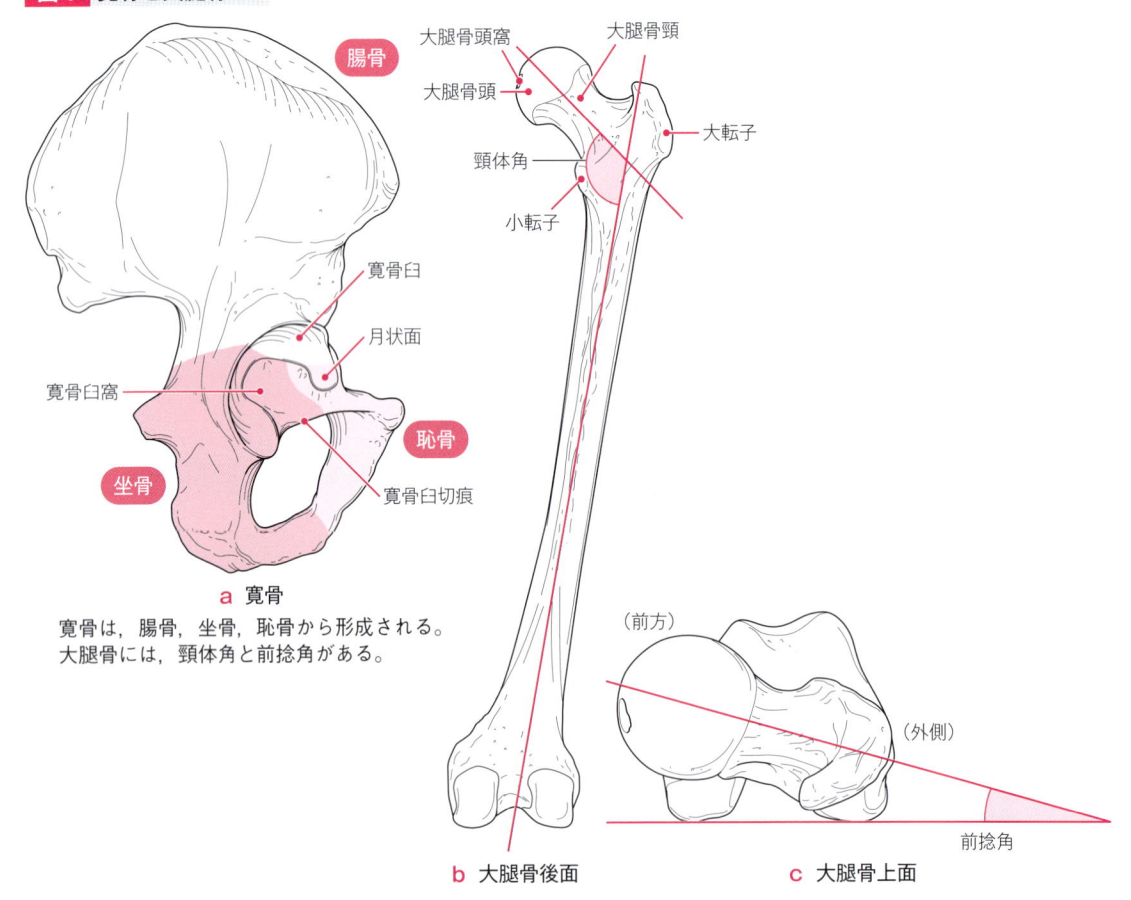

腸骨

大腿骨頭窩　大腿骨頸

大腿骨頭

大転子

頸体角

小転子

寛骨臼

月状面

寛骨臼窩

恥骨

坐骨

寛骨臼切痕

a 寛骨

寛骨は，腸骨，坐骨，恥骨から形成される。
大腿骨には，頸体角と前捻角がある。

（前方）

（外側）

前捻角

b 大腿骨後面　　**c 大腿骨上面**

2 股関節の関節構造

1 寛骨臼・大腿骨頭

　股関節は寛骨臼と大腿骨頭との間で形成される臼状関節である。寛骨臼は，外側に向くとともに，下方に約45°傾斜し，前方に約20°前捻している[4,5]。また，前述の大腿骨の頸体角および前捻角の影響で，大腿骨頭は上方，内側，前方を向こいている。

　寛骨臼および大腿骨の異常としては，骨の形成不全と過剰形成とに大別される。形成不全としては寛骨臼形成不全症が主であり，過剰形成としては，寛骨臼と大腿骨との衝突である大腿骨寛骨臼インピンジメント（femoroacetabular impingement：FAI）を生じる寛骨臼および大腿骨の形態異常が代表的である。

　寛骨臼形成不全症では，一般に前額面における寛骨臼の傾斜が増大（Sharp角が増大）し，大腿骨では頸部の短縮や前捻角の増大を認めることが多い[6]。また，寛骨臼に対して大腿骨頭中心が相対的に外側へ変位〔center edge（CE）角およびacetabular head index（AHI）が減少〕していることが多い[6]（次ページの「Clinical point of view」参照）。

　FAIに関連する骨形態の異常としては，寛骨臼の一部または全体が過形成され，股関節が過被覆な状態になるpincerタイプや，大腿骨頭－大腿骨頭移行部が膨隆し非球形な状態であるcamタイプ，およびそれらの複合タイプがあるとされている[7]（図2）。

図2 大腿骨寛骨臼インピンジメントに関連する骨形態異常

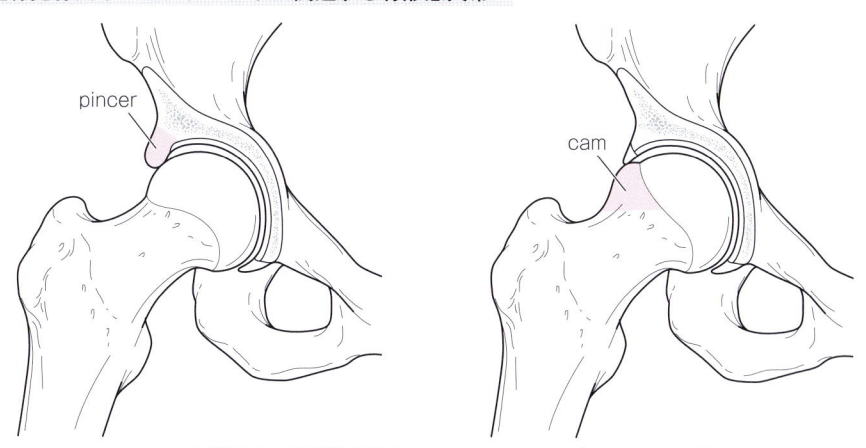

FAIに関連する骨形態異常として，pincerタイプ，camタイプ，およびそれらの複合タイプがある。

寛骨臼形成不全症の判定基準（図3）

　寛骨臼形成不全症の判定基準としては，単純X線正面像において，CE角≦20°，Sharp角≧45°，AHI＜75％，寛骨臼荷重部傾斜角（acetabular roof obliquity：ARO）＞15°などが用いられる[6]。

図3 寛骨臼形成不全症の判定基準に関する単純X線計測

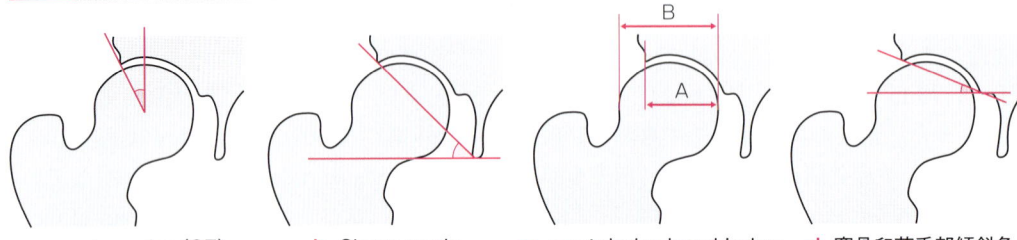

a center edge（CE）angle	**b** Sharp angle	**c** acetabular head index（AHI）：A/B×100（%）	**d** 寛骨臼荷重部傾斜角

CE角　　　　　　　　：骨頭中心を通る垂線と骨頭中心と寛骨臼外側縁とを結ぶ線との成す角度
Sharp角　　　　　　 ：左右涙痕下端の接線と涙痕下端と寛骨臼外側縁とを結ぶ線との成す角度
AHI　　　　　　　　 ：大腿骨頭内側縁から寛骨臼外側縁までの距離（A）を大腿骨頭内側縁から外側縁までの距離（B）で除し，百分率で表した値
寛骨臼荷重部傾斜角：寛骨臼の荷重部（月状面）の内側縁と外側縁とを結ぶ線と水平線との成す角度

骨盤，寛骨臼，大腿骨の性差（図4）[1.2.8]

　骨盤は全骨格のうち最も性差が著しいとされ，骨盤の上口，下口ともに女性のほうが横径は大きい。さらに，寛骨臼や大腿骨にも性差が認められ，寛骨臼の前捻や前額面での傾斜，大腿骨の前捻角は，いずれも女性のほうが男性よりも3～5°程度大きい。

図4 骨盤・寛骨臼の男女差

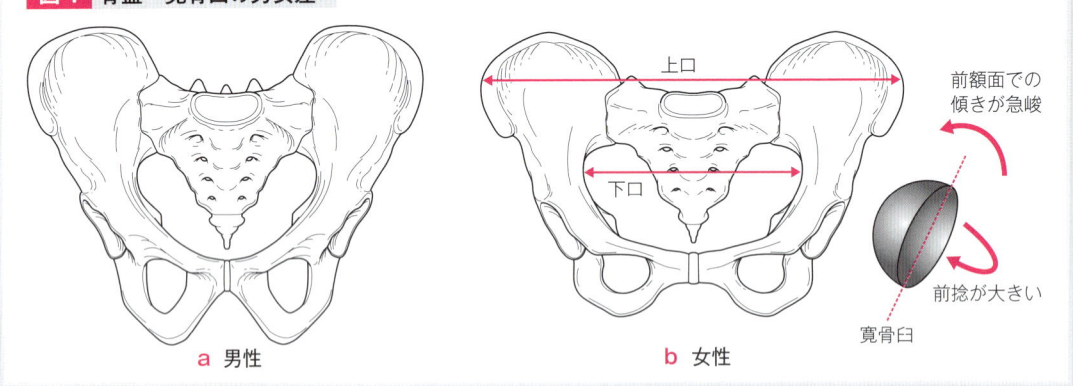

a 男性	**b** 女性

2　関節包・靱帯 [1, 2]

◆ 関節包

　関節包の線維膜は，上方では寛骨臼の周囲から起こり，下方では前面は大転子の基部から転子間線にわたり，後面ではこれより少し上方で大腿骨頭に付く。内側では，寛骨臼縁，寛骨臼横靱帯，閉鎖孔近隣縁に付着する。

　滑膜は，線維膜を裏打ちしており，大腿骨頭靱帯の周囲を細管状に覆っている。

◆ 靱帯（図5）

　寛骨臼切痕には寛骨臼横靱帯が張っており，寛骨臼切痕と寛骨臼横靱帯の隙間に寛骨臼孔を形成している。寛骨臼孔は関節内への血管などの通り道となっている。

　大腿骨頭靱帯は，繊細な結合組織の平らな帯で，一方の端は寛骨臼窩，寛骨臼切痕，寛骨臼横靱帯，他方の端は大腿骨頭窩に付着している。大腿骨頭

靱帯は，閉鎖動脈あるいは内側大腿回旋動脈から供給される血行を骨頭に送る役割がある。ただし，加齢による血管の狭窄や閉塞により，この機能は徐々に失われる[9]。

線維膜の外表面を補強するように3つの大きな靱帯がある。

腸骨大腿靱帯は，股関節の前方で逆Y字形をしており，下前腸骨棘および寛骨臼上縁から起こり2部に分かれて下外側へ斜走し，大転子および転子間線に付着する。

恥骨大腿靱帯は，股関節の前下方にあり，内側では腸恥隆起，恥骨体，恥骨上枝に付着し，下外側に走行して小転子および関節の線維膜や腸骨大腿靱帯に付着する。

坐骨大腿靱帯は，股関節の後方にあり，寛骨臼縁後下方の坐骨に起こり，輪帯，転子窩および腸骨大腿靱帯の深部で大転子に付着する。

輪帯とは，大腿骨頸部で横走する索状の腱様組織であり，リング状になり大腿骨頸部を取り巻いている[10]。

3 関節唇[11]（図5）

関節唇は関節包の内側に存在し，寛骨臼縁で馬蹄形を呈し下方では寛骨臼横靱帯と連続する。また，骨および関節軟骨に直接移行している。横断面は三角形を呈し，関節包側はタイプⅠおよびタイプⅢコラーゲン線維からなり，関節内側は主にタイプⅡコラーゲンの線維軟骨からなる。関節唇への血行は，関節包および滑膜から供給される。上殿動脈，閉鎖動脈，内側大腿回旋動脈から供給

される血行が，関節唇を取り囲むようにリング状に分布しており，主にそこから関節唇の血行が供給される。関節唇には，自由神経終末のほか種々の感覚受容器が存在している。また，機械受容器（メカノレセプター）の存在も確認されており，関節の固有受容性感覚に貢献していると考えられている。

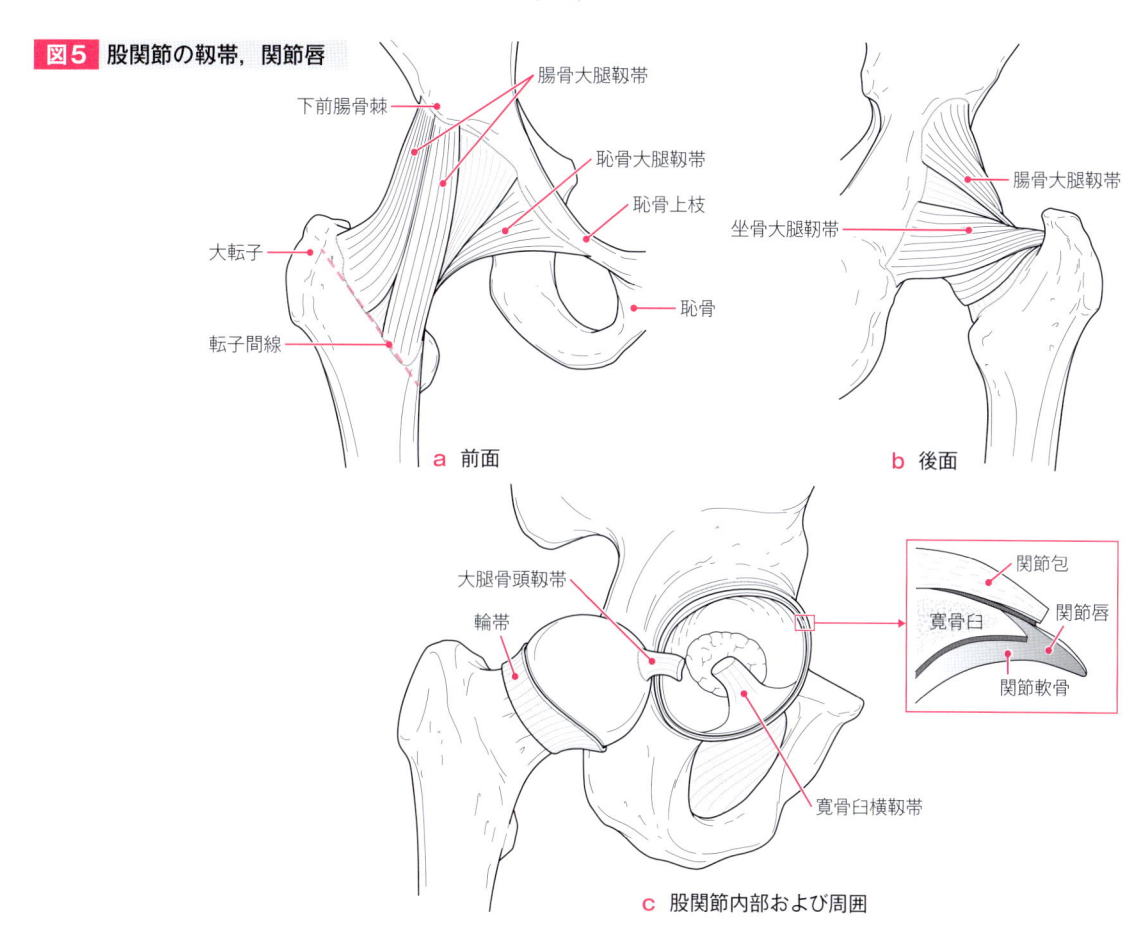

図5 股関節の靱帯，関節唇

a 前面

b 後面

c 股関節内部および周囲

187

4 筋 [1, 2]

◆ 殿筋群，大腿筋膜張筋（図6）

　大殿筋は，殿部で最大の筋であり，起始は広く，後殿筋線より後方の腸骨粗面から下部仙骨背面と尾骨外側面に沿って仙結節靱帯の外面まで至る。大殿筋の上部と下部の浅層は腸脛靱帯の後部に停止し，大殿筋の深層は殿筋粗面に停止する。

　中殿筋は，殿部外側にある扇形の筋である。前殿筋線と後殿筋線の間から広く起こり，大転子外側面に停止する。

　小殿筋は，中殿筋の深層にあり，下殿筋線と前殿筋線の間から起こり中殿筋と同様に扇形をしている。大転子の前外側面に停止する。

　大腿筋膜張筋は，殿部の浅層筋のなかで最も前方に位置し，小殿筋と中殿筋前部の上を覆っている。上前腸骨棘から腸骨結節あたりまでの腸骨稜外縁から起こり，大転子のすぐ下部で腸脛靱帯の前面に停止する。

　主要な股関節外転筋であるこれらの筋のなかで，生理学的断面積は大殿筋と中殿筋がほぼ同等か，やや中殿筋が大きく，小殿筋は両筋よりも小さく，大腿筋膜張筋は他筋に比べかなり小さい[12, 13]。

◆ 短外旋筋群（図7）

　殿部の深層には，主に外旋作用を有する短外旋筋群が存在する。

　梨状筋は，それらの筋のなかで最も近位に位置している。仙骨の前外側面の前仙骨孔の間から起こり大坐骨孔を通り大転子上縁に停止する。

　内閉鎖筋は，平らな扇形の筋で，閉鎖膜の内面と閉鎖孔の周囲の骨から起こり，坐骨棘と坐骨結節の間で坐骨の周りを90°曲がり，大転子上縁内側面に停止する。上双子筋，下双子筋は，坐骨棘の殿筋面および骨盤面から起こり，内閉鎖筋腱のほぼ全長に付着し，大転子の内側面に付着する。

　内閉鎖筋と上・下双子筋は共同の腱に合流するため，まとめて三頭円筋ともよばれる。

　大腿方形筋は，殿部の深層筋のなかで最も遠位に位置する平らな四角形の筋である。坐骨外側面にある粗線から起こり大腿骨の転子間稜に停止する。

　外閉鎖筋は，閉鎖膜の外面と周囲の骨から起こり転子窩外側壁の陥凹に停止する。外閉鎖筋は，大腿の内側区画（内転筋区画）に含まれる。

図6 殿筋群，大腿筋膜張筋

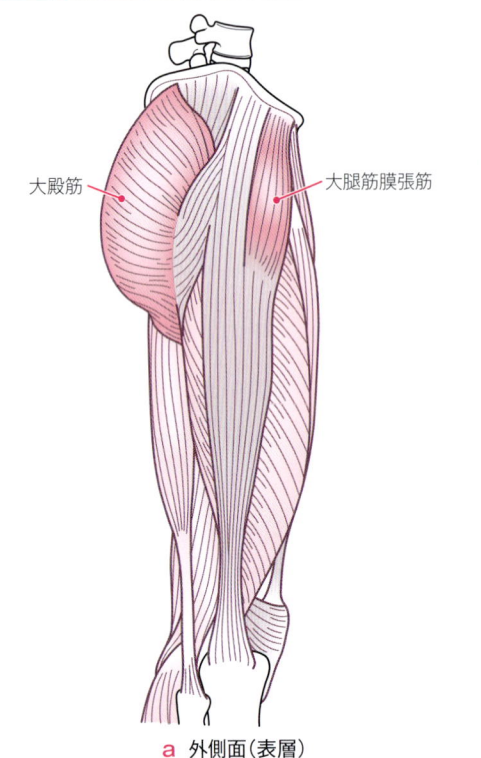

大殿筋　　大腿筋膜張筋

a 外側面（表層）

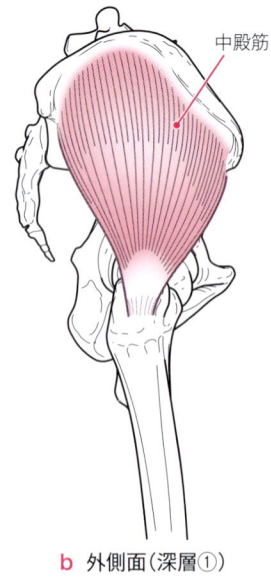

中殿筋

b 外側面（深層①）

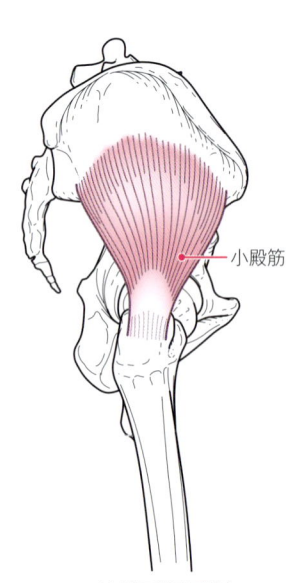

小殿筋

c 外側面（深層②）

◈腸腰筋

大腰筋は第12胸椎と腰椎の椎体，椎間円板，腰椎横突起から，腸骨筋は腸骨窩からそれぞれ起始し，ともに鼠径靱帯の下を通り股関節の前面を沿うように方向を変え小転子に付着する。これらの2筋をまとめて腸腰筋とよぶ（図8）。

また，大腰筋の表面の内側には小腰筋がある（図8）。小腰筋は，第12胸椎と第1腰椎およびその間の椎間板から起こり，長い腱が恥骨筋線と腸恥隆起に付着する。ただし小腰筋は欠損していることもある。

図7 短外旋筋群

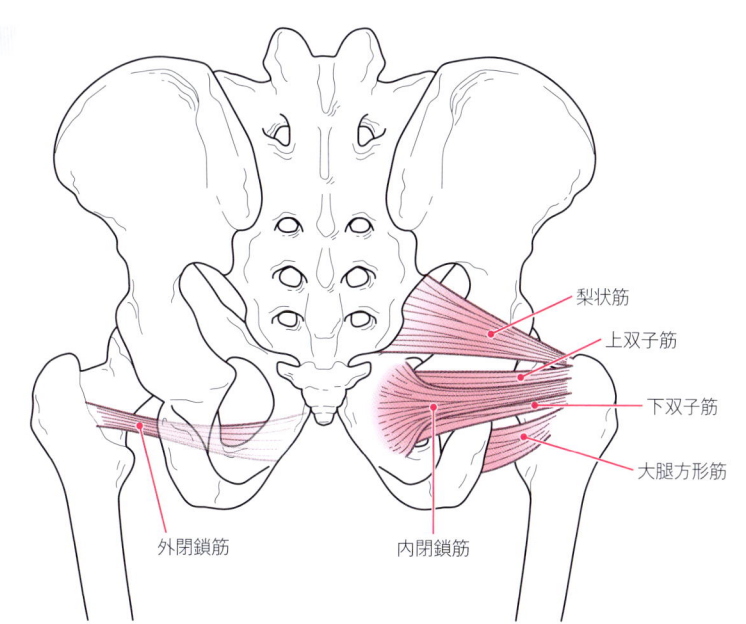

- 梨状筋
- 上双子筋
- 下双子筋
- 大腿方形筋
- 外閉鎖筋
- 内閉鎖筋

図8 大腰筋，小腰筋，腸骨筋

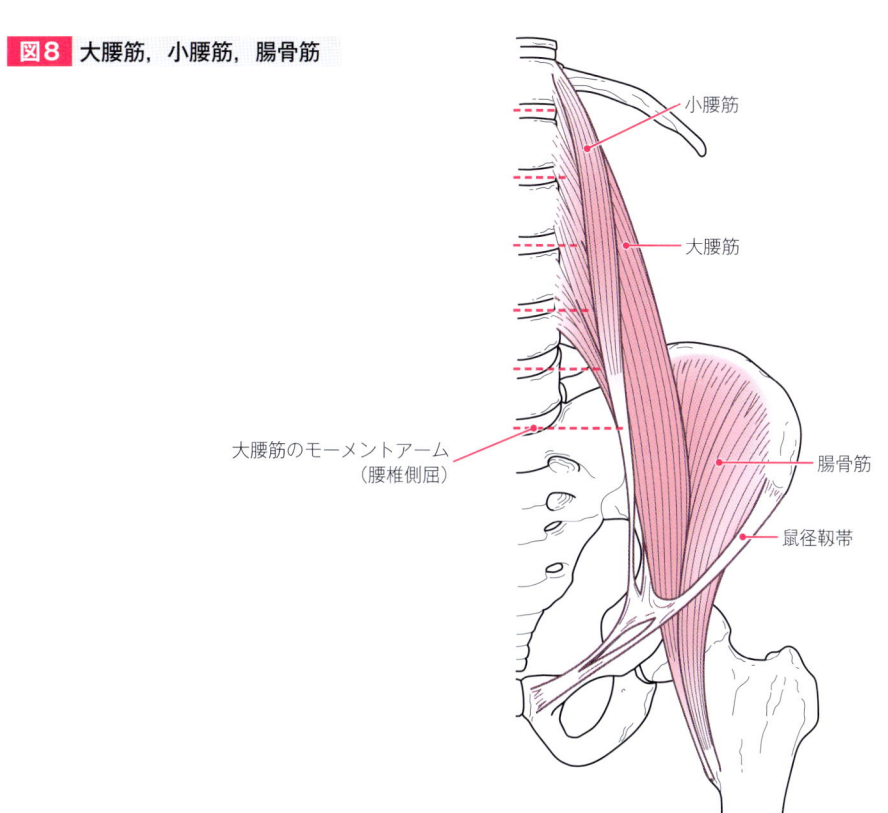

- 小腰筋
- 大腰筋
- 大腰筋のモーメントアーム（腰椎側屈）
- 腸骨筋
- 鼠径靱帯

大腰筋の腰椎側屈モーメントアームは，腰椎の下位ほど大きくなる。

◈ 内転筋群（図9）

　大腿の内転筋区画には，薄筋，恥骨筋，長内転筋，短内転筋，大内転筋と外閉鎖筋がある。

　薄筋は，内転筋区画で最も浅層にあり，坐骨恥骨枝外面から起こり脛骨粗面内側に停止する。恥骨筋は，平らな四角形の筋で，恥骨櫛と近隣の骨から起こり大腿骨の恥骨筋線に停止する。長内転筋は，平らな扇形の筋で，恥骨結合の外側から起こり後外側に下行するとともに筋の幅が広くなり大腿骨粗線の中央1/3に停止する。短内転筋は，三角形の筋で，恥骨下枝から起こり大腿骨粗線のうえ1/3に停止する。大内転筋は，内転筋区画のなかで最大で最も深層にある。大内転筋は起始も停止も幅広く，恥骨下枝，坐骨枝から坐骨結節まで伸びる線から起こり，停止は大腿骨粗線の近位端から内転筋結節にまで及ぶ。

　大内転筋は，坐骨結節から起こりほぼ垂直に下行し内転筋結節に付着するハムストリングス部と，それ以外の内転筋部とに従来分けられていた。し

かし近年，近位外側から遠位内側にかけて4部位に分けられるとの報告があり，最近位部は筋線維が短いが，それ以外の3部位は筋線維が比較的長く，広い可動域での運動に適しているとされている[15]。

◈ 大腿直筋，縫工筋，ハムストリングス

　大腿直筋には，下前腸骨棘から起こる直頭と寛骨臼直上から起こる反回頭がある（図10）。大腿直筋の遠位端は大腿四頭筋腱に収束する。

　縫工筋は，大腿の前区画のなかで最も浅層にあり，上前腸骨棘から脛骨粗面の内側まで大腿を斜めに下行する。

　大腿二頭筋，半腱様筋，半膜様筋がハムストリングスを形成する。大腿二頭筋短頭以外が股関節の運動に関与する。いずれも坐骨結節から起こり，大腿二頭筋は腓骨頭，半腱様筋は脛骨粗面の内側，半膜様筋は脛骨内側顆と近隣の骨，斜膝窩靱帯などに停止する。

図9　内転筋群

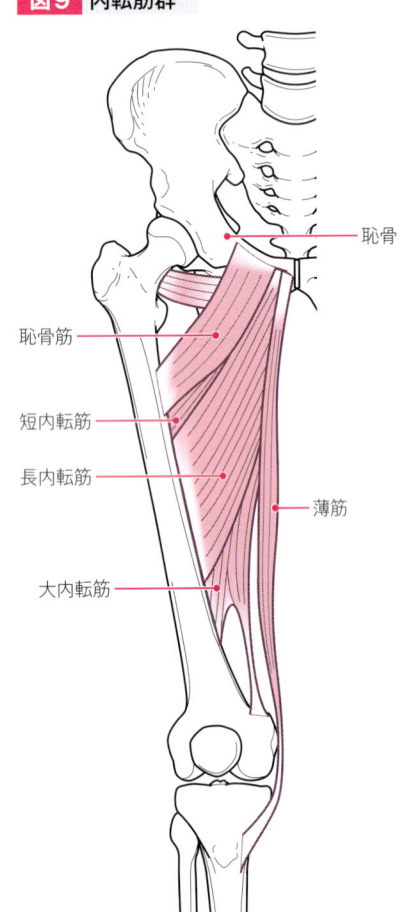

- 恥骨
- 恥骨筋
- 短内転筋
- 長内転筋
- 薄筋
- 大内転筋

図10　大腿直筋の直頭と反回頭

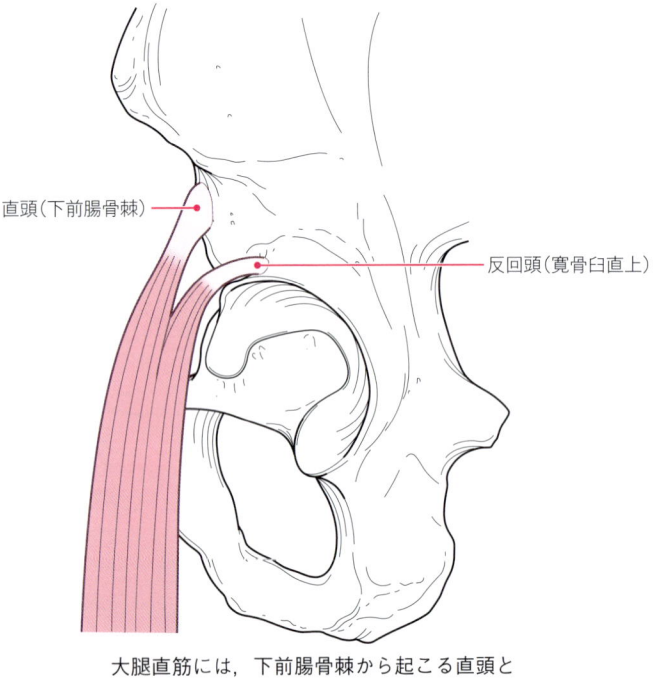

- 直頭（下前腸骨棘）
- 反回頭（寛骨臼直上）

大腿直筋には，下前腸骨棘から起こる直頭と寛骨臼直上から起こる反回頭がある。

Clinical point of view

腸脛靭帯の構造 [16-18] (図11)

　腸脛靭帯は，大腿部の外側で大腿筋膜が縦方向に肥厚した腱様の組織である。近位部では大腿筋膜張筋，大殿筋および中殿筋の一部と連続する。大腿中央部では外側筋間中隔へと移行し大腿骨に付着する。遠位部では，外側広筋，大腿骨外側上顆，膝蓋骨に付着し，脛骨のGerdy結節につながる。

図11 腸脛靭帯

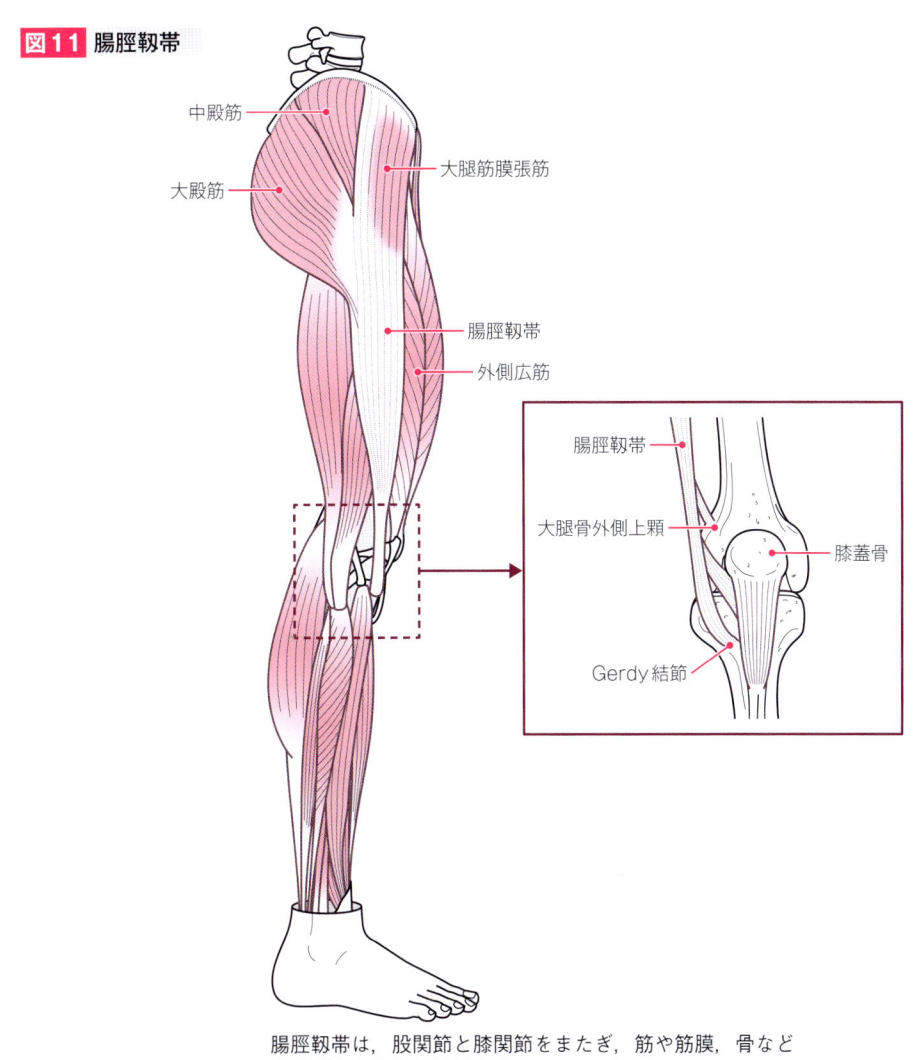

中殿筋
大殿筋
大腿筋膜張筋
腸脛靭帯
外側広筋

腸脛靭帯
大腿骨外側上顆
膝蓋骨
Gerdy結節

腸脛靭帯は，股関節と膝関節をまたぎ，筋や筋膜，骨などさまざまな組織に付着する。

Supplement

関節包・靭帯への筋の付着 [19, 20]

　股関節の関節包・靭帯には，小殿筋，大腿直筋の反回頭，腸骨筋の一部，内閉鎖筋・上下双子筋，外閉鎖筋が部分的に付着している。

6章　股関節の運動学

◆ 神経（図12）[1,2]

腹部と骨盤から下肢に入る神経は，腰仙骨神経叢の終枝である。

大腿神経は，運動性，知覚性の神経である。L2〜L4の前枝により構成され，大腰筋と腸骨筋の間を通り鼠径靱帯の下から大腿三角（長内転筋外側縁，縫工筋内側縁，鼠径靱帯に囲まれた陥凹部）に入る（図13）。大腿神経は大腿動脈の外側を走行する。

閉鎖神経は，運動性，知覚性の神経である。L2〜L4に由来し，大腰筋の内側を走行し閉鎖間を通って大腿に入る。

坐骨神経は，運動性，知覚性の神経である。L4〜S3に由来し，体内で最も太い神経とされる。梨状筋の下方で大坐骨孔を通って骨盤を出て殿部

に入り，大腿方形筋の後方を大殿筋に覆われて下行し，大腿の遠位1/3辺りで脛骨神経と総腓骨神経とに分かれる。

上殿神経と下殿神経は，運動性の神経であり，それぞれL4〜S1，L5〜S2に由来する。上殿神経，下殿神経は，それぞれ梨状筋の上方，下方を走行し大坐骨孔を通って骨盤を出て殿部に入る。

外側大腿皮神経は，知覚性の神経であり，L2とL3に由来する。鼠径靱帯の下で上前腸骨棘のすぐ内側を通り，または鼠径靱帯を貫いて筋膜上に現れる。大腿筋膜張筋と縫工筋の間を下行し，大腿外側の皮膚を支配する。この神経は，股関節の前方から侵入する手術において損傷されやすい[6]。

図12 股関節周囲の神経

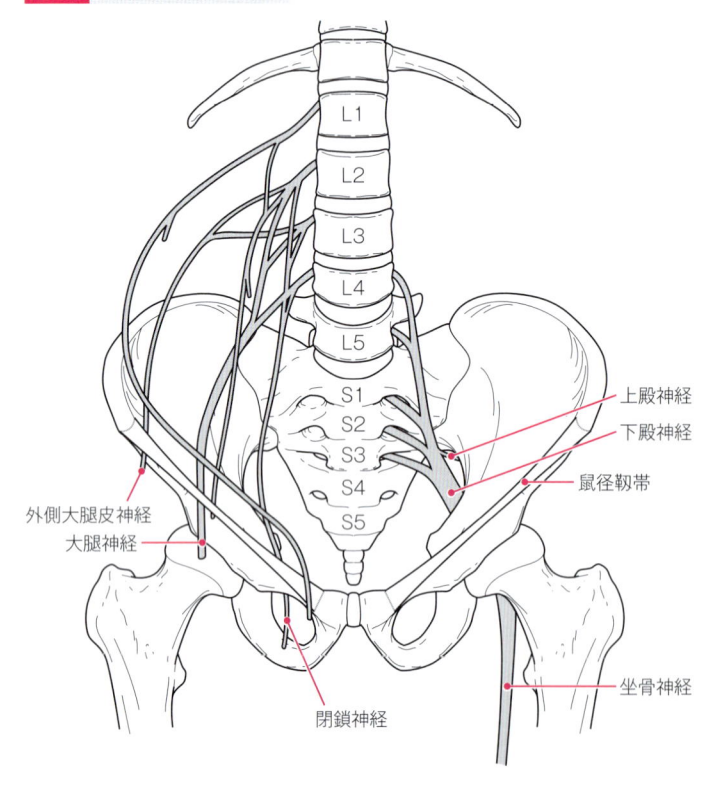

図13 大腿三角

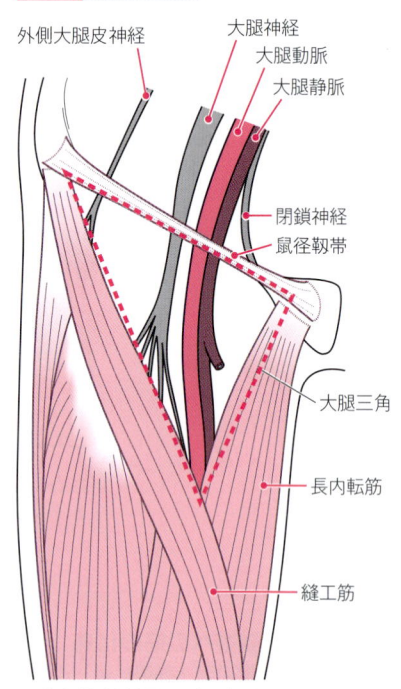

長内転筋外側縁，縫工筋内側縁，鼠径靱帯に囲まれた領域を大腿三角とよぶ。

Clinical point of view

股関節の関連痛[21,22]

股関節の関連包・靱帯へは，多数の神経が伸びている。前方は大腿神経，前内方は閉鎖神経，後方は坐骨神経および仙骨神経叢の枝が支配している。そのため，股関節の病変により股関節以外の部位に疼痛を生じる関連痛という現象が起こる。股関節由来の関連痛は，大腿や膝関節，下腿，足部にまで及ぶことがある。

◆血管（図14）[1,2]

　腹部の外腸骨動脈は，鼠径靱帯の下を通ると大腿動脈と名を変え大腿三角に入り，鼠径靱帯の遠位数cmで大腿深動脈が分岐する。大腿深動脈から分岐する内側・外側大腿回旋動脈は，大腿骨頸部を囲む動脈環を形成し，大腿骨頭を栄養する被膜下動脈を分岐する。

　内腸骨動脈の枝である上殿動脈と下殿動脈は，大坐骨孔を通って骨盤外に出て殿部を栄養する。

　下肢の主要な深静脈である大腿静脈は，鼠径靱帯の下で大腿動脈の内側を走行し，腹部に入り外腸骨静脈となる。

図14 股関節周囲の血管

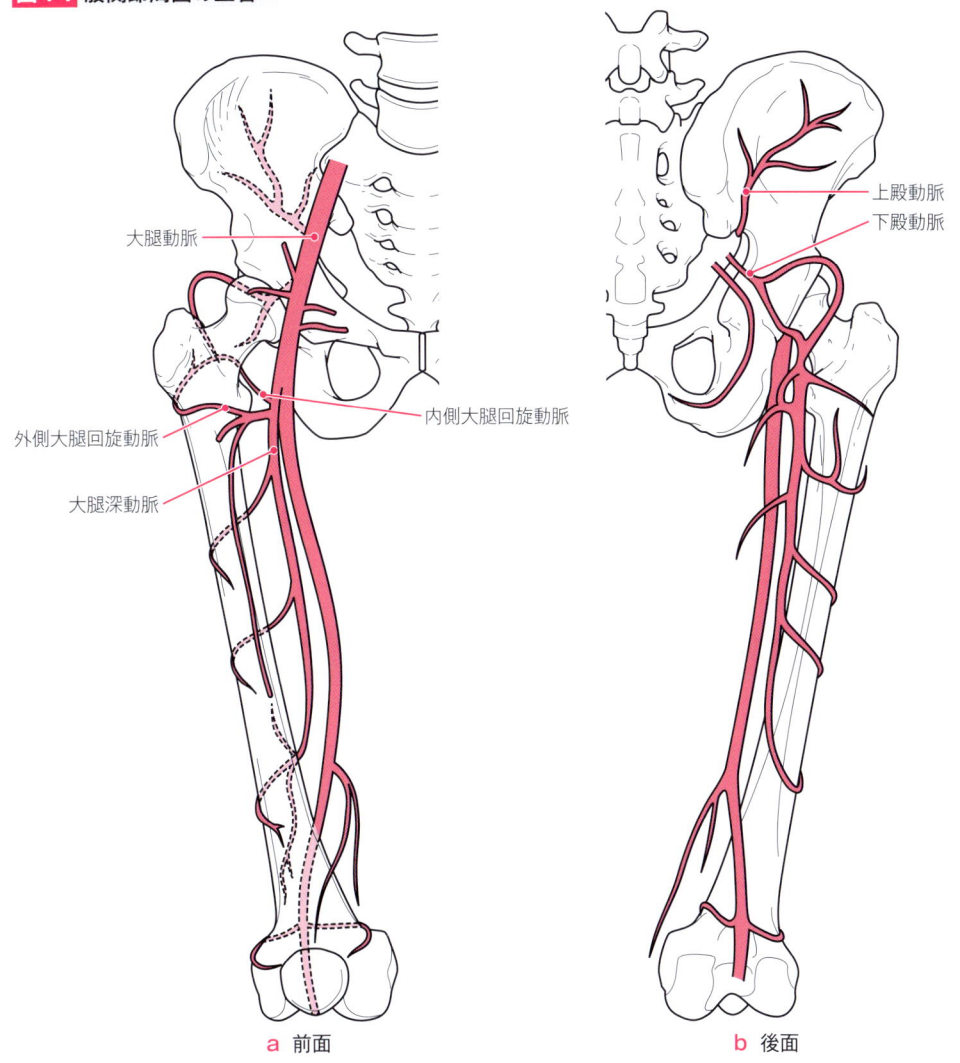

大腿動脈

外側大腿回旋動脈

大腿深動脈

内側大腿回旋動脈

上殿動脈

下殿動脈

a　前面　　　　b　後面

3 股関節の受動的制御
（関節構造・関節包・靱帯による運動制御）

1 骨形態および股関節アライメント

◆骨形態による安定化とその異常

寛骨臼と大腿骨頭の曲率はほぼ一致しており，解剖学的肢位においては，大腿骨頭の前方約1/3および後方約1/2が寛骨臼に覆われている。そのため，肩関節や膝関節などと比べると，股関節は骨形態そのものによる安定性が高い関節であるといえる。したがって，寛骨臼形成不全症やFAIと関連する大腿骨や寛骨臼の骨形態異常などがあると股関節の安定性は大きく損なわれる。

寛骨臼形成不全症では，骨による制動効果が減少することにより，正常な形態の股関節に比べて股関節運動時の大腿骨頭の変位量が増大し，不安定性を呈する[23]。また，健常者に比べて荷重を支持する面積が小さく，応力が寛骨臼の外側部に集中しやすい[24]（図15）。

FAIは，形態異常を呈する大腿骨頸部や寛骨臼が繰り返し衝突することで寛骨臼縁の軟部組織構造（関節唇または軟骨）が破綻する病態と考えられている[25]。股関節前方でのインピンジメントが多く，立位や歩行時よりもスクワット動作やしゃがみこみ動作など，股関節が深屈曲位となる動作で，寛骨臼前上方部での応力が増大する[26]。

◆股関節肢位と寛骨臼，大腿骨のアライメント

股関節は自由度の高い関節であり，日常生活やスポーツなどにおいてその可動範囲は3次元的に広い。そのため，股関節の肢位がさまざまに変化した際に，寛骨臼と大腿骨頭との位置関係がどのように変化するかを理解しておくことは重要である。

健常若年成人における真の股関節屈曲角度（骨盤後傾を含まない骨盤に対する大腿骨の角度）は，およそ95°であると報告されている[27]。正常の股関節では，屈曲に伴う寛骨臼縁と大腿骨頭−頸部移行部との接触により可動域が制限される[27]。ただし，矢状面からはずれて外転・外旋位で屈曲をすると骨性の接触は回避され可動域は拡大する。

寛骨臼に対して大腿骨頭が軸回旋のみを生じると骨のインピンジメント（FAI）は生じない。筆者は，股関節が軸回旋したときに大腿骨が描く軌跡を適合曲面とよんでいる（図16）。股関節の肢位は屈曲位では外転・外旋位，伸展位では外転・内旋位となる。適合曲面上において，軽度屈曲域（屈曲・外転・外旋位）は関節包・靱帯の全体的な緊張が最も低下する肢位（緩みの肢位：loose-packed position）であり，一方，深い屈曲域および過伸展域は軟部組織の緊張が高まる肢位である。特に伸展・外転・内旋位は関節包・靱帯の全体的な緊張が最も高まる肢位（締まりの肢位：close-packed position）である。

FAIを生じやすい肢位も適合曲面との関係で考えるとわかりやすい。適合曲面上の運動ではインピンジメントは生じないが，適合曲面からはずれる肢位，すなわち，屈曲・内転・内旋位は前方インピンジメントを誘発する肢位であり，伸展・外旋位は後方インピンジメントを誘発する肢位となる（図17）。

図15 寛骨臼形成不全症による応力の集中

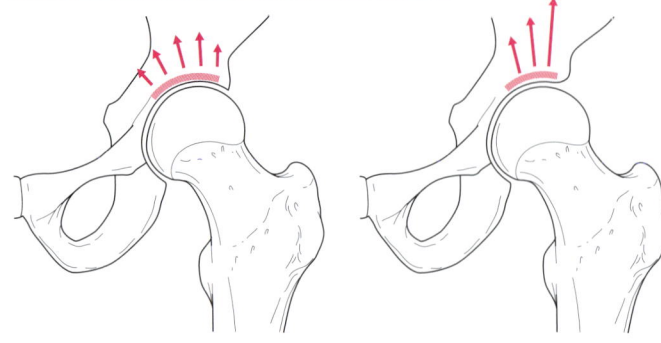

寛骨臼形成不全症では，健常者よりも荷重を支持する面積が小さく，応力が寛骨臼の外側部に集中しやすい。

a 健常者　　b 寛骨臼形成不全症

図16 股関節の適合曲面

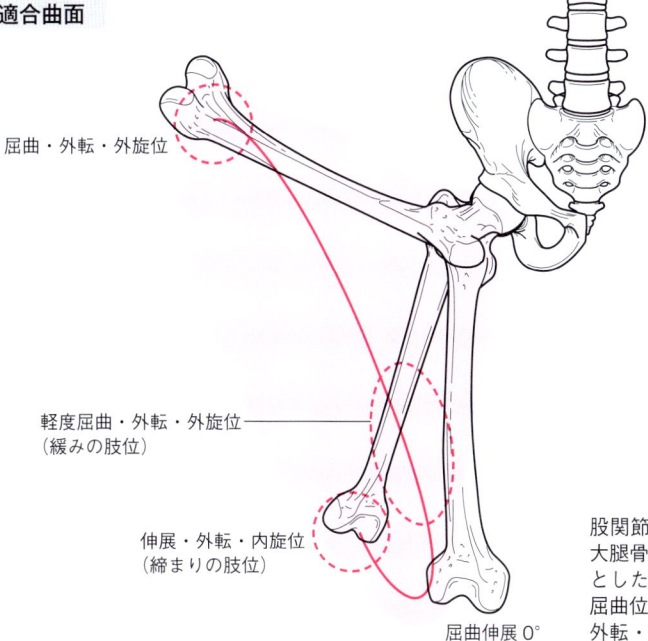

屈曲・外転・外旋位

軽度屈曲・外転・外旋位
（緩みの肢位）

伸展・外転・内旋位
（締まりの肢位）

屈曲伸展 0°

股関節が真に軸回旋のみを生じると，大腿骨が描く軌跡は股関節中心を頂点とした円錐形となる。
屈曲位では外転・外旋位，伸展位では外転・内旋位となる。

Clinical point of view

前捻角の異常と可動域，筋力，姿勢アライメント

　大腿骨前捻角の増大は，股関節内旋可動域の増大および外旋可動域の減少と関連し，回旋可動域の中間位（内旋と外旋の可動域の総和の中央）が内旋方向に変位する[28]。

　そのため，空間座標における回旋0°位は，大腿骨前捻角が大きい者にとっては回旋可動域のなかでより外旋位に変位した肢位となる。その結果，空間座標における0°位で筋力を測定すると，外旋筋力が低下しやすい[29]。

　前捻角が増大していると，股関節回旋の中間位が内旋方向に変位するため，荷重位で股関節が内旋位（骨盤の支持脚側へ回旋位）になりやすい[30]。

Supplement

前方インピンジメントテスト（図17）

　背臥位で，患者の股関節を他動的に屈曲・内転・内旋する。股関節前面（鼠径部）に疼痛を訴えれば陽性である。前方インピンジメントテストは関節唇損傷に鋭敏であるため，テストが陽性である場合は関節唇になんらかの異常をきたしている可能性が高い[31]。

図17 大腿骨寛骨臼インピンジメントテストの肢位

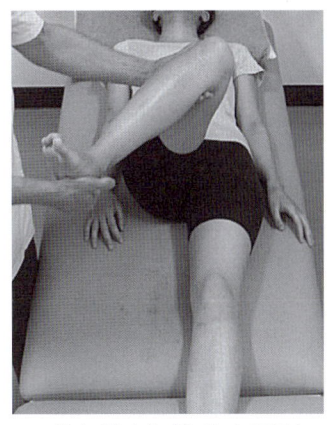

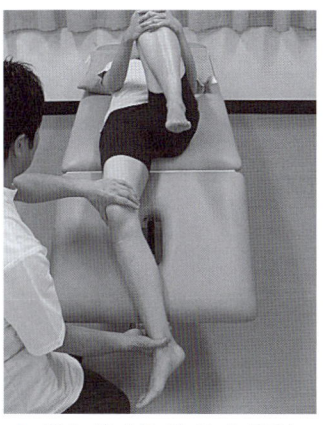

前方インピンジメントを誘発する肢位は，屈曲・内転・内旋位であり，後方インピンジメントを誘発する肢位は，伸展・外旋位となる。

a　前方インピンジメントテスト
（屈曲・内転・内旋位）

b　後方インピンジメントテスト
（伸展・外旋位）

◆ 骨盤傾斜による影響

骨形態は同じでも，骨盤が傾斜すると股関節のアライメントが変化するため，寛骨臼と大腿骨頭との接触面積は変化する（**図18**）。解剖学的肢位を基準にすると，骨盤が前傾，反対側挙上，同側回旋（右股関節に対して骨盤右回旋）すると，股関節部の接触面積が増加する。逆に，骨盤が後傾，反対側下制，反対側回旋すると，接触面積は減少する。

また，寛骨臼の前後捻の程度は，骨盤の前後傾により影響を受ける[32, 33]。矢状面で骨盤が前傾すると，水平面における寛骨臼の前捻が減少する。そのため，骨盤前傾位では，単純X線画像における寛骨臼の後捻の徴候である，クロスオーバーサイン（cross-over sign）の陽性率が高まる（**図19**）。骨盤前傾により寛骨臼の前捻が減少すると，寛骨臼前縁でのインピンジメントが生じやすくなり，股関節90°屈曲位での内旋可動域も減少する。

図18 骨盤傾斜と股関節の接触面積

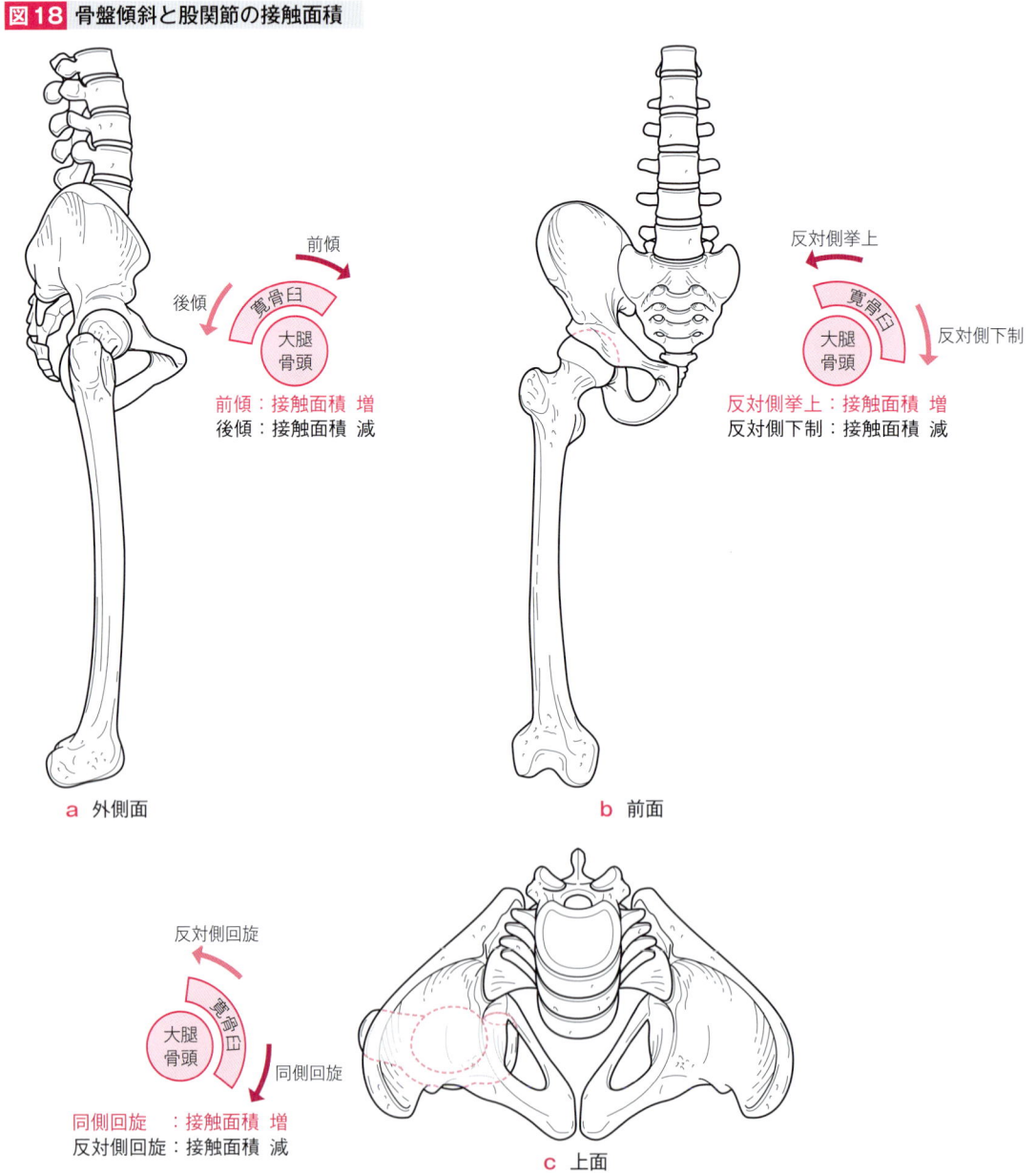

前傾
後傾
寛骨臼
大腿骨頭
前傾：接触面積 増
後傾：接触面積 減

a 外側面

反対側挙上
反対側下制
寛骨臼
大腿骨頭
反対側挙上：接触面積 増
反対側下制：接触面積 減

b 前面

反対側回旋
同側回旋
大腿骨頭
寛骨臼
同側回旋　：接触面積 増
反対側回旋：接触面積 減

c 上面

Clinical point of view

骨盤と股関節・腰椎アライメントの関連性（表1）

　一般に，立位での骨盤の回転や変位は股関節・腰椎のアライメント変化と関連する[34]。著明な変形や拘縮があれば必ずしもこのとおりではないが，股関節・骨盤・腰椎のアライメントが関連して変化しやすいことは，臨床において有用な情報である。

表1 骨盤の回転・変位と股関節・腰椎アライメントとの関連性

	骨盤前傾（後傾）	骨盤前方（後方）移動	骨盤右（左）挙上	骨盤右（左）変位	骨盤右（左）前方回旋
股関節（右）	屈曲（伸展）	伸展（屈曲）	内転（外転）	内転（外転）	外旋（内旋）
腰椎	伸展（屈曲）	伸展（屈曲）	右（左）側屈	左（右）側屈	右（左）回旋

（文献34より改変引用）

Supplement

クロスオーバーサイン（cross-over sign）[35]（図19）

　正常では寛骨臼がやや前捻しているため，単純X線正面像において，寛骨臼の前縁は後縁とは重ならずそれよりも内側に見える。しかし，寛骨臼が後捻していると，寛骨臼の後縁が内側に，前縁が外側に偏るため，前縁と後縁が交差して写る。この現象のことをクロスオーバーサインとよぶ（c）。

図19 骨盤傾斜と寛骨臼の前後捻

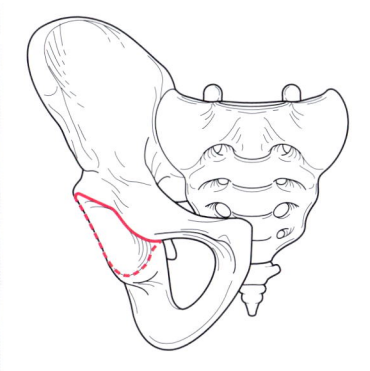 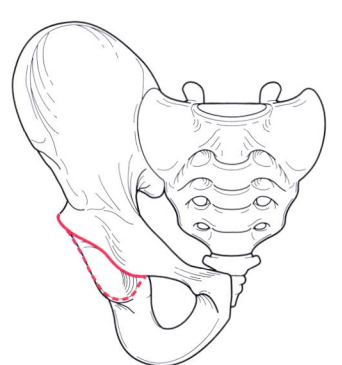 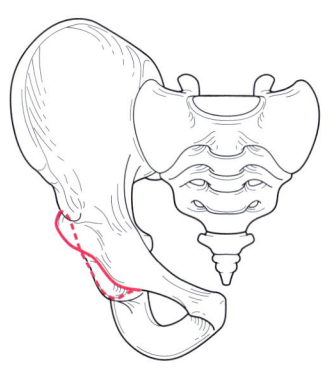

a　骨盤後傾位　　　　b　骨盤中間位　　　　c　骨盤前傾位

―：前縁　----：後縁

骨盤後傾位（a）では寛骨臼は前捻位になり，骨盤前傾位（c）では寛骨臼が後捻位となる。
単純X線正面像において，寛骨臼の前縁と後縁が交差する場合，クロスオーバーサイン陽性となる（c）。

（文献33より改変引用）

◆関節包および腸骨大腿・恥骨大腿・坐骨大腿靭帯

　股関節を覆っている関節包および靭帯は，股関節の安定化に寄与している。とりわけ，関節包の外表面を補強する3つの靭帯（腸骨大腿・恥骨大腿・坐骨大腿靭帯）と後述する輪帯の果たす役割は大きい。

　腸骨大腿靭帯は，関節包の前方を補強し，大腿骨頭の前方変位を制動する効果がある。さらに，股関節伸展・外旋位では，腸骨大腿靭帯が伸張され股関節を安定させる（図20）。恥骨大腿靭帯は，関節包の下方を補強し，股関節の外旋および過伸展，過外転を制動する効果がある（図20）。坐骨大腿靭帯は，股関節の後方を補強し，股関節屈曲位あるいは伸展位での内旋を制動する効果がある（図20）[36]。

　これら関節包および靭帯による股関節の内外旋方向の制動および骨頭の前方変位（股関節外旋時）の制動効果は，関節唇や大腿骨頭靭帯よりも強力である[37, 38]。

◆輪帯および大腿骨頭靭帯

　輪帯は，大腿骨頸部をリング状に取り巻くように走行しており，その部位は関節包において最も狭小している部位にあたる。輪帯の直径は大腿骨頭の直径よりも小さいため，大腿骨頭の牽引負荷に抗して股関節を安定させることができる（図21）[10]。

　従来，大腿骨頭靭帯は股関節の安定性には寄与しないと考えられていたが，肢位（内転位，外旋位，屈曲・内転・外旋位，スクワット肢位（屈曲・外転位）など）によっては大腿骨頭靭帯が伸張位になるため，それらの肢位では部分的に股関節の安定性に寄与しているという報告もある[9, 39]。しかし，それらの肢位では同時に関節包・靭帯も緊張するため，大腿骨頭靭帯による安定化は補助的なものと考えられる[38]。

図20 腸骨大腿・恥骨大腿・坐骨大腿靭帯の伸張方向

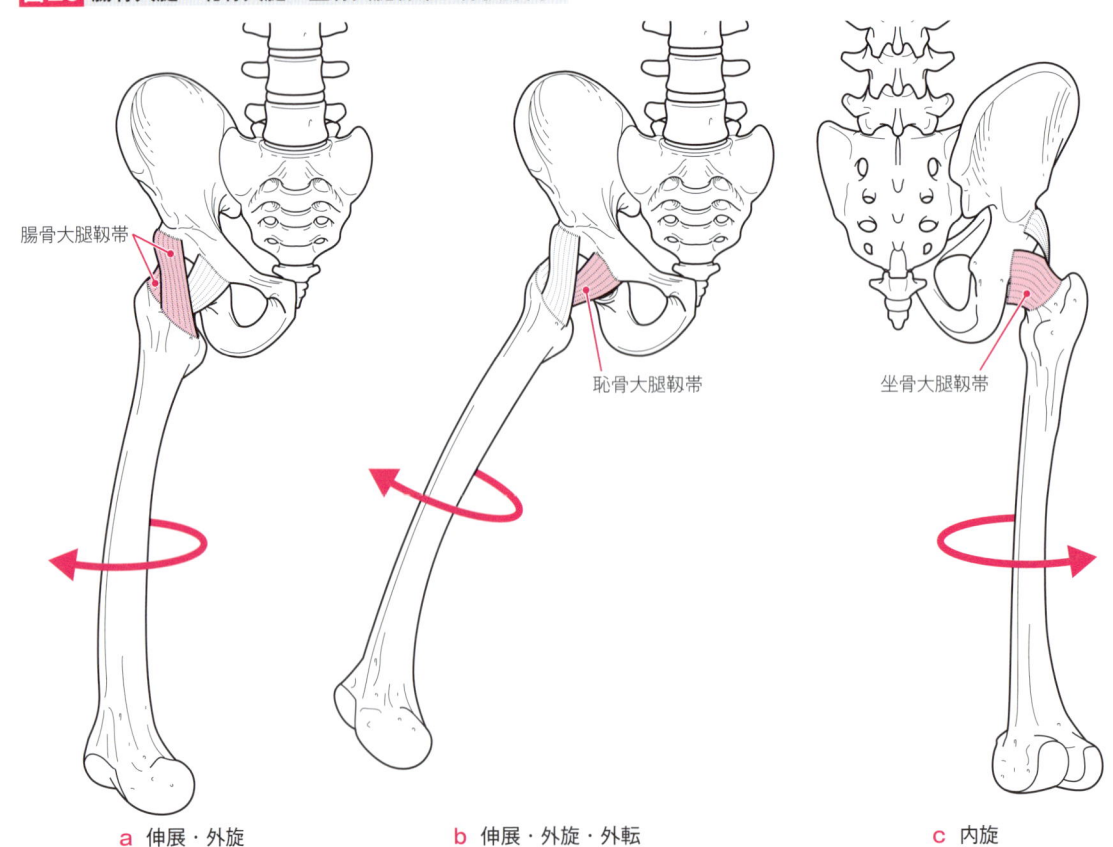

腸骨大腿靭帯

恥骨大腿靭帯

坐骨大腿靭帯

a 伸展・外旋　　　　　　b 伸展・外旋・外転　　　　　　c 内旋

3 関節唇

　関節唇により，関節面の面積は約28％，寛骨臼の体積は約30％増加する[40]。ただし，関節唇には荷重支持する機能はほとんどなく，正常股関節では全荷重のうち関節唇で受ける荷重は1〜2％程度とされている[41]。また，実験的に関節唇を切除しても，関節軟骨への荷重はほとんど増加しないことが報告されている[42,43]。

　関節唇の重要な機能は，シーリング（sealing）機能である。シーリングとは密閉のことであり，関節唇は関節包内の近位部で関節液を密閉している。シーリング機能による効果は2つあると考えられている（図22）。1つはサクション（suction）機能とよばれ，寛骨臼から大腿骨頭が牽引される力に対して，関節内を陰圧に保つことで抵抗し，関節の安定化に寄与することである。もう1つは，関節液を密閉することにより荷重時などに生じる関節への圧力を関節面に均一に負荷させることで，関節軟骨への過剰な負荷を防いでいることである。そのほか，シーリング機能は，関節軟骨に効率よく栄養を行き届かせることや，関節面での摩擦を軽減させることにも貢献している[44]。

4 腸脛靱帯

　腸脛靱帯は筋膜が肥厚した組織で，自ら収縮することはできない。しかし，前述のとおり，腸脛靱帯は股関節と膝関節をまたぎ，骨や筋など種々の組織に付着する。そのため，股・膝関節の角度変化や筋の収縮など，さまざまな要因によりその張力は変化する。この受動的張力の発揮により股関節および膝関節における支持機構として重要な機能を有している（図23）。

　股関節においては，腸脛靱帯が大転子部を外側から股関節中心に向かって押さえ込むように作用し，股関節の安定化に寄与するとされている[45]。

　膝関節においては，外側側副靱帯ほどの効果はないものの，膝関節完全伸展位から屈曲30°程度の範囲内において，膝関節内反の制動効果を有する[46]。

　一方，腸脛靱帯の過剰な張力は，大腿骨外側上顆部における圧迫・摩擦による腸脛靱帯炎や大転子部での弾発股の一因となる。また，腸脛靱帯の張力増加は，大腿骨に対する脛骨の外旋や後方変位，膝蓋骨の外側変位や外側傾斜を生じる[47,48]。

図21 輪帯による股関節の安定化

牽引

大腿骨頭よりも直径が小さい輪帯は，大腿骨頭の牽引負荷に抗して股関節を安定させる。

図22 関節唇のシーリング機能による効果

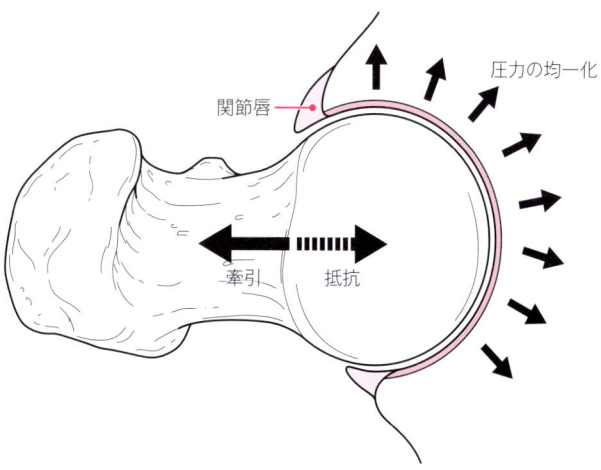

圧力の均一化

関節唇

牽引　抵抗

シーリング機能は，関節内を陰圧に保つことによる股関節安定化と，関節への圧力の均一化に貢献している。

腸脛靱帯は，姿勢アライメントの影響を受けて張力が変化する。片脚立位においては，股関節中間位に比べて，股関節内転，伸展，外旋位では腸脛靱帯の張力が増加し，股関節外転，屈曲位では腸脛靱帯の張力が低下しやすい（**図23**）[49, 50]。

図23 受動的支持機構としての腸脛靱帯

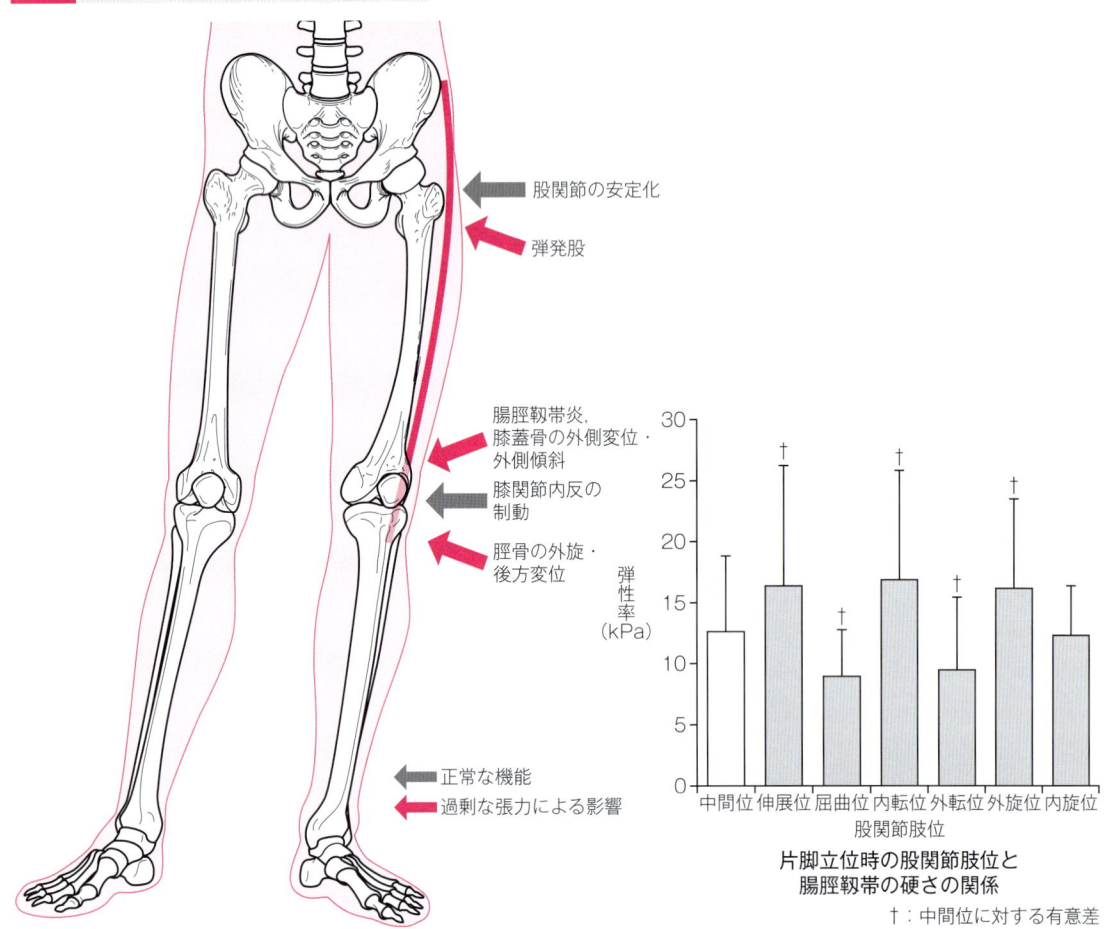

片脚立位時の股関節肢位と腸脛靱帯の硬さの関係

† : 中間位に対する有意差

腸脛靱帯は，股・膝関節の支持機構として重要であるが，腸脛靱帯の過剰な張力は股・膝・膝蓋大腿関節における障害にもつながる（左図）。
右のグラフは，片脚立位時で支持側の股関節肢位を種々に変化させた際の腸脛靱帯の弾性率を，超音波エラストグラフィー機能により測定した結果である。腸脛靱帯は，股関節伸展，内転，外旋位で弾性率が増加し硬くなりやすい。

（文献50より改変引用）

200

4 股関節の能動的制御
（筋による運動制御）

1 筋の解剖学的作用

　股関節屈伸・内外転・内外旋0°の解剖学的肢位での主要な股関節周囲筋の作用を示すために，先行研究[12,51,52]を参考にして，各筋の生理学的断面積とモーメントアーム長を求め（**表2**），それらを乗じた値をトルク発揮能とした。さらに，運動方向ごとにトルク発揮寄与率（運動に関わる全筋のトルク発揮に占める当該筋のトルク発揮の割合）を算出した。**表3**には，トルク発揮寄与率の高い順に筋を列挙している。以下に，解剖学的肢位での各筋の作用を述べる。

表2 股関節周囲筋の生理学的断面積とモーメントアーム長

筋	生理学的断面積 (cm²)	モーメントアーム長 (cm)		
		＋：屈曲	＋：外転	＋：外旋
腸腰筋	47.8	1.8	0.7	−0.5
大腿直筋	28.9	4.3	2.3	0.2
縫工筋	5.9	4.0	3.7	0.3
大腿筋膜張筋	8.8	3.9	5.2	0.0
長内転筋	15.1	4.1	−7.1	−0.7
短内転筋	10.5	2.1	−7.6	−0.5
恥骨筋	6.8	3.6	−3.2	−1.0
大内転筋（中部）	22.1	−3.9	−6.2	0.3
大内転筋（後部）	26.5	−5.8	−3.4	−0.4
薄筋	4.9	1.3	−7.1	0.3
大殿筋	72.2	−4.6	−0.7	2.1
中殿筋（前部）	37.9	−0.8	6.7	−2.3
中殿筋（後部）	60.8	−1.9	4.3	2.4
小殿筋（前部）	10.0	1.0	5.8	−1.7
小殿筋（中部）	8.1	0.2	5.3	0.3
小殿筋（後部）	7.4	−0.3	3.9	1.4
梨状筋	8.1	−0.1	2.1	3.1
外閉鎖筋	30.1	0.7	−2.4	0.4
内閉鎖筋	25.4	−0.3	−0.7	3.2
上双子筋	4.1	−0.3	0.1	3.1
下双子筋	4.1	−0.4	−0.9	3.3
大腿方形筋	14.6	−0.2	−4.4	3.4
大腿二頭筋	27.2	−5.4	−1.9	0.6
半腱様筋	14.7	−5.6	−0.9	−0.5
半膜様筋	17.1	−4.6	−0.4	−0.3

（先行研究 文献12, 51, 52を参考に算出）

表3 股関節周囲筋の解剖学的作用とトルク発揮寄与率

運動方向	作用を有する主な筋
屈曲	大腿直筋（30.0％），腸腰筋（20.8％），長内転筋（15.0％），大腿筋膜張筋（8.3％），恥骨筋（5.9％），縫工筋（5.7％），短内転筋（5.3％），外閉鎖筋（5.1％），小殿筋前部（2.4％），薄筋（1.5％）
伸展	大殿筋（31.9％），大内転筋（23.0％），大腿二頭筋（14.1％），中殿筋（14.0％），半腱様筋（7.9％），半膜様筋（7.5％）
外転	中殿筋（62.1％），小殿筋（15.6％），大腿直筋（8.0％），大腿筋膜張筋（5.5％），腸腰筋（4.0％），縫工筋（2.6％），梨状筋（2.1％）
内転	大内転筋（30.2％），長内転筋（14.3％），短内転筋（10.6％），外閉鎖筋（9.6％），大腿方形筋（8.6％），大腿二頭筋（6.9％），大殿筋＊1（6.7％），薄筋（4.6％），恥骨筋（2.9％），内閉鎖筋（2.4％），半腱様筋（1.8％）
外旋	大殿筋（29.9％），中殿筋後部（28.8％），内閉鎖筋（16.0％），大腿方形筋（9.8％），梨状筋（5.0％），大腿二頭筋（3.2％），下双子筋（2.7％），上双子筋（2.5％），小殿筋後部（2.0％）
内旋	中殿筋前部（50.2％），腸腰筋＊2（13.8％），小殿筋前部（9.8％），長内転筋（6.1％），半腱様筋（4.2％），恥骨筋（3.9％），短内転筋（3.0％）

生理学的断面積にモーメントアーム長を乗じることにより各筋のトルク発揮能を算出し，各運動方向においてトルク発揮寄与率の高い順に筋を列挙した（モーメントアーム長が5mm未満の筋，およびトルク発揮寄与率が1％未満の筋は除外）。
＊1：大殿筋の上部線維には股関節外転作用があるが[52]，大殿筋全体としてはわずかに内転モーメントを有するという先行研究を基に算出[51]。
＊2：大腰筋の大部分は外旋作用，腸骨筋は内旋作用を有すると考えられるが[52]，腸腰筋全体としてはわずかに内旋モーメントアームを有するという先行研究を基に算出[51]。

殿筋群，大腿筋膜張筋

大殿筋は，最も強力な股関節伸展筋および外旋筋である。前額面での作用については，大殿筋全体としてはわずかに内転モーメントを有するものの，大殿筋を上部と下部に分けると，主に上部は外転，下部は内転の作用を有する[52]。ただし，筋電図学的研究では，大殿筋の上部，下部ともに，股関節内転運動よりも外転運動で筋活動が高いことが報告されている[53]。大殿筋は，前方の段に昇る動作（ステップアップ）の際に強く活動する（最大筋活動の60％以上）。また，片脚でのスクワット動作や側方へのステップアップなどでも比較的高い筋活動が得られる（最大筋活動の41～60％）。ランジ動作や片脚ブリッジ，側臥位での股関節外転・外旋運動（clam（クラム））では中等度の筋活動を示す（最大筋活動の21～40％）[54]。大殿筋は歩行時には荷重応答期に活動するが，上部線維は下部線維よりも比較的長く活動し，中殿筋と類似した活動パターンを示す[55]。

中殿筋は，最も強力な股関節外転筋である。中殿筋は，前部と後部，もしくは前部，中部，後部に分けられる。いずれの部位も大きな外転モーメントアームと比較的小さな伸展モーメントアームを有する。水平面では，前部は内旋作用，後部は外旋作用を有する。筋電図では，側臥位でのブリッジ（サイドブリッジ）や片脚スクワットで高い筋活動を認める。また，前方や側方へのステップアップ，片脚ブリッジ，側臥位股関節外転運動でも比較的高い筋活動を認め，クラムやランジ動作では中等度の筋活動を示す[54]。クラムでは特に後部線維の活動が高くなり，股関節内旋運動では前部および中部線維の活動が高くなる[56]。歩行時には，立脚期を通して活動がみられ，荷重応答期に最大の活動が生じる（**図24**）。歩行時の活動パターンにおいて前部，中部，後部の各線維による大きな違いはみられない[56]。

小殿筋は，外転の作用が最も強く，中殿筋に次いで外転運動での寄与率が高い（15.6％）。また，前部は屈曲および内旋，後部は伸展および外旋作用を有する。歩行時には，小殿筋の前部と後部はやや異なった筋活動パターンを示す。前部，後部ともに立脚期において二峰性の筋活動パターンを示すが，前部は立脚期後半の活動が大きく，後部は立脚期前半の活動が大きい傾向にある（**図25**）[57]。前部は屈曲あるいは内旋筋として，後部は伸展あるいは外旋筋として独立した働きをしていると考えられる。

大腿筋膜張筋は，股関節外転および屈曲の作用を主に有する。側臥位での運動においては，股関節中間位での外転やクラムよりも，股関節外旋位での外転（股関節屈曲・外転方向への運動）で高い筋活動を示す[58]。

殿筋群（大殿筋，中殿筋，小殿筋）と大腿筋膜張筋は，全体としては股関節の外転あるいは荷重位

での骨盤の水平保持に共同的に働くが，矢状面および水平面での作用に関しては，拮抗筋関係となる筋もある。筋個々の作用だけではなく複数の筋間のバランスを知ることも大切である。臨床的には，殿筋群に対して大腿筋膜張筋の活動が過剰になる場合が多く，そのような場合は，大腿筋膜張筋に対して殿筋群の活動比率の高い運動が求められる。大腿筋膜張筋に対して中殿筋あるいは大殿筋上部線維と中殿筋の比率が高くなる運動としては，クラムやサイドステップ（スクワット姿勢での横へのステップ），片脚ブリッジなどが挙げられる[58, 59]。

◖ 外旋筋群

股関節外旋には大殿筋や中殿筋後部線維の寄与率が高いが，内閉鎖筋や大腿方形筋，梨状筋，上・下双子筋などの短外旋筋群全体では約36％の寄与率がある。

梨状筋の作用は，伸展，外転，外旋であるが，そのなかでは外旋の作用が最も強い。筋電図では，腹臥位での股関節外旋運動や片脚ブリッジ，側臥位での股関節外転・外旋，腹臥位での股関節伸展運動などで高い筋活動が確認されている[60]。

内閉鎖筋は，外旋の作用が最も強く，わずかながら伸展と内転のモーメントアームを有する。しかし，解剖学的肢位での最大等尺性収縮では，股関節伸展で最も筋活動が高く，次いで外旋，そして前額面では内転よりも外旋で筋活動が高い[61]。また，安静状態から段階的に運動強度を高めていくと，股関節外旋や外転運動では，大殿筋や梨状筋，大腿方形筋よりも，内閉鎖筋がより早く活動

を開始する傾向にあるとされる[61]。

上・下双子筋は，生理学的断面積が非常に小さく，矢状面，前額面でのモーメントアームも小さい。わずかながら股関節外旋の作用を有する。

外閉鎖筋は，屈曲，内転，外旋の作用を有するが，そのなかでは内転の作用が最も強いと考えられ，内転運動への寄与率は9.6％である。

大腿方形筋は，短外旋筋群のなかで最も遠位に位置し，主に内転と外旋の作用を有する。しかし，筋電図では，股関節外旋とともに伸展，外転で高い筋活動を認める[61, 62]。内閉鎖筋でもみられたが，筋が有するモーメントアームとは逆の運動方向で高い筋活動を生じることは，主動作筋とともに同時活動をする（外転運動時に内転作用を有する大腿方形筋が活動する）ことで関節の安定化に貢献していると考えられる。また，大腿方形筋は，歩行やランニングの立脚期の初期（およそ0～20％の時期）に高い活動がみられる[62]。荷重による衝撃の吸収，あるいは，股関節内旋方向への外的モーメントに抗するために活動していると考えられる。

臨床的には，人工股関節全置換術において，外旋筋群を切離しない，あるいは切離した外旋筋群を縫合することにより，切離したままの状態よりも術後の人工関節の脱臼率が低下することや，股関節外転・外旋筋力のより良好な改善が得られることが報告されている[63, 64]。外旋筋群は，総じて生理学的断面積は小さくトルク発揮には不利であるが，股関節の安定化には重要な役割を担っていると考えられる。

6章
股関節の運動学

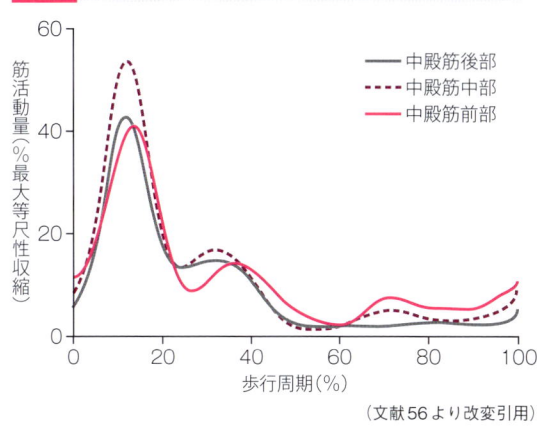

図24 歩行時の中殿筋（前部，中部，後部）筋活動パターン

凡例：中殿筋後部／中殿筋中部／中殿筋前部

縦軸：筋活動量（％最大等尺性収縮）　横軸：歩行周期（％）

（文献56より改変引用）

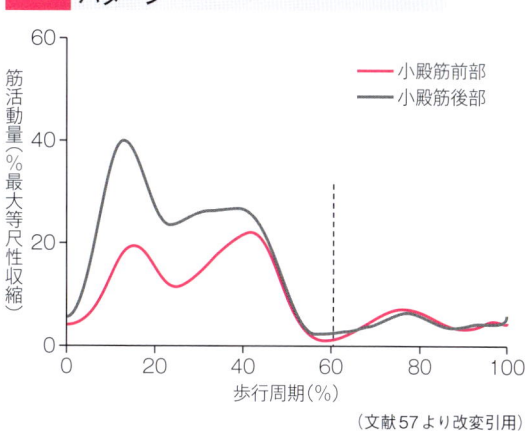

図25 歩行時の小殿筋（前部，後部）筋活動パターン

凡例：小殿筋前部／小殿筋後部

縦軸：筋活動量（％最大等尺性収縮）　横軸：歩行周期（％）

（文献57より改変引用）

◆腸腰筋

腸腰筋としては，屈曲の作用が主であり，前額面，水平面での作用は小さい。しかし，腸腰筋を構成する大腰筋と腸骨筋とでは，股関節中心に対する筋の位置が異なるため，作用もわずかに異なる。

腸骨筋は，股関節屈曲の作用が主であり，前額面と水平面での作用は無視できるほどに小さい。筋電図では，股関節屈曲運動や座位での骨盤前傾運動で筋活動を認める[65]。

一方，大腰筋は，股関節における水平面での作用は無視できるほどに小さいが，屈曲とともにわずかに内転の作用を有する。さらに，大腰筋は，股関節への作用に加えて，腰椎の側方に位置するため腰椎を同側に側屈させるモーメントアームを有する。遠位にいくほど大腰筋は腰椎から側方に離れるため，腰椎の下位ほど側屈のモーメントアームは大きくなる（**図8**）[14]。筋電図では，大腰筋は，股関節屈曲運動とともに腰椎側屈運動で大きな活動を認める[65]。

また，歩行および走行においても，大腰筋と腸骨筋の筋活動パターンは異なる。腸骨筋は，立脚中期以降，遊脚期の初めにかけて活動するが，大腰筋は一歩行周期のなかで活動する時期が2回あり，ともに左右下肢の接地のタイミング付近となっている[66]。このことから，腸骨筋は股関節屈曲筋として機能する一方，大腰筋は股関節屈曲筋としての機能よりもむしろ腰椎の安定化のために活動している可能性が考えられる。

◆内転筋群

内転運動においては，大内転筋の寄与率が最も高い。また，大内転筋は，股関節内転とともに伸展運動での寄与率も高い。そのため，大内転筋は特に股関節屈曲位からの股関節伸展運動時に強く活動する。歩行時には，大殿筋下部線維と同様に荷重応答期に働く。また，昇段動作では，股関節

が伸展運動をする単脚支持期に強く活動する[55]。

長内転筋は，大内転筋に次いで内転運動への寄与率が高く，股関節屈曲作用も有する。そのため，歩行時には，立脚期の前半と下肢の振り出しのために立脚期の終盤から遊脚期の初めにかけて活動する[67]。短内転筋は，長内転筋よりも生理学的断面積が小さいが，作用はほぼ同じである。

恥骨筋は，股関節内転とともに屈曲作用を有し，わずかな内旋作用も有する。筋電図では，恥骨筋は，背臥位での股関節屈曲運動においても大きな筋活動を示す[60]。

薄筋は，股関節内転とともにわずかな屈曲，外旋作用を有する。しかし，生理学的断面積が小さいため各運動における寄与率は低い。

◆大腿直筋，縫工筋，ハムストリングス

大腿直筋は，股関節屈曲において最も寄与率の高い筋であり，外転とわずかな外旋作用も有する。大腿直筋は，スクワット動作などで強く活動し，特に重心位置を後方にするなど外的な膝関節屈曲モーメントあるいは股関節伸展モーメントが増加した姿勢では強く活動する[68]。歩行時には，大腿直筋は前遊脚期から遊脚初期にかけて活動がみられる[69]。この時期の大腿直筋の活動には，遊脚に向けた膝関節の屈曲が過剰にならないように抑える役割がある。

ハムストリングスは，主要な股関節伸展筋である。大腿二頭筋はわずかに内転・外旋の作用を有し，半腱様筋と半膜様筋はかなり小さい内転・内旋の作用を有する。ハムストリングスは，背臥位でのブリッジ運動で強く活動するが，膝関節屈曲角度を大きくすると，ハムストリングス（半腱様筋）の筋活動は低下し，逆に大殿筋の筋活動は増加する[70]。

縫工筋は，主に屈曲と外転のモーメントアームを有するが，生理学的断面積が小さいため各運動における寄与率は低い。

2　筋の運動学的作用

股関節は自由度が高いため，股関節の肢位の変化に伴って筋と股関節中心との位置関係，すなわちモーメントアームがダイナミックに変化する。モーメントアームの変化は，筋トルクの増減のみ

ならず筋の作用の逆転現象を生じる場合もある。

◆屈曲筋群の運動学的作用

主要な股関節屈曲筋である大腿直筋と腸腰筋が発

揮する各々の股関節屈曲トルクは，股関節屈曲角度に応じて変化する。大腿直筋は，屈曲10〜30°付近で強いトルクを発揮するが，伸展位ではモーメントアームの減少により，また屈曲位では筋長の低下により，いずれも発揮トルクが減少する。一方，腸腰筋は，屈曲位では大腿直筋と同様に緊張が短くなるが，股関節前面での筋の折れ曲がりを考慮すると屈曲位でも伸展位でもモーメントアームの変化は小さく，発揮トルクも比較的保たれる。そのため，股関節伸展域や深屈曲位では，大腿直筋よりも腸腰筋の発揮トルクが相対的に大

きくなりやすい[71]（図26）。

腸腰筋を構成する大腰筋と腸骨筋の解剖学的肢位での前額面，水平面での作用は小さいが，角度が変化するとわずかにモーメントアームをもつ[52,72]。大腰筋は，股関節中間位および内転位あるいは屈曲位では内転作用を示し，腸骨筋は，股関節外転位では外転，内転位では内転の作用をわずかに有する。また水平面では，大腰筋は，股関節外旋位あるいは外転位では外旋，内旋位では内旋作用をもつ。腸骨筋は，常にわずかな内旋モーメントアームをもつ。

図26 股関節屈曲角度の変化による股関節屈曲筋群の発揮トルクの変化

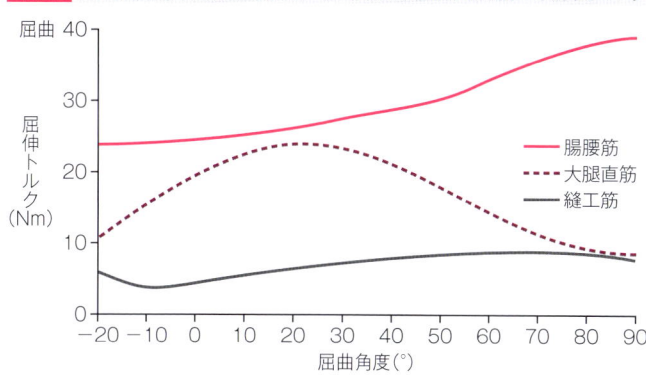

大腿直筋は，股関節伸展位や深屈曲位では発揮筋力が低下しやすい。一方，腸腰筋の筋力は，股関節屈曲角度が変化しても比較的一定に保たれる。

（文献71より引用）

Clinical point of view

大腰筋による腰椎の伸展・屈曲作用

大腰筋の腰椎への作用は，前額面における作用（側屈）が最も大きいが，矢状面における作用は腰椎の肢位により変化する[73]（図27）。腰椎が屈伸中間位のときは，腰椎上位のレベルにある線維はわずかに伸展作用を，腰椎下位のレベルにある線維は屈曲作用を有する。しかし，腰椎が伸展位にあると最下位のレベル（L5-S1レベル）を除いて大部分の線維が伸展作用を有し，腰椎が屈曲位にあると大部分の線維が屈曲作用を示す。また，いずれの肢位でも大腰筋の収縮により腰椎に圧迫力と主に前方への剪断力が加わる。圧迫力と剪断力は腰椎下位のレベルになるほど大きくなる。

図27 腰椎の肢位の違いによる大腰筋作用の変化

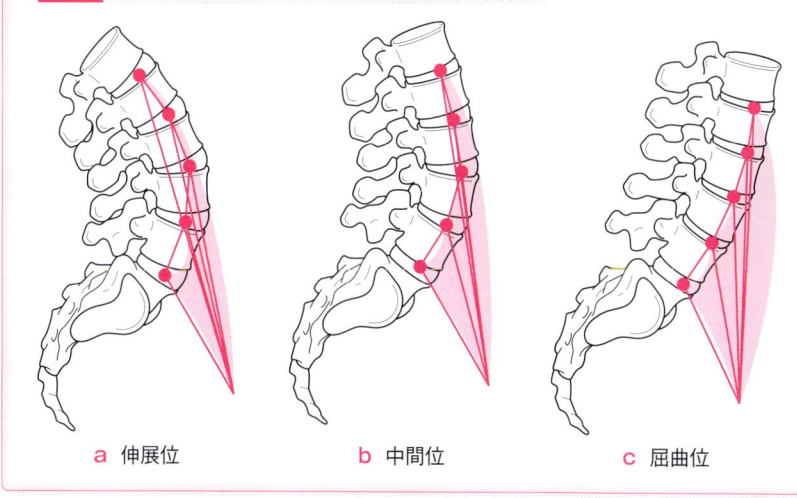

a 伸展位　　　b 中間位　　　c 屈曲位

概して，大腰筋は，腰椎伸展位では腰椎の伸展作用が強くなり，腰椎屈曲位では腰椎の屈曲作用が強くなる。

（文献14より改変引用）

◆ 伸展筋群の運動学的作用

主要な伸展筋である，大殿筋，大内転筋，ハムストリングスに関しては，股関節屈曲角度の変化に伴う伸展モーメントアームの変化に特徴がある[74]。大内転筋のモーメントアームは，屈曲角度が深いほど大きく屈曲0°にかけて徐々に減少する。ハムストリングスのモーメントアームは，股関節屈曲30～40°付近がピークとなり，屈曲角度がそれよりも大きくても小さくてもモーメントアームは減少する。それらに対して大殿筋のモーメントアームは，股関節屈曲位で小さく，股関節屈曲角度が小さくなるほど増大する。

大殿筋とハムストリングスは，いずれも股関節軽度屈曲位で伸展トルクが最大となるが，モーメントアームの変化は上記のように筋により異なるため，股関節伸展位では，大殿筋の伸展トルクへの貢献度が高くなりやすい[71]（図28）。

また，股関節肢位の違いにより，ハムストリングスの股関節回旋作用が変化する。半腱様筋は，解剖学的肢位ではわずかに内旋作用を有するが，股関節外旋位では内旋モーメントアームがより大きくなり，股関節内旋位では逆に股関節外旋モーメントアームを有し外旋作用となる[75]。

◆ 外旋筋群の運動学的作用

股関節外旋筋群は，股関節屈伸角度の変化により作用がダイナミックに変化する[76]（図29）。大殿筋や中殿筋後部線維，短外旋筋群など股関節の後外側に位置する筋群は，解剖学的肢位では股関節外旋作用を有する（図29a）。しかし，股関節が屈曲するに伴い外旋モーメントアームは低下し，股関節屈曲90°位では，大殿筋上部線維，中・小殿筋後部線維，梨状筋は内旋作用を有する（図29c）。ただし，大殿筋下部線維や内・外閉鎖筋，大腿方形筋などは屈曲角度が変化しても常に外旋作用を有する。

梨状筋のモーメントアームの変化をより詳細に述べると（図30），解剖学的肢位から股関節が屈曲すると徐々に外旋モーメントアームは減少し，およそ60°屈曲位で回旋に関わるモーメントアームは0になり（図29b），さらに屈曲すると内旋作用をもつようになる[77]。

モーメントアームが逆転することは，筋が伸張される方向も逆転することを意味している。梨状筋は常に伸展と外転のモーメントアームを有しているため，解剖学的肢位では，股関節内転と内旋で伸張されるが，股関節90°屈曲位では内転と外旋で伸張される。また，60°屈曲位では，股関節回旋による影響は少なく股関節の内転で伸張される。これらの肢位のなかでは，股関節90°屈曲位での内転，外旋で最も伸張される[77]。

そのほか，内閉鎖筋は股関節屈曲位での内転で，大腿方形筋は股関節屈曲位での内旋あるいは外転で，外閉鎖筋は股関節伸展位での外転，内旋で，それぞれ最も伸張されやすい[77]。

図28 股関節屈曲角度の変化による股関節伸展筋群の発揮トルクの変化

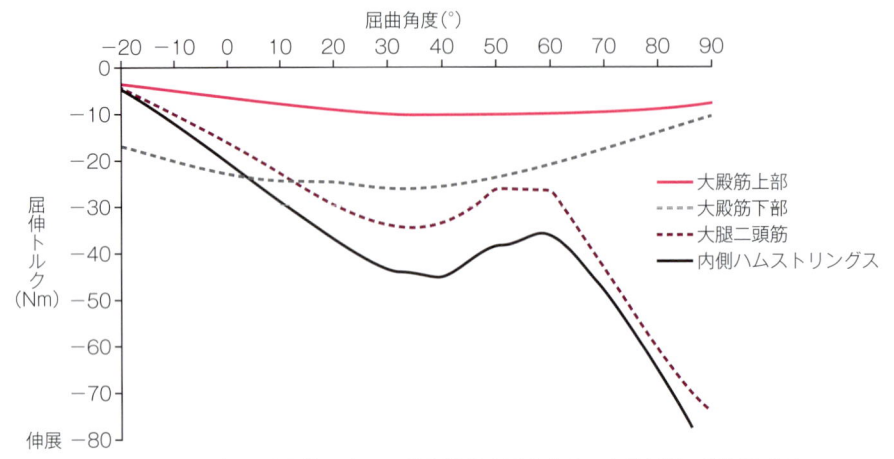

ハムストリングス，大殿筋ともに，股関節軽度屈曲位よりも伸展位で発揮筋力は低下するが，大殿筋は股関節伸展位でモーメントアームが増加するため，股関節伸展位での筋力低下の割合がハムストリングスよりも少ない。

（文献71より引用）

図29 股関節屈曲角度の変化による股関節外旋筋群の作用の変化

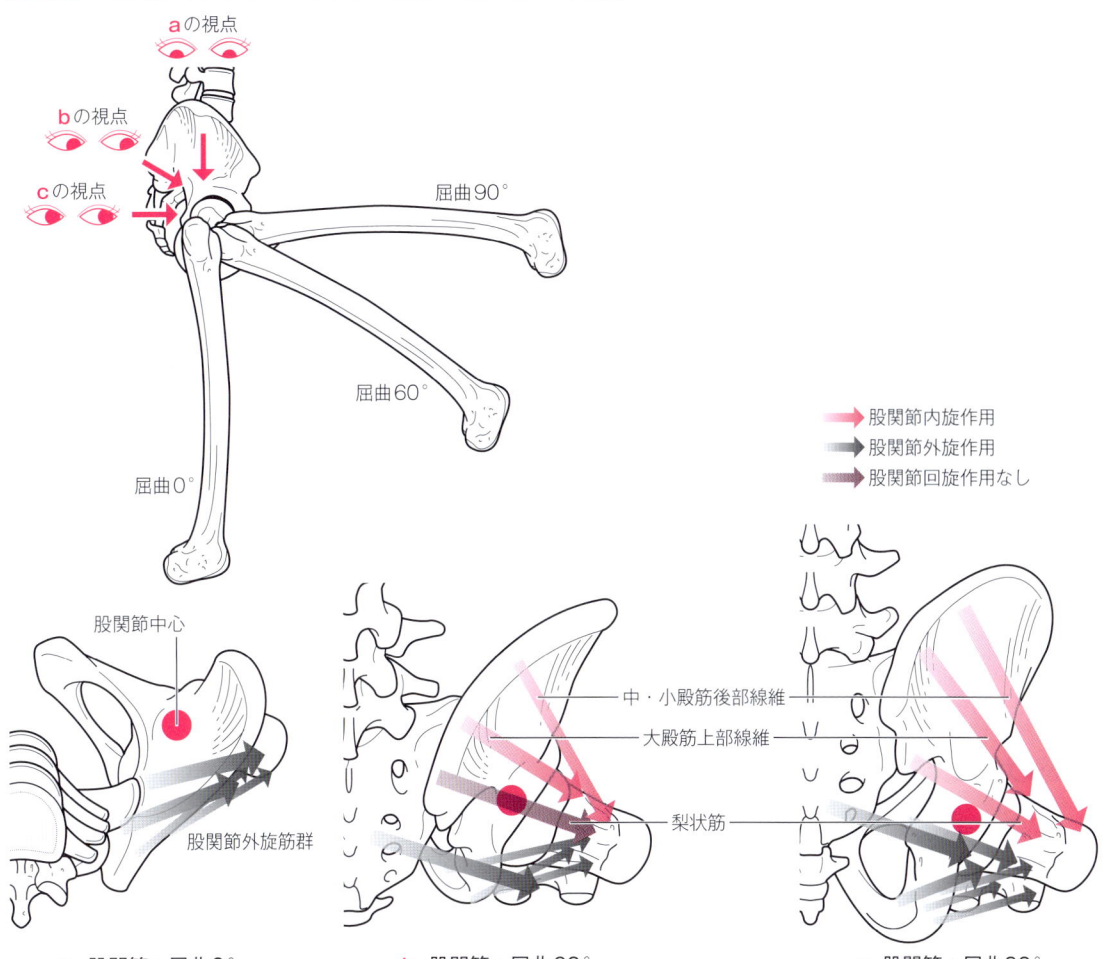

a　股関節：屈曲0°　　　b　股関節：屈曲60°　　　c　股関節：屈曲90°

解剖学的肢位で股関節外旋作用を有する筋の一部（大殿筋上部，中・小殿筋後部，梨状筋）は，
股関節屈曲90°では内旋作用を有する。
およそ股関節屈曲60°位では，梨状筋の股関節回旋モーメントアームは0になる（図18参照）。

図30 股関節屈曲角度の変化による梨状筋のモーメントアームの変化

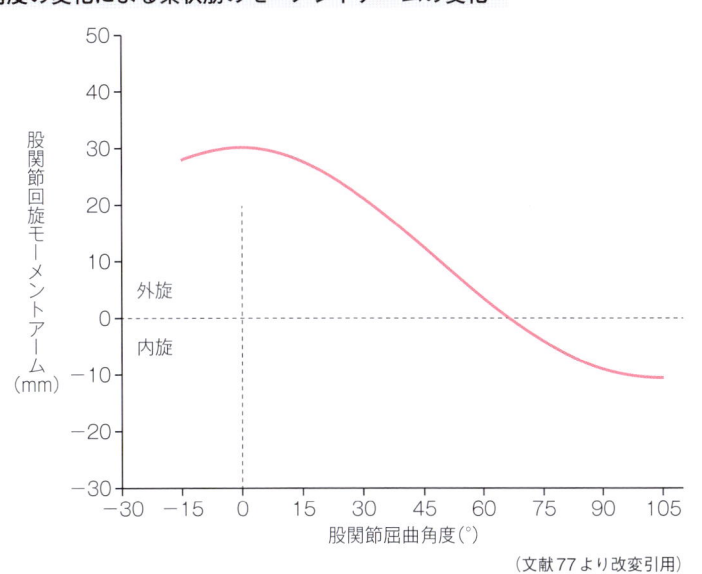

（文献77より改変引用）

◆ 外転筋群の運動学的作用

中殿筋は，最も強力な股関節外転筋であるが，股関節が内転位となっても外転位となっても内外転中間位と比べると外転モーメントアームは減少する[52]。中殿筋は，股関節の外転に伴って筋長が低下し，それとともに外転トルクが低下する[78]。さらに，中殿筋（前部）が発揮する外転筋力は，股関節が屈曲するに従って減少する[51]。

股関節外転において，小殿筋は中殿筋に次いで高い寄与率をもつが，股関節内外転角度が変化すると，相対的な寄与率が変化する可能性がある。MRI画像の変化から筋の活動状態を評価した報告では，股関節内転位，中間位，外転位での等尺性股関節外転運動において，中殿筋は外転に伴い活動が低下するのに対して小殿筋には大きな変化は見られず，その結果，外転位では小殿筋の相対的な寄与率が増加する傾向にある[79]。

◆ 内転筋群の運動学的作用

内転筋群では，股関節屈伸の作用においてダイナミックな変化が起こる。大内転筋の後部線維以外の主要な内転筋は，解剖学的肢位では股関節屈曲作用を有する。しかし，屈曲モーメントアームは，股関節が屈曲するに従って徐々に減少し，長内転筋では股関節屈曲45〜60°程度で伸展モーメントに逆転する[74]（図31）。つまり，それより股関節屈曲位では長内転筋は股関節伸展作用をもつことになる。内転筋群の伸展モーメントは，股関節屈曲角度が大きくなるほど増大し，股関節屈曲90°では大内転筋の伸展モーメントは，大殿筋やハムストリングスよりも大きい[74]。概して，内転筋群は，股関節伸展位では屈曲筋として，股関節深屈曲位では伸展筋として作用する。そのため，内転筋群は，股関節の伸展制限においても屈曲制限においても，制限因子になり得るとも言える。

3 深層筋の機能

◆ 筋張力による関節安定化

深層筋は，関節の安定化にとって重要な役割を担っていると考えられている[80]。深層筋は関節の近くに存在するため，モーメントアームは短くなり筋トルク発揮には不利である。しかし，筋張力発揮によるベクトルを分解すると，深層筋は浅層筋よりも，骨を回転させる方向の力よりも骨を関節中心に向けて押し込む方向の力が大きくなりやすい（図32）。すべての深層筋がそうではないが，関節に求心方向の圧迫力を与えることで安定化に寄与していると考えられる。

また，前述のとおり，深層筋ではその筋の作用とは逆方向の運動においても高い筋活動が確認されることがある。例えば，大腿方形筋は，前額面

図31 股関節屈曲角度の変化による長内転筋の作用の変化

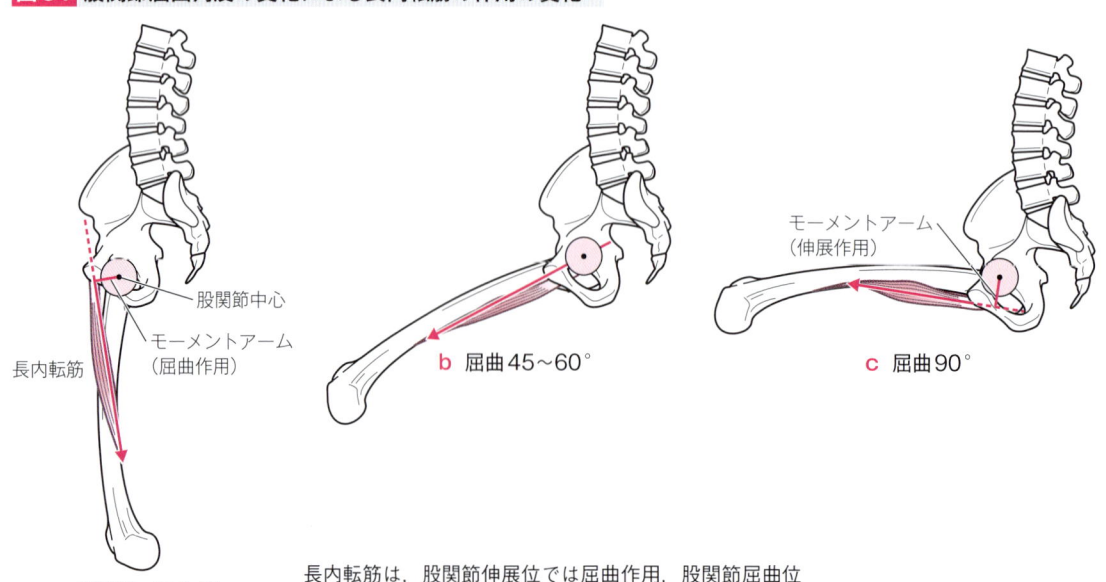

a 股関節：屈曲0°

股関節中心
モーメントアーム（屈曲作用）
長内転筋

b 屈曲45〜60°

モーメントアーム（伸展作用）

c 屈曲90°

長内転筋は，股関節伸展位では屈曲作用，股関節屈曲位では伸展作用を有する。

で内転モーメントアームを有するが，実際には外転運動時にも高い筋活動を認める[81]。本来の作用とは異なる方向の運動時にも，主動作筋とともに同時活動をして関節を安定させていると考えられる。

◆ 関節包・靱帯を介した作用

前述のとおり，股関節の深層では小殿筋や短外旋筋群などいくつかの筋が関節包・靱帯と連続性をもっている。その運動学的な意義は定かではないが，運動時に関節包・靱帯が挟み込まれることを防止する役割や[19]，筋の張力により関節包・靱帯を緊張させることで大腿骨頭を関節窩に安定させる役割などが考えられている[20]。

◆ 感覚器としての機能

一般に浅層の大きな筋よりも深層の小さな筋のほうが筋紡錘の密度が高い傾向にある。股関節周囲筋では，大殿筋や中殿筋よりも小殿筋や深層の外旋筋群のほうが筋紡錘の密度が高い[82]。筋紡錘は筋の長さの変化を感知する受容器であるため，その筋紡錘が集中的に配置されているということは，深層筋の長さ変化の情報が生体にとって重要であることを意味している。深層筋は関節の近くで関節を取り囲むように存在している。それらは関節の運動方向に応じて伸張され，筋紡錘からの情報を中枢にフィードバックすることによって，感覚器として関節運動の制御に重要な役割を担っていると考えられる。

4 股関節と骨盤・腰椎の協調関係

◆ 股関節運動に伴う骨盤・腰椎の運動

正常な運動として，股関節の運動には骨盤・腰椎の運動が連動する。例えば，股関節屈曲運動には骨盤の後傾および腰椎の屈曲運動が伴う。背臥位での片側股関節屈曲運動では，他動，自動ともに，股関節屈曲角度（床面に対する大腿骨の角度）のうち約26％は骨盤後傾である[83]。また，立位での自動運動による片側股関節屈曲運動では，股関節屈曲角度のうち約18％が骨盤後傾である[84]。これらは，骨盤大腿リズム（pelvifemoral rhythm）とよばれているが，肩甲上腕リズムのように角度に応じてその割合が変化することはなく，全可動域を通じてほぼ一定の割合で運動の初期から骨盤の後傾が生じる（図33）。

図32 深層筋による関節安定化

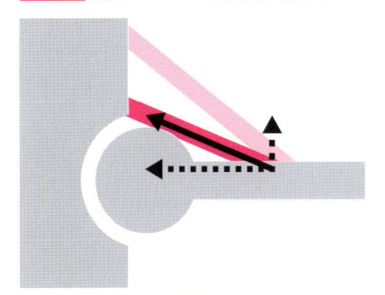

a 深層筋

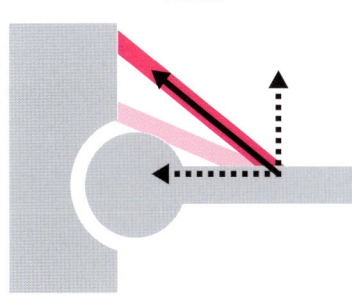

b 表層筋

深層筋では，骨を回転させる力よりも骨を関節中心に向けて押し込む力のほうが大きくなりやすい。

図33 骨盤大腿リズム（pelvifemoral rhythm）

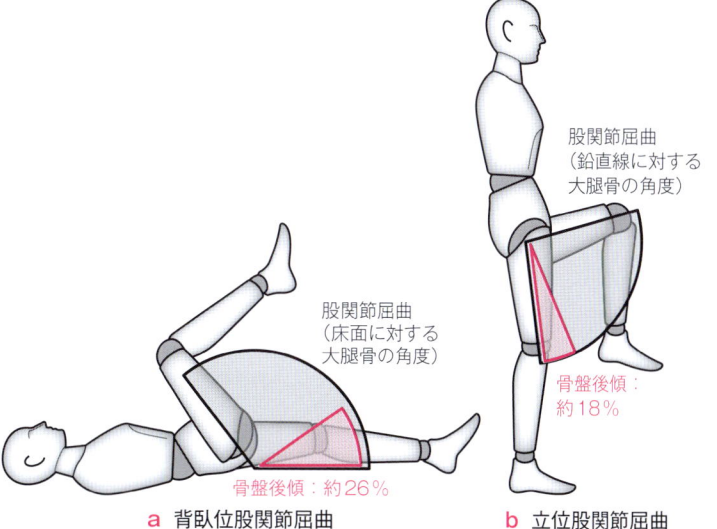

股関節屈曲（鉛直線に対する大腿骨の角度）

骨盤後傾：約18％

股関節屈曲（床面に対する大腿骨の角度）

骨盤後傾：約26％

a 背臥位股関節屈曲　　b 立位股関節屈曲

股関節屈曲運動では，全可動域を通じて一定の割合で骨盤後傾が伴う。

6章 股関節の運動学

立位での前屈動作は，股関節屈曲（骨盤前傾）と腰椎屈曲が同時に生じる動きである。この際の股関節（骨盤）と腰椎との動きの関係性は，腰椎骨盤リズム（lumbopelvic rhythm）として知られている。報告により値にばらつきがあるが，骨盤前傾に対する腰椎屈曲の割合は，約60～120％である[85]。ただし，動作を通じて一定の割合で変化するわけではなく，前屈動作の前半は腰椎屈曲が優位となり，動作の後半では股関節屈曲（骨盤前傾）が優位となる（**図34**）。

◇ 股関節運動に伴う骨盤・腰椎の安定

股関節周囲筋は，骨盤および腰椎から起始しているため，筋が効率よく力を発揮するためには，骨盤・腰椎が安定し十分な固定性を供給できることが必要である。

片側の下肢伸展挙上のような背臥位での股関節屈曲運動時には，股関節屈曲筋の収縮により骨盤前傾や腰椎伸展を生じる力が発生する。そのため，骨盤や腰椎を安定させるために，主に腹横筋や同側の内・外腹斜筋などが活動する必要がある[86, 87]。

下肢の運動に伴う骨盤・腰椎の安定には，体幹筋の筋活動量だけではなく発火のタイミングも重要である。Hodgesら[88]は，股関節の屈曲時には主動作筋である大腿直筋よりも腹直筋や内腹斜筋，腹横筋，腰部多裂筋が，外転時には大腿筋膜張筋よりも内腹斜筋と腹横筋が，伸展時には大殿筋よりも腹直筋，内腹斜筋，腹横筋が，それぞれ先行して活動を開始することを報告している。また，背臥位での下肢伸展挙上動作時に，仙腸関節の安定化に関わっている骨盤底筋群も腹部筋と同様に下肢の運動に先行して活動することが報告されている[89]。このような，フィードフォワード制御により主動作筋に先行して活動する骨盤・腰椎の安定化筋の作用が，下肢運動にとって重要である。

図34 腰椎骨盤リズム（lumbopelvic rhythm）

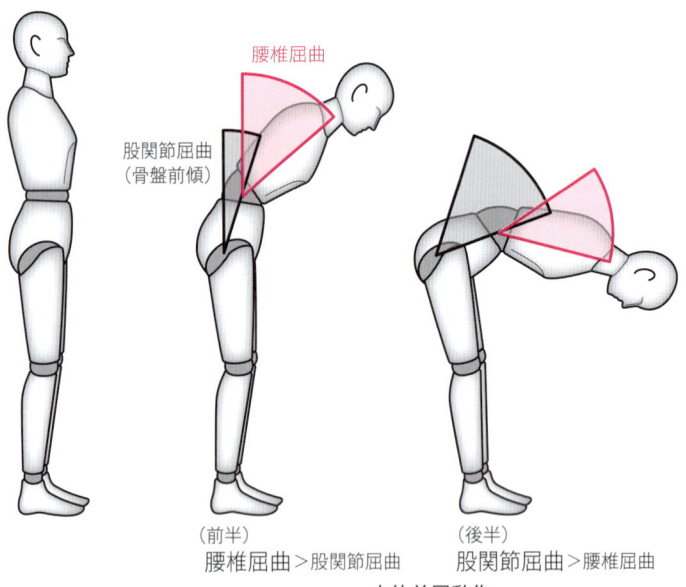

腰椎屈曲

股関節屈曲
（骨盤前傾）

（前半）
腰椎屈曲＞股関節屈曲

（後半）
股関節屈曲＞腰椎屈曲

立位前屈動作

前屈動作では，前半は腰椎屈曲が，後半は股関節屈曲が優位である。

5 股関節の機能障害と運動学

1 受動的制御の機能障害

◆ 関節包・靱帯の機能障害

大腿骨や寛骨臼の形態異常により，不安定性やインピンジメントなどさまざまな問題が生じることは前述のとおりである。股関節にとって，骨形態による安定性はきわめて重要であり，骨形態の異常に対しては，骨切り術などの整形外科的治療が必要な場合もある。

しかし，股関節前方でのインピンジメントによる疼痛やつまり感などの症状を訴える場合に，骨形態の異常はみられないことも多い。さまざまな原因が考えられるが，関節包・靱帯の伸張性低下が関連している場合もある。肩関節では，後方の関節包・靱帯の柔軟性低下により，屈曲運動時に烏口肩峰アーチ下での圧力が増加することが報告されている[90]。股関節で詳細な検証はされていないが，同様の現象が生じる可能性は高い。つまり，股関節の後下方の関節包・靱帯あるいは筋の伸張性が低下すると，屈曲や内転運動時に骨頭が前方に変位する力が増加し，寛骨臼前縁や前方関節唇の圧力が増加してしまうと考えられる（**図35**）。

反対に，関節包・靱帯の損傷や弛緩性がある場合は，股関節が不安定となる。実験的に関節包に針を挿入してシーリング機能が作用しない状態にすると，股関節屈曲30°位での外旋により骨頭の上方，外側，後方への変位量が増加し，股関節伸展20°，外旋20°位での外転により骨頭の上方，内側，前方への変位量が増加する[91]。また，実験的に腸骨大腿靱帯を切離すると，股関節伸展10°から屈曲40°位までの間において，外旋可動域が約13°増大し，外旋時に骨頭の前方への変位量が増大する[37]。

このように，関節包・靱帯の機能障害により関節の不安定性が生じ関節包内での骨頭の過剰な変位や可動域の過剰な拡大が生じる。全身関節弛緩性や繰り返しの微小外傷による関節包・靱帯の部分的な緩みなどにより関節が不安定になると，それが関節包・靱帯や関節唇など関節周囲組織に損傷を加え，さらなる関節不安定性を引き起こす[92]。

◆ 関節唇の機能障害

関節唇も，関節包・靱帯に次いで重要な安定機構であると考えられており，その機能障害は股関節の不安定性をもたらす。実験的に関節唇を部分的切離することにより，骨頭を関節窩から引き離すのに必要な力が減少する。すなわち，シーリング機能が減弱し関節が不安定になる[91]。また，腸骨大腿靱帯を切離した条件ほどではないものの，関節唇の部分的切離により，股関節外旋あるいは外転運動時に骨頭の変位量が増大する[91]。

図35 関節周囲軟部組織の柔軟性低下と関節包内運動

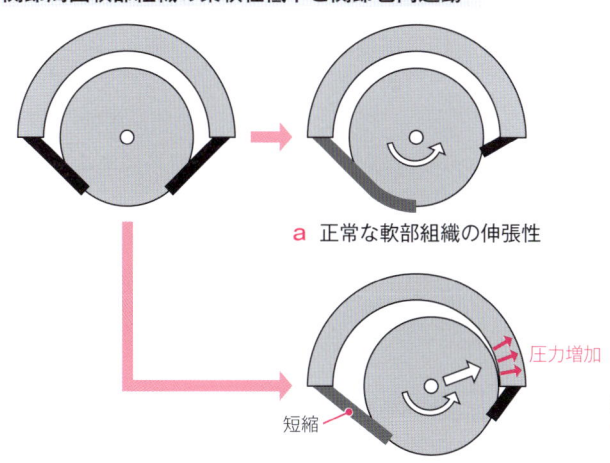

a 正常な軟部組織の伸張性

短縮

圧力増加

b 軟部組織の伸張性低下

関節包・靱帯や筋などの軟部組織の伸張性低下があると，関節運動時にその部位とは反対方向に骨頭が変位する力が発生しやすい。

関節唇損傷と変形性股関節症

　変形性股関節症患者の多くで関節唇損傷を認める。前股関節症の約8割，初期股関節症のほぼ全例になんらかの関節唇損傷を認めるという報告もある[93]。関節唇損傷は疼痛，関節不安定性を助長し，さらに関節症変化を悪化させると考えられる。

2 能動的制御の機能障害

◪ 股関節周囲筋の機能障害

①股関節周囲筋の筋力低下

　股関節周囲筋の筋力低下は，股関節の運動の障害とともに荷重位での骨盤・体幹の保持に重大な問題を生じる。股関節外転筋は，片脚立位には最大等尺性収縮時の約10～20％程度の筋活動が必要であるため[49, 94]，筋力発揮がそれを下回ると片脚立位で骨盤・体幹を正中位に保持することができない。

　股関節に障害をきたす代表的な疾患である変形性股関節症においては，多くの筋で筋萎縮が認められるとともに，股関節のすべての運動方向で筋力低下を生じる[95]。さらに，股関節周囲筋の筋力低下は，股関節以外の関節の障害とも関連する。例えば，膝蓋大腿関節痛を有する患者では，股関節の外転筋力や外旋筋力が低下していることが多いとされている[96, 97]。因果関係は明らかではないが，股関節の外転や外旋の筋力が低下していると，荷重位での運動時に大腿骨のアライメントが不良になることで膝関節ならびに膝蓋大腿関節のアライメントにも異常をきたし，過剰なストレスが生じてしまう可能性がある（**図36**）。そのため，膝関節や膝蓋大腿関節の障害の患者においても，股関節周囲筋の筋力は重視されている[98]。

②股関節周囲筋の筋バランス不均衡

　股関節は運動自由度が大きく，関節周囲には多数の筋が存在する。そのため，屈曲や伸展など単一平面での単純な運動においても，複数の筋が協調して作用することが必要である。

　ある一平面では共同筋でも他の平面では拮抗筋関係になる場合，それらの筋間における不均衡は股関節運動の異常を引き起こす。例として，大腿筋膜張筋と中殿筋後部線維は，股関節外転の共同筋であるが，矢状面（屈伸）と水平面（内外旋）においては拮抗筋関係であり，大腿筋膜張筋が優位に筋張力を発揮すると，外転運動時に屈曲あるいは内旋方向に変位しやすくなる。

　主動作筋と拮抗筋との間のバランス不均衡として，過剰な同時活動が挙げられる。主動作筋と拮抗筋との同時活動には関節を安定させる役割がある一方，それが過剰になると主動作筋が発揮する張力を拮抗筋が阻害することになり，結果として筋力が低下してしまう。

　自動運動だけではなく他動運動においても，各筋の柔軟性に差があると，より柔軟性の低い筋の作用方向にアライメントが変位しやすい。例えば，股関節屈筋群の柔軟性低下により股関節伸展制限がある場合，大腿筋膜張筋や小殿筋前部線維の柔軟性がより低下していると伸展制限とともに外転方向への変位が生じやすく（内転の制限），恥骨筋や長内転筋の柔軟性低下であれば伸展制限とともに内転方向への変位が生じやすい（外転の制限）。

　また，筋バランス不均衡は関節への負荷にも影響する。例えば，共同筋間におけるバランス不均衡として，股関節屈曲運動（下肢伸展挙上）で主動作筋である腸腰筋の筋張力が低下すると，まったく同じ運動を行うには他筋が代償的に筋張力を増す必要がある。ただし，腸腰筋のように，強力な股関節屈曲作用を有し，かつ前額面や水平面での作用がきわめて小さい筋は他にないため，他筋の代償的な筋張力増加は前額面や水平面での作用も強めてしまい，矢状面での屈曲運動が困難になる。シミュレーション研究の結果によると，腸腰筋の筋張力が50％に低下すると，代償的に大腿筋膜張筋，縫工筋，長内転筋などの筋張力がおよそ200％以上に増加する必要がある。それは，大腿筋膜張筋や縫工筋は屈曲とともに外転作用を有しているため，内外転中間位での屈曲を行うためには内転作用を有する長内転筋など複数の筋の張力増加が必要になるためである。その結果，関節周囲筋の発揮する総張力は増加し，関節負荷が増大

する[99]（**図37**）．股関節伸展運動時に殿筋群の筋張力が低下した場合も，ハムストリングスとともに大腿筋膜張筋の筋張力増加が生じ，同様に関節負荷が増加する[99]．このように，見た目には同じ

運動であっても，それを作り出す筋のバランスが不均衡であると，効率が悪く関節に大きな負荷を加える運動となる．

図36 股関節の筋力低下による膝関節への影響

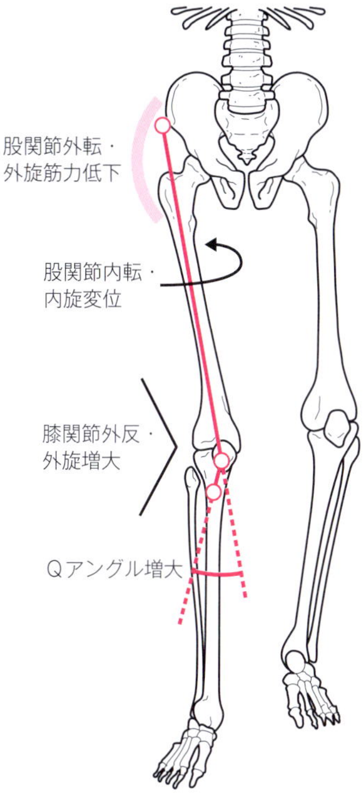

股関節外転・外旋筋力低下

股関節内転・内旋変位

膝関節外反・外旋増大

Qアングル増大

股関節外転・外旋の筋力低下により，股関節（大腿骨）は内転・内旋変位しやすくなり，膝関節の外反・外旋の増大やQアングル*の増大をきたす．

*Qアングル
：上前腸骨棘と膝蓋骨中央を結ぶ線と，膝蓋骨中央と脛骨粗面を結ぶ線の成す角度．Q角が大きいと，膝蓋骨が外側に牽引される力が大きくなる．

図37 筋バランスの変化と関節負荷

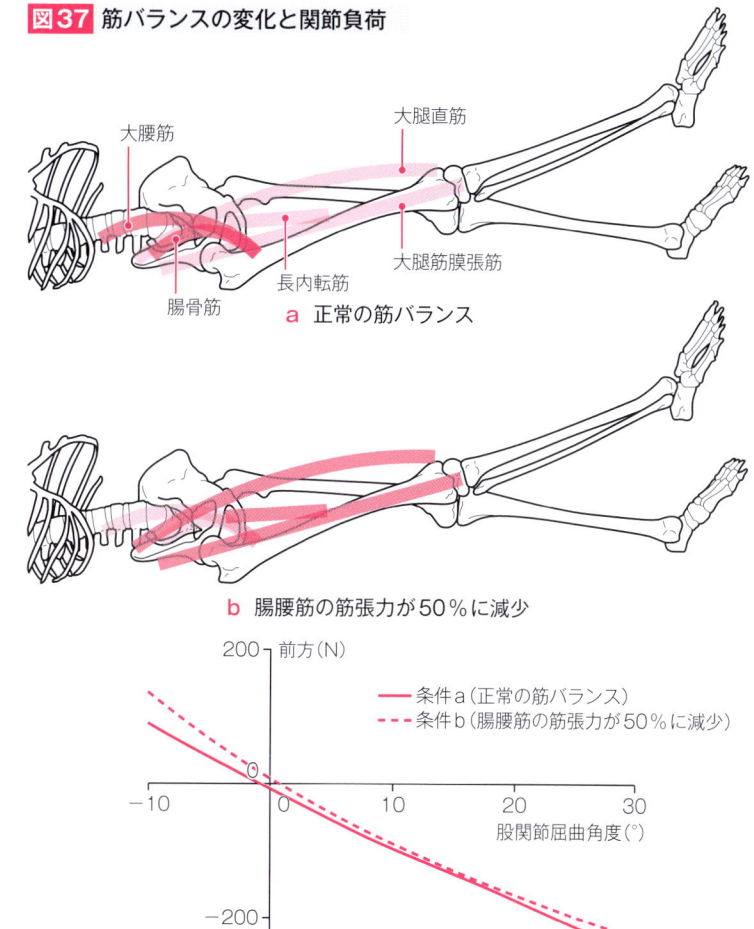

大腰筋　大腿直筋

大腿筋膜張筋

長内転筋

腸骨筋

a 正常の筋バランス

b 腸腰筋の筋張力が50％に減少

― 条件a（正常の筋バランス）
--- 条件b（腸腰筋の筋張力が50％に減少）

腸腰筋の筋張力が減少すると，代償的に大腿筋膜張筋や縫工筋，長内転筋が張力を増すため，関節への負荷が増加する．

（文献99より改変引用）

Clinical point of view

変形性股関節症患者の筋バランス

運動時の筋活動パターンは個人差が大きく一概には言えないが，歩行時の筋電図学的研究では，変形性股関節症患者では，下肢筋全体（中殿筋，大腿筋膜張筋，外側広筋，半腱様筋，腓腹筋，前脛骨筋）に対する大腿筋膜張筋の活動が相対的に高くなっていることが報告されている[100]．

◆ 股関節と骨盤・腰椎との関係性の障害

①骨盤・腰椎の運動の障害

臥位あるいは立位での股関節運動には，骨盤・腰椎の運動が伴う。骨盤大腿リズム，あるいは腰椎骨盤リズムとして，正常では股関節，骨盤，腰椎の運動が協調しているが，骨盤・腰椎の運動が過剰に減少あるいは増加すると，股関節や仙腸関節，腰椎の障害につながる。

臥位でも立位でも，股関節屈曲運動には骨盤後傾運動が伴うが，骨盤後傾が減少したり逆に骨盤が前傾したりすると，寛骨臼と大腿骨がより早く接近しやすくなるため，FAIを生じる危険性が高くなる（**図38 b**）。逆に，骨盤後傾が過剰になると，それに伴って腰椎の屈曲も増加しやすくなるため，腰椎の過剰な屈曲に伴う問題（椎間板内圧の上昇など）が生じやすくなる（**図38 c**）。さらに，股関節や腰椎の柔軟性よりも仙腸関節の柔軟性が高い場合には，股関節運動に伴って仙腸関節の不安定性が生じやすくなる。

図38 股関節運動に伴う骨盤・腰椎運動の異常

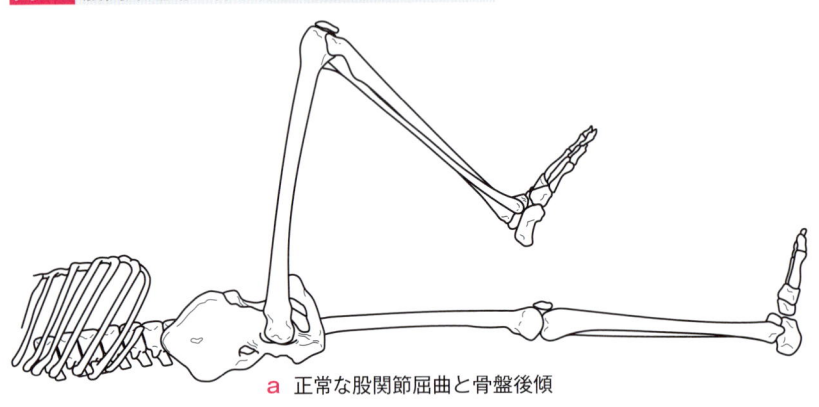

a 正常な股関節屈曲と骨盤後傾

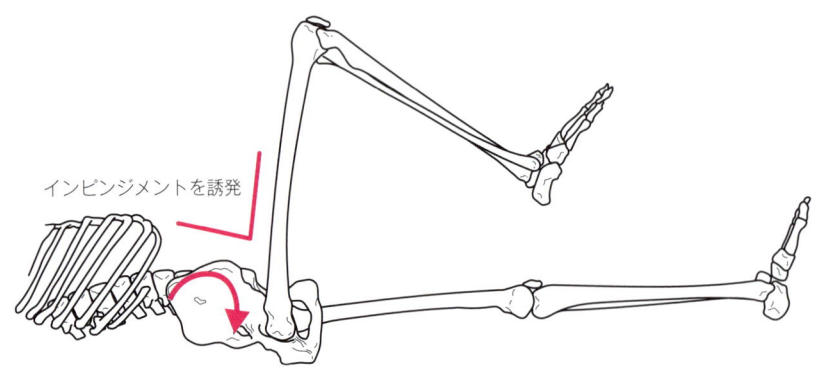

インピンジメントを誘発

b 骨盤後傾の減少もしくは骨盤前傾

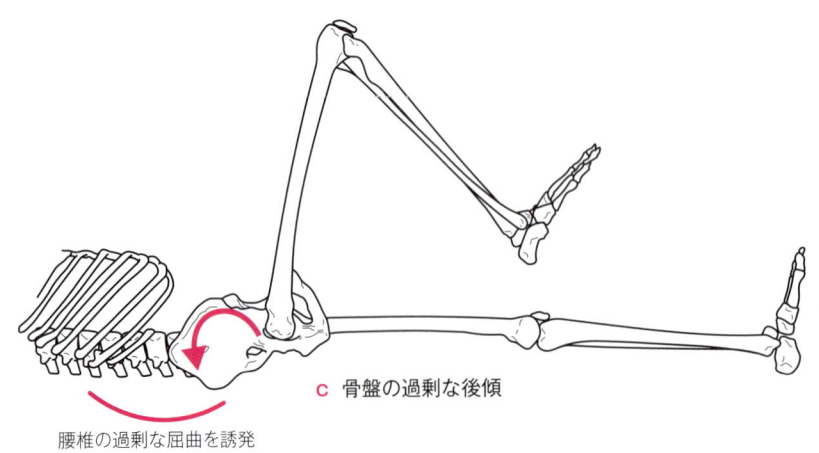

c 骨盤の過剰な後傾

腰椎の過剰な屈曲を誘発

骨盤大腿リズムの異常により，股関節部でのインピンジメントや腰椎の過剰な屈曲が誘発される。

②骨盤・腰椎の安定性の障害

　前述のとおり，股関節の運動時には腹横筋や腹斜筋群，腰部多裂筋，骨盤底筋群などによる骨盤・腰椎の安定化が重要である。それらの機能障害（筋力低下や発火タイミングの異常）は股関節運動にとって問題となる。

　股関節伸展運動時は，腰部多裂筋や脊柱起立筋の筋活動開始に遅れがあると，骨盤が不安定になりやすい[101]。また，人工股関節全置換術を施行された患者など，股関節に機能障害を有する患者では股関節運動時に骨盤の過剰な傾斜が生じやすい。この傾斜は従来，股関節の可動性や筋力を代償するものととらえられている。しかし，筋電図とともに動作解析装置を用いた臨床研究においては，人工股関節置換術後患者では，股関節伸展運動時に健常者よりも腰部多裂筋の筋活動開始が遅れており，そのことが骨盤の過剰な前傾と関連していることが指摘されている[102]（**図39**）。すなわち，股関節疾患患者では，股関節だけではなく骨盤・腰椎の安定性にも問題があり，それが股関節および骨盤・腰椎の運動異常を引き起こしている可能性がある。

③相対的な柔軟性の障害

　股関節の拘縮や股関節周囲筋の短縮があると，運動時に骨盤の代償的な傾斜が生じる。例えば，腹臥位での膝関節屈曲において，大腿直筋の短縮があると骨盤の前傾や股関節屈曲が生じやすい。この場合，骨盤を他動的に固定すると膝関節屈曲角度は減少する。しかし実際には，骨盤を他動的に固定しても膝関節屈曲角度が減少しない場合がある。つまり，大腿直筋の短縮がないにもかかわ

図39 股関節運動と骨盤・腰椎安定性の障害

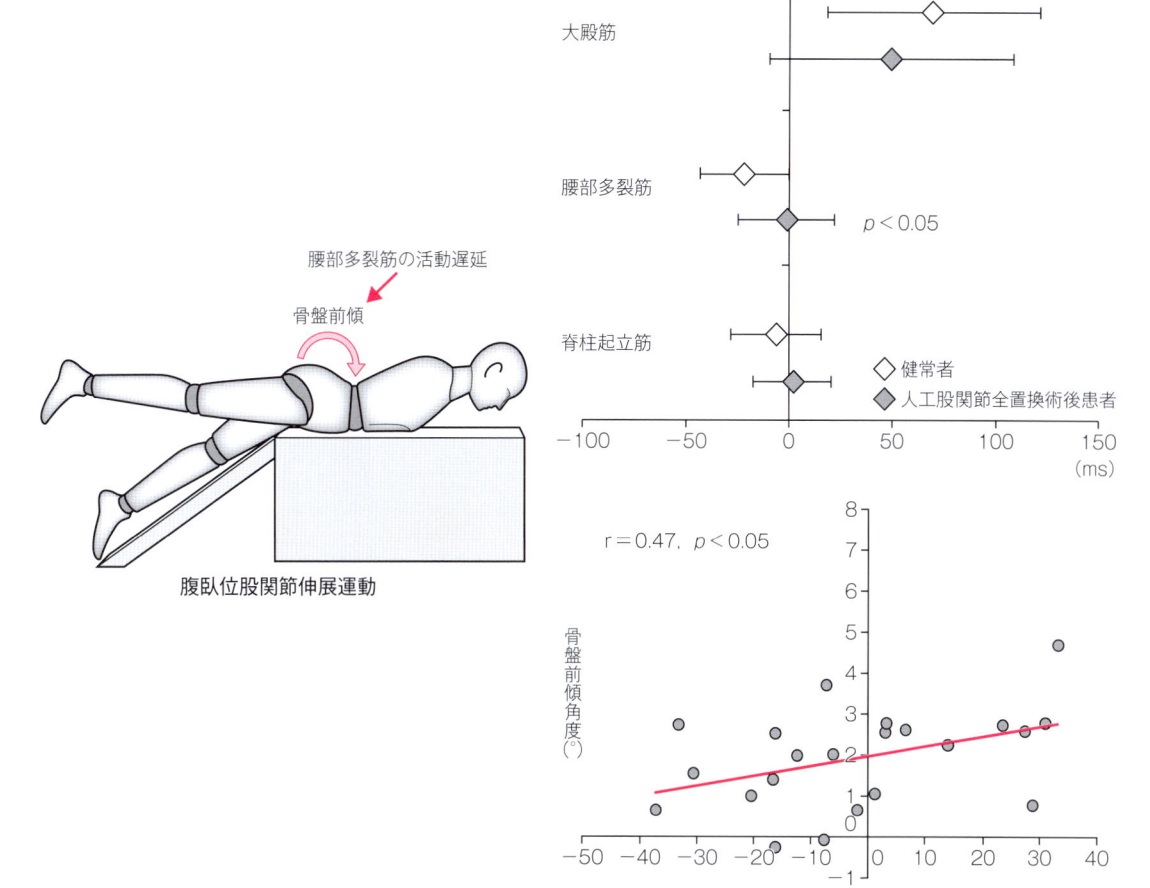

股関節運動には，骨盤・腰椎の安定性が重要である。
股関節伸展運動時に，人工股関節全置換術後患者では腰部多裂筋の活動開始が遅延しやすい。
腰部多裂筋の活動開始が遅延するほど運動中の骨盤前傾が増加しやすい。

（文献102より改変引用）

215

らず，骨盤の前傾や股関節屈曲が生じていることがある。

　骨盤周囲の構造を**図40**のように単純化すると，骨盤の傾斜は，大腿直筋の柔軟性だけではなく，体幹筋群や腰椎の柔軟性の影響を受けることがわかる。さまざまな組織の柔軟性のバランスにより骨盤の肢位が決まる。大腿直筋の短縮により骨盤が前傾するのは，腹筋群や腰椎などよりも大腿直筋が相対的に硬いため，大腿直筋の方向に骨盤が引かれるためである。したがって，大腿直筋に短縮がなくても，相対的に腹筋群や腰椎が柔らかすぎれば，骨盤は同様に大腿直筋の方向に引かれて前傾する[103]。このように，骨盤肢位の異常は，必ずしも組織の短縮や拘縮によるものとは限らない。骨盤を取り巻くさまざまな組織の相対的な柔軟性により決まるものと考えるべきである。

図40 骨盤周囲の相対的な柔軟性

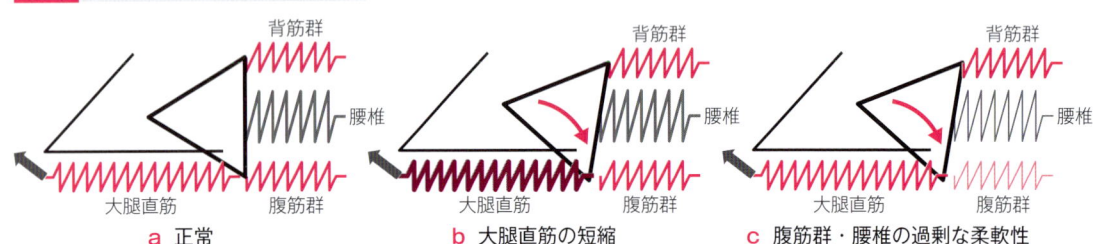

a 正常　　　　b 大腿直筋の短縮　　　　c 腹筋群・腰椎の過剰な柔軟性

大腿直筋の短縮により骨盤の前傾が生じるが，大腿直筋の短縮がなくても，腹筋群や腰椎に比べて相対的に大腿直筋の柔軟性が低下していれば，骨盤は前傾しやすくなる。

◎文献

1) Drake RL et al：グレイ解剖学，原著第2版（塩田浩平 ほか訳），エルゼビア・ジャパン，2011.
2) 金子丑之助：日本人体解剖学（上巻），改訂19版，南山堂，2000.
3) Tayton E：Femoral anteversion：A necessary angle or an evolutionary vestige?. J Bone Joint Surg Br, 89（10）：1283 -1288, 2007.
4) Akiyama M et al：Femoral anteversion is correlated with acetabular version and coverage in Asian women with anterior and global deficient subgroups of hip dysplasia：a CT study. Skeletal Radiol, 41（11）：1411-1418, 2012.
5) Dandachli W et al：The influence of pelvic tilt on acetabular orientation and cover：a three-dimensional computerized tomography analysis. Hip Int, 23（1）：87-92, 2013
6) 久保俊一 ほか編：変形性股関節症．―基本と UP TO DATE, 南江堂, 2010.
7) Ganz R et al：Femoroacetabular impingement. A cause for osteoarthritis of the hip. Clin Orthop, 465：46-52, 2007.
8) Nakahara I et al：Gender differences in 3D morphology and bony impingement of human hips. J Orthop Res, 29（3）：333-339, 2011.
9) Perumal V et al：Ligament of the head of femur：A comprehensive review of its anatomy, embryology, and potential function. Clin Anat, 29（2）：247-255, 2016.
10) Ito H et al：The proximal hip joint capsule and the zona orbicularis contribute to hip joint stability in distraction. J Orthop Res, 27（8）：989-995, 2009.
11) Safran MR：The acetabular labrum：Anatomic and functional characteristics and rationale for surgical intervention. J Am Acad Orthop Surg, 18（6）：338-345, 2010.
12) Klein Horsman MD et al：Morphological muscle and joint parameters for musculoskeletal modelling of the lower extremity. Clin Biomech 22（2）：239-247, 2007.
13) Ward SR et al：Are current measurements of lower extremity muscle architecture accurate? Clin Orthop Relat Res, 467（4）：1074-1082, 2009.
14) Santaguida PL et al：The psoas major muscle：a three-dimensional geometric study. J Biomech, 28（3）：339-345, 1995.
15) Takizawa M et al．Why adductor magnus muscle is large．the function based on muscle morphology in cadavers. Scand J Med Sci Sports, 24（1）：197-203, 2014.
16) Vieira EL et al：An anatomic study of the iliotibial tract. Arthroscopy, 23（3）：269-274, 2007.
17) Merican AM et al：Anatomy of the lateral retinaculum of the knee. J Bone Joint Surg Br, 90（4）：527-534, 2008.
18) Falvey EC et al：Iliotibial band syndrome：an examination of the evidence behind a number of treatment options. Scand J Med Sci Sports, 20（4）：580-587, 2010.
19) Walters J et al：Gluteus minimus：observations on its insertion. J Anat, 198（Pt2）：239-242, 2001.
20) Walters BL et al：New findings in hip capsular anatomy：dimensions of capsular thickness and pericapsular contributions. Arthroscopy, 30（10）：1235-1245, 2014.
21) Kawada T et al：Clinical study of hip joint referred pain. Pain Research, 21（3）：127-132, 2006.
22) Lesher JM et al：Hip joint pain referral patterns：a descriptive study. Pain Med, 9（1）：22-25, 2008.
23) Akiyama K et al：In vivo hip joint contact distribution and bony impingement in normal and dysplastic human hips. J Orthop Res, 31（10）：1611-1619, 2013.
24) Henak CR et al：Patient-specific analysis of cartilage and labrum mechanics in human hips with acetabular dysplasia.

Osteoarthritis Cartilage, 22(2)：210-217, 2014.

25) 内田宗志：股関節インピンジメント. Femoroacetabular impingement(FAI). 臨床整形外科, 46(10)：926-929, 2011.

26) Ng KC et al：Finite element analysis examining the effects of cam FAI on hip joint mechanical loading using subject-specific geometries during standing and maximum squat. HSS J, 8(3)：206-212, 2012.

27) Larkin B et al：What is the impingement-free range of motion of the asymptomatic hip in young adult males?. Clin Orthop Relat Res, 473(4)：1284-1288, 2015.

28) Chadayammuri V et al：Passive hip range of motion predicts femoral torsion and acetabular version. J Bone Joint Surg Am, 98(2)：127-134, 2016.

29) Cibulka MT et al：Symmetrical and asymmetrical hip rotation and its relationship to hip rotator muscle strength. Clin Biomech, 25(1)：56-62, 2010.

30) 建内宏重ほか：股関節可動域および大腿骨前捻角と骨盤3次元アライメントとの関連性. Hip Joint, 36：110-113, 2010.

31) Troelsen A et al：What is the role of clinical tests and ultrasound in acetabular labral tear diagnostics? Acta Orthop, 80(3)：314-318, 2009.

32) Dandachli W et al：The influence of pelvic tilt on acetabular orientation and cover：a three-dimensional computerized tomography analysis. Hip Int, 23(1)：87-92, 2013.

33) Ross JR et al：Effect of changes in pelvic tilt on range of motion to impingement and radiographic parameters of acetabular morphologic characteristics. Am J Sports Med, 42(10)：2402-2409, 2014.

34) 福井 勉：姿勢障害に対する運動療法. 運動療法学(市橋則明 編), 文光堂, 2008.

35) Reynolds D et al：Retroversion of the acetabulum. A cause of hip pain. J Bone Joint Surg Br, 81(2)：281-288, 1999.

36) Domb BG et al：Arthroscopic capsulotomy, capsular repair, and capsular plication of the hip：relation to atraumatic instability. Arthroscopy, 29(1)：162-173, 2013.

37) Myers CA et al：Role of the acetabular labrum and the iliofemoral ligament in hip stability：an in vitro biplane fluoroscopy study. Am J Sports Med, 39(suppl)：85S-91S, 2011.

38) van Arkel RJ et al：The capsular ligaments provide more hip rotational restraint than the acetabular labrum and the ligamentum teres：an experimental study. Bone Joint J, 97-B(4)：484-491, 2015.

39) Kivlan BR et al：Function of the ligamentum teres during multi-planar movement of the hip joint. Knee Surg Sports Traumatol Arthrosc, 21(7)：1664-1668, 2013.

40) Tan V et al：Contribution of acetabular labrum to articulating surface area and femoral head coverage in adult hip joints：an anatomic study in cadavera. Am J Orthop, 30(11)：809-812, 2001.

41) Henak CR et al：Role of the acetabular labrum in load support across the hip joint. J Biomech, 44(12)：2201-2206, 2011.

42) Konrath GA et al：The role of the acetabular labrum and the transverse acetabular ligament in load transmission in the hip. J Bone Joint Surg Am, 80(12)：1781-1788, 1998.

43) Greaves LL et al：Effect of acetabular labral tears, repair and resection on hip cartilage strain：A 7T MR study. J Biomech, 43(5)：858-863, 2010.

44) Song Y et al：Articular cartilage friction increases in hip joints after the removal of acetabular labrum. J Biomech, 45(3)：524-530, 2012.

45) Birnbaum K et al：Anatomical and biomechanical investigations of the iliotibial tract. Surg Radiol Anat, 26(6)：433-446, 2004.

46) Kanamiya T et al：Renawat Award paper. Effect of selective lateral ligament release on stability in knee arthroplasty. Clin Orthop Relat Res, (404)：24-31, 2002.

47) Kwak SD et al：Hamstrings and iliotibial band forces affect knee kinematics and contact pattern. J Orthop Res, 18(1)：101-108, 2000.

48) Merican AM et al：Iliotibial band tension affects patellofemoral and tibiofemoral kinematics. J Biomech, 42(10)：1539-1546, 2009.

49) Tateuchi H et al：The effect of angle and moment of the hip and knee joint on iliotibial band hardness. Gait Posture, 41(2)：522-528, 2015.

50) Tateuchi H et al：The effect of three-dimensional postural change on shear elastic modulus of the iliotibial band. J Electromyogr Kinesiol, 28：137-142, 2016.

51) Dostal WF et al：Actions of hip muscles. Phys Ther, 66(3)：351-361, 1986.

52) Blemker SS et al：Three-dimensional representation of complex muscle architectures and geometries. Ann Biomed Eng, 33(5)：661-673, 2005.

53) 池添冬芽 ほか：大殿筋・中殿筋の作用に関する筋電図学的分析. 京都大学医療技術短期大学部紀要 17：11-16, 1997.

54) Reiman MP et al：A literature review of studies evaluating gluteus maximus and gluteus medius activation during rehabilitation exercises. Physiother Theory Pract, 28(4)：257-268, 2012.

55) Lyons K et al：Timing and relative intensity of hip extensor and abductor muscle action during level and stair ambulation. An EMG study. Phys Ther, 63(10)：1597-1605, 1983.

56) Semciw AI et al：Gluteus medius：an intramuscular EMG investigation of anterior, middle and posterior segments during gait. J Electromyogr Kinesiol 23(4)：858-864, 2013.

57) Semciw AI et al：Gluteus minimus：an intramuscular EMG investigation of anterior and posterior segments during gait. Gait Posture, 39(2)：822-826, 2014.

58) McBeth JM et al：Hip muscle activity during 3 side-lying hip-strengthening exercises in distance runners. J Athl Train, 47(1)：15-23, 2012.

59) Selkowitz DM et al：Which exercises target the gluteal muscles while minimizing activation of the tensor fascia lata? Electromyographic assessment using fine-wire electrodes. J Orthop Sports Phys Ther, 43(2)：54-64, 2013.

60) Giphart JE et al：Recruitment and activity of the pectineus and piriformis muscles during hip rehabilitation exercises：An electromyography study. Am J Sports Med, 40(7)：1654-1663, 2012.

61) Hodges PW et al：Insight into the function of the obturator internus muscle in humans：Observations with development and validation of an electromyography recording technique. J Electromyogr Kinesiol, 24(4)：489-496, 2014.

62) Semciw AI et al：Quadratus femoris：An EMG investigation during walking and running. J Biomech, 48(12)：3433-3439, 2015.

63) Yamaguchi T et al：The effect of posterolateral reconstruction on range of motion and muscle strength in total hip arthroplasty. J Arthroplasty, 18(3)：347-351, 2003.

64) Kim YS et al : Modified posterior approach to total hip arthroplasty to enhance joint stability. Clin Orthop Relat Res, 466 (2) : 294-299, 2008.

65) Andersson E et al : The role of the psoas and iliacus muscles for stability and movement of the lumbar spine, pelvis and hip. Scand J Med Sci Sports, 5 (1) : 10-16, 1995.

66) Andersson EA et al : Intramuscular EMG from the hip flexor muscles during human locomotion. Acta Physiol Scand, 161 (3) : 361-370, 1997.

67) Gottschall JS et al : Muscle activity patterns of the tensor fascia latae and adductor longus for ramp and stair walking. J Electromyogr Kinesiol, 22 (1) : 67-73, 2012.

68) 池添冬芽 ほか : スクワット肢位における足圧中心位置の違いが筋活動に及ぼす影響. 理学療法学, 30 (1) : 8-13, 2003.

69) Nene A et al : Is rectus femoris really a part of quadriceps? Assessment of rectus femoris function during gait in able-bodied adults. Gait Posture, 20 (1) : 1-13, 2004.

70) 秋本喜英 ほか : ブリッジ動作の肢位及び膝屈曲角度が体幹と股関節周囲筋の筋活動に及ぼす影響. 理学療法京都, 32 : 77-81, 2003.

71) 小栢進也 ほか : 関節角度の違いによる股関節周囲筋の発揮筋力の変化 : 数学的モデルを用いた解析. 理学療法学, 38 (2) : 97-104, 2011.

72) Skyrme AD et al : Psoas major and its controversial rotational action. Clin Anat, 12 (4) : 264-265, 1999.

73) Bogduk N et al : Anatomy and biomechanics of psoas major. Clin Biomech, 7 (2) : 109-119, 1992.

74) Németh G et al : In vivo moment arm lengths for hip extensor muscles at different angles of hip flexion. J Biomech, 18 (2) : 129-140, 1985.

75) Arnold AS et al : Rotational moment arms of the medial hamstrings and adductors vary with femoral geometry and limb position : implications for the treatment of internally rotated gait. J Biomech, 34 (4) : 437-447, 2001.

76) Delp SL et al : Variation of rotation moment arms with hip flexion. J Biomech, 32 (5) : 493-501, 1999.

77) Vaarbakken K et al : Lengths of the external hip rotators in mobilized cadavers indicate the quadriceps coxa as a primary abductor and extensor of the flexed hip. Clin Biomech, 29 (7) : 794-802, 2014.

78) Delp SL et al : Effects of hip center location on the moment-generating capacity of the muscles. J Biomech, 26 (4-5) : 485-499, 1993.

79) Kumagai M et al : Functional evaluation of hip abductor muscles with use of magnetic resonance imaging. J Orthop Res, 15 (6) : 888-893, 1997.

80) Retchford TH et al : Can local muscles augment stability in the hip? A narrative literature review. J Musculoskelet Neuronal Interact, 13 (1) : 1-12, 2013.

81) Semciw AI et al : Quadratus femoris : An EMG investigation during walking and running. J Biomech, 48 (12) : 3433-3439, 2015.

82) Peck D et al : A comparison of spindle concentrations in large and small muscles acting in parallel combinations. J Morphol, 180 (3) : 243-252, 1984.

83) Bohannon RW et al : Relationship of pelvic and thigh motions during unilateral and bilateral hip flexion. Phys Ther, 65 (10) : 1501-1504, 1985.

84) Murray R et al : Pelvifemoral rhythm during unilateral hip flexion in standing. Clin Biomech, 17 (2) : 147-151, 2002.

85) Pries E et al : The effects of age and gender on the lumbopelvic rhythm in the sagittal plane in 309 subjects. J Biomech, 48 (12) : 3080-3087, 2015.

86) Beales DJ et al : Motor control patterns during an active straight leg raise in pain-free subjects. Spine, 34 (1) : E1-E8, 2009.

87) Hu H et al : Muscle activity during the active straight leg raise (ASLR), and the effects of a pelvic belt on the ASLR and on treadmill walking. J Biomech, 43 (3) : 532-539, 2010.

88) Hodges PW et al : Contraction of the abdominal muscles associated with movement of the lower limb. Phys Ther, 77 (2) : 132-144, 1997.

89) Sjödahl J et al : The postural response of the pelvic floor muscles during limb movements : a methodological electromyography study in parous women without lumbopelvic pain. Clin Biomech, 24 (2) : 183-189, 2009.

90) Muraki T et al : Effects of posterior capsule tightness on subacromial contact behavior during shoulder motions. J Shoulder Elbow Surg, 21 (9) : 1160-1167, 2012.

91) Crawford MJ et al : The 2007 Frank Stinchfield Award. The biomechanics of the hip labrum and the stability of the hip. Clin Orthop Relat Res, 465 : 16-22, 2007.

92) Shu B et al : Hip instability : anatomic and clinical considerations of traumatic and atraumatic instability. Clin Sports Med, 30 (2) : 349-367, 2011.

93) 坂本武郎 ほか : 股関節臼蓋唇のMR arthrography. Hip Joint, 26 : 284-286, 2000.

94) 建内宏重 ほか : T字杖への荷重量の変化が片脚立位時の安定性と下肢筋活動に与える影響. 理学療法学, 29 (6) : 225-229, 2002.

95) Loureiro A et al : Muscle weakness in hip osteoarthritis : a systematic review. Arthritis Care Res, 65 (3) : 340-352, 2013.

96) Lankhorst NE et al : Factors associated with patellofemoral pain syndrome : a systematic review. Br J Sports Med, 47 (4) : 193-206, 2013.

97) Rathleff MS et al : Is hip strength a risk factor for patellofemoral pain? A systematic review and meta-analysis. Br J Sports Med, 48 (14) : 1088, 2014.

98) Lack S et al : Proximal muscle rehabilitation is effective for patellofemoral pain : a systematic review with meta-analysis. Br J Sports Med, 49 (21) : 1365-1376, 2015.

99) Lewis CL et al : Effect of position and alteration in synergist muscle force contribution on hip forces when performing hip strengthening exercises. Clin Biomech, 24 (1) : 35-42, 2009.

100) Schmidt A et al : Unilateral hip osteoarthritis : Its effects on preoperative lower limb muscle activation and intramuscular coordination patterns. Gait Posture, 45 : 187-192, 2016.

101) Tateuchi H et al : Balance of hip and trunk muscle activity is associated with increased anterior pelvic tilt during prone hip extension. J Electromyogr Kinesiol, 22 (3) : 391-397, 2012.

102) Tateuchi H et al : Pelvic instability and trunk and hip muscle recruitment patterns in patients with total hip arthroplasty. J Electromyogr Kinesiol, 23 (1) : 151-158, 2013.

103) Sahrmann SA : Movement impairment syndromes of the hip. Diagnosis and treatment of movement impairment syndromes. p.121-191, Mosby, St Louis, 2002.

第7章

膝関節の運動学

1 膝関節の骨構造

膝関節は大腿骨，膝蓋骨，脛骨の3つの骨で構成されている。腓骨は大腿骨とは関節を作らないため膝関節を構成する骨には入れないが，脛骨と脛腓関節を構成している。

1 大腿骨（図1，2）

大腿骨は人体において最も長い骨であり，遠位部は，内側顆と外側顆で構成される。遠位端の前面には膝蓋面があり膝蓋骨の後面と関節を作っている。大腿骨遠位端の後面では，内側顆および外側顆の間は深く凹んでおり，これを顆間窩という。両顆の上方はそれぞれ，内側上顆，外側上顆という。内側上顆の近位で大内転筋後部線維（下部線維）の付着する部位を内転筋結節という。

図1 大腿骨の前面・後面

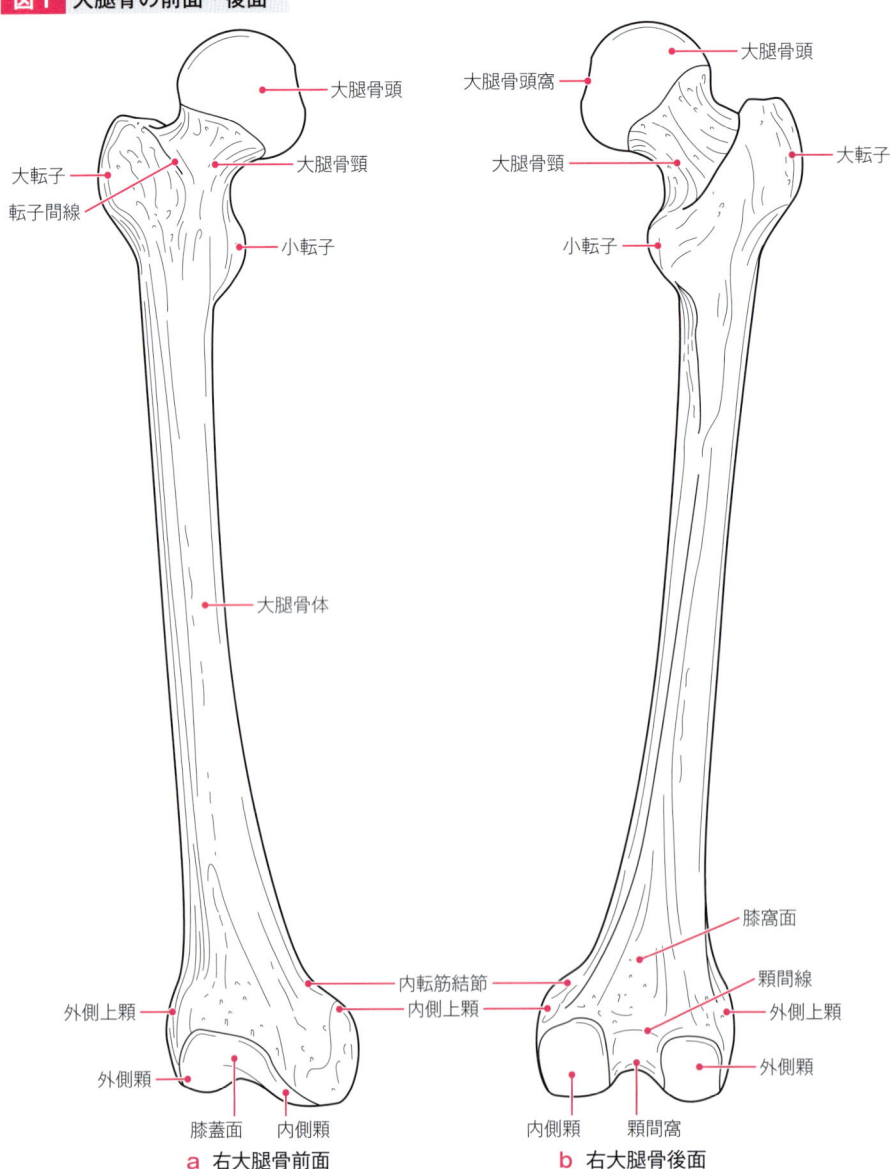

大腿骨頭
大腿骨頭窩
大転子
転子間線
大腿骨頸
小転子
大腿骨体
内転筋結節
外側上顆
内側上顆
外側顆
膝蓋面
内側顆

膝窩面
顆間線
外側上顆
外側顆
内側顆
顆間窩

a 右大腿骨前面　　**b** 右大腿骨後面

2 膝蓋骨（図3）

膝蓋骨は，大腿四頭筋の腱中に発生した人体最大の種子骨であり大腿骨の遠位端前方に位置する。膝蓋骨の上方を膝蓋骨底，下方を膝蓋骨尖，内側を内側縁，外側を外側縁という。膝蓋骨底には大腿直筋と中間広筋が付着し，内側縁には内側広筋，外側縁には外側広筋が付着する。膝蓋骨の後面の関節面は，内側関節面と外側関節面に分けられ，大腿骨の膝蓋面と関節を形成する。外側関節面のほうが内側関節面よりも広い関節面をもつ。膝蓋骨の最も重要な機能は，大腿四頭筋のモーメントアームを増加させることにある。膝蓋骨が存在しない場合には，大腿四頭筋のモーメントアームは減少し，膝関節伸展筋力は低下する。

3 脛骨（図4，5）

脛骨は下腿の内側に位置し，近位骨端，脛骨体，遠位骨端に分けられる。近位骨端の内側を内側顆，外側を外側顆という。両顆の上面は，軟骨に覆われた関節面で上関節面といい，大腿骨の内側顆・外側顆と関節を成す（図6）。上関節面の周囲に関節包が付着する。内側関節面と外側関節面の間には隆起が突出しており，これを顆間隆起とよぶ。顆間隆起の前方には前顆間区，後方には後顆間区がある。ともに靱帯の付着部である。脛骨近位骨端の前方には脛骨粗面があり，膝蓋腱が付着する。

4 腓骨（図4，5）

腓骨は下腿の外側に位置し，近位骨端，腓骨体，遠位骨端に分けられる。近位骨端の上端を腓骨頭といい，脛骨の腓骨関節面と関節を作る腓骨頭関節面をもつ。腓骨と脛骨で作る関節を脛腓関節とよび，近位を上（近位）脛腓関節，遠位を下（遠位）脛腓関節という。

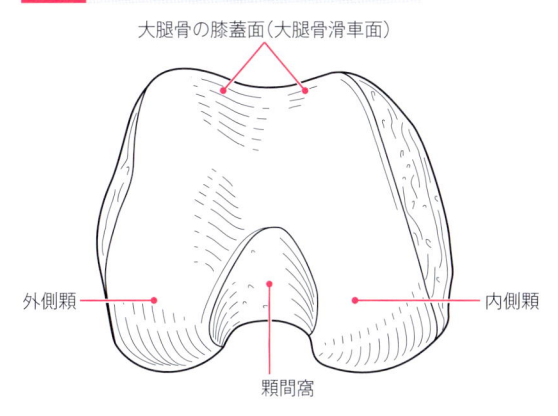

図2 大腿骨の遠位関節面（右大腿骨）

大腿骨の膝蓋面（大腿骨滑車面）
外側顆
内側顆
顆間窩

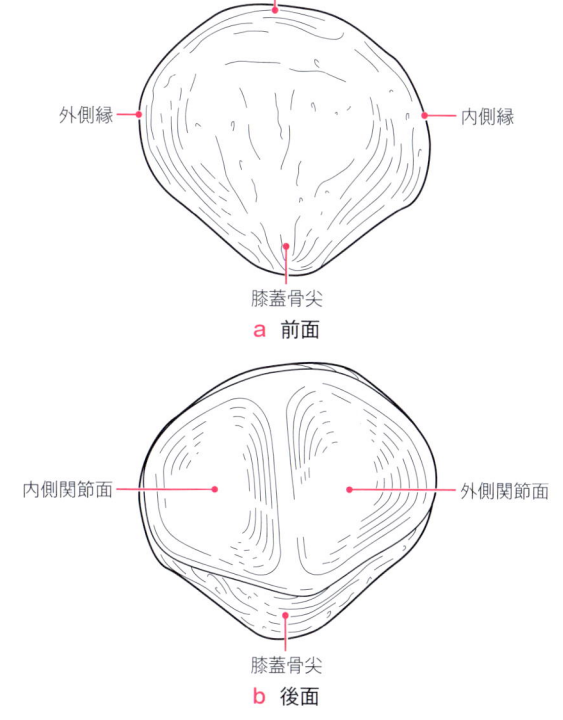

図3 膝蓋骨（右）

膝蓋骨底
外側縁
内側縁
膝蓋骨尖
a 前面

内側関節面
外側関節面
膝蓋骨尖
b 後面

7章 膝関節の運動学

図4 脛骨と腓骨（右前面）

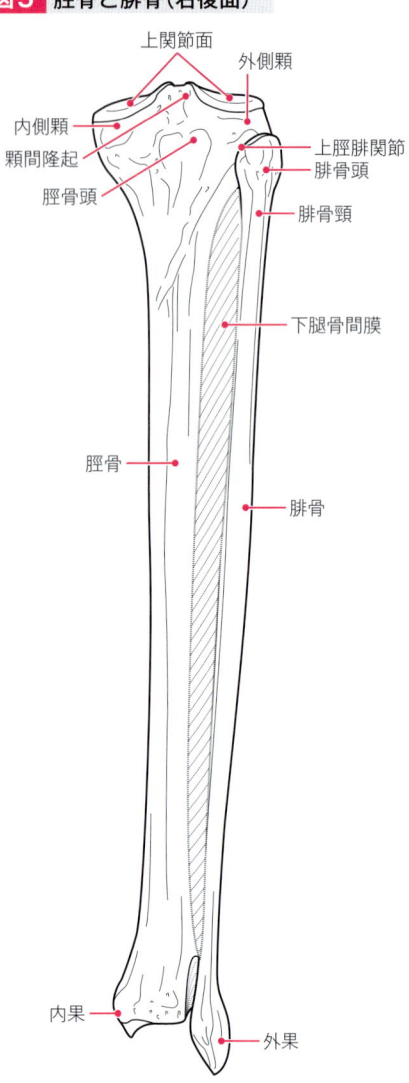

腓骨　　　　　　　　上関節面　　　　　　　脛骨

外側顆　　内側顆
上脛腓関節
腓骨頭
腓骨頸　　　　脛骨粗面

近位骨端　　　　　　　　　　　　　　　近位骨端

下腿骨間膜

脛骨

腓骨

腓骨体　　　　　　　　　　　　　　　脛骨体

遠位骨端　　下脛腓関節　　　内果　　　遠位骨端
外果
足関節窩

図5 脛骨と腓骨（右後面）

上関節面　　　外側顆
内側顆
顆間隆起　　　　上脛腓関節
脛骨頭　　　　　腓骨頭
腓骨頸

下腿骨間膜

脛骨

腓骨

内果　　　外果

図6 脛骨上関節面（右）

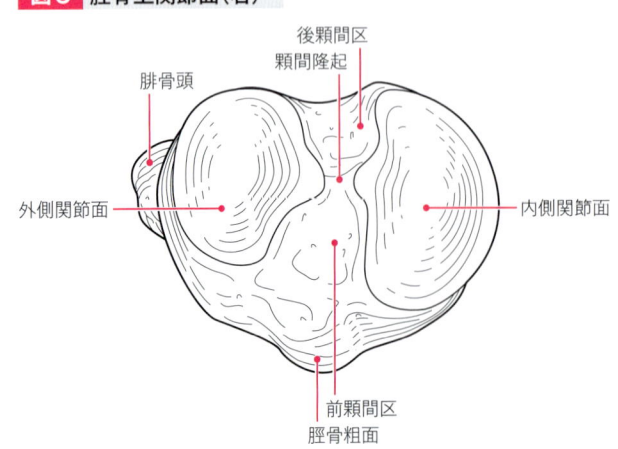

後顆間区
顆間隆起
腓骨頭

外側関節面　　　　　　　　　　内側関節面

前顆間区
脛骨粗面

2 膝関節の関節構造

膝関節は，脛骨と大腿骨で構成される脛骨大腿関節と膝蓋骨と大腿骨で構成される膝蓋大腿関節に分けられる。膝関節の骨性適合は乏しく，関節包・靱帯，半月，筋によって安定性が高められている。

1 脛骨大腿関節（図7）

脛骨大腿関節は，大きな凸面の大腿骨顆とほぼ平坦な脛骨顆で構成される。この関節は，蝶番関節とされることもあるが，顆状関節やらせん関節に分類されることのほうが多い。屈伸と回旋の2軸をもっているため，膝関節の運動は屈曲伸展運動と内旋外旋運動である。膝関節の屈曲可動域は約140°である。内外旋可動域（内外旋角度を合わせた可動域）は，膝関節70°屈曲位で約35°，90°屈曲位で約40°，110°屈曲位で約45°と報告されている[1]。2：1で外旋の可動域のほうが大きい。膝関節を屈曲したほうが内外旋可動域は大きくなり，膝を完全伸展すると関節包や靱帯の緊張，関節内での骨適合性増加により回旋可動域はほとんどなくなる。

▶ 脛骨大腿関節の関節内運動

関節内の動きは凹凸の法則によって決まるという間違った考え方が広く浸透していた頃は，大腿骨関節面が凸，脛骨関節面が凹であるため，膝屈曲時は凹の法則に従い脛骨は後方に移動する（大腿骨は凸の法則により前方に移動する）と信じられていた。しかし，MRIなどの画像技術の進歩により3次元的に脛骨大腿関節の動きをとらえた信頼性のある研究報告が数多く発表され[2-4]，膝関節屈曲時に凹の法則に従い脛骨が大腿骨に対して後方に移動する（大腿骨が脛骨関節面を前方に移動する）ことの間違いが明確になった。以下に脛骨大腿関節の関節内の動きを調べた研究報告を紹介する。

図7 脛骨大腿関節（右外側面）

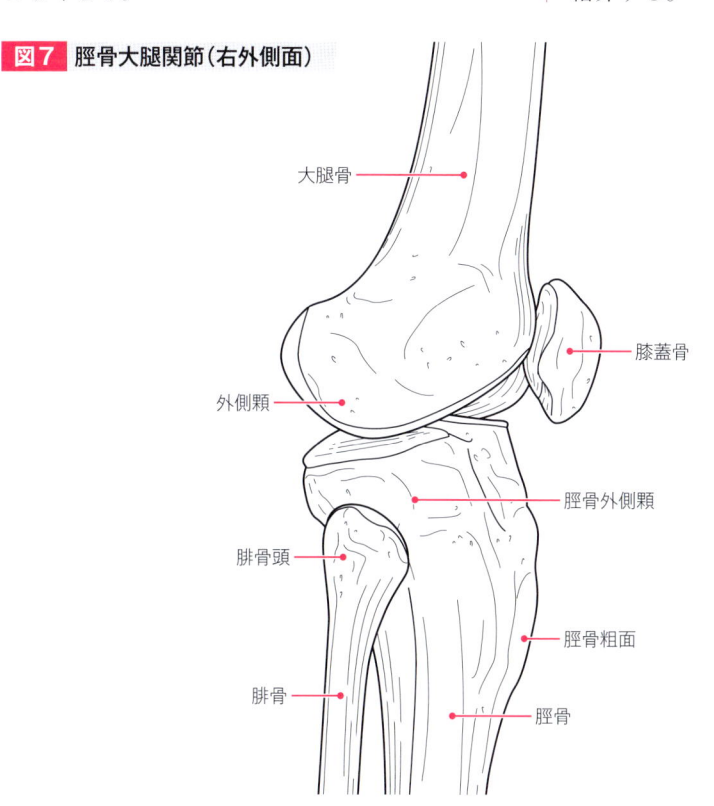

- 大腿骨
- 膝蓋骨
- 外側顆
- 脛骨外側顆
- 腓骨頭
- 脛骨粗面
- 腓骨
- 脛骨

DeFrateら[2]は，健常男女5名を対象に膝0°，30°，60°，90°屈曲角度での荷重位での脛骨大腿関節の接触部位（軟骨モデルと骨モデル）の動きを調べた（図8）。荷重位において90°までの屈曲では脛骨内側面における接触面は0～30°屈曲時に少し大腿骨が後方に移動し，その後は中央部にとどまるのに対して，外側脛骨面では屈曲に伴い大腿骨の接触面は屈曲角度の増加とともに後方に移動していることがわかる。後方への移動量を比較すると外側のほうが大きい。すなわち大腿骨は外旋しながら後方に移動（脛骨は内旋しながら前方に移動）していることが示されている。

Johalら[3]は，MRIを使用し，健常男性10名に対し，荷重位での膝完全伸展から最終屈曲域までのフルスクワット動作時の脛骨大腿関節内運動を計測した（図9）。脛骨内側面では120°の屈曲までは大腿骨内側顆の接触部位はわずかに後方に移動しているのみであるが，140°まで屈曲すると9mm後方に大きく移動した。大腿骨外側顆は最大伸展から120°までの屈曲で脛骨外側面を22mm後方に移動し，その後完全屈曲位までにさらに10mm後方に移動し，外側顆はほとんど脛骨関節面から逸脱した。120°までの屈曲で大腿骨は20°外旋（膝関節内旋）し，120°以降の回旋はみられない。同様に非荷重位において，0～120°までの膝関節を屈曲したときの関節内の動きを

図8 0～90°まで膝屈曲したときの脛骨上の大腿骨の動き（荷重位）

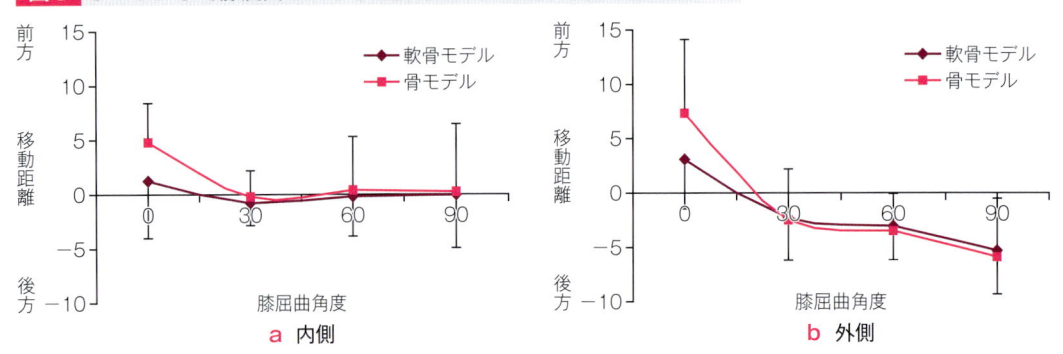

a 内側　　b 外側

軟骨モデル，骨モデルともに，大腿骨は後方に移動しており，膝屈曲するに従い脛骨が前方に移動していることがわかる。

（文献2より引用）

図9 荷重位における脛骨関節面上の大腿骨関節面の動き

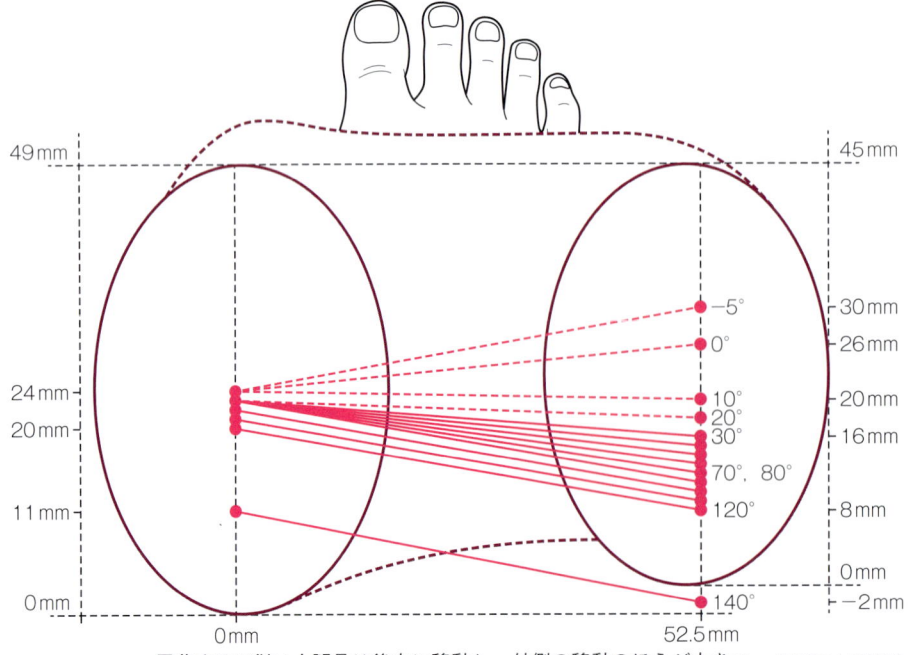

屈曲するに従い大腿骨は後方に移動し，外側の移動のほうが大きい。（文献3より引用）

図10に示した。荷重位と同様に大腿骨外側顆の
ほうが大きく後方に移動し0〜120°で14°外旋し
ていることが示されている。

Nakagawaら[4]は、日本人の生活様式である深
い膝屈曲角度時の膝関節内運動を調べた。対象は
健常男性20名であり、Open MRIを使用してい

る。90°膝屈曲位（内外旋中間位），自動運動での
最大屈曲位（133±9°），他動運動での最大屈曲位
（正座：162±4°）で評価した。その結果を図11
に示した。90°〜自動最大屈曲位では，大腿骨外
側顆は13±6mm，内側顆は2±2mm後方移動し、
脛骨は15±9°内旋した。自動最大屈曲〜他動最

図10 非荷重位における脛骨関節面上の大腿骨関節面の動き

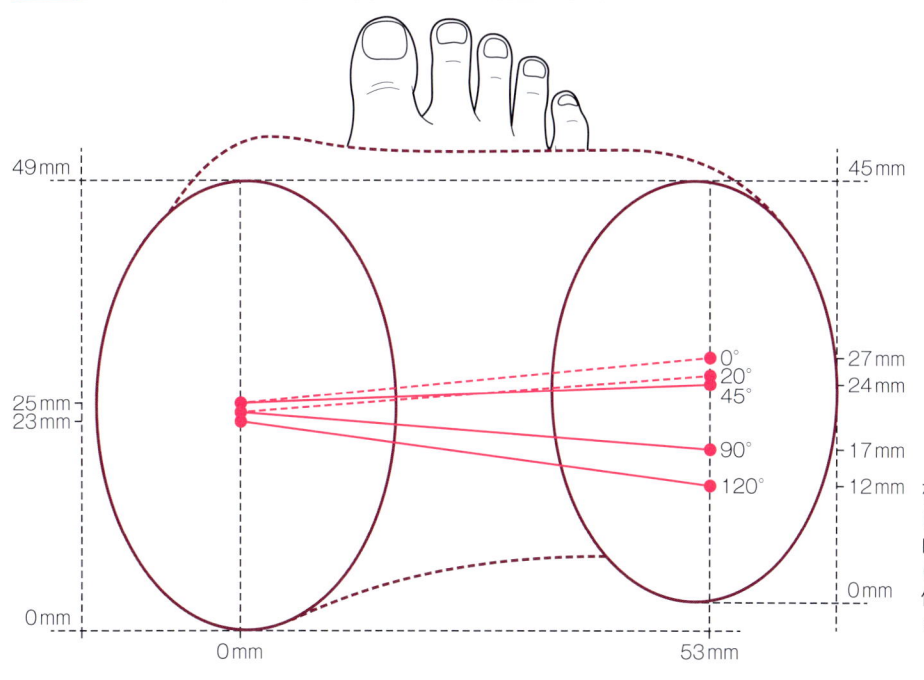

荷重位と比べ移動量
は少し少ないが，屈
曲するに従い大腿骨
は後方に移動し，外
側の移動のほうが大
きい。

（文献3より引用）

図11 90°膝屈曲位から正座までの脛骨関節面上の大腿骨関節面の動き

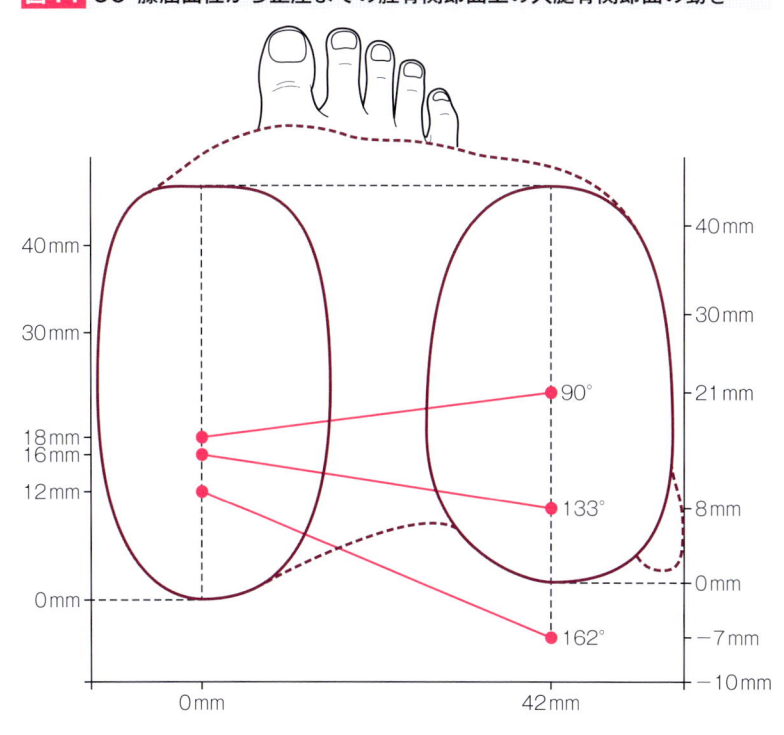

（文献4より引用）

大屈曲（正座）では，大腿骨外側顆はさらに15±4mm，内側顆はさらに4.5±2mm後方移動し，脛骨はさらに13±6°内旋したとしている。自動最大屈曲と他動最大屈曲時の大腿骨の動きを模式的に示すと**図12**のようになる。屈曲により大腿骨は後方に（脛骨は前方に）移動し，後方移動は外側のほうが大きい。

　これら多くの報告に示されているように，膝関節屈曲に伴い大腿骨は後方に移動する（脛骨は前方に移動する）ことは証明されている。また大腿骨の外側面のほうが屈曲の初期から脛骨関節面上を後方に移動し，後方移動距離も大きいこと，内側関節面においては，初期はあまり移動しないが屈曲角度が大きくなると後方に移動することも明らかになっている。内側と外側を比較すると遥かに外側の動きのほうが大きく，膝関節の屈曲に伴い膝関節内旋（大腿骨は外旋）していることがわかる。

　膝関節のこのような動きは，関節面の凹と凸により決まるのではない。膝屈曲時に脛骨を前方に移動させる最も大きな要因は後十字靱帯（PCL）と前十字靱帯（ACL）の緊張である。屈曲時ACLは大腿骨が後方へ移動しすぎないように制御し，逆にPCLは必要以上に大腿骨が前方に移動しないように制御している。**図13**に示すように90°屈曲位ではPCLの緊張により脛骨は大腿骨よりも前方に位置するのが正常であり，脛骨が後方に位置するのは，PCL損傷の場合のみである。

■ screw home movement（rotation）

　前述したように，膝関節が伸展するときには下腿は外旋し，屈曲するときには，内旋する。特に最終伸展域（0〜30°）で膝関節が伸展するに従って脛骨が外旋（大腿骨が内旋）することをscrew home movement（rotation）という。膝最終伸展で外旋することで，完全伸展へのロック機構が働く。これが起こる機序としては，大きく2つある。1つは大腿骨内側顆と外側顆と脛骨の関節面の形状である。内側よりも外側のほうが大きな動きが可能で，これにより外旋が起こる。2つめは膝前十字靱帯の緊張が挙げられる。前十字靱帯は下腿が内旋すると伸張されるため膝伸展するに従って緊張が緩む方向の外旋に誘導される。大腿四頭筋（膝蓋腱）によって外側へ牽引するベクトルがscrew home movementに関係するとしているものもあるが[5]，生理的な外反により膝蓋腱は外側方向に付着しているため，ベクトルは内側方向（内旋）に働く（**図14**）。つまり，O脚でない限りは，大腿四頭筋による膝蓋腱を引っ張る力は内旋方向に働くため，screw home movementに大腿四頭筋の影響はないと考えられる。つまり運動学的には，大腿四頭筋力が弱いために最終域での外旋が起こりにくいということはない。

図12 最大屈曲時の大腿骨・脛骨の動き

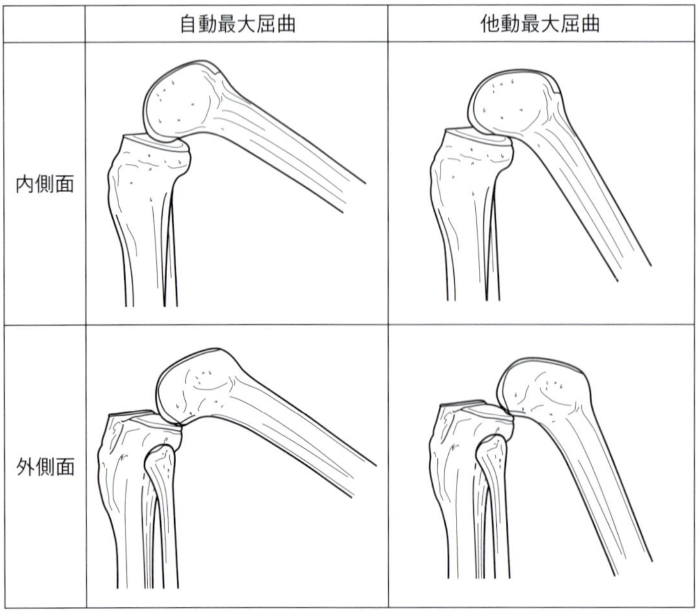

	自動最大屈曲	他動最大屈曲
内側面		
外側面		

自動最大屈曲時には，すでに大腿骨は脛骨関節面の後方に移動するが，さらに正座まで他動屈曲すると外側のほうが大きく後方に移動する。

図13 後十字靭帯による脛骨の前方への移動（大腿骨の後方移動）

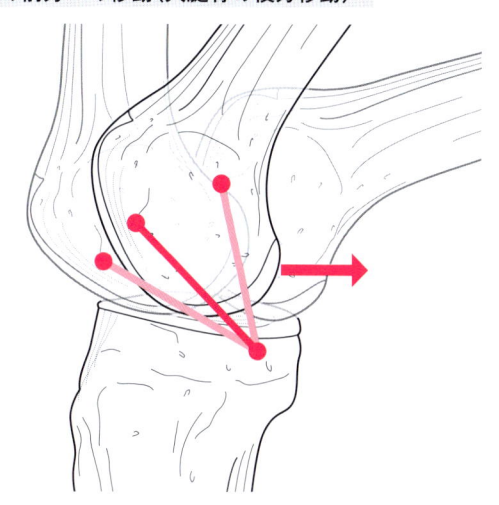

図14 screw home movementの機序

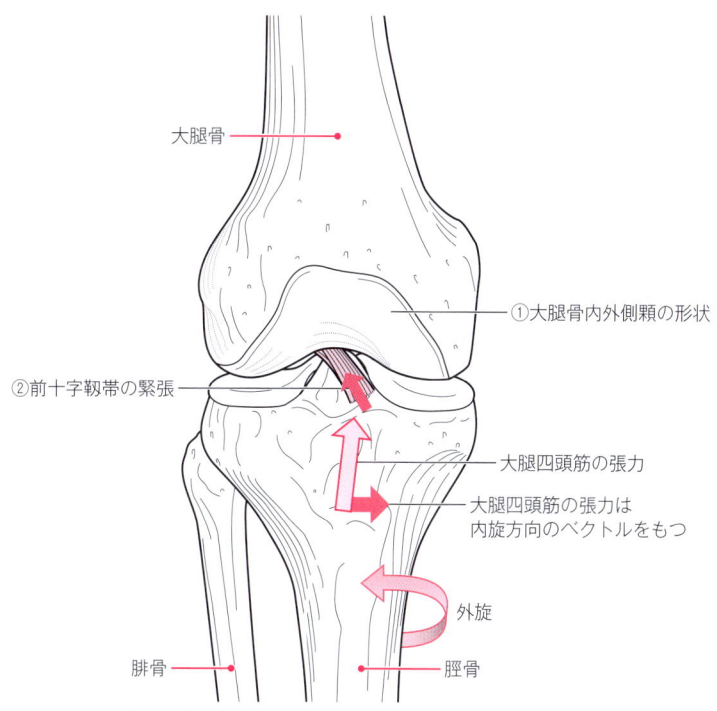

大腿骨内外側顆の形状と前十字靭帯の緊張が，下腿の
外旋に関係し大腿四頭筋の張力は逆に内旋に働く。

Clinical point of view

変形性膝関節症の脛骨大腿関節の関節内運動

　正常な膝関節では屈曲に伴い，脛骨に対し大腿骨は外旋し，同時に大腿骨は後方に移動する。関節周囲の軟部組織の伸張性が低下し，骨棘の発生など関節面が変形してしまう変形性膝関節症（膝OA）患者においては，この回旋運動が減少することが明らかとなっている。回旋運動の減少は膝OA発症後，比較的早期の患者においても確認されており，関節変形が重度であるほど，回旋運動量は低下する[6]。

　また，大腿骨の外旋だけでなく大腿骨の後方移動も膝OA患者では減少することが報告されている[7,8]。Fiacchiら[9]は，人工膝関節単顆置換術前の内側型膝OA患者では膝屈曲に伴い大腿骨内側顆の前方移動が生じていたことを報告した。さらに，Matsuiら[10]は内側型膝OA患者では健常者と比較して背臥位膝伸展位における脛骨の大腿骨に対する外旋位角度は大きく，この外旋角度は内反変形が重度となるほど増加したと報告している。

生理的外反がなぜ膝屈曲位で消失するのか？

　立位時のような膝関節伸展位では，人の膝関節は軽度外反位にあり，これを生理学的外反という。一方，椅座位のときのような膝関節90°屈曲位では生理学的外反は消失し中間位となる。この現象は，大腿骨の関節面の形状による。膝関節伸展位では，**図15a**のように外顆の関節面が内顆の関節面よりも短いため，これに脛骨関節面が対応すると外反位となる。一方，膝関節90°屈曲位では（**図15b**），大腿骨の関節面の高さが同じになるため，生理的外反は消失し，中間位となる。

図15 大腿骨遠位部の骨形状

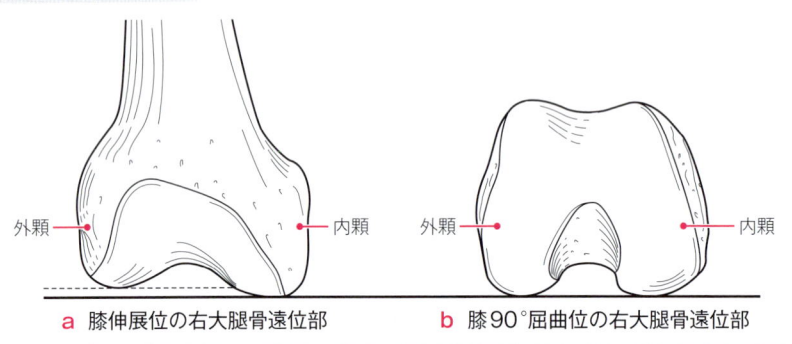

外顆　内顆　　　　　外顆　内顆

a　膝伸展位の右大腿骨遠位部　　　　b　膝90°屈曲位の右大腿骨遠位部

2　膝蓋大腿関節

　膝蓋大腿関節は，膝蓋骨関節面と大腿骨顆間溝（大腿骨滑車面）との間で関節を形成する（**図16**）。膝関節完全伸展位では，膝蓋大腿関節は緩みの位置となり，膝蓋骨と大腿骨の関節面の圧迫が緩むため，他動的に前後左右に膝蓋骨は大きく移動（遊び運動）可能となる。上下の移動よりも内外側の移動が大きい。また，内側よりも外側への移動が大きい。このような並進運動は，内外側の膝蓋支帯によって制限される。膝関節屈曲位では，膝蓋骨は大腿骨顆間溝にはまり込み，他動的な上下内外側の遊び運動は消失する。

　膝蓋骨と大腿骨の関節面は，膝関節を屈曲していくに従い膝蓋骨の上方に移動していく（**図17**）。**図18**に示したように，大腿骨の関節面は，20°屈曲位では膝蓋骨の下方と接触し，45°屈曲位では中央，90°屈曲位では上方と接触する。さらに135°屈曲位では，内外側の関節面と接触する。接触する面積は，20°屈曲位で最も小さい。膝蓋大腿関節に，同じだけの圧迫力が加わった場合には，狭い関節面で圧迫力を受ける膝伸展位の方が膝蓋大腿関節にかかるストレス（単位断面積あたりの圧迫力）が大きい。

図16 膝蓋大腿関節

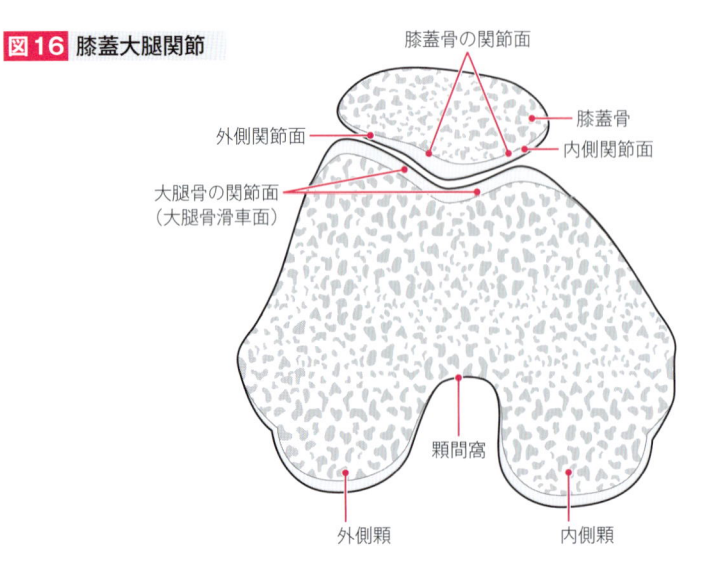

膝蓋骨の関節面

外側関節面　　　　　膝蓋骨
　　　　　　　　　内側関節面

大腿骨の関節面
（大腿骨滑車面）

顆間窩

外側顆　　　内側顆

上前腸骨棘と膝蓋骨中央を結んだ線と膝蓋骨中央と脛骨粗面を結んだ線の成す角度はQアングル（**図19**）とよばれている。Qアングルの増加に伴って膝蓋骨を牽引する力（FR）が増加し，膝蓋骨が外側方向へ変位する[11, 12]。通常，Qアングルの増加に伴う膝蓋骨の外側変位は，膝の屈伸運動時の膝蓋骨関節面と膝蓋周囲組織に異常なストレスをかけ，炎症をもたらすと考えられる[13]。また，足関節外反角度が増加すると，膝関節中心が内側へ移動（knee-in）し[14]大腿骨の内転角度と膝外反角度が増加することによって，Qアングルの増加が起こる。このように足部アライメントの変化が，膝のアライメントの変化を引き起こし，Qアングルが変化することで膝蓋大腿関節にかかるストレスが変化する。

Powers[15]は，上記のような足部アライメントの変化と膝蓋大腿関節の力学的ストレスの関連性から，足部アライメントの変化が膝蓋大腿関節症を誘発する一因になると推測している。

図17 膝屈曲角度と膝蓋大腿関節の接触面の関係

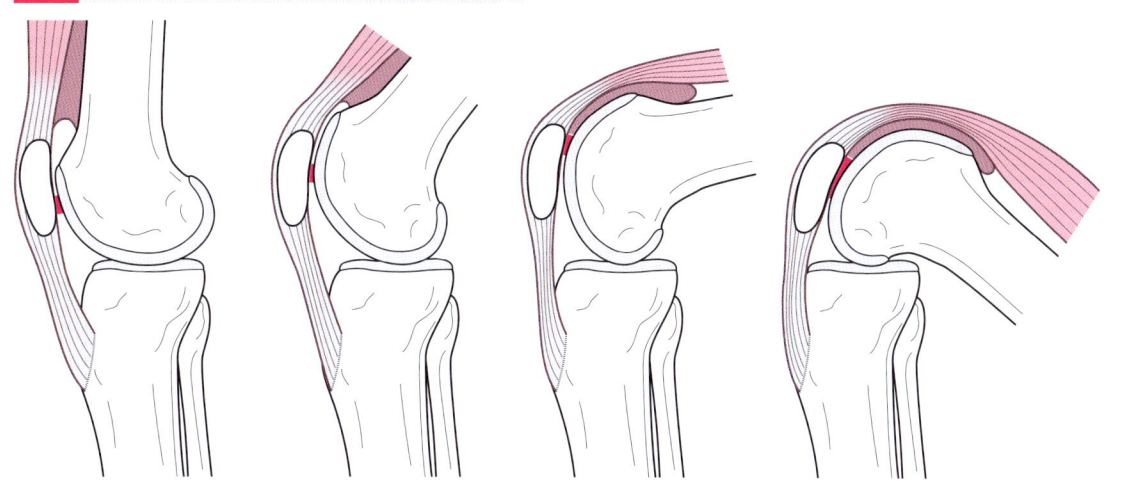

図18 膝蓋骨関節面の大腿骨との接触面

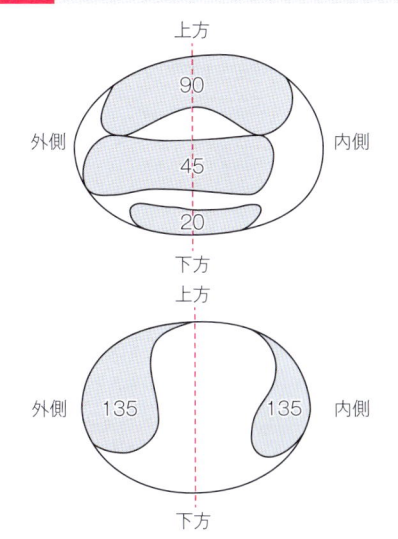

数字は膝屈曲角度である。
屈曲角度の増加により膝蓋骨関節面の接触面は移動する。

図19 Qアングル

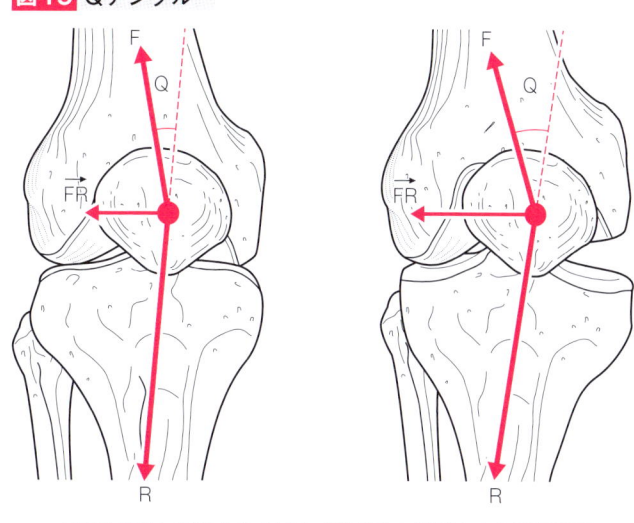

上前腸骨棘と膝蓋中央を結んだ線（F）と膝蓋中央と脛骨粗面上縁中央を結んだ線（R）の成す角（Q）をQアングルとよぶ。
FR：膝蓋骨を外側に変位させる力。Qアングルが大きいほど大きくなる。

3 関節包

　膝関節の関節包は人体最大の関節包である。関節包は線維膜と滑膜に大別され，多くの関節ではこの2層は結合しているが，膝関節では一部が結合しているのみで，それ以外の部分では分離したままで関節を覆っている。線維膜は大腿骨，脛骨側それぞれの関節面の辺縁部に付着する（図20点線部）。膝関節後面では顆間窩をまたいで大腿骨顆部と脛骨顆部の後面につき，内外側に伸びる。内側では内側側副靱帯の線維と混じって内側半月にも付着する[16]。外側では線維膜は外側側副靱帯や外側半月には付着しない。前面では膝蓋骨の辺縁と膝蓋靱帯，大腿四頭筋の腱にも付着する。滑膜は線維膜内面を裏打ちするように存在し，滑膜腔を形成する。滑膜腔内には滑液を有し，関節後面では滑膜は線維膜と同様に大腿顆と脛骨顆の関節縁に付着するが，顆間部では大腿顆，脛骨顆の縁に沿って顆間窩に入り込み，前・後十字靱帯の前方を回る（図21）。このため，前・後十字靱帯は関節包内ではあるが関節腔外（滑液包外）に位置する。前方では膝蓋下脂肪体によって膝蓋靱帯と隔てられている。膝関節の滑膜には滑膜ヒダとよばれるヒダが存在するが，膝蓋下脂肪体の関節側に位置する滑膜には膝蓋下滑膜ヒダとなって大腿骨顆間窩の縁に付着する。滑膜は膝蓋骨上縁と大腿骨顆部上縁に付着するが大腿骨骨幹遠位端と大腿四頭筋および腱の間で近位に向かって大きな広がりを形成する[16]。この部分は膝蓋上包（上嚢）とよばれ膝蓋骨や膝関節の可動性に影響する（図22）。

図20 膝関節の関節包の構造

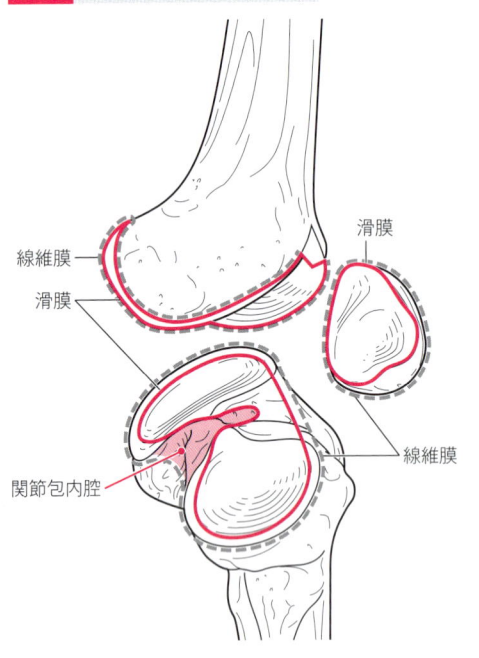

線維膜／滑膜／滑膜／関節包内腔／線維膜

図21 滑膜の構造

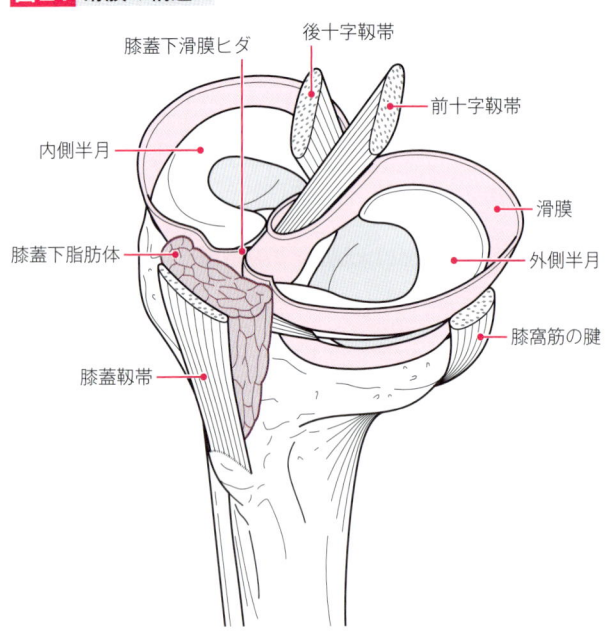

膝蓋下滑膜ヒダ／後十字靱帯／前十字靱帯／内側半月／膝蓋下脂肪体／膝蓋靱帯／滑膜／外側半月／膝窩筋の腱

Supplement

滑膜ヒダ
　滑膜ヒダは石灰化や線維化が起こることがある。また，運動中に顆部に挟みこまれるタナ障害などの原因となることがある。

図22 膝蓋上包の機能

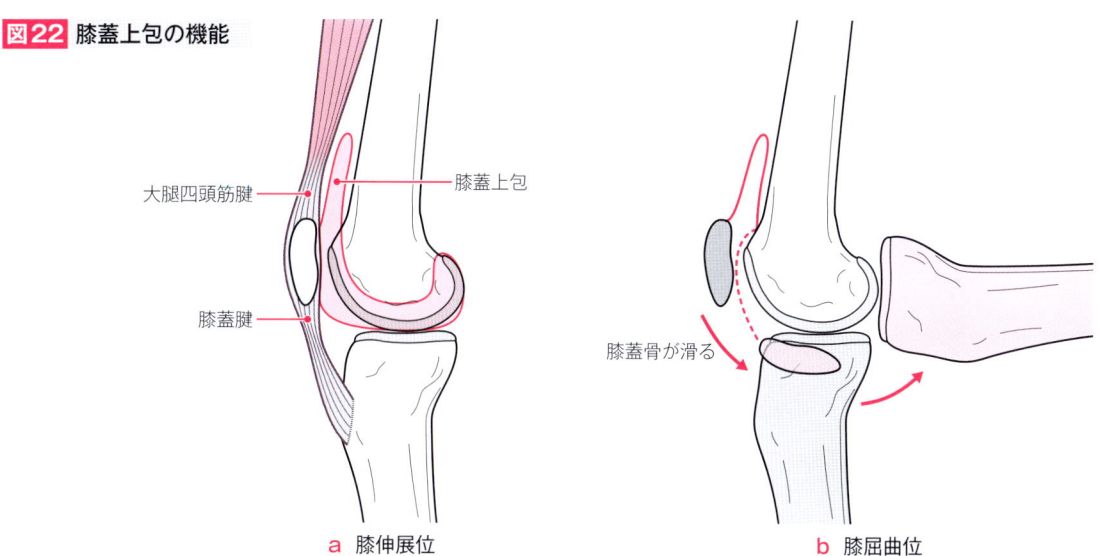

大腿四頭筋腱
膝蓋上包
膝蓋腱

膝蓋骨が滑る

a 膝伸展位
膝関節の滑液包の一部は大腿骨と大腿四頭筋の間を近位へと広がる。この部分を膝蓋上包とよぶ。

b 膝屈曲位
膝関節屈曲に伴い，膝蓋骨は遠位へと滑るが，このとき，膝蓋上包のヒダが広がる。

4 半月

◆形状

　脛骨上関節面の内外側に存在する線維軟骨である。脛骨大腿関節は大きな凸面の大腿骨顆とほぼ平坦な脛骨関節面をもつため，骨性適合は低い。脛骨上関節面に接する半月の表面は平坦であるが，大腿側は外側が厚く内側に向かうに従って薄くなる凹面の楔状の形状をしていることで接触面積を増やす重要な働きをしている。

　半月は前角と後角で脛骨中央部に付着しており，その他の部分は脛骨に付着しない。脛骨への付着部をルートとよび，半月は前後のルートをつなぐ輪（フープ）のような構造をしている（**図23**）。外側はO型，内側はC型をしており，外側はルート間の距離が短いため大きく前後に動くことが可能であるが，内側はルート間の距離が長いため動きが制限される。また，半月は楔状の形状をしていることから，大腿骨から半月に伝わる荷重は半月を外方に押し出すような分力を生じる。しかし，半月は前後のルート部分で脛骨にしっかり付着していることから，外方に逸脱することなく，張力が半月のコラーゲン線維を介して脛骨の中央部に伝わる。このようにフープが機能している正常な半月では，脛骨大腿関節面への負担は軽減する（**図24**）が，常に半月には圧迫と緊張がかかることになる。

図23 半月の構造

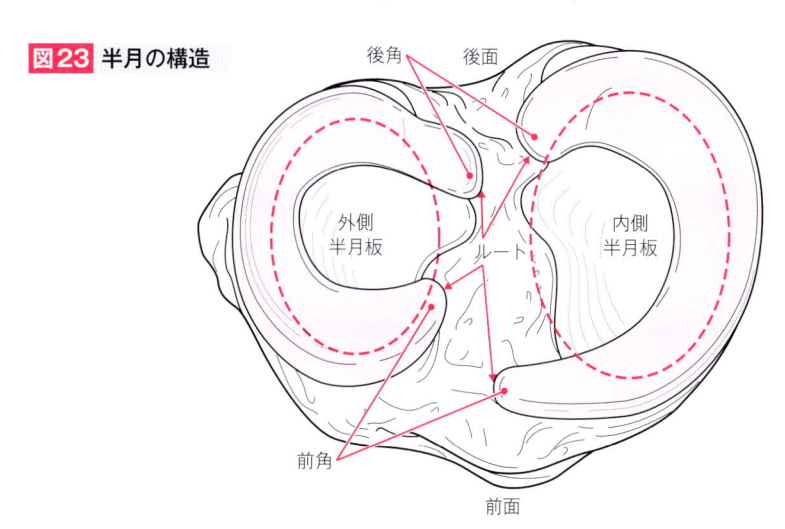

後角　　後面

外側半月板　　　内側半月板

ルート

前角

前面

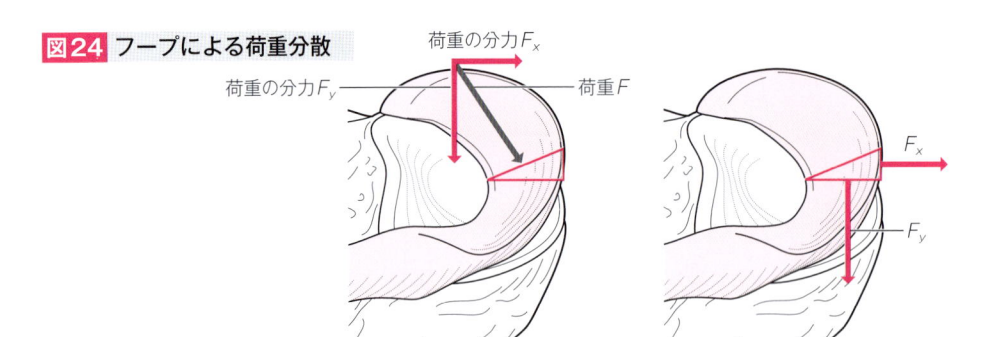

図24 フープによる荷重分散

荷重の分力F_x

荷重の分力F_y — 荷重F

F_x

F_y

Clinical point of view

半月損傷

　内側半月は前角と後角の骨への付着部位が離れており，冠状靱帯によって関節包と連続し，内側側副靱帯に強く付着しているのに対し，外側半月は関節包との連続性は疎で，外側側副靱帯とは結合しない。この形状のため，内側半月の可動性は外側と比較して小さく，外側と比べて損傷が多い[17]。関節包に付着している周辺部1/3～1/4と前角，後角は血管が進入しており血管により栄養されるが，それ以外の部分は血管進入がなく滑液により栄養される。半月の血行がある領域での損傷では再生による治癒も可能であり半月縫合の良い適応となる。一方，無血領域の半月断裂は，部分切除の適応となることが多い。

◆ 膝関節屈曲に伴う半月の可動性

　半月は膝関節の屈曲，伸展に伴い前後に移動する。膝屈曲に伴う半月の中心の移動距離は外側で8.2 ± 3.2mmに対して，内側で3.3 ± 1.5mmと，外側で大きい。また，前角の移動距離は外側10.2 ± 2.3mmに対して内側6.5 ± 2.3mm，後角は外側6.2 ± 1.8mmに対して内側3.1 ± 1.6mmである[18]。この半月の運動には半月に付着するいくつかの筋が影響している。半膜様筋の分枝は冠状靱帯を介して内側半月の後角に付着し[19,20]，膝関節屈曲時に後角を後ろに引くことで半月が大腿骨と脛骨の間に挟みこまれることを防ぐ働きをしているといわれている[21,22]。さらに，膝窩筋は外側半月に少なくとも1カ所の付着をもつといわれ[23]，半膜様筋とともに膝屈曲時の半月の誘導に関係するとされている[22]。

Supplement

半膜様筋と半月の付着

　半膜様筋は内側半月に付着しているというのはよく知られた事実であるが，43.2％の膝では半膜様筋は外側半月にも付着することが報告され，外側半月にも同様の働きをする可能性が示されている[22]。

Clinical point of view

半月の変性

　遺体を用いた研究では，膝窩筋腱と外側半月をつなぐ半月膝窩線維束の数と，半月と関節面の軟骨の変性とに負の相関がみられ，線維束の数が少ないほど変性が大きかったとの報告もある[23]。

Supplement

深い屈曲時の半月の動き

　膝屈曲に伴い脛骨関節面を大腿骨は後方に移動する。このとき，内側半月も屈曲に伴い後方に移動するが，140°で後角は大腿関節軟骨の後方端に達し，さらに160°にかけて大腿側では関節包と滑膜の隙間にはまり込む。したがって，この位置では大腿骨は半月に乗り上げ，大腿骨と脛骨は直接接触しない。このため，140°を超える屈曲角度では内側半月が屈曲を制限する因子となり，160°以上では完全に屈曲を制限する。一方，外側では半月は深屈曲に伴い脛骨関節面の後方端を超えて後方に移動する。このため，大腿骨は脛骨関節面と直接接することになる[24]。

5 靭帯

◆ 内側側副靭帯（medial collateral ligament：MCL）

　膝関節内側の構造を**図25**に示した。MCLは，大腿骨内側上顆から幅広く関節内側面の広範囲を被覆する靭帯である。浅層の線維（superficial medial collateral ligament：SMCL）と深層の線維（deep medial collateral ligament：DMCL）からなり，SMCLは明確な靭帯であるが，深層は内側関節包靭帯と称されることもあり，浅層と深層の間には明確な連続性はない[25]。SMCLは膝関節内側の最大の組織であり，前後幅は約1.5cm，全長は9.5cmである。大腿部は内側上顆の3.2mm近位，4.8mm後方に位置する[21]。脛骨側の付着は近位部と遠位部の2つに分かれ，遠位部は関節裂隙から約6cmの脛骨骨幹部，近位部はより関節裂隙に近い主に骨ではなく軟部組織に付着するが，その大半が半膜様筋腱の前方枝である[21]。DMCLはSMCLの下層に位置し，関節包の縦方向の肥厚として認められる[26]。DMCLは遠位大腿骨の関節面近くから起始し，内側半月に付着しさらに脛骨近位端に付着する。

図25 膝関節内側の構造

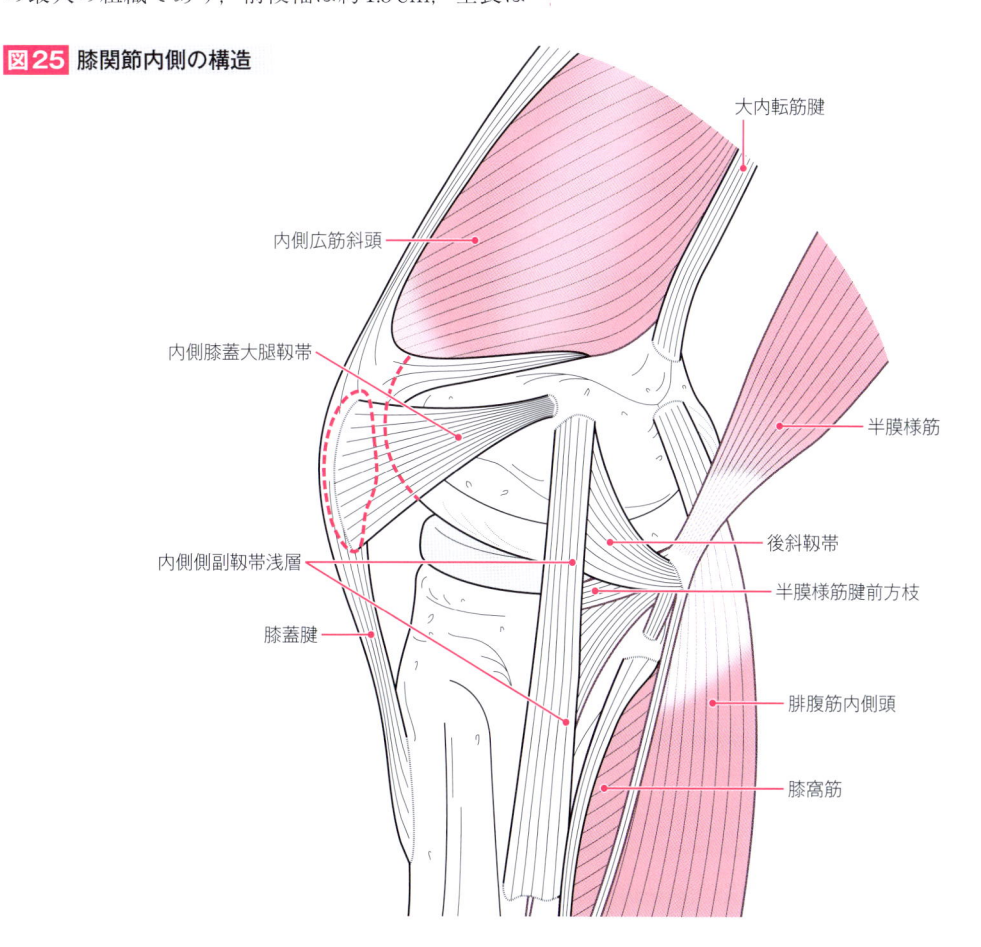

大内転筋腱

内側広筋斜頭

内側膝蓋大腿靭帯

内側側副靭帯浅層

膝蓋腱

半膜様筋

後斜靭帯

半膜様筋腱前方枝

腓腹筋内側頭

膝窩筋

Supplement

後斜靭帯（posterior oblique ligament：POL）

　POLは，近位は内側側副靭帯浅層線維の起始のすぐ下方より起始し，斜め後方に走行して半月，脛骨近位，半膜様筋，斜膝窩靭帯，後内側関節包に付着する[21]。膝関節内側の重要な安定化機構の一つであり，主に内旋の制動に関与するといわれる。内側側副靭帯浅層との複合損傷が起こることが知られている[27]。

◆ 内側膝蓋大腿靭帯（medial patellofemoral ligament：MPFL）

MPFLは，大腿骨内側から起始し，膝蓋骨内側に付着する長さ約56mmの靭帯である。起始付着の両端で扇状に広がった砂時計型の形状といえる。明確な起始付着の部位は文献により差があるが，大腿骨内側上顆，内転筋結節，腓腹筋結節の間より起始し，膝蓋骨の内側やや上方に付く[28]（**図26**）。膝関節内側において膝蓋骨を安定化させる重要な靭帯組織であり，内側の安定力の53〜60％を担うとされ，膝関節伸展位から屈曲20°までの膝蓋骨の安定化に最も影響する[29]。

◆ 外側側副靭帯（lateral collateral ligament：LCL）

LCLは大腿骨遠位外側に起始し，腓骨頭に付着する。大腿側の起始部は外側上顆の1.4mm近位，3.1mm後方であり，これは膝窩筋腱の付着部位の18.5mm後近位側に位置する。LCLの遠位は腓骨頭に付着し，全長は約7cmの紐状の靭帯である。LCLは，その構造からすべての膝屈曲角度で内反力を制動する働きをもつが，外旋，そしてわずかではあるが内旋も制動する[30, 31]。遺体を用いた実験により，膝関節の靭帯にかかる張力を調べた研究によると，外旋負荷に対してLCLに張力が発生し，特に浅い屈曲角度で大きい張力がかかるが，膝関節90°屈曲位ではほとんど外旋制動の役割はもたないことがわかっている（**図27**）[30]。深い屈曲角度での外旋は膝窩筋腱や膝窩腓骨靭帯の役割が大きくなる。

図26 内側膝蓋大腿靭帯（MPFL）の付着と走行

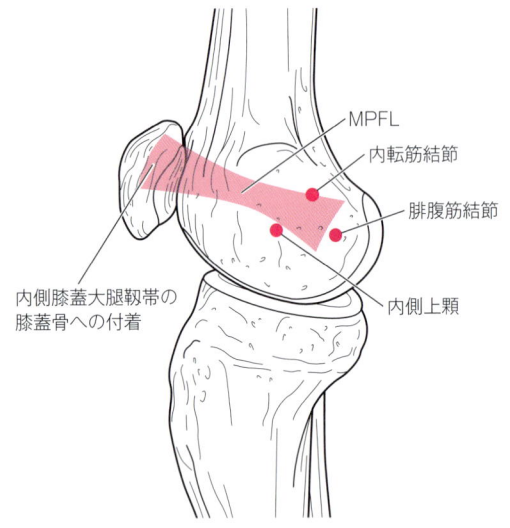

大腿側は内側上顆，内転筋結節，腓腹筋結節の間に付着，膝蓋骨側は内側やや上方に付着する。

図27 膝関節への外的負荷が外側側副靭帯（LCL）に与える影響

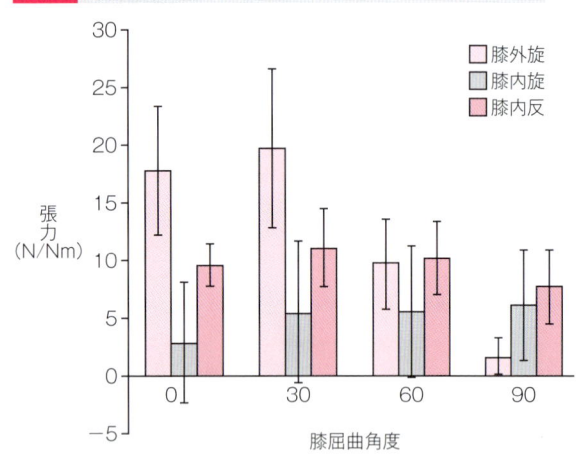

外旋負荷に対してLCLは軽度屈曲位で制動しているが，90°屈曲位では，ほとんど制動力はない。内反制動力はすべての角度で発揮している。わずかに内旋制動作用もあり，深い屈曲角度のほうが大きい。

（文献29より改変引用）

膝窩腓骨靭帯（popliteofibular ligament：PFL） Supplement

PFLは膝窩筋腱を腓骨頭に固定する働きを有し，膝関節の後外側安定化機構の一つとされる。前部と後部に区別することができる。PFLは膝窩筋の走行に対して83°の角度をなして交わる[32]。起始は腓骨筋腱接合部，付着は腓骨頭中部で，前部の腓骨への接合部は幅2.6mm，後部は5.8mmあり，薄いが強い組織である。

◆ 腸脛靭帯（iliotibial band：ITB）（図28）

ITBは骨盤と脛骨をつなぐ幅の広い線維束組織で，大腿外側に位置する。主な付着は脛骨のGerdy結節であり，ITBの浅層と深層からなるリボン状の組織がGerdy結節とその周辺に付く[32]が，それ以外にも，筋間中隔を通って大腿骨の骨幹部に付着する部位，大腿骨外顆のLCLとほぼ同部位への付着，膝蓋骨への付着をもつ[32,33]。大腿骨幹部や大腿骨外顆への付着は腸脛靭帯が膝や股関節の全可動域を通じて張力を発生させ，膝や股関節の動きを調節するために重要な働きをもつと考えられる[33]。また，ITBの靭帯構造は前十字靭帯との機能的な関連性が注目されている。この部分は大腿骨外顆の後方に位置し膝関節の伸展に伴い張力を発生するため，脛骨の前方変位を抑制するように働くといわれる[33,34]。

図28 腸脛靭帯

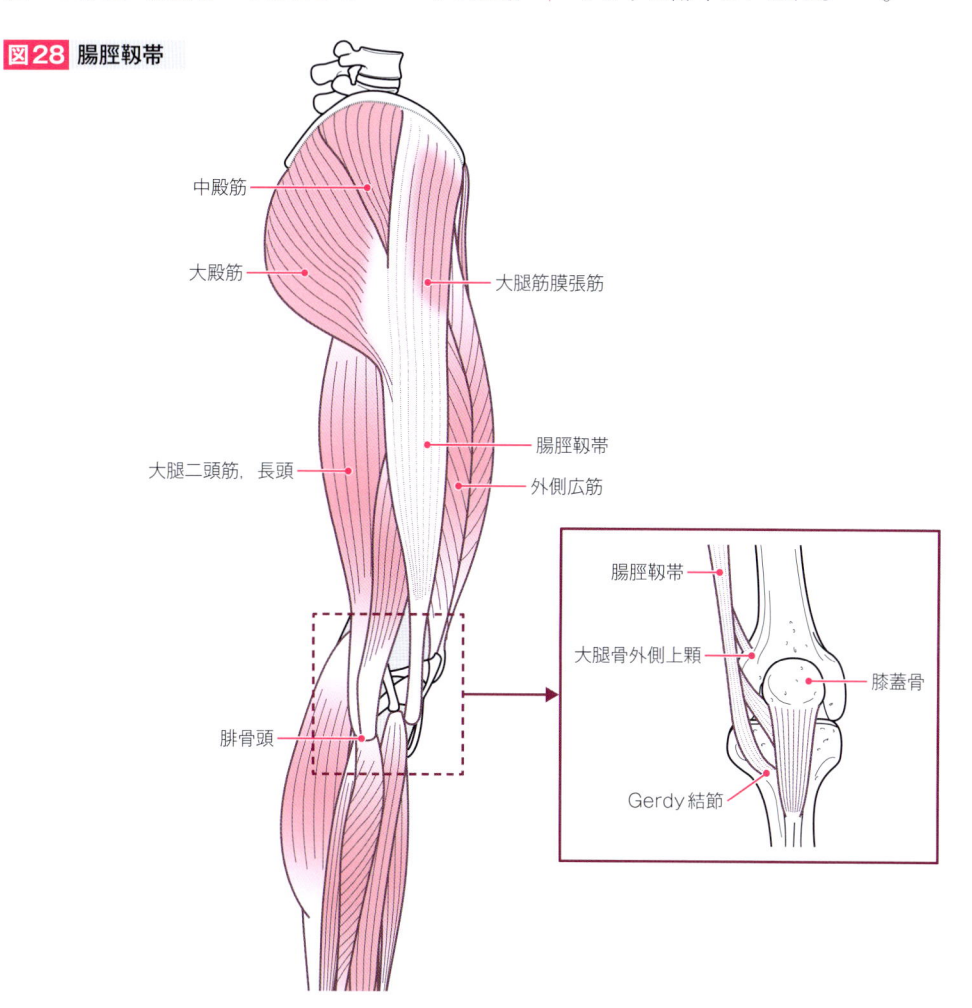

中殿筋
大殿筋
大腿筋膜張筋
大腿二頭筋，長頭
腸脛靭帯
外側広筋
腓骨頭

腸脛靭帯
大腿骨外側上顆
膝蓋骨
Gerdy結節

Clinical point of view

前十字靭帯と腸脛靭帯の関連

前十字靭帯と腸脛靭帯の関連について，Terryら[34]は，膝関節の前内側，外側の不安定性を有する患者82名のうち，98％がACL損傷を有し，そのうち93％が腸脛靭帯のいずれかの部位に損傷があったことを報告しており，これが前十字靭帯と腸脛靭帯の機能的な関連性を裏付けるものであるとしている。

◆ 前十字靱帯（anterior cruciate ligament：ACL）（図29）

ACLは，脛骨プラトー上の前顆間区と大腿骨顆間窩後外側に大腿骨外顆後方関節面に接するように付着する。脛骨側の付着は前後約12.6 mm，幅3.3 mmのC字状の形状をしており，大腿側は三日月状である[35]。前十字靱帯は組織学的には明らかな線維束に区分することができないとの見解[36]もあるが，少なくとも機能的には線維束に区分することができ，膝の屈曲角度の変化に伴い線維束により張力が変化するといわれている[37]。線維束の走行は膝関節伸展位では平行に近く，屈曲位では3次元的にねじれが生じる[38]。前十字靱帯の線維束は2つに大別されることが多く，Palmarらが最初に提唱した前内側線維束（anteromedial）と後外側線維束（posterolateral）という分け方が用いられることが多い[37]。この区分は脛骨側の付着部位を基準に名前が付けられており，前内側線維束は脛骨付着部の前内側から大腿骨付着部の近位部に走行し，一方の後外側線維束は脛骨付着の後外側部分と大腿付着部の遠位側に付着する（図30）。膝関節伸展位近くでは前内側線維がわずかに弛緩し，後外側線維が緊張する。一方で膝関節が屈曲に近づくにつれて，大腿部の付着部は水平に近くなり，前内側線維が緊張し，後外側線維は弛緩する。このため，脛骨の前方ストレスにより

かかる負荷は膝伸展位付近では前内側線維と後外側線維で差はないが，膝関節が屈曲するほど前内側線維にかかる負荷が大きくなる（図31）[39]。

前十字靱帯は膝の安定に重要な役割を果たし，下腿の前方変位と内旋を抑制する。

◆ 後十字靱帯（posterior cruciate ligament：PCL）（図29）

PCLは非常に強い靱帯であり，最大739〜1,627Nの力に耐えうることが可能で，同年代の組織を比較した場合，ACLよりも強いといわれる[40]。大腿側は顆間部の頂上部から内側顆側にかけて，前後方向に約20 mmの幅で付着する。脛骨側の付着は大腿側と比較するとコンパクトであり，脛骨プラトーを上方から見ると，後十字靱帯はプラトーの後方縁に両半月の間に位置する。後面から見ると，脛骨プラトーから脛骨後面にかけて付着することがわかる（図32）。後十字靱帯も機能的に2つの線維束（前外側線維束と後内側線維束）に分けることができるが，この区分は解剖学的には明らかでない[40]。前外側線維束は顆間部の頂上部に付着し，後内側線維束は顆間部の内側顆寄りの部分に付着する線維を指す。脛骨側では2つの線維束がねじれることはなく，前外側線維が前方に，後内側線維が後方に付く。

図29 前十字靱帯と後十字靱帯

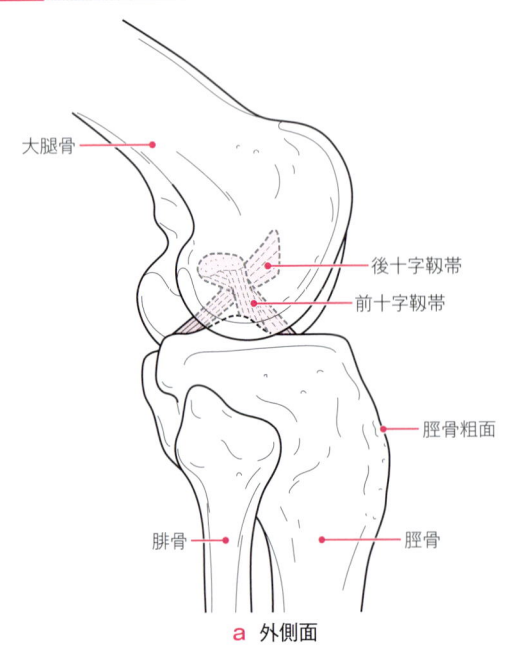

a 外側面

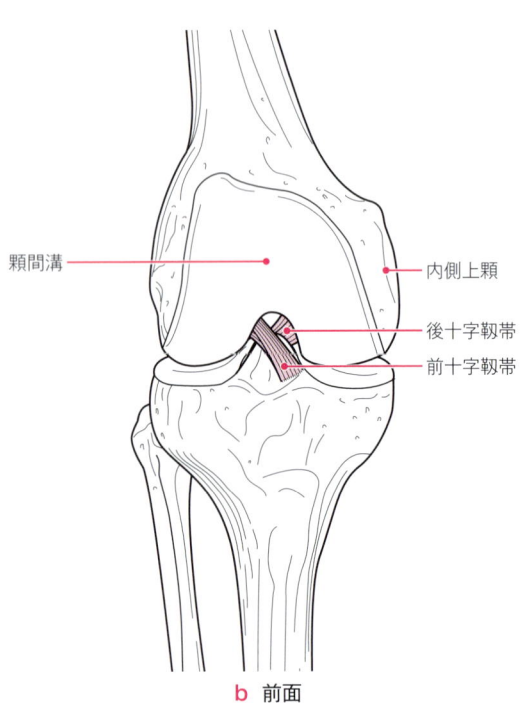

b 前面

図30 前十字靱帯を構成する線維束の走行

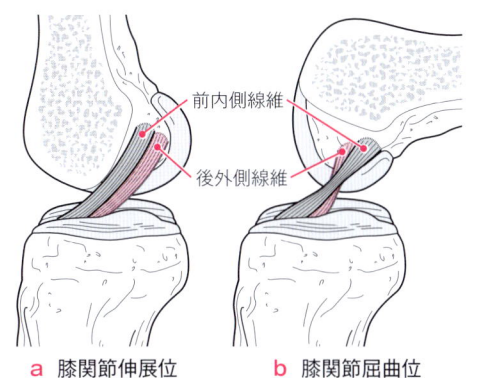

a 膝関節伸展位 b 膝関節屈曲位

前十字靱帯を構成する線維束は膝関節伸展位では大腿骨と脛骨の間をほぼ平行に走行する。しかし，膝関節屈曲位ではこれらの線維束にねじれが生じる。前内側線維束は脛骨の前内側と大腿骨の近位に付着，後外側線維束は脛骨後外側と大腿骨遠位部に付着する。

図31 脛骨に134Nの前方せん断力をかけたときのACL全体，前内側線維束，後外側線維束にかかる張力

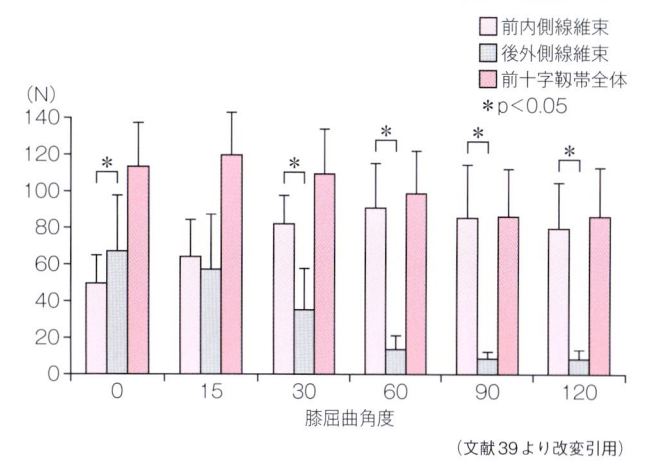

（文献39より改変引用）

図32 脛骨面における半月板と前十字靱帯，後十字靱帯の付着

a 近位からみる b 後面からみる

Supplement

前外側靱帯（anterolateral ligament：ALL）

　膝関節のALLが近年注目されている[41]。Vincentら[42]によりTKA患者の膝で30例連続して靱帯様の構造が確認された。解剖学的には，大腿骨外側上顆のすぐ近位後方と，脛骨の前外側，Gerdy 結節と腓骨頭との間に付着する。ALLは，機能的にはITBとともに脛骨の内旋と脛骨外側の前方変位を二次的に制限するのではないかといわれているが，ACL損傷後のALL損傷の程度と膝の不安定性を比較した研究では，両者に関連性は見られず[33]，ALL単独での膝の安定性への寄与の程度は依然明らかではない[41]。

---

6 筋

　膝関節周囲筋の起始・停止部位と各筋の走向を**図33～40**に示した。

◆ 膝関節伸筋群

①大腿直筋（図34）

　大腿四頭筋の中央表層に位置する筋であり，膝蓋骨上縁では3～5cmの腱を形成する。大腿直筋の起始は2つの腱に大別することができ，下前腸骨棘付近から起始する直接枝（直頭）と，そのやや遠位後方の寛骨臼上縁から起始する間接枝（反回頭）に分けられる。これらの腱は共通腱を形成し，遠位では前部の腱は大腿直筋前面の筋膜と混ざり合う。共通腱の後部は大腿直筋腹のなかで深部腱を形成する。遠位では大腿直筋腱の一部は膝蓋骨

図33 膝関節周囲筋の起始・停止部位

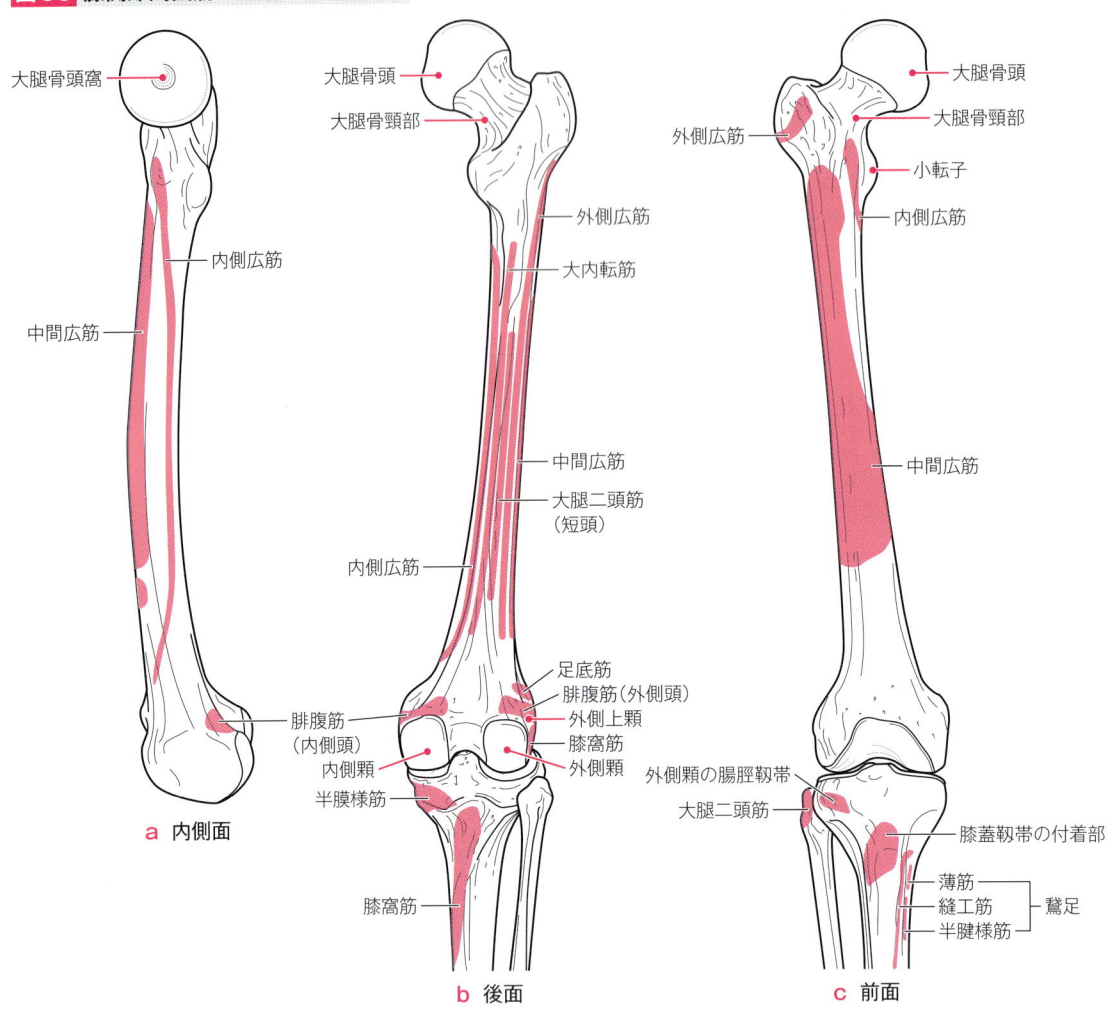

a 内側面

b 後面

c 前面

上縁に付着するが，そのほとんどは膝蓋骨の前面を覆うように走行し，膝蓋骨の遠位で膝蓋腱と合わさる。大腿直筋は大腿四頭筋のなかで唯一の二関節筋であり，股関節の屈曲・外転・外旋作用と膝関節の伸展作用をもつ。支配神経は大腿神経（L2-L4）である。

②内側広筋（図34）

　大腿四頭筋の3つの広筋群は大腿より起始する。内側広筋はその走行により大腿直筋の線維と平行に近い角度で走行する内側広筋長頭と大腿直筋に対して斜め方向に走行する内側広筋斜頭に分けることができる。長頭は膝蓋骨に対して15〜18°の角度に走行するのに対して，斜頭は50〜55°の角度を成す。内側広筋の筋断面積に占める斜頭の割合は30％にすぎないが，膝蓋骨を斜め方向に引く力は重要な役割をもつ[5]。内側広筋は転子間線

の遠位1/2，大腿骨粗線の内側唇から近位内側顆上線，大内転筋腱と腱膜から起始し，中間広筋腱膜，大腿直筋腱遠位，膝蓋骨底と内側縁に停止する。支配神経は大腿神経（L2-L4）である。

③中間広筋（図34）

　大腿四頭筋のなかで最も深層に位置する。起始は大腿骨粗線の外側唇の遠位と大腿骨骨幹の近位2/3の前外側であり，膝蓋骨底の後面に停止する。支配神経は大腿神経（L2-L4）である。

④外側広筋（図34）

　起始は転子間線の上部，大転子の前下部，殿筋粗面の外側部，大腿骨粗線の外側唇の近位1/2，停止は膝蓋骨底と膝蓋骨外側縁である。支配神経は大腿神経（L2-L4）である。

⑤大腿筋膜張筋（図35）

殿部の浅層にある筋のなかで，最も前方に位置する筋である。上前腸骨棘の後方で腸骨陵の外面から起始し，腸脛靱帯の近位に停止する。腸脛靱帯は大腿の外側を下行して脛骨の上部に付着する。股関節の外転，屈曲，内旋と膝関節の伸展の作用がある。支配神経は上殿神経（L4-S1）である。

🔶膝関節屈筋群

①大腿二頭筋（図36）

大腿二頭筋長頭は坐骨結節と仙結節靱帯より起始し，半腱様筋の起始と合体して総頭となる。短頭は大腿骨骨幹の粗線外側唇から起こる。長頭は大腿後面を外側に走行し，短頭と合流して遠位腱を形成する。腱の主要部分は腓骨頭に付着する。長頭は股関節の伸展・内転・外旋の作用をもち，膝関節では屈曲と外旋の作用をもつ。支配神経は長頭は脛骨神経（L5-S2），短頭は総腓骨神経（L5-S2）である。

②半腱様筋（図37）

坐骨結節と仙結節靱帯より，大腿二頭筋とともに起始し，大腿の後面，大腿二頭筋の内側を走行する。大腿遠位では腱に移行し，半膜様筋の上を走行し，脛骨の内側にまわり，薄筋，縫工筋の腱と合わさり鵞足を形成して付着する（図40）。作用は股関節の伸展・内転・内旋と膝関節の屈曲・内旋である。支配神経は脛骨神経（L5-S2）である。

7章

膝関節の運動学

図34 大腿四頭筋（右斜め前方から見る）

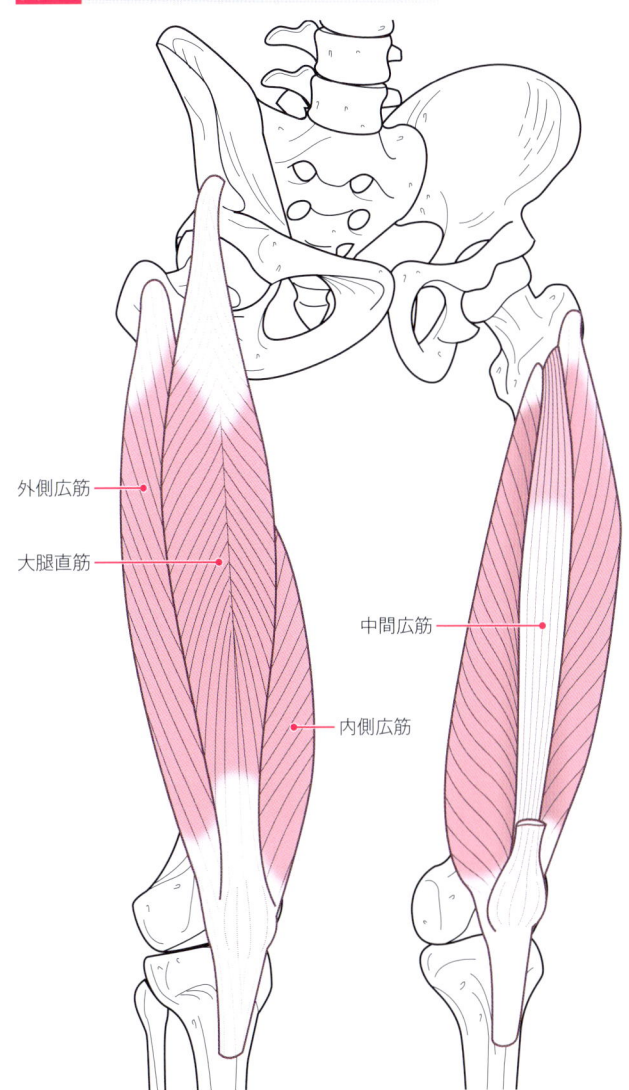

外側広筋
大腿直筋
中間広筋
内側広筋

図35 大腿筋膜張筋と腸脛靱帯

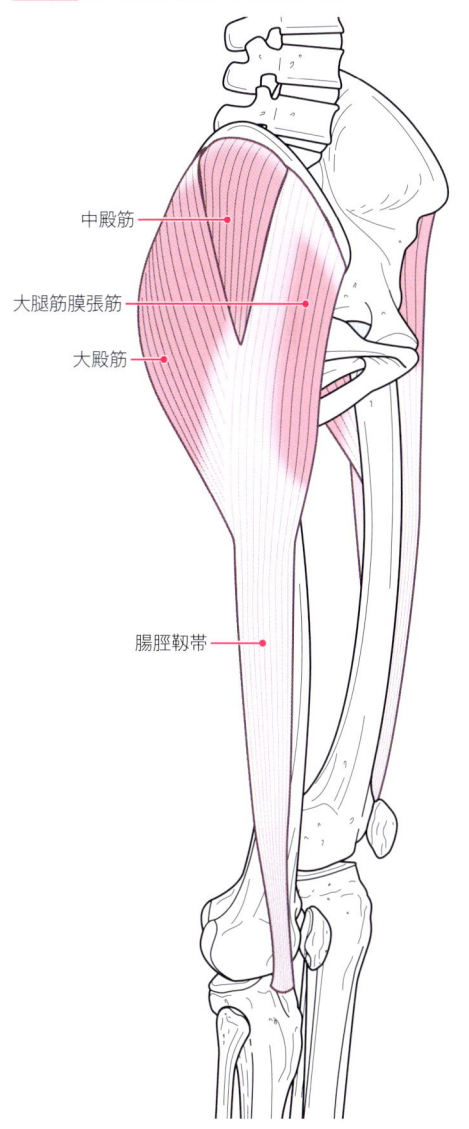

中殿筋
大腿筋膜張筋
大殿筋
腸脛靱帯

左下肢は大腿直筋を切離し，内側・外側・中間広筋を示した。

図36 大腿二頭筋長頭と短頭

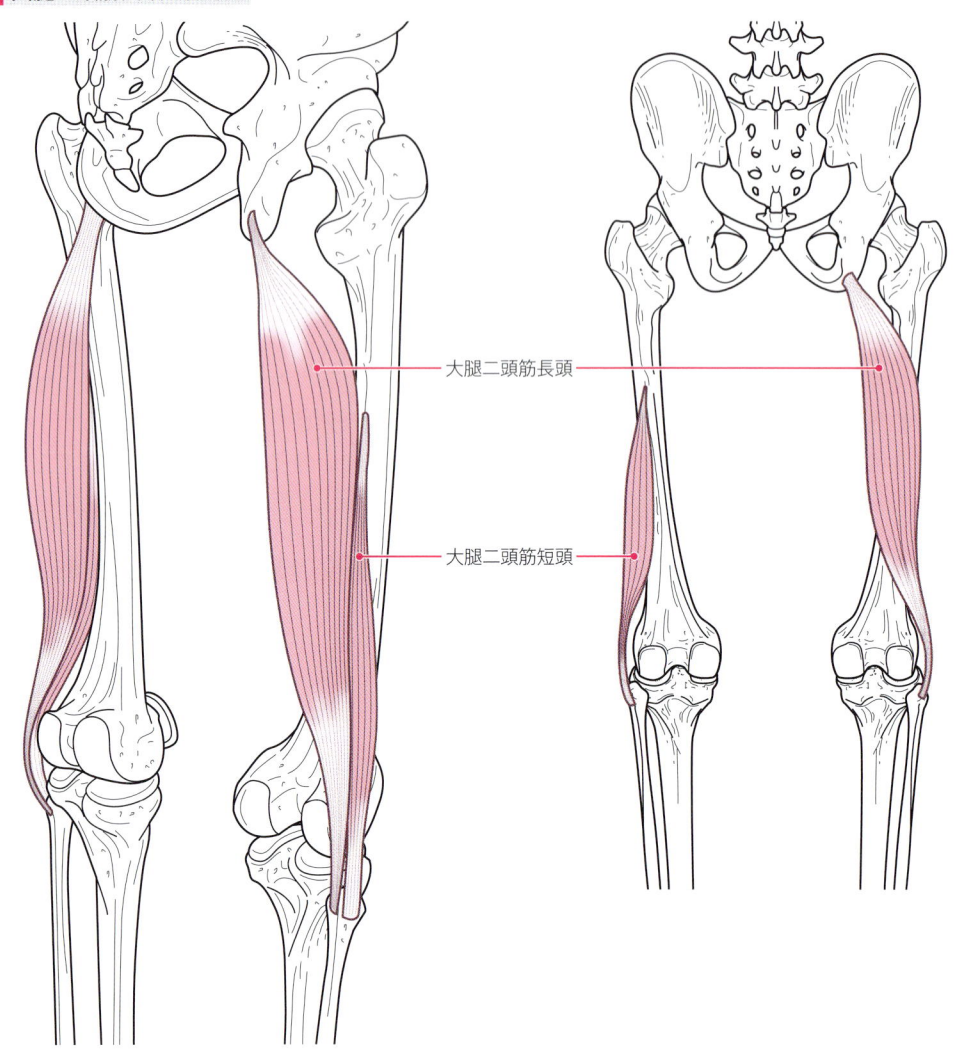

大腿二頭筋長頭

大腿二頭筋短頭

③半膜様筋（図37）

半膜様筋腱は坐骨結節より起始し，半腱様筋の深層に位置する。主な作用としては，股関節伸展・内転・内旋，膝関節屈曲・内旋であるが，膝関節の後内側の重要な動的安定化機構として働き，特に膝屈曲位での安定に関与する。半膜様筋の停止腱を脛骨内側顆の後面の1カ所のみ示されていることが多いが，関節線のすぐ遠位に付着する前方枝と脛骨内側顆に付く直接枝，斜膝窩靱帯などを区別しているものもある[26, 43]。Kaplanら[44]は半膜様筋腱が後方関節包と内側半月後角に付着し，半膜様筋の収縮により内側半月を後方に引く働きがあると報告している[44]。さらに，Kimらは43.2％の膝では外側半月に伸びる線維束が確認できたと報告している[45]。主な作用は股関節の伸展・内転・内旋と膝関節の屈曲，内旋である。支

配神経は脛骨神経（L5-S2）である。大腿二頭筋と半腱様筋，半膜様筋を合わせてハムストリングスとよぶ。

④縫工筋（図38）

大腿前面の最も浅層に位置する筋である。上前腸骨棘より起始し，脛骨の骨幹近位内側に半腱様筋，薄筋とともに鵞足を形成して付着する。作用は股関節の屈曲，外転，外旋と，膝関節の屈曲，内旋であり，支配神経は大腿神経（L2-L3）である。

⑤薄筋（図38）

恥骨結合の下方の恥骨下枝より起始し，縫工筋腱の後方，半腱様筋の前方で脛骨粗面内側に鵞足となり付着する。作用は股関節の内転と屈曲，膝関節の屈曲と内旋で，支配神経は閉鎖神経（L2,

図37 ハムストリングス

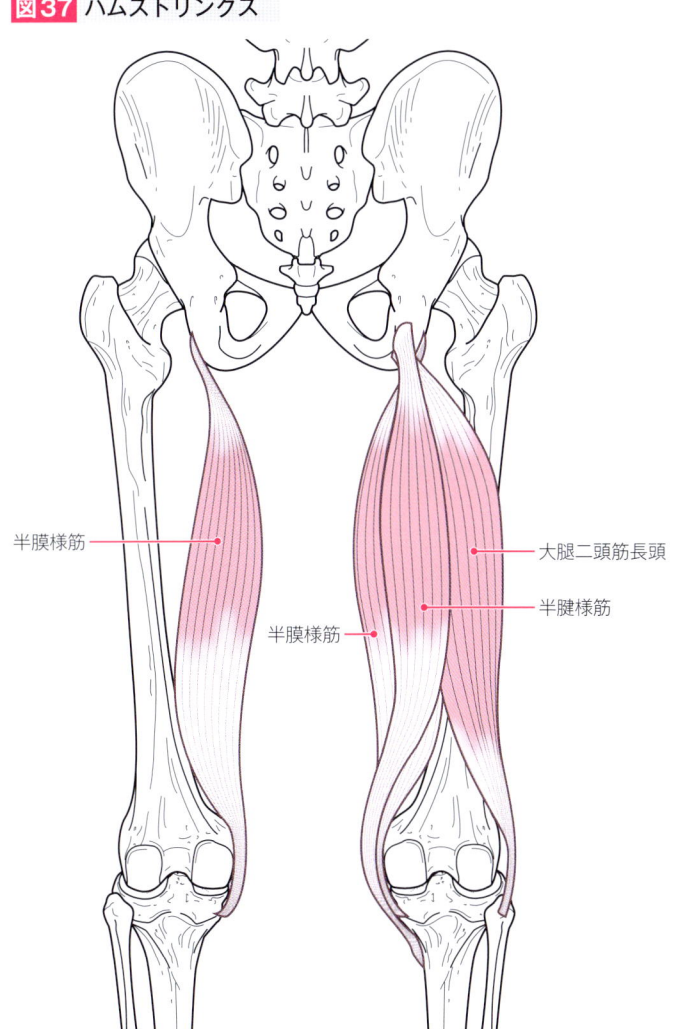

半膜様筋

半膜様筋

大腿二頭筋長頭

半腱様筋

図38 縫工筋，薄筋，半腱様筋

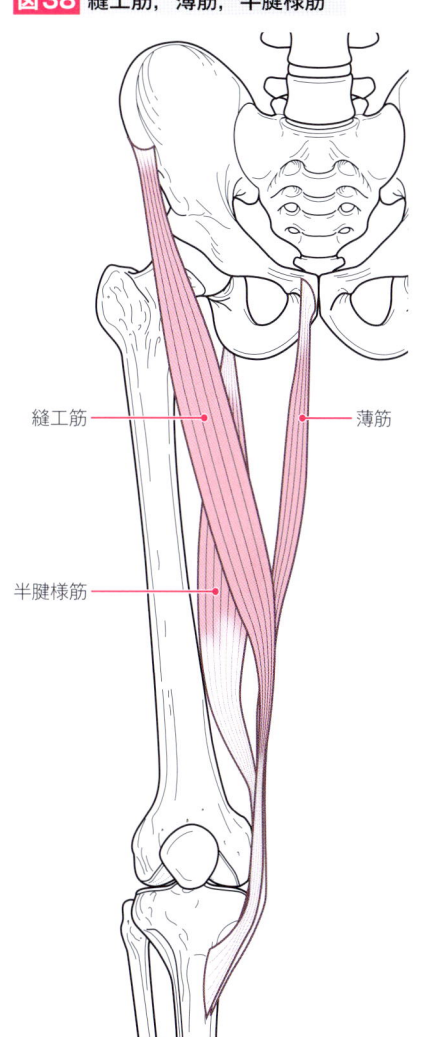

縫工筋

薄筋

半腱様筋

3）である。

⑥膝窩筋（図39）

　膝窩筋腱は大腿骨外側顆より起始し，腱はここから後下方向に斜走し，後方関節包を包むように内側に走行し，脛骨に付着する。腱が膝窩筋腱裂孔を通過する際に外側半月板に3つの線維束を出す。膝窩筋腱は腓骨頭後内側のすぐ内側に位置する筋腱接合部で筋につながる。作用は膝関節の屈曲と内旋であり，支配神経は脛骨神経（L4-S1）である。

⑦腓腹筋（図40）

　下腿後面の最も浅層に位置し，内側と外側の二頭をもつ。外側頭は大腿骨外側上顆，内側頭は内側上顆より起こる。下腿の上部で2つの筋頭は融合して1つの筋腹を形成し，下腿遠位ではより深層にあるヒラメ筋とともに踵骨腱（アキレス腱）を形成し，踵骨隆起に付く。作用は膝関節屈曲と足関節底屈・内がえしであり，支配神経は脛骨神経（S1-S2）である。

⑧足底筋（図40）

　大腿骨外側上顆後部から起こる。筋腹は小さく，細くて長い腱に移行し踵骨腱に停止する。生理的筋断面積がきわめて小さいことから，作用的には無視されることが多いが，膝関節の屈曲・内旋と足関節底屈・内がえしに働く。支配神経は脛骨神経（L4-S1）である。

図39 膝窩筋

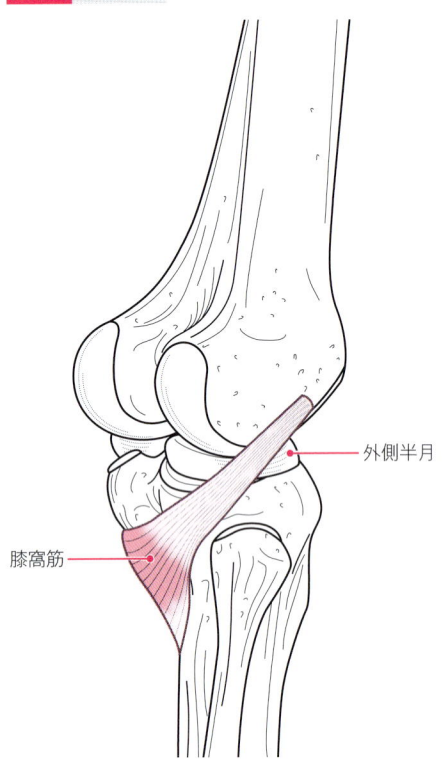

外側半月

膝窩筋

図40 腓腹筋，ヒラメ筋，足底筋

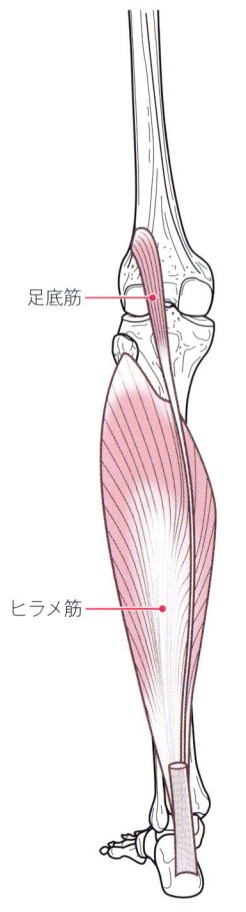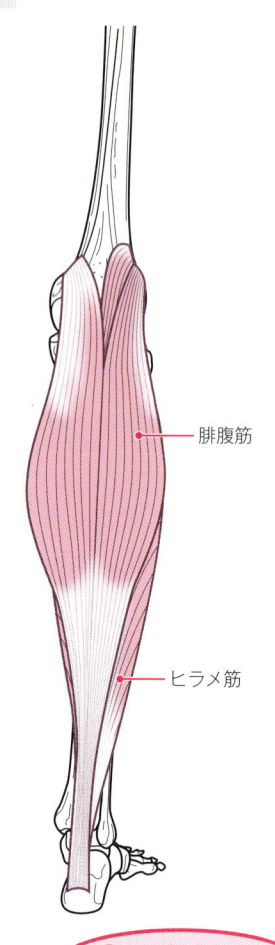

足底筋

腓腹筋

ヒラメ筋

ヒラメ筋

大腿五頭筋

　大腿四頭筋は，大腿直筋と外側広筋（VL），中間広筋（VI），内側広筋（VM）とよばれる4つの筋が独立して起始し，合わさって構成されている。しかし，よく知られた大腿四頭筋に関する知見に誤りがあるとする論文がある[46]。26の下肢の筋を注意深く調べたこの研究によると，全例でVLとVIの間に，これらの筋とは別に神経支配を受けるもう1つの筋があったという。この筋はtensor vastus intermedius（TVI）と仮によばれている。TVIの形状には個体差があるが，41％では近位においてVL，VMいずれとも筋腹を分離することが可能で，23％はVIと，19％はVLと分離することができなかった。どちらとも分離できないのが15％であった。TVIの起始は大転子前面であり，小殿筋の付着に向かって線維を伸ばしている。VL，TVIとVIの外側はともに大腿神経の筋枝を受ける。遠位にいくに従って，TVIは腱膜を形成し，腱状の組織となって四頭筋腱の一部となり膝蓋骨内側に付着する。このため，TVIは膝蓋骨に対して斜め外側より付着し，機能的にはVMの斜走線維（VMO）と拮抗する働きをもつと考えられる。また，TVIの筋膜はVIの筋膜と接触または融合していることから，VIの張力に影響を与えると考えられる。このようにTVIはVLやVIと密接な関連をもちながらも別々の神経枝に支配を受け，大転子の前面に起始をもち四頭筋腱の中間層を形成して膝蓋骨につく独立した筋であるとこの論文では結論づけている（図41）。

Supplement

図41 大腿四頭筋と大腿五頭筋

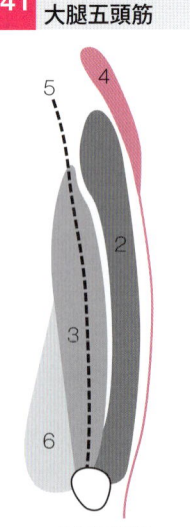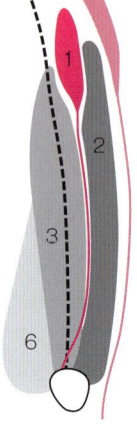

a　大腿四頭筋　　b　大腿五頭筋

1. tensor vastus intermedius（TVI），2. 外側広筋（VL），3. 中間広筋（VI），4. 大腿筋膜張筋（TFL），5. 大腿直筋（RF），6. 内側広筋（VM）

（文献46より引用）

3 膝関節の受動的制御
（関節構造・関節包・靱帯による運動制御）

膝関節の受動的制御では，関節包，靱帯が中心的役割を担う。ここでは，内側安定化機構，外側安定化機構，後方安定化機構，関節内安定化機構の4つに分類し説明する[47]。

1 関節包・靱帯による膝関節内側安定化機構（図42）

内側関節包，内側側副靱帯（MCL）が膝関節の内側安定性に関わっている。膝伸展位では，内側関節包，MCLともに緊張し，外反制御に関わっている。MCLは，0～60°屈曲位では緊張しているため，外反制御効果はあるが，60°以上屈曲すると制御効果は弱まる。外反制御のほかに特にMCLの走向から脛骨の前方引き出し制御，脛骨の外旋制御の役割がある。外旋制御機能は屈曲角度の増加に伴い増大する。さらに後十字靱帯とともに内側顆を固定し安定性に寄与する。さらに膝関節屈伸時の関節内運動を誘導・制御する（表1）。

2 関節包・靱帯による膝関節外側安定化機構（図43）

外側関節包，外側側副靱帯（LCL），腸脛靱帯（ITB）が膝関節の外側安定性に関わっている。これら3つは，膝関節の内反を制御している。さらにITBは，膝関節の内旋と前方引き出しを制御する。また，LCLは，膝関節の外旋を制御している。内側の安定性と比較すると外側のほうが劣っている。このことは，内側よりも外側の可動性が大きい理由の一つでもある。

図42 関節包・靱帯による膝関節内側安定化機構

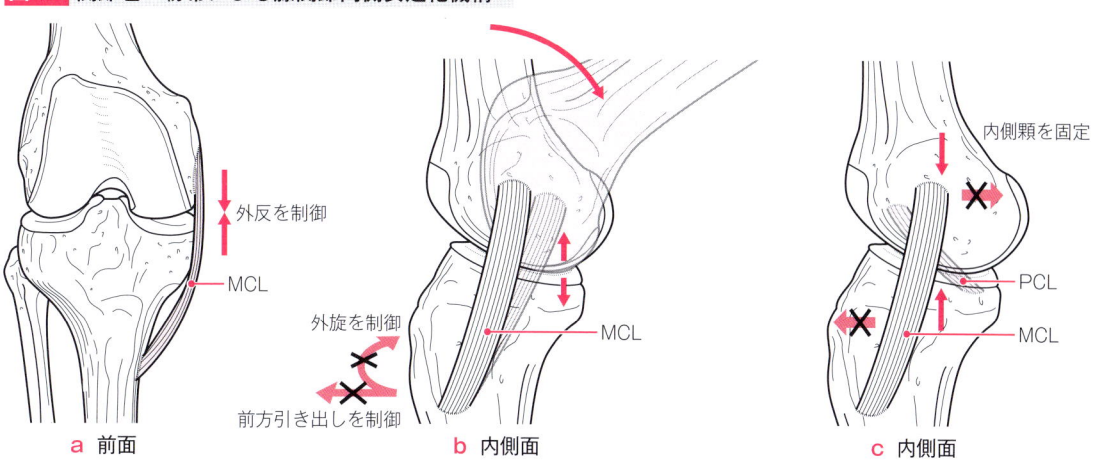

a 前面　　　　　b 内側面　　　　　c 内側面

a：膝伸展位では，内側関節包と内側側副靱帯（MCL）は膝関節の外反を制御
b：MCLは脛骨の前方引き出しと外旋を制御
c：MCLは後十字靱帯（PCL）とともに内側顆を固定

表1 膝関節内側安定化機構の機能

1）外反制御（屈曲とともに減少）
2）脛骨の前方引き出し制御
3）脛骨の外旋制御（屈曲とともに増大）
4）PCLとともに内側顆の固定
5）関節内運動を制御

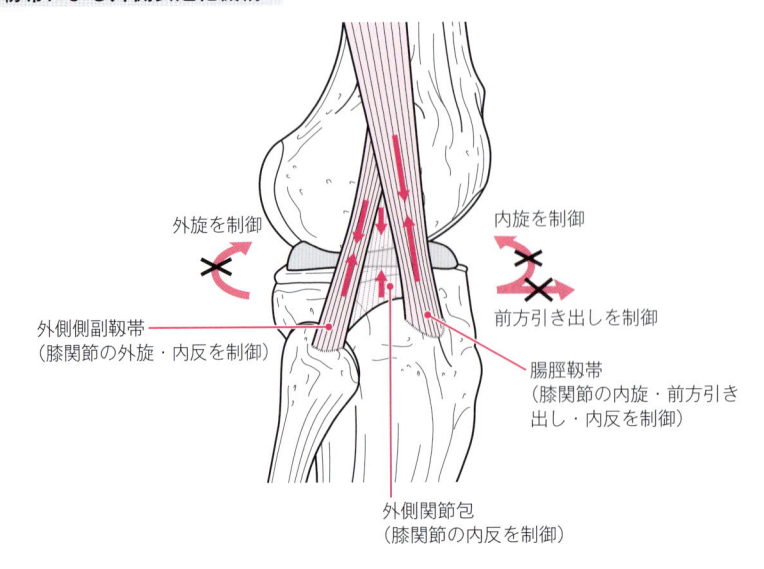

図43 関節包・靭帯による外側安定化機構

外旋を制御

内旋を制御

前方引き出しを制御

外側側副靭帯
（膝関節の外旋・内反を制御）

腸脛靭帯
（膝関節の内旋・前方引き
出し・内反を制御）

外側関節包
（膝関節の内反を制御）

3 関節包・靭帯による膝関節後方安定化機構（図44）

後方関節包，斜膝窩靭帯，弓状膝窩靭帯が後方の安定性に関わっている。これらは，膝関節の過伸展を制御し前十字靭帯（ACL）を保護している。また，大腿骨の後退を制御し，大腿四頭筋の作用を促進する。斜膝窩靭帯は，膝関節の外旋を制御し，弓状膝窩靭帯は，後方関節包の外側部を補強している（表2）。

図44 関節包・靭帯による膝関節後方安定化機構

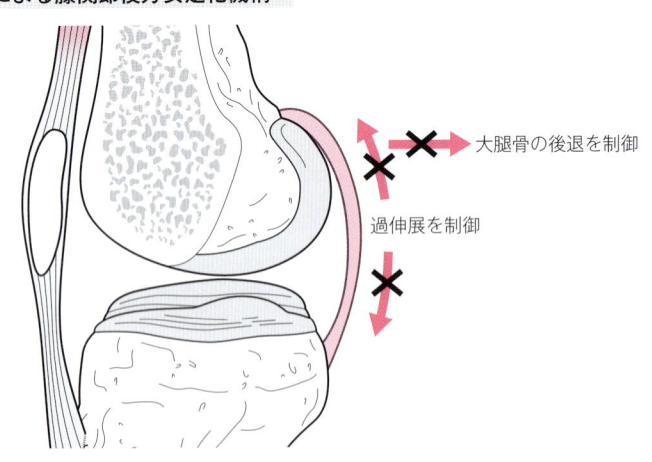

大腿骨の後退を制御

過伸展を制御

後方関節包-靭帯組織は過伸展に対抗し，ACLを保護する。
後方関節包-靭帯組織は大腿骨両側顆の後退を制限し，大腿四頭筋の作用を促進する。

表2 膝関節後方安定化機構の機能

1）過伸展の制御
2）ACLの保護
3）大腿骨顆部の後退を制御
4）外旋制御

4 半月，靭帯による膝関節内安定化機構

内側半月・外側半月，ACL・後十字靭帯（PCL）が膝関節内安定性に関わっている。半月の主な機能は荷重の分散，衝撃吸収，関節の安定性である。最も重要な機能は，大腿骨と脛骨間の接触面積を増大させることで，大腿骨内外顆と脛骨プラトーの間のスペーサーとしての役割が挙げられる。半月があることで非荷重位では関節面の直接の接触を制限する。半月が欠損すると裂隙は1～2mm狭まる[48]。また，半月は，大腿骨顆と脛骨上関節面の適合性を高め脛骨大腿関節の圧迫力を減少させる働きをする。半月があることで脛骨大腿関節における接触面積は半月がない場合と比較して約2倍となる[49]。半月は膝関節伸展位では膝関節にかかる圧迫力のおよそ50％が半月を通じてかかり，膝関節90°屈曲位では85％が半月を介する[48]。

Clinical point of view

前十字靭帯（ACL）損傷と半月へのストレス

半月は膝関節の前後安定性にも寄与しており，ACL損傷により前後不安定性を生じると，内側半月への負荷増加は，膝伸展位で1.5倍，60°屈曲位で3倍にまで増加すると報告されている。そのため，ACL損傷を放置すると，若年であっても内側半月損傷のリスクが高くなる[50,51]（図45）。

図45 ACL損傷による前方不安定性と半月後節の荷重負荷増大

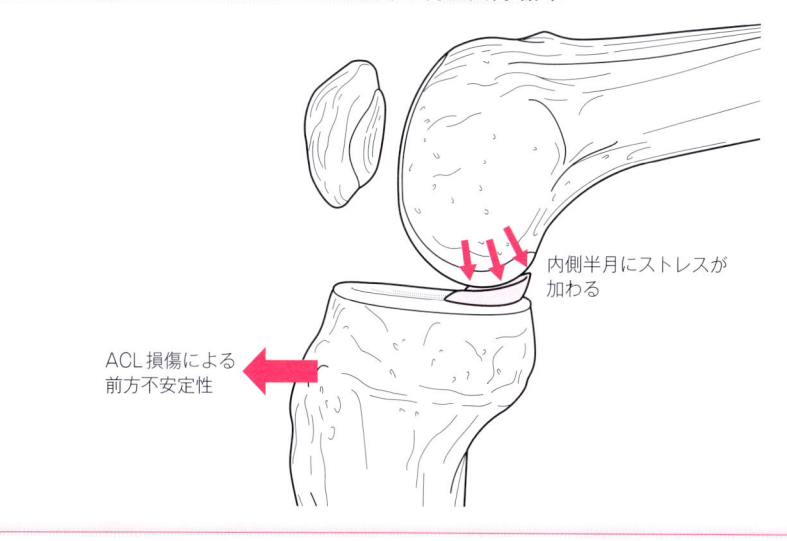

内側半月にストレスが加わる

ACL損傷による前方不安定性

十字靭帯の主な機能は脛骨大腿関節の前後方向および回旋の制御である。安定性だけでなく可動性にも重要な役割を果たしている。ACLは，脛骨の前方移動を制御し，PCLは後方移動を制御する。ACLは膝伸展位で最も緊張するため[52]，膝を伸展するに従い脛骨は後方に移動する。PCLは屈曲するに従って緊張が増加することが報告[53]されているため，膝を屈曲するに従い，脛骨は前方に移動する。ACL，PCLともに回旋を制御し

ており，内旋で緊張し，外旋で弛緩する（図46）。膝関節が内旋すると（荷重位では大腿骨が外旋すると）ACLとPCLはともに緊張し，タオルを絞ったときのように脛骨と大腿骨が圧迫され，膝関節は安定する。一方で膝関節が外旋（荷重位では大腿骨が内旋）すると，絞ったタオルを緩めたように脛骨と大腿骨が緩み，膝関節は不安定になる。

図46 膝回旋による十字靭帯の緊張

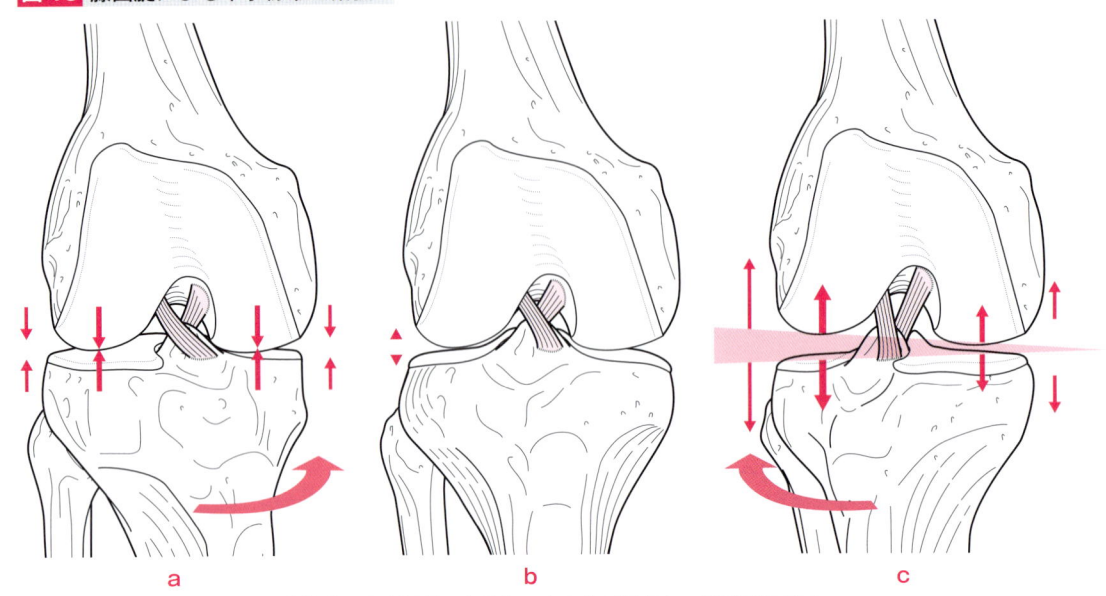

a：内旋位：十字靭帯はねじれ，安定性が増加し，関節面は接合
b：中間位
c：外旋位：十字靭帯のねじれが緩み，安定性は減少し，関節面は離開

4 膝関節の能動的制御
（筋による運動制御）

1 膝関節周囲筋の筋形態

◆ 大腿四頭筋の筋形態

大腿直筋，外側広筋，内側広筋，中間広筋の筋重量，筋長，筋線維長，羽状角，生理学的断面積（PCSA）を**表3**に示した[54]。第1章で詳しく説明したように筋線維長は筋の収縮速度と筋力を発揮できる範囲に関係しており，生理学的断面積は筋張力と関係している。大腿四頭筋の各筋の構造をみると二関節筋である大腿直筋の筋線維長が意外にも一番短く，他の3つの広筋群は，ほぼ同じ長さである。筋の構造的には，広筋群の収縮速度はほぼ同じで，大腿直筋の収縮速度は広筋群よりも遅いといえる。また，大腿直筋の筋力を発揮する範囲は，広筋群よりも狭い。一方PCSAは各筋により大きく異なり，外側広筋が一番大きく次いで内側広筋，中間広筋，大腿直筋の順となっている。外側広筋が最も筋張力発揮に優れ，大腿四頭筋のなかでは大腿直筋の筋張力が最も弱いことがわかる。

また，半腱様筋と比較すると大腿四頭筋のPCSAは大きく，筋線維長は短いことがわかる（**図47**）。つまり大腿四頭筋は，膝屈筋群と比較して筋張力発揮には優れるが，収縮速度や筋力発揮範囲は劣るといえる。

◆ 膝屈筋群の筋形態

半腱様筋，半膜様筋，大腿二頭筋（長頭・短頭），縫工筋，薄筋，腓腹筋（内側頭・外側頭）の筋重量，筋長，筋線維長，羽状角，PCSAを**表4**

表3 大腿四頭筋各筋の筋形態

	筋重量(g)	筋長(cm)	筋線維長(cm)	羽状角(°)	生理学的断面積(cm²)
大腿直筋	110.55± 43.33	36.28±4.73	7.59±1.28	13.93±3.49	13.51± 4.97
外側広筋	375.85±137.18	27.34±4.62	9.94±1.76	18.38±6.78	35.09±16.14
中間広筋	171.86± 72.89	41.20±8.17	9.93±2.03	4.54±4.45	16.74± 6.91
内側広筋	239.44± 94.83	43.90±9.85	9.68±2.30	29.61±6.89	20.58± 7.17

（文献54より改変引用）

図47 大腿四頭筋とハムストリングスの生理学的断面積（PCSA）と筋線維長

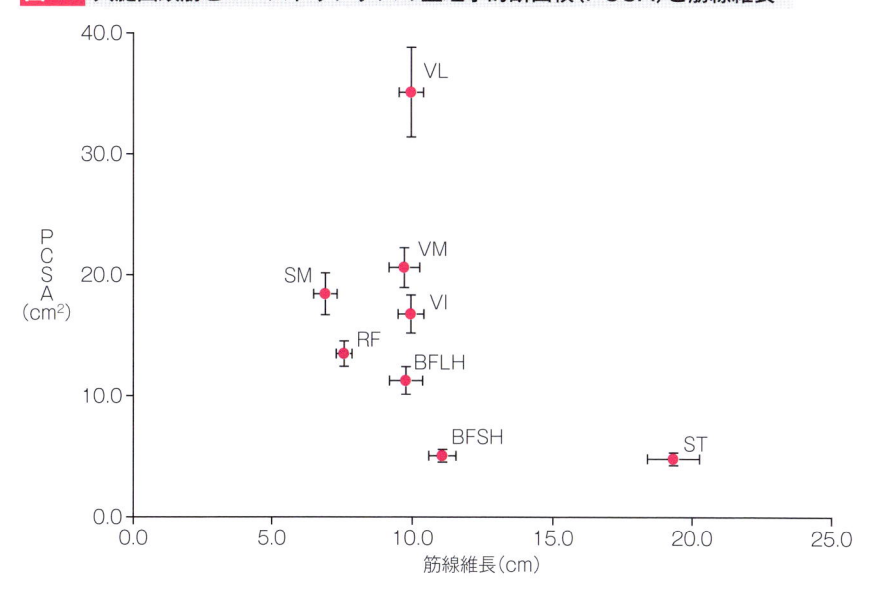

RF ：大腿直筋
VM ：内側広筋
VL ：外側広筋
VI ：中間広筋
SM ：半膜様筋
ST ：半腱様筋
BFLH：大腿二頭筋長頭
BFSH：大腿二頭筋短頭

（文献54より引用）

247

表4 膝屈筋群各筋の筋形態

	筋重量（g）	筋長（cm）	筋線維長（cm）	羽状角（°）	生理学的断面積（cm²）
縫工筋	78.45 ±31.13	44.81 ±4.19	40.30 ±4.63	1.33 ±1.76	1.86 ±0.74
薄筋	52.53 ±16.72	28.69 ±3.29	22.78 ±4.38	8.16 ±2.51	2.23 ±0.81
大腿二頭筋長頭	113.37 ±48.53	34.73 ±3.65	9.76 ±2.62	11.58 ±5.50	11.33 ±4.75
大腿二頭筋短頭	59.79 ±22.62	22.39 ±2.50	11.03 ±2.06	12.33 ±3.61	5.06 ±1.69
半腱様筋	99.74 ±37.81	29.67 ±3.86	19.30 ±4.12	12.86 ±4.94	4.82 ±2.01
半膜様筋	134.31 ±57.56	29.34 ±3.42	6.9 ±1.83	15.09 ±3.43	18.40 ±7.53
腓腹筋内側頭	113.46 ±31.97	26.94 ±4.65	5.10 ±0.98	9.88 ±4.39	21.12 ±5.66
腓腹筋外側頭	62.24 ±24.56	22.35 ±3.70	5.88 ±0.95	12.04 ±3.11	9.72 ±3.26

（文献54より改変引用）

に示した[54]。足底筋，膝窩筋は，膝屈筋としての作用がほとんどないので省いた。膝屈筋群の各筋の構造をみると縫工筋が最も筋線維長が長く，次いで薄筋，半腱様筋の順で，最も短いのが腓腹筋である。筋の構造的には，縫工筋，薄筋，半腱様筋は，収縮速度が速く，筋力発揮範囲も広いのに対し，腓腹筋の収縮速度は非常に遅く筋力発揮範囲も狭いといえる。一方，PCSAは，腓腹筋が最も大きく次いで半膜様筋であり，薄筋と縫工筋は非常に小さいPCSAであることがわかる。腓腹筋と半膜様筋は，非常に大きな張力を発揮することができるが，薄筋と縫工筋の筋張力は弱い。

2 膝関節周囲筋のモーメントアーム

筋が同じ張力を発揮している場合には，筋力（筋トルク）はモーメントアームに比例する。

膝屈曲角度が変化するとモーメントアームも変化するため，どの角度で効率的に筋トルクを発揮しやすいかは，膝屈曲角度とモーメントアームの関係を理解する必要がある。

◆大腿四頭筋の膝屈曲角度と膝屈伸モーメントアーム

大腿四頭筋各筋の膝関節屈曲角度とモーメントアームの関係を**図48**に示した[55]。どの筋も膝屈曲角度20°で最もモーメントアームが大きく，さらに伸展するとモーメントアームは減少する。20°よりも屈曲すると80°ぐらいまでは減少し80°以上屈曲位では大きな差はない。このように大腿四頭筋各筋の膝関節屈曲角度とモーメントアームの変化の関係には，大きな違いはなく，モーメントアームの大きさもほぼ同じである。

◆膝屈筋群の膝屈曲角度と膝屈伸モーメントアーム

膝屈筋群の膝関節屈曲角度とモーメントアームの関係を**図49**に示した[55]。モーメントアームが最も大きいのは，半腱様筋であり膝屈曲角度70～90°で最大値を示している。膝伸展するに従いモーメントアームは減少している。一方，半膜様筋は軽度屈曲位で大きなモーメントアームを示し，膝屈曲角度が増加するとモーメントアームは減少している。また，大腿二頭筋のモーメントアームは長頭のほうが大きく，40～80°という中間位で最大値をとり，この範囲から伸展しても屈曲してもモーメントアームは減少する。縫工筋と薄筋は膝屈曲角度100°付近で比較的大きなモーメントアームを示し，膝伸展していくとモーメントアームは大きく減少する。腓腹筋内側頭と外側頭に大きな違いはないが70°付近で最大値を示しそれ以上屈曲しても伸展してもモーメントアームは減少する。

◆膝屈筋群の膝回旋角度と膝回旋モーメントアーム

膝屈筋群の膝回旋角度と膝回旋モーメントアームの関係を**図50**に示した[56]。半腱様筋，半膜様筋，薄筋，縫工筋，膝窩筋は内旋のモーメントアームをもち，半腱様筋，半膜様筋は内旋位よりも外旋位においてモーメントアームが大きい。薄

筋と縫工筋は，膝の回旋角度により大きな変化を示さない。膝窩筋は軽度外旋位で大きな内旋モーメントアームをもつ。

大腿二頭筋（長頭・短頭）は，外旋モーメントアームをもち，外旋位よりも内旋位で大きな外旋モーメントアームをもつ。

◆ 膝関節周囲筋の作用

図51に膝関節30°屈曲位，内外旋中間位での膝関節周囲筋の屈伸・内外旋のモーメントアームを示した[56]。大腿四頭筋の各筋は大きな伸展モーメントアームとわずかな内旋のモーメントアームをもつ。膝屈曲の最も大きなモーメントアームをもつのは半腱様筋であり次いで半膜様筋の順である。外旋のモーメントアームをもつ筋は，大腿二頭筋のみであるが，他の内旋筋群に比べ大きなモーメントアームをもつことがわかる。

図48 大腿四頭筋各筋の膝屈曲角度と膝伸展モーメントアームの関係

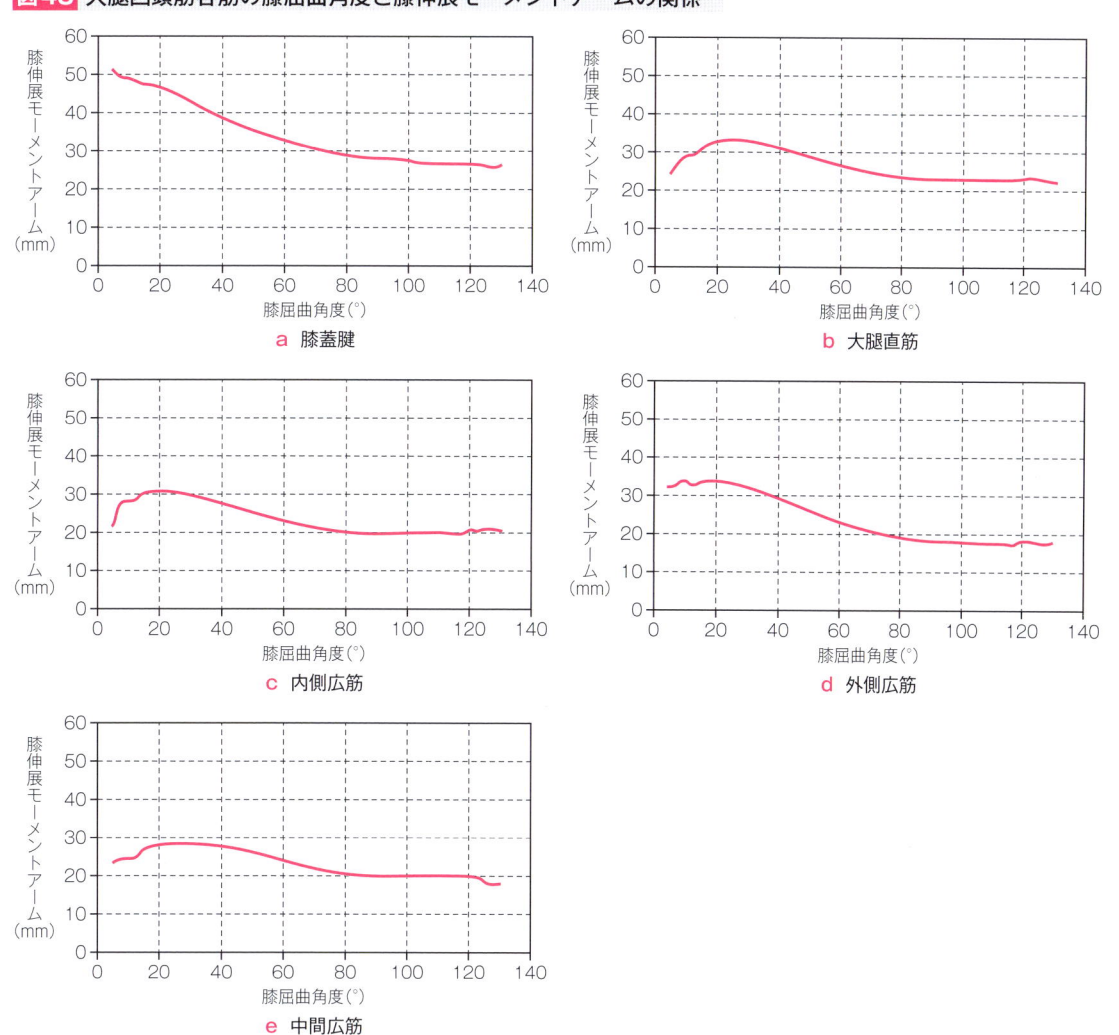

a 膝蓋腱

b 大腿直筋

c 内側広筋

d 外側広筋

e 中間広筋

（文献55より作図）

図49 膝屈筋群の膝関節角度と膝屈曲モーメントアームの関係

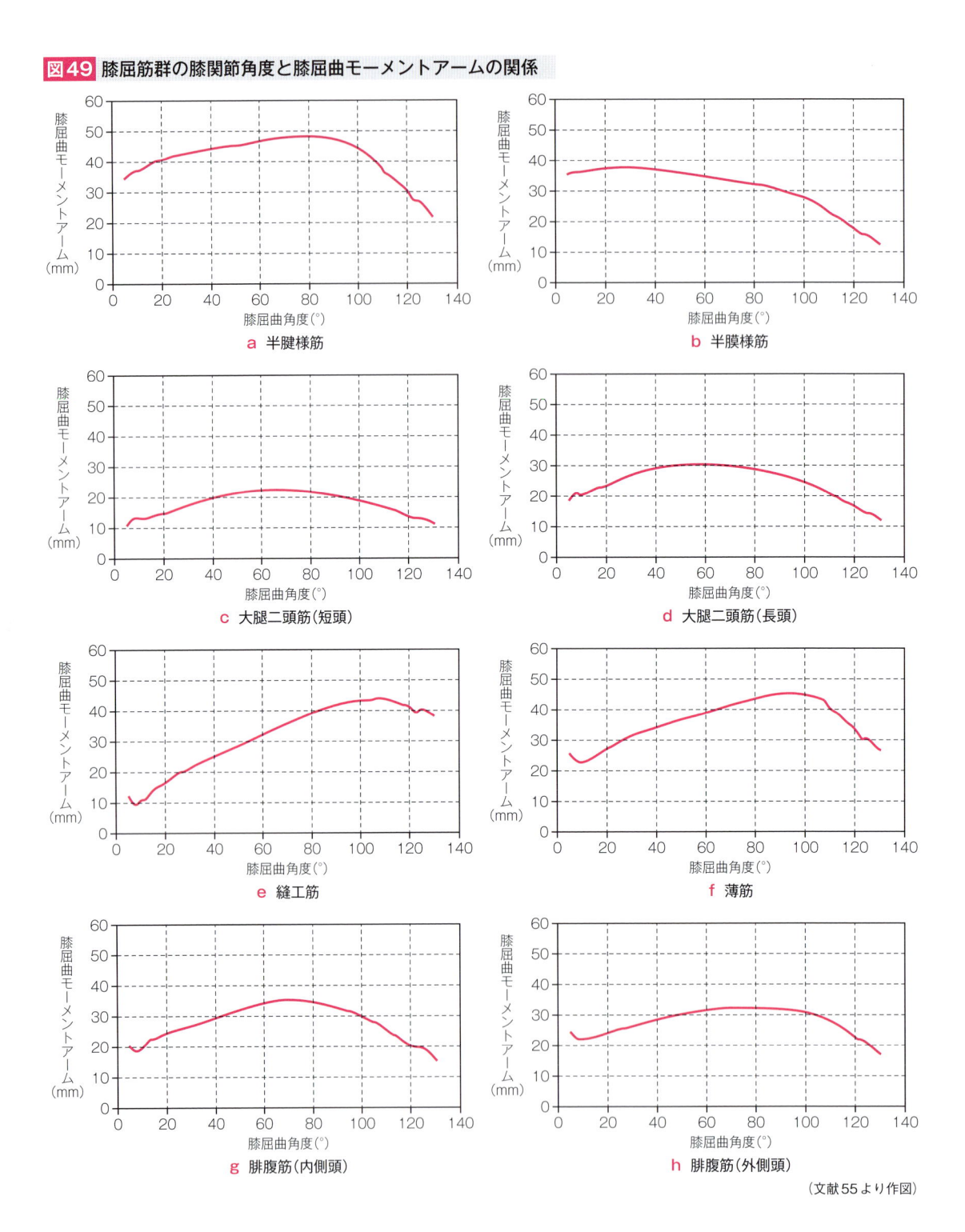

a 半腱様筋

b 半膜様筋

c 大腿二頭筋(短頭)

d 大腿二頭筋(長頭)

e 縫工筋

f 薄筋

g 腓腹筋(内側頭)

h 腓腹筋(外側頭)

(文献55より作図)

図50 膝屈筋群の膝関節角度と膝回旋モーメントアームの関係

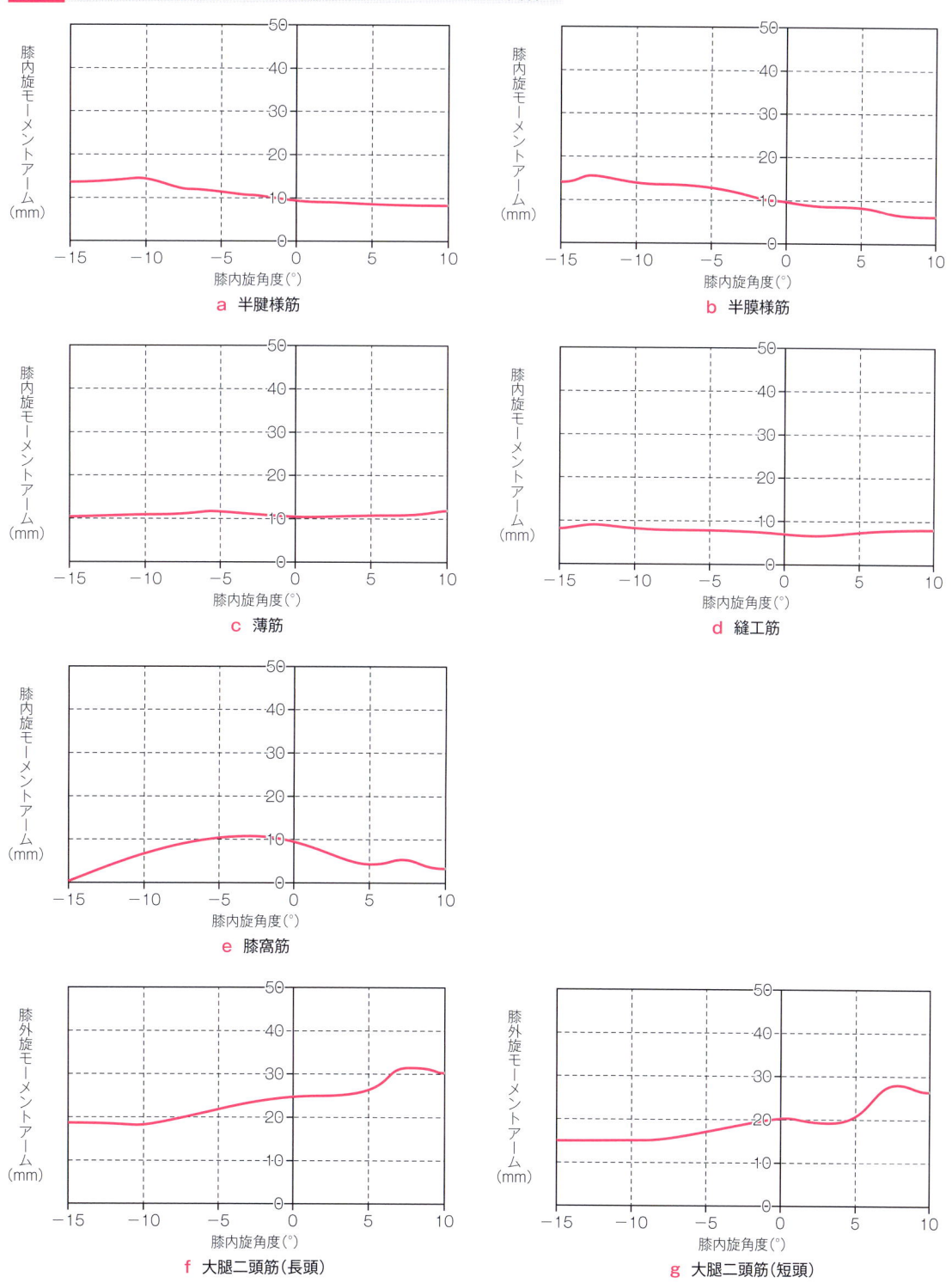

a 半腱様筋

b 半膜様筋

c 薄筋

d 縫工筋

e 膝窩筋

f 大腿二頭筋（長頭）

g 大腿二頭筋（短頭）

（文献56より作図）

図51 膝関節周囲筋の屈伸・内外旋のモーメントアーム（膝関節30°屈曲位，内外旋中間位）

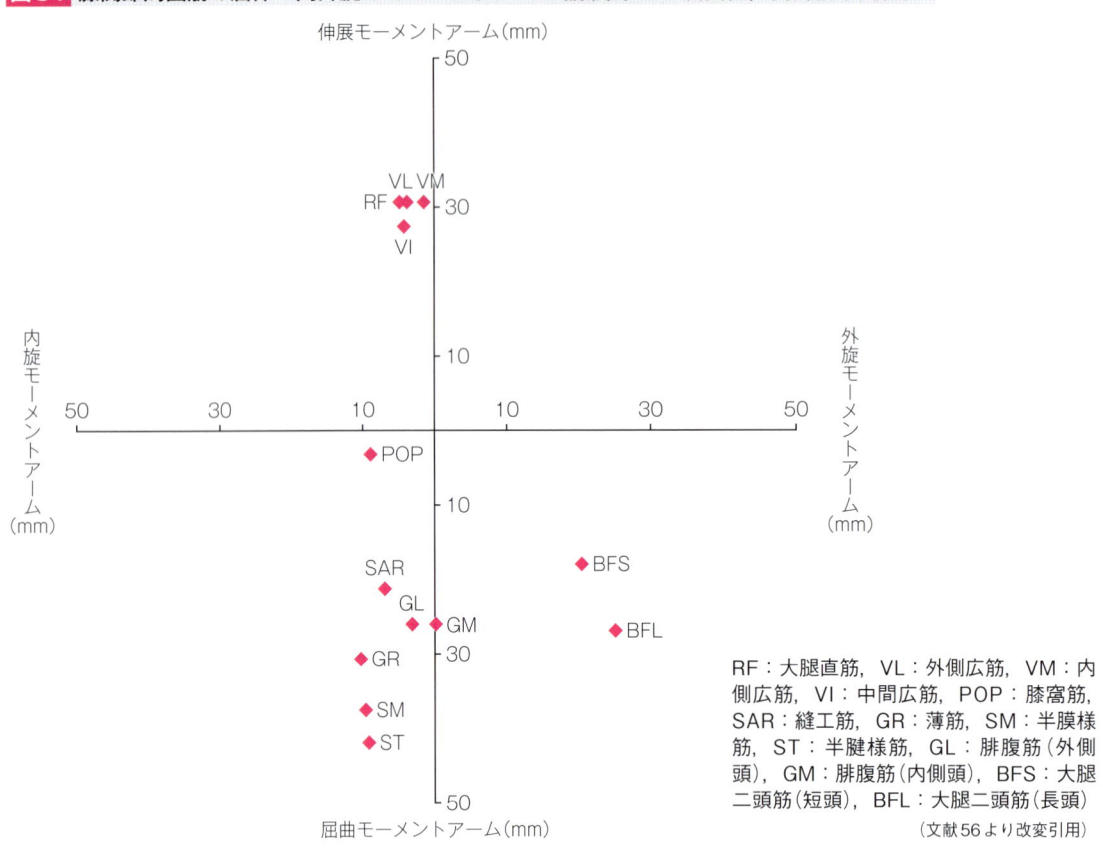

RF：大腿直筋，VL：外側広筋，VM：内側広筋，VI：中間広筋，POP：膝窩筋，SAR：縫工筋，GR：薄筋，SM：半膜様筋，ST：半腱様筋，GL：腓腹筋（外側頭），GM：腓腹筋（内側頭），BFS：大腿二頭筋（短頭），BFL：大腿二頭筋（長頭）

（文献56より改変引用）

3 膝関節周囲筋のトルク寄与率

　関節トルクは，筋張力とモーメントアームの積で決定される。筋張力は，PCSAに比例するため，PCSAとモーメントアームの積を各筋の筋トルクとし，それをすべて合計したものを関節トルクとする。関節トルクを100％とした場合，各筋がどの程度この関節トルクに貢献しているのかをトルク寄与率として表す。ただし，関節角度の変化に伴い筋の長さが変わることによって筋張力が変化することは考慮していない。また，すべての筋が最大収縮をしていることを前提にしている。

◆大腿四頭筋のトルク寄与率

　表5は膝屈曲角度20°と90°のときの大腿四頭筋各筋のトルク寄与率を示している。外側広筋の寄与率が約40％と最も大きく，次いで内側広筋，中間広筋，大腿直筋の順である。

　膝関節20°と90°を比較すると寄与率の関係に大きな変化はない。つまり，最終伸展時の膝伸展筋力に内側広筋の貢献度が大きいという古くから言われてきたことがトルク寄与率からも間違いであることがわかる。

表5 膝関節伸展トルクの大腿四頭筋各筋の寄与率（膝屈曲角度20°と90°での比較）

	PCSA（cm²）	20°MA（cm）	90°MA（cm）	20°寄与率（%）	90°寄与率（%）
大腿直筋	13.5	3.2	2.2	16.0	17.4
外側広筋	35.1	3.3	1.9	43.0	39.0
内側広筋	20.6	3.1	2.0	23.7	24.1
中間広筋	16.7	2.8	2.0	17.3	19.5

PCSA：生理学的断面積，MA：モーメントアーム
膝関節屈曲20°および90°で計算

（PCSAは文献54，MAは文献55より引用）

extension lagの原因は内側広筋？

　内側広筋は傷害により萎縮しやすく，回復しにくい筋とされ，膝伸展不全（extension lag）の原因筋として古くは考えられていた。extension lagが内側広筋の筋力低下により起こるということは，SteindlerがKINESIOLOGY（1955年）という本のなかで「The final forceful extension is left to the vasti, especially the internus.」と記載しているためだと考えられる。しかし，多くの筋電図学的研究により，膝伸展最終域で内側広筋の筋活動が増加しないことや膝伸展角度と大腿四頭筋各筋の働きに差はないことが証明されている[57-59]。さらに，遺体を用いたバイオメカニクス的研究により，内側広筋だけでは膝を伸展できないことも示されている[60]。また，内側広筋に麻酔をかけても膝最終伸展が可能であり，膝伸展筋力は変化がなく，階段昇降も可能であることが報告[61]されており，lagと内側広筋に関連性がないことは，**表5**の寄与率の結果からみても明らかである。

Clinical point of view

extension lagに対するトレーニング

　extension lagの原因とそれに対するトレーニングとしては，下記の4つが考えられる。

①単純な筋力低下が原因

　膝を伸展するほど重力の影響を受けることと，後述するように（**図66**）膝伸展位における伸展筋力は屈曲位での伸展筋力の1/3程度に低下するため，lagが目立ちやすいことが考えられる。このような場合は，lagの原因は筋力低下であり，一般的な膝伸展筋力トレーニングにより膝伸展筋力が増加すればlagはなくなる。

②膝屈筋群の同時収縮

　膝伸展時にハムストリングスなどの膝屈筋群の同時収縮が起こり，最終域での膝伸展を制限することが考えられる。このような場合は，あまり強い負荷で筋力トレーニングをするのではなく弱い負荷で反復練習を行い，ハムストリングスの収縮を減少させるようにフィードバックしながら膝伸展を繰り返すという運動学習的アプローチが効果的である。

③ハムストリングスの短縮

　端座位で膝伸展する場合はハムストリングスの短縮によってもlagが起こる。このような場合はハムストリングスのストレッチが効果的である。

④膝関節の痛みや腫脹

　痛みや腫脹が膝関節にある場合には，特に膝伸展位で関節内圧が高まるため大腿四頭筋に抑制がかかりlagが起こる。このような場合には，関節水腫を治療するか，痛みに対するアプローチを行う必要がある。

7章 膝関節の運動学

◻️膝関節屈筋群のトルク寄与率

　膝関節屈筋である大腿二頭筋，半腱様筋，半膜様筋，縫工筋，薄筋，腓腹筋のトルク寄与率を**表6**に示した。個々の筋を比較すると腓腹筋の寄与率が高く（内側と外側を合わせると膝30°屈曲位で35.9％，膝90°屈曲位で41.2％），次いで半膜様筋である。ハムストリングスを合わせると膝30°屈曲位で59.1％，膝90°屈曲位で51.4％とハムストリングスだけで50〜60％膝屈曲力に貢献していることがわかる。膝屈曲すると半腱様筋の寄与率は増加するが半膜様筋は低下する。縫工筋，薄筋は1.9〜4.1％とほとんど膝屈曲筋力に貢献しない。

表6 膝関節屈曲伸展トルクの膝屈筋各筋の寄与率（膝屈曲角度30°と90°での比較）

	PCSA(cm²)	30°MA(cm)	90°MA(cm)	30°寄与率(%)	90°寄与率(%)
大腿二頭筋短頭	5.1	1.8	2.0	4.3	4.2
大腿二頭筋長頭	11.3	2.5	2.8	13.1	13.1
半腱様筋	4.8	4.1	4.9	9.2	9.7
半膜様筋	18.4	3.8	3.2	32.5	24.4
縫工筋	1.9	2.1	4.1	1.9	3.2
薄筋	2.2	3.1	4.5	3.2	4.1
腓腹筋内側	21.1	2.5	3.3	24.6	28.8
腓腹筋外側	9.7	2.5	3.1	11.3	12.4

PCSA：生理学的断面積，MA：モーメントアーム
膝関節屈曲30°および90°で計算。

（PCSAは文献54，MAは文献55より引用）

4 膝関節周囲筋による動的安定化機構

膝関節周囲筋による動的安定化機構として，膝関節内側動的安定化機構，膝関節外側動的安定化機構，膝関節後方動的安定化機構，膝関節前方動的安定化機構の4つに分類し説明する[47]。

◆ 膝関節内側動的安定化機構

膝関節内側動的安定化機構に関わる筋としては，鵞足に付着する半腱様筋，薄筋，縫工筋の3筋と半膜様筋が重要である。これらはすべて2関節筋である。

この4つの筋の膝関節に対する作用は同じであり，膝屈曲と膝内旋の作用をもつ。さらに，荷重位では，膝内旋作用は大腿骨内旋を制御する膝関節内側安定化機構として重要な役割をもつ。

脛骨内側に付着するこれらの4筋は，伸展位または軽度屈曲位でMCLを補強し外反制御の役割を担う（図52a）。一方，膝屈曲位においては，脛骨内側顆の前方亜脱臼を制御し，ACLと共同して前方引き出しを制御している（図52b）。

半膜様筋は鵞足に付着する3筋と異なり，内側半月にも付着する。荷重位では半膜様筋による内側半月を後方に引く作用により大腿骨内側顆の前進（大腿骨外旋）を制御している（図53）。

◆ 膝関節外側動的安定化機構

膝関節外側動的安定化機構に関わる筋としては大腿筋膜張筋，大腿二頭筋，膝窩筋が重要である。

① 大腿筋膜張筋（図54）

大腿筋膜張筋は腸脛靱帯を介して脛骨外側のGerdy結節に付着する。その付着部の位置から，膝関節伸展位では，膝関節伸展作用をもち，屈曲位では膝関節屈曲作用をもつ。

膝伸展位ではLCLや外側関節包と共同して膝

図52 脛骨内側に付着する半腱様筋，薄筋，縫工筋，半膜様筋による動的内側安定化機構

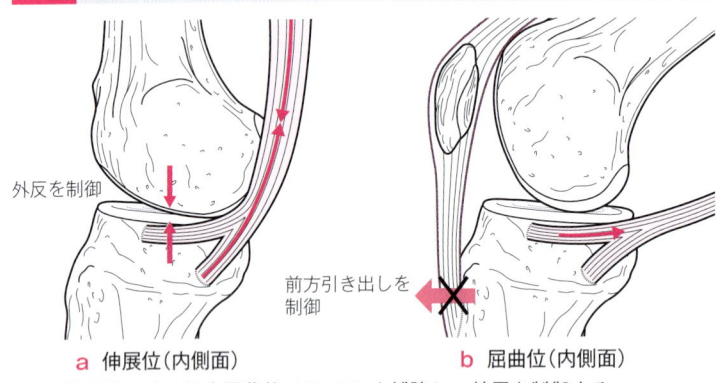

a 伸展位（内側面）　　　b 屈曲位（内側面）

a：伸展位または軽度屈曲位ではMCLを補強し，外反を制御する。
b：屈曲位では脛骨内側顆の前方亜脱臼に抵抗し，前方引き出しを制御する。

図53 半膜様筋による大腿骨外旋制御

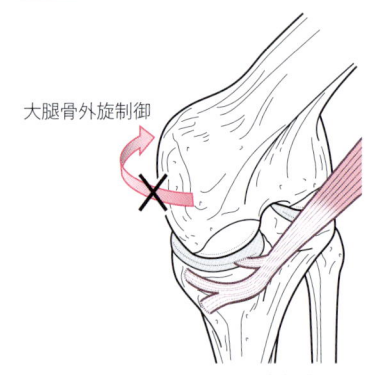

荷重位では半膜様筋により内側半月を後方に引き大腿骨内側顆の前進を阻止

図54 大腿筋膜張筋による動的安定化機構

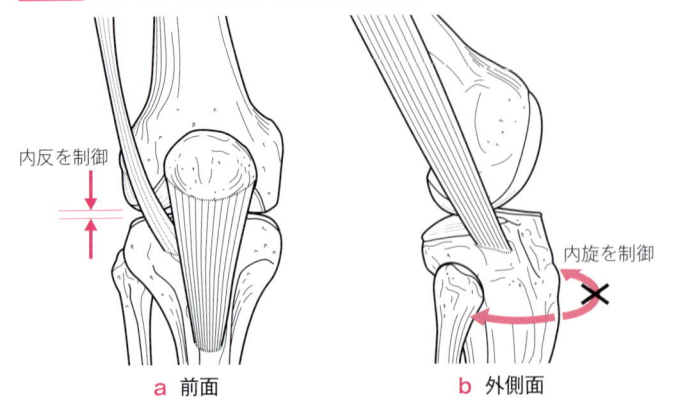

a 前面　　　b 外側面

a：膝伸展時は，膝伸展力・膝外反力を発揮し，膝関節外側部を固定することで内反を制御する。
b：膝屈曲時は，膝屈曲力・外旋力を発揮し，膝内旋を制御する。

関節内反制御の役割を果たす。膝屈曲位では膝外旋筋として働き，内旋制御の役割がある。

②大腿二頭筋（図55）

大腿二頭筋は，主に腓骨頭に付着し，一部Gerdy結節にも前線維束として付着している。

膝関節屈曲，外旋作用をもつ。膝伸展位では，大腿筋膜張筋と共同して主に膝内反を動的に制御している。膝屈曲位では，下腿の内旋と脛骨の前方引き出しを制御している。また，ACLの前方引き出しの制御作用を半膜様筋と共同して動的に補助している。

③膝窩筋

膝窩筋は，大腿骨外側顆，外側半月に起始し，脛骨後面に停止する筋であり，脛骨後外側の動的安定性に重要な働きをもつ（図56）。膝窩筋腱の力は図57に示すように垂直方向の分力であるF_1と水平方向の分力であるF_2に分解できる。F_1は外側部での関節接合力であり外側の安定性に関わる。F_2は膝関節内旋（大腿骨外旋）力となり荷重時には大腿骨内旋制御に関わる。図57aに示すように膝伸展位では，外側接合力（F_1）は小さく，屈曲により増加する。一方膝内旋力は膝伸展では大きく，膝屈曲により減少する。膝窩筋の収縮に

図55 大腿二頭筋による動的安定化機構

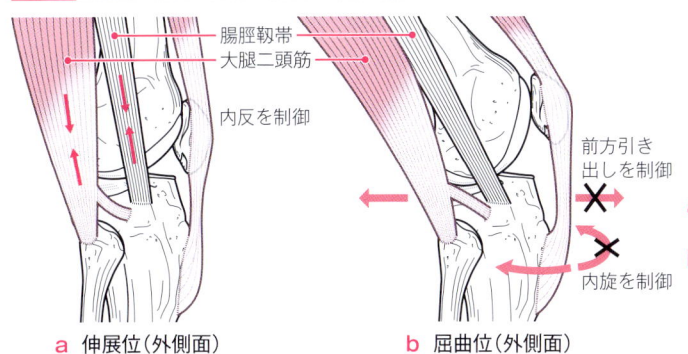

腸脛靱帯
大腿二頭筋
内反を制御
前方引き出しを制御
内旋を制御

a：膝伸展時には，大腿筋膜張筋とともに膝外側を固定し内反を制御する。
b：膝屈曲時には，膝屈筋・外旋筋（60°以上屈曲）として働き，前方引き出しと内旋を制御する。

a　伸展位（外側面）　　b　屈曲位（外側面）

図56 膝窩筋

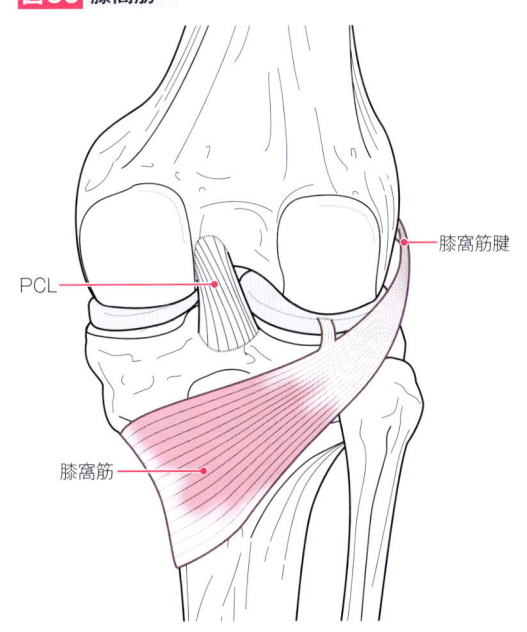

PCL
膝窩筋腱
膝窩筋

図57 膝窩筋による動的安定化機構

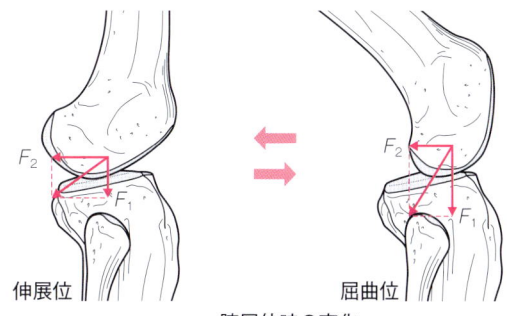

F_2　F_1　伸展位　　F_2　F_1　屈曲位

a　膝屈伸時の変化

接合力F_1は屈曲で増加し，大腿外旋力F_2は屈曲で減少する。

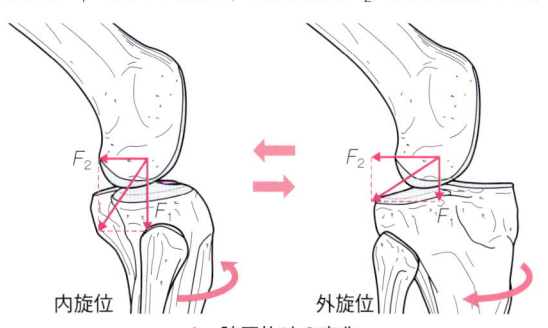

F_2　F_1　内旋位　　F_2　F_1　外旋位

b　膝回旋時の変化

接合力F_1は脛骨内旋位では増加し，大腿外旋力F_2は脛骨外旋位で増加する。

より膝伸展位では回旋制動力(大腿骨内旋制御)は高いが，外側の安定性(膝内反制御)は低く，膝屈曲位では，回旋の制動は減少するが外側の安定性は高くなる。図57bは膝屈曲位で膝を内旋・外旋した肢位での膝窩筋の作用の変化を示したものである。膝内旋位では，外側接合力(F_1)は大きく，内旋力(F_2)は小さい。一方，膝外旋位では外側接合力(F_1)は小さく，大腿外旋力(F_2)は大きい。膝窩筋の収縮により膝内旋位では外側安定性は高

いが，回旋制動性は低く，膝外旋位では外側安定性は低いが，回旋制動性は高いといえる。

また，膝窩筋は，外側半月に半月膝窩線維束として付着し，外側半月を動的にコントロールしている。屈曲時には外側半月を後方に引き，伸展時には外側半月が前方に逸脱するのを防ぐ働きがある(図58)。さらに膝窩筋は屈曲開始時に膝関節を内旋(大腿骨を外旋)させ，膝伸展のロックを外す重要な役割がある。

| 図58 | 半月膝窩線維束の機能 |

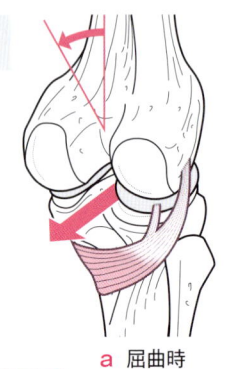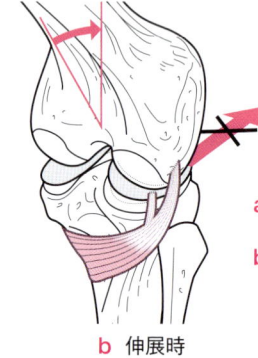

a：屈曲時膝窩筋は外側半月を後方に引きつける。
b：伸展時膝窩筋は外側半月が前方へ逸脱するのを防ぎ，大腿骨顆部からの圧迫から保護している。

a 屈曲時　　　b 伸展時

Clinical point of view

膝窩筋の後十字靭帯補助作用

　膝窩筋がPCLの補助作用としてどの程度の役割をもつかを調べたHarmarら[62]の研究を紹介する。膝窩筋の収縮がPCLや脛骨の後方移動量に及ぼす影響を遺体実験(N＝10)より調べた。正常膝関節を0～90°に屈曲させた状態で，後方引き出しテストを模して脛骨に110Nの力で後方ストレスをかけた条件と，膝窩筋44Nの張力を加えた条件でPCLにかかる負荷と脛骨の後方移動量が測定された。図59は，PCL正常膝に110Nの後方引き出し力をかけたときにPCLにかかる張力を調べたものである。膝窩筋に44Nの筋力を発揮させることにより膝屈曲角度30～90°においてPCLにかかる張力が減少していることがわかる。PCLにかかる力は90°で9％，30°で36％低下したとされている。図60はPCL不全膝に対して110Nの後方引き出し力をかけたときの脛骨の後方への移動量を調べたものである。膝関節0～90°において膝窩筋の収縮(44Nの筋力発揮)により後方引き出しが減少していることがわかる。膝関節屈曲30°で最も差が大きかった。

　この研究結果は，膝窩筋のPCLの補助作用としての働きとしては，膝関節30°屈曲位で最大であり，膝窩筋の収縮により後方引き出しを36％減少することができるとしている。すなわち，PCLと膝窩筋は，機能的に強い関連性がありACLを動的に保護するハムストリングスの関係と同じようにPCLを保護，代償する上で重要な働きを示す。

| 図59 | PCLにかかる力と膝関節角度の関係 |

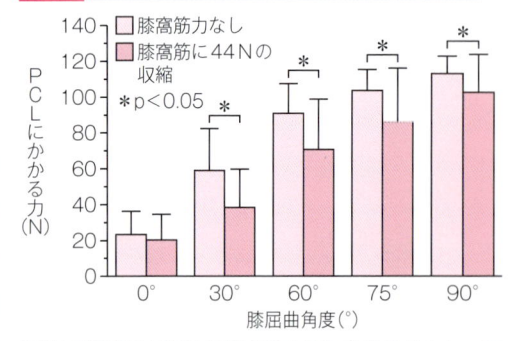

PCL正常膝に110Nの後方引き出し力をかけると，屈曲角度が増加するほどPCLにかかる負荷が増加する。44Nの膝窩筋の収縮によりPCLにかかる負荷が0°以外で減少する。

| 図60 | PCL不全膝の脛骨後方引き出し距離と膝関節角度の関係 |

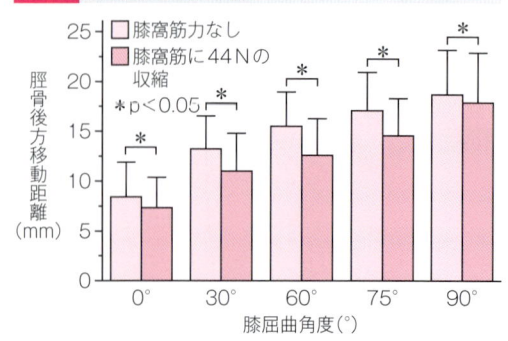

後方移動量は90°で最大となる。すべての屈曲角度で膝窩筋の収縮により，後方引き出し量が減少する。

◆ 膝関節後方動的安定化機構

膝関節後方動的安定化機構に関わる筋としては腓腹筋が重要である。腓腹筋の内側頭，外側頭は大腿骨後面に付着し，後方関節包やPCLを補強する。腓腹筋が大腿骨後面に及ぼす力は，垂直成分（F_1）と水平成分（F_2）に分けられる（図61）。垂直成分（F_1）は脛骨大腿関節の圧迫力を強めるように働き，後方の安定化作用として重要である。一方水平成分（F_2）は，大腿骨を後方に引くように作用する。すなわち，脛骨を前方に引き出すような力が働くためPCLを補強するような作用であるといえる。

◆ 膝関節前方動的安定化機構

膝関節前方動的安定化機構に関係するのは，大腿四頭筋である。大腿四頭筋は膝関節伸展筋として屈曲を制御する。さらに，大腿四頭筋の収縮により脛骨大腿関節に強力な圧迫力を働かせることにより膝関節の内反・外反制御にも関わっている。大腿四頭筋の張力が膝蓋骨を介して膝蓋腱に及ぼす力は垂直分力F_1と水平分力F_2に分けられる（図62）。このF_1が大腿骨と脛骨を圧迫して接合力を高め安定化に働く。膝関節60°屈曲位では膝蓋腱を引く張力と垂直分力F_1が同じになるため最も大きな接合力を発揮する。膝蓋腱に働く張力が同じだとしても60°よりも伸展しても屈曲しても垂直分力F_1は減少する。一方，水平成分であるF_2は脛骨を前方や後方に移動させる力であり，ACLやPCLを緊張させる。膝屈曲角度が60°の場合は，F_2が働かないため大腿四頭筋力により脛骨は前方にも後方にも移動しない。60°よりも伸展位になるとF_2は前方分力となり脛骨を前方に引き出す働きをもつ。すなわち0〜60°の膝関節屈曲角度での大腿四頭筋力は脛骨を前方移動させACLにストレスをかけるとともにPCLと共同して後方引き出しを制御している。一方，60°以上の膝屈曲角度では，大腿四頭筋力は脛骨を後方に移動させるように働くためPCLにストレスをかけるように働く。また，60°以上屈曲位ではACLと共同して脛骨の前方引き出しを制御している。

図61 腓腹筋による動的安定化機構

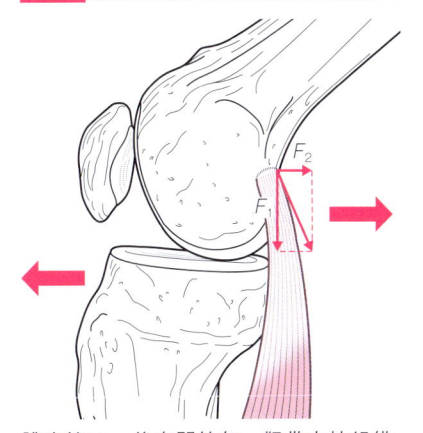

腓腹筋は，後方関節包−靱帯支持組織，PCLを補強する役割がある。F_1は圧迫力を強めるように働き安定性に関与する。F_2は，大腿骨を後方に引き脛骨の前方引き出し力を発生させることでPCLを補強する。

図62 大腿四頭筋による動的安定化機構

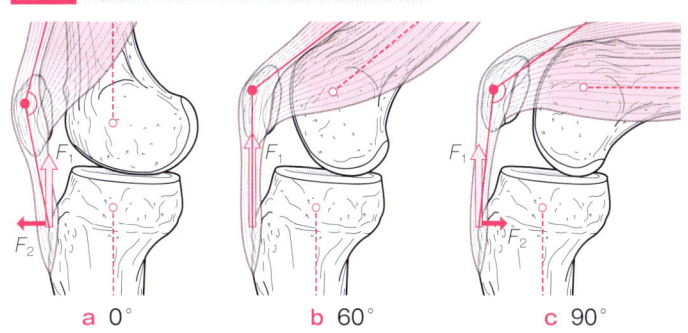

| a 0° | b 60° | c 90° |

a：0〜60°屈曲位では，水平分力F_2は脛骨を前方に引き出す力となる。
b：60°屈曲位では，水平分力F_2は働かず，垂直分力F_1は最も大きい。
c：60°以上屈曲位では水平成分F_2は脛骨を後方に引き出す力となる。

Clinical point of view

前十字靭帯（ACL）損傷と腓腹筋

ACL損傷術後初期のリハビリテーションにおいて軽度屈曲位での大腿四頭筋の筋力トレーニングは，前方引き出しを起こすため禁忌とされることが多い。同様に腓腹筋の収縮によっても脛骨は前方に引き出されるため早期からの腓腹筋の筋力トレーニングは控えたほうがよいと考えられる。また，足関節を背屈することで腓腹筋が伸張されると脛骨が前方に引き出されるため，ACLに負担をかけたくない場合には，強いストレッチングは避けるべきであろう。

**オープンキネティックチェイン（open kinetic chain：OKC）と
クローズドキネティックチェイン（closed kinetic chain：CKC）における筋力と筋活動**

　OKCとしての膝伸展筋力（椅座位からの膝伸展）とCKCとしての脚伸展筋力（レッグプレス）との違いを明らかにするために，最大等尺性筋力発揮時の膝関節角度と筋力の関係を**図63**に示した[63]。OKC筋力は60〜90°の間で最大値となり，膝屈曲角度が減少すると筋力は大きく低下する。膝屈曲75°位の最大筋力に対し膝屈曲15°位では1/3程度の筋力まで低下する。これは，筋が短縮することで筋張力が減少したことによる影響が大きい。CKC筋力は膝屈曲角度45〜60°で最大値をとり，この角度よりも屈曲角度が増加あるいは減少することで筋力は低下する。OKC筋力の低下率に比べるとCKC筋力の低下率は少ない。

　図64はCKCにおいて等尺性膝伸展筋力を発揮しているときの膝の屈曲角度と筋活動の関係を示したものである[63]。膝が90°屈曲位では，大腿四頭筋（内側広筋・大腿直筋）の筋活動は高いが，軽度屈曲位になると膝伸筋の筋活動は低下し膝屈筋の筋活動が増加する。すなわち軽度屈曲位ではハムストリングスも脚伸展動作（主に股関節伸展筋として）に働く重要な筋と考えられる。また，**表7**に示したようにOKCにおける膝伸展筋力とCKCにおける脚伸展筋力の相関をみると膝屈曲位（75，90°）では相関が高いものの，軽度屈曲位（15，30°）では有意な相関はない[63]。

図63 OKC（膝伸展：kgm）とCKC（脚伸展：kg）動作時の膝屈曲角度と筋力の関係	**図64** CKC動作時の膝屈曲角度と筋活動の関係

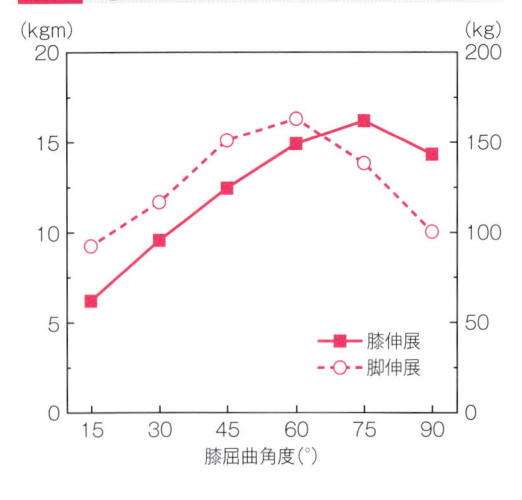

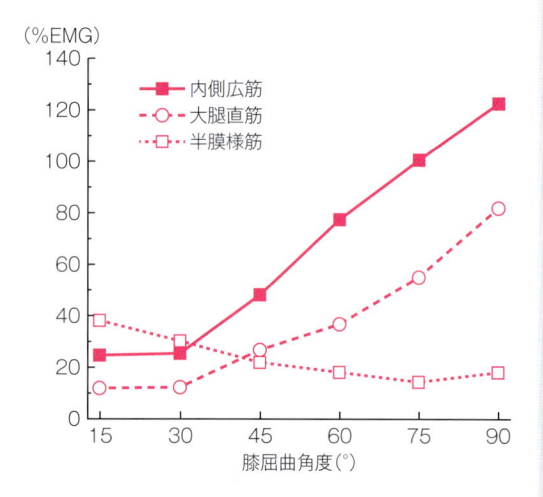

表7 膝伸展筋力（OKC）と脚伸展筋力（CKC）の各膝屈曲角度における相関係数

膝関節角度	15	30	45	60	75	90
相関係数	0.33	0.45	0.52*	0.51*	0.85**	0.82**

＊p＜0.05　　＊＊p＜0.01
屈曲角度が大きい場合は高い相関関係にあるが，軽度屈曲位ではOKC筋力とCKC筋力に相関はない。
すなわち，軽度屈曲位での膝伸展筋力が強いものが軽度屈曲位でのCKC筋力が強いとは限らない。

Clinical point of view

脚伸展筋力（CKC筋力）と膝伸展筋力（OKC筋力）でのトレーニングの関連性

　椅子からの立ち上がりのように深い屈曲角度からCKC筋力を発揮するような場合には，CKC筋力とOKC筋力は相関が高い（**表7**）ため，OKCでの膝伸展筋力は立ち上がりをするために重要である。具体的な例としては，椅子からの立ち上がりが筋力の問題により困難な場合には，深い屈曲角度での膝伸展トレーニングは有効といえる。一方，立位や歩行時での膝折れなど軽度屈曲位でのCKC筋力が低下している場合には，軽度屈曲位からの膝伸展筋力トレーニングでOKC膝伸展筋力を強化しても，軽度屈曲位のCKC脚伸展筋力との相関が低いため，効果が少ない。このような場合にはOKCトレーニングではなく，CKCにおける軽度屈曲位での脚伸展筋力トレーニングを行う必要がある。

Supplement

日常生活で膝関節にかかる負荷量

日常生活において，膝関節にはおおよそ体重の2.5～3倍程度の負荷がかかる。特に階段の降段，および昇段では，強い負荷がかかりやすい（**図65**）[64]。

また，**図66**は，膝関節への負荷がどの角度で強く生じるかを，動作ごとに比べたものである。このなかで，階段の昇段，降段動作は，体重の2.5倍以上の負荷が広い範囲にわたって生じていることがわかる。歩行では，浅い屈曲角度で体重の2.5倍以上の強い負荷が生じる。一方，トレーニングとしてよく用いられるスクワット動作は，広い範囲で関節に負荷がかかるが，体重の2.5倍以上の負荷がかかるのは膝屈曲100°付近のみである[65]。

図65 各種動作時の膝関節への負荷

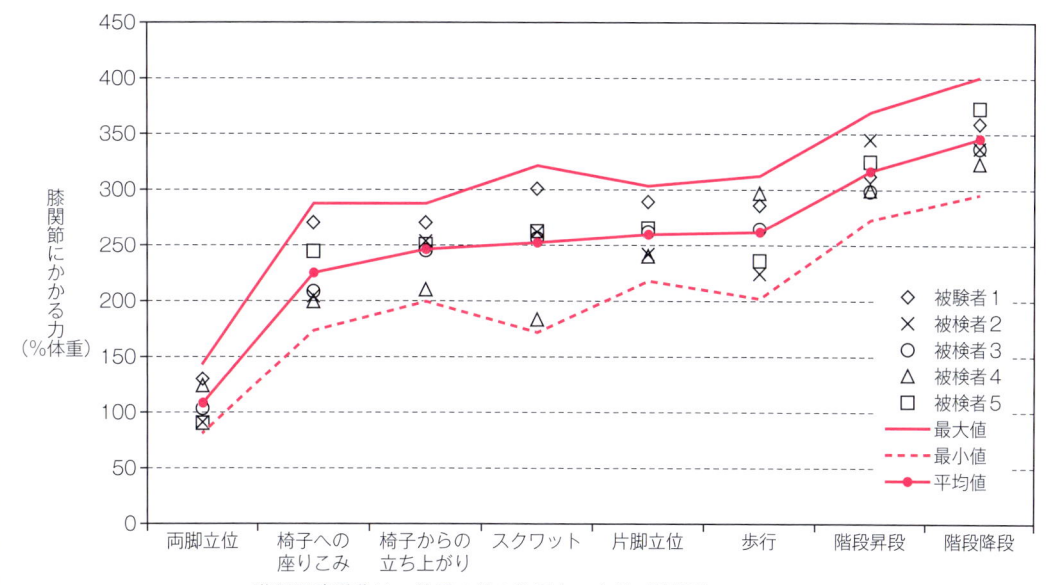

階段昇降動作は，体重の約3倍程度の負荷が膝関節にかかる。

（文献64より改変引用）

図66 各種動作時の膝関節への負荷と屈曲角度

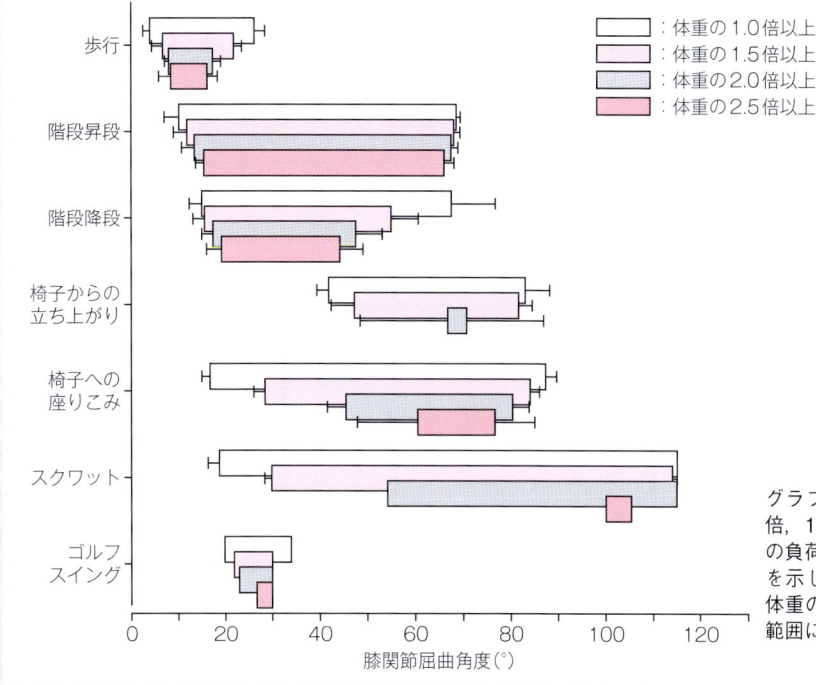

□ ：体重の1.0倍以上
■ ：体重の1.5倍以上
■ ：体重の2.0倍以上
■ ：体重の2.5倍以上

グラフは，それぞれ体重の1.0倍，1.5倍，2.0倍，2.5倍以上の負荷が生じる関節の運動範囲を示している。階段昇降では，体重の2.5倍以上の負荷が広い範囲にわたって生じている。

（文献65より改変引用）

7章 膝関節の運動学

5 膝関節の機能障害と運動学

1 変形性膝関節症(膝OA)患者における歩行のバイオメカニクス的特徴

◆ 歩行時の運動学的特徴(表8)

膝OA患者の歩行の運動学的特徴として,膝内反角度の増大[66,67],初期接地から荷重応答期にかけての急激な膝関節内反を表すラテラルスラストの発生[68],初期接地時の膝関節屈曲角度の増加[69],荷重応答期における膝関節屈曲角度の減少[70,71],立脚後期の膝関節伸展角度の減少[69],接地時の膝関節外旋角度の減少[67],股関節内転角度の減少[72],体幹の側屈[72],立脚期における遊脚側への骨盤の低下[73]などが報告されている。

◆ 歩行時の運動力学的特徴(表9)

膝OA患者の歩行の運動力学的特徴として,初期接地から荷重応答期にかけての床反力垂直成分の増加[71],外的膝関節内反モーメント最大値および積分値の増加[66,74],立脚初期の外的膝関節屈曲モーメントの減少[70,75],立脚中期以降の外的膝関節伸展モーメントの減少[76],外的股関節内転モーメントの減少[75]などが報告されている。

◆ 歩行時の筋電図学的特徴(表10)

膝OA患者の筋電図学的特徴として,下肢全体の筋活動量の増加[76]や活動時間の延長[71],外側の筋(外側広筋,大腿二頭筋,腓腹筋外側頭)の筋活動の増加[69,77],腓腹筋の筋活動量の減少[78],膝関節伸展筋と屈曲筋の同時収縮の増加[79,80]などが報告されている。

これらの筋活動の変化は膝関節の動揺性と関連するとされている。Rudolphら[80]は大腿二頭筋,腓腹筋外側頭の筋活動量の増加は膝関節内反に伴う外側関節面の離開を制動するために生じると報告している。また,Lewekら[79]は膝OA患者の同時収縮は膝関節内側の筋群にみられ,その大きさは内側不安定性の程度と相関することを示している。これらは,膝関節の不安定性を制御するために働いているが,一方で,膝関節屈筋と伸筋の同時収縮の大きさ[76,78]や膝関節内側の筋の筋活動量[29]が内側コンパートメントの関節間力と関連することが報告されており,膝OA患者の異常な筋活動は膝関節に過剰な負荷を与えることもあると考えられる。

膝OA患者は歩行時に健常者とは異なる筋活動パターンを示し,それらは関節不安定性に対する制御機構として機能すると同時に,膝関節の関節間力を高める要因となる可能性があると考えられる。

◆ 歩行時の動的負荷

膝OA患者の歩行時の動的負荷としては,外的膝関節内反モーメント(以下,KAM)が膝関節内

表8 変形性関節症患者の歩行時の運動学的特徴

1. 膝内反角度の増大(立脚期)
2. ラテラルスラスト(立脚期)
3. 体幹側屈(立脚期)
4. 膝屈曲角度の増加(初期接地時)
5. 膝屈曲角度減少(荷重応答期)
6. 股関節内転角度減少(立脚期)
7. 膝伸展角度の減少(立脚後期)

表9 変形性関節症患者の歩行時の運動力学的特徴

1. 床反力垂直成分の増加(初期接地から荷重応答期)
2. 外的膝関節内反モーメントの増加(立脚期)
3. 外的膝屈曲モーメントの減少(立脚初期)
4. 外的膝伸展モーメントの減少(立脚後期)
5. 外的股関節内転モーメントの減少(立脚期)

表10 変形性関節症患者の歩行時の筋電図学的特徴

1. 下肢全体の筋活動量の増加
2. 活動時間の延長
3. 外側広筋,大腿二頭筋,腓腹筋外側頭の筋活動増加
4. 腓腹筋の筋活動量減少
5. 膝屈伸筋の同時活動の増加

側コンパートメントに加わる負荷と強い関連[81]を示し，さらに症状の程度[82]や病態の進行[83-85]に関連するとされている。そのため，膝OA患者の動的負荷に関する研究においては，立脚期のKAMの最大値あるいは積分値を指標とすることが多い。一方，外的膝関節屈曲モーメントについても，膝関節の動的負荷との関連が明らかにされている[86]。また，荷重応答期における膝関節屈曲モーメントとKAMは相反関係にあると考えられており，KAMが減少しても膝関節屈曲モーメントが増加することで関節への負荷が軽減されない可能性が示唆されている[87]。

⬥ 歩行時の外的膝関節内反モーメント（KAM）減少を目的とした介入効果

動的な膝関節への荷重，特に歩行中の関節負荷は膝OAの進行に関連している。内側の膝OAではKAMが増加することから，歩行中のKAMを減らす介入が注目されている。膝OA患者と健常者を対象にKAMを変化させることを目的として介入を行なった24文献をまとめたレビューがある[88]。このレビューでは，これらの文献で取り上げられた14の介入がKAMに与える影響を立脚初期と後期に分け，通常歩行と比較して検討した。その結果を図67，68に示した。棒グラフは，

図67 歩行介入が外的膝関節内反モーメント（KAM）に及ぼす影響（立脚初期）

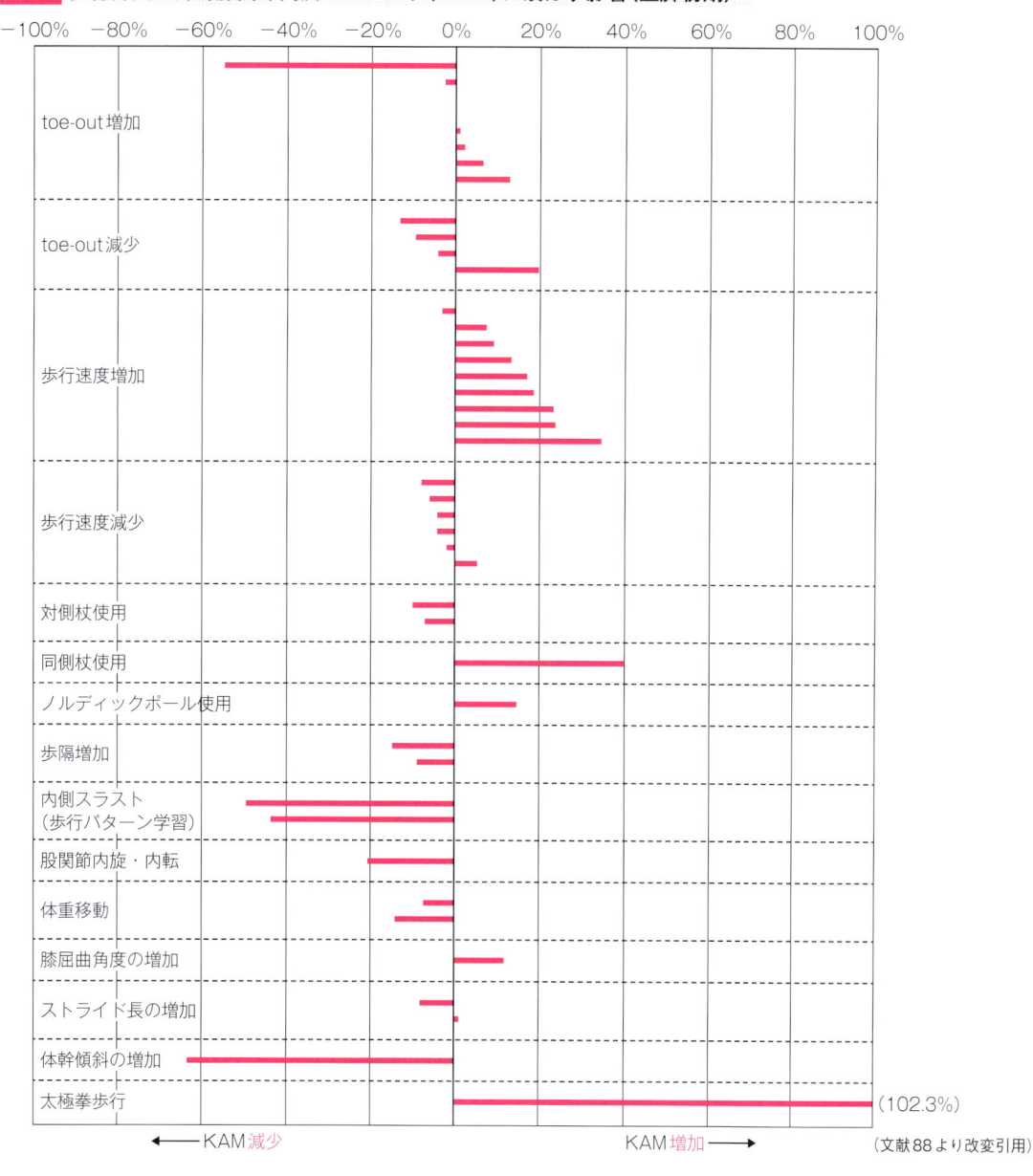

（文献88より改変引用）

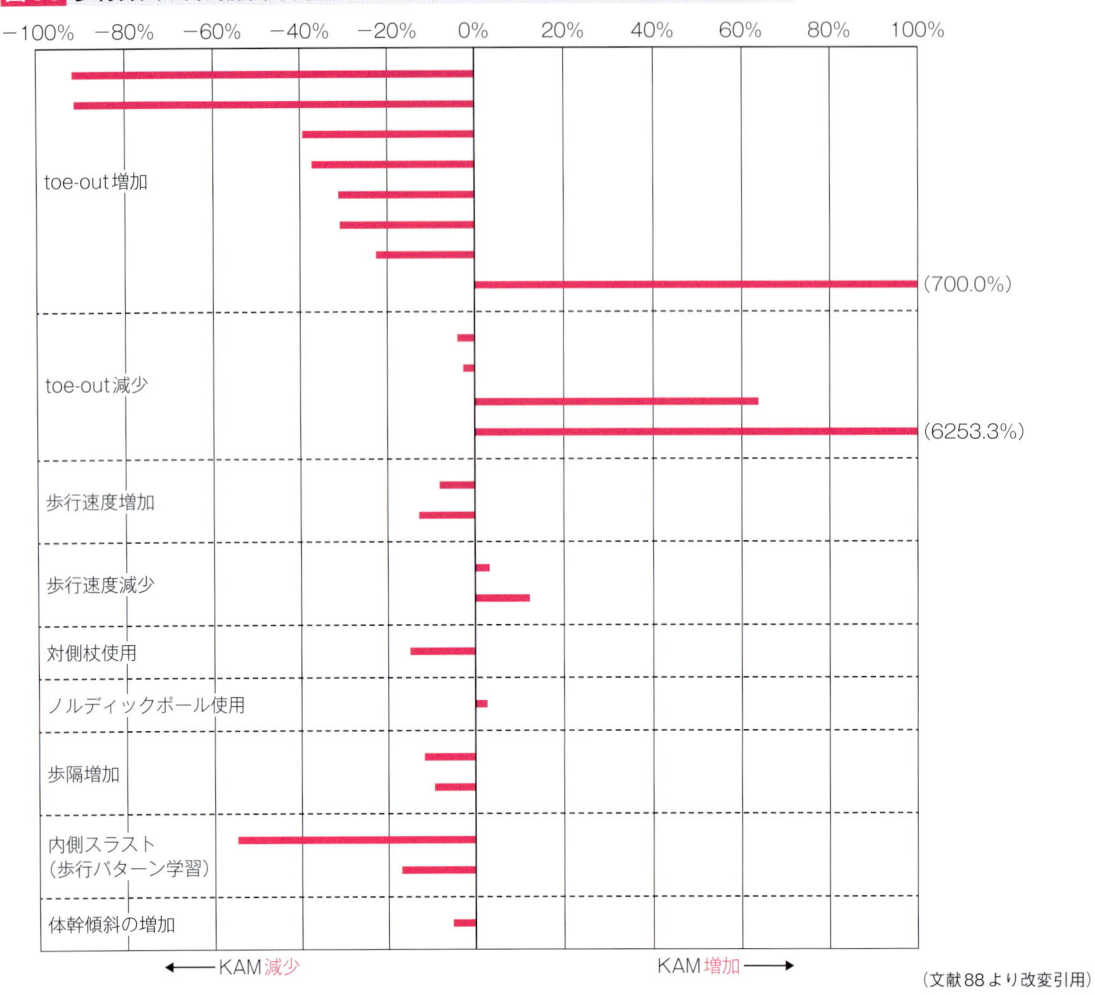

図68 歩行介入が外的膝関節内反モーメント（KAM）に及ぼす影響（立脚後期）

凡例ラベル（上から）：
- toe-out増加
- toe-out減少 …（700.0%）, （6253.3%）
- 歩行速度増加
- 歩行速度減少
- 対側杖使用
- ノルディックポール使用
- 歩隔増加
- 内側スラスト（歩行パターン学習）
- 体幹傾斜の増加

←KAM減少　　KAM増加→

（文献88より改変引用）

各研究においてKAMの増減を示しており，介入としては減少方向の棒グラフが効果的であると解釈できる。

　toe outの増加・減少がKAMに与える影響としては，toe outを増した歩行が立脚初期に与える影響は研究により55.2％減少から12.9％増加とばらつきが大きいが，toe outにより増加するとした報告のほうが多い。立脚後期にはtoe outによるKAMの減少が多くの研究でみられた（22.9〜92.6％）。このことは，立脚後期に痛みを訴えるような患者のKAMの減少にはtoe out歩行が有効であることを示している。一方，toe outの減少（toe inの増加）は，立脚初期のKAMは20％の増加を報告した1研究を除いてわずかな減少（4.4％ to 13.5％）がみられた。立脚後期へのtoe out減少の影響は研究により大きく分かれ，半数の研究では軽度の減少がみられたのに対して，半数では大

幅な増加がみられた。このことから，立脚初期に痛みを訴えるような患者のKAMの減少にはtoe outを減少させる（toe inを増加させる）歩行が有効である可能性がある。

　toe outの増加，減少で，立脚初期と後期に与える影響が異なるバイオメカニクス的な理由を**図69**に示した。立脚後期（**図69a**）では，toe outにより床反力の起点が外側へ変位することでモーメントアームが減少し，KAMが減少すると考えられる。逆にtoe outにより立脚初期に後足部が内側に移動し，モーメントアームが増加することで立脚初期のKAMは増加する。一方，toe inでは，立脚初期に後足部が外側に移動し，床反力が外側に変位することでモーメントアームが減少し，KAMは減少する（**図69b**）。逆に立脚後期では，つま先が内側に移動し，床反力が内側に変位することでモーメントが増加することが考えられる。

歩行速度がKAMに与える影響としては，歩行速度の増加は，ほとんどの研究で立脚初期のKAMを増加させた（最大34.8％）が，立脚後期のKAMは減少した。歩行速度の減少は，立脚初期でKAMへの影響は8.0％減少から5.5％増加とばらつきが大きかったが，立脚後期はわずかに増加（3.2～12.3％）がみられた。このように歩行速度を増加させると立脚初期のKAMは増加するが，立脚後期は減少することは，明らかなようである。つまり立脚初期のKAMを減らしたい場合は歩行速度を遅くするとよいが，逆に後期のKAMが増えてしまうことに注意が必要である。

歩行補助具の使用はその種類と用法により異なる影響がみられた。対側に杖使用の影響を調べた2研究ではいずれも立脚初期（7.3～10.1％），後期ともにKAMの減少がみられた（15.4％）。反対に患側杖使用では立脚初期のKAMは40％増加した。ノルディックポールの使用（ノルディックウオーキング）では立脚初期のKAMは14.6％増加したが，立脚後期への影響はみられなかった。これらの報告より，杖は健側に使用しないとKAMの減少効果はなく，患側での使用やノルディックウ

オーキングではKAMは逆に増加してしまうため，注意が必要である。

KAMの減少がみられた他の介入としては，歩隔増加は立脚初期（4.7～15.4％），後期（9.5～11.7％），内側thrustパターンでの歩行は立脚初期（43.8～50.0％），後期（17.3～55％），股関節の内旋・内転は立脚初期（20.9％）のKAMの減少が報告されている。さらに，バイオフィードバックを用いた足部内側荷重は立脚初期のKAMは減少（14.2％）したが，バイオフィードバック装具を用いた初期接地の膝屈曲増加と加速減少ではKAMの増加（11.8％）がみられた。体幹の側方傾斜の増加（患側方向への傾斜の増加）は立脚初期のKAMを大幅に減少（63.9％）させたが，立脚後期への影響はあまりみられなかった。一方で太極拳歩行では立脚初期のKAMが大幅に増加した（102.3％）。

患側への体幹傾斜がKAMを減少させるバイオメカニクス的理由を図70に示した。体幹を患側へ傾斜すると，床反力ベクトルの傾きが変化し，膝内反のモーメントアームが減少することによって，KAMが減少すると考えられる。

図69 歩行時の足角と膝内反モーメント

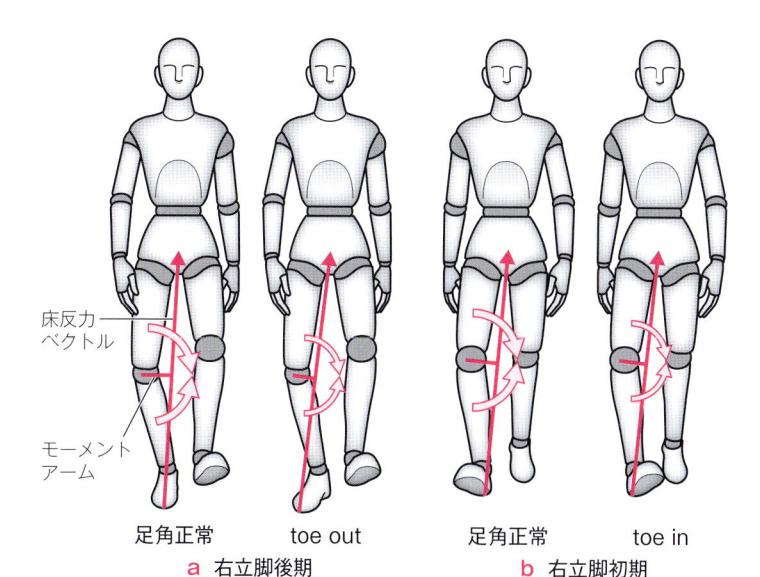

床反力ベクトル

モーメントアーム

足角正常　　toe out　　足角正常　　toe in

a　右立脚後期　　　　**b　右立脚初期**

立脚後期（**a**）では，toe outにより床反力の起点が外側へ変位することでモーメントアームが減少し，膝内反モーメントが減少すると考えられる。
立脚初期（**b**）では，toe inにより後足部が外側に接地するため床反力が外側へ変位しやすく，膝内反モーメントが減少する可能性がある。

図70 歩行時の体幹傾斜と膝内反モーメント

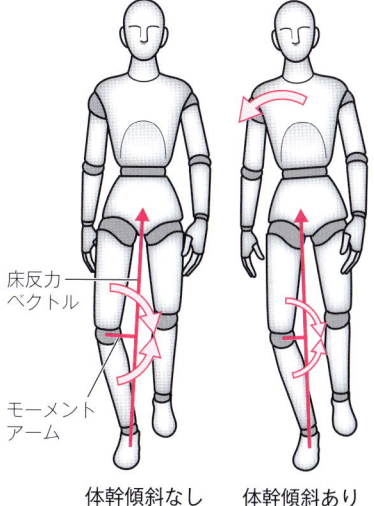

床反力ベクトル

モーメントアーム

体幹傾斜なし　　体幹傾斜あり

体幹を患側へ傾斜すると，床反力ベクトルの傾きが変化し，モーメントアームが減少することによって，膝内反モーメントが減少する。

◆身体的特徴

　PFP患者の身体的特徴を**表11**に示した。PFP患者は健常者と比較して立位時の足部外反角度が増加していることや[89-93]，通常歩行やランニング時の足部外反角速度が増加[92,94]し内側縦アーチが低下していることが報告されている[89]。また，PFPに関連する疫学研究では，PFPの発症と舟状骨沈降度（Navicular Drop：舟状骨結節が荷重によって低下するときの移動距離）あるいは偏平足との関連の報告[95-97]や，通常歩行時にPFP患者のほうが初期接地期における後足内側部の接触面積が増加することが明らかとなっている[98]。

　さらに，PFP患者のほうが股関節内転角度[90,93,99,100]や膝関節外転（外反）角度が大きい[101]と報告されている。疫学調査の結果も膝外反とPFP発症の関連を示している[102]。また，PFP患者は健常者よりQアングルが大きいという報告が多くみられる[103-106]。しかし，股関節の特徴としては，PFP患者では股関節が内旋するという報告[90,107]と外旋するという報告[100,108]の両方が示されており，一致しない。

　近年，PFP発症の原因として股関節の筋力低下が示されている。股関節外転[109]・外旋筋力[110]低下によってknee inを制御することが不可能となりPF関節への力学的ストレスが増加するというメカニズムが最も広く認知されている。

◆PFPに対するバイオメカニクス的アプローチ

　膝蓋大腿（PF）関節の痛みは，PF関節の解剖学的構造の変化，大腿四頭筋による伸展機構の不全，筋のアンバランス，靭帯による制限の異常などにより起こるものとされている[111]。このなかで保存的に治療可能なのは，筋のアンバランスである。内側広筋斜頭（VMO）と外側広筋（VL）は膝蓋骨のアライメントに影響する筋であり，これらの筋力や活動パターンの変化が膝蓋骨のアライメントを変化させる。すなわち，VMOは，膝蓋骨を内側に引き，VLは外側に引く作用があり[60]，VMOの萎縮などによりVLがVMOよりも強いといった大腿四頭筋の不均衡が起こると，膝蓋骨の安定性の減少につながり，さらには膝蓋骨の外側変位によるPF関節の痛みを引き起こす。このような症例に対しては，VMOのみの選択的な筋力トレーニングが必要とされている[112-114]。これはVMOの筋力が増強されたとしても外側広筋が同様に強化されたならば外側変位というアライメントの不良が改善されないためである。このようなVMOの選択的トレーニングとして，股関節内転がVMOの筋活動を増加させるとした報告は古くは，Wheatleyら[115]によりされており，以降多くの報告がある。ただし，VLと比較してVMOの筋活動を大きくするような選択的トレーニングが可能かどうかは意見が分かれている。

　内転動作がVMOを促通する理論的根拠としては，VMOが大内転筋に起始していることにより大内転筋の収縮がVMOを伸張し，そのためにVMOの活動性が上がるとしたもの[116]や股内転に力を入れることによりMCLや関節包にストレスを与え，それがVMOや内側ハムストリングスの活動を上げる[117]としたものがある。これらの仮説に基づき，実際にVMO/VL比を求めたものとして，オープンキネティックチェイン（OKC）において，Hantenら[118]やHodgesら[116]は股関節内転訓練が内側広筋斜頭に対して効果的であることを報告しているが，Karstら[117]は，下肢伸展挙上（SLR）に股関節内転を加えてもVMO/VL比に変化はなかったとしている。OKCでVMO/VL比を調べた筆者ら[119]の報告では股関節内転だけではVMO/VL比は増加せず，股関節伸展と内転動作を組み合わせることにより増加した。クローズドキネティックチェイン（CKC）に関する報告では，Hodgesら[116]は股関節の内転の効果をCKCと

表11 膝蓋大腿関節痛患者の身体的特徴

1. 足部外反（外がえし）の増加	4. 膝関節外反角度の増加
2. 内側縦アーチの低下（扁平足）	5. Qアングルの増加
3. 股関節内転角度の増加	6. 股関節外転・外旋筋力低下

OKCにおいて比較し，CKCのほうがVMO/VL比が大きくなるとしている。しかし，Cerny[120]は，各種の運動時のVMO/VL比を比較し股関節内転動作では，VMO/VL比は変化しないとしている。筆者ら[121]のCKCにおける結果では，スクワットで30°膝屈曲位において等尺性に内転することでVMO/VL比が増加した。また，大内転筋は大殿筋と相乗的に働く股関節伸筋であるとされており[116]，今回のCKCにおいてもスクワット動作時には股関節伸筋は活動していると考えられ，股関節伸展と内転が組み合わさってVMO/VL比を高める可能性がある。

このように多くの報告はあるが，VMOを選択的にトレーニングできるかどうかに関しては，結論は出ていない。さらにVMOの選択的トレーニングを示した報告のすべては健常者のものであり，患者において効果を示したものはない。

前述のように過去にはVMOに対する選択的トレーニングが盛んにされていたが，明確な効果が現れていないため最近では股関節や足部へのアプローチがなされるようになった。現在推奨されている治療法の一つとしては，股関節外転筋トレーニング[122-124]が挙げられる。つまり，knee inとなるとQアングルが増加し，膝蓋骨を外側に引くベクトルが大きくなるためVMOとVLのアンバランスを改善するのではなく，knee inを減少させるアプローチとして股関節外転筋や外旋筋の筋力トレーニングを行うことが推奨されている[122-124]。

また，足部と膝のアライメントが強く関係するため，足部アライメントの変化による下肢キネマティクスへの影響を検討する研究も近年多数報告されている[125-129]。臨床での応用について，PFPの症状改善のため，後足部の内反を促すインソール（内側ウエッジ）の使用が有効な介入方法として報告されている[130-132]。一方，内反作用を有さないインソールを入れても疼痛が軽減するという先行研究もあるため[133]，足部の外反制限による治療効果ではなく，単なるインソールの衝撃吸収作用による介入効果という見解もある。しかし，内反作用をもたないインソールより，内反作用のあるインソールは痛みを軽減する効果が大きいとの報告もある[134]。

3 膝関節のバイオメカニクスからみた筋力トレーニング

脛骨大腿（TF）関節と膝蓋大腿（PF）関節の応力と応力の作用する部位（接触部位）は，変形性膝関節症（膝OA）患者の筋力トレーニングを行う場合に非常に重要である。接触部位や応力の大きさの違いは，筋力トレーニング時の痛みを変化させる。膝OA変化の少ない関節面に対して応力が小さい筋力トレーニングを行うことがバイオメカニクス的には理想であるため，TFとPF関節に作用する応力がどのような因子により変化するかを知る必要がある。応力に影響を与える因子としては，関節の角度，抵抗の位置，収縮速度，収縮様式（等尺性・等張性），運動様式（CKC・OKC）などが挙げられる。

関節面の位置と面積（膝関節の角度）

膝関節の角度変化によりTFとPF関節の接触面（負荷面）は変化する。「脛骨大腿関節」の項で示したようにTF関節における膝関節角度と接触面の位置の関係は，膝関節が屈曲するに従って脛骨上の接触面は後方へ移動し（図9～11），大腿骨の関節面も後方に移動する[135]（図71）。すなわち，膝の角度が変化すれば接触している関節面も変化する。膝OAの部位が明確な場合あるいは軟骨移植などで接触面に軟骨を移植した場合は特に，該当する部位に応力が作用しないように関節角度を考慮する必要がある。大腿四頭筋の筋力トレーニングとして下肢伸展挙上（SLR）が処方されることが多いが，膝伸展位での接触面に膝OA変化があり，痛みが出現するような場合には，逆に膝屈曲位でトレーニングしたほうがよい。

「膝蓋大腿関節」の項で示したように（図18），膝蓋骨の接触面は膝の角度が軽度屈曲位の場合には膝蓋骨の下部と接触し，膝関節が90°まで屈曲するに従い接触面は上方に移動する。さらに屈曲すると接触面は側方に移動する。臨床的には，膝蓋骨の下端部に軟骨損傷などの変化がある患者の場合は，筋力トレーニング時の膝関節の角度は45°以上屈曲位で行うほうがよい。逆に膝蓋骨の上部に病変がある場合には，膝関節軽度屈曲位でトレーニングを行うほうがよい。

図71 膝屈曲角度の変化による大腿骨の接触面の変化

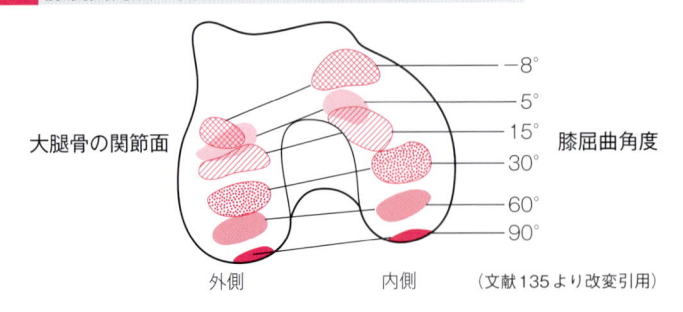

大腿骨の関節面

－8°
5°
15°
30°
60°
90°

膝屈曲角度

外側　　　　内側　　　（文献135より改変引用）

◆ **抵抗の位置**

　一般に筋力トレーニング時の抵抗の位置は遠位に置かれる。しかし，関節に作用する圧迫力は抵抗の位置（遠位または近位）で変化する。**図72**は，抵抗の位置の違いによる等速性膝伸展時の関節に作用する圧迫力を示している[136]。180°/secにおいて近位抵抗の関節に作用する圧迫力が遠位抵抗よりも低いことがわかる。また，筆者らは，膝の痛みのある患者では近位抵抗による筋力発揮をさせたほうが痛みが少なく，遠位抵抗よりも筋力発揮がしやすいことを報告している[137]。このように，筋力トレーニング時には，抵抗を加える位置を考慮することでも関節にかかる負担を変化させることができる。

◆ **収縮速度**

　図73は30°/secと180°/sec時の圧迫力を比較したものである[136]。収縮速度が速いほうがTFにかかる圧迫力は減少する。最大で筋力を発揮した場合，関節を動かす速度が遅いほど関節にかかる負担が大きいことがわかる。つまり，一般的に安全と考えられている等尺性収縮時が関節にかかる

圧迫力は最も大きいことになる。臨床的には，痛みのない部位で等尺性トレーニングを行うことは，部位としてはよいが，圧迫力としては最も大きくなり，どちらを優先するかを考慮する必要がある。

◆ **収縮様式と運動様式**

　Escamillaら[138]は12 repetition maximum（12RM：12回繰り返すことができる最大負荷量）の負荷に対し等張性運動を行ったときのTF関節の圧迫力をOKCとCKCに分けて示している（**図74**）。この報告によると，深い膝屈曲角度ではOKCの圧迫力が小さく，軽度屈曲位ではCKCでの圧迫力が小さいとされている。つまり，スクワットなどは浅い屈曲角度で，重錘負荷での等張性収縮は深い角度で行ったほうが圧迫力が少ない。ただし，等尺性に最大収縮させてトレーニングを行う場合はこの関係が逆転するので注意が必要である。等尺性最大収縮時の圧迫力は**図75**に示すようにレッグプレス（CKC）では軽度屈曲位で大きく，膝伸展（OKCex）では深い角度で大きい[139]。また，膝屈曲（OKCfl）においては，浅い屈曲角度では圧迫力が作用するが，90°屈曲位ではほとん

図72 膝屈曲角度と脛骨大腿関節にかかる圧迫力の関係（抵抗の位置による違い）

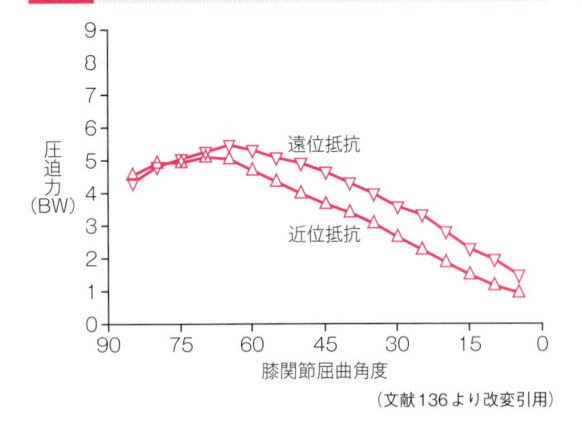

圧迫力（BW）

遠位抵抗

近位抵抗

膝関節屈曲角度

（文献136より改変引用）

図73 膝屈曲角度と脛骨大腿関節にかかる圧迫力の関係（運動速度による違い）

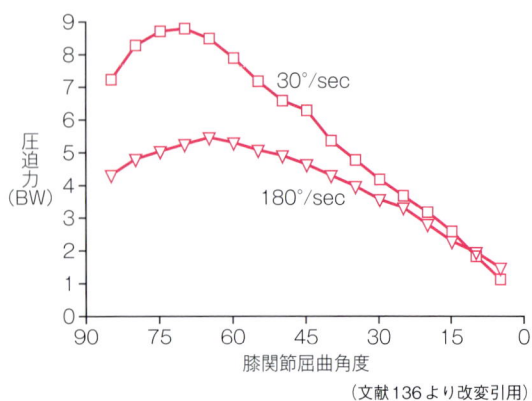

圧迫力（BW）

30°/sec

180°/sec

膝関節屈曲角度

（文献136より改変引用）

266

ど作用しないため，90°屈曲位での等尺性筋力トレーニングが圧迫力を作用させないトレーニングとしては優れている。

一方，PF関節にかかる応力を測定したSteinkampら[140]の報告を図76に示した。OKCでは膝屈曲0～30°でPFに大きな応力が作用し，CKCでは60～90°で大きな応力が作用する。さらに，0～20°においてCKCよりもOKCのほうが膝蓋骨の適合性が悪いとした報告もある[141]。し

たがって，PFに作用する応力を少なくしてトレーニングをするためには，OKCでは膝屈曲45～90°，CKCでは0～45°の角度がよいといえる。ただし，この報告は等尺性最大収縮におけるものではなく，10RMの負荷の等張性トレーニングでのものということに注意すべきである。OKCにおいて等尺性最大収縮をしたときのPFの応力を調べた報告は見当たらないが，その場合，逆にOKCの90°で最も応力がかかる可能性がある。

図74 等張性収縮（12RM負荷）時の脛骨大腿関節の圧迫力（OKCとCKCの違い）

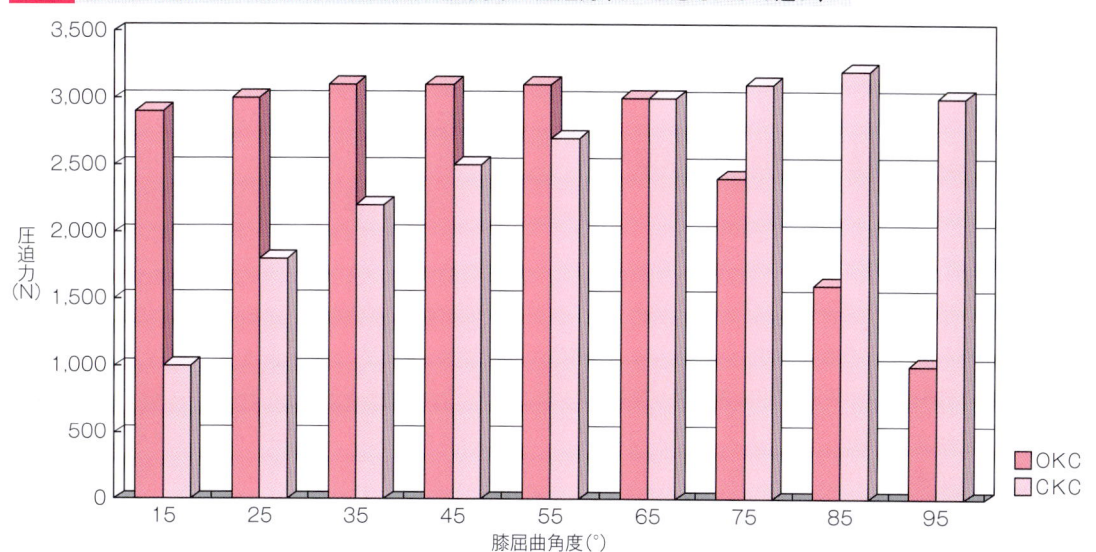

（文献138より改変引用）

図75 等尺性最大収縮時の脛骨大腿関節にかかる圧迫力

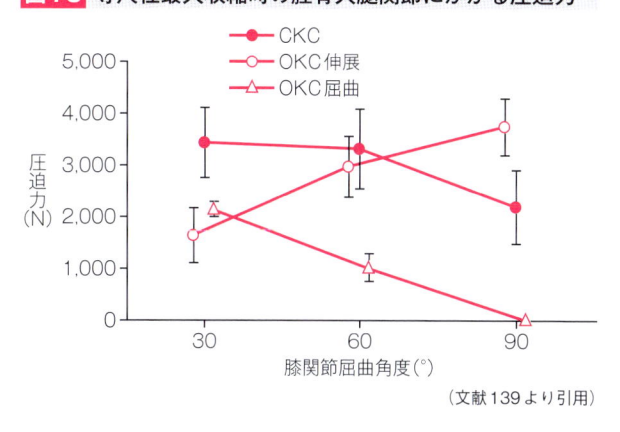

（文献139より引用）

図76 等張性収縮（10RM）での膝蓋大腿関節にかかるストレス

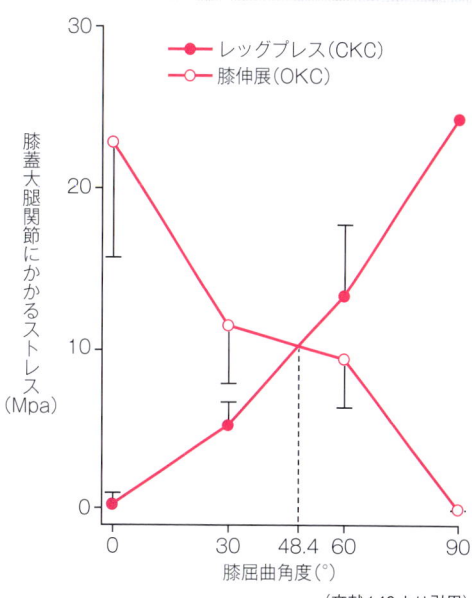

（文献140より引用）

ジャンパー膝を呈する患者は，ランニング動作やジャンプの着地動作で，膝蓋腱部に疼痛が発生し，さらに最大努力下での膝関節伸展動作時にも同部位に疼痛が出現する。ジャンパー膝を呈している患者で，しゃがみこみ動作において，①最下部までしゃがみこむことは不可能で，しゃがみこもうとすると後方へ転倒するような場合と，②歩行やランニング動作において，立脚期に足部の外転と外がえしが観察され，外転は立脚終期から前遊脚期にかけて顕著な場合のバイオメカニクスについて考える。

しゃがみ込みができず足関節背屈制限がある場合

ジャンプの着地動作やしゃがみこみ動作においては，股・膝・足関節の伸展（底屈）筋群の働きと，各関節の屈曲（背屈）可動域が必要である。各関節の総合的な働きにより下肢の支持モーメント（股・膝・足関節伸展モーメントの総和）が発揮されるが，いずれかの関節でモーメント発揮の減少や可動域制限があった場合，他の関節では代償的にモーメント発揮や可動範囲が増加する。

足関節背屈可動域が制限されているような患者の場合，着地時やしゃがみこみ動作において，床面に対する脛骨の前方への傾斜が不十分となっている。その結果，重心は降下しながら後方へと変位しやすく，重力（床反力）と膝関節中心との距離が増大する傾向にある（**図77**）。このことは，膝関節伸展モーメントが動作時に増大していることを示しており，大腿四頭筋の強力な張力発揮が要求された結果，膝蓋腱に炎症をきたしやすい状況となる。

立脚期に足部の外転と外がえしが観察され，外転は立脚終期から前遊脚期にかけて顕著な場合

立脚期に足部の外転と外がえしが観察される場合も足関節の背屈制限と関連がある。足部には多くの関節があるため，ある一部分の関節可動域制限は他の部分の過剰な動きによって代償されることが多い。距腿関節の背屈制限があった場合，距骨下関節を外がえし位にすることによって横足根関節の可動性が増加し，床面に対する脛骨の前傾は増加する。また，足部を外転位とすることによって，足関節背屈が少なくても進行方向に対して下腿を傾斜させることが可能となる。このような足部外がえしが足部からの上行性の運動連鎖（「運動連鎖」の項（p12〜）を参照）を引き起こし，膝関節は屈曲・内旋・外反方向に誘導され，膝関節伸展モーメントが増加した結果，膝蓋腱に負荷がかかり炎症をきたしやすい状況となる。

図77 膝蓋腱炎を呈する患者の着地動作

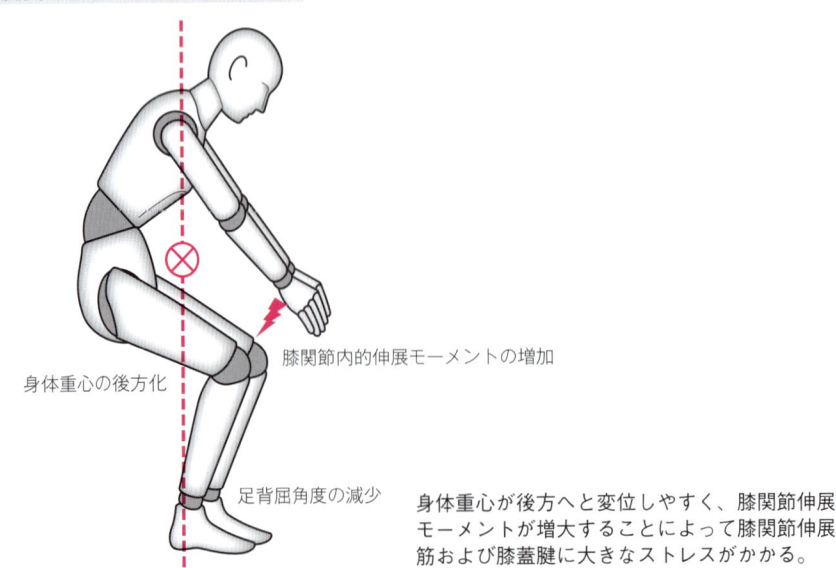

身体重心の後方化

足背屈角度の減少

膝関節内的伸展モーメントの増加

身体重心が後方へと変位しやすく，膝関節伸展モーメントが増大することによって膝関節伸展筋および膝蓋腱に大きなストレスがかかる。

Clinical point of view

アライメントと力学的ストレス

アライメント異常によりどの関節にどのような力学的ストレスが増加するかを評価することが重要である。該当関節だけでなく運動連鎖を考慮し，他の関節の評価を行う。評価結果により何によって障害が出現しているかを解釈し，問題点にアプローチすることが重要である。

◎引用文献

1) Mossberg KA et al：Axial rotation of the knee in women. J Orthop Sports Phys Ther , 4(4)：236-240, 1983.

2) DeFrate LE et al：In vivo tibiofemoral contact analysis using 3D MRI-based knee models. J Biomech, 37(10)：1499-1504, 2004.

3) Johal P et al：Tibio-femoral movement in the living knee. A study of weight bearing and non-weight bearing knee kinematics using 'interventional' MRI. J Biomech, 38(2)：269-276, 2005.

4) Nakagawa S et al：Tibiofemoral movement 3：full flexion in the living knee studied by MRI. J Bone Joint Surg Br, 82(8)：1199-1200, 2000.

5) Neumann DA：筋骨格系のキネシオロジー，原著第2版(嶋田智明 ほか監訳)，医歯薬出版，2012.

6) Nagao N et al：The rotational angle in osteoarthritic knees. Int Orthop, 22(5)：282-287, 1998.

7) Hamai S et al：Knee kinematics in medial osteoarthritis during in vivo weight-bearing activities. J Orthop Res, 27(12)：1555-1561, 2009.

8) Moro-oka TA et al：Dynamic activity dependence of in vivo normal knee kinematics. J Orthop Res, 26(4)：428-434, 2008.

9) Fiacchi F et al：In vivo kinematics of medial unicompartmental osteoarthritic knees during activities of daily living. Knee, 21(S1)：S10-S14, 2014.

10) Matsui Y et al：Rotational deformity in varus osteoarthritis of the knee：analysis with computed tomography. Clin Orthop Relat Res,(433)：147-151, 2005.

11) Schulthies SS et al：Does the Q angle reflect the force on the patella in the frontal plane? Phys Ther, 75(1)：24-30, 1995.

12) Freedman BR et al：Re-evaluating the functional implications of the Q-angle and its relationship to in-vivo patellofemoral kinematics. Clin Biomech(Bristol, Avon), 29(10)：1139-1145, 2014.

13) Elias DA et al：Imaging of patellofemoral disorders. Clin Radiol, 59(7)：543-557, 2004.

14) Kaufman KR et al：The effect of foot structure and range of motion on musculoskeletal overuse injuries. Am J Sports Med, 27(5)：585-593, 1999.

15) Powers CM：The influence of altered lower-extremity kinematics on patellofemoral joint dysfunction：a theoretical perspective. J Orthop Sports Phys Ther, 33(11)：639-646, 2003.

16) Drake R et al：Gray's anatomy for students, 3rd edition, Elsevier, Philadelphia, PA, 2015.

17) Schuenke M et al：General anatomy and musculoskeletal system(THIEME Atlas of Anatomy), 2nd edition, Thieme Medical Publishers, New York, NY, 2010.

18) Yao J et al：Magnetic resonance image analysis of meniscal translation and tibio-menisco-femoral contact in deep knee flexion. J Orthop Res, 26(5)：673-684, 2008.

19) De Maeseneer M et al：Distal insertions of the semimembranosus tendon：MR imaging with anatomic correlation. Skeletal Radiol, 43(6)：781-791, 2014.

20) Beltran J et al：The distal semimembranosus complex：normal MR anatomy, variants, biomechanics and pathology. Skeletal Radiol, 32(8)：435-445, 2003.

21) Pedersen RR：The medial and posteromedial ligamentous and capsular structures of the knee：Review of anatomy and relevant imaging findings. Semin Musculoskelet Radiol, 20(1)：12-25, 2016.

22) Kim YC et al：Tendinous insertion of semimembranosus muscle into the lateral meniscus. Surg Radiol Anat, 19(6)：365-369, 1997.

23) Feipel V et al：The proximal attachments of the popliteus muscle：a quantitative study and clinical significance. Surg Radiol Anat, 25(1)：58-63, 2003.

24) Pinskerova V et al：The knee in full flexion：an anatomical study. J Bone Joint Surg Br, 91(6)：830-834, 2009.

25) LaPrade RF et al：The anatomy of the medial part of the knee. J Bone Joint Surg Am, 89(9)：2000-2010, 2007.

26) Detterline A et al：Medial and anterior knee anatomy. Noyes' knee disorders：surgery, rehabilitation, clinical outcomes, 2nd edition(Noyes F), Elsevier, Philadelphia, PA, 2016.

27) Engebretsen L et al：Anteromedial rotatory laxity. Knee Surg Sports Traumatol Arthrosc, 23(10)：2797-2804, 2015.

28) Aframian A et al：Origin and insertion of the medial patellofemoral ligament：a systematic review of anatomy. Knee Surg Sports Traumatol Arthrosc, 2016.

29) Amis AA et al：Anatomy and biomechanics of the medial patellofemoral ligament. Knee, 10(3)：215-220, 2003.

30) LaPrade RF：Force measurements on the fibular collateral ligament, popliteofibular ligament, and popliteus tendon to applied loads. Am J Sports Med, 32(7)：1695-1701, 2004.

31) Grood ES et al：Limits of movement in the human knee. Effect of sectioning the posterior cruciate ligament and posterolateral structures. J Bone Joint Surg Am, 70(1)：88-97, 1988.

32) James EW et al：Anatomy and biomechanics of the lateral side of the knee and surgical implications. Sports Med Arthrosc, 23(1)：2-9, 2015.

33) Vieira EL et al：An anatomic study of the iliotibial tract. Arthroscopy, 23(3)：269-274, 2007.

34) Terry GC et al：How iliotibial tract injuries of the knee combine with acute anterior cruciate ligament tears to influence abnormal anterior tibial displacement. Am J Sports Med, 21(1)：55-60, 1993.

35) Śmigielski R et al：The anatomy of the anterior cruciate ligament and its relevance to the technique of reconstruction. Bone Joint J, 98-B(8)：1020-1026, 2016.

36) Odensten M et al：Functional anatomy of the anterior cruciate ligament and a rationale for reconstruction. J Bone Joint Surg Am, 67(2)：257-262, 1985.

7章 膝関節の運動学

37) Zantop T et al：Anterior cruciate ligament anatomy and function relating to anatomical reconstruction. Knee Surg Sports Traumatol Arthrosc, 14(10)：982-992, 2006.

38) Hara K et al：Anatomy of normal human anterior cruciate ligament attachments evaluated by divided small bundles. Am J Sports Med, 37(12)：2386-2391, 2009.

39) Gabriel MT et al：Distribution of in situ forces in the anterior cruciate ligament in response to rotatory loads. J Orthop Res, 22(1)：85-89, 2004.

40) Amis AA et al：Anatomy of the posterior cruciate ligament and the meniscofemoral ligaments. Knee Surg Sports Traumatol Arthrosc, 14(3)：257-263, 2006.

41) Strickland JP et al：Lateral and Posterior Knee Anatomy. Noyes' knee disorders：surgery, rehabilitation, clinical outcomes (Noyes F), p23-35, Elsevier, Philadelphia, PA, 2016.

42) Vincent JP et al：The anterolateral ligament of the human knee：an anatomic and histologic study. Knee Surg Sports Traumatol Arthrosc, 20(1)：147-152, 2012.

43) Benninger B et al：Distal semimembranosus muscle-tendon-unit review：morphology, accurate terminology, and clinical relevance. Folia Morphol(Warsz), 72(1)：1-9, 2013.

44) Kaplan EB：Some aspects of functional anatomy of the human knee joint. Clin Orthop, 23：18-29, 1962.

45) Kim YC et al：Tendinous insertion of semimembranosus muscle into the lateral meniscus. Surg Radiol Anat, 19(6)：365-369, 1997.

46) Grob K et al：A newly discovered muscle：The tensor of the vastus intermedius. Clin Anat, 29(2)：256-263, 2016.

47) Bousquet G et al：図解・膝の機能解剖と靱帯損傷, 協同医書出版社, 1995.

48) Noyes FR, et al：Noyes' knee disorders：surgery, rehabilitation, clinical outcomes, 2nd edition Elsevier, Philadelphia, PA, 2016.

49) Fukubayashi T, et al：The contact area and pressure distribution pattern of the knee. A study of normal and osteoarthrotic knee joints. Acta Orthop Scand, 51(6)：871-879, 1980.

50) Markolf KL et al：Force measurements in the medial meniscus posterior horn attachment：effects of anterior cruciate ligament removal. Am J Sports Med, 40(2)：332-338, 2012.

51) Allen CR et al：Importance of the medial meniscus in the anterior cruciate ligament-deficient knee. J Orthop Res, 18(1)：109-115, 2000.

52) Beynnon BD et al：Anterior cruciate ligament strain in-vivo：a review of previous work. J Biomech, 31(6)：519-525, 1998.

53) Ahmad CS et al：Codominance of the individual posterior cruciate ligament bundles. An analysis of bundle lengths and orientation. Am J Sports Med, 31(2)：221-225, 2003.

54) Ward SR et al：Are current measurements of lower extremity muscle architecture accurate? Clin Orthop Relat Res, 467(4)：1074-1082, 2009.

55) Buford WL Jr et al：Muscle balance at the knee-moment arms for the normal knee and ACL-minus knee. IEEE Trans Rehabil Eng, 5(4)：367-379, 1997.

56) Buford WL et al：Internal/external rotation moment arms of muscles at the knee：moment arms for the normal knee and the ACL-deficient knee. Knee, 8(4)：293-303, 2001.

57) Pocock GS：Electromyographic study of the quadriceps during resistive exercise. J Am Phys Ther Assoc, 43：427-434, 1963.

58) Hallén LG et al：Muscle function in knee extension. Acta Orthop Scand 38(4)：434-444, 1967.

59) Lieb FJ et al：Quadriceps function. An electromyographic study under isometric conditions. J Bone Joint Surg Am, 53(4)：749-758, 1971.

60) Lieb FJ et al：Quadriceps function. An anatomical and mechanical study using amputated limbs. J Bone Joint Surg Am, 50(8)：1535-1548, 1968.

61) 岩崎富子 ほか：大腿四頭筋の機能. 臨床理学療法, 8(1)：8-16, 1981.

62) Harner CD et al：The effects of a popliteus muscle load on in situ forces in the posterior cruciate ligament and on knee kinematics. A human cadaveric study. Am J Sports Med, 26(5)：669-673, 1998.

63) 市橋則明 ほか：脚伸展動作と膝伸展動作の運動学的分析. 理学療法学 24(6)：341-346, 1997.

64) Kutzner I et al：Loading of the knee joint during activities of dairy living measured in vivo in five subjects. J Biomech, 43(11)：2164-2173, 2010.

65) Mündermann A, et al：In vivo knee loading characteristics during activities of daily living as measured by an instrumented total knee replacement. J Orthop Res, 26(9)：1167-1172, 2008.

66) Thorp LE et al：Knee joint loading differs in individuals with mild compared with moderate medial knee osteoarthritis. Arthritis Rheum, 54(12)：3842-3849, 2006.

67) Nagano Y et al：Association between in vivo knee kinematics during gait and the severity of knee osteoarthritis. Knee, 19(5)：628-632, 2012.

68) Chang A et al：Thrust during ambulation and the progression of knee osteoarthritis. Arthritis Rheum, 50(12)：3897-3903, 2004.

69) Heiden TL et al：Knee joint kinematics, kinetics and muscle co-contraction in knee osteoarthritis patient gait. Clin Biomech (Bristol, Avon), 24(10)：833-841, 2009.

70) Smith AJ et al：Pre-surgery knee joint loading patterns during walking predict the presence and severity of anterior knee pain after total knee arthroplasty. J Orthop Res, 22(2)：260-266, 2004.

71) Childs JD et al：Alterations in lower extremity movement and muscle activation patterns in individuals with knee osteoarthritis. Clin Biomech(Bristol, Avon), 19(1)：44-49, 2004.

72) Hunt MA et al：Individuals with severe knee osteoarthritis(OA) exhibit altered proximal walking mechanics compared with individuals with less severe OA and those without knee pain. Arthritis Care Res(Hoboken), 62(10)：1426-1432, 2010.

73) Huang SC et al：Effects of severity of degeneration on gait patterns in patients with medial knee osteoarthritis. Med Eng Phys, 30(8)：997-1003, 2008.

74) Deluzio KJ et al：Biomechanical features of gait waveform data associated with knee osteoarthritis：an application of principal component analysis. Gait Posture, 25(1)：86-93, 2007.

75) Astephen JL et al：Biomechanical changes at the hip, knee, and ankle joints during gait are associated with knee osteoarthritis severity. J Orthop Res, 26(3)：332-341, 2008.

76) Schmitt LC et al：Influences on knee movement strategies during walking in persons with medial knee osteoarthritis. Arthritis

Rheum, 57(6)：1018-1026, 2007.

77) Hortobágyi T et al：Altered hamstring-quadriceps muscle balance in patients with knee osteoarthritis. Clin Biomech（Bristol, Avon）, 20(1)：97-104, 2005.

78) Rutherford DJ et al：Changes in knee joint muscle activation patterns during walking associated with increased structural severity in knee osteoarthritis. J Electromyogr Kinesiol, 23(3)：704-711, 2013.

79) Lewek MD et al：Control of frontal plane knee laxity during gait in patients with medial compartment knee osteoarthritis. Osteoarthritis Cartilage, 12(9)：745-751, 2004.

80) Rudolph KS et al：Age-related changes in strength, joint laxity, and walking patterns：are they related to knee osteoarthritis? Phys Ther, 87(11)：1422-1432, 2007.

81) Zhao D et al：Correlation between the knee adduction torque and medial contact force for a variety of gait patterns. J Orthop Res, 25(6)：789-797, 2007.

82) Kito N et al：Contribution of knee adduction moment impulse to pain and disability in Japanese women with medial knee osteoarthritis. Clin Biomech（Bristol, Avon）, 25(9)：914-919, 2010.

83) Miyazaki T et l：Dynamic load at baseline can predict radiographic disease progression in medial compartment knee osteoarthritis. Ann Rheum Dis, 61(7)：617-622, 2002.

84) Creaby MW et al：Dynamic knee loading is related to cartilage defects and tibial plateau bone area in medial knee osteoarthritis. Osteoarthritis Cartilage, 18(11)：1380-1385, 2010.

85) Henriksen M et al：The relationship between pain and dynamic knee joint loading in knee osteoarthritis varies with radiographic disease severity. A cross sectional study. Knee, 19(4)：392-398, 2012.

86) Kumar D et al：Knee joint loading during gait in healthy controls and individuals with knee osteoarthritis.Osteoarthritis Cartilage, 21(2)：298-305, 2013.

87) Walter JP et al：Decreased knee adduction moment does not guarantee decreased medial contact force during gait. J Orthop Res, 28(10)：1348-1354, 2010.

88) Simic M et al：Gait modification strategies for altering medial knee joint load：a systematic review. Arthritis Care Res （Hoboken）, 63(3)：405-426, 2011.

89) Barton CJ et al：Foot and ankle characteristics in patellofemoral pain syndrome：a case control and reliability study. J Orthop Sports Phys Ther, 40(5)：286-296, 2010.

90) Bley AS et al：Propulsion phase of the single leg triple hop test in women with patellofemoral pain syndrome：a biomechanical study. PloS One, 9(5)：e97606, 2014.

91) Levinger P et al：The heel strike transient during walking in subjects with patellofemoral pain syndrome. Phys Ther Sport, 6 (2)：83-88, 2005.

92) Duffey MJ et al：Etiologic factors associated with anterior knee pain in distance runners. Med Sci Sports Exerc, 32(11)：1825-1832, 2000.

93) dos Reis AC et al：Kinematic and kinetic analysis of the single-leg triple hop test in women with and without patellofemoral pain. J Orthop Sports Phys Ther, 45(10)：799-807, 2015.

94) Barton CJ et al：Relationships between the foot posture index and foot kinematics during gait in individuals with and without patellofemoral pain syndrome. J Foot Ankle Res, 4：10, 2011.

95) Boling MC et al：A prospective investigation of biomechanical risk factors for patellofemoral pain syndrome. The joint undertaking to monitor and prevent ACL injury（JUMP-ACL）cohort. Am J Sports Med, 37(11)：2108-2116, 2009.

96) Shultz SJ et al：The relationship between lower extremity alignment characteristics and anterior knee joint laxity. Sports Health, 1(1)：54-60, 2009.

97) al-Rawi Z et al：Joint hypermobility in patients with chondromalacia patellae. Br J Rheumatol, 36(12)：1324-1327, 1997.

98) Aliberti S et al：Influence of patellofemoral pain syndrome on plantar pressure in the foot rollover process during gait. Clinics （Sao Paulo）, 66(3)：367-372, 2011.

99) Dierks TA et al：Proximal and distal influences on hip and knee kinematics in runners with patellofemoral pain during a prolonged run. J Orthop Sports Phys Ther, 38(8)：448-456, 2008.

100) Willson JD et al：Lower extremity mechanics of females with and without patellofemoral pain across activities with progressively greater task demands. Clin Biomech（Bristol, Avon）, 23(2)：203-211, 2008.

101) Nakagawa TH et al：Frontal plane biomechanics in males and females with and without patellofemoral pain. Med Sci Sports Exerc, 44(9)：1747-1755, 2012.

102) Myer GD et al：The incidence and potential pathomechanics of patellofemoral pain in female athletes. Clin Biomech（Bristol, Avon）, 25(7)：700-707, 2010.

103) Herrington L：Does the change in Q angle magnitude in unilateral stance differ when comparing asymptomatic individuals to those with patellofemoral pain? Phys Ther Sport, 14(2)：94-97, 2013.

104) Messier SP et al：Etiologic factors associated with patellofemoral pain in runners. Med Sci Sports Exerc, 23(9)：1008-1015, 1991.

105) Citaker S et al：Static balance in patients with patellofemoral pain syndrome. Sports Health, 3(6)：524-527, 2011.

106) Haim A et al：Patellofemoral pain syndrome：validity of clinical and radiological features. Clin Orthop Relat Res, 451：223-228, 2006.

107) Souza RB et al：Differences in hip kinematics, muscle strength, and muscle activation between subjects with and without patellofemoral pain. J Orthop Sports Phys Ther, 39(1)：12-19, 2009.

108) Powers CM et al：Comparison of foot pronation and lower extremity rotation in persons with and without patellofemoral pain. Foot Ankle Int, 23(7)：634-640, 2002.

109) Prins MR et al：Females with patellofemoral pain syndrome have weak hip muscles：a systematic review. Aust J Physiother, 55(1)：9-15, 2009.

110) Barton CJ et al：Gluteal muscle activity and patellofemoral pain syndrome：a systematic review. Br J Sports Med, 47(4)：207-214, 2013.

111) Sczepanski TL, et al：Effect of contraction type, angular velocity, and arc of motion on VMO：VL EMG ratio. J Orthop Sports Phys Ther, 14(6)：256-262, 1991.

112) Antich TJ et al：Modification of quadriceps femoris muscle exercises during knee rehabilitation. Phys Ther, 66(8)：1246-1251,

1986.

113) Kettlekamp DB：Management of patellar malalignment. J Bone Joint Surg Am, 63(8)：1344-1348, 1981.

114) McConnell J：The management of chondromalacia patellae：a long term solution. Aus J Physiother, 32(4)：215-223,1986.

115) Wheatley MD et al：Electromyographic study of the superficial thigh and hip muscles in normal individuals. Arch Phys Med Rehabil, 32(8)：508-515, 1951.

116) Hodges PW et al：The influence of isometric hip adduction on quadriceps femoris activity. Scand J Rehabil Med, 25(2)：57-62, 1993.

117) Karst GM et al：Electromyographic analysis of exercises proposed for differential activation of medial and lateral quadriceps femoris muscle components. Phys Ther, 73(5)：286-295, 1993.

118) Hanten WP et al：Exercise effect on electromyographic activity of the vastus medialis oblique and vastus lateralis muscles. Phys Ther, 70(9)：561-565, 1990.

119) 羽崎 完 ほか：内側広筋の選択的収縮に関する筋電図学的検討. 理学療法学, 22(suppl 2)：462, 1995.

120) Cerny K：Vastus medialis oblique/vastus lateralis muscle activity ratios for selected exercises in persons with and without patellofemoral pain syndrome. Phys Ther, 75(8)：672-683, 1995.

121) 市橋則明 ほか：股関節内転動作が膝周囲筋活動に与える影響：closed kinetic chain における内側広筋斜頭の選択的訓練の検討. 運動療法と物理療法, 8(1)：70-75, 1997.

122) Dutton RA et al：Update on rehabilitation of patellofemoral pain. Curr Sports Med Rep, 13(3)：172-178, 2014.

123) Ferber R et al：Changes in knee biomechanics after a hip-abductor strengthening protocol for runners with patellofemoral pain syndrome. J Athl Train, 46(2)：142-149, 2011.

124) Baldon Rde M et al：Evaluating eccentric hip torque and trunk endurance as mediators of changes in lower limb and trunk kinematics in response to functional stabilization training in women with patellofemoral pain. Am J Sports Med, 43(6)：1485-1493, 2015.

125) Lack S et al：The effect of anti-pronation foot orthoses on hip and knee kinematics and muscle activity during a functional step-up task in healthy individuals：a laboratory study. Clin Biomech(Bristol, Avon), 29(2)：177-182, 2014.

126) Lack S et al：The immediate effects of foot orthoses on hip and knee kinematics and muscle activity during a functional step-up task in individuals with patellofemoral pain. Clin Biomech(Bristol, Avon), 29(9)：1056-1062, 2014.

127) Nester CJ et al：Effect of foot orthoses on the kinematics and kinetics of normal walking gait. Gait Posture, 17(2)：180-187, 2003.

128) Boldt AR et al：Effects of medially wedged foot orthoses on knee and hip joint running mechanics in females with and without patellofemoral pain syndrome. J Appl Biomech, 29(1)：68-77, 2013.

129) Schmalz T et al：The influence of sole wedges on frontal plane knee kinetics, in isolation and in combination with representative rigid and semi-rigid ankle-foot-orthoses. Clin Biomech(Bristol, Avon), 21(6)：631-639, 2006.

130) Eng JJ et al：The effect of soft foot orthotics on three-dimensional lower-limb kinematics during walking and running. Phys Ther, 74(9)：836-844, 1994.

131) Sutlive TG et al：Identification of individuals with patellofemoral pain whose symptoms improved after a combined program of foot orthosis use and modified activity：a preliminary investigation. Phys Ther, 84(1)：49-61, 2004.

132) Shih YF et al：Application of wedged foot orthosis effectively reduces pain in runners with pronated foot：a randomized clinical study. Clin Rehabil, 25(10)：913-923, 2011.

133) Munuera PV et al：Benefits of custom-made foot orthoses in treating patellofemoral pain. Prosthet Orthot Int, 35(4)：342-349, 2011.

134) Collins N et al：Foot orthoses and physiotherapy in the treatment of patellofemoral pain syndrome：randomised clinical trial. BMJ, 337：a1735, 2008.

135) 戸松泰介：膝関節における負荷面の移動相に関する研究. 日整会誌, 52：551-568, 1978.

136) Nisell R et al：Tibiofemoral joint forces during isokinetic knee extension. Am J Sports Med, 17(1)：49-54, 1989.

137) 市橋則明 ほか：膝関節に痛みを有する患者の大腿四頭筋筋力－抵抗の位置による違い. 神大医短紀要, 7：173-177, 1991.

138) Escamilla RF et al：Biomechanics of the knee during closed kinetic chain and open kinetic chain exercises. Med Sci Sports Exerc, 30(4)：556-569, 1998.

139) Lutz GE et al：Comparison of tibiofemoral joint forces during open-kinetic-chain and closed-kinetic-chain exercises. J Bone Joint Surg Am, 75(5)：732-739, 1993.

140) Steinkamp LA et al：Biomechanical considerations in patellofemoral joint rehabilitation. Am J Sports Med, 21(3)：438-444, 1993.

141) Doucette SA et al：The effect of open and closed chain exercise and knee joint position on patellar tracking in lateral patellar compression syndrome. J Orthop Sports Phys Ther, 23(2)：104-110, 1996.

第8章

足関節と足部の運動学

1 足関節・足部の骨構造

1 足関節・足部の骨配列

　足関節は，脛骨と腓骨と距骨とで構成されている。脛骨が内側で腓骨が外側に位置し，それらの下端に距骨がある。脛骨は近位部に対して遠位部が外側にねじれている（外捻）。そのため，腓骨は脛骨の外後方に位置し，脛骨内果に対して腓骨外果は後方位置にある（**図1a，b**）。

　足部は7つの足根骨と5本の中足骨と14個の趾骨とで構成されている。足部は大きく3つの部に分けられ，後方から後足部（距骨と踵骨），中足部（舟状骨と立方骨と3つの楔状骨），前足部（5本の中足骨，遠位部の基節骨・中節骨・末節骨）とよばれている（**図1c**）。

図1 足部・足関節

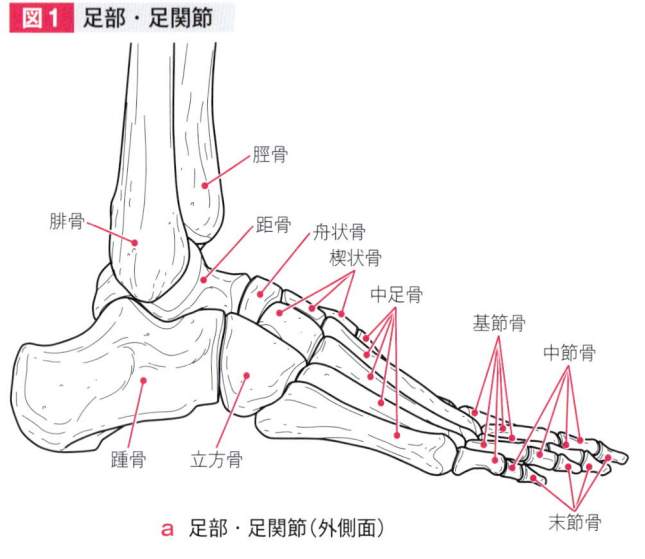

a　足部・足関節（外側面）

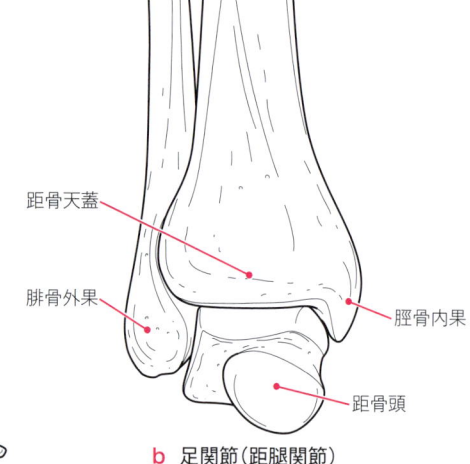

b　足関節（距腿関節）

- 足関節は，下腿骨と距骨とで構成されており，距腿関節ともいう。
- 脛骨が内側，腓骨が外側に位置し，下端に距骨がある。
- 腓骨は脛骨の外後方に位置する。

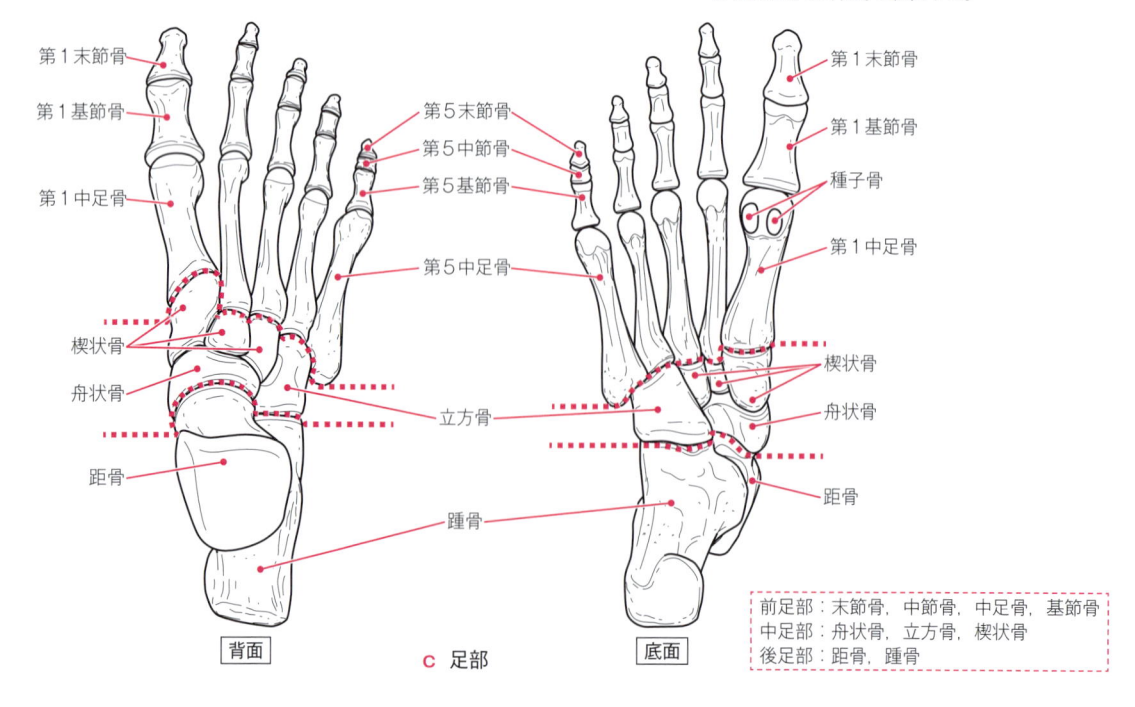

c　足部

| 前足部：末節骨，中節骨，中足骨，基節骨 |
| 中足部：舟状骨，立方骨，楔状骨 |
| 後足部：距骨，踵骨 |

Supplement

脛骨と腓骨

　太い脛骨と細い腓骨の遠位端はそれぞれ遠位方向に伸び，側方にやや広がり，距骨と関節するためのドームあるいはホゾ穴を凹状に形成する[1,2]。脛骨内果と腓骨外果の関節面は，距骨関節面の側面と適合するようにわずかな凸面になっている。

中足骨

　5本の中足骨を背面からみると，第1中足骨は最も短く，第2中足骨は最も長く，第3・4・5中足骨の順に短くなる。第1中足骨底が内側楔状骨の前面と，第2中足骨底が中間楔状骨の前面と，第3中足骨底が外側楔状骨の前面との関節面となり，また第2中足骨底は3つの楔状骨のホゾ穴にはまり込んでいる。第4中足骨底は立方骨の前面の約半面と適合し，第5中足骨底は残りの半面と適合するが，第5中足骨底の横幅のうち外側の半分は立方骨と接していない。

　各中足骨頭は遠位の基節骨底と関節を形成し，さらにその遠位では第1基節骨頭は末節骨底と，他の4つの基節骨頭は中節骨底と関節を形成する。第2〜4の中節骨頭はそれぞれの末節骨底と関節を形成している。第1中足骨頭の底面には種子骨が2つある。

2 　後足部（距骨と踵骨）の配列

　両側面からの観察では，距骨が踵骨の前方部に位置しているため，距骨から踵骨への配列の向きは下後方となっている（**図2a, b**）。

　前方からの観察では，後足部は距骨と踵骨が縦

8章 足関節と足部の運動学

図2 　後足部（距骨と踵骨）の配列

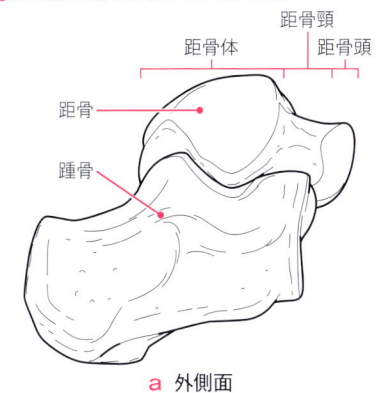

a　外側面

距骨は，頭部・頸部・体部で構成されている。踵骨は矢状面では前後に長い長方形の形状，側面からみると前方部はやや上方を向いている。

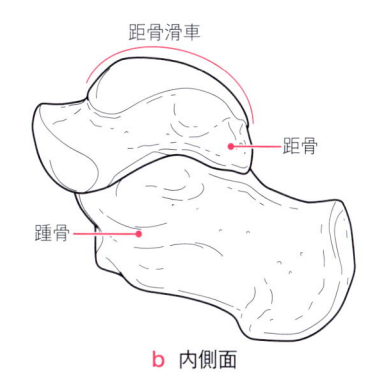

b　内側面

距骨体の背面の関節面は曲面形状を呈しており，前後に凸面，側方に凹面となっている（距骨滑車）。

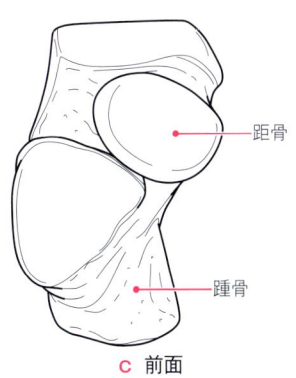

c　前面

前方からみると距骨の頭部と頸部はやや内側，斜め下方を向いている。踵骨前部はやや上方を向いている。

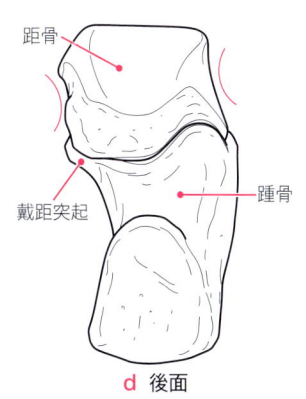

d　後面

距骨滑車の関節面の内外側は凹面であり，脛骨と腓骨が形成するドーム状の関節面と適合する。踵骨を後方からみると上下にやや長い長方形を呈し，載距突起が内側に出ている。

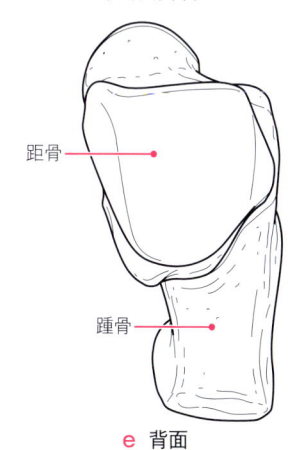

e　背面

距骨滑車の前方部分の幅は後方部分に比べ広く，平均4.2mmの差がある。

に並んでいる。距骨は内側を向き，踵骨は外側を向いているため，距骨から踵骨への配列の向きは下外側方向となっている（**図2c**）。

背側からの観察では，距骨の頸部と頭部は前内側に向き，踵骨前面はやや外側を向いている（**図2e**）。

距骨
　頭部は関節軟骨で覆われた曲面であり，その関節面は前方から見ると斜め下方に傾いた楕円形に見える。頸部の横幅は体部の幅よりも狭いため，背面から見た距骨の前外側部は窪んでいる。
　距骨の底面の関節面は3面あり，そのうち前関節面と中関節面は緩やかな凸面を呈し，後関節面は深みのある凹面を呈している。

踵骨
　踵骨の背面は，距骨の底面と関節を形成する。背面の関節面は，ほぼ平坦な前関節面と中関節面，そして凸面を呈する後関節面である。

3　中足部の配列と横アーチの形成

　背面から見ると，3つの楔状骨と舟状骨が横方向2列に配列し，それらの外側に立方骨が配列している。また，楔状骨はほぼ正面を向いているが，舟状骨はやや内側を向き，立方骨はやや外側方向を向いている。

　内側・中間・外側の3つの楔状骨は中足部前列の横アーチを形成している。前方からの観察では，中間楔状骨を頂点とした「へ」の字のように外側に長く伸びて配列している（**図3b**）。

　舟状骨と立方骨の横並びは，舟状骨を頂点とする中足部後列の横アーチを形成している。この横アーチも内外側対称ではなく，舟状骨を頂点に外側に長く伸びている（**図3c**）。

図3　中足部と前足部の横アーチ（右足）

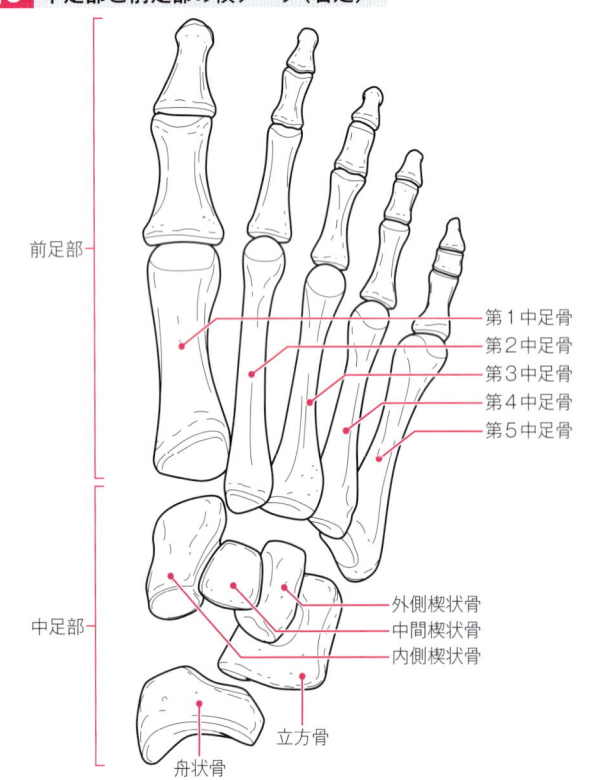

第1中足骨
第2中足骨
第3中足骨
第4中足骨
第5中足骨

前足部

中足部

外側楔状骨
中間楔状骨
内側楔状骨

立方骨
舟状骨

a　背面から見た前足部・中足部の骨格

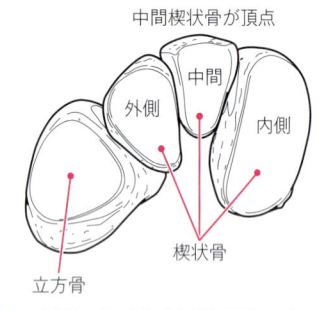

中間楔状骨が頂点

外側　中間　内側

楔状骨

立方骨

b　前面から見た中足部前列の横アーチ

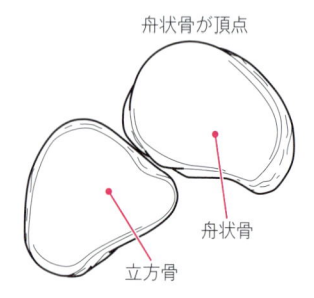

舟状骨が頂点

舟状骨

立方骨

c　前面から見た中足部後列の横アーチ

4 前足部の配列（第1趾列から第5趾列）と横アーチの形成

第1趾列は，第1中足骨と内側楔状骨，第1足根中足関節によって構成されている[1-3]。第2趾列は中間楔状骨と第2中足骨，第3趾列は外側楔状骨と第3中足骨とで構成されており，第4趾列は第4中足骨と立方骨とで構成されている。第5趾列は第5中足骨のみである[4-6]（図4）。

前足部を後方から見ると，第2中足骨を頂点とする横アーチを形成している（図4）。

5 足部の内側縦と外側縦の配列

足部は，大きく内側縦と外側縦の2列に分けることができる。そのうち内側縦の列（内側縦足弓の構成体）は，後方から前方へと順に，距骨，舟状骨，3つの楔状骨，第1・2・3中足骨と趾骨の配列となる（図4）。距骨の向きがやや内側に向き，それとともに舟状骨も内側方向に向いているが，3つの楔状骨は舟状骨に対してやや外側向きとなるので，ほぼ正面を向いている。第2中足骨と趾骨は，そのまま真正面に配列し，内側の第1中足骨と趾骨，第3中足骨と趾骨は，それぞれ前側方

図4 第1趾から第5趾の配列および内側縦と外側縦の配列（右足）

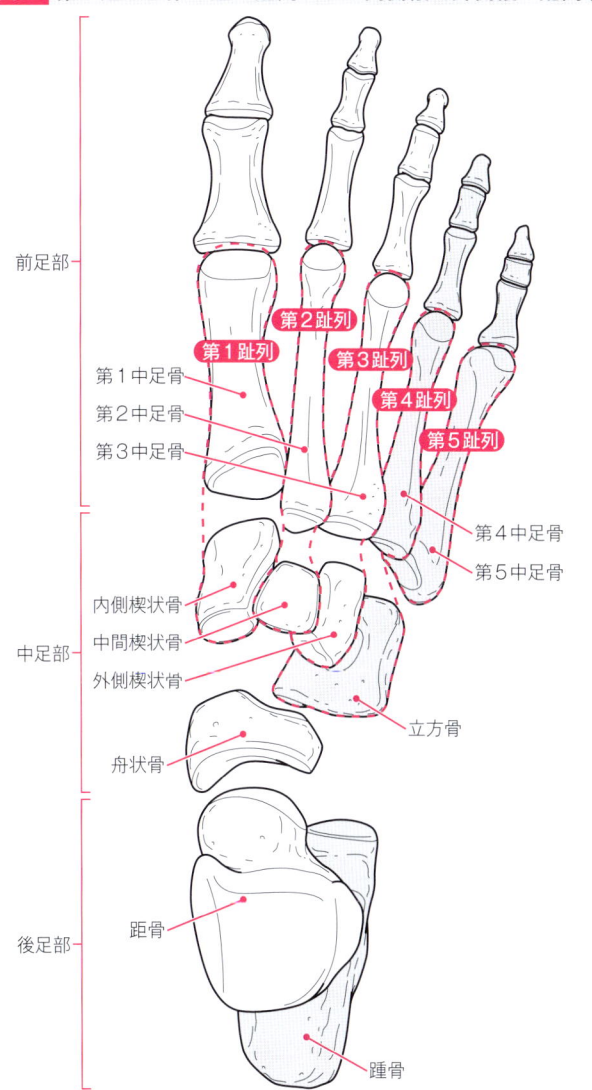

第1趾から第5趾の配列
第1趾列：第1中足骨，内側楔状骨
第2趾列：第2中足骨，中間楔状骨
第3趾列：第3中足骨，外側楔状骨
第4趾列：第4中足骨，立方骨
第5趾列：第5中足骨

内側縦の配列（内側縦足弓）
距骨と舟状骨，3つの楔状骨，第1・2・3中足骨とその遠位の趾骨

外側縦の配列（外側縦足弓）
踵骨と立方骨，第4・5中足骨とその遠位の趾骨

a 背面

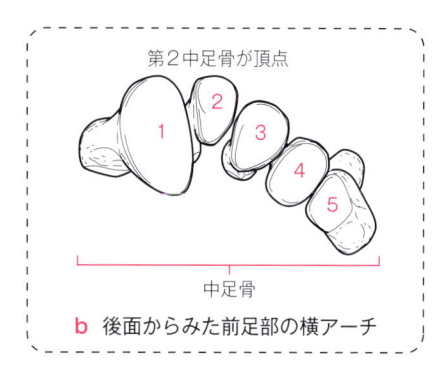

第2中足骨が頂点

中足骨

b 後面からみた前足部の横アーチ

に広がるように配列している。

　外側縦の列（外側縦足弓の構成体）は，後方から前方へと順に，踵骨，立方骨，第4・5中足骨と趾骨の配列となる（**図4**）。踵骨の向きがやや外側

に向き，それとともに立方骨も外側方向に向いている。第4・5中足骨と趾骨は，前外側へ広がるように配列している。

Supplement

楔状骨
- 背面から見ると中間楔状骨が少し短いため，前方がホゾ穴の形状である。
- 第2中足骨底がそのホゾ穴にはまり込む。
- 3つの楔状骨の後面は左右方向に弯曲した凹面である。

立方骨
- 背面は五角形に見える。
- 踵骨との関節面で横長楕円の底面が弯曲した形状である。

2 足関節・足部の関節構造

1 距腿関節と脛腓関節の関節構造

◆ 距腿関節

　距腿関節は，距骨の距骨滑車と脛骨・腓骨の距骨天蓋とで構成されている。距腿関節の内側では，三角靱帯が関節包と重なって関節内側面を保護している。三角靱帯は脛骨内果に付着しており，全体として台形の形状をして下前方から下後方へと広がって走行している（図5a）。この靱帯は3部の線維（脛舟部線維，脛踵部線維，脛距部線維）に区分されており，遠位付着部が前下方の舟状骨粗面，真下方向の載距突起，後下方の距骨内側結節

図5 距腿関節を保護する靱帯（右足）

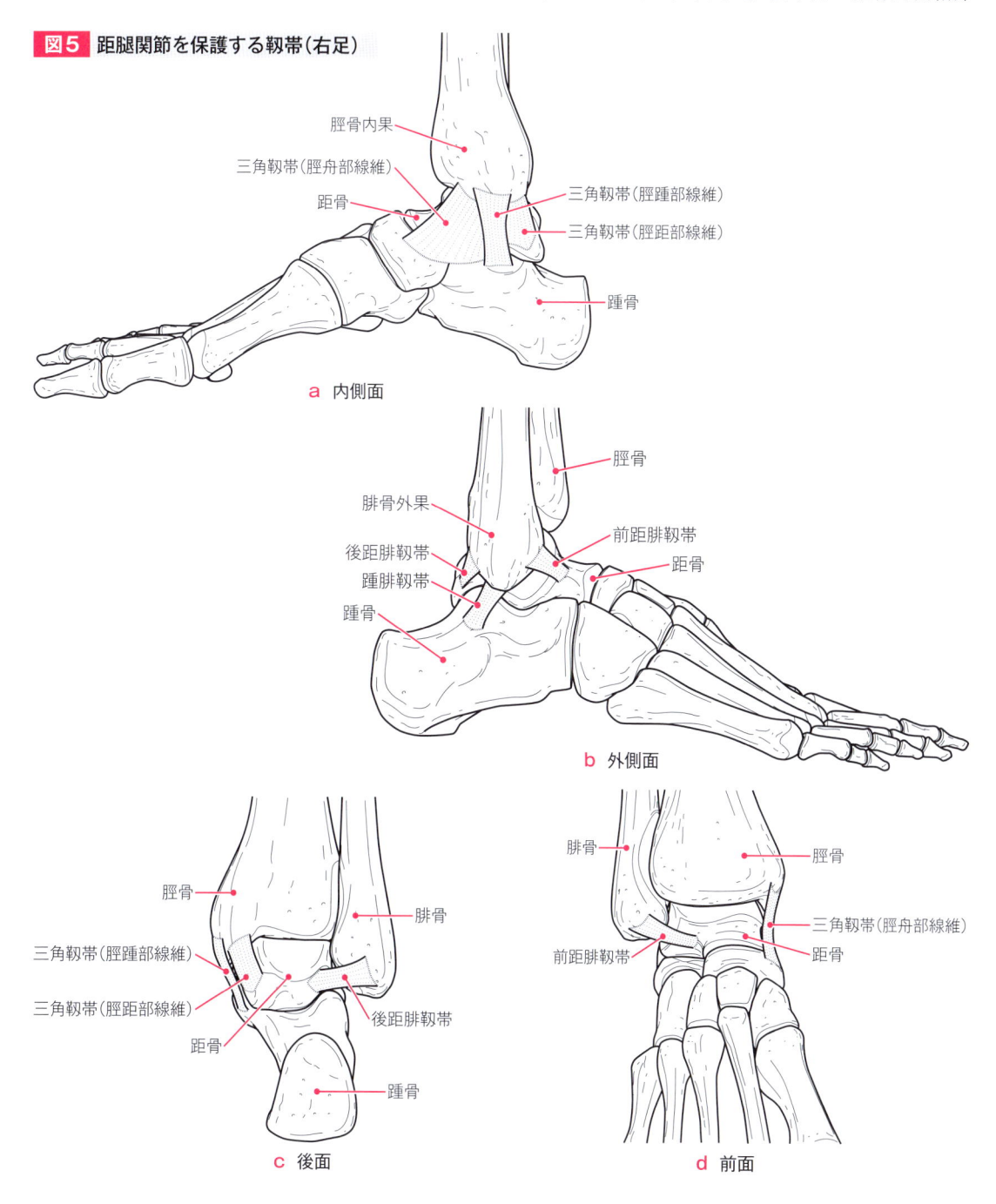

- 脛骨内果
- 三角靱帯（脛舟部線維）
- 距骨
- 三角靱帯（脛踵部線維）
- 三角靱帯（脛距部線維）
- 踵骨

a　内側面

- 脛骨
- 腓骨外果
- 後距腓靱帯
- 踵腓靱帯
- 踵骨
- 前距腓靱帯
- 距骨

b　外側面

- 脛骨
- 腓骨
- 三角靱帯（脛踵部線維）
- 三角靱帯（脛距部線維）
- 距骨
- 後距腓靱帯
- 踵骨

c　後面

- 腓骨
- 脛骨
- 三角靱帯（脛舟部線維）
- 距骨
- 前距腓靱帯

d　前面

となっている。

　距腿関節の外側では，腓骨外果に付着している前距腓靱帯，踵腓靱帯，後距腓靱帯が関節外側面を保護している（図5b）。前距腓靱帯は，腓骨外果前方に付着しており，帯状に距骨体前方を外側から内側に向かってほぼ水平に横切り，距骨頸部外側に付着する。踵腓靱帯は，腓骨外果下端に付着しており，紐状に下後方に向かって距骨下関節の関節裂隙に直交するように走行し，踵骨外側に付着する。後距腓靱帯は，腓骨外果後方に付着しており，帯状に距骨体後方を内側に向かってほぼ水平に横切り，距骨の外側結節に付着する（図5c, d）。

◆ 脛腓関節

　脛骨の外側は，腓骨の内側面と遠位脛腓関節を構成する。脛骨側の関節面は腓骨の関節面と適合するようにくぼんでいる（腓骨切痕）（図6a）。この関節の水平面での回旋運動は非常にわずかである。腓骨外果の後面は，腓骨筋腱が走行できるように滑車となっている。

　脛骨と腓骨の遠位端は，近位部からの骨間膜が延長した骨間靱帯によって連結されている。そして，遠位脛腓関節の前面には前脛腓靱帯，後面には後脛腓靱帯が脛骨から腓骨に向かって外下方に斜走している。この靱帯によって距腿関節外側部の距骨天蓋のほぞ穴の深さを補完している（図6b～d）。

図6 遠位脛腓関節と脛腓靱帯による距骨天蓋の補完（右足）

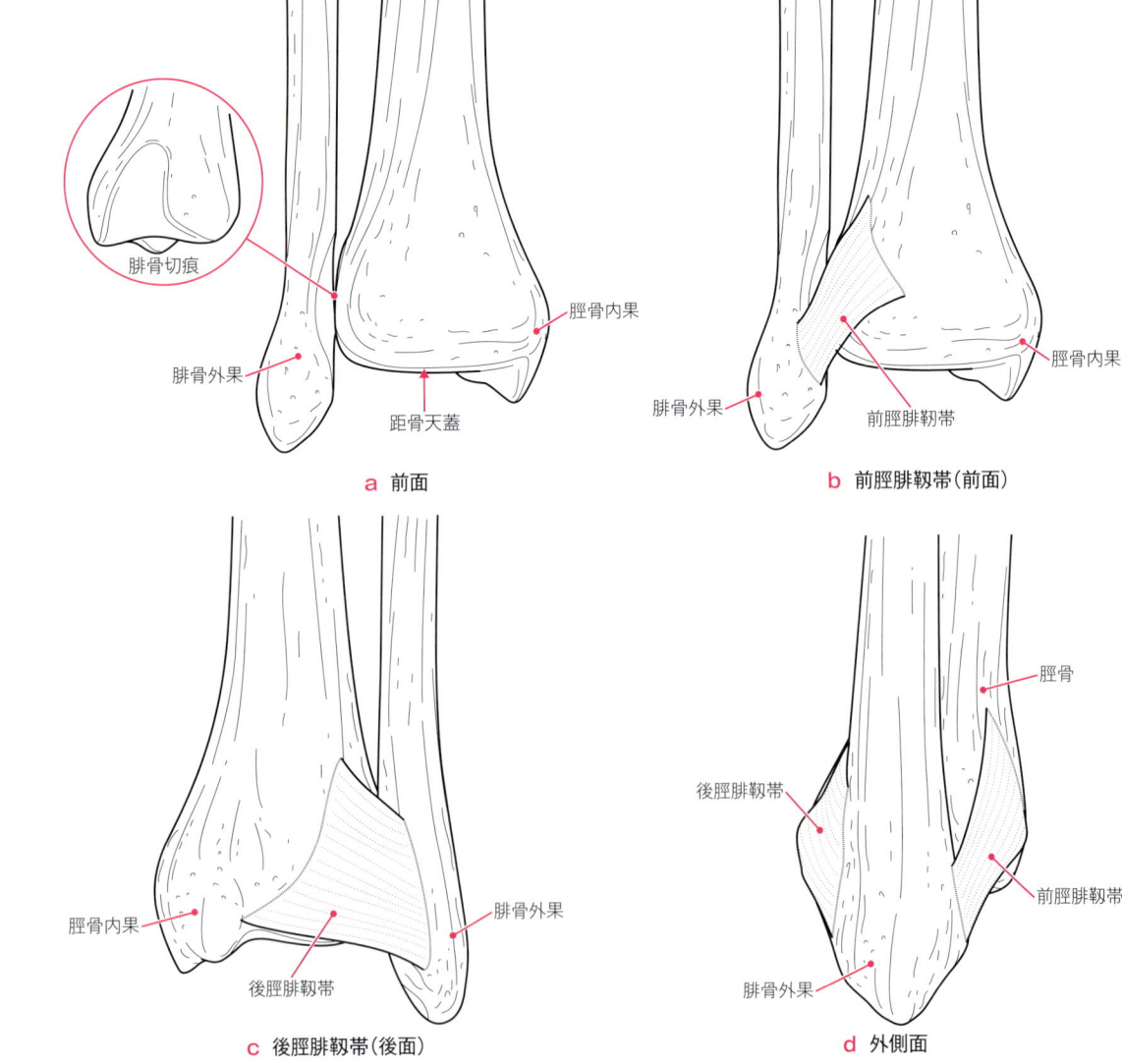

a 前面

b 前脛腓靱帯（前面）

c 後脛腓靱帯（後面）

d 外側面

2 足部の関節構造

◆ 距骨下関節

距骨下関節は，踵骨と距骨との関節であり，3つの関節面（前関節面・中関節面・後関節面）がある。距骨下関節は距腿関節とともに，外側では踵腓靱帯，内側では三角靱帯によって保護されている。さらに，内側距踵靱帯と外側距踵靱帯，および距骨下関節内（足根洞）の骨間（距踵）靱帯と頸靱帯が距骨と踵骨を強固に連結している。骨間（距踵）靱帯と頸靱帯は広く平坦で，足根洞のなかにある（**図7**）。

◆ 横足根関節

横足根関節（ショパール関節）は，距舟関節と踵立方関節との複合関節である（**図8a**）。距舟関節は，距骨頭の凸面と舟状骨近位側の凹面とで形成された横足根関節の内側構成要素である。底面では，底側踵舟靱帯（バネ靱帯）が関節を保護してい

る。底側踵舟靱帯は舟状骨底面と踵骨の載距突起との隙間を埋め，厚くて，広い靱帯である。関節の背側では背側距舟靱帯と二分靱帯の踵舟線維が，内側では三角靱帯の脛舟線維が関節を保護している（**図8b**）。

踵立方関節は，踵骨前面の関節面と立方骨後面の関節面とで形成された横足根関節の外側構成要素である。立方骨の関節面は凸面（突起状），踵骨の関節面は凹面となっている。背面は，背側踵立方靱帯と二分靱帯外側部の踵立方線維が，踵立方関節の背部を保護している。底面は，底側踵立方靱帯（短足底靱帯）と長足底靱帯が保護する。足部のなかでも最も長い靱帯である長足底靱帯は，踵骨隆起の前方から起こり，主に第3と第4の中足骨基部底面に付着する。短足底靱帯は，長足底靱帯の深部かつ前方から起始し，立方骨の底面に付着する（**図8b**）。

図7 距骨下関節を保護する靱帯（右足）

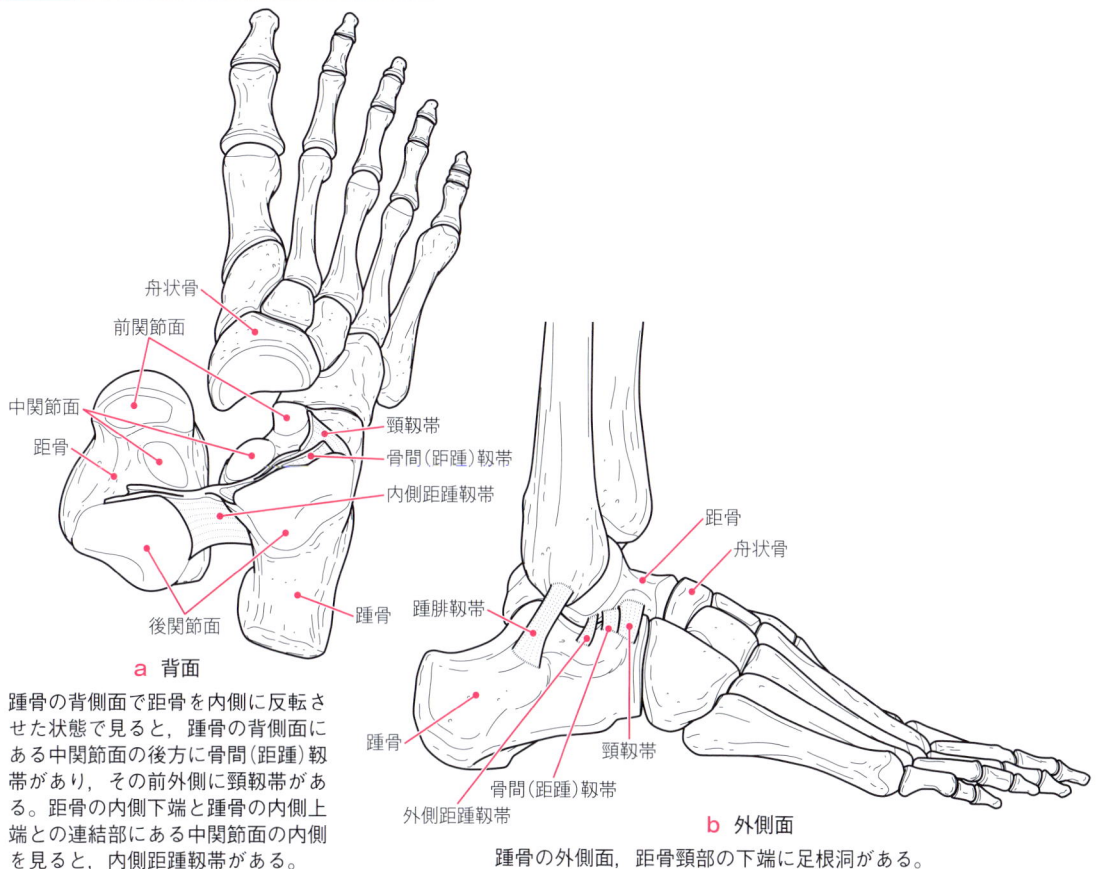

a 背面

踵骨の背側面で距骨を内側に反転させた状態で見ると，距骨の背側面にある中関節面の後方に骨間（距踵）靱帯があり，その前外側に頸靱帯がある。距骨の内側下端と踵骨の内側上端との連結部にある中関節面の内側を見ると，内側距踵靱帯がある。

b 外側面

踵骨の外側面，距骨頸部の下端に足根洞がある。
足根洞の前方には頸靱帯，後方に骨間（距踵）靱帯がある。
距骨体の外側の踵腓靱帯の前方には外側距踵靱帯がある。

図8 横足根関節（距舟関節と踵立方関節）とそれを保護する靱帯（右足）

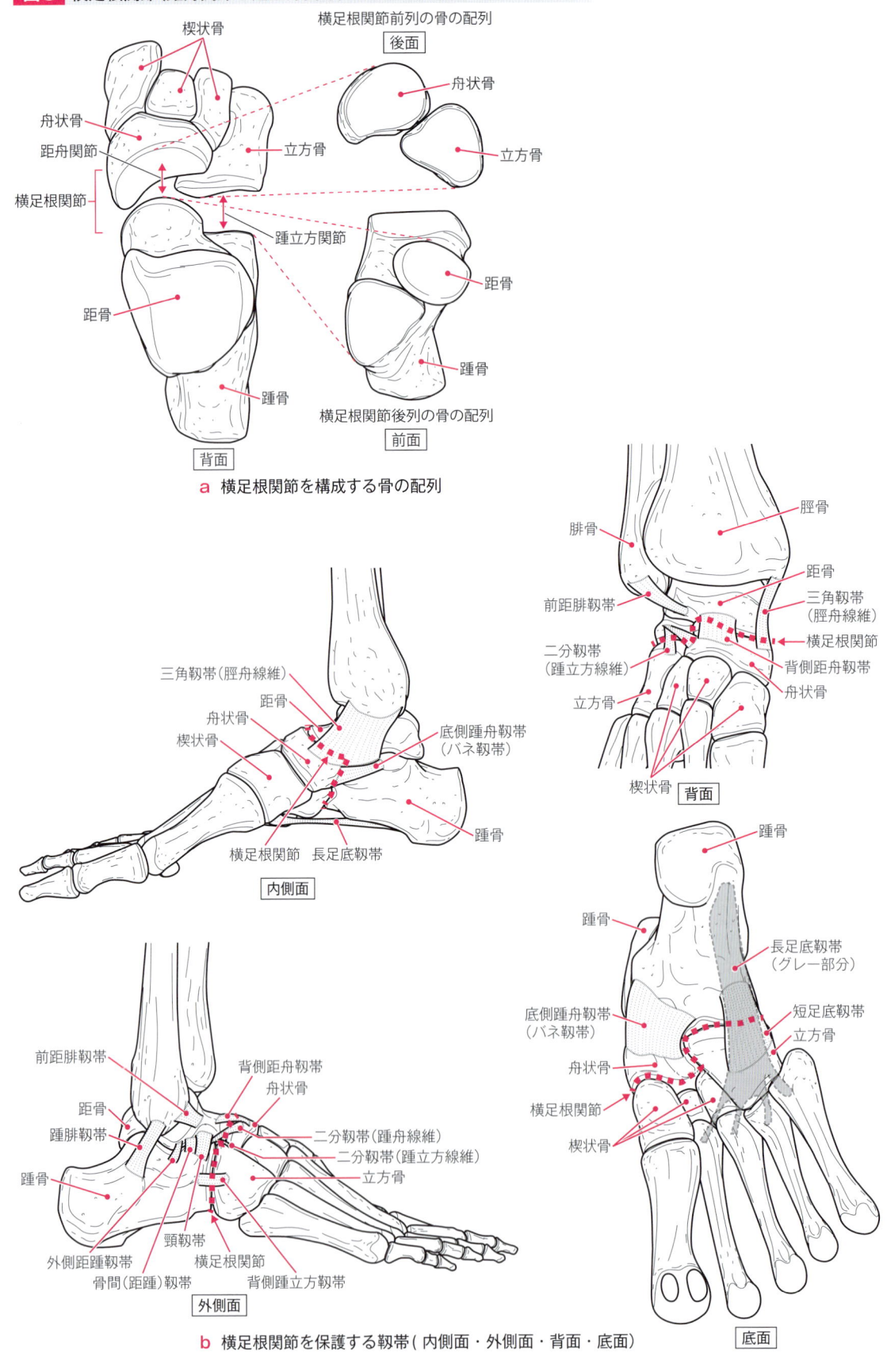

a 横足根関節を構成する骨の配列

b 横足根関節を保護する靱帯（内側面・外側面・背面・底面）

足根間関節

　足根間関節は，内側部では楔舟関節と楔間関節，外側部では，立方舟関節と楔立方関節から構成される（**図9a**）。

　楔舟関節は，舟状骨の遠位面に3つの楔状骨の近位面が連結した関節である。舟状骨の関節面はやや凸面で，3つの楔状骨の関節面はそれと適合

してそれぞれ凹面である（**図9b，c**）。楔間関節は2つあり，その関節面は平坦である。

　立方舟関節は，舟状骨外側面と立方骨内側近位面との間の小さな関節であり，その関節面は平坦である（**図9d**）。

　楔立方関節は，立方骨遠位内側面の楕円形関節窩と外側楔状骨の外側面との間の関節であり，そ

図9 足根間関節と足根中足間関節，中足間関節とそれらを保護する靱帯（右足）

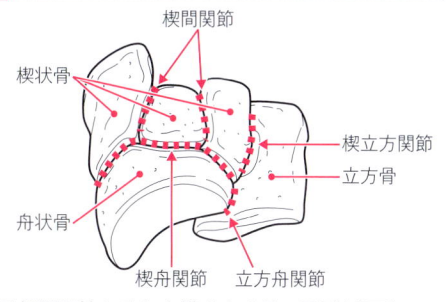

a　足根間関節とそれを構成する骨の配列（背面）

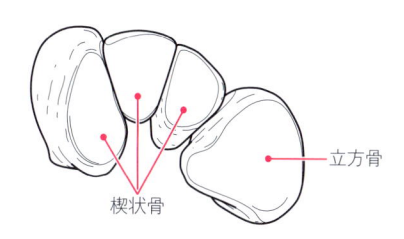

b　楔状骨と舟状骨との関節面（後面）

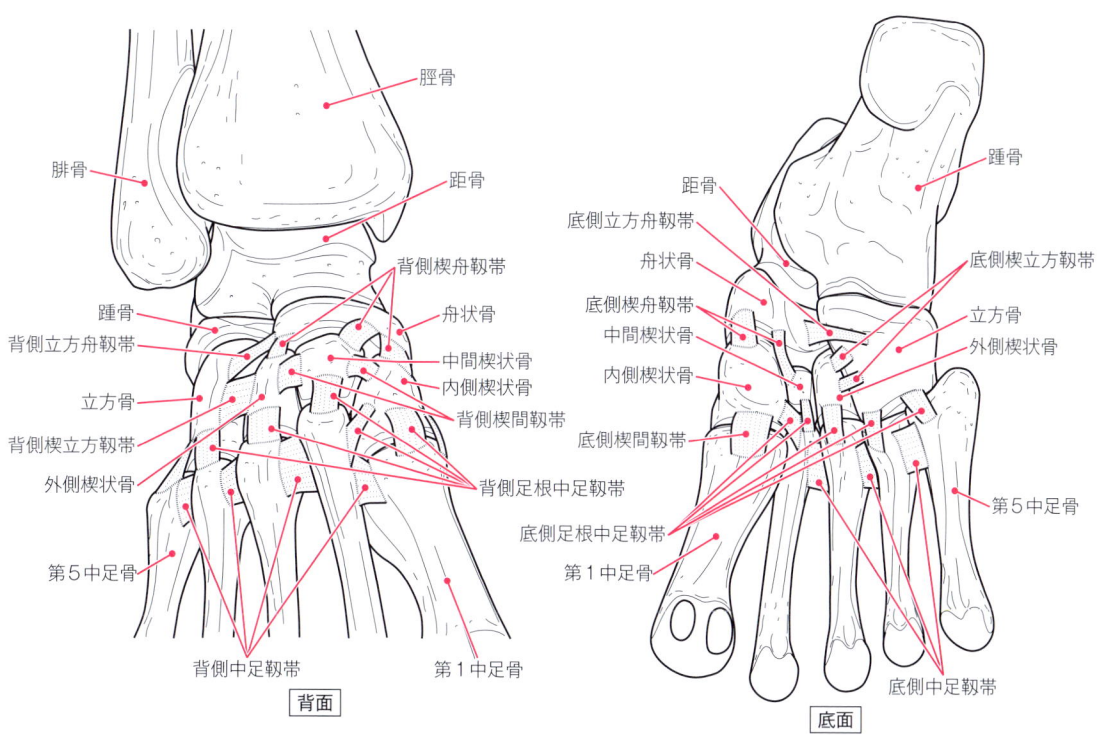

c　足根間関節と足根中足間関節，中足間関節を保護する靱帯

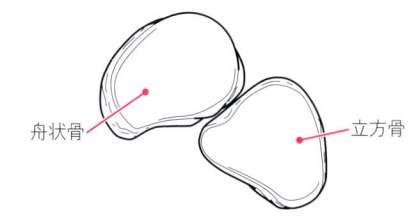

d　舟状骨と立方骨の横足根関節における関節面（後面）

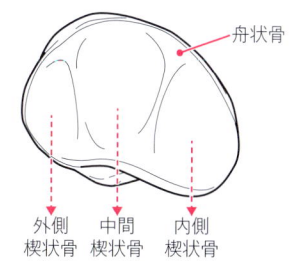

e　舟状骨と楔状骨との関節面（前面）

8章　足関節と足部の運動学

の関節面は平坦である。

立方骨の中足骨に向く関節面は横に長い楕円形であり，踵骨に向く関節面にはわずかな突起がある。

足根間関節では，底側と背側および骨間に靱帯（底側楔間靱帯，底側楔立方靱帯，底側立方舟靱帯，底側楔舟靱帯と，背側楔間靱帯，背側楔立方靱帯，背側立方舟靱帯，背側楔舟靱帯と，骨間楔間靱帯，骨間楔立方靱帯）がある（**図9e**）。

◆ 足根中足関節と中足間関節

足根中足関節は前足部と中足部を連結する関節で計5つある。具体的には，第1〜3中足骨底と3つの楔状骨の間，第4，5中足骨底と立方骨との間に形成する関節である。第1中足骨は内側楔状骨と，第2中足骨は中間楔状骨と，第3中足骨は外側楔状骨と連結し，第4と第5中足骨底の両者は立方骨の遠位面と連結しているが，第5中足骨底の外側には茎状突起があり，この部分と立方骨とは関節としての連結がない。これらの足根中足関節の関節面はほぼ平坦であり，関節の背側，底側，骨間には，それぞれ背側足根中足靱帯，底側足根中足靱帯，骨間楔中足靱帯がある（**図9e**）。

中足間関節は，隣接し合う中足骨底と中足骨底との間の関節で，小さな関節面がある。関節の背側，底側，骨間には，それぞれ背側中足靱帯，底側中足靱帯，骨間中足靱帯があり，これらの靱帯によって外側の4つの中足骨底は相互に連結されている。第1と第2の中足骨底の間は靱帯による連結はあるが，真の関節は形成されていない（**図9e**）。

◆ 中足趾節関節と趾節間関節

第1〜5の中足骨頭と各趾骨とで関節を形成している。中足趾節関節は，それぞれの中足骨頭と基節骨近位端の浅い関節窩との間で形成されている。続く基節骨頭と中節骨底の間では近位趾節間関節が，中節骨頭と末節骨底の間では遠位趾節間関節が形成されている。ただし，第1趾では，中節骨がないので基節骨と末節骨との間の趾節間関節のみである（**図10a**）。

5つの中足骨遠位端は，すべて深横中足靱帯によって相互に連結している。中足趾節関節と趾節間関節の内側と外側には側副靱帯が関節包を補強している（**図10b**）。側副靱帯は近位背側から遠位底側へと斜走し，厚い紐状部分と扇状部分とがある。また，関節底面には足底板という靱帯が存在し，第1中足骨頭の底面にある2個の種子骨間を足底板が連結している。

図10 中足趾節関節と趾節間関節とそれらを保護する靱帯（右足）

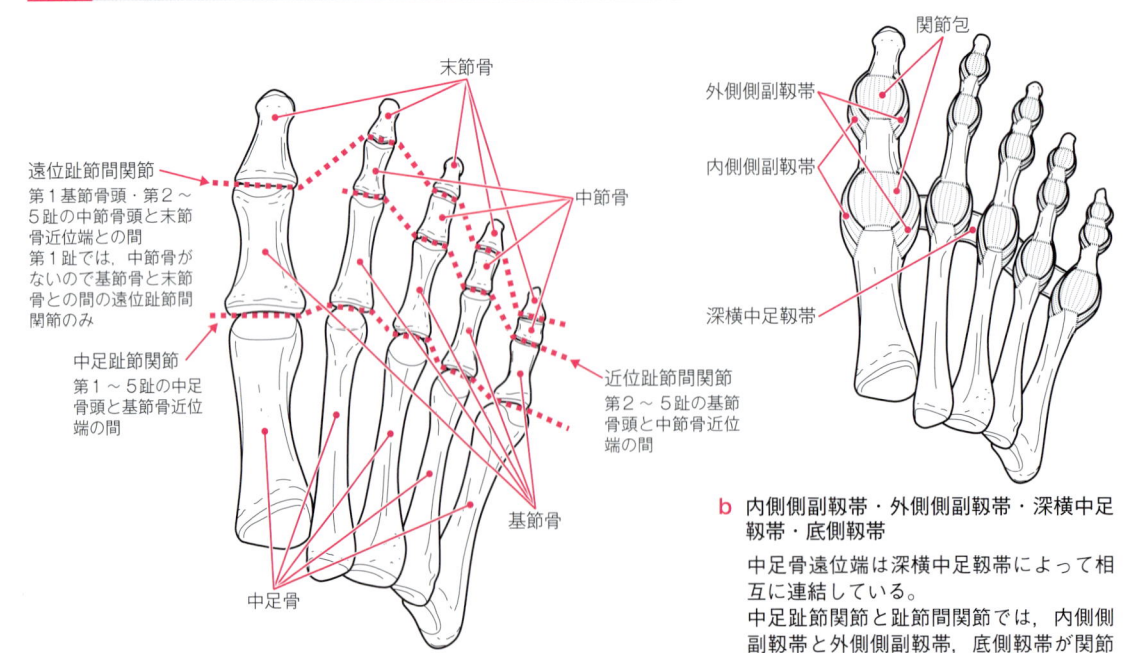

a 中足趾節関節・近位趾節間関節・遠位趾節間関節

b 内側側副靱帯・外側側副靱帯・深横中足靱帯・底側靱帯

中足骨遠位端は深横中足靱帯によって相互に連結している。
中足趾節関節と趾節間関節では，内側側副靱帯と外側側副靱帯，底側靱帯が関節包を補強している。

3 足関節・足部の受動的制御
（関節構造・関節包・靱帯による運動制御）

1 距腿関節の運動と靱帯による運動制御

距腿関節は，矢状面で背底屈の骨運動をする。この関節運動の運動軸は，脛骨内果下端と腓骨外果下端を結んだ線上にあり，距骨体を貫通している（図11）。この運動軸の方向は内果下端を基準に見ると外側下後方であるので，背屈運動では外転（外旋），底屈運動では内転（内旋）を伴っている。

距腿関節の運動は，主に内側と外側の側副靱帯によって運動が制御されている。側副靱帯は，底背屈，内がえし・外がえし（内反・外反）の最終運動域で緊張し，受動的な関節運動を制御している。

内側側副靱帯である三角靱帯は，距腿関節，距骨下関節，距舟関節の外がえし（外反）運動を主に制御している。三角靱帯のうち脛距線維は，距腿関節の外がえし（外反）と背屈を制御している。脛

図11 距腿関節の運動軸（右足）

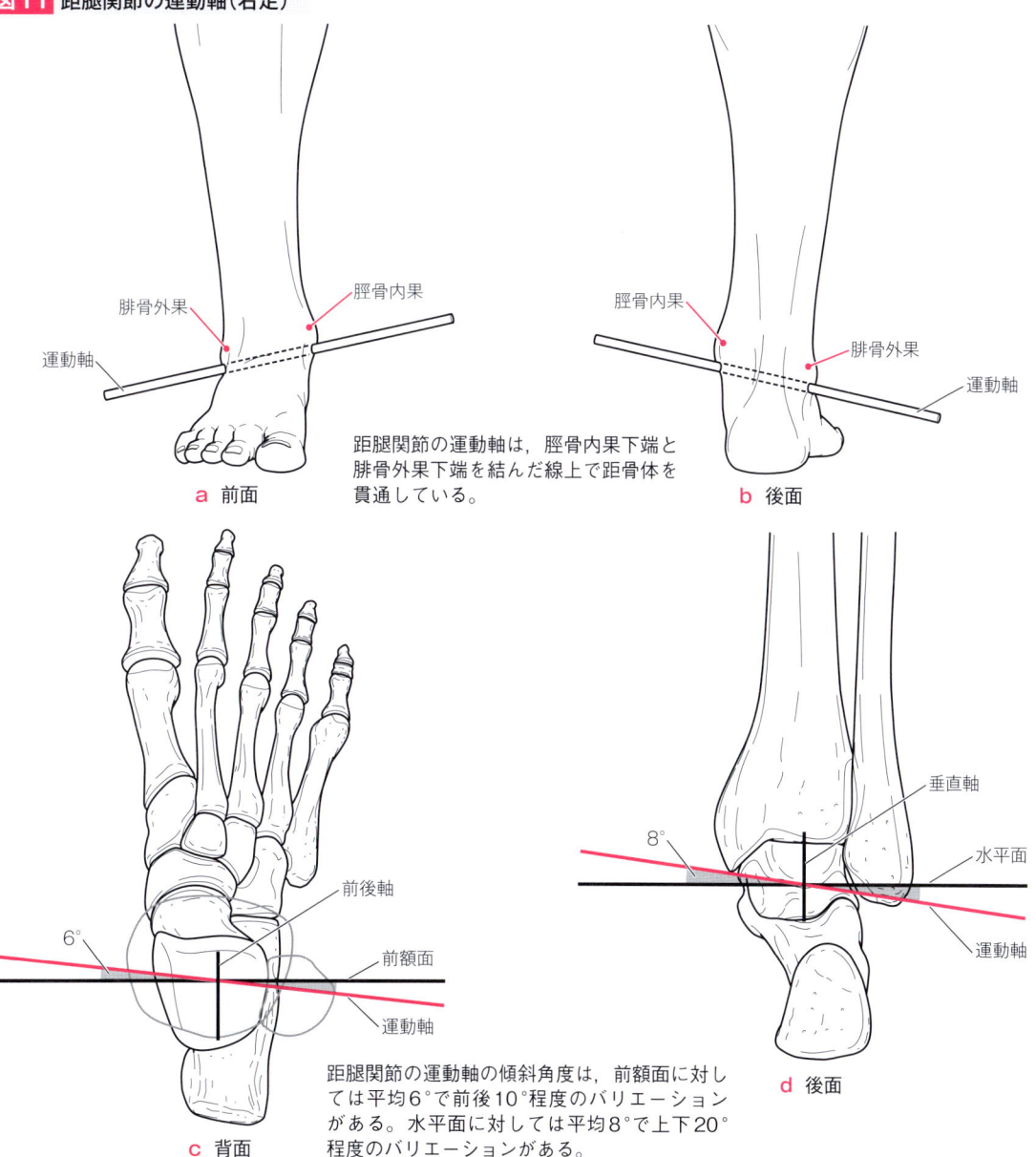

距腿関節の運動軸は，脛骨内果下端と腓骨外果下端を結んだ線上で距骨体を貫通している。

a 前面

b 後面

距腿関節の運動軸の傾斜角度は，前額面に対しては平均6°で前後10°程度のバリエーションがある。水平面に対しては平均8°で上下20°程度のバリエーションがある。

c 背面

d 後面

舟線維は，距腿関節の底屈と外がえし（外反），距舟関節の外がえし（外反）と外転を制御している。脛踵線維は，載距突起に付着して距腿関節と距骨下関節の外がえし（外反）を制御している。

　外側側副靱帯である前距腓靱帯と踵腓靱帯は，距腿関節と距骨下関節の内がえし（内反）運動を主に制御している。前距腓靱帯は，距腿関節の内がえし（内反）および底屈を制御している。踵腓靱帯は，距腿関節の内がえし（内反）と背屈を制御し，距骨下関節の内がえし（内反）を制御している。後距腓靱帯は，距腿関節の内がえし（内反）と背屈を制御している（**図12**，**表1**）。

図12 距腿関節の側副靱帯による運動制御（右足）

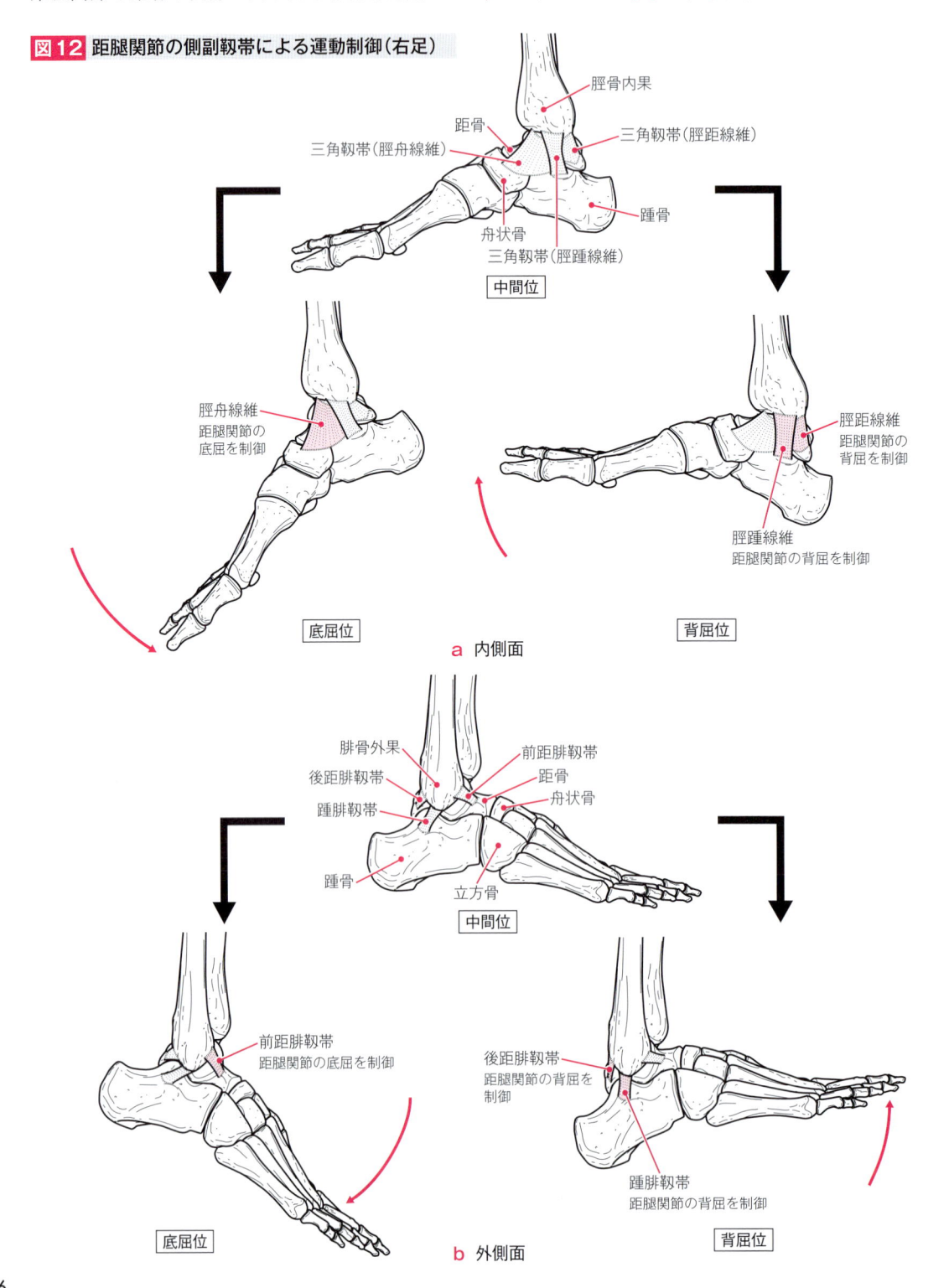

a　内側面

b　外側面

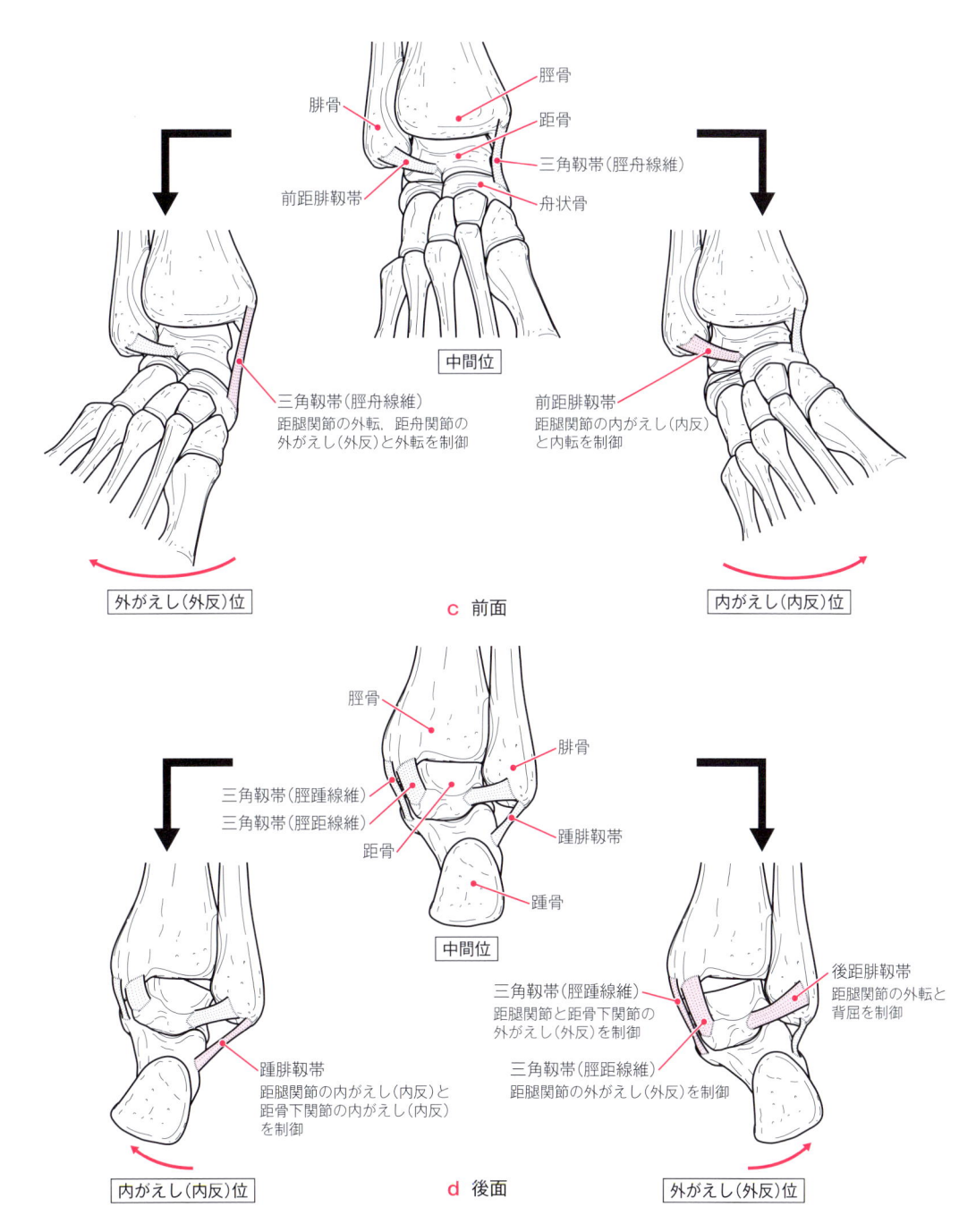

表1 距腿関節と距骨下関節における靱帯の運動制御

関節		距腿関節				距骨下関節	
制御方向		外がえし（外反）	内がえし（内反）	底屈	背屈	外がえし（外反）	内がえし（内反）
内側側副靱帯	三角靱帯（脛距線維）	○	―	―	○	―	―
	三角靱帯（脛舟線維）	○	―	○	―	―	―
	三角靱帯（脛踵線維）	○	―	―	―	○	―
外側側副靱帯	前距腓靱帯	―	○	○	―	―	―
	踵腓靱帯	―	○	―	○	―	○
	後距腓靱帯	―	○	―	○	―	―
骨間靱帯	骨間距踵靱帯	―	―	―	―	―	○
	頸靱帯	―	―	―	―	―	○

（文献7より一部改変引用）

8章 足関節と足部の運動学

Supplement

距腿関節の運動軸の バリエーション（図11）

距腿関節の運動軸の傾斜角度は，水平面に対して平均8°で上下20°程度のバリエーションがある。前額面に対しては平均6°で前後10°程度のバリエーションがある

Supplement

距腿関節の運動軸の求め方

距骨のCT画像から得られた立体的な骨形状から，距骨滑車の関節面を2つの球体が組み合わさったものとして示すことができる。この2つの球体の中心を結ぶ線は距腿関節軸とほぼ一致する[20]。

2 脛腓関節の運動と靱帯による運動制御

距骨滑車の前方幅と後方幅に差があるため，遠位脛腓関節では，距腿関節背屈時に腓骨外果が外方・上方に移動する[1,8]（**図13**）。

それに対して背屈位からの底屈運動では，腓骨外果は内方・下方に移動する。外内方向の移動範囲は，0.8mmから3mm，上下方向の移動は0.9mmから1.3mm程度である[2,9-17]。このように，脛腓関節の運動は非常にわずかであるが，距腿関節の背屈可動範囲に影響する。

距腿関節背屈により前脛腓靱帯，後脛腓靱帯と下腿骨間膜が伸ばされる[2,15-17]。すなわち，前・後脛腓靱帯が腓骨の外方移動と上方移動を制御している。脛骨・腓骨間の骨間膜もこの制御に関与している。

荷重位での下腿の前傾と後傾は，距腿関節の背屈運動と底屈運動である[12-14,18,19]。立位による荷

図13 脛腓関節の運動と靱帯による制御（右足）

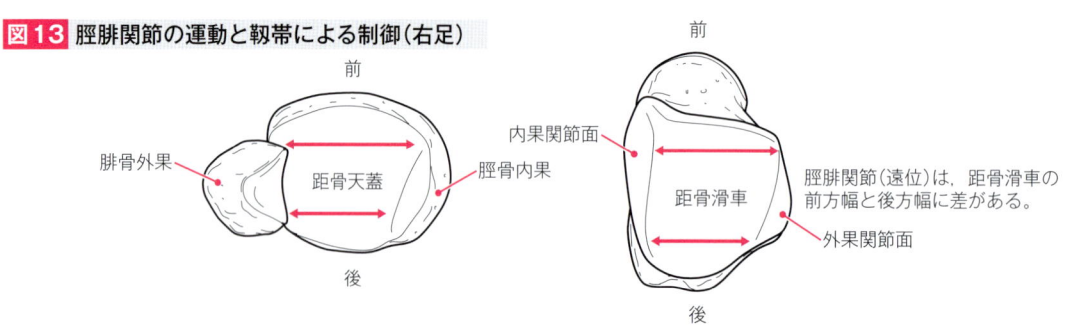

a 脛骨・腓骨遠位端（底面，左図）と距骨（背側，右図）

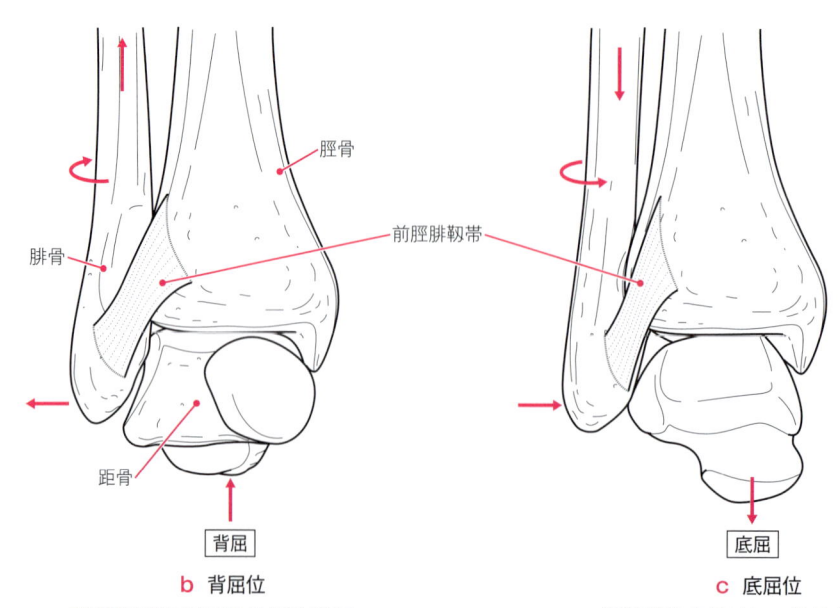

b 背屈位
距腿関節背屈時に腓骨外果が外方・上方に移動する。また，腓骨は外旋する。

c 底屈位
距腿関節底屈時に，腓骨外果は内方・下方に移動する。また，腓骨は内旋する。

重負荷によって，全体の10％以下が腓骨に伝わり，90％以上が脛骨に伝わる[21]。このとき，腓骨は平均2.4 mm下方へ移動し，脛骨・腓骨間の骨間膜が下方に伸ばされ緊張する[14]。

3 距骨下関節の関節運動と靱帯による運動制御

非荷重位での距骨下関節の運動は，距骨に対して踵骨が動く。距骨下関節は，背底屈，外内転，外がえし・内がえし(外内反)の複合の骨運動をする。この運動は，三平面のいずれの面にも属さない運動であり，回内・回外運動という。その運動軸(**図14**)は，踵骨後外側から前内上方の方向で

図14 距骨下関節の運動

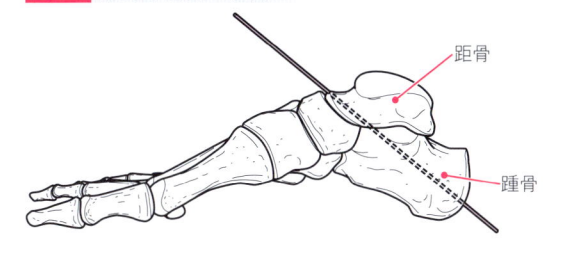
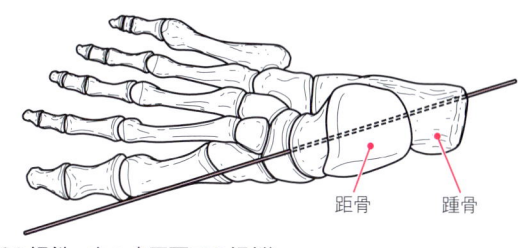

a 距骨下関節の運動軸(左：矢状面での傾斜，右：水平面での傾斜)

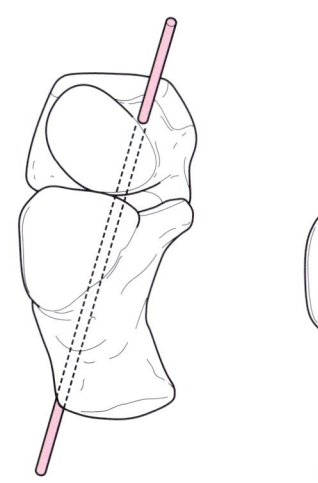
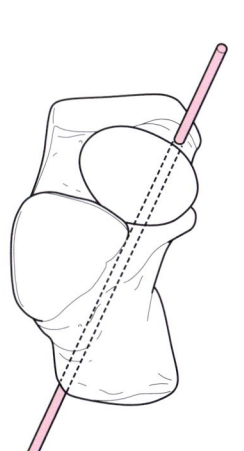
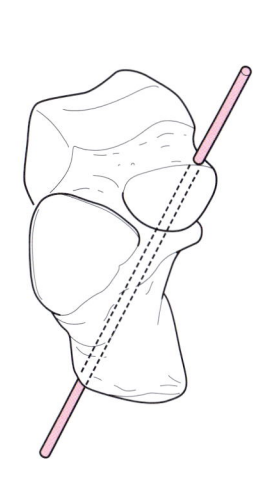

b 距骨下関節の骨運動(前面)

非荷重位での距骨下関節の運動は，距骨に対して踵骨が動く。

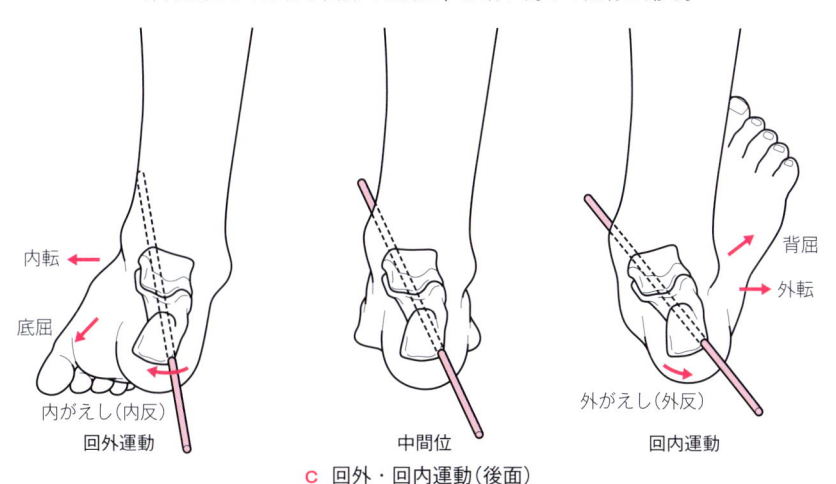

c 回外・回内運動(後面)

距骨下関節は，背底屈，外内転，外がえし・内がえし(外内反)を複合した三平面に属さない骨運動をする。

踵骨体を貫通し，傾斜角度によって運動範囲が影響を受ける。

　荷重位での距骨下関節の運動は，踵骨が地面と接して固定されるので，踵骨に対し距骨が動くことになる。荷重位で距骨下関節を回内や回外の運動をすると，距腿関節と横足根関節も連動して運動が生じる。荷重下で距骨下関節を回内させると，踵骨が外がえし（外反），距骨が底屈と内転の運動をする（図15）。このようにして距骨下関節は，荷重時の衝撃吸収に重要な役割を果たしている。また，回外させると，踵骨が内がえし（内反），距骨が背屈と外転の運動をする[6]。

　距骨の運動は，距腿関節を介して下腿より近位部にも連動する。荷重時の脛骨内旋は，距骨下関節の回内を伴って衝撃が緩和される。このとき，

下肢全体として最大1cm短縮する[22]。また，膝関節の屈曲を伴うと，距骨下関節の回内は膝関節と股関節の内旋と連動し，一方，回外するとそれらの外旋と連動する[23-25]。このようにして，距骨下関節の回内外運動は，膝関節，股関節，仙腸関節，腰仙関節のアライメントにも影響する（表2，図15）。

　距骨下関節は，前関節面，中関節面，後関節面があり，それぞれに独立した関節包で覆われている。全体の70％の面積を占めている後関節面の関節包を内側距踵靱帯，外側距踵靱帯，後距踵靱帯が補強しているので，これらの靱帯はすべての方向で制御機能を有している。また，距骨下関節内にある骨間（距踵）靱帯と頸靱帯は，主に内がえし（内反）を制御しているが，外がえし（外反）や内

図15 距骨下関節の回内運動による近位関節への影響

荷重位での距骨下関節の運動は踵骨に対して距骨が動く。距骨下関節の回内は身体の衝撃吸収機構に必要な運動である。過度の回内は足部より近位への関節運動に影響する。

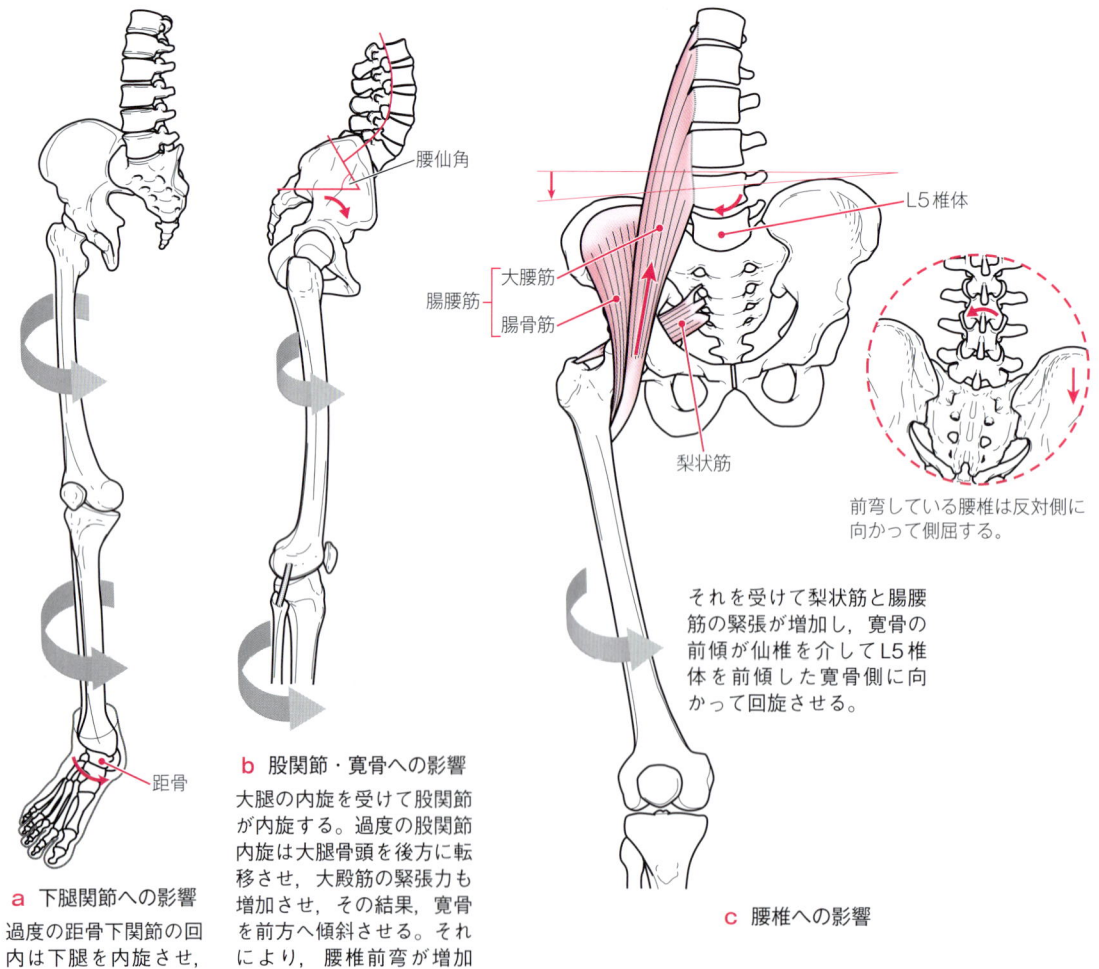

腰仙角

L5椎体

大腰筋
腸腰筋
腸骨筋

梨状筋

前弯している腰椎は反対側に向かって側屈する。

それを受けて梨状筋と腸腰筋の緊張が増加し，寛骨の前傾が仙椎を介してL5椎体を前傾した寛骨側に向かって回旋させる。

距骨

a　下腿関節への影響
過度の距骨下関節の回内は下腿を内旋させ，大腿も内旋させる。

b　股関節・寛骨への影響
大腿の内旋を受けて股関節が内旋する。過度の股関節内旋は大腿骨頭を後方に転移させ，大殿筋の緊張力も増加させ，その結果，寛骨を前方へ傾斜させる。それにより，腰椎前弯が増加し，腰仙角が増加する。

c　腰椎への影響

（文献7より改変引用）

外転，前後移動と側方移動のすべての方向で制御機能を有している。しかも，骨間（距踵）靱帯の内側線維は三角靱帯の脛踵部線維とともに過度な外がえし（外反）の運動を制御し，頸靱帯は踵腓靱帯とともに過度な内がえし（内反）の運動を制御する（**表1**，**図16**）。

表2 距骨下関節の運動に伴う隣接関節の運動

関節	回内運動			回外運動		
	矢状面	前額面	横断面	矢状面	前額面	横断面
腰仙関節	伸展	側屈	前突	伸展	側屈	前突
寛骨	前方回旋	拳上	前方回旋	前方回旋	下制	後方回旋
股関節	屈曲	内転	内旋	伸展	外転	外旋
膝関節	屈曲	外転	内旋	伸展	内転	外旋
足関節	底屈－背屈	―	内旋	背屈－底屈	―	外旋
距骨下関節	底屈	外がえし（外反）	内転	背屈	内がえし（内反）	外転
横足根関節	背屈	内がえし（内反）	外転	底屈	外がえし（外反）	内転

図16 距骨下関節の運動と靱帯による制御（右足）

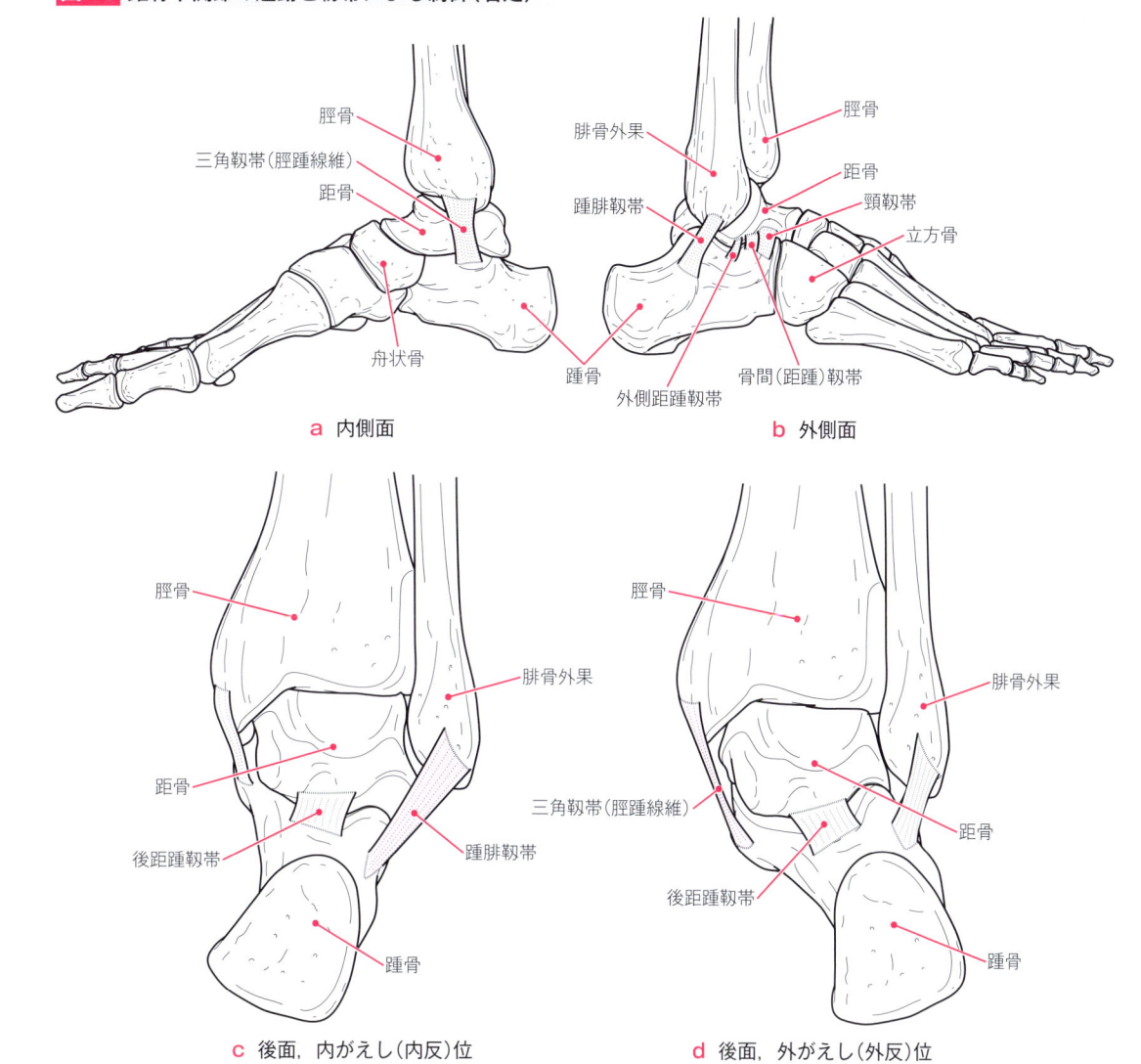

a 内側面

b 外側面

c 後面，内がえし（内反）位

d 後面，外がえし（外反）位

回内・回外運動と外がえし・内がえし運動の定義（図17）

解剖学的肢位において，各関節の運動は以下のごとく定義されている。
①矢状面（水平軸）の運動は，屈伸，背底屈，前後屈
②前額面（矢状軸）の運動は，内外転（股関節・肩関節・手指），内外反（肘関節・膝関節），内がえし・外がえし（距骨下関節・横足根関節・母趾中足趾節関節）
③横断面（垂直軸）の運動は，内外旋（股関節・膝関節・肩関節・脊柱）
④上記①②③の面や軸によらない定義が，回内・回外運動である。すなわち，足の底面を内に返すのは「回外」であり，矢状面の底屈運動，前額面の内がえし（内反）運動，横断面の内転運動の複合運動である。その反対に足の底面を外に返すのは「回内」であり，矢状面の背屈運動，前額面の外がえし（外反）運動，横断面の外転運動の複合運動である。

図17 回内・回外運動の定義

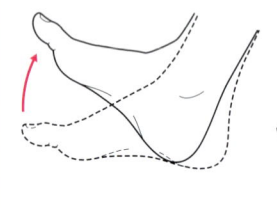

a 背屈

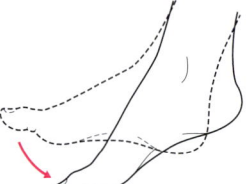

b 底屈

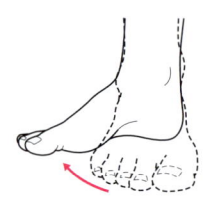

c 外転

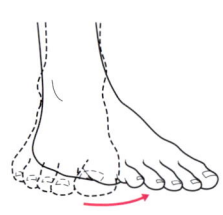

d 内転

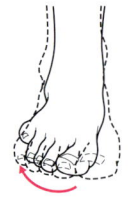

e 外がえし（外反）

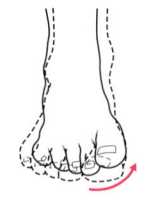

f 内がえし（内反）

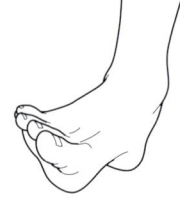

g 回内（背屈・外転・外がえし（外反））

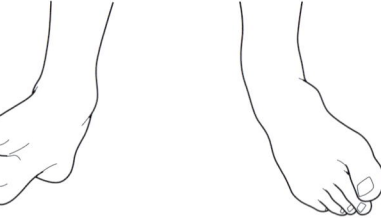

h 回外（底屈・内転・内がえし（内反））

距骨下関節の運動軸（図18）

距骨下関節の運動軸は，踵骨後外側から前上方に水平面に対して平均42°傾斜している。20.5～68.5°のバリエーションがあり，踵骨後外側から前内方に矢状面に対しては平均23°の角度を成し4～47°とバリエーションが大きい[7, 26, 27]。

図18 距骨下関節の運動軸

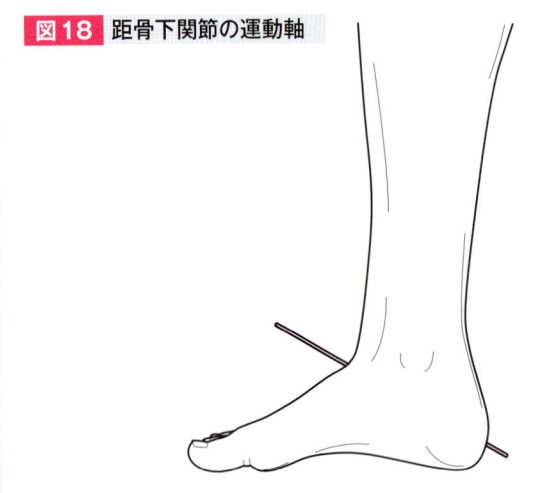

a 内側面

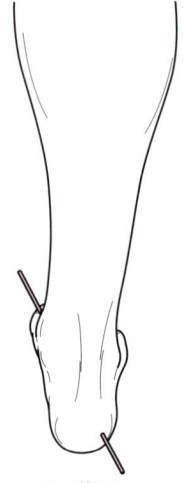

b 後面

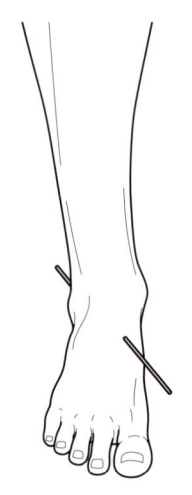

c 前面

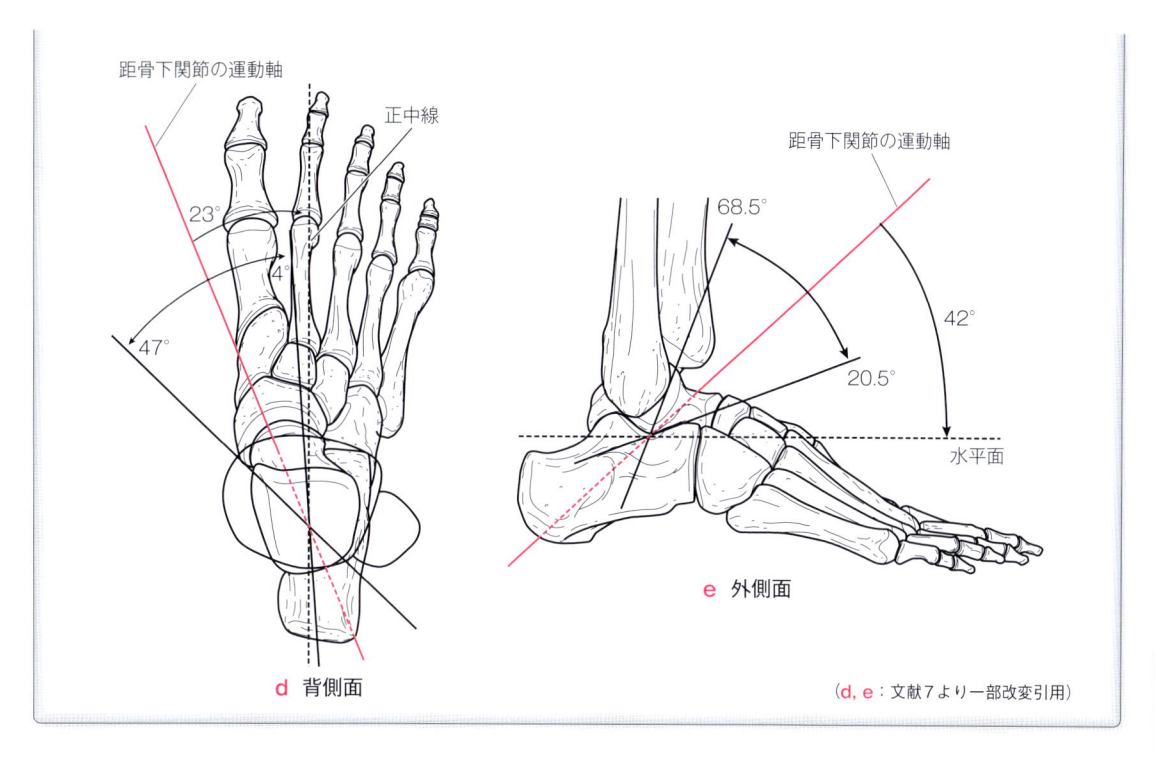

d 背側面

e 外側面

(d, e：文献7より一部改変引用)

Supplement

距骨下関節の運動軸の求め方

距骨のCT画像から得られた立体的な骨形状から，距骨下の2つの関節面に接する球体を推定する。2つの球体の中心を結ぶ線が距骨下関節軸とほぼ一致する[20]。

Clinical point of view

距骨下関節中間位の判別方法（図19）

距骨下関節中間位の判別方法はいくつかあるが，臨床的には腓骨外果を含めた後足部後面（前額面）から観察し，腓骨外果より近位と遠位の上下ラインが一致する踵骨の位置で判別することが多い。

図19 距骨下関節中間位の判別方法（右足）

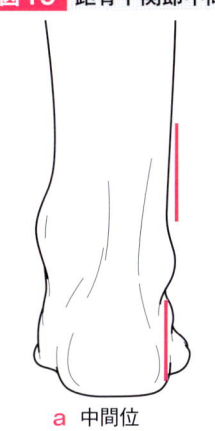

a 中間位

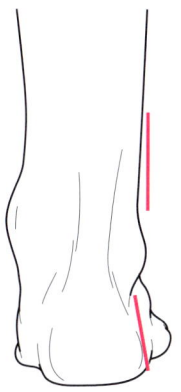

b 外がえし（外反）位

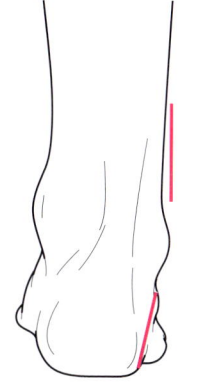

c 内がえし（内反）位

腓骨外果より近位と遠位の上下ラインが一致する踵骨の位置で判別する。

8章 足関節と足部の運動学

293

距腿関節・距骨下関節の複合体の内がえし（内反）と外がえし（外反）および外転と内転の自動可動域（表3）

　足関節の内がえし・外がえし（内外反）と外内転の可動域は，距腿関節・距骨下関節の複合体として評価されることがある。自動可動域の内がえし（内反）と外がえし（外反）の比率は，ほぼ2：1である。外転と内転はほぼ同等であるがやや外転のほうが大きい傾向にある。

表3 距腿関節・距骨下関節の複合体の内がえし（内反）と外がえし（外反）および外転と内転の自動可動域（n=120）

年齢（年）	内がえし（内反）	外がえし（外反）	外転	内転
9～13	26.7（0.7）	10.5（0.4）	41.6（1.0）	42.2（ 1.7）
14～16	28.8（1.4）	12.6（0.8）	46.8（1.5）	42.4（ 2.6）
17～20	27.1（1.3）	11.9（0.7）	45.0（1.3）	31.0（13.6）
21～39	20.5（1.3）	15.2（0.9）	38.2（1.9）	34.5（ 9.6）
40～59	20.7（1.5）	13.8（0.9）	33.2（1.4）	29.9（ 1.7）
60～69	17.1（1.1）	12.3（0.6）	31.7（1.0）	27.9（ 1.6）
70～79	17.1（1.0）	11.4（0.6）	31.3（1.5）	27.1（ 1.3）
平均	22.6	12.5	38.3	33.6

（ ）内の数字：標準偏差　　　　　　　　　　　　　　　　　　　　　　　　　　　（文献28より一部改変引用）

4　横足根関節と足根間関節の関節運動と靱帯による運動制御

　横足根関節の骨運動は，後足部に対する中足部の回内外運動である。横足根関節は，2つの異なる運動軸がある。1つは縦軸，もう1つは斜軸とよばれている（図20）。どちらの軸も距骨下関節と同様に三平面運動をもたらす。縦軸は，踵骨後中央から前上方に向かい水平面に対して平均15°の傾斜があり，踵骨後中央から前内方に向かって矢状面に対して平均9°の角度を成している[26, 27]。このように，縦軸は水平面と矢状面に対して平行に近い位置にあるので，内がえし（内反）・外がえし（外反）の運動が主である（図21a）。一方，斜軸は，踵骨外側から前上方に向かい水平面に対して平均52°の傾斜があり，前内方に向かって矢状面に対して平均57°の角度を成している[26, 27]。そのため，斜軸は水平面と矢状面での運動である内外転と底背屈の運動が主となり，内がえし（内反）・外がえし（外反）の運動が比較的少ない（図21b）。

図20 横足根関節の運動軸

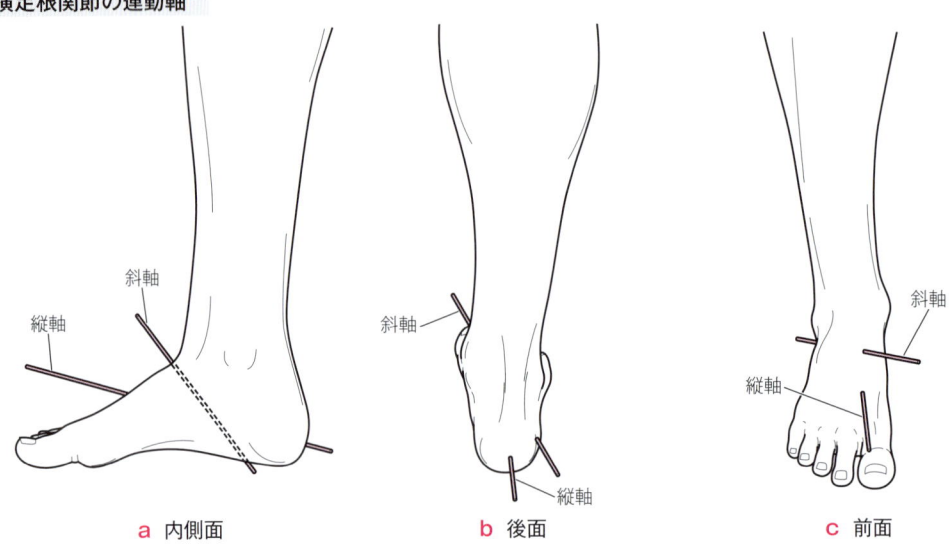

a　内側面　　　　　　　　　　b　後面　　　　　　　　　　c　前面

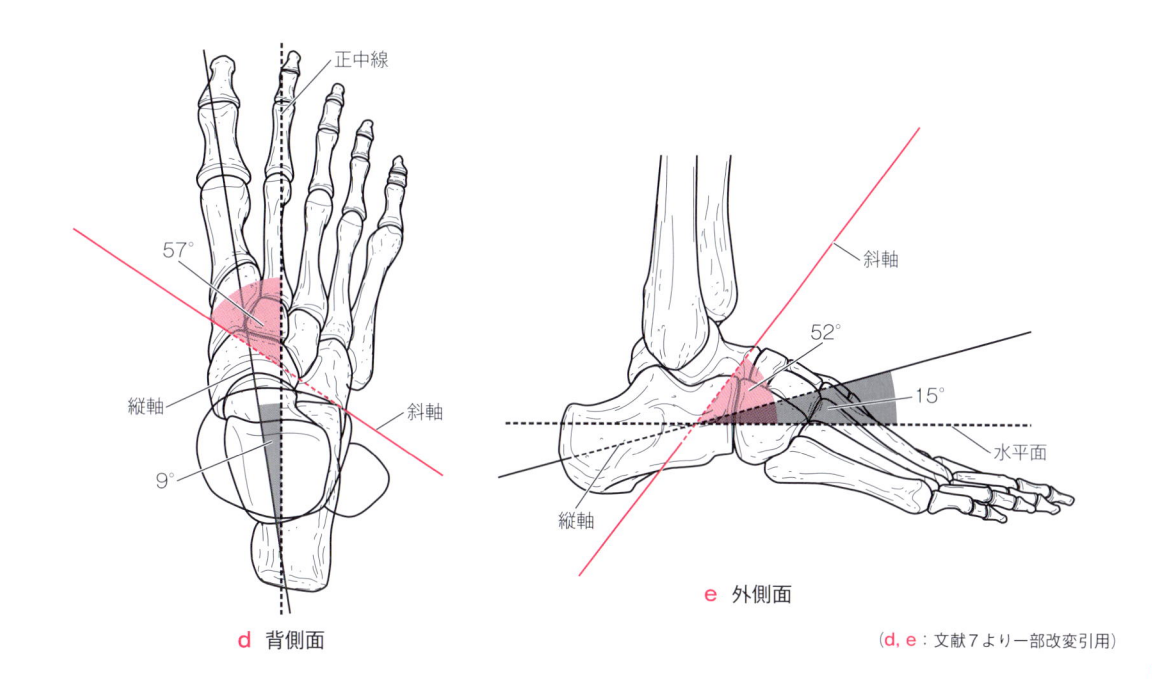

正中線

57°

縦軸

9°

斜軸

d 背側面

斜軸

52°

15°

水平面

縦軸

e 外側面

（d, e：文献7より一部改変引用）

図21 横足根関節の運動軸と運動

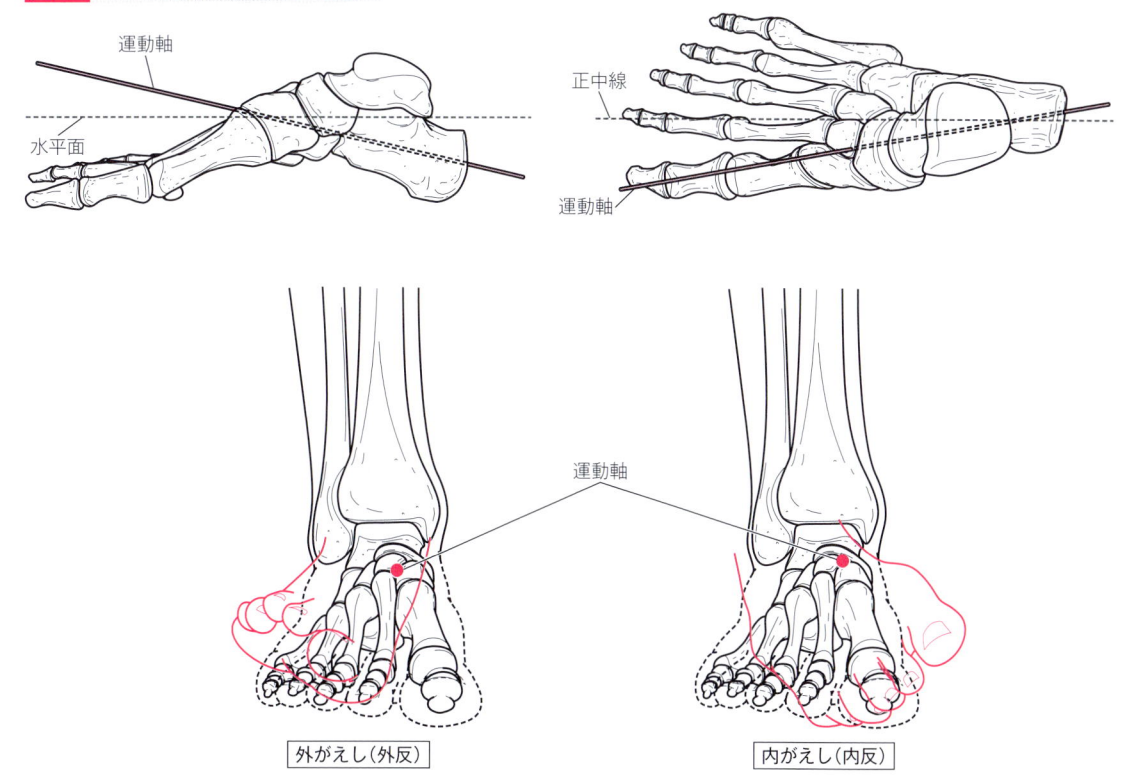

運動軸

水平面

正中線

運動軸

運動軸

外がえし（外反）

内がえし（内反）

a 縦軸の運動軸と運動

縦軸の運動軸は水平面と矢状面に対して平行に近い位置にあるので，内がえし（内反）・外がえし（外反）の運動が主である。

（次ページに続く）

8章 足関節と足部の運動学

（前ページからの続き）

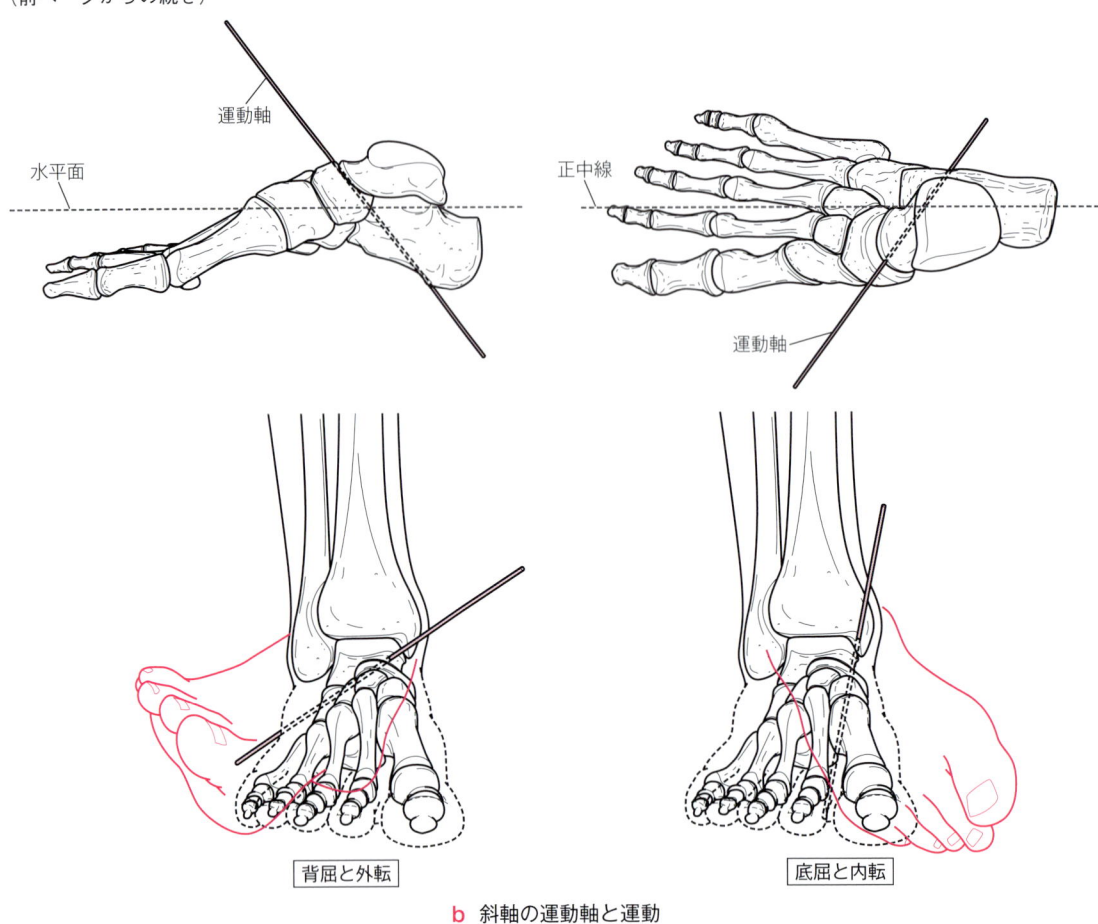

b 斜軸の運動軸と運動
水平面と矢状面での運動である内外転と底背屈の運動が主となり，内がえし（内反）・外がえし（外反）の運動が比較的少ない。

距舟関節では，底側踵舟靱帯が距舟関節の底面と距骨頭を支え，足部への荷重による距骨頭と距骨頭の下方移動を制御している（**図8**，**表4**）。荷重時には，距骨滑車が距骨天蓋からの負荷を受け，下方へは踵骨体と載距突起，前方へは舟状骨と底側踵舟靱帯へと負荷を分散伝達する。距舟関節の内側では三角靱帯の脛舟線維が，舟状骨を介して中足部の外転を制御している。また，この関節の背側では背側距舟靱帯と二分靱帯の踵舟線維が，横足根関節の回内外運動を制御している。

踵立方関節では，底側踵立方靱帯（短足底靱帯）が踵立方関節の底面を支え，立方骨の回外運動を制御している。また，この関節の背側では背側踵立方靱帯と二分靱帯の踵立方線維が，踵立方関節の回内外運動を制御している。踵骨底面の踵骨隆起から第3・第4中足骨基部底面までの足底外側面を支える長足底靱帯は，外側部アーチの下降を制御している。距舟関節での距骨に対する舟状骨の可動性は，踵立方関節での踵骨に対する立方骨の可動性よりも大きい[29-31]。

内側部の足根間関節である楔舟関節と楔間関節，外側部の立方舟関節と楔立方関節は，横足根関節からの回内外運動を前足部に伝える役割を担う。これらの関節の連結は強固で安定している。足根間関節，特に遠位列間の可動性は，非常に少ない。

中足部は，ビーム構造を呈した横アーチを形成している。横アーチは，荷重に対する緩衝機能を果たし，これには底側にある底側楔間靱帯，底側楔立方靱帯，底側立方舟靱帯，底側楔舟靱帯と，背側にある背側楔間靱帯，背側楔立方靱帯，背側立方舟靱帯，背側楔舟靱帯と，骨間楔間靱帯や骨間楔立方靱帯が大きく関与している（**図8**）。そして，荷重下では足部横アーチはわずかに下降し，それとともにその負荷を5つの中足骨頭に分散させている。

表4 荷重時の横足根関節運動の靱帯による制御

	背屈	底屈	内がえし(内反)	外がえし(外反)	内転	外転
内側楔舟靱帯	○	―	○	―	○	―
中間楔舟靱帯	○	―	○	―	○	―
外側楔舟靱帯	○	―	○	―	○	―
踵舟靱帯	○	―	―	○	―	○
踵立方靱帯	○	―	―	○	○	―
第1足根中足靱帯	―	○	―	○	○	―
第2足根中足靱帯	○	―	○	―	―	○
第5足根中足靱帯	○	―	○	―	―	○

(文献7より一部改変引用)

Clinical point of view

横足根関節肢位の判別方法(図22)

　横足根関節の自然な位置(横足根関節肢位)は，距骨下関節を中間位に保持した状態で判別する。腹臥位(あるいは背臥位)で距骨下関節が中間位となるように踵を保持したまま，横足根関節を徒手にて最大回外させ，最大回内に戻し，手を放して前足部の自然な位置を観察する。踵部底面に対して前足部が内がえし(内反)位の場合は前足部内反足，前足部が外がえし(外反)位の場合は前足部外反足と判断する。つまり，後足部に対して前足部の位置関係が中間位にあるのか，あるいは回外位なのか回内位なのかを確認する。これによって，歩行時の立脚期における足部の運動パターンの特徴を評価する一助となる。

図22 横足根関節肢位による足部の評価(右足)

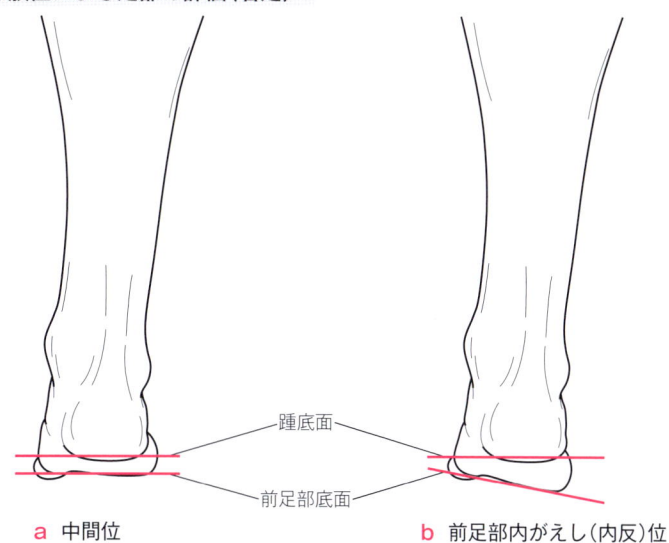

a 中間位
踵底面と前足部底面とが平行な位置関係にあり，横足根関節肢位は中間位である。

b 前足部内がえし(内反)位
踵底面に対して前足部底面が内がえし(内反)位にあり，横足根関節肢位は前足部内がえし(内反)位と判定する。

5 足根中足関節と中足間関節の関節運動と靱帯による運動制御(主に第1趾列から第5趾列の運動)

　第1趾列と第5趾列の運動は，それぞれの足根中足関節が主に担っている。その運動は屈曲と伸展が主であり，底側方向，背側方向に同等距離だけ動き，その移動距離は底側・背側に約5mmとされている[6, 32]。また，それぞれの運動時に外がえし(外反)と内がえし(内反)を伴い，同程度の運動域がある[5, 6, 29, 33-38]。すなわち，内外反1°の動きが生じるごとに，背底屈も1°の動きが同時に生じる(図23)。

　第1趾列の運動軸は，第4中足骨基部外側から後内側に向かって前額面および矢状面に対してほぼ45°の角度を成している(図24)。

図23 第1趾列の運動（足根中足関節の運動）

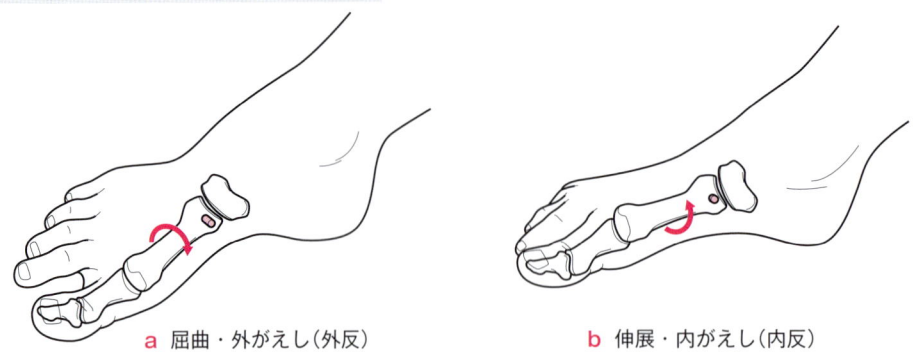

a 屈曲・外がえし（外反）　　　　b 伸展・内がえし（内反）

第1趾列の運動は主に足根中足関節の底屈と背屈が担っており，底側方向は外がえし（外反）を，背側方向は内がえし（内反）を伴ってそれぞれ約5mm動く。

（文献26より一部改変引用）

図24 第1趾列の運動軸（右足）

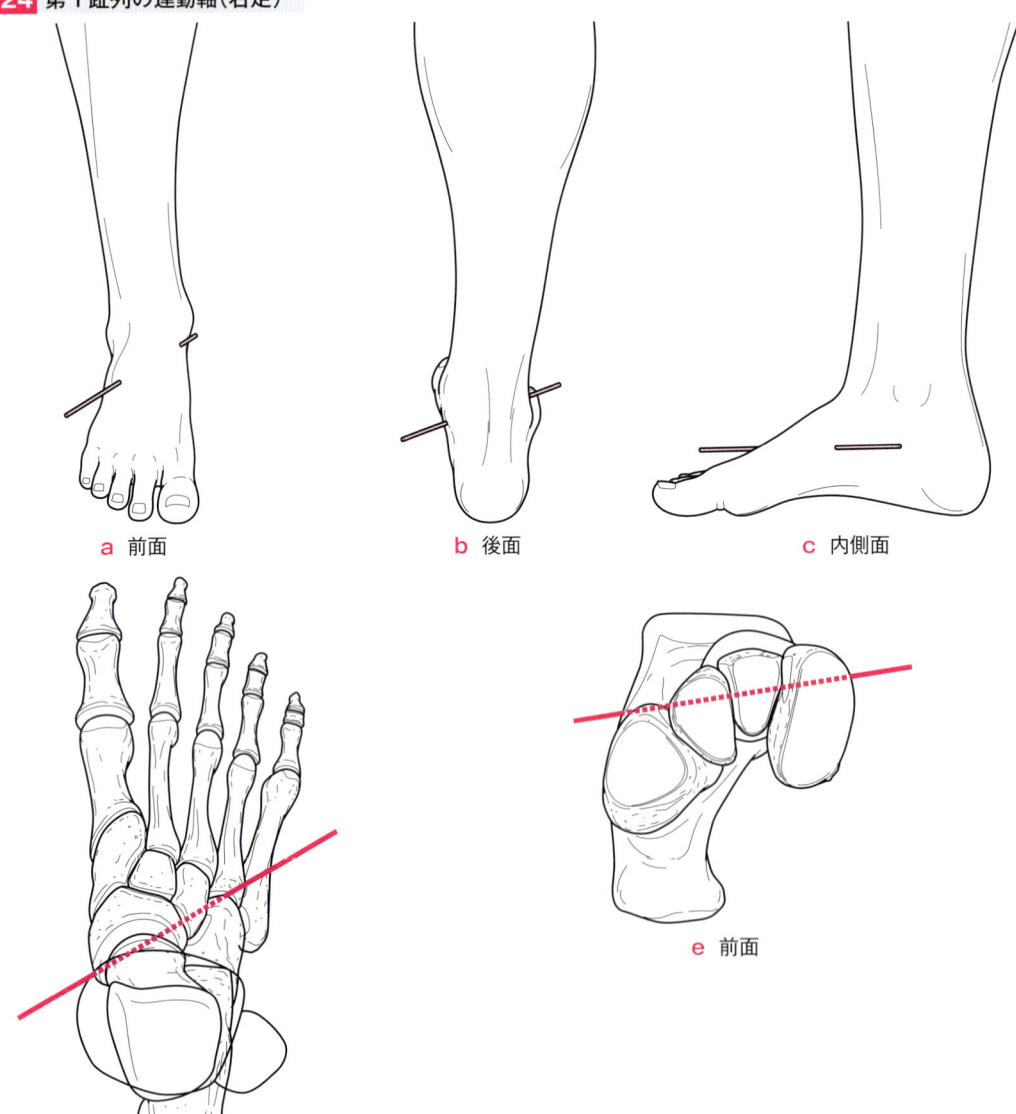

a 前面　　　　　　　　b 後面　　　　　　　　c 内側面

d 背側面　　　　　　　　e 前面

第1趾列の運動軸は，第4中足骨基部外側から後内側に向かって前額面および矢状面に対してほぼ45°の角度を成している。

第1趾列の運動は，距骨下関節肢位の影響を受け，回内位で増加し，回外位で減少する。内側楔状骨と舟状骨間，内側楔状骨と中間楔状骨間，内側楔状骨と第2中足骨底間の関節可動性によっても大きく影響を受ける[5, 6, 35]。また，第1趾列の可動性は，底側足根中足靱帯，底側足根楔状靱帯，足底腱膜により影響を受け[3, 4, 39-42]，内側縦アーチの荷重衝撃吸収作用に大きく関与し，距骨下関節の回内運動と連動する[39, 43-45]。

第5趾列の運動軸は，立方骨外側から前内側上方に向かって矢状面に対して35°，水平面に対して20°の角度を成している（**図25**）[7]。その運動方向は屈曲・内がえし（内反）と伸展・外がえし（外反）の複合運動であり，わずかであるが内外転の運動域もある。

第5趾列は，距骨下関節中間位・横足根関節最大回内位のとき，中央の3つの中足骨の面に対して底側・背側のそれぞれの方向に等しい距離の可動性がある。

第2趾列，第3趾列，第4趾列の関節運動は屈伸運動のみで，これらの運動軸は水平面内にある[7]。ただし，第2趾列の関節運動は，第2足根中足関節において第2中足骨底が内側と外側の楔状骨間にくさび様に留められるため，非常に少なく，第

図25 第5趾列の運動軸（右足）

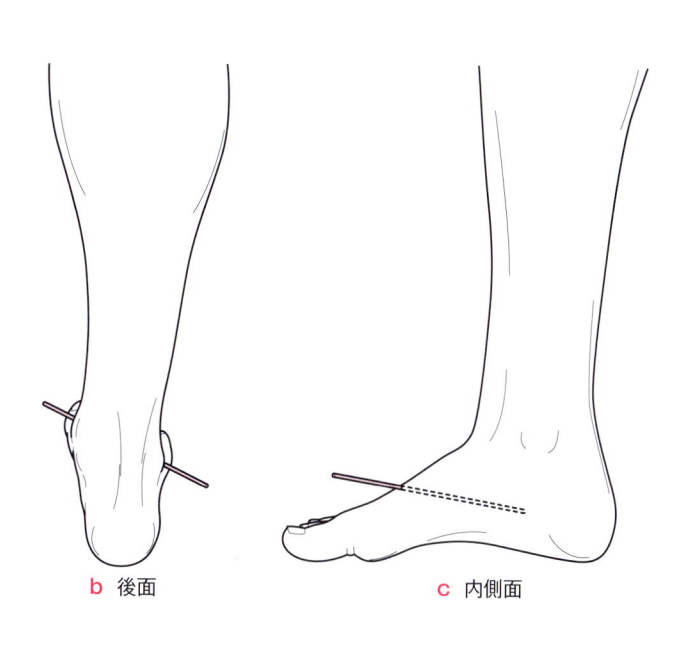

a 前面　　　b 後面　　　c 内側面

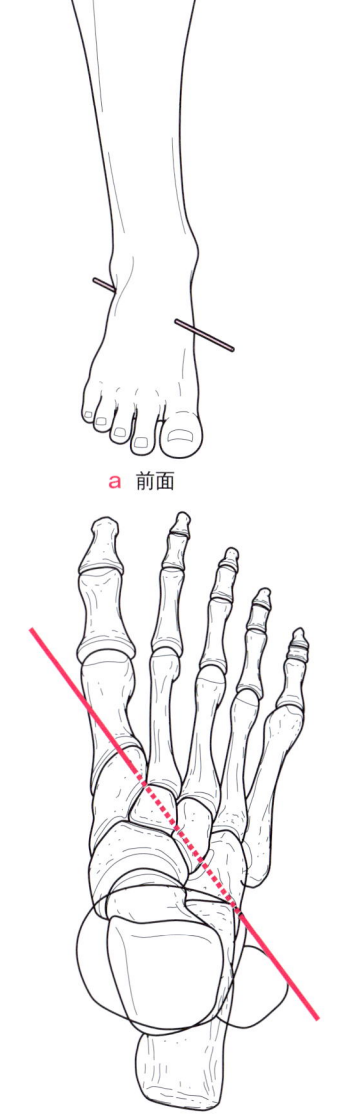

d 背側面

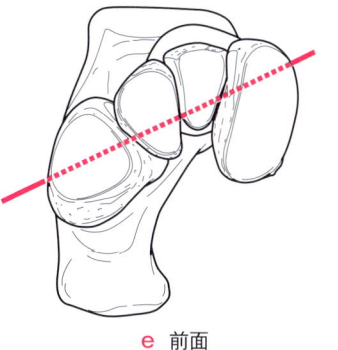

e 前面

第5趾列の運動軸は，立方骨外側から前内側上方に向かって矢状面に対し35°，水平面に対して20°の角度を成している。運動方向は，屈曲・内がえし（内反）と伸展・外がえし（外反）の複合運動であり，わずかであるが内外転の運動域もある。

2趾列は非常に安定している。その安定性には，背側足根中足靱帯，底側足根中足靱帯，骨間楔中足靱帯が担っている。

他の足根中足関節も背側足根中足靱帯，底側足根中足靱帯，骨間楔中足靱帯が底背屈運動や内がえし・外がえし（内外反）運動を制御しているが，それらの可動性は第2趾列よりは大きく，特に第1趾列と第5趾列は大きい。

内側縦アーチの安定化機能をトラスという[5, 46-49]（図26）。荷重時，内側縦アーチは中足骨頭と踵骨による2点支持で弓なり形状となりトラスが機能する。内側縦アーチの受動的制御機能は，主に足底腱膜，底側踵立方靱帯，第1足根中足関節が担っている。なかでも足底腱膜の働きは重要である。足底腱膜は，深層線維と浅層線維に分けられる。このうち，深層線維は，足部の内在筋の機能を補助し，一部は中足趾節関節の足底部の靱帯に付着して，足趾屈筋腱の機能を補助している。そのため，足趾の伸展は，足底腱膜や足趾屈筋腱を伸張させるので，内側縦アーチは挙上（舟状骨は上昇）する（ウィンドラスの機能）（図27）。足底腱膜や足趾屈筋腱の緊張は，足部の剛性を高めることになる。

図26 足部内側縦アーチのトラスの機能（受動的制御機能）

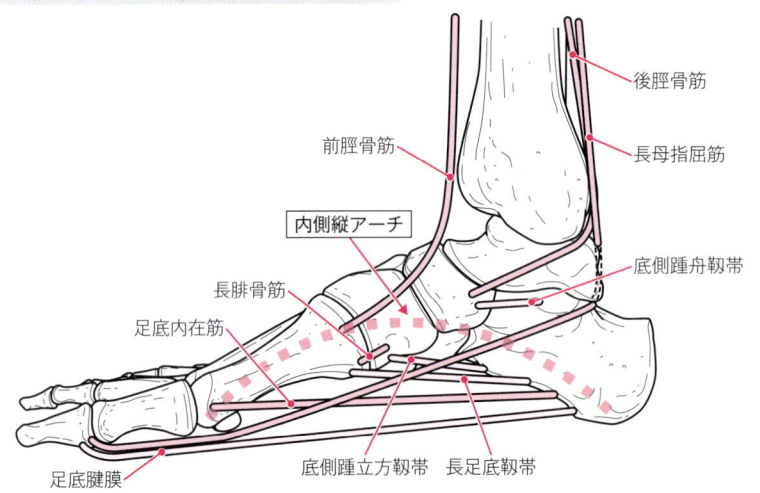

a 内側縦アーチと足底支持靱帯

内側縦アーチは中足骨頭と踵骨の2点支持で弓状となっている。足底を支持している靱帯は，主に底側踵舟靱帯，底側踵立方靱帯，長足底靱帯，足底腱膜であり，中でも足底腱膜の働きは重要である。

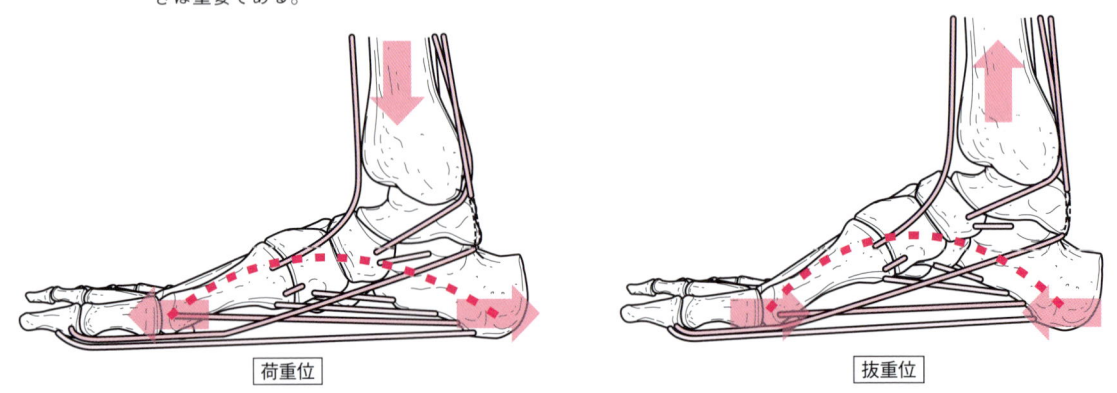

b 内側縦アーチとトラス機能

アーチは，足部へ荷重すると下降し，抜重すると足底を支持している靱帯や筋肉の弾力で元の高さに戻る。

図27 足部内側縦アーチのウィンドラスの機能

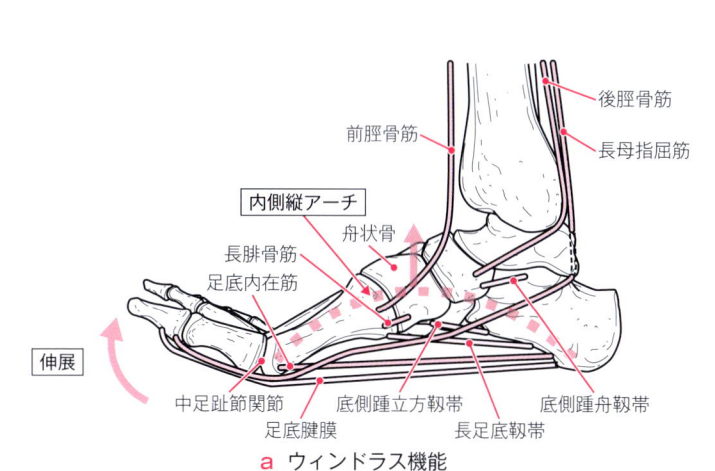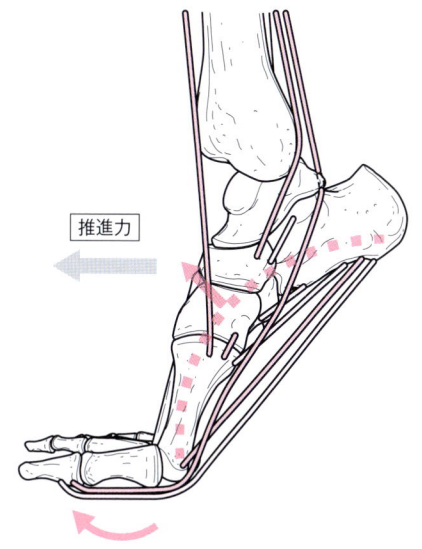

a ウィンドラス機能

足趾の伸展は，足底腱膜や足趾屈筋腱を緊張させ，内側縦アーチは挙上（舟状骨は上昇）する。これをウィンドラスという。

b 歩行時のウィンドラス

歩行後期では，ウィンドラスの機能が働き，内側縦アーチが挙上して，足部の安定性と剛性が高まる。また，アーチが元に戻ろうとすることによる推進力を得る。

6 中足趾節関節と趾節間関節の関節運動と靱帯による運動制御

中足趾節関節の骨運動は，屈曲・伸展と内転・外転である。伸展のほうが屈曲よりも可動性が大きく，この関節の連動は，側副靱帯が主に制御している（**図28**）。

趾節間関節の骨運動も中足趾節関節と同様であ

るが，屈曲・伸展のみである。足趾の伸展のほうが屈曲よりも可動性が乏しく，趾節間関節での伸展と屈曲は側副靱帯が主に制御し，伸展は主に足底靱帯と足指屈筋腱が制御している。また，近位関節よりも遠位関節のほうが可動性は小さい。

図28 中足趾節関節と趾節間関節の関節運動と靱帯による運動制御

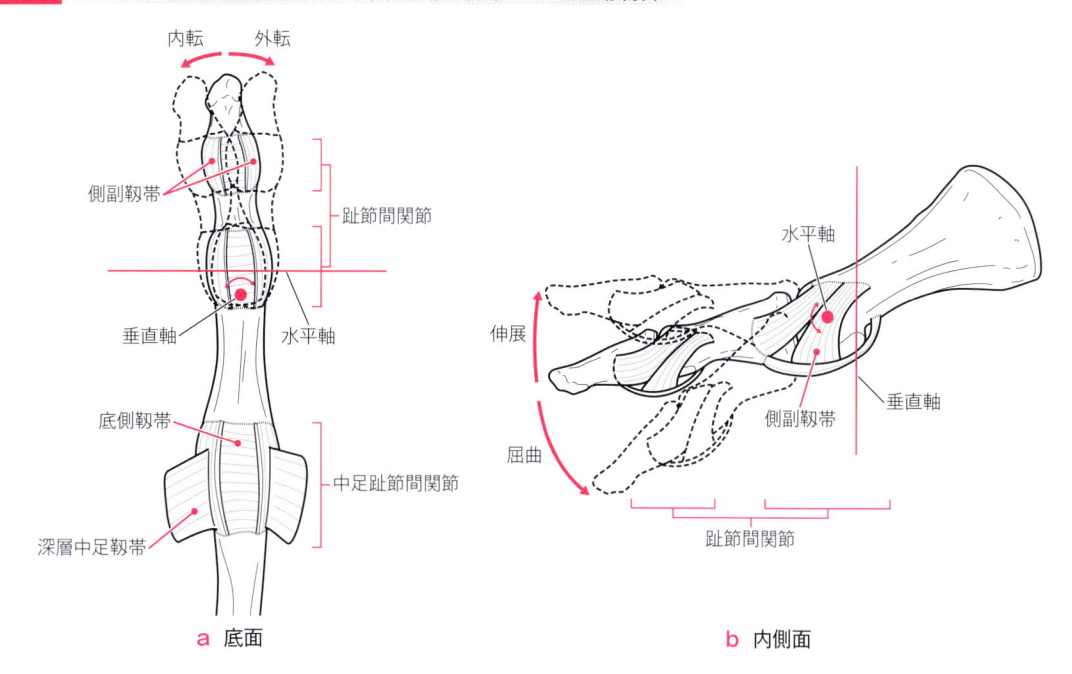

a 底面

b 内側面

The Foot Posture Index（FPI）（図29〜34）

　足部形状からの機能評価としてThe Foot Posture Index（FPI）が挙げられる。FPIは，静止立位時の足部の回内外の程度を定量化した判定指標である。評価項目は6項目あり，すべて5段階スコア（－2，－1，0，1，2：負の値が回外傾向，正の値が回内傾向，0は中間位を示している）で判定される。以下に評価項目を概説する。

①距骨頭触診（図29）

　距骨舟関節の適合性を診ており，距骨頭の内側部が触知されやすい場合を回内，外側部が触知されやすい場合を回外として判定される。

②外果上下の曲線カーブ（図30）

　外果上下の窪んだ曲面の程度で回内外を判定する。

図29 The Foot Posture Index（FPI）：距骨頭触診

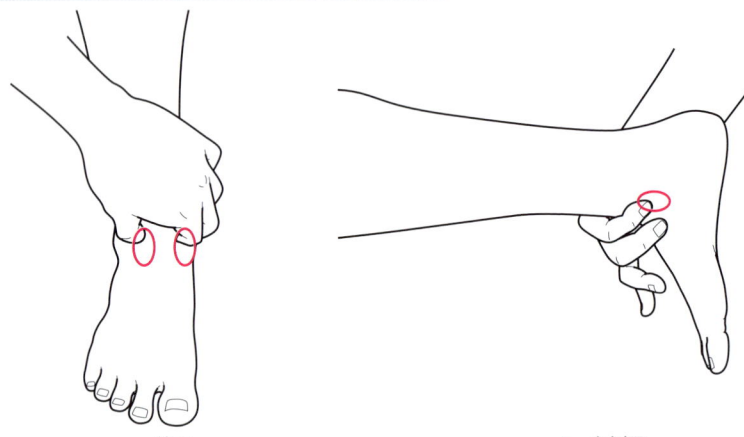

a　前面　　　　　　　　　　　　　　　b　内側面

Score	－2	－1	0	1	2
判定基準	距骨頭の外側部が触知できるが内側部は触知できない	距骨頭の外側部が触知できるが，内側部はわずかしか触知できない	距骨頭の外側部も内側部も同じ程度に触知できる	距骨頭の内側部が触知できるが，外側部はわずかしか触知できない	距骨頭の内側部が触知できるが外側部は触知できない

図30 The Foot Posture Index（FPI）：外果上下の曲線カーブ

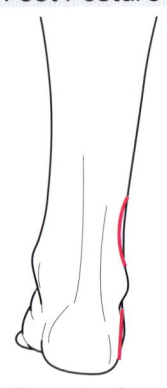 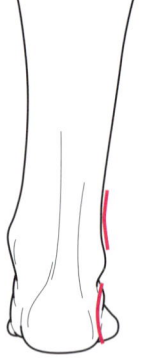 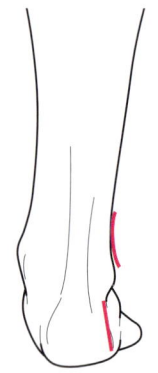

Score：－2　　　　　　　　Score：0　　　　　　　　Score：2

Score	－2	－1	0	1	2
判定基準	外果下端の曲面が凸面か真直ぐである	外果下端の曲面が凹面で，外果上端の曲面よりも平坦か，弯曲程度が浅い	外果下端の曲面も，外果上端の曲面も同程度の弯曲	外果下端の曲面が凹面で，外果上端の曲面よりも弯曲程度が深い	外果下端の曲面が凹面で，外果上端の曲面よりも弯曲程度が顕著に深い

（図29，30：文献50より一部改変引用）

③ **前額面踵骨位置（図31）**

踵骨の内がえし・外がえし位（内外反位）の程度を判定する。

④ **距舟関節部隆起（図32）**

距舟関節内側部表面の突出度合いで回内外を判定する。

図31 The Foot Posture Index（FPI）：踵骨位置（右足前額面）

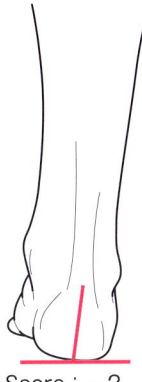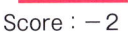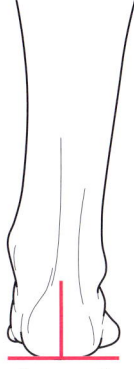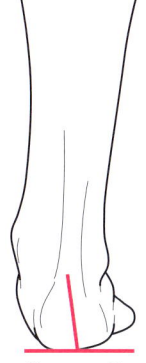

Score：−2 　　　 Score：0 　　　 Score：2

Score	−2	−1	0	1	2
判定基準	踵が5°以上の内がえし（内反）	踵が5°以内の内がえし（内反）	踵がほぼ真直ぐ	踵が5°以内の外がえし（外反）	踵が5°以上の外がえし（外反）

図32 The Foot Posture Index（FPI）：距舟関節部隆起（右足）

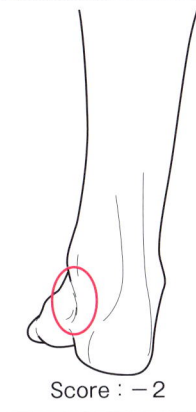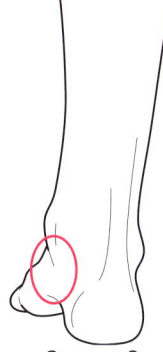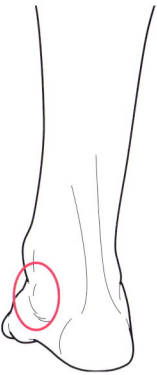

Score：−2 　　　 Score：0 　　　 Score：2

Score	−2	−1	0	1	2
判定基準	距舟関節面が顕著に凹面	距舟関節面がわずかに凹面	距舟関節面は平坦	距舟関節面がわずかに隆起	距舟関節面が顕著に隆起

（図31，32：文献50より一部改変引用）

⑤**内側縦アーチの高さと適合度**（図33）

内側縦アーチの高さと形状で判定し，形状はアーチが1つの円弧を描いた形かどうかで判定される。

⑥**後足部に対する前足部の内外転**（図34）

後足部からの観察で，踵骨内側に立てた垂線より内側に前足部が見えれば回外，踵骨外側に立てた垂線より外側に前足部が見えれば回内と判定する。

図33 The Foot Posture Index（FPI）：内側縦アーチの高さと適合度

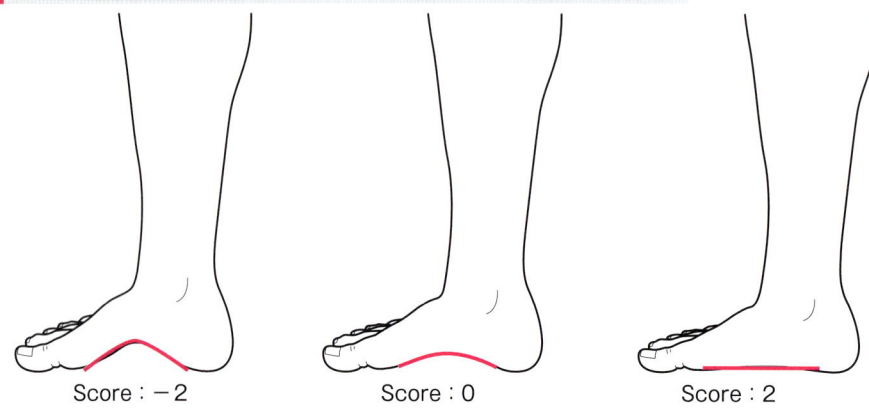

Score	−2	−1	0	1	2
判定基準	アーチが高く，内側アーチの後方部が急傾斜	アーチはやや高く，内側アーチの後方部がやや急傾斜	アーチの高さもカーブも適度	アーチは中央部で平坦化傾向で低い	アーチは中央部で地面と接触し，明らかに平坦

図34 The Foot Posture Index（FPI）：後方から見た後足部に対する前足部の内外転

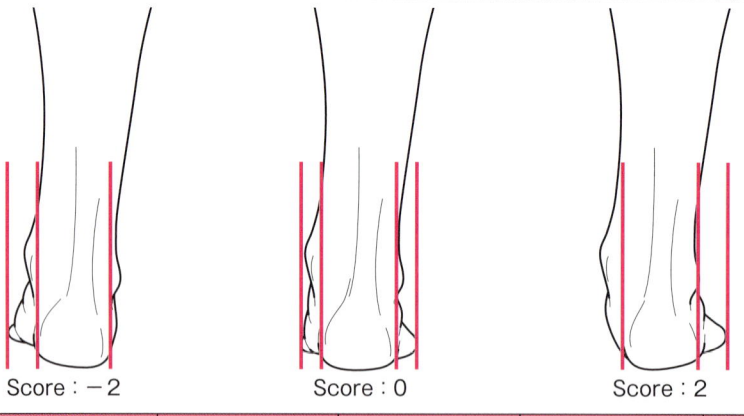

Score	−2	−1	0	1	2
判定基準	母趾側の足趾は明らかに見えるが，小趾側の足趾は全く見えない	母趾側の足趾は，小趾側の足趾よりも見えやすい	母趾側の足趾も，小趾側の足趾も同等程度に見える	小趾側の足趾は，母趾側の足趾よりも見えやすい	小趾側の足趾は明らかに見えるが，母趾側の足趾は全く見えない

（図33，34：文献50より一部改変引用）

4 足関節・足部の能動的制御
（筋による運動制御）

1 距腿関節の筋による運動制御

距腿関節での主な運動は，背屈と底屈である。背屈に作用する筋は，距腿関節軸の前面（背側面）を縦に走行している筋であり，前脛骨筋，長趾伸筋，長母趾伸筋，第三腓骨筋が背屈筋群になる。底屈に作用する筋は，距腿関節軸の後面を縦に走行している筋であるので，腓腹筋とヒラメ筋（合わせて下腿三頭筋），足底筋，後脛骨筋，長趾屈筋，長母趾屈筋，長腓骨筋と短腓骨筋（合わせて腓骨筋群）が，底屈筋群になる（**図35**）。これらの筋の付着している部位については**表5**に示す。

距腿関節の背屈筋群と底屈筋群の収縮は，距腿関節軸周りの足部の回転力（トルク）として発揮される。このトルクは，筋肉の断面積（生理学的断面積：PCSA）とモーメントアーム（関節軸と作用筋との距離）の積によって理論的に計算できる（**表6**）。

モーメントアーム長は，距腿関節の底屈・背屈の角度によって変化し，個人差もある[51-53]。**図36**は，足関節に作用する主な筋のモーメントアーム長の変化を示している。前脛骨筋では底屈

図35 距腿関節の筋による運動制御

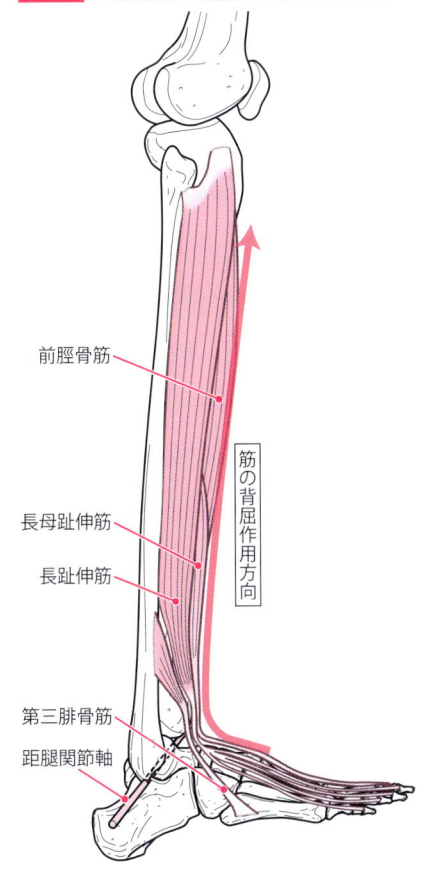

前脛骨筋
長母趾伸筋
長趾伸筋
第三腓骨筋
距腿関節軸
筋の背屈作用方向

a 外側面

背屈に作用する筋（背屈筋群）は，距腿関節軸の前面（背側面）を縦に走行している筋で，前脛骨筋，長趾伸筋，長母趾伸筋，第三腓骨筋がある。

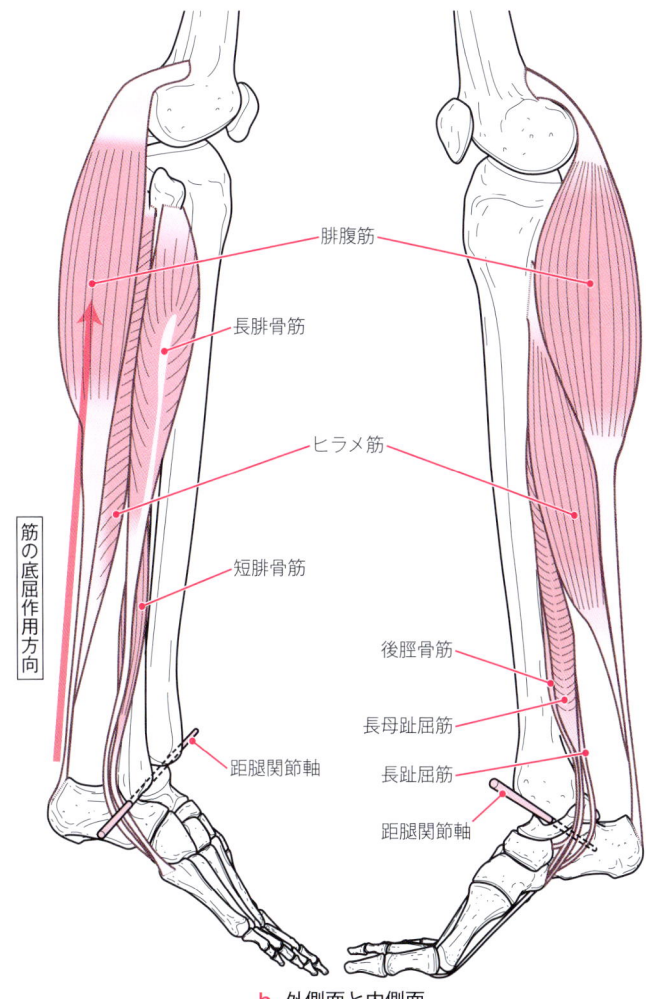

腓腹筋
長腓骨筋
ヒラメ筋
短腓骨筋
後脛骨筋
長母趾屈筋
長趾屈筋
距腿関節軸
距腿関節軸
筋の底屈作用方向

b 外側面と内側面

底屈に作用する筋（底屈筋群）は，距腿関節軸の後面（底側面）を縦に走行している筋で，腓腹筋，ヒラメ筋，後脛骨筋 長趾屈筋 長母趾屈筋，長腓骨筋，短腓骨筋がある。

域から背屈域にわたって背屈モーメントアーム長が短くなる者がいたりそうでない者もいる。後脛骨筋も底屈域から背屈域にわたって底屈モーメントアーム長が長くなる者がいたりそうでない者もいる。長母趾屈筋は，底屈域が小さくなると底屈モーメントアーム長が長くなり背屈域になるとその変化がほとんどない者がいる。下腿三頭筋はモーメントアーム長の変化はほとんどないが，底

屈域から背屈域にわたって底屈モーメントアーム長が長くなる者と短くなる者がいる。長腓骨筋と短腓骨筋は，底屈域が小さくなると底屈モーメントアーム長が長くなり，背屈域になるとその変化がほとんどない者と，底屈域から背屈域にわたって底屈モーメントアーム長が長くなる者と短くなる者がいる（**図36**，**表7**）。

表5 足関節・足部に作用する筋の付着部位と神経支配

足関節と足部の筋			付着部位（近位）	付着部位（遠位）	支配神経
外在筋	長趾伸筋		脛骨外顆	指伸筋腱を経由して中節骨	腓骨神経の深枝
			腓骨内側面近位2/3	末節骨背側基部の4本の腱	
			隣接する骨間膜		
	長母趾伸筋		腓骨の内側面中央部	母趾末節骨背側基部	腓骨神経の深枝
			隣接する骨間膜		
	短腓骨筋		腓骨外側面遠位2/3	第5中足骨茎状突起	腓骨神経の浅枝
	長腓骨筋		脛骨外側顆	内側楔状骨外側面	腓骨神経の浅枝
			腓骨頭	第1中足骨底外側	
			腓骨外側面近位2/3		
	第三腓骨筋		腓骨内側面遠位1/3	第5中足骨底背側面	腓骨神経の深枝
			隣接する骨間膜		
	長趾屈筋		後脛骨筋の近位付着部より内側	4つの足趾の末節骨基部に付く4本の腱	脛骨神経
			脛骨中央1/3の後面		
	長母趾屈筋		腓骨後面遠位2/3	母趾末節骨基部底面	脛骨神経
	腓腹筋		大腿骨内側顆後面	アキレス腱経由で踵骨結節	脛骨神経
			大腿骨外顆後面		
	足底筋		大腿骨外側上顆線の最下部	踵骨結節へ付着するアキレス腱の内側面	脛骨神経
			膝関節斜膝窩靭帯		
	ヒラメ筋		腓骨頭後面	アキレス腱経由で踵骨結節	脛骨神経
			腓骨骨幹部近位1/3		
			ヒラメ筋線近くの脛骨後面		
	前脛骨筋		脛骨外側顆	内側楔状骨	腓骨神経の深枝
			脛骨外側面近位2/3	第1中足骨基部の内側面	
			骨間膜	第1中足骨基部の底側面	
	後脛骨筋		脛骨の後面近位2/3	舟状骨結節	脛骨神経
			腓骨の後面近位2/3	内側・中間・外側楔状骨	
			隣接する骨間膜	立方骨	
				第2から第4中足骨基部	
足部の内在筋		短趾伸筋	踵骨の外側・遠位面踵立方関節の近位	4本の腱によって1本は母趾の背側面	腓骨神経の深枝
				4本の腱によって3本は第2から第4趾の長趾伸筋腱	
	第1層	小趾外転筋	踵骨結節内側の突起	第5趾基節骨基部外側面	外側足底神経
			踵骨結節外側の突起		
			足底腱膜		
			第5中足骨基部底側面		
		母趾外転筋	屈筋支帯	母趾基節骨基部内側面	内側足底神経
			踵骨の内側突起		
			足底腱膜		
		短趾屈筋	踵骨結節の内側突起	各4つの腱が足趾中節骨基部底面両側	内側足底神経
			足底腱膜中央部		

足関節と足部の筋			付着部位（近位）	付着部位（遠位）	支配神経
足部の内在筋	第2層	虫様筋	長趾屈筋腱	中足趾節関節を越え4つの足趾の伸筋	第2足趾：内側足底神経
					第3から第5足趾：外側足底神経
		足底方形筋	踵骨底側面の内側面	長趾屈筋共通腱外側縁	外側足底神経
			踵骨底側面の外側面		
			踵骨結節より遠位		
	第3層	母趾内転筋	斜頭：第2から第4中足骨基部底側面	短母趾屈筋の外側腱に沿って母趾基節骨基部外側	外側足底神経
			斜頭：長腓骨筋腱		
			横頭：第3から第5の中足趾節関節の靱帯底面		
		小趾屈筋	第5中足骨基部底側面	第5足趾の基節骨基部外側面	外側足底神経
			長腓骨筋腱		
		短母趾屈筋	立方骨の底側面	外側腱：母趾基節骨基部外側	内側足底神経
			外側楔状骨の底側面	内側腱：母趾の基節骨基部内側	
			後脛骨筋腱の一部	腱内の1対の種子骨	
	第4層	背側骨間筋 第1	第1・第2中足骨の隣接面	第2足趾基節骨基部内側	外側足底神経
		第2	第2・第3中足骨の隣接面	第2足趾基節骨基部外側	
		第3	第3・第4中足骨の隣接面	第3足趾基節骨基部外側	
		第4	第4・第5中足骨の隣接面	第4足趾基節骨基部外側	
		底側骨間筋 第1	第3中足骨の内側	第3足趾基節骨内側	外側足底神経
		第2	第4中足骨の内側	第4足趾基節骨内側	
		第3	第5中足骨の内側	第5足趾基節骨内側	
				足趾背側の伸展機構	

表6 筋肉の断面積（生理学的断面積：PCSA）とモーメントアーム（距腿関節軸と作用筋との距離）から算出した各筋の距腿関節底屈と背屈の発揮トルク率

	筋	モーメントアーム(cm)	生理学的断面積PCSA(cm²)	発揮トルク(kgm)	底屈トルク率(%)	背屈トルク率(%)
底屈筋	ヒラメ筋	5.20	180.2	46.9	63.8	—
	腓腹筋	5.20	67.8	17.6	24.0	—
	長腓骨筋	1.28	23.9	1.5	2.1	—
	短腓骨筋	0.99	19.0	0.9	1.3	—
	後脛骨筋	0.80	43.2	1.7	2.4	—
	長母趾屈筋	2.66	31.1	4.1	5.6	—
	長趾屈筋	2.00	6.6	0.7	0.9	—
背屈筋	前脛骨筋	3.20	26.6	4.3	—	64.9
	長趾伸筋	4.00	5.4	1.1	—	16.5
	長母趾伸筋	4.00	6.1	1.2	—	18.6

（文献51-53より一部改変引用）

図36 距腿関節の底背屈角度変化に伴う前脛骨筋・後脛骨筋・長母趾屈筋・下腿三頭筋・長腓骨筋・短腓骨筋のモーメントアーム長の変化

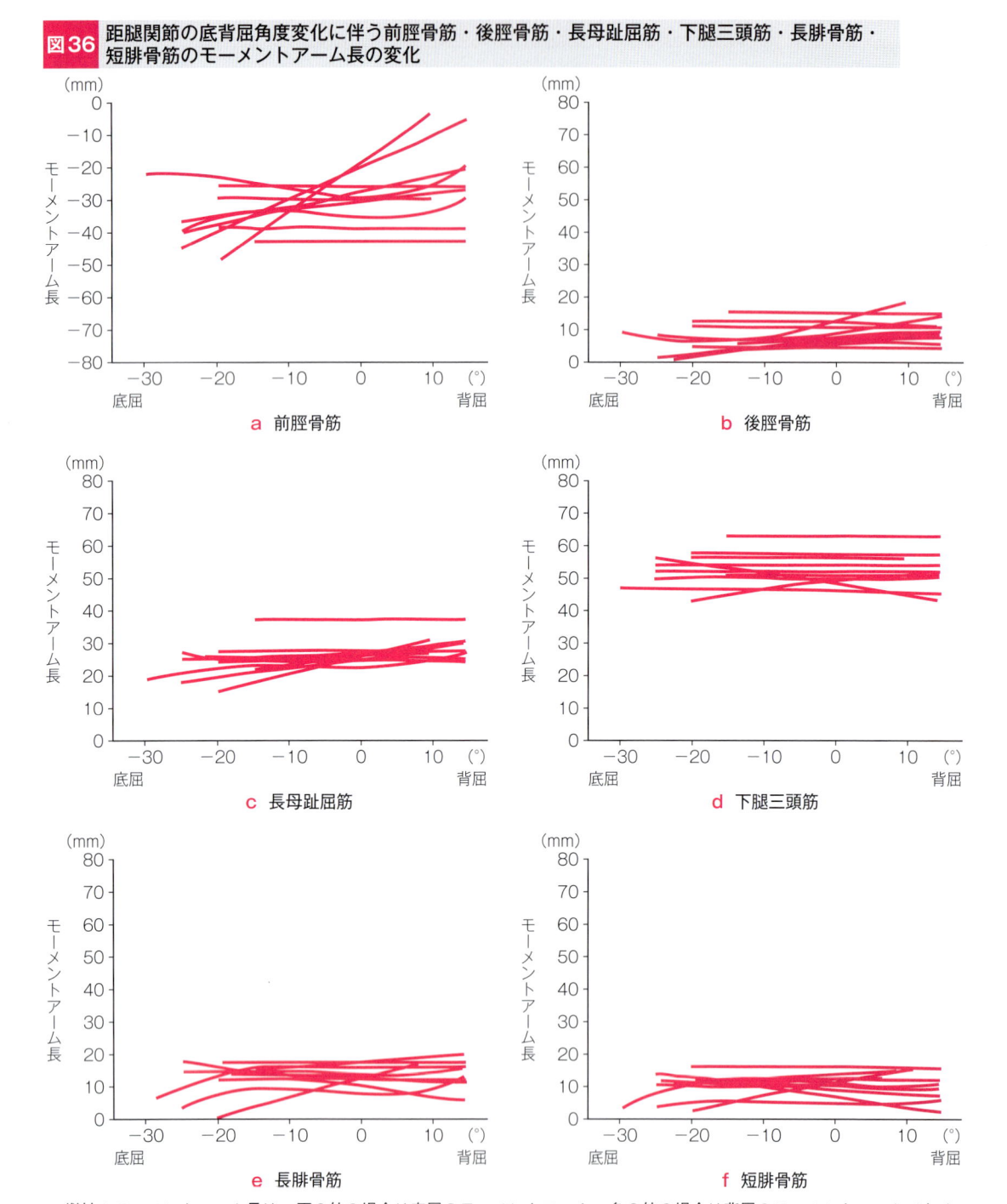

a　前脛骨筋

b　後脛骨筋

c　長母趾屈筋

d　下腿三頭筋

e　長腓骨筋

f　短腓骨筋

※縦軸のモーメントアーム長は，正の値の場合は底屈のモーメントアーム，負の値の場合は背屈のモーメントアームである。

（文献53より一部改変引用）

表7 距腿関節底屈各度の変化に伴うアキレス腱（下腿三頭筋）のモーメントアーム変化

底屈角度	モーメントアーム(mm)					
	平均(男女)	SD	平均(男性)	SD	平均(女性)	SD
−5	46.8	4.8	46.8	4.8	—	—
0	53.8	10	53.8	10	—	—
5	55.5	8.1	54	7	—	—
10	53.3	6.5	53.7	6.5	—	—
13	55.3	9.4	53.6	6.1	60.7	16.6
15	55.5	7	54.3	5.2	59.7	11.3
20	53.4	6.3	54.4	5.5	50.5	8.2
25	52.3	5.7	52.6	6.4	51.4	4.1
30	49.7	4.7	51.5	5.1	47.3	3
33	47.5	7.5	45.9	9.2	50.1	3.2

（文献51-53より一部改変引用）

2 距骨下関節と横足根関節の筋による運動制御

距骨下関節と横足根関節での運動は，回外と回内（内がえし（内反）と内転と底屈，および外がえし（外反）と外転と背屈の複合運動）であり，距骨下関節と横足根関節の運動は連動している。

距骨下関節に直接作用する筋は，アキレス腱を介して踵骨に付着する下腿三頭筋だけである。一方，横足根関節に直接作用する筋は中足部に付着する筋であり，前脛骨筋，後脛骨筋，長腓骨筋がある。したがって，横足根関節に作用する筋が距骨下関節を経由して中足部に付着しているので，これらの関節の回外や回内に共通して作用していることになる。さらに，前足部は中足部と靱帯との結合が強固であるので，前足部に付着する長母趾伸筋，長趾屈筋，長母趾屈筋が横足根関節の回外に，長趾伸筋，第三腓骨筋が回内に間接的に作用する（**図37**，**表5**）。

回外に作用する筋は，距骨下関節軸の内側を近位から遠位方向へと縦に走行している前脛骨筋，長母趾伸筋，後脛骨筋，長趾屈筋，長母趾屈筋，下腿三頭筋である。回内に作用する筋は，距骨下関節軸の外側を近位から遠位方向へと縦に走行している長趾伸筋，第三腓骨筋，長腓骨筋，短腓骨筋である（**図37**）。

距骨下関節の回外筋群と回内筋群の収縮は，距骨下関節軸周りの足部のトルクとして発揮される。

内がえし（内反）と外がえし（外反）に関するトルクを距骨下関節軸周りのモーメントアームと筋のPCSAから理論的に計算すると**表8**のようになる。

距骨下関節軸の傾斜は個人によってさまざまであるため，モーメントアームの長さにも個人差がある。また，関節角度肢位によってもモーメントアームに変化を生じる[51-53]。**図38**は，距骨下関節に作用する主な筋のモーメントアーム長の変化を示している。前脛骨筋は，外がえし（外反）域から内がえし（内反）域にわたって内がえし（内反）モーメントアーム長の変化はほとんどないが，後脛骨筋は外がえし（外反）域から内がえし（内反）域にわたって内がえし（内反）モーメントアーム長の変化はほとんどない者と短くなる者がいる。長母趾屈筋は，外がえし（外反）域から内がえし（内反）域にわたって内がえし（内反）モーメントアーム長が短くなる者と，ほとんど変化しない者とがいる。また，下腿三頭筋は外がえし（外反）域から内がえし（内反）域にわたって内がえし（内反）モーメントアーム長が短くなるがモーメントアーム長の変化は顕著である。長腓骨筋と短腓骨筋は，外がえし（外反）域から内がえし（内反）域にわたって外がえし（外反）モーメントアーム長が長くなる者と，ほとんど変化しない者とがいる（**図38**，**表8**）。

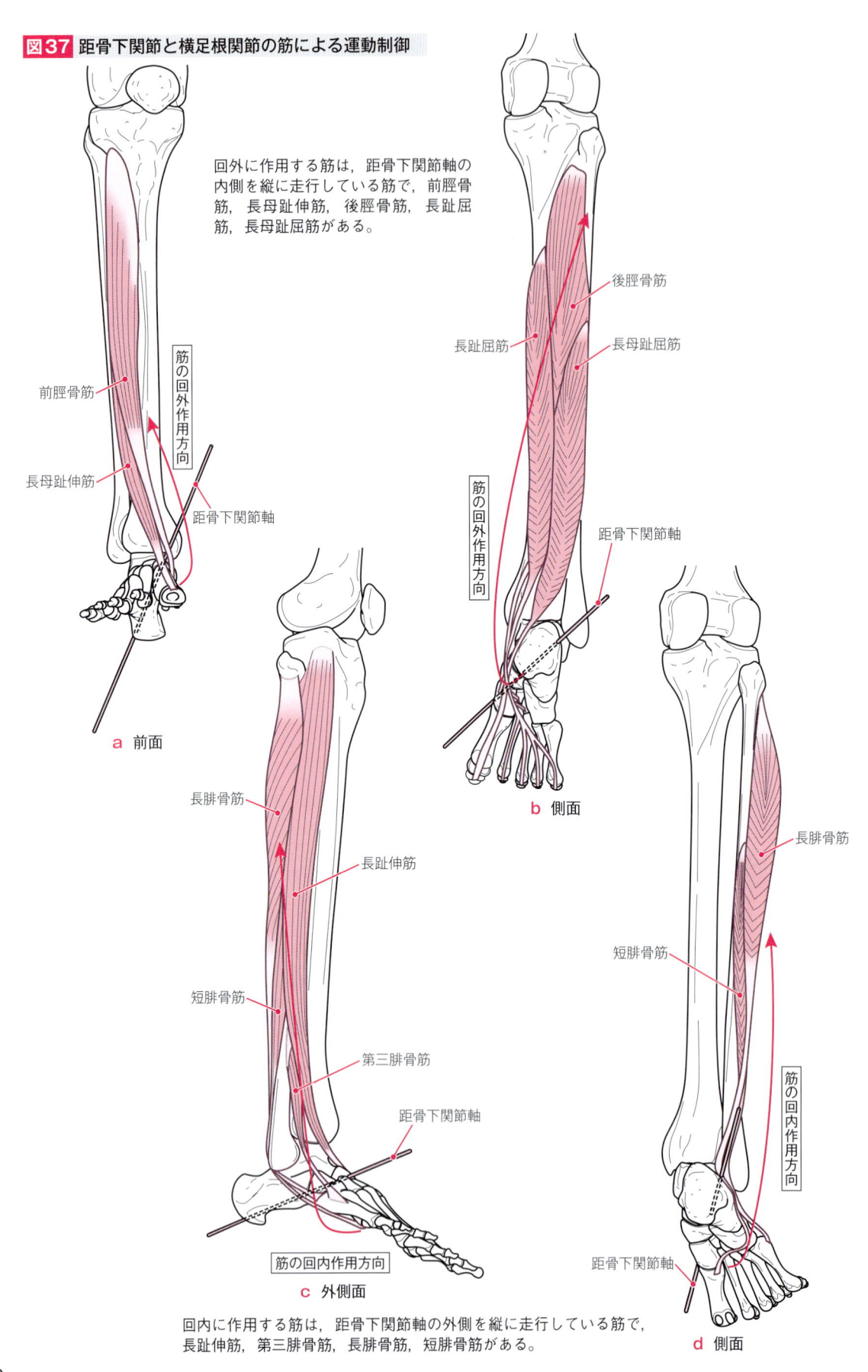

図37 距骨下関節と横足根関節の筋による運動制御

回外に作用する筋は，距骨下関節軸の内側を縦に走行している筋で，前脛骨筋，長母趾伸筋，後脛骨筋，長趾屈筋，長母趾屈筋がある。

前脛骨筋

長母趾伸筋

筋の回外作用方向

距骨下関節軸

a 前面

後脛骨筋

長趾屈筋

長母趾屈筋

筋の回外作用方向

距骨下関節軸

b 側面

長腓骨筋

長趾伸筋

短腓骨筋

第三腓骨筋

距骨下関節軸

筋の回内作用方向

c 外側面

長腓骨筋

短腓骨筋

筋の回内作用方向

距骨下関節軸

d 側面

回内に作用する筋は，距骨下関節軸の外側を縦に走行している筋で，長趾伸筋，第三腓骨筋，長腓骨筋，短腓骨筋がある。

図38 距骨下関節の外がえし・内がえし（外内反）角度変化に伴う前脛骨筋・後脛骨筋・長母趾屈筋・下腿三頭筋・長腓骨筋・短腓骨筋のモーメントアーム長の変化

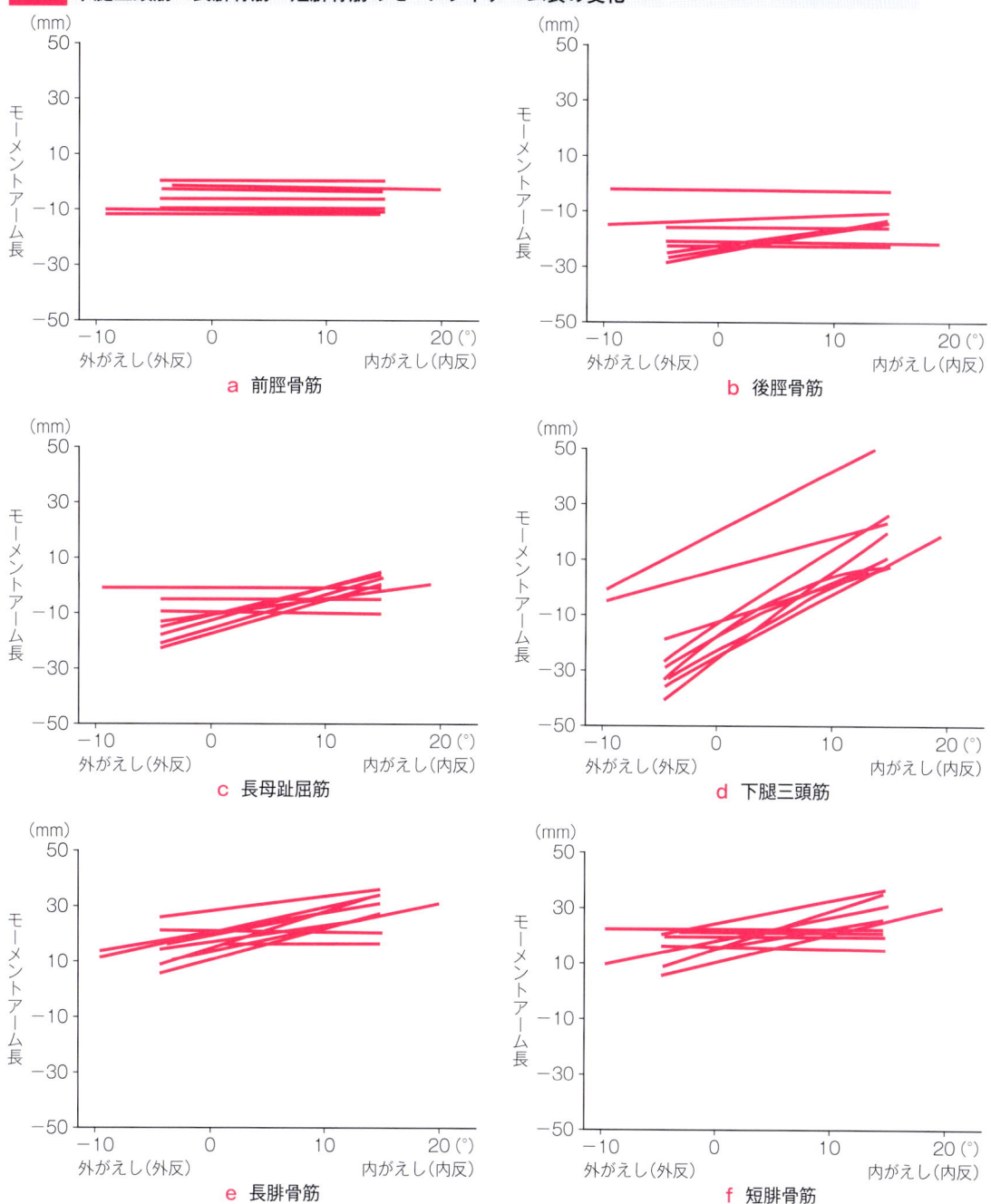

a 前脛骨筋

b 後脛骨筋

c 長母趾屈筋

d 下腿三頭筋

e 長腓骨筋

f 短腓骨筋

※縦軸のモーメントアーム長は，正の値の場合は外がえし（外反）のモーメントアーム，負の値の場合は内がえし（内反）のモーメントアームである。

（文献53より一部改変引用）

8章 足関節と足部の運動学

表8 筋肉の断面積（生理学的断面積：PCSA）とモーメントアーム（距骨下関節軸と作用筋との距離）から算出した各筋の距骨下関節内がえし（内反）と外がえし（外反）の発揮トルク率

筋		モーメントアーム(cm)	生理学的断面積PCSA(cm²)	発揮トルク(kgm)	内がえし(内反)トルク率(%)	外がえし(外反)トルク率(%)
内反筋	前脛骨筋	0.38	26.6	0.5	3.1	—
	長母趾伸筋	0.00	6.1	0.0	0.0	—
	後脛骨筋	1.92	43.2	4.1	25.5	—
	長母趾屈筋	0.78	31.1	1.2	7.5	—
	長趾屈筋	1.40	6.6	0.5	2.8	—
	ヒラメ筋	1.10	180.2	9.9	61.0	—
外反筋	長趾伸筋	1.70	5.4	0.5	—	4.9
	第3腓骨筋	2.00	6.2	0.6	—	6.6
	長腓骨筋	2.18	23.9	2.6	—	27.8
	短腓骨筋	2.05	19.0	1.9	—	20.8
	腓腹筋	1.10	67.8	3.7	—	39.8

（文献51-53より一部改変引用）

3 第1趾列の筋による運動制御

　第1中足骨と内側楔状骨との関節である第1足根中足関節は中足部の横アーチと内側縦アーチとが交差している部分でもあるので，第1趾列の運動は，横アーチと内側縦アーチの機能に重要な役割を担っている[54]。

　第1趾列に付着する筋は，後脛骨筋，前脛骨筋，長腓骨筋である[49,54]（図39）。後脛骨筋は，立方骨，内側楔状骨，第2，3，4中足骨の底部に付着しているので，強い内がえし（内反）を伴う回外運動に作用する。そのため，第1趾列に対しては外

図39 第1趾列に作用する前脛骨筋，後脛骨筋と長腓骨筋による運動制御（右足）

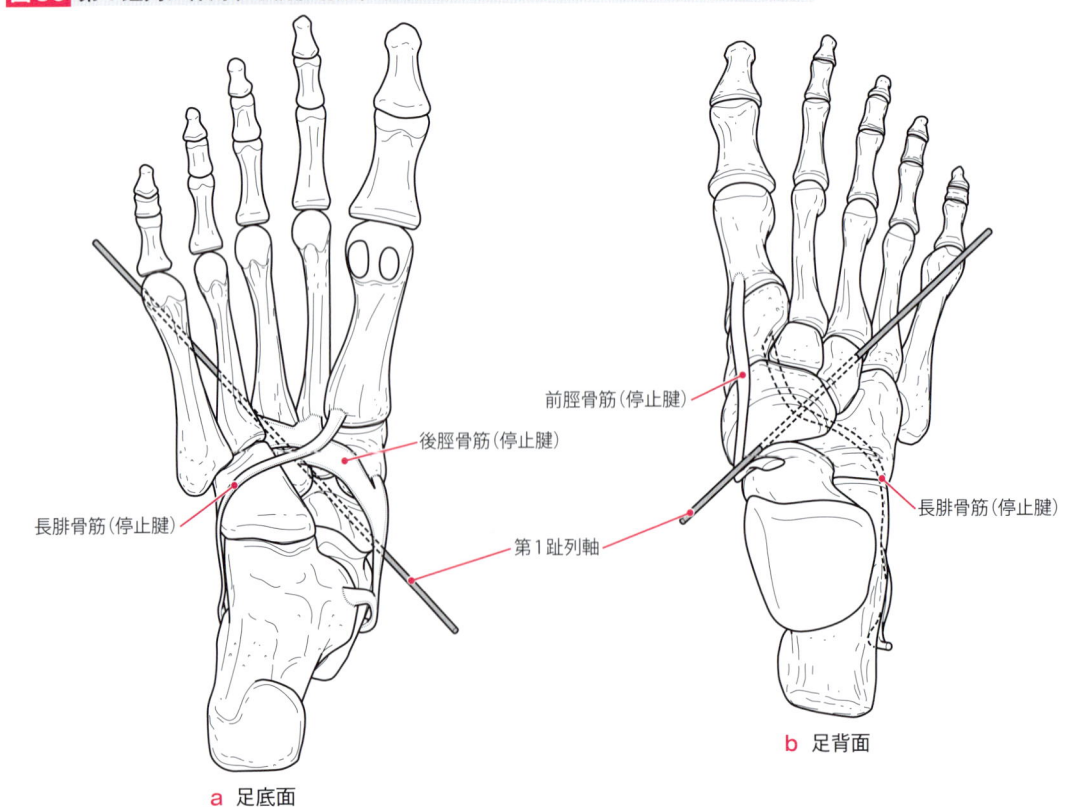

長腓骨筋(停止腱)
後脛骨筋(停止腱)
前脛骨筋(停止腱)
長腓骨筋(停止腱)
第1趾列軸

a 足底面
b 足背面

がえし(外反)を伴う回内運動を制御できる。前脛骨筋は，内側楔状骨，第1中足骨の底部に付着して中足部と前足部の内がえし(内反)と回外に作用するため，内側縦アーチの下降運動を制御している。長腓骨筋は，立方骨底面を経由して第1中足骨底と内側楔状骨の底部に付着して中足部と前足部の外がえし(外反)と底屈に作用するため，第1趾列に対しては背屈を伴った内がえし(内反)運動を制御している[30, 55-61]。また，長腓骨筋は，第1

趾列の過剰内転も制御している[42, 62]。

　その他，短母趾屈筋は，種子骨を介して第1趾列の屈曲・内がえし(内反)に作用する。これによって内側縦アーチの下降運動を制御している。母趾外転筋は第1趾列の外転・屈曲に作用し，母趾内転筋は第1趾列の内転に作用する。これらの筋の収縮が，第1中足骨頭への衝撃吸収をも果たしている(図40)。

図40 第1趾列に作用する前脛骨筋，後脛骨筋と長腓骨筋による運動制御(右足)

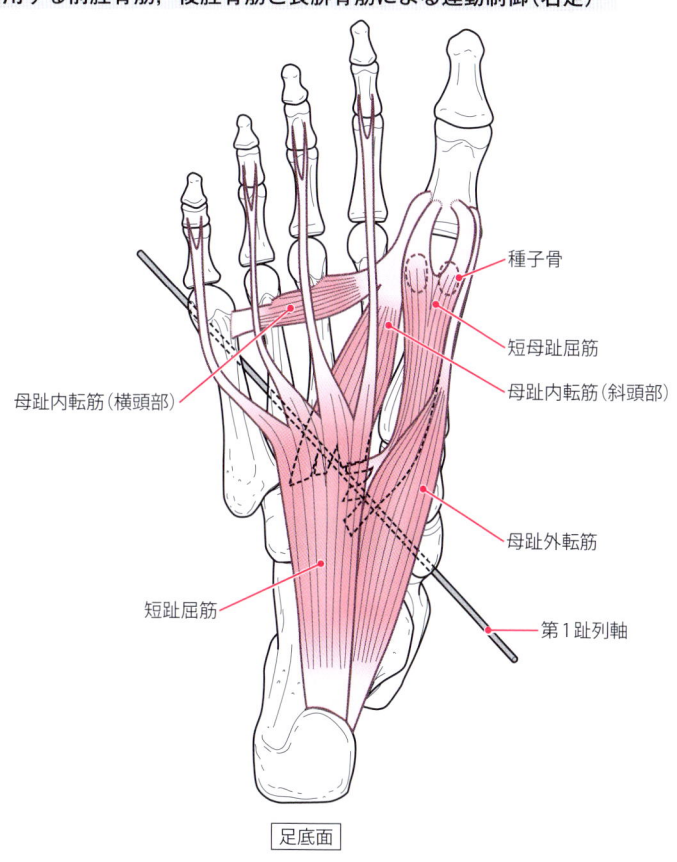

種子骨
短母趾屈筋
母趾内転筋(斜頭部)
母趾内転筋(横頭部)
母趾外転筋
短趾屈筋
第1趾列軸
足底面

後脛骨筋と長腓骨筋とによる足部内側縦アーチ下降制御の作用[63]（図41）

　靭帯のみで結合された足部に荷重を負荷すると足部内側縦アーチは荷重負荷量の増加とともに8mm程度下降する。後脛骨筋のみの緊張ではこの下降は制御され，3mm程度となる。長腓骨筋のみの緊張ではこの下降制御は，6mm程度である。後脛骨筋と長腓骨筋の両筋が緊張するとこの下降制御は，5mm程度となる。

　つまり，後脛骨筋は中足部の回外作用を伴った足部内側縦アーチ挙上作用を有しているが，長腓骨筋は中足部の回内作用を伴うので，後脛骨筋に拮抗する作用を有していることがわかる。

図41 荷重負荷による足部アーチの垂直移動量と後脛骨筋と長腓骨筋の制御

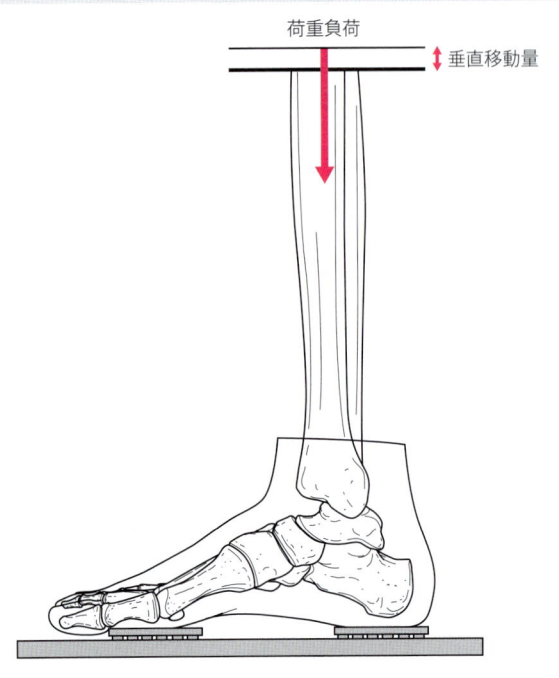

a　荷重負荷

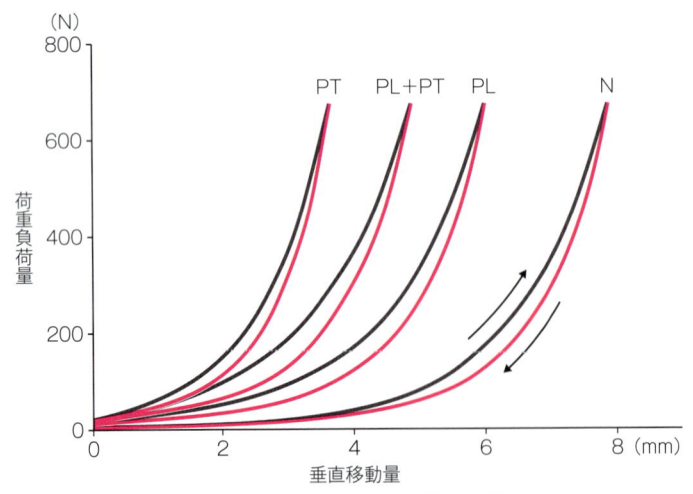

b　荷重負荷量と垂直移動量の関係

図のように足部アーチに垂直に荷重負荷すると足部アーチは下方に数mmの変位を生じる。

N　　　：後脛骨筋と長腓骨筋の張力が作用しない場合の負荷-移動量の関係
PT　　 ：後脛骨筋のみの張力を作用させた場合の負荷-移動量の関係
PL　　 ：長腓骨筋のみの張力を作用させた場合の負荷-移動量の関係
PL＋PT：後脛骨筋と長腓骨筋の両筋の張力を作用させた場合の負荷-移動量の関係

（文献63より一部改変引用）

4 | 歩行における足関節・足部の運動制御

歩行における足関節・足部の役割

　歩行において，足関節・足部の役割は，まず荷重を受けて衝撃を吸収・緩和・分散することである。そして，次のステップに向けて推進力を発揮することである。歩行中の足部の運動は地面と接する部位によって，大きく4つに分類することができる[64]（図42）。まず踵接地による踵支持，次の前足部接地で足底支持，その後の踵離地で前足部支持，そして，最後の足趾離地時の足趾支持である。これらを歩行周期に照らし合わせると，踵支持は荷重応答期，足底支持が立脚中期，前足部支持が立脚後期，足趾支持が前遊脚期にそれぞれ相当する。したがって，これら4つの期において足関節・足部は重要な機能を担っている。

踵支持から足底支持における足関節・足部の運動制御

　歩行の踵接地では，床反力ベクトルが身体重心に向かって距腿関節軸の後方を通る。その作用によって足関節は受動的に底屈する（図43）。その底屈運動を制御するように下腿前面に付着している足関節背屈筋が遠心性収縮により中足部と前足部の下方移動を制御している（図43）。主な筋の作用は，以下のとおりである。

①前脛骨筋，長母趾伸筋，長趾伸筋は，踵接地時の足関節底屈運動時に大きな筋活動をする。これは足部の底屈運動の減速に作用する[7]（図43，44）。

②前脛骨筋は，さらに距骨下関節と横足根関節の回外位を維持するように作用する。そして，足底支持に向けて前脛骨筋の活動が減少するとともに横足根関節での回内運動が始まる[7]（図43，44）。

③後脛骨筋は下腿後面に付着しているが，踵接地からの足関節底屈運動時に筋活動が認められる[7]。この筋の活動は，足関節背屈筋の活動減少に伴って，またこれらの筋と協働して踵接地からの距骨下関節の回内運動を制動し，足部の下方移動の減速に作用している。また，後脛骨筋は下腿の内旋運動も制動する。

図42 歩行中に地面と接する足底面

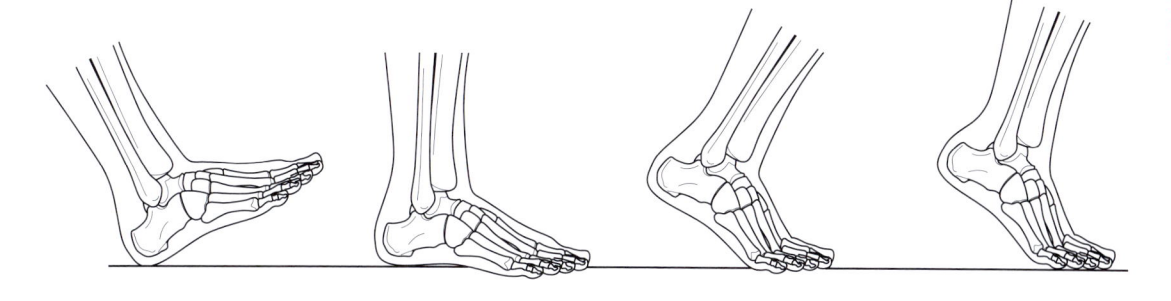

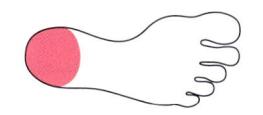

a 踵支持
荷重応答期の踵接地で，踵底面で支持している。

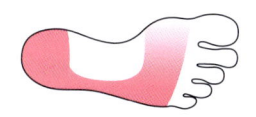

b 足底支持
立脚中期の足底接地で，前足部が接地して足底面で支持している。

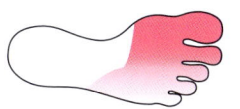

c 前足部支持
立脚後期の踵離地で，前足部で支持している。

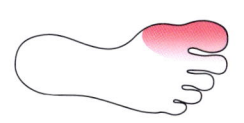

d 足趾支持
前遊脚期で，足趾で支持している。

（文献64より一部改変引用）

図43 歩行中の踵支持から足底支持における足関節・足部の運動制御

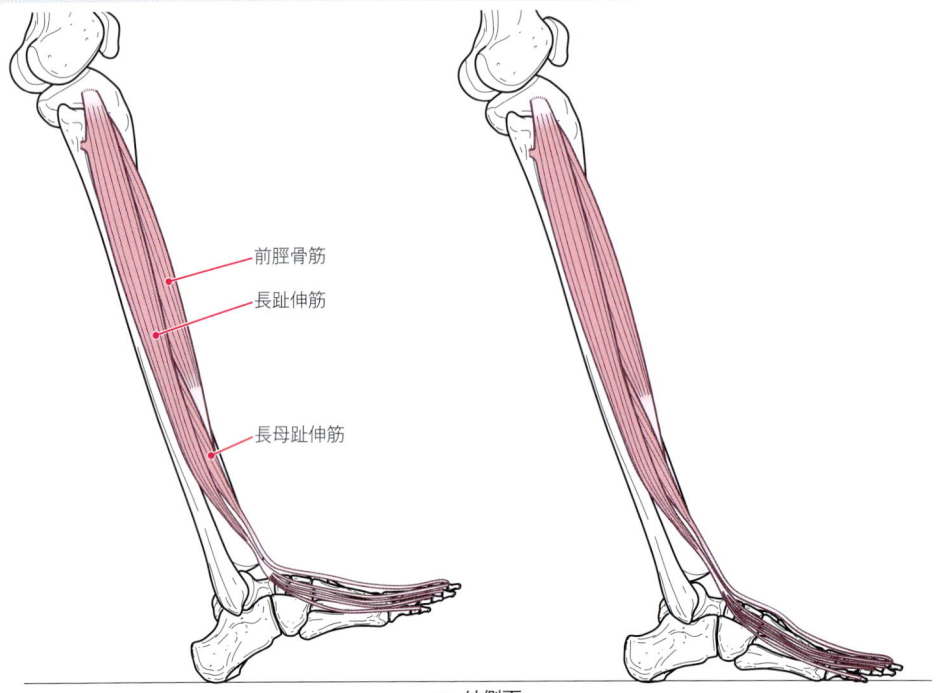

a 外側面

歩行の踵接地では，床反力ベクトルが身体重心に向かって距腿関節軸の後方を通る。その作用によって足関節は受動的に底屈する。

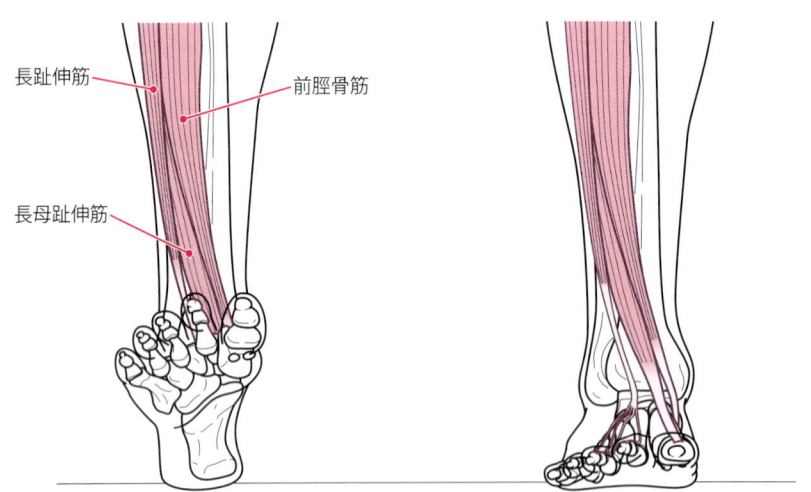

b 前面

前脛骨筋，長母趾伸筋，長趾伸筋は，踵接地時の足関節底屈運動時に大きな筋活動をする。

c 後面

前脛骨筋は，さらに距骨下関節と横足根関節の回外位を維持するように作用する。そして，足底支持に向けて前脛骨筋の活動が減少するとともに横足根関節での回内運動が始まる。

図44 歩行中に足関節・足部に作用する筋の活動

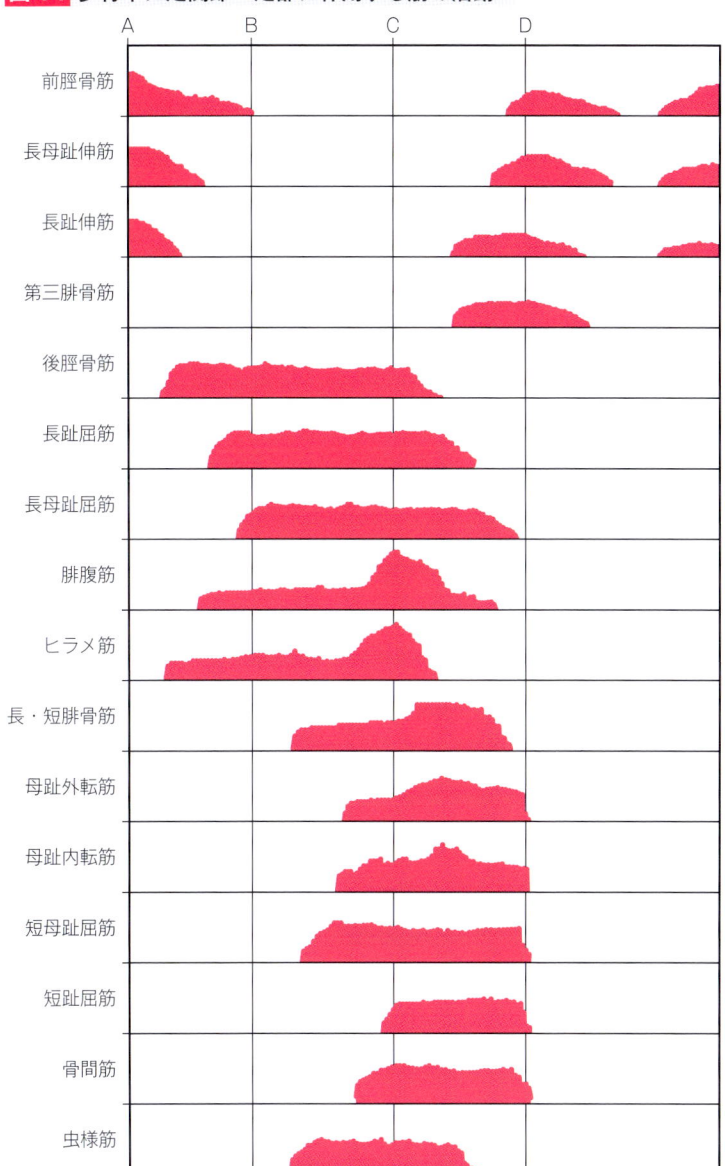

A：踵支持。荷重応答期の踵接地で，踵底面で支持している。
B：足底支持。立脚中期の足底接地で，前足部が接地して足底面で支持している。
C：前足部支持。立脚後期の踵離地で，前足部で支持している。
D：足趾支持。前遊脚期で，足趾で支持している。

（文献7より一部改変引用）

8章 足関節と足部の運動学

◈ 足底支持から前足部支持における足関節・足部の運動制御

　足底支持では，足関節は背屈運動（下腿の前傾運動）をする。床反力ベクトルは身体重心に向かって距腿関節軸の前方を通る。その作用によって足関節は受動的に背屈する（**図45**）。この背屈運動の初期は，遠心性収縮していた足関節背屈筋の張力により下腿を前方へ牽引し，足関節背屈筋の活動はないが下腿は前傾する（**図45**）。その一方では足関節底屈筋である後脛骨筋，ヒラメ筋，腓腹筋，長趾屈筋，長母趾屈筋，長腓骨筋，短腓骨筋が遠心性収縮により下腿の前傾を制御している[7]

（**図43，44**）。

　また，足関節の背屈運動（下腿の前傾運動）とともに足部のアーチが下降する。距骨下関節と横足根関節の回内・回外運動に作用する筋が，足部アーチの下降運動を制御する（**図46**）。足部アーチの機能により荷重による衝撃を吸収する。距腿関節内外の側副靱帯は受動的に機能して距腿関節を安定させ，足底部の靱帯も受動的に機能して衝撃緩和を担う。また，足底部の筋肉や足関節底屈筋群は，衝撃緩和を担うとともに離踵時の推進に備えた活動をする。主な筋の作用は，以下のとおりである。

図45 歩行中の足底支持から前足部支持における足関節・足部の運動制御

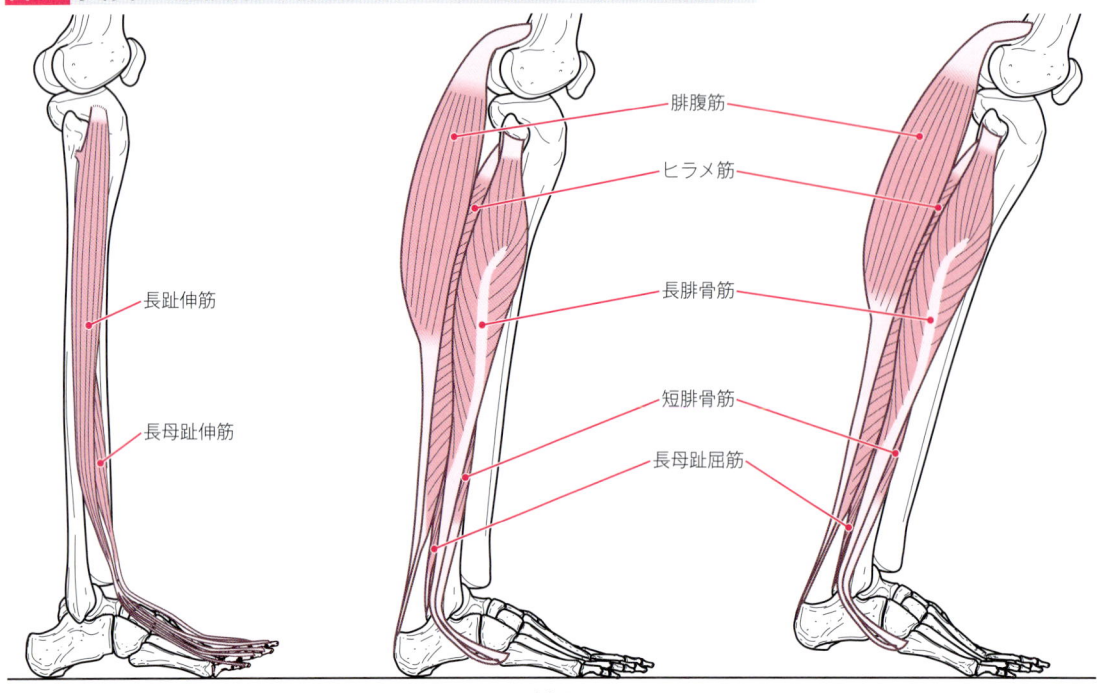

a 側面図

足底が接地し下腿が前傾すると，床反力ベクトルは距腿関節軸の前方を通る。遠心性収縮していた足関節背屈筋の張力により下腿が前方へ牽引される。その後，足関節背屈筋の活動はないが下腿は前傾する。

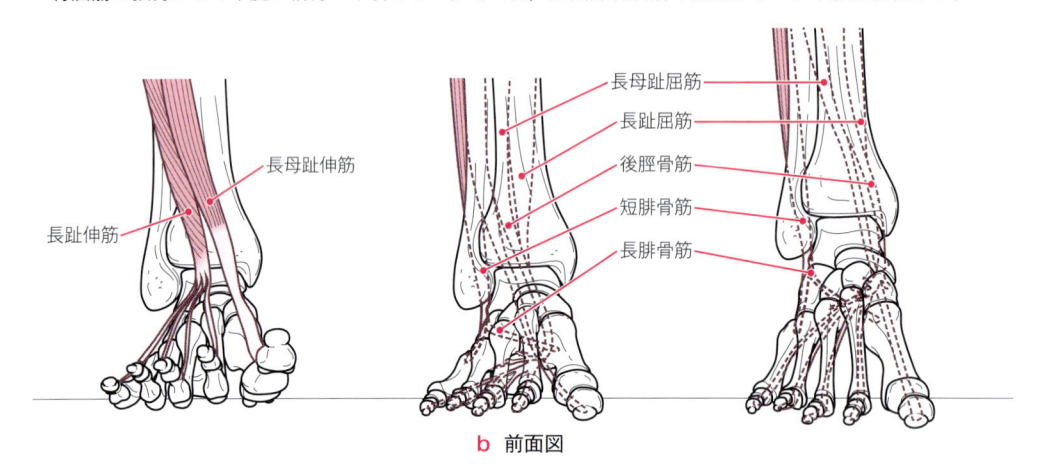

b 前面図

足関節底屈筋である後脛骨筋，ヒラメ筋，腓腹筋，長趾屈筋，長母趾屈筋，長腓骨筋，短腓骨筋が遠心性収縮により下腿の前傾を制御する。

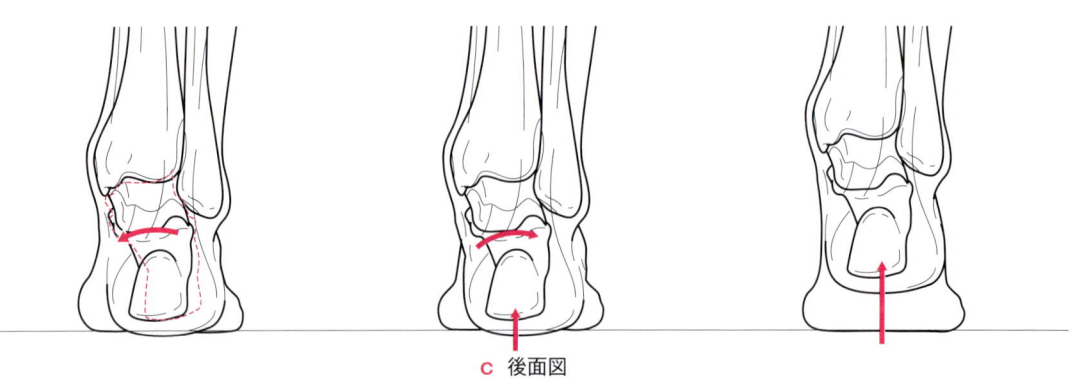

c 後面図

そして足関節底屈筋は，距骨下関節と横足根関節の回外と，足関節の底屈に作用し始める。

図46 歩行中の足底支持における足部アーチの下降運動の制御

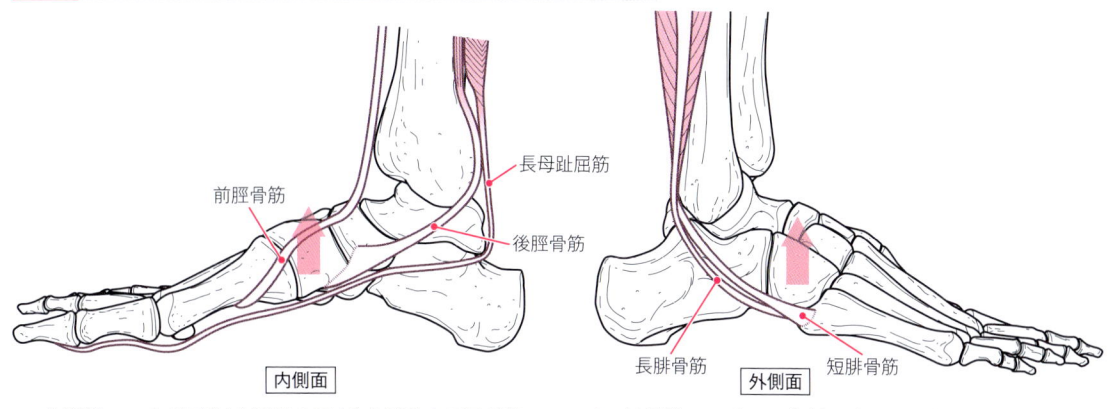

a 内側縦アーチの下降(中足部の回内)を制動する回外筋　　b 外側縦アーチの下降(中足部の回外)を制動する回内筋

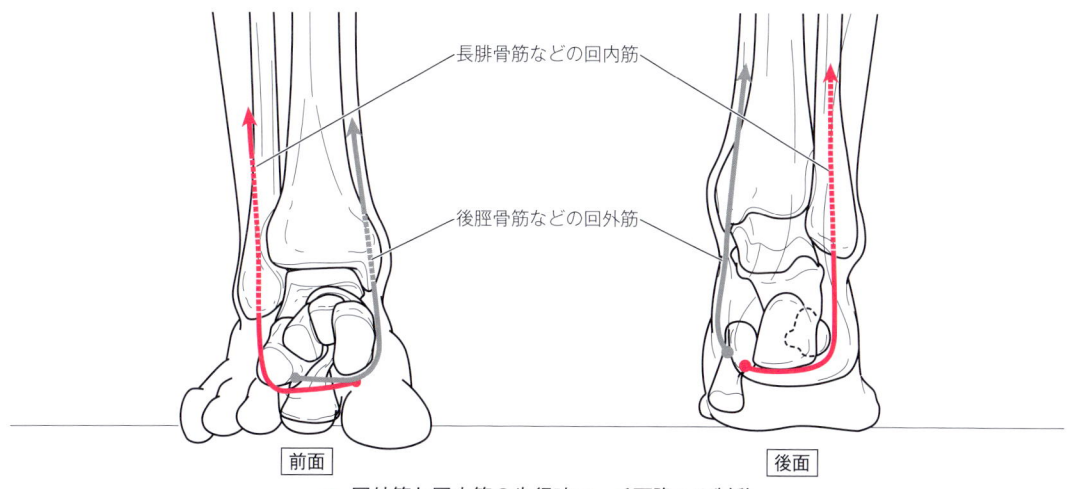

c 回外筋と回内筋の歩行時アーチ下降への制動

足底が接地すると，足部縦アーチが下降し始める。距骨下関節と横足根関節の回内運動に作用する筋(長腓骨筋と短腓骨筋)と回外運動に作用する筋(前脛骨筋と後脛骨筋・長母趾屈筋)が，足部アーチの下降運動を制御する。

①後脛骨筋，長趾屈筋，長母趾屈筋，ヒラメ筋は距骨下関節・横足根関節の回内運動を制御するが，足部が回内位に近づくに伴って足部全体の剛性が減少していく[65]。このとき，内側縦アーチのトラスが機能し，後脛骨筋，ヒラメ筋，長趾屈筋，長母趾屈筋は，内側縦アーチの安定化と荷重衝撃吸収に作用する[39, 43-45]。下腿の内旋運動も制御する(図47)。

②長母趾屈筋，長趾屈筋は，下腿前傾(足関節背屈)を制御しながら踵離地と前足部支持に作用する。この間，長趾屈筋は伸張されるので緊張が高まり推進力を蓄える。長母趾屈筋は，踵離地に伴う横足根関節の回外運動にも作用する(図45)。

③腓腹筋とヒラメ筋は，足底支持の間から活動しているが前足部支持に近づくと大きく活動し踵離地に作用する[7](図44)。ヒラメ筋は下腿の前方傾斜を制御し，腓腹筋が足関節底屈に作用すると膝関節の屈曲を伴い，足部は踵離地となる。この踵離地はヒラメ筋による距骨下関節の回外運動を伴い，またヒラメ筋は腓腹筋とともに距腿関節の底屈に作用し，下腿の内旋運動が制動されたのち外旋運動し始める(図45, 47)。

④長腓骨筋と短腓骨筋は，足底支持の間，距骨下関節の回内運動に作用し，後脛骨筋との協働により足部の回内外中間位を維持する。長腓骨筋は足部を外転と底屈，後脛骨筋は内転と底屈に作用しながら中足部を内外側から圧縮し安定性(固定性)を高めている。長腓骨筋は立方骨の外側から底面を横切っているので第1趾列に対しては屈曲に作用する(図46)。さらに，短腓骨

筋は第5中足骨底に付着しているので，第5中足骨と立方骨と踵骨との間に圧縮力を加えて外側縦アーチの安定化に作用する（**図46**）。このようにして，踵離地後の推進の準備をしている。

図47 距骨内転運動に伴う下腿の内旋とその制御

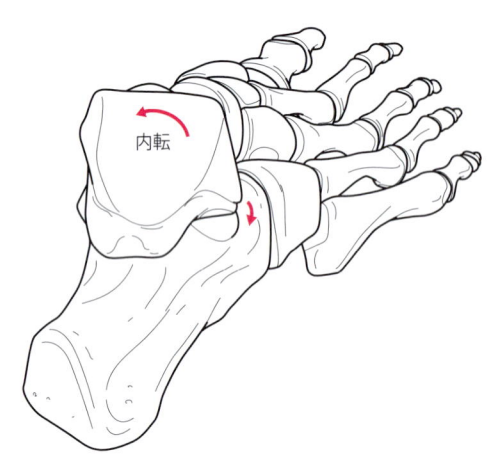

a 距骨内転運動

距骨が踵骨に対して内転（底屈を伴う）すると，踵骨は相対的に外転・外がえし（外反）・背屈する。距骨の前方の舟状骨は下降し，踵骨の前方の立方骨も相対的に下がるため，内側縦アーチも外側縦アーチも下降する。

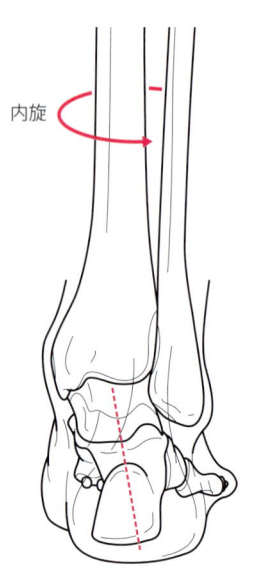

b 下腿内旋運動

距骨の内転に伴って下腿骨は内旋運動する。

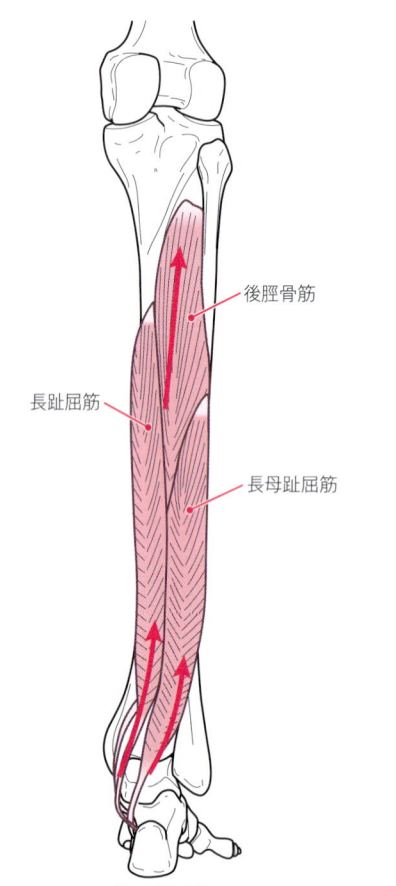

後脛骨筋

長趾屈筋

長母趾屈筋

c 後面（深層）

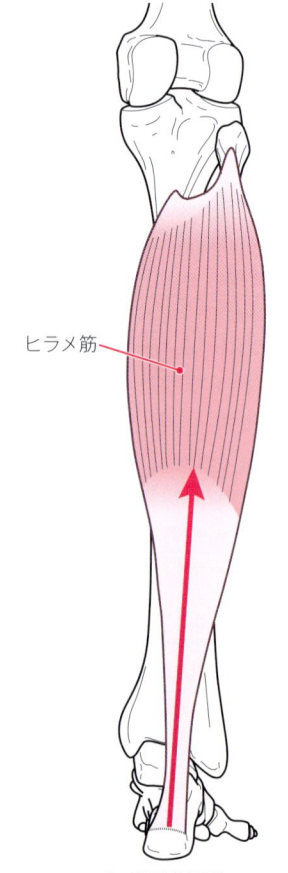

ヒラメ筋

d 後面（浅層）

下腿の内旋運動に対して後脛骨筋，長母趾屈筋，長趾屈筋，さらにヒラメ筋が作用し，制動する。

◈ 前足部支持から足趾支持における足関節・足部の運動制御

前足部支持から足趾支持では，推進力伝達のために前足部と中足部は安定している必要がある。足部の第2趾列の屈伸運動は，背側足根中足靱帯，底側足根中足靱帯，骨間楔中足靱帯によって，強固に安定している（**図10**，**表4**）。そのため，足部の推進力発生に大きく貢献している。

また，回内筋である長腓骨筋が，中足部を回内方向に誘導する[40, 66-68]（**図48**）。このとき，踵骨は中足部に対して内がえし（内反）位になり，長腓骨筋腱は中足部，前足部を相対的に回内位でロックするように作用して中足部，前足部の安定性を高める（**図48**）。さらに距骨下関節の回外運動が足部の剛性を高め，中足趾節関節の伸展に伴って内側縦アーチは拳上する このとき，足底腱膜と足部内在筋，足趾屈筋，足母趾屈筋の緊張が高まりウインドラスメカニズムが機能し，足部全体の剛性が増大する（**図49**）。このようにして，足関節底屈運動による推進力が効果的に発揮される。主な筋の作用は，以下のとおりである。

①前脛骨筋は，足関節の背屈に作用するとともに第1趾列の伸展（内がえし（内反）を伴う）にも作用する（**図37**）。

②長母趾伸筋も，第1趾列の伸展と足関節の背屈作用に作用する（**図37**）。

③母趾内転筋と母趾外転筋は，踵離地時に母趾基節骨を安定化させる働きとして重要である。母趾内転筋の斜頭は基節骨を内転方向に，母趾外転筋は基節骨を外転方向に同時に牽引することによって，母趾の中足趾節関節の安定に作用する（**図40**）。これによってウインドラス機構が効果的に作用して推進力を産む。また，母趾外転筋は，長腓骨筋とともに第1趾列の屈曲に作用する。

④長母趾屈筋，長趾屈筋，短趾屈筋，足底方形筋（横足根関節の回外筋）は，足部の回外に作用する（**図40**）。短母趾屈筋は，長母趾屈筋や長趾屈筋とともに中足趾節関節の伸展によって緊張し，中足趾節関節の安定に作用する。

⑤骨間筋と虫様筋は足底支持から活動し，前足部支持の中足趾節関節の伸展によって緊張し，中足趾節関節の安定に作用する（**図44**）。

図48 歩行中の前足部支持から足趾支持における足関節・足部の運動制御

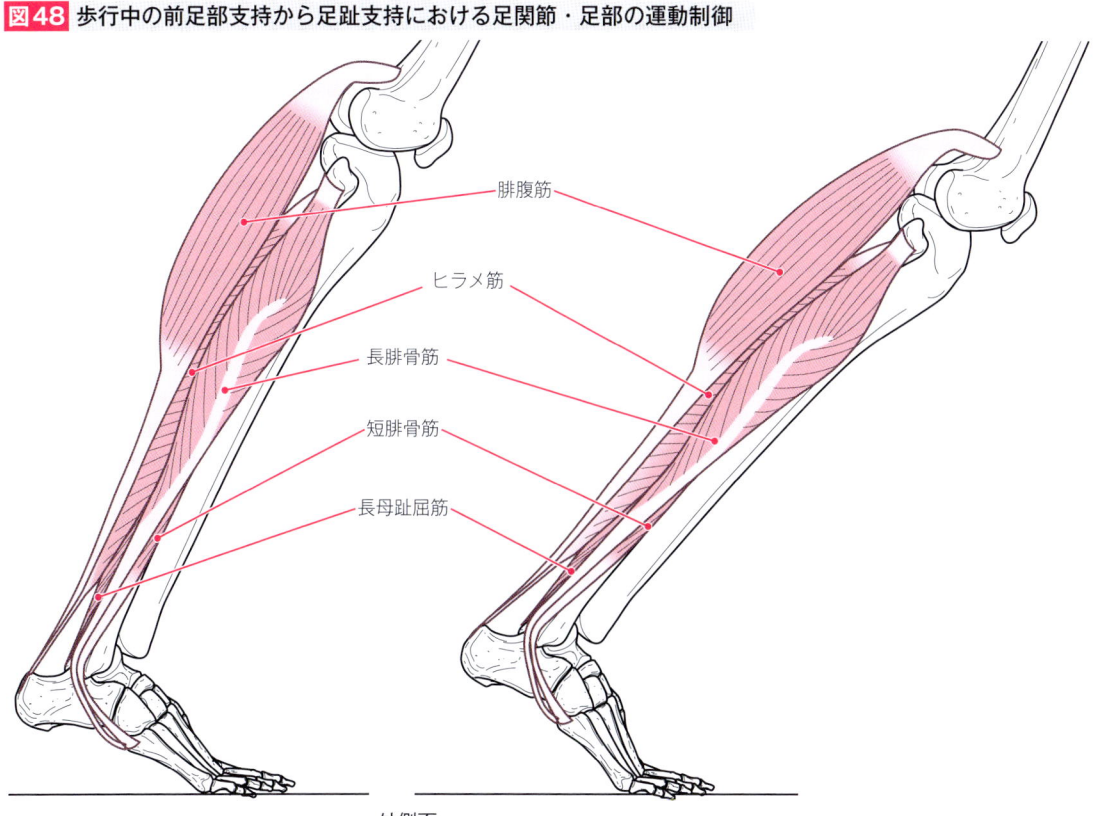

腓腹筋
ヒラメ筋
長腓骨筋
短腓骨筋
長母趾屈筋

a 外側面

（次ページに続く）

8 章
足関節と足部の運動学

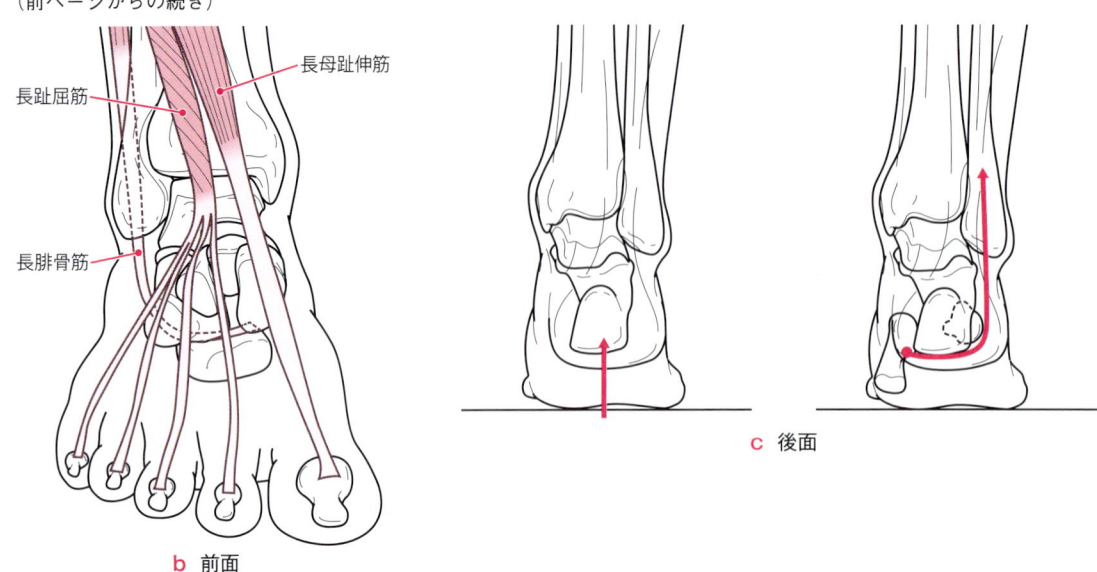

（前ページからの続き）

長趾屈筋

長腓骨筋

長母趾伸筋

b　前面

c　後面

足関節底屈筋である後脛骨筋，ヒラメ筋，腓腹筋，長趾屈筋，長母趾屈筋，長腓骨筋，短腓骨筋が求心性収縮により，足関節が底屈運動をし，距骨下関節と横足根関節が回外運動する。

図49 歩行中の足趾支持における距骨下関節の回外運動と内側縦アーチの拳上

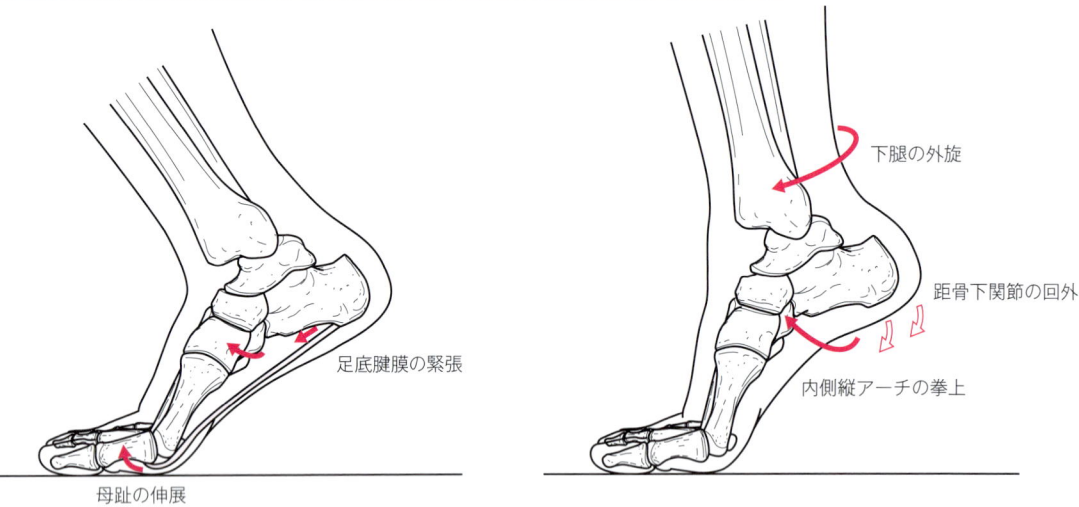

足底腱膜の緊張

母趾の伸展

a　母趾の伸展運動

下腿の外旋

距骨下関節の回外

内側縦アーチの拳上

b　内側縦アーチの拳上

（文献7より一部改変引用）

◆ 遊脚期における足関節・足部の運動制御

　前脛骨筋，長母趾伸筋，長趾伸筋と第3腓骨筋は，遊脚初期に活動が高くなり横足根関節の回内位を維持する。これらの筋は，遊脚中期に活動が少なくなるが，遊脚後期には再び足部を回内位に維持するように活動する（**図44**）。そして，前脛骨筋が次の踵接地に備えて足部の回外運動に作用する。

5 足関節・足部の機能障害と運動学

1 足関節の機能障害と運動学

◆ 距腿関節の不安定性

①機械的不安定性と機能的不安定性

距腿関節の代表的な機能障害として、関節不安定性がある。距腿関節は、靱帯の断裂や過伸長（elongation）によって脛骨，腓骨，距骨との位置関係が特有的な変位（不安定性）を引き起こす[69-73]。例えば，前距腓靱帯が機能不全になると，距骨の前方不安定性や側方傾斜増加による内反不安定性を生じる[70]（**図50**）。

足関節捻挫による慢性的な足関節不安定性は，機

図50 距腿関節の前方不安定性と内反不安定性

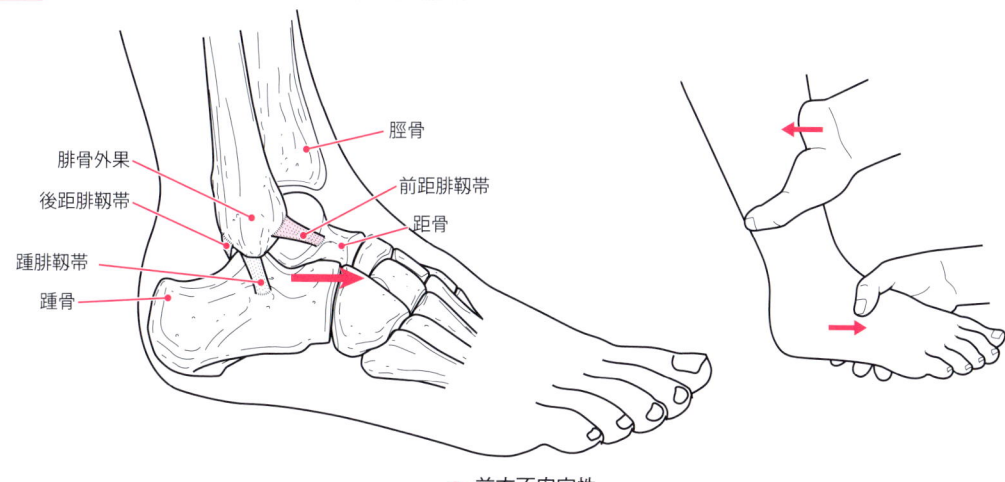

a 前方不安定性

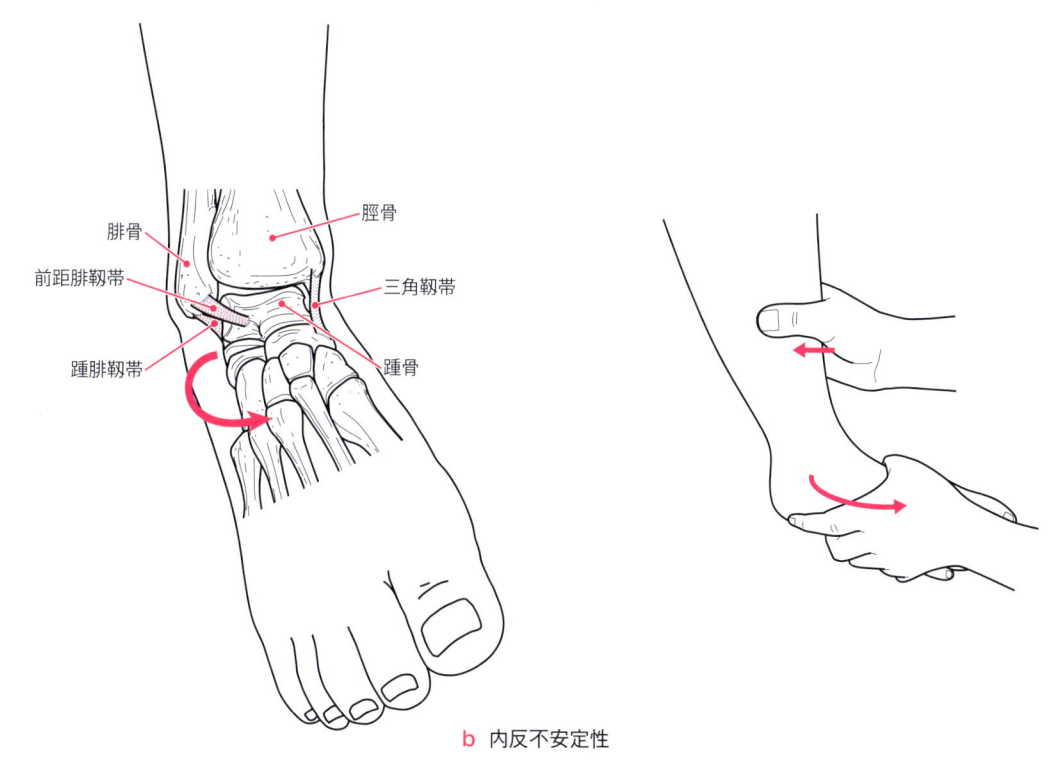

b 内反不安定性

械的不安定性と機能的不安定性に分類できる[74,75]。機械的不安定性（mechanical instability）は，その「機械的」という言葉が構造的という意味も表すことから，構造的不安定性ということもできる。靱帯が伸びすぎたり，断裂したりすると構造的（機械的）に不安定となるので，機械的不安定性とは「関節を補強している靱帯の損傷に伴い，関節可動域が生理的限界を超えている状態」となる。

一方，機能的不安定性とは「必ずしも関節可動域が生理的限界を超えているとは限らず，自発的なコントロールができていない状態」である[76]。つまり，筋肉による関節運動の制御ができていない状態である。筋肉の活動は，神経系の活動によって調節されているので，神経筋の調節不良によっても機能的不安定性は生じることになる。

②距腿関節の機械的不安定性

距腿関節の外側側副靱帯損傷のように，解剖学的に構造が破たんすると，機械的不安定性が生じる[74,76-79]。距腿関節の機械的不安定性では，下腿骨に対して距骨が不安定になる。距骨には靱帯は付着しているが，筋肉（腱）は付着していない。そのため，靱帯損傷により受動的制御を損なうと，筋肉による能動的制御が難しくなる。また，距腿関節の関節軸は，距骨体のなかを通るので，距骨が不安定になると，関節軸も不安定な移動を呈する。

足関節外側側副靱帯損傷による機械的不安定性は，X線ストレス検査で距骨前方移動量や距骨傾斜角によって定量的に評価される[80]（図51）。距骨前方移動量による前方不安定性の基準は，前距腓靱帯単独損傷では3mmから8mm，左右差3mm以上という報告があるが，個人差や男女差があり基準には幅がある[81-86]。距骨傾斜角による外側側副靱帯損傷の診断基準についても，前距腓靱帯単独損傷では4°から17°，左右差5°以上，前距腓靱帯と踵腓靱帯の複合損傷では6°から30°，左右差15°以上と幅がある[81-86]。足関節捻挫による不安定性が慢性化すると多くの場合，慢性的な痛みや不安定感などの症状が残る[87-89]。

図51 X線ストレス検査による距骨前方移動量や距骨傾斜角の定量的評価

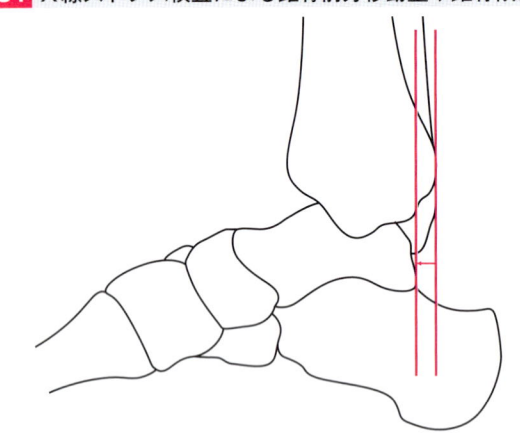

a 距骨前方移動量の計測（前方不安定性）

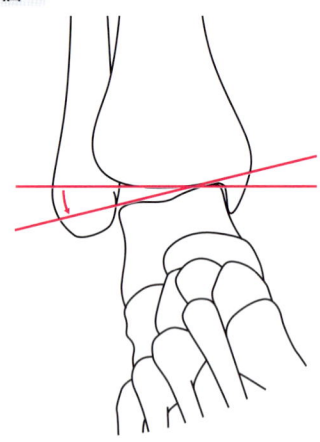

b 距骨傾斜角の計測（内反不安定性）

Supplement

**距腿関節に内反ストレスを加えたときの底背屈角度と内反角度の関係
（前距腓靱帯と踵腓靱帯の機能不全の場合）[90]（図52）**

前距腓靱帯と踵腓靱帯が正常である距腿関節（図52の実線）とそれらの靱帯が切離された距腿関節（図52の破線）とでは，距腿関節中間位（0°）より背屈の角度域では内反可動性に大きな差異はない。しかし，0°より底屈角度になると靱帯が切離された距腿関節の内反可動性が大きくなりやすく，不安定性が顕著となる。つまり，正常距腿関節の前距腓靱帯と踵腓靱帯は底屈域での内がえし（内反）運動の制動力を発揮していることになる。

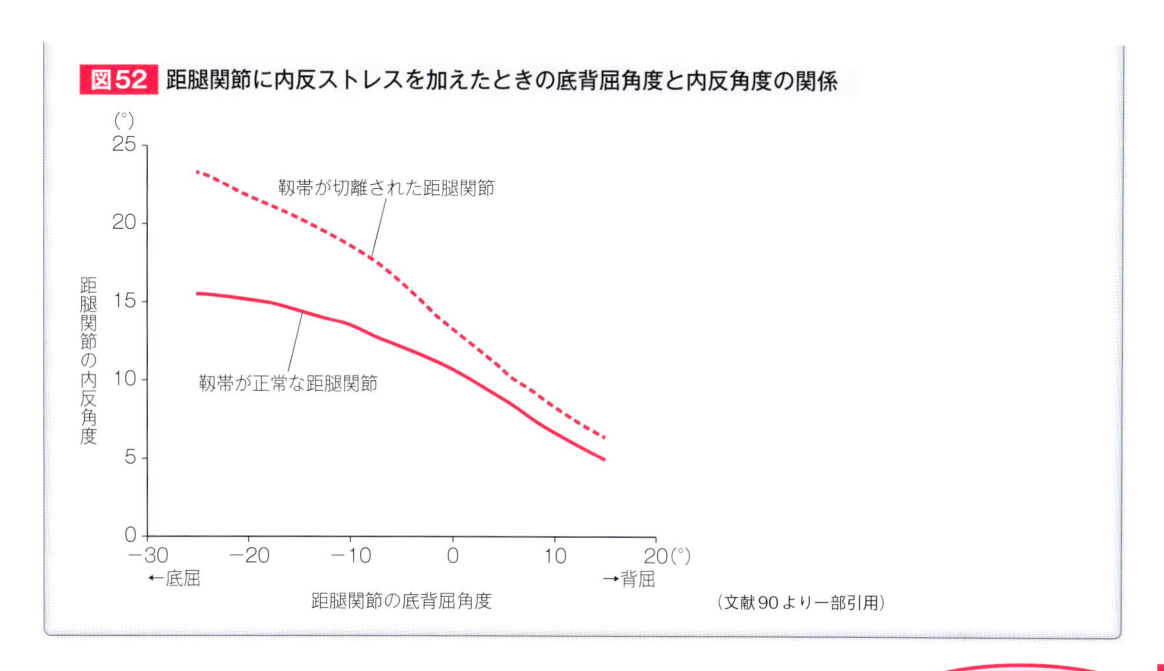

図52 距腿関節に内反ストレスを加えたときの底背屈角度と内反角度の関係

（文献90より一部引用）

Supplement

距腿関節に内旋（内転）ストレスを加えた時の底背屈角度と内旋（内転）角度の関係（前距腓靭帯と踵腓靭帯の機能不全の場合）[90]（図53）

　前距腓靭帯と踵腓靭帯が正常である距腿関節（図53の実線）とそれらの靭帯が切離された距腿関節（図53の破線）とでは，距腿関節中間位（0°）より背屈の角度域では内旋（内転）可動性に大きな差異はない。しかし，0°より底屈角度になると靭帯が切離された距腿関節の内旋（内転）可動性が大きくなりやすく，不安定性が顕著となる。つまり，正常距腿関節の前距腓靭帯と踵腓靭帯は底屈域での内旋（内転）運動の制動力を発揮していることになる。

図53 距腿関節に内旋（内転）ストレスを加えたときの底背屈角度と内旋（内転）角度の関係（前距腓靭帯と踵腓靭帯の機能不全の場合）

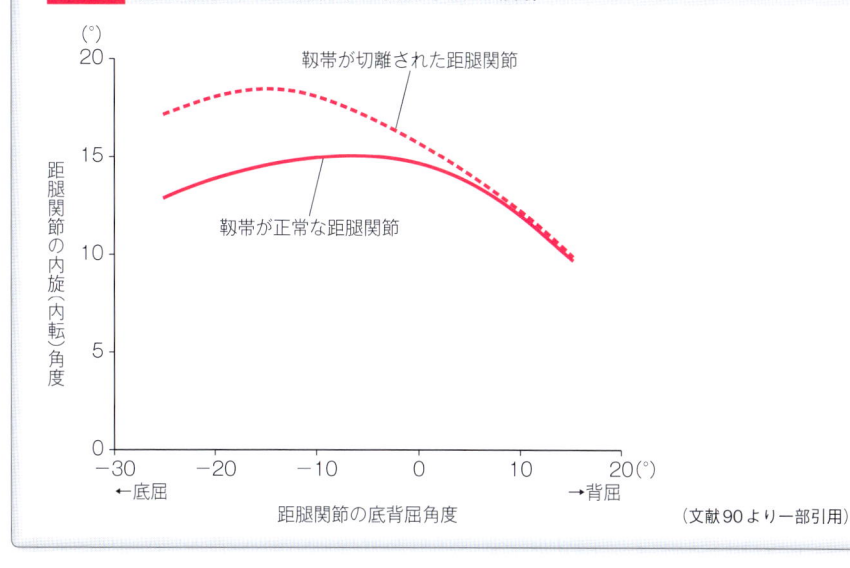

（文献90より一部引用）

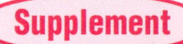

靱帯切離による距腿関節の関節可動範囲の変化（不安定性増大）[91]（表9）

- 前距腓靱帯のみを切離すると，距腿関節の内旋と回外の可動範囲と距骨の前方移動距離が顕著に大きくなる（内旋・回外不安定性増大）
- 前距腓靱帯と踵腓靱帯を切離すると，距腿関節の内がえし（内反）の可動範囲が顕著に大きくなる（内反不安定性増大）
- 前距腓靱帯，踵腓靱帯と頸靱帯を切離すると，距腿関節の底屈の可動範囲が顕著に大きくなる（底屈不安定性増大）

表9 靱帯切離による距腿関節の関節可動範囲の変化

	正常（°）	ATFL（°）	AC（°）	ACC（°）	ACCI（°）
内がえし（内反）	7.11 ±4.77	10.83 ±5.38	17.87 ±6.12	18.31 ±8.76	15.88 ±10.78
底屈	34.21 ±3.96	32.94 ±5.56	34.94 ±6.45	39.05 ±8.47	38.12 ± 4.77
内旋	7.46 ±3.12	16.54 ±7.16	17.64 ±5.60	20.30 ±3.39	22.52 ± 8.86
回外	6.52 ±5.35	11.25 ±8.84	14.58 ±8.78	15.09 ±7.80	15.06 ±11.03
前方移動（mm）	2.80 ±1.09	6.43 ±1.75	7.69 ±2.10	7.90 ±2.44	8.78 ± 2.00

靱帯の切離により赤字のところで不安定性が大きくなっている。

ATFL：前距腓靱帯のみ切離
AC　：前距腓靱帯と踵腓靱帯を切離
ACC　：前距腓靱帯，踵腓靱帯と頸靱帯を切離
ACCI：前距腓靱帯，踵腓靱帯，頸靱帯と骨間距踵靱帯を切離

（文献91より改変引用）

③機能的不安定性

機能的不安定性（functional instability）は，「足関節捻挫の反復や脱力感」を訴える場合と定義されている[92]。その原因は，主に固有受容器の機能低下，筋肉の反応速度の低下，平衡感覚の異常などがある[78, 92-95]。

まず，固有受容器の機能低下については，筋肉や腱，靱帯，関節包などの軟部組織に主に分布している固有受容器が，軟部組織の損傷により機能が低下する。そのため，捻挫した足関節は，位置覚が著しく機能低下する[73]。

筋肉の反応速度については，足関節の内反捻挫により外側側副靱帯や関節包などの軟部組織に大きな負荷がかかり急激に伸張されると，それを防御するための腓骨筋群の迅速な反応が重要となる。例えば，安定している足関節の腓骨筋群の反応速度は，立位や歩行時の急激な足関節内がえし（内反）時に，54 m/s の短時間で反応する[96, 97]（表10）。一方，グレードⅡの捻挫の足関節は，不安定性のない足関節に比べ腓骨筋群の反応速度は健常者よりも遅延する[96, 98]。また，足関節内反捻挫の発生率は，腓骨筋群の反応速度と関係しており，腓骨筋群の反応速度の遅延は足関節内反捻挫の発生率を増加させると考えられている。

正常な足関節では，歩行やランニングにおける踵接地前の腓骨筋群の反応速度は非常に重要な役割を果たしている[99-101]。また，踵接地直前の足関節肢位も，捻挫の発生率と関係している。踵接

表10 腓骨筋群の反応速度の比較

報告者（発表年）	足関節	
	安定	不安定
Isakov（1986）	67〜69	70
Johnson（1993）	68〜72	65
Konradsen（1991）	65	82
Karlsson（1992）	68	83
Lofvenbyrg（1995）	49	65
Ebig（1997）	59	65
Mitchell（2008）	54〜55	63

単位：ms

（文献97より一部改変引用）

地において，足関節が過度に回外位になると，床反力は，距骨下関節を回外方向に作用し，より強い回外モーメントが発生する（図54）。この場合，腓骨筋群の反応速度が正常であっても，捻挫の発生率は高くなると考えられている。同様に足関節が底屈位の場合も，距骨下関節には大きな回外モーメントが作用する[102]。つまり，足関節捻挫の受傷歴や不安定性があり，その上に腓骨筋等の下腿筋群の機能不全があると足部の不適切な着地の原因となり再受傷率が高まることになる[103]。

平衡感覚については，固有受容器が関節肢位や運動の制御に機能しているので，姿勢の維持（平衡感覚）には足関節の固有受容器は大きく影響する。足関節の靱帯損傷により関節周辺構造（筋肉，腱，靱帯，関節包，滑膜，関節軟骨など）に負荷をかけることになる。また，関節周辺構造に分布している固有受容器の機能異常が生じ，関節の不安定性が生じやすくなる。靱帯や関節包の機能が十分に回復していないと，関節の不安定性や不安感によって下肢の外傷率が高くなる[104]。機能的不安定性のある足関節のうち，3割以上に機械的不安定性が認められている[79]。

図54 踵接地時の距骨下関節軸と床反力作用線

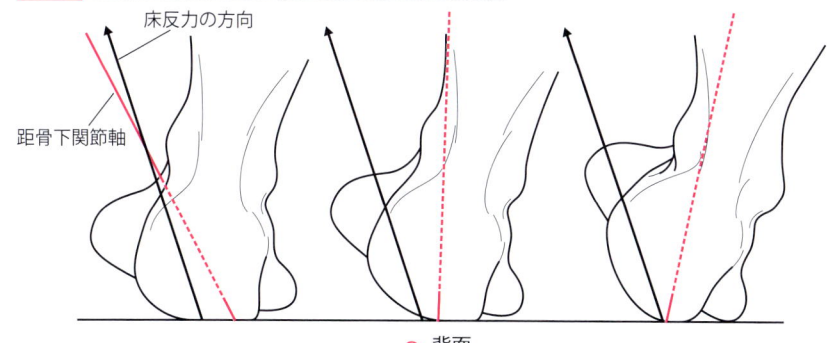

a 背面

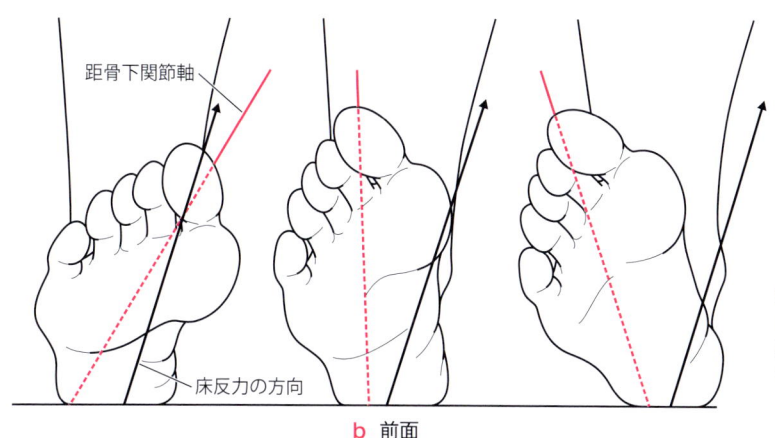

b 前面

踵接地において，足関節が過度に回外位になると，床反力は，距骨下関節に対して回外方向に作用し，より強い回外モーメントが発生する。

（文献7より一部改変引用）

Clinical point of view

片脚による静的バランステストと動的バランステスト

片脚立位バランステスト（one-legged standing balance test）は，静的バランステストとして足関節の機能的不安定性の評価のために用いられることがある[76, 105, 106]。しかし，足関節に機能的不安定性があっても，片脚立位バランスに明らかな問題があるとはいえないことも指摘されている[107, 108]。片脚立位バランステストは静的なバランス（static balance）機能を評価しているので，固有受容器への刺激が乏しいことが欠点としてあげられている。

一方，関節の角度などを変化させて固有受容器への刺激を多くした動的バランス（dynamic balance）がある。動的バランス評価には，star excursion balance test（SEBT）がある（図55）。SEBTは，片脚立位バランスを維持したまま対側足部を定められた8方向に伸ばしていき，その足部が届く距離を測定する評価方法である。つまり，この距離の短いほど機能的に不安定と判断され，方向の得手・不得手も知ることができる。SEBTによって足関節の機能的不安定性による平衡感覚機能の異常を判定できることが検証されている[77, 101]。

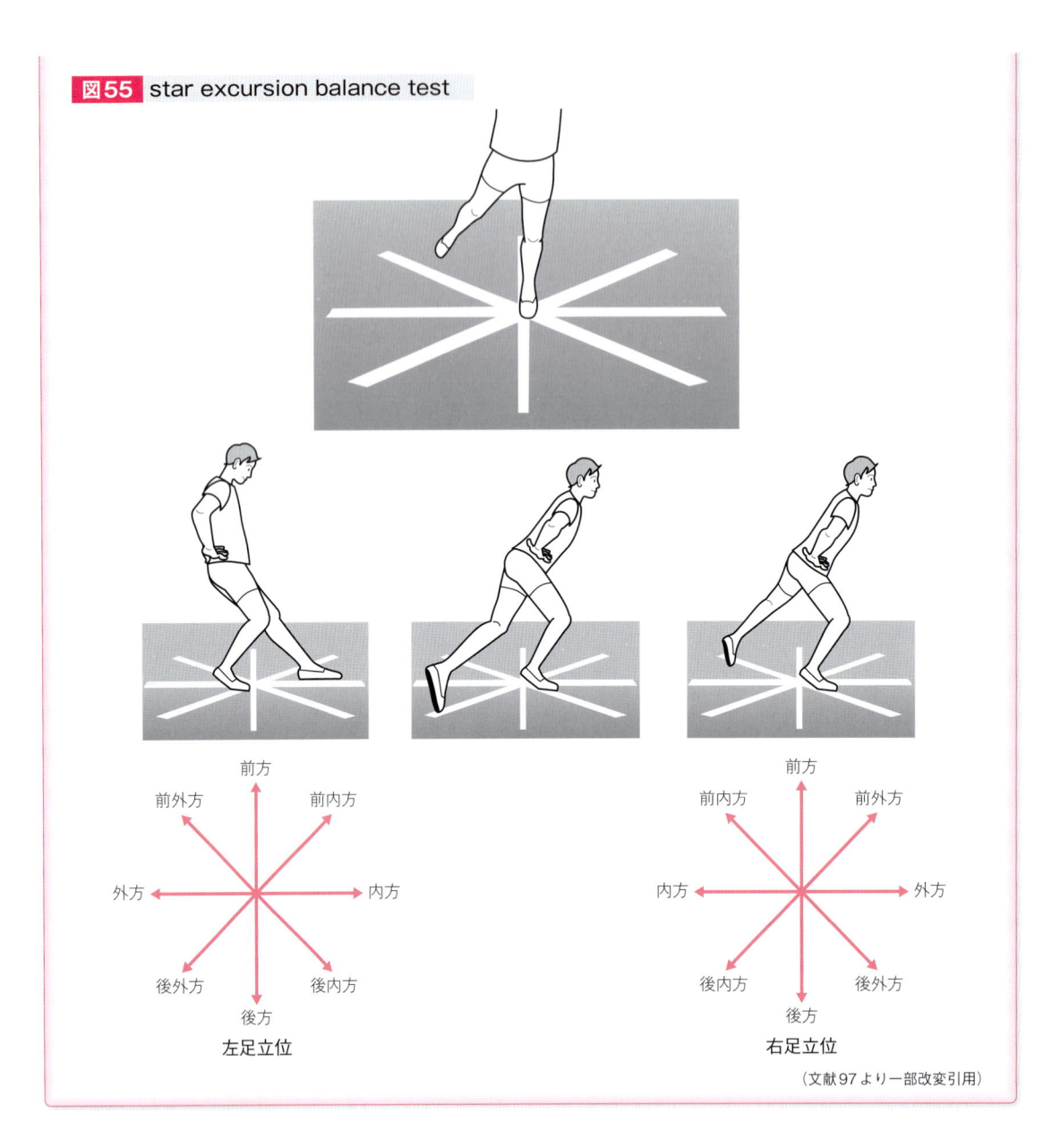

図55 star excursion balance test

前方
前外方　前内方
外方　内方
後外方　後内方
後方
左足立位

前方
前内方　前外方
内方　外方
後内方　後外方
後方
右足立位

（文献97より一部改変引用）

◆ 脛腓関節の機能障害と運動学

　荷重位における距腿関節の背屈では，距骨の関節面上で脛骨の前方移動が生じる。このとき，脛骨と腓骨が離解し下腿骨間膜が伸張されることで，距腿関節の安定性が増す。逆に距腿関節が底屈位になると，距腿関節の天蓋は距骨滑車後部にのみ接触し，下腿骨間膜は緩み，距腿関節の安定性は著しく低下する。このことから，背屈位よりも底屈位において足関節の内反捻挫が起こりやすくなる。一方，荷重位で足関節が背屈位のときに足部が過度に外転・外がえし（外反）すると遠位の脛腓関節が離解を強制され，脛腓靱帯が損傷する（**図56**）。遠位脛腓関節の靱帯が損傷されると腓骨の不安定性が生じる [69, 71-73]。これによって，荷重の度に脛腓関節が離解を強いられるために脛腓関節の疼痛が引き起こされ，慢性化した脛腓関節不安定症や距腿関節の外転不安定性が生じる。

◆ 距腿関節や脛腓関節の靱帯損傷後の後遺症による機能障害

　距腿関節靱帯損傷の後遺症としては距腿関節の背屈の可動域制限がある。これは，距骨の後方回転が制限されることで生じる [69-73]。また，脛腓靱帯損傷や下腿骨間膜損傷を合併した場合の後遺症として脛腓関節の離解制限が生じ，それによって足関節背屈の可動域制限が生じることになる [109]。

図56 距腿関節の背屈位での外転による脛腓靱帯損傷と脛腓関節の離解

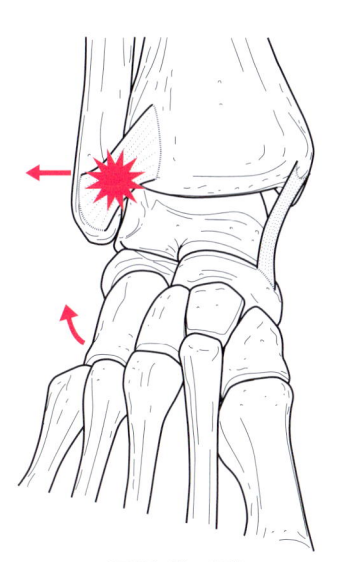

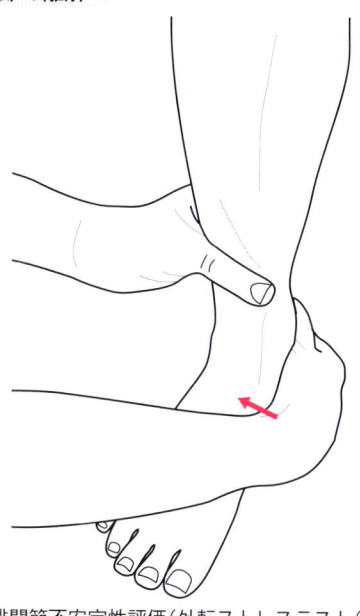

a 脛腓靱帯の損傷

足関節が背屈位で外転強制（足部が外転位となる）されると，距骨が腓骨遠位端を外方へ圧迫し，前脛腓靱帯が伸ばされ損傷する。

b 脛腓関節不安定性評価（外転ストレステスト（右足））

後足部を外転方向に脛腓関節を離解するようにストレスを加えて不安定性を診る。

2 足部の機能障害と運動学

◆ 距骨下関節の機能障害と運動学

距骨下関節の機能障害としては，まず回内制限がある。距骨下関節の可動域制限があると立脚期の横足根関節運動や第1趾列の運動範囲に影響を及ぼす。

例えば，踵骨が内がえし（内反）位で距骨下関節の回内制限がある足部の場合，歩行の立脚期において，まず，踵接地では距骨下関節回外位，踵骨内がえし（内反）位のまま踵の後外側部接地から始まると，距骨下関節は回内運動するが可動域制限があるため横足根関節の回内運動で代償して足底接地となる。その後，踵離地へと距骨下関節は回外運動する[7]（図57）。また，足底接地の際には，横足根関節の回内運動による代償以外に，第1趾

図57 踵骨が内がえし（内反）位で距骨下関節の回内制限がある足部の運動パターン

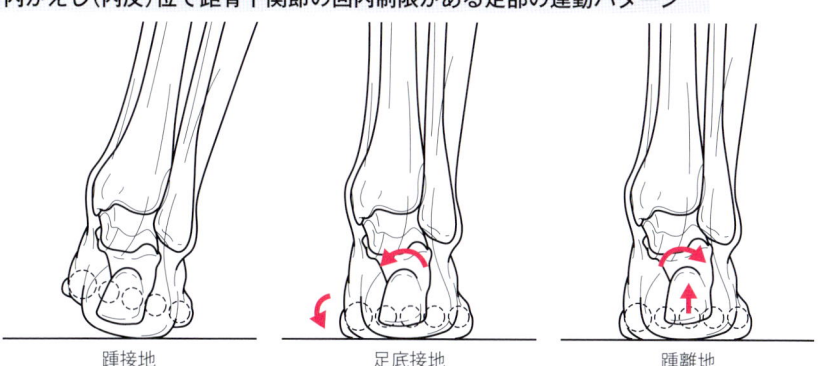

踵接地　　　　　　　　足底接地　　　　　　　　踵離地

歩行の立脚期において，まず，踵接地では距骨下関節回外位，踵骨内がえし（内反）位のまま踵の後外側部接地から始まる。距骨下関節は回内運動するが可動域制限があるため横足根関節の回内運動で代償して足底接地となる。その後，踵離地，足先離地へと距骨下関節は回外運動する。

（文献7より一部改変引用）

列の屈曲運動による代償も生じることがある。

　距骨下関節の機能障害には過剰な回内運動による障害がある。すなわち，距骨下関節が過剰回内を呈する足部では，歩行の立脚期の長い間，回内位にある。そのため，回外運動に時間を要し，距骨下関節が不安定なまま足趾が離地することになり，距骨下関節だけでなく足部の関節には大きな負荷がかかる。また，距骨下関節の過剰回内は，膝関節や股関節，仙腸関節，腰仙関節のアライメントにも影響を及ぼす（**表2，図15**）。すなわち，距骨下関節が過度に回内すると，下腿の内旋に伴い膝関節と股関節がともに内旋し，軟部組織や関節面（関節軟骨）に過度の負荷が加わる[23-25, 110]。

　このようにして，距骨下関節の過剰回内は，脛骨や中足骨の疲労骨折，足底腱膜炎，膝蓋大腿関節障害，前十字靱帯損傷などさまざまな関節機能障害の原因となる[111-124]。また，足関節の内反捻挫等により距骨下関節の捻挫を合併することがある[125]。距骨下関節が不安定になると距骨下関節や距腿関節の荷重時痛が生じたり，足根洞症候群などが生じたりする。また，足関節の不安定性が進行し，疼痛が慢性化し，さらには捻挫の再受傷率が高まる。

靱帯切離による距骨下関節の関節可動範囲の変化（不安定性増大）[91]（**表11**）

- 前距腓靱帯，踵腓靱帯と頚靱帯をすべて切離しても，距骨下関節の内がえし（内反），底屈，外転，回外，内がえし（内反）＋底屈のそれぞれの可動範囲に顕著な変化は生じない（不安定性はあまり増大しない）
- 前距腓靱帯，踵腓靱帯，頚靱帯の切離に骨間距踵靱帯の切離を追加すると，距骨下関節の内がえし（内反），底屈，回外，内がえし（内反）＋底屈のそれぞれの可動範囲に顕著に大きくなる（不安定性が増大する）

表11 靱帯切離による距骨下関節の関節運動範囲の変化

	Intact	ATFL	AC	ACC	ACCI
内がえし（内反）(°)	11.39±5.30	10.77±4.20	10.89±4.98	11.09±4.65	20.18±8.05
底屈(°)	5.01±1.67	5.02±1.92	5.65±2.79	5.18±2.82	5.09±2.34
外転(°)	4.09±1.41	5.71±3.79	6.07±2.49	7.23±7.81	5.58±3.91
回外(°)	14.56±7.49	11.52±6.00	11.52±6.18	13.11±7.18	20.60±10.88
内がえし（内反）＋底屈	8.06±2.30	8.44±3.50	9.52±5.00	8.86±5.88	12.87±7.53

ATFL：前距腓靱帯のみ切離
AC　：前距腓靱帯と踵腓靱帯を切離
ACC　：前距腓靱帯，踵腓靱帯と頚靱帯を切離
ACCI：前距腓靱帯，踵腓靱帯，頚靱帯と骨間距踵靱帯を切離

（文献91より改変引用）

Clinical point of view

足根洞症候群

　足根洞とは，腓骨の末端の前内方から距骨頚部外側へ走行する前距腓靱帯の，その中央部下に位置する窪んだ部位をいう（**図58**）。

　この部位に強い圧痛が認められると足根洞症候群の疑いがある。足関節内反捻挫によって前距腓靱帯が損傷し，周辺の靱帯も損傷を受けたりすると足根洞内に内出血が流れ，これが瘢痕組織や線維組織に変わり，運動時の痛みの原因になる。このように足根洞症候群は，足関節の捻挫やその後遺症，あるいは反復する足関節・足部への反復負荷によって疼痛が引き起こされる症候群である。

　また，足関節の捻挫により距骨下関節の不安定性も生じると，距腿関節や距骨下関節の周辺組織の炎症や線維化が起こり，疼痛が引き起こされることがある。症状は，足根洞や距骨下関節内の深部，外果周辺の痛みや違和感，距腿関節の詰まる感覚などが特徴で，特に足関節を背屈させた時に症状が強く自覚される。

図58 足根洞（足関節外側面）

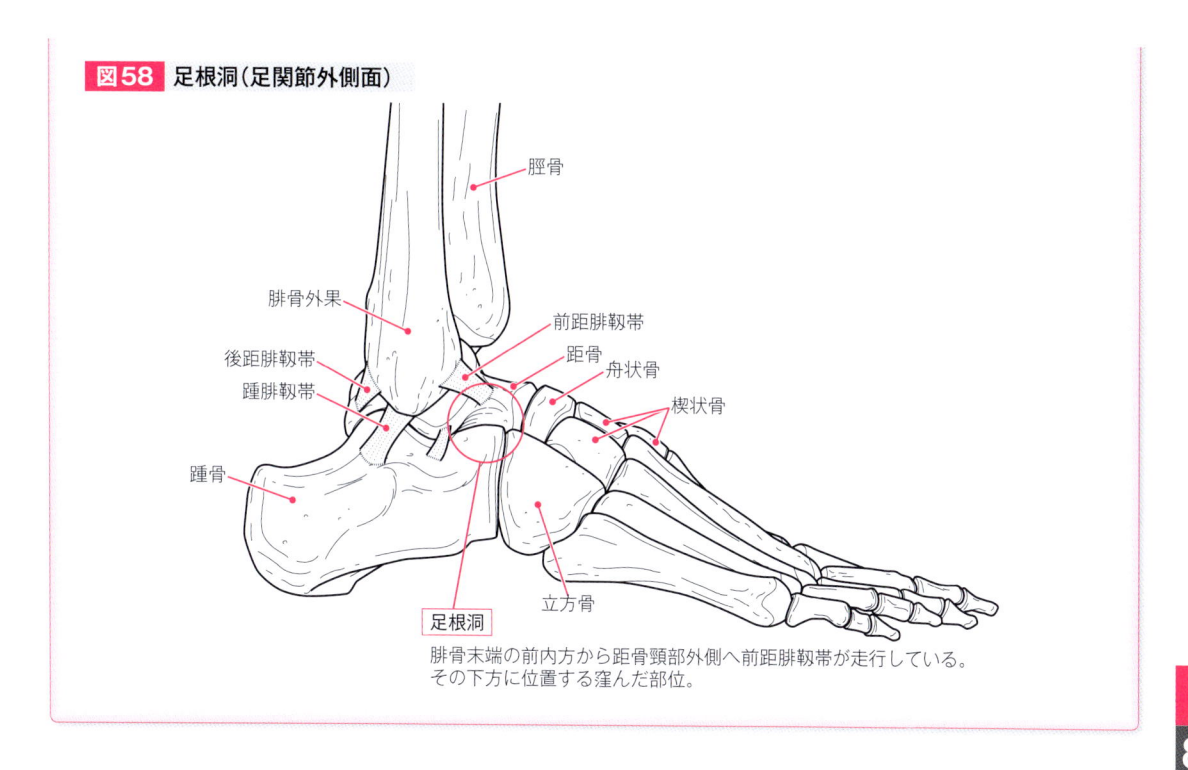

脛骨

腓骨外果
後距腓靱帯
踵腓靱帯
前距腓靱帯
距骨
舟状骨
楔状骨
踵骨
足根洞
立方骨

腓骨末端の前内方から距骨頸部外側へ前距腓靱帯が走行している。
その下方に位置する窪んだ部位。

◆ 横足根関節の機能障害と運動学

横足根関節の機能障害としては，回内制限と回外制限とがある。横足根関節肢位で前足部が回外位で回内の可動性が乏しい場合や，前足部が回内位で回外の可動性が乏しい場合，歩行の立脚期で距骨下関節や第1趾列，第5趾列の運動に影響を及ぼす（**図59，60**）。

例えば，横足根関節肢位が回外位をとり横足根関節の回内制限がある足部の場合，歩行の立脚期において，まず，初期接地では健常者の歩行と同じような踵接地すると，足底接地に向けて距骨下関節は第5趾列から第1趾列に向かって荷重位置を求めるように回内運動していく。横足根関節の回内制限と等しい分だけ距骨下関節が回内の可動

性を有して代償できれば，足底接地は第1趾列が荷重するまで足底接地時期は続く。その後，距骨下関節の回外運動によって踵離地へと進むがこの運動は横足根関節にとっては回内運動を強いられるため，第1趾列の離地，足先離地を早めるような運動パターンとなりやすい（**図59**）。

足底接地の際に，第1趾列の屈曲運動や下腿の内側傾斜による代償も生じることがある。その他，横足根関節肢位が回内位をとり横足根関節の回外制限がある場合，いくつかの運動パターンが生じる（**図60**）。

足部の外観が扁平足で，足部縦アーチや横アーチのトラスが機能していない場合，踵立方関節の機能障害が代表的である。踵立方関節は，距舟関

図59 横足根関節肢位が回外位をとり横足根関節の回内制限がある足部の運動パターン

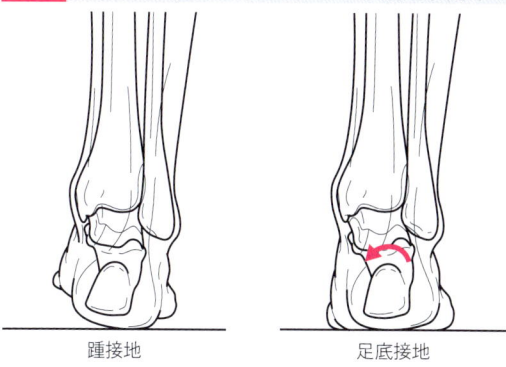

踵接地 　　　 足底接地

歩行の立脚期において，まず，初期接地では健常者の歩行と同じような踵接地する。足底接地に向けて距骨下関節は第5趾列から第1趾列に向かって荷重位置を求めるように回内運動していく。横足根関節の回内制限と等しい分だけ距骨下関節が回内の可動性を有して代償できれば，足底接地は第1趾列が荷重するまで足底接地時期は続く。その後，距骨下関節の回外運動によって踵離地，足先離地へと進むがこの運動は横足根関節にとっては回内運動を強いられるため，第1趾列の離地，足先離地を早めるような運動パターンとなりやすい。

（文献7より一部改変引用）

節に比べて安定性の高い関節である。それゆえ外傷によってこの関節が不安定になると，それに起因した足部の機能障害が出現する。

　踵立方関節の不安定による症状を立方骨症候群という。立方骨症候群は足関節の過剰回内や内反捻挫，オーバーユースなどさまざまな要因によって引き起こされる[68,126-130]。この発症メカニズムは，距骨下関節内がえし（内反）位における踵立方関節の急激な外がえし（外反）である[126,129,130]。また，足関節の内反捻挫では，足関節が内がえし（内反）強制されると長腓骨筋腱が伸張されるので，前足部には後外方への牽引力が働く。そのとき，立方骨は外下方（回内方向）への牽引力が働く[126,129-131]。

　踵立方関節の不安定性があると，歩行時の足趾

離地において立方骨の過剰な回内を引き起こす。また，扁平足のように足底腱膜の緊張が乏しい足は，足部の剛性がさらに低下する。距骨下関節の過剰な回内は立方骨の下制を伴ってくる。

　このように，立方骨が過剰に回内し下制すると，隣接する楔状骨や舟状骨との間が不安定となる。さらには第1趾列の下制（屈曲）と外転が起こるなど，中足部や前足部に代償性の運動が引き起こされてくる。また，足部より近位では，脛骨が内旋位となるため，膝関節に外反ストレスが加わりやすくなる。このような運動連鎖は，股関節を介して仙腸関節や腰椎へも伝達され，脊柱の弯曲にも変化をもたらすことがある（**表2，図15**）。

図60 横足根関節肢位が回内位をとり横足根関節の回外制限がある足部の運動パターン

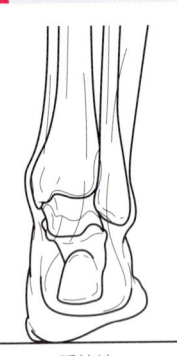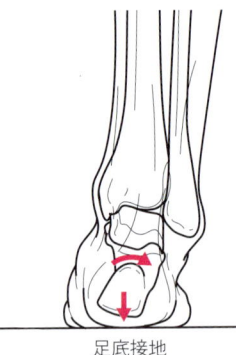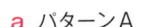

踵接地　　　　　　　足底接地

a パターンA

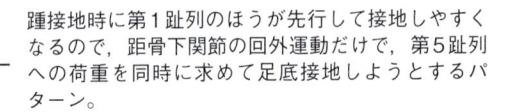

踵接地時に第1趾列のほうが先行して接地しやすくなるので，距骨下関節の回外運動だけで，第5趾列への荷重を同時に求めて足底接地しようとするパターン。

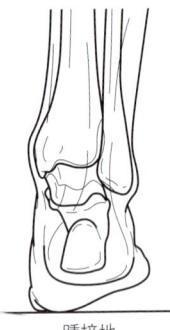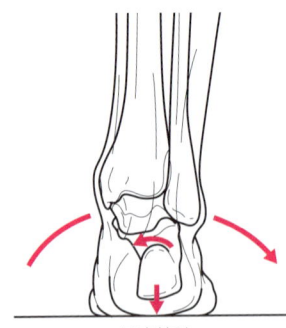

踵接地　　　　　　　足底接地

b パターンB

踵接地時に第1趾列のほうが先行して接地しやすくなるとき，距骨下関節の回外運動と，横足根関節の回外運動の両方を利用して第5趾列への荷重を同時に求めて足底接地しようとするパターン。また，横足根関節の回外運動が乏しい場合，第1趾列の伸展運動と第5趾列の屈曲運動による代償で足底接地しようとする。

（文献7より一部改変引用）

Clinical point of view

立方骨症候群の症状

　痛みは，踵立方関節から第5の足根（立方）中足関節にかけての中足部外側にあり，関連痛が足趾にまで広がることもある[126,127,129,131]。また，立方骨の底側に軽度の腫れが生じることもある[129,130,132-134]。さらに，長腓骨筋腱，長腓骨筋腱溝，短趾伸筋の起始，立方骨の後外側や底側に圧痛がある[126,129,134]。足関節の可動域は痛みにより制限される[127,129,130]。

◆ 第1趾列の機能障害と運動学

第1趾列は，その可動性から大きく3つのタイプに分類することができる（**図61**）。第1趾列の位置は，距腿関節・距骨下関節の中間位で他の4趾で構成される平面に対して，背側方向と底側方向への移動距離の度合いで分類される。正常は，どちらの方向にもほぼ同じ移動量であり，背側・底側ともに5mm程度とされている[26]。一方，背側方向の可動性が乏しく，相対的に底側方向の可動性のほうが大きい場合，第1趾列の伸展可動域が制限されていることになる。また，底側方向の可動性が乏しく，相対的に背側方向の可動性のほうが大きい場合は第1趾列の屈曲可動域が制限されていることになる。

第1趾列の機能障害としては伸展制限がある。第1趾列は，荷重位によって背側に移動（伸展）して，衝撃吸収作用に機能しているが，第1趾列の可動性が乏しい場合，歩行の立脚期で足部アーチの緩衝能が悪くなる（**図62**）。また，伸展方向へ可動域制限がある場合，代償的に近隣関節（第1中足趾節関節など）に過可動性が生じる[135]。つまり，第1趾列の伸展制限は，荷重位（足趾離地）で第1中足骨頭（足底）の種子骨や皮膚に強い剪断力や圧迫力を引き起こすことになる。さらに，第1趾列の慢性的な屈曲位があると，歩行の立脚期の距骨下関節の回内や外がえし（外反）が制限されるため，衝撃吸収作用が十分に機能しなくなる[136]。第1趾列の可動性が極度に乏しいと，内側縦アーチの衝撃吸収能力を損ねてしまう。その他，第1趾列の機能障害は外反母趾を引き起こし，第5中足骨への負荷増大の原因となる[60, 137-141]。

一方，第1趾列が過剰運動する場合は，第1足根中足関節の過剰背屈，内側楔状骨と中間楔状骨間の離解，第2中足骨の肥厚，第2中足趾節関節底側部の皮膚の肥厚などの徴候が出現する[141-145]。

図61 第1趾列の可動性の分類

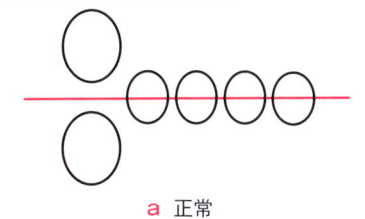

背側・底側ともにほぼ同じ移動量であり，背側・底側ともに5mm程度とされている。

a 正常

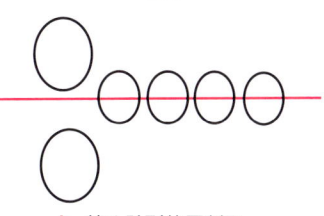

背側方向の可動性が乏しく，相対的に底側方向の可動性のほうが大きい場合，第1趾列の伸展可動域が制限されていることになる。

b 第1趾列伸展制限

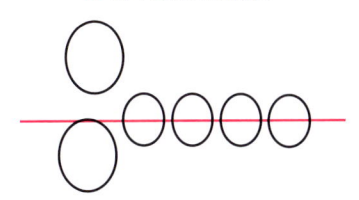

底側方向の可動性が乏しく，相対的に背側方向の可動性のほうが大きい場合，第1趾列の屈曲可動域が制限されていることになる。

c 第1趾列屈曲制限

第1趾列の位置は，距腿関節・距骨下関節の中間位で他の4趾で構成される平面に対して，背側方向と底側方向への移動距離の度合いで分類される。第1趾列の背側運動は内がえし（内反），底側運動は外がえし（外反）を伴っている。

（文献7より一部改変引用）

図62 第1趾列の伸展制限のある場合の足部の運動パターン

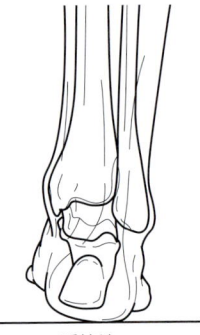 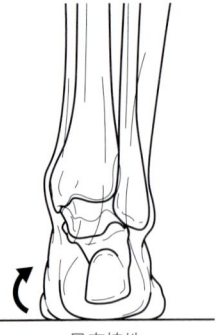 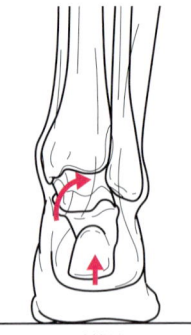

踵接地　　　　　　　　足底接地　　　　　　　　踵離地

a　パターンA

第1趾列の伸展方向への可動性があると，足底接地時に床反力を受けて，第1中足骨は伸展・内がえし（内反）運動する。この可動範囲は距骨下関節回内可動性に左右される。前足部への床反力の作用線は第1中足骨頭から外側へと距骨下関節回内運動に伴って移動する。

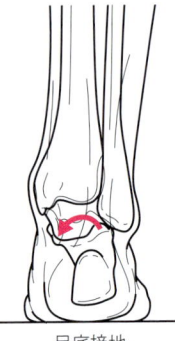 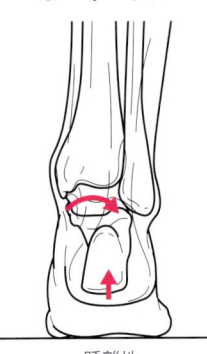

足底接地　　　　　　　　踵離地

b　パターンB

第1趾列の伸展方向への可動性が他の4趾の面と同平面までの場合，足底接地時の床反力の作用線は第1中足骨頭の種子骨に限局する傾向が強くなる。

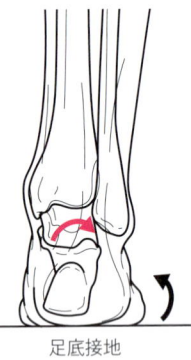 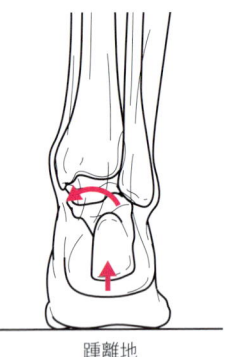

足底接地　　　　　　　　踵離地

c　パターンC

第1趾列の伸展方向への可動性がなく屈曲位を呈する場合，足底接地時の床反力の作用線は第1中足骨頭から即座に第5中足骨頭に移動する。その際，距骨下関節の回外運動を伴っている。

（文献7より一部改変引用）

Clinical point of view

第1趾列のロッキングメカニズム（図46）

　歩行の立脚期の足底接地時に長腓骨筋が伸張性収縮し，第1趾列（第1中足骨底）には外がえし（外反）の負荷が加わり，足部縦アーチが短縮し，安定化する。これを第1趾列のロッキングメカニズムとよぶ。長腓骨筋の機能が低下すると足底アーチの下降（偏平足）が生じ，足底腱膜炎などの症状を引き起こすこともある。

Clinical point of view

ランニングによる代表的な足部障害

　ランニングによる代表的な足部障害として，第2中足骨の疲労骨折がある。足根中足関節の5つの趾列のうち，第2趾列は可動性が乏しい。そのため，長距離ランナーでは第2中足骨が大きな負荷にさらされ，第2中足骨底の疲労骨折が好発する[146]。

　足底腱膜炎もランニング障害の一つである。足底腱膜には，虫様筋や骨間筋などの内在筋の収縮が加わって，足部の剛性を増し安定化する機能がある。また，長母趾屈筋や長趾屈筋などの外在筋の収縮が加わって足趾離地時のウィンドラス機能を発揮させ，推進力を生み出す機能がある。しかし，ランニングのように反復して足底部に負荷がかかると，足底腱膜に炎症が起きる。また，内在筋や外在筋の筋力低下や筋疲労があると足底腱膜が過負荷にさらされ炎症が起きる。

歩行やランニング時に足部にかかる負荷

Supplement

　歩行やランニングにおいて問題となるのは，踵接地から足趾離地までの立脚期である。歩行時の踵接地では，垂直方向に体重の2倍から3倍，前方へは体重の50％，内方へは体重の10％程度の負荷がかかっている[147]。ジョギングでは，最初に足部が接地した瞬間に体重の250％の負荷が体にかかり，ランニングでは，体重の10倍以上の負荷がかかる[148-150]。

　ジョギングの踵接地時には，内側楔状骨と第1中足骨底に最も大きな負荷がかかり，距骨下関節には内がえし（内反）力がかかる[151]。足趾離地では外がえし（外反）の負荷がかかる。このように，足部は，歩行，ジョギング，ランニングによって大きな負荷を受けるのでランニング障害を発症しやすい部位である。

8章

足関節と足部の運動学

◎文献

1) Anderson MK et al：Sports Injury Management. p217-221, Williams & Wilkins, Media, PA, 1995.

2) Aht T et al：Mobility of the ankle mortise. A roentgen stereophotogrammetric analysis. Acta Orthop Scand, 58(4)：401-402, 1987.

3) McCarthy DJ：The surgical anatomy of the first ray：part Ⅱ：the proximal segment. J Am Podiatr Assoc, 73：1244-1255, 1983.

4) D'Amico JC et al：Motion of the first ray：clarification through investigation. J Am Podiatr Assoc, 69：17-23, 1979.

5) Hicks JH：The mechanics of the foot. Part Ⅰ：The joints. J Anat, 87(4)：345-357, 1953.

6) Root ML et al：Motion of the joints of the foot：the first ray. In Clinical Biomechanics. Volume Ⅱ：Normal and Abnormal Function of the Foot, edited by Root SA, p46-51, 350-354, Clinical Biomechanics, Los Angeles, 1977.

7) Michaud TC：臨床足装具学 生体工学的アプローチ（加倉井周一訳），p12, 医歯薬出版，2005.

8) Brosky T et al：The ankle ligaments：considerations of syndesmotic injury and implications for rehabilitation. J Orthop Sports Phys Ther, 21：197-205, 1995.

9) Jend HH et al：Movements of the fibula. Unfallchirurg, 90：144-147, 1987.

10) Peter RE et al：Biomechanical effects of internal fixation of the distal tibiofibular syndesmotic joint：comparison of two fixation techniques. J Orthop Trauma, 8：215-219, 1994.

11) Bragonzoni L et al：The distal tibiofibular syndesmosis during passive foot flexion. RSA-based study on intact, ligament injured and screw fixed cadaver specimens. Arch Orthop Trauma Surg, 126(5)：304-308, 2006.

12) Cedell CA：Ankle lesions. Acta Orthop Stand, 46：425-445, 1975.

13) Ogilvie-Harris DJ et al：Disruption of the ankle syndesmosis：biomechanical study of the ligamentous restraints. Arthroscopy, 10(5)：558-560, 1994.

14) Scranton PE Jr et al：Dynamic fibular function：a new concept. Clin Orthop Relat Res, 118：76-81, 1976.

15) Henkemeyer H et al：Experimental studies on the biomechanics of syndesmosis. Langenbecks Arch Chir Suppl, 369-371, 1975.

16) Reimann R et al：Compensatory movements of the fibula necessitated by the wedge shape of the trochlea tali. Acta Anat (Basel), 108：60-67, 1980.

17) Svensson OK et al：In vivo fibular motions during various movements of the ankle. Clin Biomech, 4：155-160, 1989.

18) Ashhurst APC, Bromer RS：Classification and mechanism of fractures of the leg bones involving the ankle. Arch Surg, 4：51-129, 1922.

19) Cailliet R：Foot and ankle pain. F. Davies Company, Philadelphia, 1974.

20) Parr WCH et al：Calculating the axes of rotation for the subtalar and talocrural joints using 3D bone reconstructions. J Biomech, 45(6)：1103-1107, 2012.

21) Segal D et al：The role of the lateral malleolus as a stabilizing factor of the ankle joint：preliminary report. Foot Ankle, 2(1)：25-29, 1981.

22) Sanner WH et al：A study of ankle joint height changes with subtalar joint motion. J Am Podiatry Assoc, 71：158-161, 1981.

23) Cornwall MW et al：Footwear and foot orthotics effectiveness research：a new approach. J Orthop Sports Phys Ther, 21(6)：337-344, 1995.

24) Klingman RE et al：The effect of subtalar joint posting on patellar glide position in subjects with excessive rearfoot pronation.

J Orthop Sports Phys Ther, 25(3)：185-191, 1997.

25) Stergiou N et al：The relationship between subtalar and knee joint function as a possible mechanism for running injuries. Gait Posture, 6：177-185, 1997.

26) Neumann DA：筋骨格系のキネシオロジー, 原著第2版（嶋田智明 ほか監訳）, p629-687, 医歯薬出版, 2012.

27) Manter JT：Movement of the subtalar and transverse tarsal joints. Anat Rec, 80：397-409, 1941.

28) Grimston SK et al：Differences in ankle joint complex range of motion as a function of age. Foot Ankle, 14(4)：215-222, 1993.

29) Lundberg A et al：Kinematics of the ankle/foot complex-Part 2：Pronation and supination. Foot Ankle, 9(5)：248-253, 1989.

30) Bojsen-Møller F：Calcaneocuboid joint and stability of the longitudinal arch of the foot at high and low gear push off. J Anat, 129(Pt 1)：165-176, 1979.

31) Greiner TM et al：The calcaneocuboid joint moves with three degrees of freedom. J Foot Ankle Res, 1(suppl 1)：O39, 2008.

32) Root ML et al：Biomechanical Examination of the Foot, vol 1, edited by SA Root, p80-87, Clinical Biomechanics, Los Angeles, 1971.

33) Ebisui JM：The first ray axis and the first metatarsophalangeal joint：an anatomical and pathomechanical study. J Amer Podiatr Assoc, 58：160-168, 1968.

34) Grode SE, McCarthy DJ：The anatomical implications of hallux abducto valgus：a cryomicrotomy study. J Am Podiatr Assoc, 70：539-551, 1980.

35) Kelso SF et al：Direction and range of motion of the first ray. J Amer Podiatr Assoc, 72：600-605, 1982.

36) Lundberg A et al：Kinematics of the ankle/foot complex：plantarflexion and dorsiflexion. Foot Ankle, 9(4)：194-200, 1989.

37) Lundberg A et al：Kinematics of the ankle/foot complex-part 3：influence of leg rotation. Foot Ankle, 9(6)：304-309, 1989.

38) Oldenbrook LL, Smith CE.：Metatarsal head motion secondary to rearfoot pronation and supination：an anatomical investigation. J Am Podiatry Assoc, 69：24-28, 1979.

39) Huang CK et al：Biomechanical evaluation of longitudinal arch stability. Foot Ankle, 14(3)：353-357, 1993.

40) Johnson CH et al：Biomechanics of the first ray. Part I：the effects of peroneus longus function：a three-dimensional kinematic study on a cadaver model. J Foot Ankle Surg, 38(5)：313-321, 1999.

41) Kim W et al：Role of the plantar fascia in the load bearing capacity of the human foot. J Biomech, 28(9)：1025-1033, 1995.

42) Thordarson DB et al：Dynamic support of the human longitudinal arch. A biomechanical evaluation. Clin Orthop Relat Res, (316)：165-172, 1995.

43) Manter JT：Distribution of compression forces in the joints of the human foot. Anat Rec, 96：313-321, 1946.

44) Morton DJ：Structural factors in static disorders of the foot. Am J Surg, 9(2)：315-328, 1930.

45) Saltzman CL, Nawoczenski DA：Complexities of foot architecture as a base of support. J Orthop Sports Phys Ther, 21(6)：354-360, 1995.

46) Birke JA et al：First ray joint limitation, pressure, and ulceration of the first metatarsal head in diabetes mellitus. Foot Ankle Int, 16(5)：277-284, 1995.

47) Dananberg HJ：Interpreting computerized gait analysis of foot functions, II. Curr Podiatr Med. May：28-30, 1990.

48) Dananberg HJ：Gait style as an etiology to chronic postural pain, part I：Functional hallux limitus. J Am Podiatr Med Assoc, 83：433-441, 1993.

49) Sarrafian SK：Anatomy of the Foot and Ankle. p208-213, J.B. Lippincott Co., Philadelphia, 1983.

50) Redmond AC：The foot posture index. Easy quantification of standing foot posture. Six item version FPI-6. User guide and manual. University of Leeds, 2005. Available from：http://www.leeds.ac.uk/medicine/FASTER/z/pdf/FPI-manual-formatted-August-2005v2.pdf

51) Carbone V et al：TLEM 2.0-A comprehensive musculoskeletal geometry dataset for subject-specific modeling of lower extremity. J Biomech, 48(5), 734-741, 2015.

52) Klein Horsman MD et al：Morphological muscle and joint parameters for musculoskeletal modelling of the lower extremity. Clin Biomech, 22(2)：239-247, 2007.

53) Klein P et al：Moment arm length variations of selected muscles acting on talocrural and subtalar joints during movement：an in vitro study. J Biomech, 29(1)：21-30, 1996.

54) Wanivenhaus A et al：First tarsometatarsal joint：anatomical biomechanical study. Foot Ankle, 9：153-157, 1989.

55) Sutherland DH：The evolution of clinical gait analysis part I：kinesiological EMG. Gait Posture, 14(1)：61-70, 2001.

56) Gray EG, Basmajian JV：Electromyography and cinematography of leg and foot ("normal" and flat) during walking. Anat Rec, 161(1)：1-15, 1968.

57) Hammond G：Elevation of the first metatarsal bone with hallux equinus. Surgery, 13：240-256, 1943.

58) Langenskiöld A et al：Supination deformity of the forefoot. Acta Orthop Scand, 48(3)：325-333, 1977.

59) Lapidus PW："Dorsal bunion"：Its mechanics and operative correction. J Bone Joint Surg, 22：627-637, 1940.

60) Meyer JM et al：Metatarsalgia due to insufficient support by the first ray. Int Orthop, 5(3)：193-201, 1981.

61) Paulos L et al：Pes cavovarus. J Bone Joint Surg, 62A：942-953, 1979.

62) Bohne WHO et al：Action of the peroneus longus tendon on the first metatarsal against metatarsus primus varus force. Foot Ankle Int, 18(8)：510-512, 1997.

63) Kokubo T et al：Effect of the Posterior Tibial and Peroneal Longus on the Mechanical Properties of the Foot Arch Foot Ankle Int, 33(4)：320-325, 2012.

64) Perry J ほか：ペリー 歩行分析 原著第2版 正常歩行と異常歩行（武田　功・弓岡光徳 ほか 監訳）, p32-56, 医歯薬出版, 2012.

65) Cornwall NW et al：Three-dimensional movement of the foot during the stance phase of walking. J Am Podiatr Med Assoc, 89：56-66, 1999.

66) Blakeslee TJ et al：Cuboid syndrome and the significance of midtarsal joint stability. J Am Podiatr Med Assoc, 77(12)：638-642, 1987.

67) Jonsson B et al：The peroneus longus and brevis muscles. A roentgenologic and electromyographic study. Electromyography. 11(1)：93-103, 1971.

68) Houtz SJ et al：Electromyographic analysis of the function of the muscles acting on the ankle during weightbearing with special reference to the triceps surae. J Bone Joint Surg Am, 41-A：1469-1481, 1959.

69) Berkowitz MJ et al：Fibular position in relation to lateral ankle instability. Foot Ankle Int, 25(5)：318-321, 2004.

70) Denegar CR et al：The effect of lateral ankle sprain on dorsiflexion range of motion, posterior talar glide, and joint laxity. J

Orthop Sports Phys Ther, 32（4）：166-173, 2002.
71) Eren OT et al：The role of a posteriorly positioned fibula in ankle sprain. Am J Sports Med, 31：995-998, 2003.
72) Hubbard TJ et al：Fibular position in individuals with self-reported chronic ankle instability. J Orthop Sports Phys Ther, 36（1）：3-9, 2006.
73) Scranton PE Jr et al：The relationship between chronic ankle instability and variations in mortise anatomy and impingement spurs. Foot Ankle Int, 21（8）：657-664, 2000.
74) Hertel J：Functional Anatomy, Pathomechanics, and Pathophysiology of Lateral Ankle Instability. J Athl Train, 37（4）：364-375, 2002.
75) Lentell G et al：The contributions of proprioceptive deficits, muscle function, and anatomic laxity to functional instability of the ankle. J Orthop Sports Phys Ther, 21（4）：206-215, 1995.
76) Tropp H et al：Stabilometry recordings in functional and mechanical instability of the ankle joint. Int J Sports Med, 6（3）：180-182, 1985.
77) Hertel J：Functional instability following lateral ankle sprain. Sports Med, 29（5）：361-371, 2000.
78) Karlsson J et al：Surgical treatment of chronic lateral instability of the ankle joint. A new procedure. Am J Sports Med, 17（2）：268-273, 1989.
79) Vaes PH et al：Static and dynamic roentgenographic analysis of ankle stability in braced and non-braced stable and functionally unstable ankles. Am J Sports Med, 26（5）：692-702, 1998.
80) Harper MC：Stress radiographs in the diagnosis of lateral instability of the ankle and hindfoot. Foot Ankle, 13：435-438, 1992.
81) Cox JS et al："Normal" talar tilt angle. Clin Orthop Relat Res, （140）：37-41, 1979.
82) Grace DL：Lateral ankle ligament injuries：Inversion and anterior stress radiography. Clin Orthop Relat Res,（183）：153-159, 1984.
83) Rubin G et al：The talar tilt angle and the fibular collateral ligaments：a method of determining talar tilt. J Bone and Joint Surg, 42-A, 311-325, 1960.
84) Sauser DD et al：Acute injuries of the lateral ligaments of the ankle：Comparison of stress radiography and arthrography. Radiology, 148（3）, 653-657, 1983.
85) Seligson D et al：Ankle instability：evaluation of the lateral ligaments. Am J Sports Med, 8（1）, 39-42, 1980.
86) 黒澤　尚 ほか 編：スポーツ外傷学 Ⅳ 下肢, p300-311, 医歯薬出版, 2001.
87) Hiller CE et al：The Cumberland Ankle Instability Tool：A Report of Validity and Reliability Testing. Arch Phys Med Rehabil, 87（9）：1235-1241, 2006.
88) Braun BL：Effects of ankle sprain in a general clinical population 6 to 18 months after medical evaluation. Arch Fam Med, 8（2）：143-148, 1999.
89) Gerber JP et al：Persistent disability associated with ankle sprains：a prospective examination of an athletic population. Foot Ankle Int, 19（10）：653-660, 1998.
90) Choisne J et al：Influence of kinematic analysis methods on detecting ankle and subtalar joint instability. J Biomech, 45（1）：46-52, 2012.
91) Watanabe K et al：Analysis of ankle – hindfoot stability in patients with ankle instability and normals. Int Orthop, 36（1）：89-94, 2012.
92) Freeman M：Instabilities of the foot after lateral ligament injuries of the ankle. J Bone Joint Surg, 47-B（4）：669-677, 1965.
93) Konradsen L et al：Ankle instability caused by prolonged peroneal reaction time. Acta Orthop Scand, 61（5）：388-390, 1990.
94) Isakov E et al：Response of the peroneal muscles to sudden inversion of the ankle during standing. Int J Sport Biomech, 2：100-109, 1986.
95) Glencross D et al：Position sense following joint injury. J Sports Med Phys Fitness, 21：23-27, 1981.
96) Konradsen L et al：Ankle inversion injuries：the role of the dynamic defense mechanism. Am J Sports Med, 25（1）：54-58, 1997.
97) 福林　徹 ほか監：足関節捻挫予防プログラムの科学的基礎, p82-88, ナップ, 2010.
98) Brunt D et al：Postural responses to lateral perturbation in healthy subjects and ankle sprain patients. Med Sci Sports Exerc, 24（2）：171-176, 1992.
99) Dietz V et al：Neuronal mechanisms of human locomotion. J Neurophysiol, 42（5）：1212-1222, 1979.
100) Berger W et al：Corrective reactions to stumbling in man：neuronal coordination of bilateral leg muscle activity during gait. J Physiol, 357：109-125, 1984.
101) Olmsted LC, Carcia CR, Hertel J, Shultz SJ：Efficacy of the Star Excursion Balance Tests in Detecting Reach Deficits in Subjects with Chronic Ankle Instability. J Athl Train, 37（4）：501-506, 2002.
102) Barrett J et al：The role of shoes in the prevention of ankle sprains. Sports Med, 20（4）：277-280, 1995.
103) Bullock-Saxton JE et al：The influence of ankle sprain injury on muscle activation during hip extension. Int J Sports Med, 15（6）：330-334, 1994.
104) Östenberg A et al：Injury risk factors in female European football. A prospective study of 123 players during one season. Scand J Med Sci Sport, 10（5）：279-285, 2000.
105) Yeung MS et al：An epidemiological survey on ankle sprain. Br J Sports Med, 28：112-116, 1994.
106) Lentell G et al：The relationship between muscle function and ankle stability. J Orthop Sports Phys Ther, 11（12）：605-611, 1990.
107) Baier M et al：Ankle orthoses effect on single-limb standing balance in athletes with functional ankle instability. Arch Phys Med Rehabil 79（8）：939-944, 1998.
108) Kinsella S et al：A study to examine the balance of subjects with recurrent ankle sprains. Physiotherapy Ireland, 19：9-13, 1998.
109) Grass R et al：Injuries of the inferior tibiofibular syndesmosis. Unfallchirurg, 103：520-532, 2000.
110) Inman VT：The joints of the ankle, Williams & Wilkins, Baltimore, 1976.
111) Beckett ME et al：Incidence of hyperpronation in the ACL injured knee：a clinical perspective. J Athl Train, 27（1）：58-62, 1992.
112) Delacerda FG：A study of anatomical factors involved in shinsplints. J Orthop Sports Phy Ther, 2（2）：55-59, 1980.
113) Delacerda FG：The relationship of foot pronation, foot position, and electromyography of the anterior tibialis muscle in three

subjects with different histories of shinsplints. J Orthop Sports Phy Ther, 2(2) : 60-64, 1980.

114) Giladi M et al : The low arch, a protective factor in stress fractures. Orthop Rev, 14 : 709-712, 1985.

115) Hintermann B et al : Pronation in runners : implications for injuries. Sports Med, 26(3) : 169-176, 1998.

116) James SL et al : Injuries to runners. Am J Sports Med, 6(2) : 40-50, 1978.

117) Kepple TM et al : A video-based technique for measuring ankle-subtalar motion during stance. J Biomed Eng, 12(4) : 273-280, 1990.

118) Mann RA : Biomechanical approach to the treatment of foot problems. Foot Ankle, 2(4) : 205-212, 1982.

119) Khamis S et al : Effect of feet hyperpronation on pelvic alignment in a standing position. Gait Posture, 25(1) : 127-134, 2007.

120) Smith J et al : Role of hyperpronation as a possible risk factor for anterior cruciate ligament injuries. J Athl Train, 32 : 25-28, 1997.

121) Tiberio D : The effect of excessive subtalar joint pronation on patellofemoral mechanics : a theoretical model. J Orthop Sports Phys Ther, 9(4) : 160-165, 1987.

122) Viitasalo JT et al : Some biomechanical aspects of the foot and ankle in athletes with and without shin splints. Am J Sports Med, 11 : 125-130, 1983.

123) Viladot A et al : The subtalar joint : embryology and morphology. Foot Ankle, 5(2) : 54-66, 1984.

124) Woodford-Rogers B et al : Risk factors for anterior cruciate ligament injury in high school and college athletes. J Athl Train, 29 (4) : 343-346, 1994.

125) Brantigan JW et al : Instability of the subtalar joint : diagnosis by stress tomography in three cases. J Bone Joint Surg Am, 59 : 321-324, 1977.

126) Blakeslee TJ, Morris JL.: Cuboid syndrome and the significance of midtarsal joint stability.. J Am Podiatr Med Assoc. 77 (12):638-642,1987

127) Jennings J et al : Treatment of cuboid syndrome secondary to lateral ankle sprains : a case series. J Orthop Sports Phys Ther, 35(7) : 409-415, 2005.

128) Khan K et al : Overuse injuries in classical ballet. Sports Med, 19(5) : 341-357, 1995.

129) Marshall P et al : Cuboid subluxation in ballet dancers. Am J Sports Med, 20(2) : 169-175, 1992.

130) Mooney M et al : Cuboid plantar and dorsal subluxations assessment and treatment. J Orthop Sports Phys Ther, 20(4) : 220-226, 1994.

131) Caselli MA et al : How to treat cuboid syndrome in the athlete. Podiatry Today, 17(10) : 76-80, 2004.

132) Kolker D et al : Pericuboid fracture-dislocation with cuboid subluxation. Foot Ankle Int, 23(2) : 163-167, 2002.

133) Omey ML et al : Foot and ankle problems in the young athlete. Med Sci Sports Exerc, 31(7) : S470-S486, 1999.

134) Macintyre J, Joy E. : The athletic woman foot and ankle injuries in dance. Clin Sports Med, 1(2) : 351-368, 2000.

135) Michaud TC : Foot Orthoses and Other Forms of Conservative Foot Care, p69-100, Williams & Wilkins, Baltimore, 1993.

136) Hamill J et al : Relationship between selected static and dynamic lower extremity measures. Clin Biomech, 4(14) : 217-225, 1989.

137) Carl A et al : Hypermobility in hallux valgus. Foot Ankle, 8(5) : 264-270, 1988.

138) Ito H et al : Clinical significance of increased mobility in the sagittal plane in patients with hallux valgus. Foot Ankle Int, 20 : 29-32, 1999.

139) Johnson KA et al : Hallux valgus due to cuneiform-metatarsal instability. South Orthop Assoc, 3(4) : 273-282, 1994.

140) Klaue K et al : Clinical, quantitative assessment of first tarsometatarsal mobility in the sagittal plane and its relation to hallux valgus deformity. Foot Ankle Int, 15(1) : 9-13, 1994.

141) Morton DJ : Hypermobility of the first metatarsal bone. J Bone Joint Surg, 10 : 187-196, 1928.

142) Morton DJ : Evolution of the longitudinal arch of the human foot. J Bone Joint Surg, 6 : 56-90, 1924.

143) Morton DJ : Metatarsus at avicus : the identification of a distinctive type of foot disorder. J Bone Joint Surg, 9 : 531-544, 1927.

144) Morton DJ : Structural factors in static disorders of the foot. Am J Surg, 9 : 315-328, 1930.

145) Morton DJ : The Human Foot : Its Evolution, Physiology and Functional Disorders. Columbia University Press, Morning side Heights, New York, 1935.

146) Chan CW et al : Foot biomechanics during walking and running. Mayo Clin Proc, 69(5) : 448-461, 1994.

147) Mann RA et al : Biomechanics of walking, running, and sprinting. Am J Sports Med, 8(5) : 345-350, 1980.

148) Bateman JE et al : The foot and Ankle. Thieme-Stratton, New York, 1980.

149) Mann RA : Biomechanics of running. In AAOS Symposium on the Foot and Leg in Running Sports, Mosby, St Louis, 1982.

150) Nigg BM : Biomechanics, load analysis and sports injuries in the lower extremities. Sports Med, 2(5) : 367-379, 1985.

151) Subotnich SI : The biomechanics of running : implications for the prevention of foot injuries. Sports Med, 2(2) : 144-153, 1985.

第 9 章
脊柱の運動学

1 脊柱・胸郭の骨構造

1 脊柱

　脊柱[1]は32〜34個の椎骨が上下に連結し，7個の頸椎，12個の胸椎，5個の腰椎，5個の仙椎（1個の仙骨），3〜5個の尾椎（1個の尾骨）で構成される。脊柱は体重を支え，脊髄を包み込んで保護する。また，多くの頸部筋，体幹筋が脊柱に付着して運動を生じさせる。第1頸椎，仙椎，尾椎を除いた基本的な椎骨の形態は，椎体，また椎体から出る椎弓（前部は椎弓根，後部は椎弓板），椎弓の後方から出る棘突起，椎弓の側方から出る横突起，椎弓の上後方から出る上関節突起（上関節面），椎弓の下後方から出る下関節突起（下関節面）から成る。椎弓は円状となり椎孔となる。上下の椎孔は連なって脊柱管を形成し，その中に脊髄，馬尾神経が通過する（**図1**）。

◆頸椎

　頸椎は全体として前弯している。頸椎の特徴として，環状である第1頸椎（環椎）（**図2**），上方に突出する歯突起が二分性の棘突起を有する第2頸椎（軸椎）（**図3**），長い棘突起，大きな横突起を有する第7頸椎（隆椎）は形態が他の頸椎と異なる。

　環椎には椎体，椎弓，棘突起，上関節突起，下関節突起はなく，前弓，後弓，凹面となっている上関節窩（上関節面），凹面となっている下関節窩（下関節面）がある。

　軸椎は大きく上方に突き出す歯突起を有し，凸

図1 椎骨（第4腰椎）

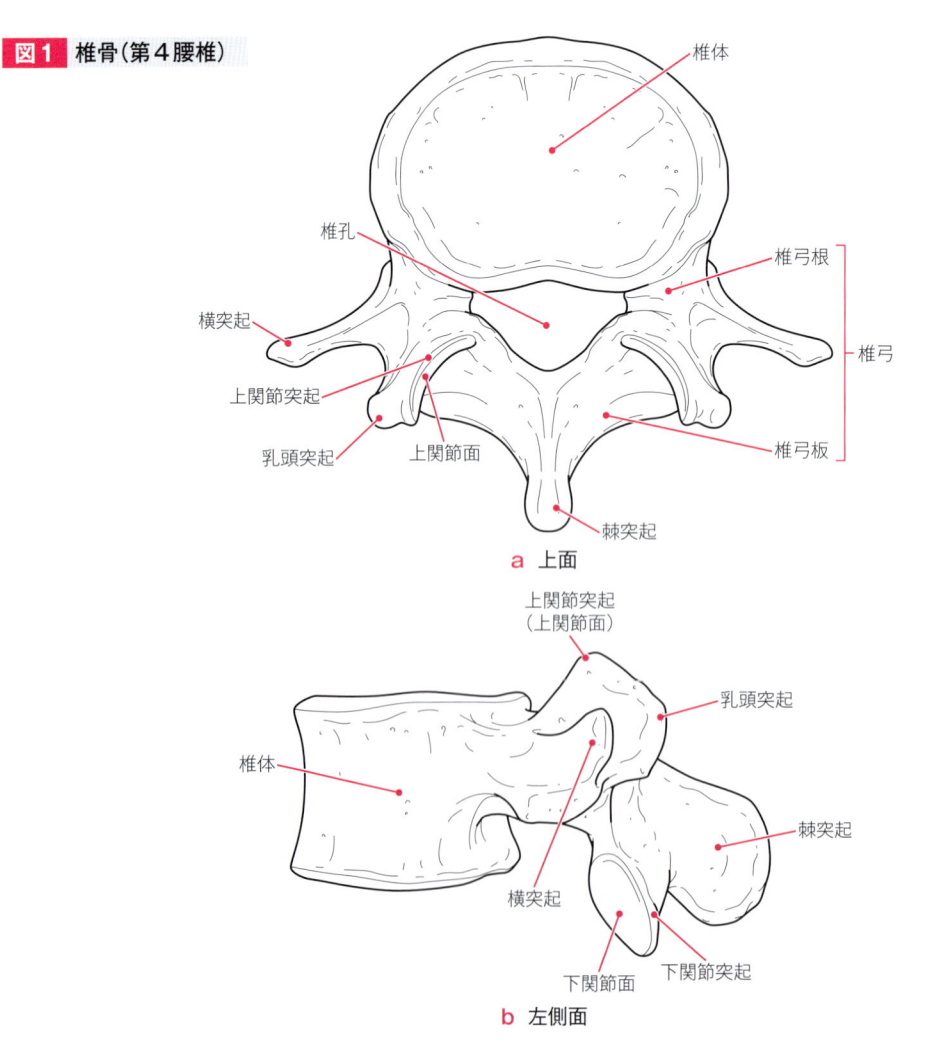

a 上面

b 左側面

面となっている上関節突起（上関節面）は環椎の下関節窩（下関節面）と関節をつくる。

胸椎

胸椎は全体として後弯している。胸椎の特徴として，上関節突起（上関節面）は後方，下関節突起（下関節面）は前方を向き，隣り合う上下の椎骨と関節をつくる。また，第1胸椎の椎体側面には1個の肋骨頭と関節をつくる円形の上肋骨窩と半円形の下肋骨窩がある。第2〜9胸椎の椎体側面には上下に半円形の上肋骨窩，下肋骨窩があり，上下の椎骨の上肋骨窩と下肋骨窩が合わさって1個の肋骨頭と関節をつくる（図4）。第10胸椎は半円形の上肋骨窩のみがある。第11，12胸椎は椎体側面の中央に円形の肋骨窩があり，1個の肋骨頭と合わさる。第1〜10胸椎の横突起には横突肋骨窩があり，1個の肋骨結節と関節をつくる。

腰椎

腰椎は全体として前弯している。腰椎（図1）の特徴として，上関節突起（上関節面）は内方，下関節突起（下関節面）は外方を向き，隣り合う上下の

図2 環椎（第1頸椎）

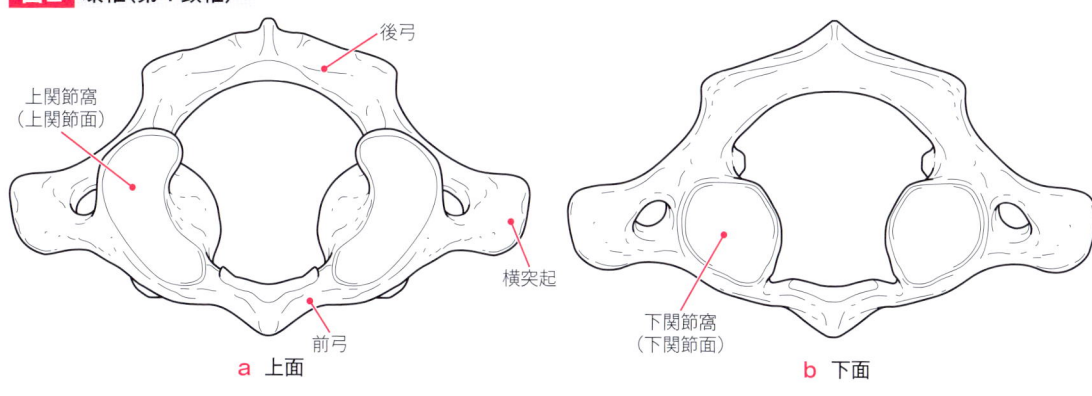

a 上面　　　　　　　　　　　b 下面

図3 軸椎（第2頸椎，左側面）

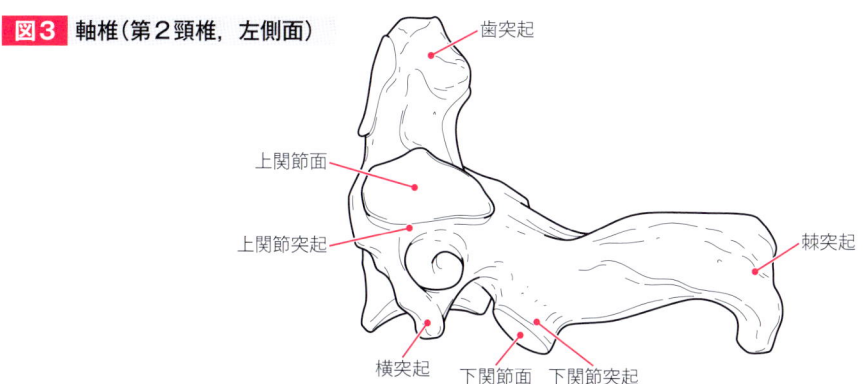

図4 胸椎（第6胸椎，左側面）

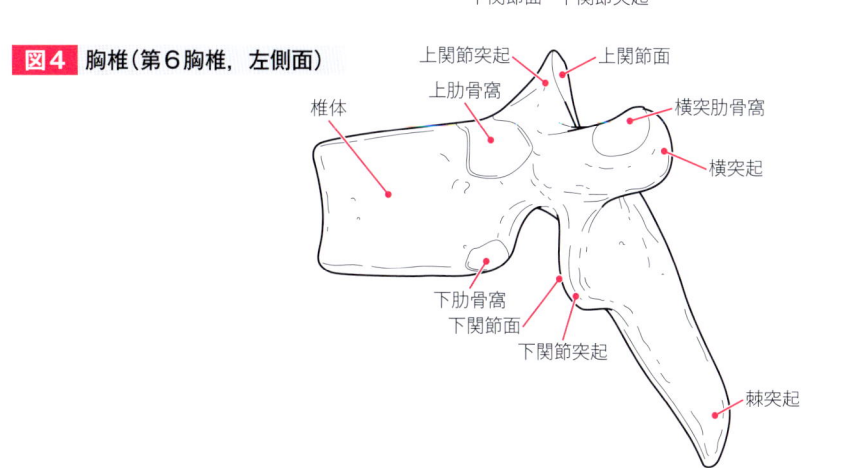

9章　脊柱の運動学

椎骨と関節をつくる。また，上関節突起から後方に向かって突出する乳頭突起があり，腰部の多裂筋が付着する。

◇ 仙椎

5個の仙椎が癒合して1個の仙骨を形成する。仙骨の特徴として，下関節突起(下関節面)は有さず上関節突起(上関節面)のみを有し，第5腰椎の下関節突起(下関節面)と関節をつくる。仙骨下端の仙骨尖は第1尾椎と軟骨，靱帯によって結合す

る。仙骨側面にある耳状面は腸骨の耳状面と関節をつくる。仙骨後面の正中線上には凹凸の隆起である正中仙骨稜が存在する。また，仙骨には前仙骨孔と後仙骨孔があり，馬尾神経が通過する(図5)。

◇ 尾椎

3〜5個の尾椎が癒合して1個の尾骨を形成する。尾骨の特徴として，第1尾椎は上面で仙骨尖と軟骨で合わさる(図5)。

図5 仙椎，尾椎

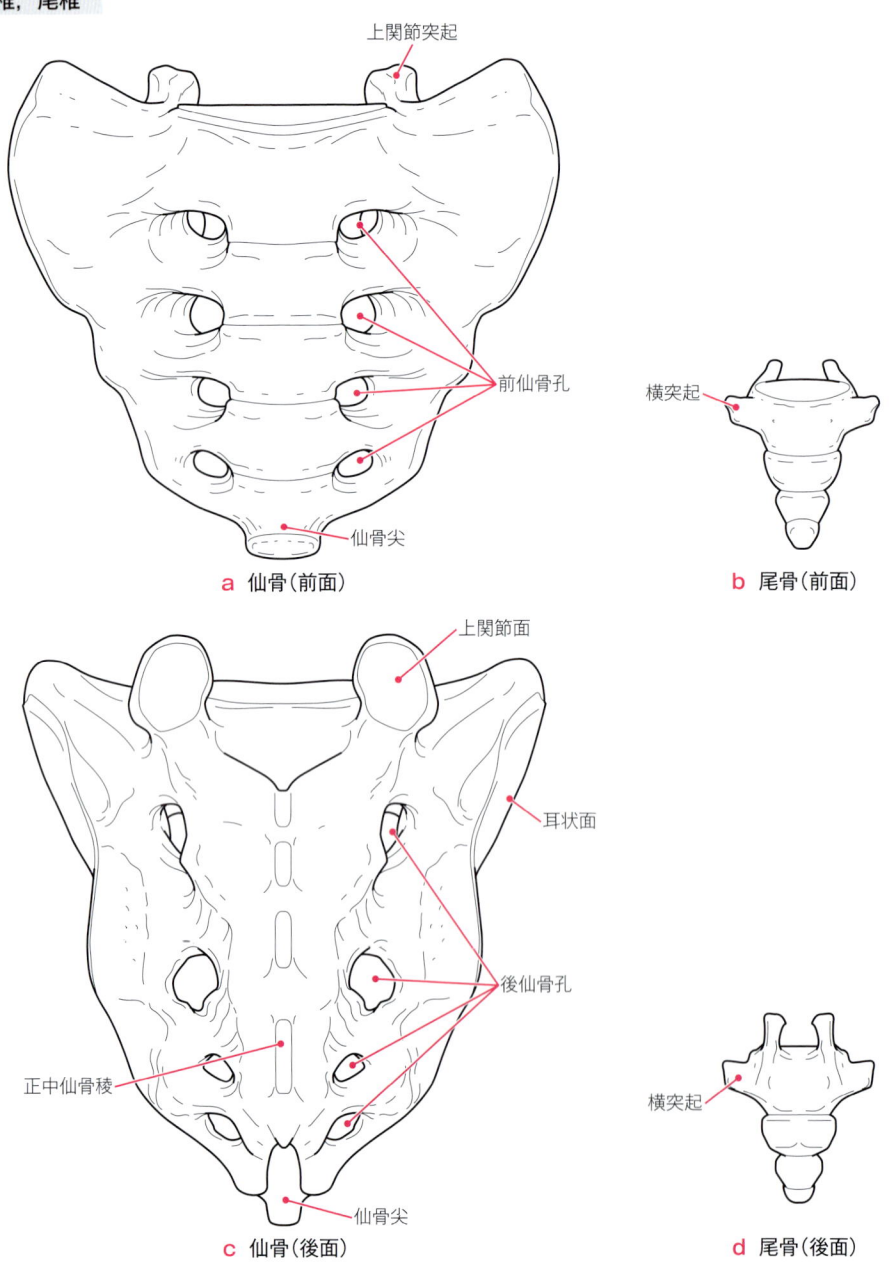

a 仙骨(前面)

b 尾骨(前面)

c 仙骨(後面)

d 尾骨(後面)

342

Clinical point of view

頸椎，胸椎，腰椎，仙椎の触診

第7頸椎（隆椎）は頸部を屈曲することによって，頸部後面にて棘突起を触診することが可能である。頸部を屈曲した際，頸部の下位で第7頸椎と第1胸椎が2つ続いて体表に隆起し，上方にある棘突起が第7頸椎，下方にある棘突起が第1胸椎である。第2胸椎は肩甲骨の上角，第7胸椎は肩甲骨の下角の高さに位置するため，胸椎の触診の際に参考となる。第4腰椎は左右の腸骨稜の頂点を結んだ線の高さ（ヤコビー線）に位置する。仙椎は体表面にて明確に触診することは難しいが，第2仙椎は左右の上後腸骨棘を結んだ線の高さに位置する。

2 胸郭

胸郭[1]は胸骨，12対の肋骨，12個の胸椎で構成される。

◆胸骨

胸骨柄，胸骨体，剣状突起からなる。胸骨柄の側面には第1肋軟骨と関節をつくる第1肋骨切痕がある。胸骨体は上面で胸骨柄と軟骨によって結合し，側面には第2～7肋軟骨と関節をつくる第2

～7肋骨切痕がある。剣状突起は上面で胸骨体と軟骨によって結合する（図6）。

◆肋骨

肋骨は肋骨頭，肋骨頸，肋骨体からなり左右12対ある（図7）。第1～7肋骨は第1～7肋軟骨が胸骨と関節面をつくるため，真肋とよばれる。第8～12肋骨は肋軟骨が直接胸骨に付かず，仮肋と

図6 胸骨（前面）

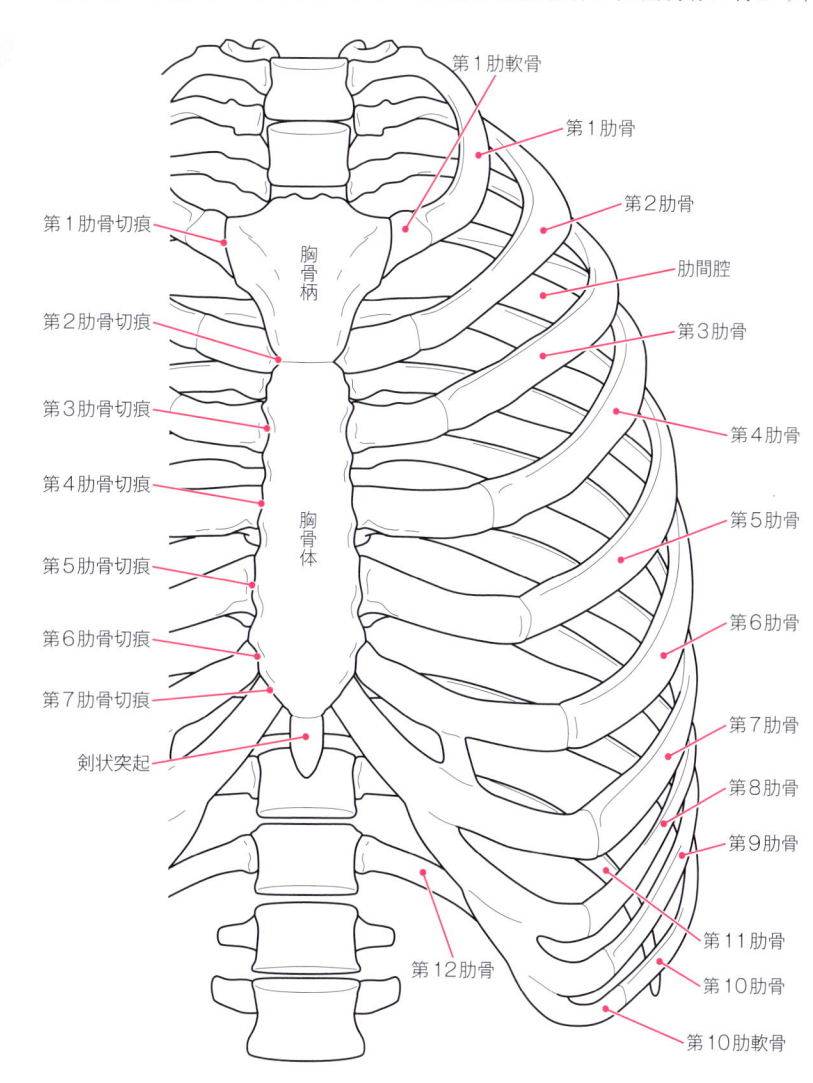

第1肋軟骨
第1肋骨
第2肋骨
肋間腔
第3肋骨
第4肋骨
第5肋骨
第6肋骨
第7肋骨
第8肋骨
第9肋骨
第11肋骨
第10肋骨
第10肋軟骨

第1肋骨切痕
第2肋骨切痕
第3肋骨切痕
第4肋骨切痕
第5肋骨切痕
第6肋骨切痕
第7肋骨切痕
剣状突起

胸骨柄
胸骨体

第12肋骨

9章 脊柱の運動学

よばれる。第8～10肋骨において，肋軟骨は1つ上位の肋軟骨と結合する。第11，12肋骨は胸骨につかず，遊離しているので浮肋とよばれる。また，第1～10肋骨にある肋骨結節は胸椎の横突起と関節をつくる。肋骨は1つ下位の肋骨と肋間腔を形成する。

図7 肋骨（上面）

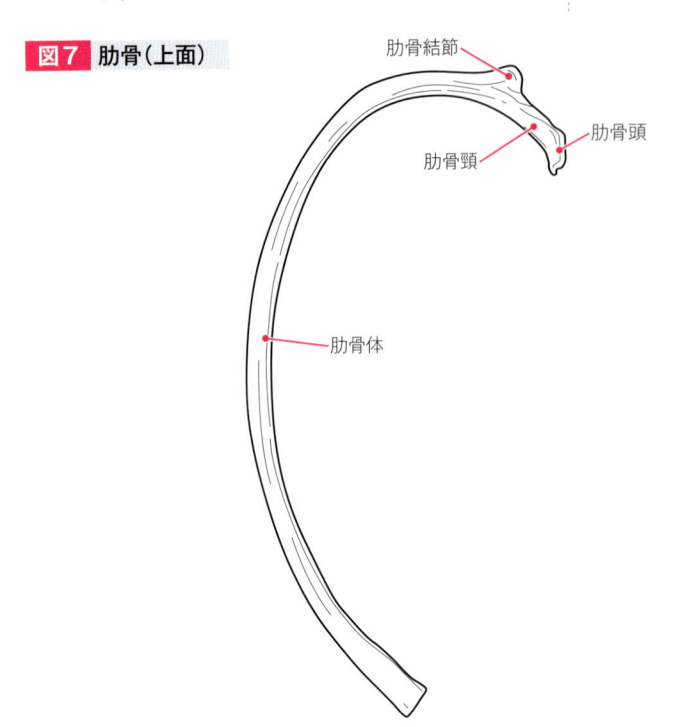

肋骨結節

肋骨頭

肋骨頸

肋骨体

2 脊柱の関節構造

1 頸椎・胸椎・腰椎

脊柱の関節構造[2]として，頸椎における環椎と軸椎の間の正中環軸関節（図8），外側環軸関節（図9），そして上下の椎骨を連結する椎間板と椎間関節（図10）がある。正中環軸関節は環椎の歯突起窩と軸椎の歯突起前面の間，環椎横靱帯と軸椎の歯突起後面の間の関節である。外側環軸関節は環椎の下関節窩（下関節面）と軸椎の上関節突起（上関節面）の間の関節である。椎間板は中央の髄核，髄核の周囲を取り巻く線維輪で構成される。椎間板は脊柱を安定させ，脊柱に加わる衝撃に対してクッションのような役割を有する。椎間関節は関節包で覆われ，上下の椎弓の上関節突起と下関節突起の間の関節である。このような関節構造によって脊柱は屈曲／伸展，側屈，回旋運動を行う。また，上下の椎体は脊髄神経が通過する椎間孔（図10）を形成する。

関節可動域[3]として，頸椎の屈曲角度は環軸関節が5°，第2～7頸椎が35～40°で計40～45°，伸展角度は環軸関節が10°，第2～7頸椎が55～60°で計65～70°，側屈角度は環軸関節がごく小範囲の可動域，第2～7頸椎が30～35°で計30～35°，回旋角度は環軸関節が35～40°，第2～7頸椎が30

図8 正中環軸関節（上面）

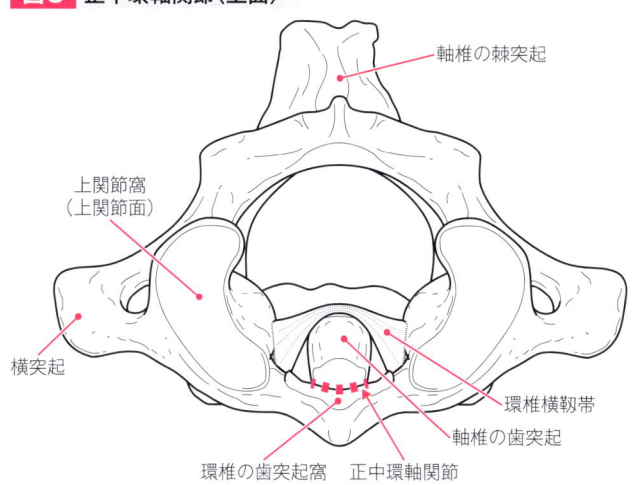

- 軸椎の棘突起
- 上関節窩（上関節面）
- 横突起
- 環椎横靱帯
- 軸椎の歯突起
- 環椎の歯突起窩
- 正中環軸関節

図9 外側環軸関節（後面）

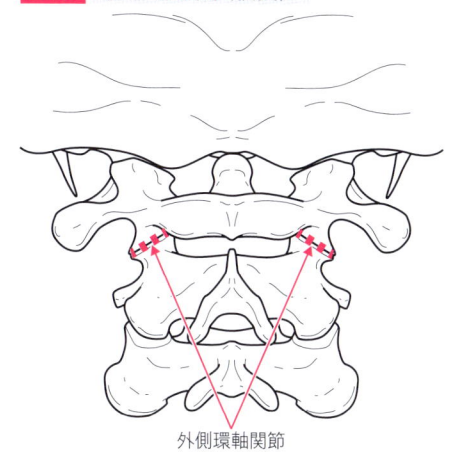

- 外側環軸関節

図10 椎間板，椎間関節（左側面）

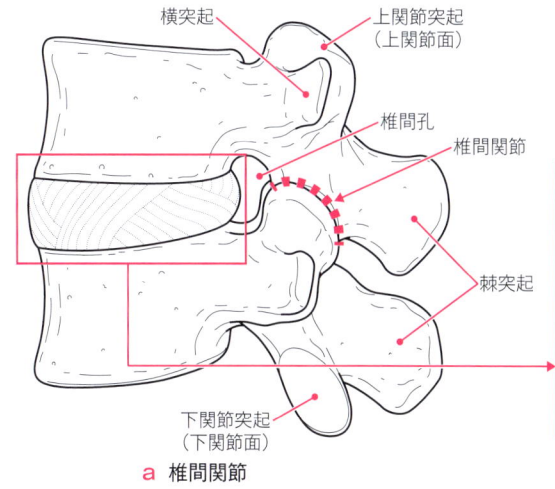

- 横突起
- 上関節突起（上関節面）
- 椎間孔
- 椎間関節
- 棘突起
- 下関節突起（下関節面）

a 椎間関節

- 髄核
- 線維輪
- 椎間板

b 椎間板の断面図

〜35°で計65〜75°である。

胸椎（第1〜12胸椎）の屈曲角度は30〜40°，伸展角度は20〜25°，側屈角度は25〜30°，回旋角度は30〜35°である。

腰椎（第1〜5腰椎）の屈曲角度は40〜50°，伸展角度は15〜20°，側屈角度は20°，回旋角度は5〜7°である。

2 仙腸関節

仙腸関節[2]は腸骨の耳状面と仙骨の耳状面の間の関節である（**図11**）。多くの靱帯が存在するために関節の運動は制限されており，仙腸関節のみを単独で動かすことは難しい。そのため脊柱や下肢といった他の身体部位の運動によって，仙腸関節には腸骨に対する仙骨の前傾，後傾，並進運動がわずかに生じる。このように仙腸関節の運動量は小さいが，身体に加わる荷重力を軽減する役割を有する[3]。

仙腸関節の関節可動域[3]として，矢状面で前・後傾が1〜4°，並進が1〜2mmである。

3 肋椎関節

肋椎関節[2]は肋骨と胸椎の間の関節であり，肋骨頭関節，肋横突関節がある（**図12**）。第2〜10肋骨の肋骨頭には上肋骨頭関節面，下肋骨頭関節面といった2つの関節面がある。肋骨頭関節は，肋骨の上肋骨頭関節面と1つ上位の胸椎における下肋骨窩の間，下肋骨頭関節面と対応する胸椎の上肋骨窩の間の関節である。第1，11，12肋骨の肋骨頭には，1つの肋骨頭関節面があり，対応する胸椎の中央にある肋骨窩との間に肋骨頭関節を

つくる。肋横突関節は肋骨の肋骨結節と対応する胸椎の横突肋骨窩との間の関節である。第1〜10番目の肋横突関節は関節を成しているが，第11，12番目は靱帯で結合されているため肋横突関節を欠いている。

肋椎関節の可動性と肋軟骨の弾性によって，肋骨は挙上，下制運動を行い，胸郭の前後径や横径が変化して呼吸に関与する[2]。肋骨の運動は肋骨頭関節と肋横突関節を結んだ直線を回転軸とした

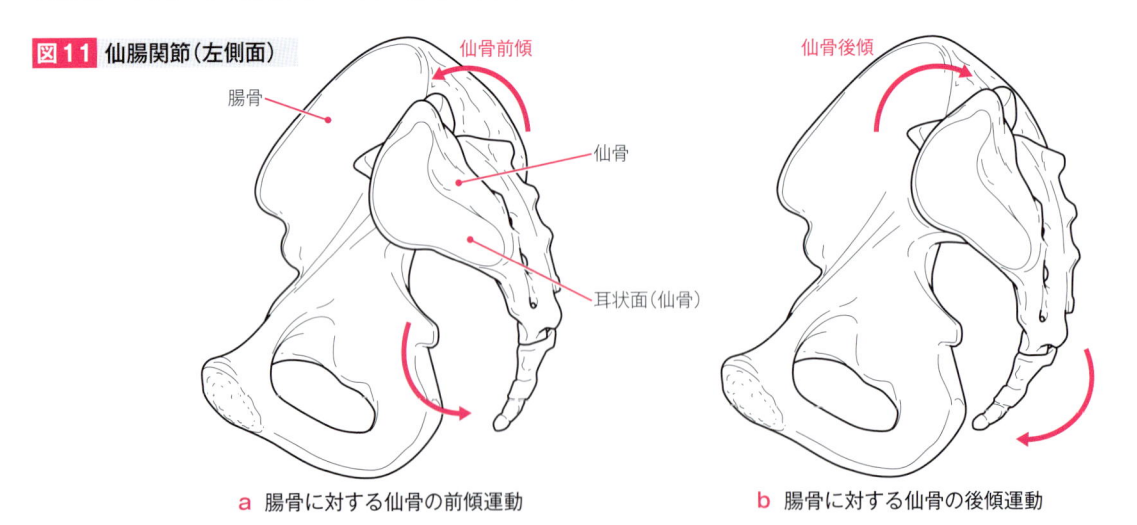

図11 仙腸関節（左側面）

腸骨　仙骨前傾　仙骨後傾　仙骨　耳状面（仙骨）

a 腸骨に対する仙骨の前傾運動　　　b 腸骨に対する仙骨の後傾運動

Clinical point of view

仙腸関節の触診
仙腸関節は体表面にて明確に触診することが難しい。しかし，仙腸関節痛を評価する際には，殿部の仙腸関節に痛みが生じているのか，殿部の大殿筋もしくは腰部の椎間板や椎間関節，靱帯，神経，腰背部筋に痛みが生じているのか，痛みが生じている部位の確認や圧痛によって判断していく必要がある。

肋骨頸の回転によって生じる。第1～6肋骨においてはこの回転軸が水平面上で前額面から25～35°，第7～12肋骨においては回転軸が水平面上で前額面から35～45°の角度を成している[3]。このような回転軸の角度の違いにより，前額面から

の角度が小さい上位の肋骨は挙上によって胸郭の前後径が増加し，ポンプの柄運動とよばれる。一方，前額面からの角度が大きい下位の肋骨は挙上によって胸郭の横径が増加し，バケツの柄運動とよばれる（図13，14）。

図12 肋椎関節（肋骨頭関節，肋横突関節，上面）

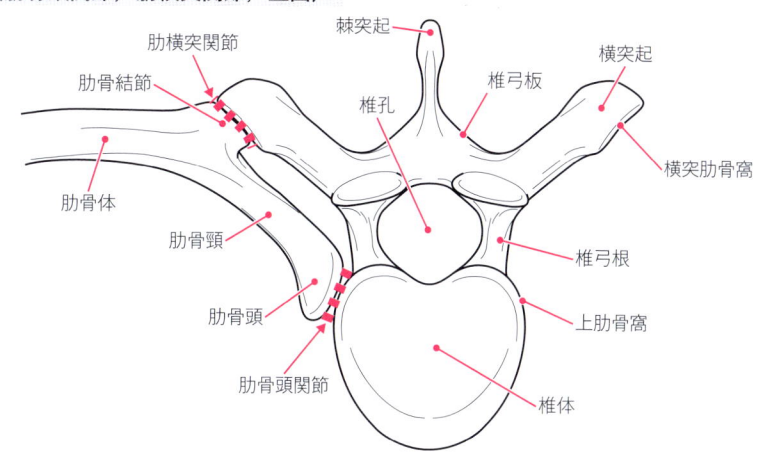

図13 上・下位の肋骨運動（上位：第1～6肋骨，下位：第7～12肋骨）

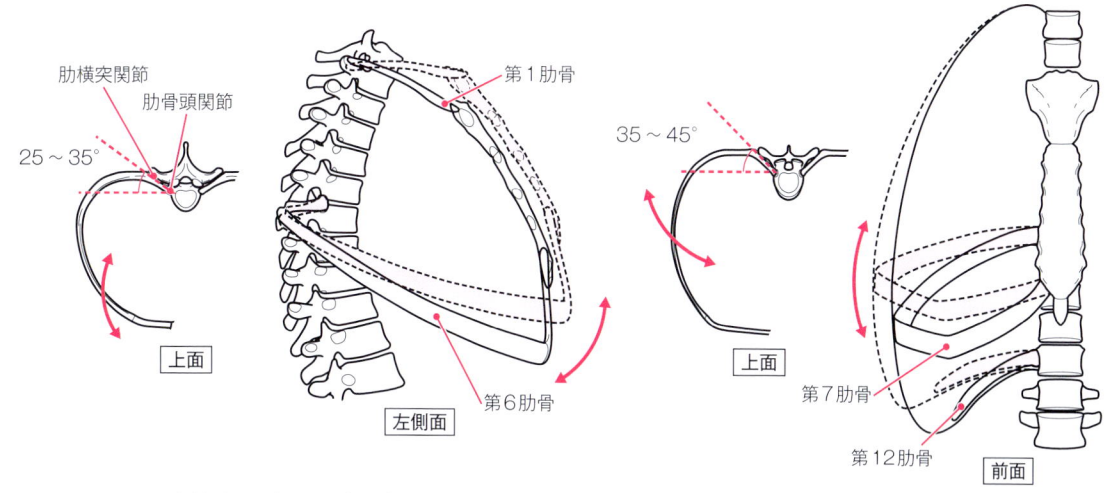

a 上位肋骨におけるポンプの柄運動　　　　　b 下位肋骨におけるバケツの柄運動

図14 肋骨頸の回転軸方向と胸郭の径の変化方向

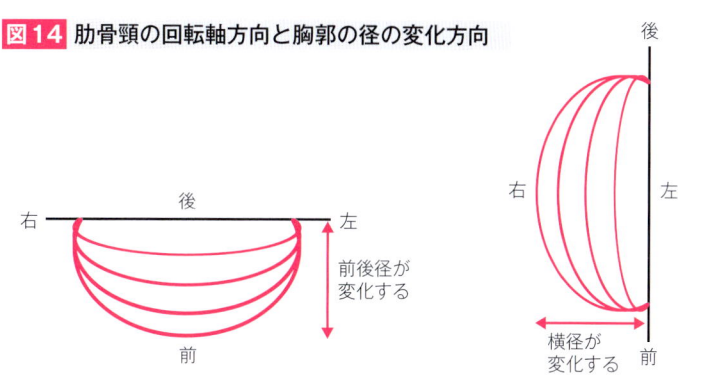

a 回転軸が左右方向の場合の径の変化　b 回転軸が前後方向の場合の径の変化

肋骨頸の回転軸方向によって，胸郭の径の変化方向が異なる。回転軸が左右方向の場合は前後方向に径が変化し（図14a），回転軸が前後方向の場合は左右方向に径が変化する（図14b）。肋骨運動においては，回転軸の角度が小さい上位肋骨は前後径の変化が大きく，回転軸の角度が大きい下位肋骨は横径の変化が大きくなる。

4　関節包，靭帯

◆関節包

①正中環軸関節，外側環軸関節

　正中環軸関節，外側環軸関節の関節包は比較的ゆるく，環椎と軸椎を結ぶ[2]。

②椎間関節

　椎間関節の関節包は比較的強く，軸椎より下位の椎骨における上関節突起と下関節突起を結ぶ[2]。

③仙腸関節

　仙腸関節の関節包は腸骨と仙骨を結び，仙骨周囲の多くの靭帯によって保護される[2]。

④肋骨頭関節

　肋骨頭関節の関節包は肋骨と胸椎の椎体を結び，放線状肋骨頭靭帯，関節包靭帯によって保護される[2]。

⑤肋横突関節

　肋横突関節の関節包は肋骨と胸椎の横突起を結び，外側肋横突靭帯，肋横突靭帯，上肋横突靭帯によって保護される[2]。

◆靭帯

①項靭帯，後縦靭帯，黄色靭帯，棘間靭帯，棘上靭帯（図15，16）

　それぞれの靭帯[2,3]について，項靭帯は脊柱周囲の靭帯の中では最も表層に位置し，後頭骨と第7頸椎の棘突起を結ぶ。後縦靭帯は環椎から仙骨の間の椎体のすぐ後面に位置し，上端は後頭骨，下端は仙骨に付着する。黄色靭帯は軸椎から第1仙椎の間の後縦靭帯の後面に位置し，上下の椎弓板を結ぶ靭帯である。棘間靭帯は上下の棘突起の間を結ぶ。棘上靭帯は第7頸椎から仙骨の間の椎体後面に位置し，上下の棘突起の先端を結ぶ。

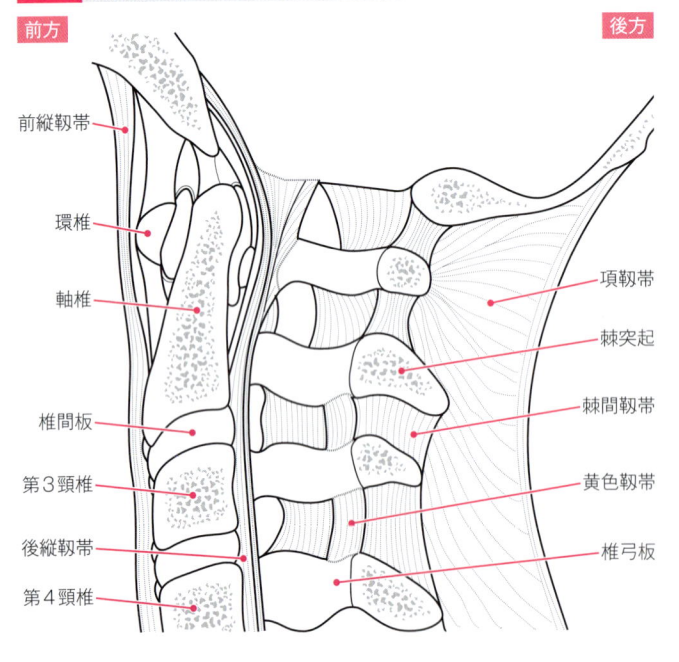

図15 項靭帯，後縦靭帯，黄色靭帯，棘間靭帯，前縦靭帯（左側面）

前方　　　　　　　　　　　　　　　後方

前縦靭帯／環椎／軸椎／椎間板／第3頸椎／後縦靭帯／第4頸椎／項靭帯／棘突起／棘間靭帯／黄色靭帯／椎弓板

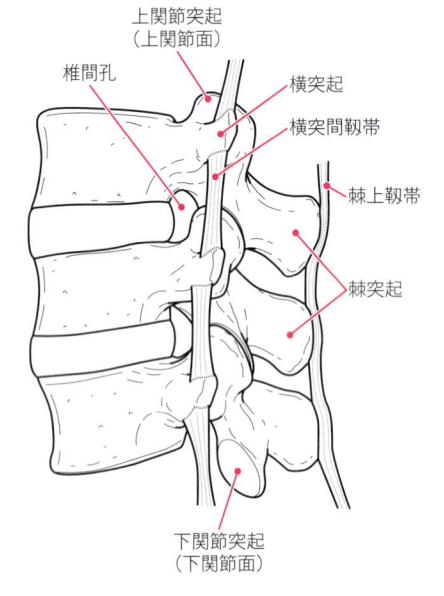

図16 棘上靭帯，横突間靭帯（左側面）

上関節突起（上関節面）／椎間孔／横突起／横突間靭帯／棘上靭帯／棘突起／下関節突起（下関節面）

Clinical point of view

項靭帯

　第7頸椎（隆椎）は頸部を屈曲することによって，頸部後面の中央で触診できるが，第7頸椎より上の位置では表層に項靭帯があるため，頸椎の棘突起を頸部後面で触診することができない。項靭帯は頸部後面の左右の筋を分けている。

②前縦靭帯（図15）

前縦靭帯[2]は環椎から仙骨における椎体のすぐ前面に位置し，後頭骨と仙骨を結ぶ。

③横突間靭帯（図16）

横突間靭帯[2]は上下の横突起を結ぶ。

④翼状靭帯（図17）

翼状靭帯[2]は軸椎の歯突起と後頭骨を結ぶ。

⑤前仙腸靭帯，短後仙腸靭帯，長後仙腸靭帯，骨間仙腸靭帯，腸腰靭帯，仙結節靭帯，仙棘靭帯（図18，19）

仙腸関節周囲の靭帯[2]について，前仙腸靭帯は仙腸関節の関節包前面を支持し，腸骨耳状面と仙

図17 翼状靭帯（後面）

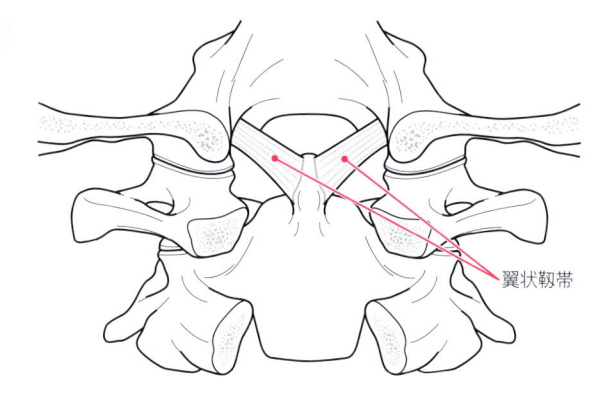

翼状靭帯

図18 前仙腸靭帯，骨間仙腸靭帯，腸腰靭帯（前面）

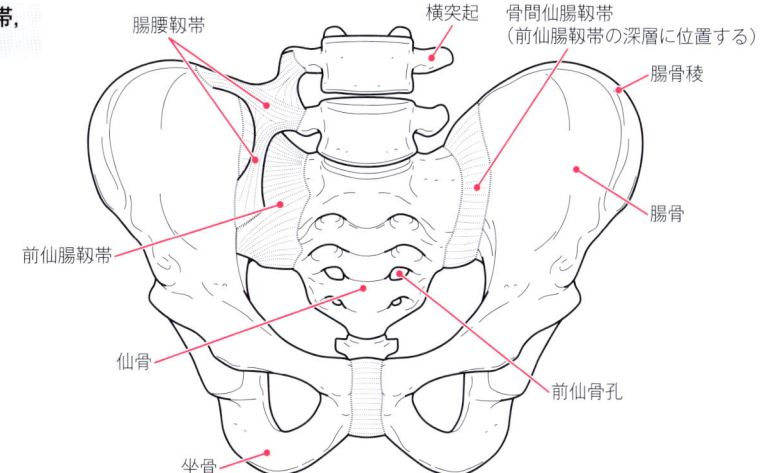

腸腰靭帯
横突起
骨間仙腸靭帯（前仙腸靭帯の深層に位置する）
腸骨稜
腸骨
前仙腸靭帯
仙骨
前仙骨孔
坐骨

図19 短後仙腸靭帯，長後仙腸靭帯，仙結節靭帯，仙棘靭帯（後面）

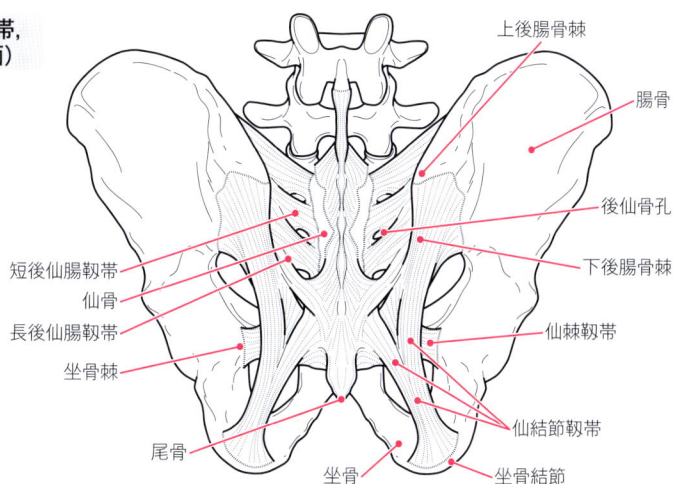

上後腸骨棘
腸骨
後仙骨孔
下後腸骨棘
短後仙腸靭帯
仙骨
長後仙腸靭帯
坐骨棘
仙棘靭帯
仙結節靭帯
尾骨
坐骨
坐骨結節

9章 脊柱の運動学

349

骨耳状面を結ぶ。短後仙腸靱帯は仙腸関節の関節包後面を支持し，下後腸骨棘と仙骨後面を結ぶ。長後仙腸靱帯は仙腸関節の関節包後面を支持し，上後腸骨棘と仙骨後面を結び，短後仙腸靱帯を覆う。骨間仙腸靱帯は仙腸関節の関節包後面を支持し，耳状面の後方で腸骨と仙骨を結ぶ。腸腰靱帯は第4，5腰椎横突起と腸骨稜を結ぶ。仙結節靱帯は仙腸関節の関節包後面を支持し，仙骨，尾骨の外側縁，下後腸骨棘と坐骨結節を結ぶ。仙棘靱帯は仙骨，尾骨の外側縁と坐骨棘を結ぶ。

⑥放線状肋骨頭靱帯，関節包靱帯（図20）
　肋骨頭関節周囲の靱帯[2)]について，放線状肋骨

頭靱帯，関節包靱帯は肋骨頭と胸椎の椎体，椎間板を結ぶ。関節包靱帯とは関節包の一部が運動を制御するために肥厚した靱帯である。

⑦外側肋横突靱帯，肋横突靱帯，上肋横突靱帯（図20）
　肋横突関節周囲の靱帯[2)]について，外側肋横突靱帯は肋骨結節と胸椎の横突起を結ぶ。肋横突靱帯は肋骨頚と胸椎の横突起を結ぶ。上肋横突靱帯は肋骨頚の上縁と1つ上位の胸椎の横突起下縁を結ぶ。

図20 放線状肋骨頭靱帯，関節包靱帯，外側肋横突靱帯，肋横突靱帯，上肋横突靱帯（上面）

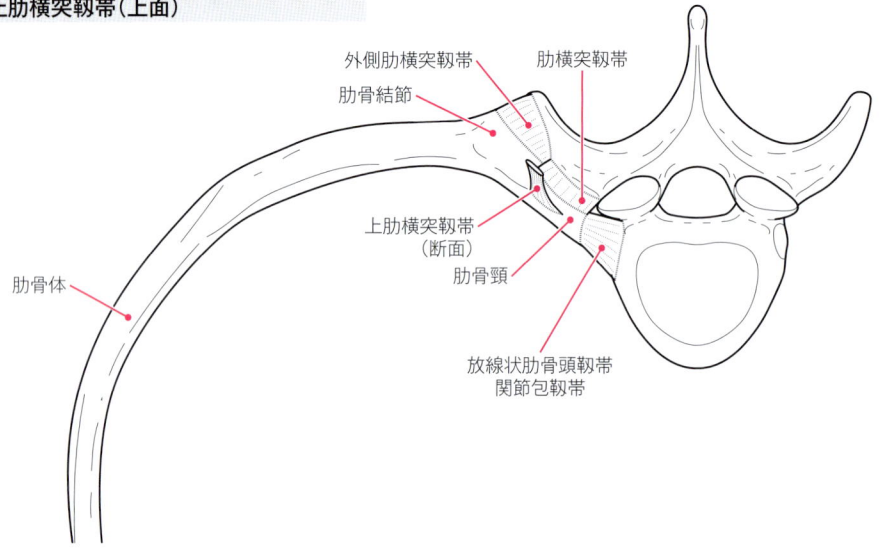

5　筋

◇頚部筋

①頭板状筋，頚板状筋（図21）
　頭板状筋，頚板状筋は頚部後面で僧帽筋の深層に位置する。頭板状筋の起始は項靱帯，第7頚椎〜第4胸椎棘突起，停止は側頭骨の乳様突起，後頭骨である。頚板状筋の起始は第3〜6胸椎棘突起，停止は第1〜3頚椎横突起である[3)]。

②頭半棘筋，頚半棘筋（図22）
　頭半棘筋，頚半棘筋は脊柱起立筋の深層に位置する。起始停止[3)]について，頭半棘筋の起始は第4〜6頚椎関節突起，第7頚椎〜第7胸椎横突起，停止は後頭骨である。頚半棘筋の起始は第1〜6

胸椎横突起，停止は第2〜5頚椎棘突起である。

③胸鎖乳突筋（図23）
　胸鎖乳突筋は頚部前面で広頚筋の深層に位置し，頚部の下方で胸骨頭，鎖骨頭に分かれる。胸骨頭の起始は胸骨柄，鎖骨頭の起始は鎖骨，停止は胸骨頭，鎖骨頭ともに側頭骨の乳様突起，後頭骨である[3)]。

④前斜角筋，中斜角筋，後斜角筋（図24）
　前・中・後斜角筋は胸鎖乳突筋の深層に位置する。斜角筋の起始停止[3)]について，前斜角筋の起始は第3〜6頚椎横突起，停止は第1肋骨である。

中斜角筋の起始は第2〜7頸椎横突起，停止は第1肋骨である。後斜角筋の起始は第5〜7頸椎横突起，停止は第2肋骨である。

図21 頭板状筋，頸板状筋（後面）

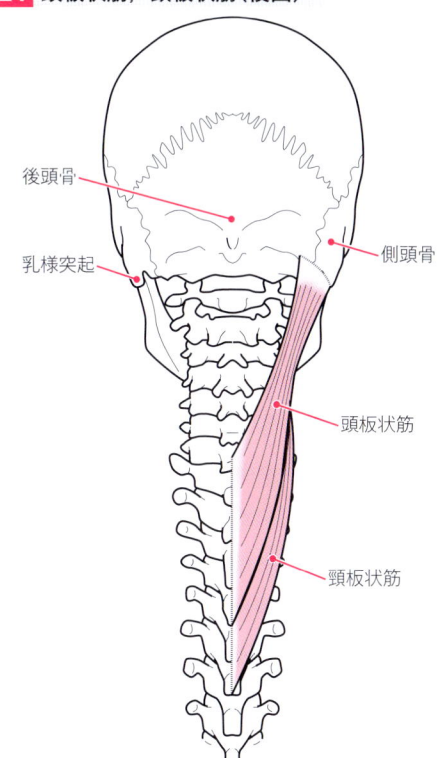

- 後頭骨
- 乳様突起
- 側頭骨
- 頭板状筋
- 頸板状筋

図22 頭半棘筋，頸半棘筋（後面）

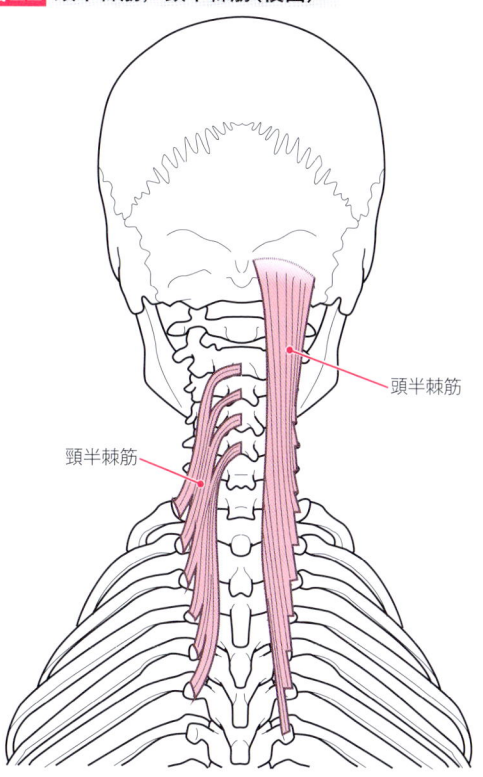

- 頭半棘筋
- 頸半棘筋

図23 胸鎖乳突筋（前面）

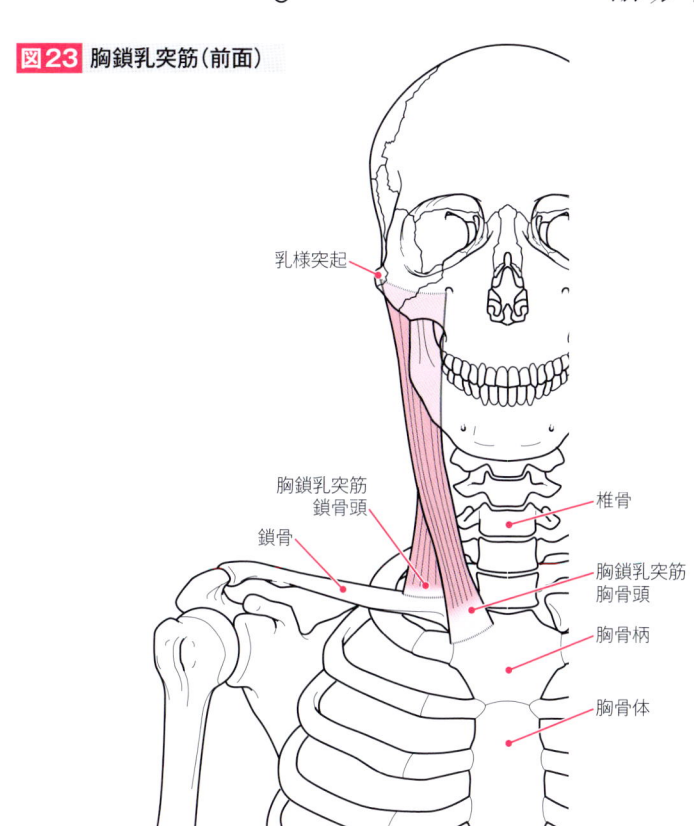

- 乳様突起
- 胸鎖乳突筋鎖骨頭
- 鎖骨
- 椎骨
- 胸鎖乳突筋胸骨頭
- 胸骨柄
- 胸骨体

9章 脊柱の運動学

351

⑤頭長筋，頸長筋（図24）

　頭長筋，頸長筋は気管，食道の深層に位置する。頭長筋の起始は第3～6頸椎横突起，停止は後頭骨である[3]。頸長筋には上斜部，垂直部，下斜部がある。頸長筋の起始停止[3]について，上斜部の起始は第3～5頸椎横突起，停止は第1頸椎である。垂直部の起始は第5頸椎～第3胸椎の椎体，停止は第2～4頸椎の椎体である。下斜部の起始は第1～3胸椎の椎体，停止は第5～6頸椎横突起である。

◆体幹筋

①広背筋（図25）

　広背筋は体幹後面で僧帽筋とともに表層に位置し，広背筋の一部は僧帽筋下部線維の深層にある。起始は第9～12肋骨，肩甲骨下角，外腹斜筋と，胸腰筋膜（第7～12胸椎棘突起，第1～5腰椎棘突起，腸骨稜，正中仙骨稜，棘上靱帯，仙結節靱帯，多裂筋，大殿筋に付着）である。停止は上腕骨結節間溝である[3]。

②脊柱起立筋（図26）

　脊柱起立筋は，頸部で頭板状筋，頸板状筋の深層，体幹後面で僧帽筋，広背筋の深層にあり，脊柱のすぐ側方に棘筋，その外側に最長筋，さらに外側に腸肋筋が位置する。棘筋は上方から頸棘筋，胸棘筋，最長筋は頭最長筋，頸最長筋，胸最長筋，腸肋筋は頸腸肋筋，胸腸肋筋，腰腸肋筋に分かれる。これらの筋の中でも胸棘筋，胸最長筋，腰腸肋筋は，腰椎，骨盤の高さで胸腰筋膜に付着する。

　脊柱起立筋の起始停止[3]について，頭棘筋は頭半棘筋と混じり合うことが多く，頸棘筋の起始は項靱帯，第7頸椎～第1胸椎棘突起，停止は第2頸椎棘突起，胸棘筋の起始は胸腰筋膜，停止は第1～6胸椎棘突起である。

　頭最長筋の起始は第4～7頸椎関節突起，第1～5胸椎横突起，停止は側頭骨の乳様突起，頸最長筋の起始は第1～4胸椎横突起，停止は第2～6頸椎横突起，胸最長筋の起始は胸腰筋膜，停止は第1～12胸椎横突起，第3～12肋骨である。

　頸腸肋筋の起始は第3～7肋骨，停止は第4～6頸椎横突起，胸腸肋筋の起始は第6～12肋骨，停止は第1～6肋骨，腰腸肋筋の起始は胸腰筋膜，停止は第6～12肋骨である。

図24 前斜角筋，中斜角筋，後斜角筋，頭長筋，頸長筋（前面）

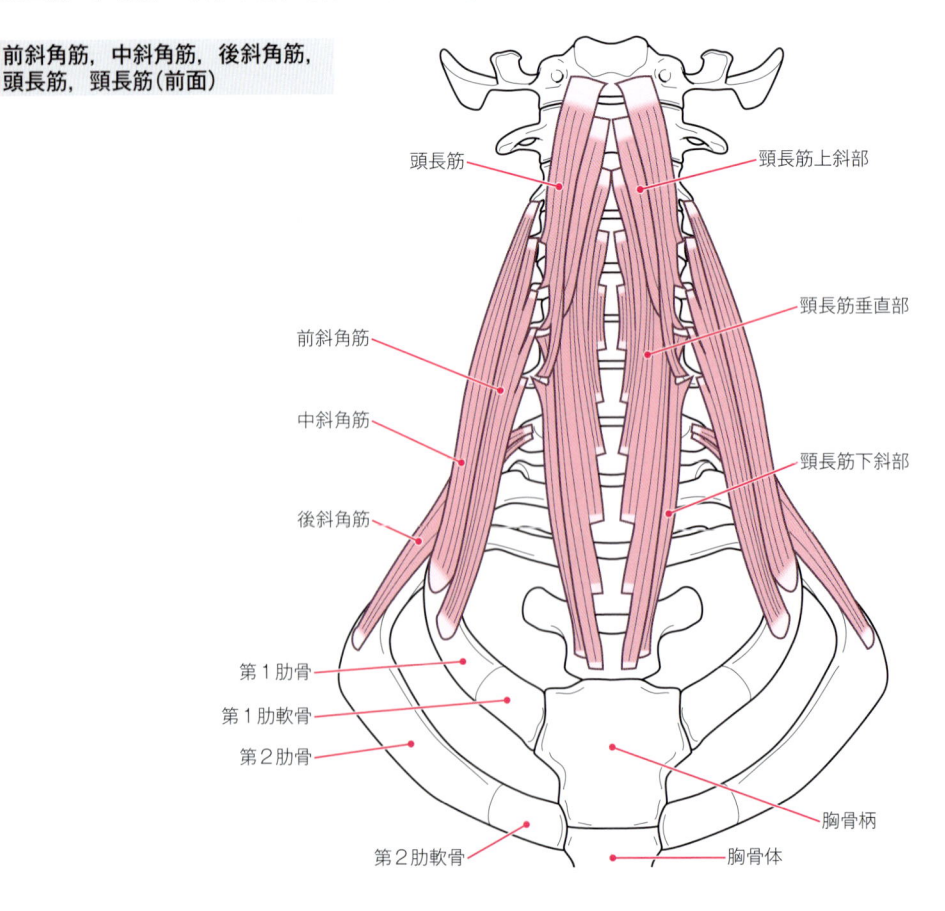

頭長筋

頸長筋上斜部

前斜角筋

頸長筋垂直部

中斜角筋

後斜角筋

頸長筋下斜部

第1肋骨

第1肋軟骨

第2肋骨

胸骨柄

第2肋軟骨

胸骨体

③胸半棘筋（図27）

胸半棘筋は脊柱起立筋の深層に位置する。胸半棘筋の起始は第6～10胸椎横突起，停止は第6頸椎～第4胸椎棘突起である[3]。

図25 広背筋（後面）

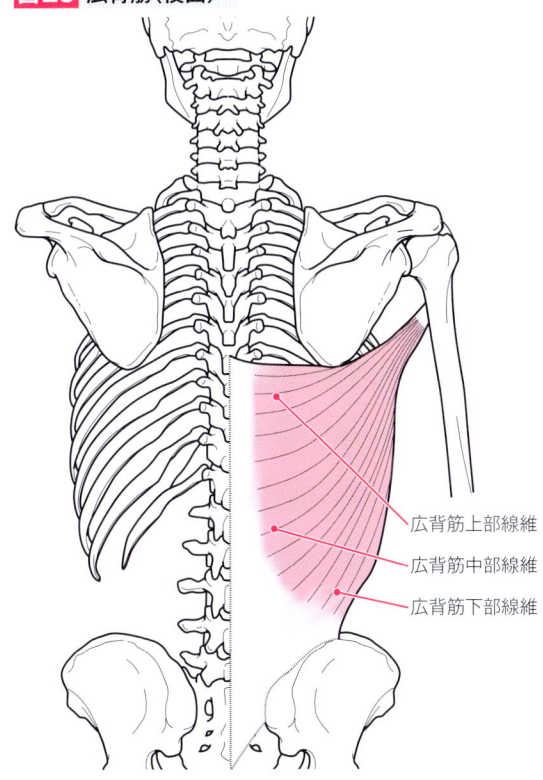

- 広背筋上部線維
- 広背筋中部線維
- 広背筋下部線維

図26 脊柱起立筋（後面）

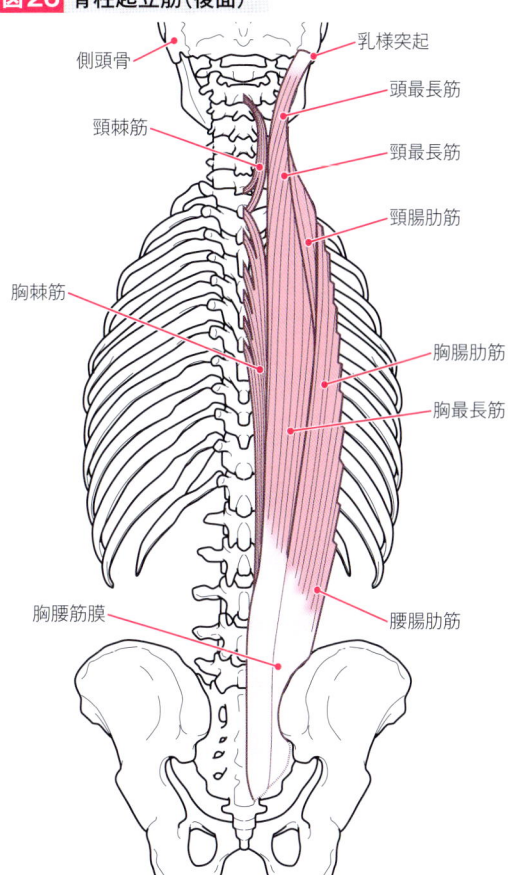

- 側頭骨
- 乳様突起
- 頭最長筋
- 頸棘筋
- 頸最長筋
- 頸腸肋筋
- 胸棘筋
- 胸腸肋筋
- 胸最長筋
- 胸腰筋膜
- 腰腸肋筋

図27 胸半棘筋，腰方形筋（後面）

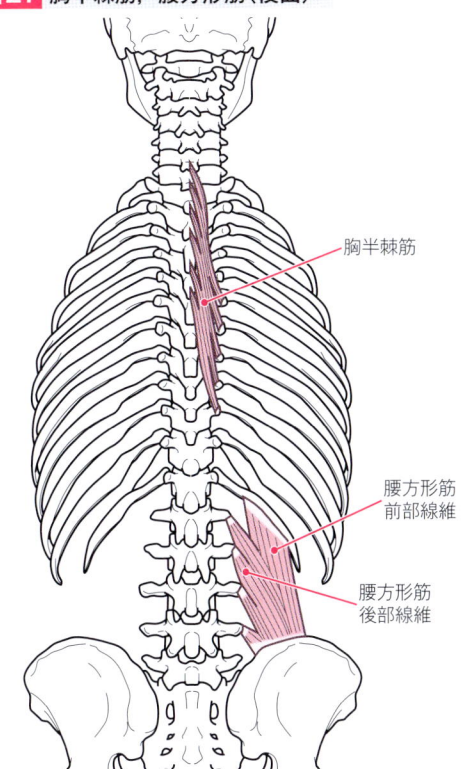

- 胸半棘筋
- 腰方形筋前部線維
- 腰方形筋後部線維

9章 脊柱の運動学

④多裂筋（図28）

多裂筋は頸椎，胸椎では頭半棘筋，頸半棘筋，胸半棘筋の深層，腰椎では脊柱起立筋もしくは胸腰筋膜の深層で，第2頸椎と仙骨後面の間に位置する。多裂筋は多数の筋が頸椎から仙骨の間で付着しており，頸部，胸部，腰部に分かれる。

多裂筋の起始停止[3]について，起始は頸部が第3〜7頸椎関節突起，胸部が第1〜12胸椎横突起，腰部が腰椎の乳頭突起，胸腰筋膜，仙骨後面，上後腸骨棘，腰椎・腰仙椎の椎間関節包である。停止は頸部，胸部，腰部ともに1〜4椎骨上位の椎骨棘突起である。

図28 多裂筋（後面）

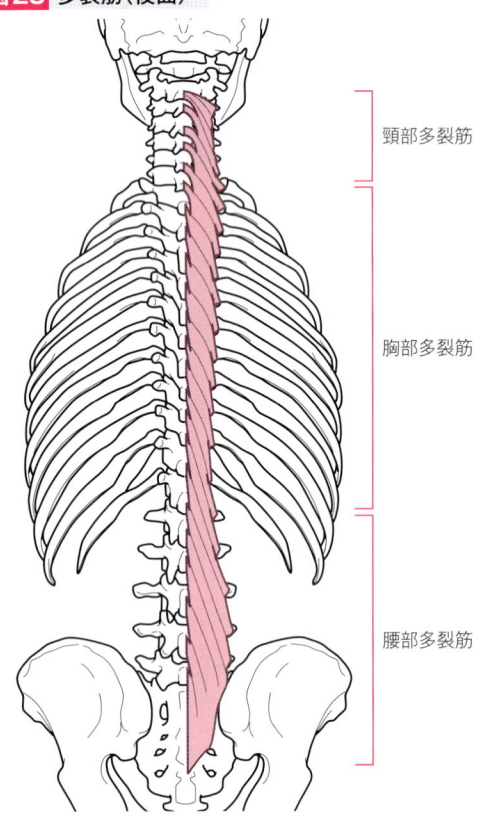

頸部多裂筋

胸部多裂筋

腰部多裂筋

⑤腰方形筋（図27）

腰方形筋は脊柱起立筋の深層に位置する。腰方形筋の起始は腸骨稜，腸腰靱帯，停止は第12肋骨，第1〜4腰椎横突起である[3]。

⑥回旋筋（図29），棘間筋，横突間筋（図30）

回旋筋は多裂筋の深層に位置し，長回旋筋，短回旋筋がある。回旋筋の起始停止[3]について，長回旋筋，短回旋筋の起始は全椎骨の横突起である。

長回旋筋の停止は2椎骨上位の椎骨棘突起，短回旋筋の停止は1椎骨上位の椎骨棘突起である。棘間筋，横突間筋は回旋筋の深層に位置し，背部筋の中では最も深層の筋である。棘間筋は第1，2頸椎を除いた頸椎，腰椎において1椎骨上位の椎骨棘突起間を結ぶ[3]。横突間筋は頸椎，下位胸椎，腰椎において1椎骨上位の椎骨横突起間を結び，頸椎では前横突間筋，後横突間筋，腰椎では外側横突間筋，内側横突間筋がある[3]。

Supplement

横突棘筋と短分節筋

半棘筋，多裂筋，回旋筋は合わせて横突棘筋，棘間筋，横突間筋は合わせて短分節筋に分類される。また，多裂筋による脊柱の安定性への寄与が注目されているが，横突棘筋，短分節筋の脊柱安定作用についても着目していく必要がある。

⑦腹直筋（図31）

腹直筋は体幹前面で前腹部に位置し，起始は剣状突起，第5～7肋軟骨，停止は恥骨結合と恥骨結節の間である[3]。腹直筋は腹直筋鞘に包まれ，

腹直筋鞘前葉は外腹斜筋，内腹斜筋から続く結合組織，腹直筋鞘後葉は内腹斜筋，腹横筋から続く結合組織によって形成される。この腹直筋鞘は腹部前面で左右が合わさり，厚くなって白線を形成

図29 回旋筋（後面）

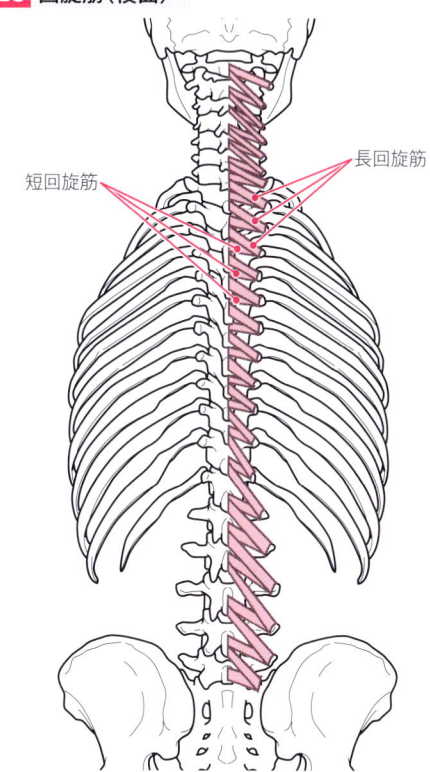

短回旋筋
長回旋筋

図30 棘間筋，横突間筋（後面）

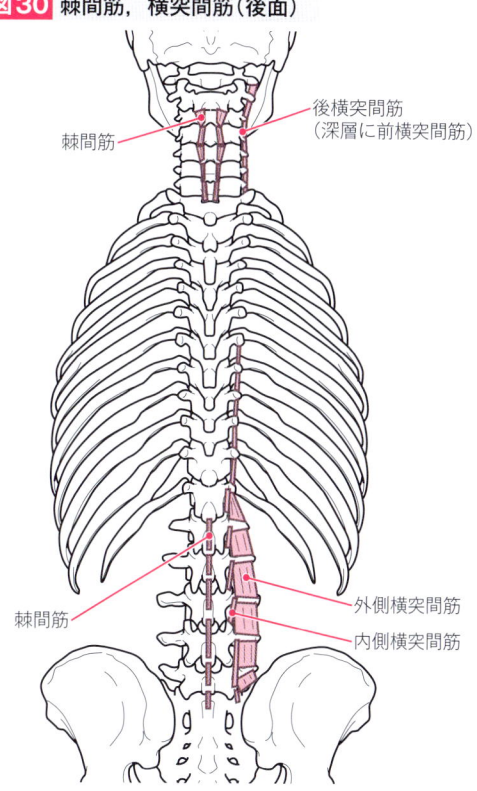

棘間筋
後横突間筋（深層に前横突間筋）
棘間筋
外側横突間筋
内側横突間筋

図31 腹直筋（前面）

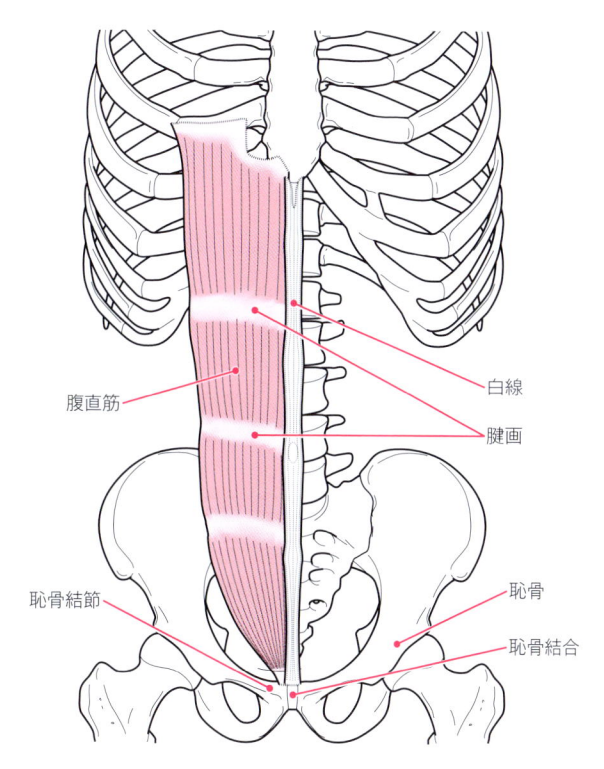

腹直筋
白線
腱画
恥骨結節
恥骨
恥骨結合

する。また，腹直筋は左右それぞれにおいて，3本の腱である腱画によって区分される。

⑧外腹斜筋（図32）

外腹斜筋は側腹部筋の最も表層に位置する。起始は第4～12肋骨，停止は腸骨稜，白線，反対側の腹直筋鞘前葉である[3]。

⑨内腹斜筋（図33）

内腹斜筋は外腹斜筋の深層に位置する。起始は

腸骨稜，鼠形靱帯，胸腰筋膜，停止は第9～12肋骨，白線，反対側の腹直筋鞘前葉，後葉である[3]。

⑩腹横筋（図34）

腹横筋は内腹斜筋の深層で，側腹部筋の最も深層に位置する。起始は第6～12肋軟骨，腸骨稜，鼠形靱帯，胸腰筋膜，停止は白線，反対側の腹直筋鞘後葉である[3]。

図32 外腹斜筋（前面）

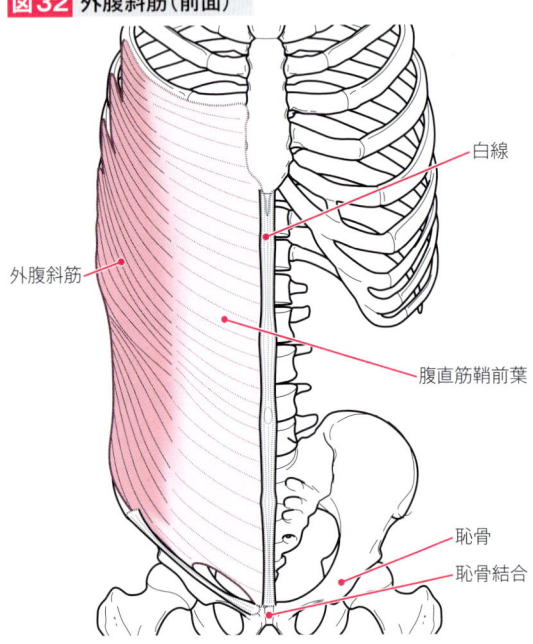

白線
外腹斜筋
腹直筋鞘前葉
恥骨
恥骨結合

図33 内腹斜筋（前面）

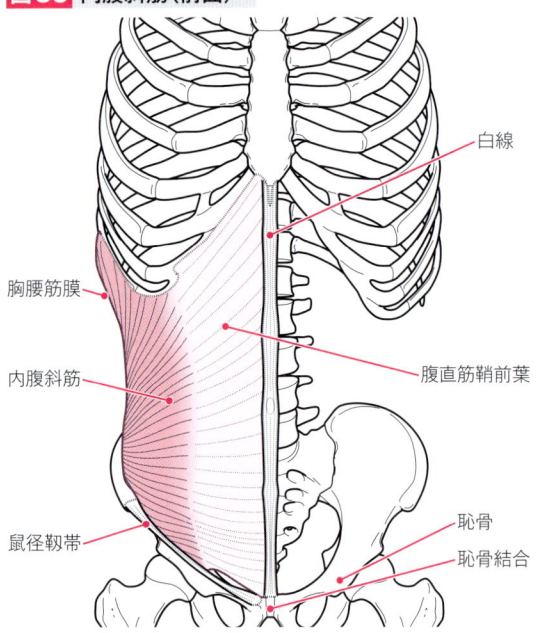

白線
胸腰筋膜
内腹斜筋
腹直筋鞘前葉
鼠径靱帯
恥骨
恥骨結合

図34 腹横筋（前面）

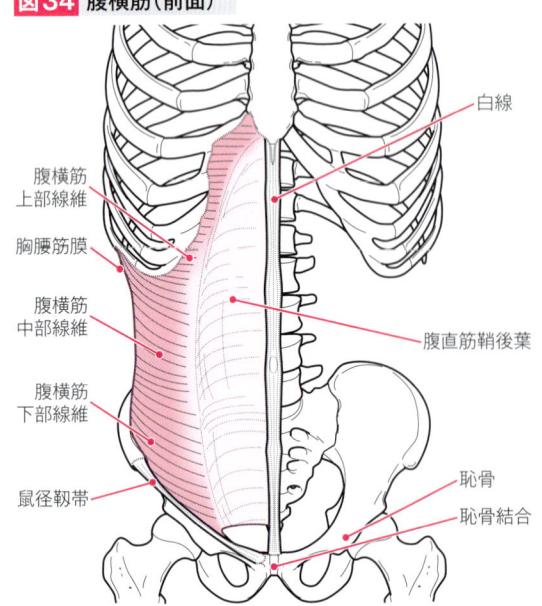

白線
腹横筋上部線維
胸腰筋膜
腹横筋中部線維
腹直筋鞘後葉
腹横筋下部線維
鼠径靱帯
恥骨
恥骨結合

Clinical point of view

腹横筋の超音波画像診断装置測定

効果的な腹横筋トレーニングの検討[5]，腰痛患者における腹横筋の筋活動評価[6,7]において，超音波画像診断装置を使用した腹横筋収縮比（収縮時の筋厚／安静時の筋厚）といった指標が用いられている。しかし，近年，批判的な報告もなされており[8,9]，腹横筋，内腹斜筋の筋厚は最大随意収縮時の12～23％といった低強度の収縮時のみ筋電図の筋活動と関連し，外腹斜筋は筋活動と関連しないと報告されている[10]。今後，腹横筋の筋活動を非侵襲的に推定可能な他の手段を検討する必要がある。

⑪外肋間筋（図35）

外肋間筋は肋間腔を埋める肋間筋の最も表層に位置し，下内側方向へ走行する。左右11対の筋からなり，起始は肋骨の下縁，停止は1つ下位の肋骨上縁である[3]。

⑫内肋間筋（図36）

内肋間筋は外肋間筋の深層に位置し，下外側方向へ走行する。左右11対の筋からなり，起始は肋骨の下縁，停止は1つ下位の肋骨上縁である[3]。

Supplement

肋間筋
外肋間筋は外腹斜筋の走行，内肋間筋は内腹斜筋の走行と類似する。

図35 外肋間筋（前面）

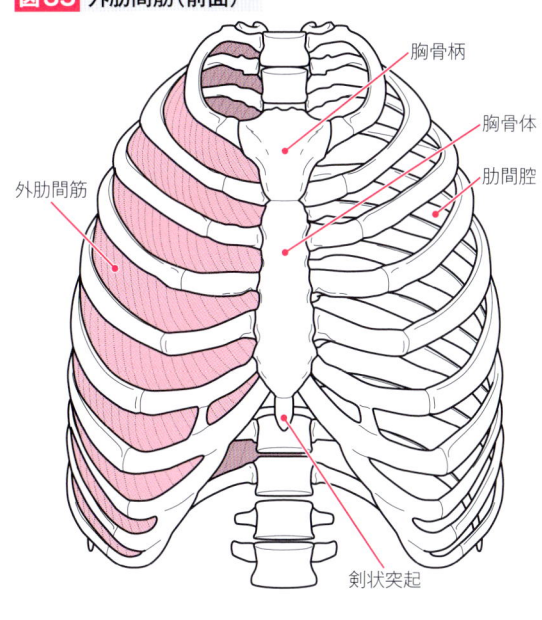

図36 内肋間筋（前面）

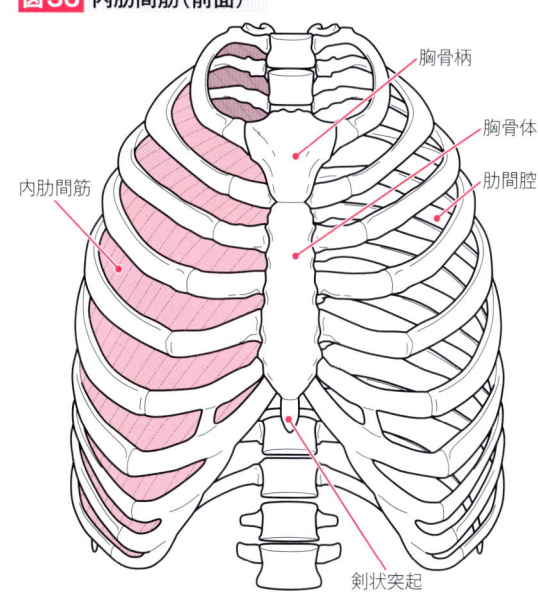

6 神経，血管

◆神経

脊柱には8対の頸神経，12対の胸神経，5対の腰神経，5対の仙骨神経，1対の尾骨神経といった計31対の脊髄神経が存在する。脊髄神経[3]は椎間孔から出ると前枝と後枝に分かれる。

脊髄神経の前枝は，頸神経叢（C1〜C4），腕神経叢（C5〜T1），腰神経叢（T12〜L4），仙骨神経叢（L4〜S4）を形成する。これらの神経叢からの多くの神経が四肢を支配し，数本の神経だけが前面の頸部筋，背部筋を支配する。神経叢を形成せずに単一神経として残った前枝は，肋間神経（T1〜T12），反回硬膜神経（C1〜S4）を形成する。肋間神経は腹部筋，肋間筋を支配する。また，脊髄神経の後枝は，後面の頸部筋，背部筋を支配する。

脊髄の尾端は第1〜2腰椎までであるため，腰神経，仙骨神経，尾骨神経は対応する椎間孔に至るまで馬尾神経となり，尾方向へ走行する（図37）。

◆血管

腹大動脈は第12胸椎で腰椎前面を下行し，第4腰椎の高さで左右対称に分岐して左右の総腸骨動脈となる。本幹は1本の細い正中仙骨動脈となり仙骨前面を尾骨まで達する。腹大動脈の側枝である左右4対の腰動脈は脊柱管に入り，脊髄に分布する（図38）。

図37 脊髄，馬尾神経

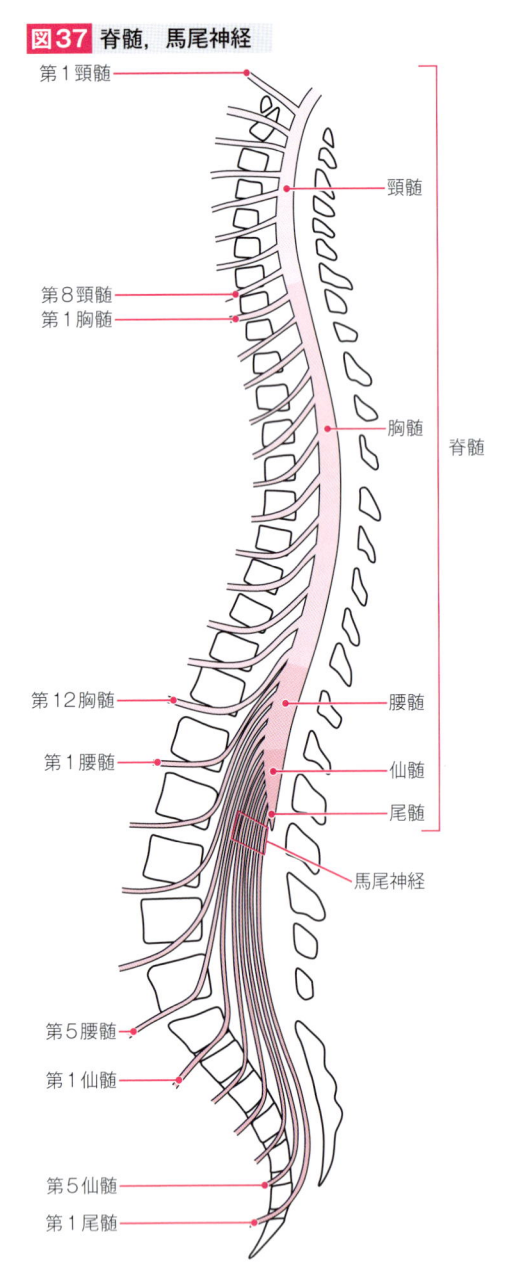

第1頸髄
頸髄
第8頸髄
第1胸髄
胸髄
脊髄
第12胸髄
腰髄
第1腰髄
仙髄
尾髄
馬尾神経
第5腰髄
第1仙髄
第5仙髄
第1尾髄

図38 腹大動脈，総腸骨動脈，正中仙骨動脈，腰動脈

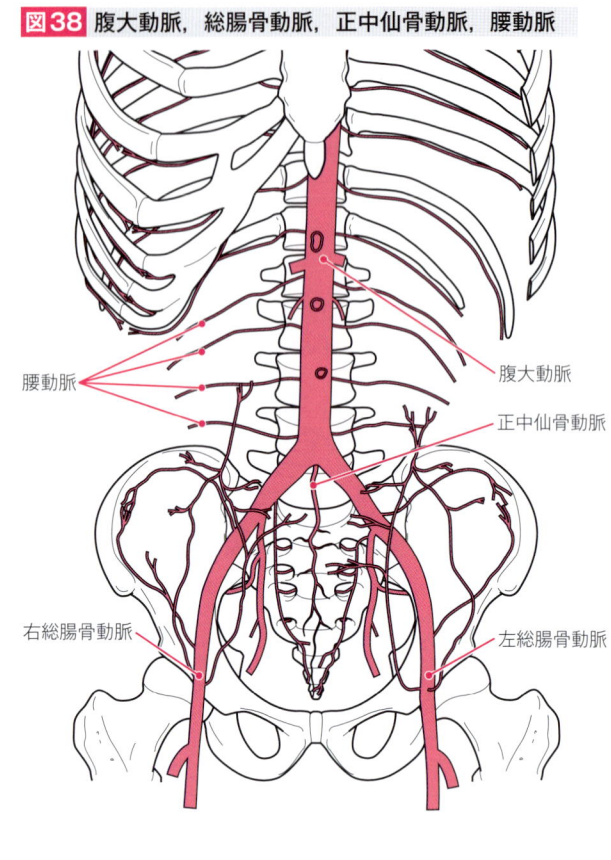

腰動脈
腹大動脈
正中仙骨動脈
右総腸骨動脈
左総腸骨動脈

3 脊柱の受動的制御
（関節構造・関節包・靱帯による運動制御）

1 関節構造

◆ 脊柱の弯曲と重心線

脊柱は矢状面で30〜35°頸椎前弯，40°胸椎後弯，45°腰椎前弯のアライメントとなる[3]。脊柱における重心線は頸椎，胸椎，腰椎の弯曲頂点の凹側，すなわち頸椎の後方，胸椎の前方，腰椎の後方を通過する。このようなアライメントによって，脊柱に負荷される圧迫力は頸椎，胸椎，腰椎で部分的に支持される。脊柱は弯曲の頂点の凸側に位置する頸部筋，体幹筋の筋活動によって能動的に制御され，また凸側の関節包，靱帯の伸張による結合組織の緊張によって受動的に制御される。

また，上述の脊柱アライメントでは頸部筋，体幹筋の筋活動量が比較的少なく効率的であるが，頸椎，胸椎，腰椎の前弯もしくは後弯が増加し，重心線が後方もしくは前方に移動することで体重によって脊柱に生じるモーメントが増加し，頸部筋，体幹筋の筋活動による能動的な制御の割合が大きくなる。

◆ 脊柱の骨構造と関節可動域

椎間関節において，胸椎では上関節突起（上関節面）は後方，下関節突起（下関節面）は前方を向いている。一方，腰椎では上関節突起（上関節面）は内方，下関節突起（下関節面）は外方を向いている。このような骨構造の特徴によって，腰椎は胸椎よりも屈伸運動を行いやすいが，側屈，回旋運動が制限される。

Supplement

> **腰椎分離症**
>
> 腰椎の回旋可動域は，頸椎，胸椎よりも制限されているため，動作中に過剰に腰椎を回旋させることで椎間関節にストレスが生じ，非特異的な腰痛を発症する。また，椎弓根にストレスがかかり骨折につながると腰椎分離症を発症する。腰椎分離症は第5腰椎に74%，第4腰椎に22%生じる[11]。

2 関節包

正中環軸関節，外側環軸関節，椎間関節，仙腸関節，肋骨頭関節，肋横突関節の関節包は脊柱運動に対して緊張し，各関節の運動を受動的に制御する[3]。腰椎での椎間関節の関節包は脊柱伸展，回旋位よりも脊柱屈曲，反対側側屈位で緊張する（**図39**）[12]。したがって，椎間関節の関節包は脊柱屈曲，反対側側屈の制動効果が高い。

図39 脊柱運動による椎間関節関節包の緊張の変化

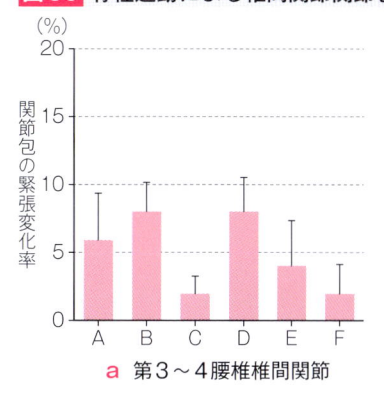
a 第3〜4腰椎椎間関節

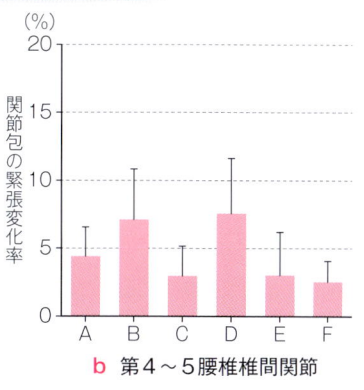
b 第4〜5腰椎椎間関節

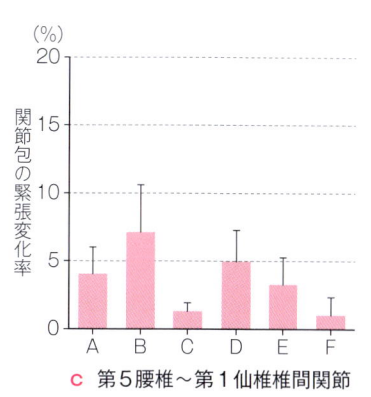
c 第5腰椎〜第1仙椎椎間関節

A：脊柱伸展　　　B：脊柱屈曲　　　C：脊柱同側側屈
D：脊柱反対側側屈　E：脊柱反対側回旋　F：脊柱同側回旋

（文献12より改変引用）

3 靱帯

◻ 項靱帯，後縦靱帯，黄色靱帯，棘間靱帯，棘上靱帯

脊柱周囲の靱帯は過剰な脊柱運動を受動的に制御し，過剰な圧迫力から椎間板を保護する役割を有する。項靱帯，後縦靱帯，黄色靱帯，棘間靱帯，棘上靱帯は脊柱の後方に位置し，脊柱屈曲を受動的に制御する[3]。後縦靱帯，黄色靱帯は棘間靱帯，棘上靱帯よりも硬いため，後縦靱帯，黄色靱帯の制御効果は棘間靱帯，棘上靱帯よりも高い（**表1**）[13]。

後縦靱帯は頸椎，腰椎よりも胸椎で牽引力が強いため，胸椎において制御効果がより高い（**図40**）[14]。

◻ 前縦靱帯

前縦靱帯は脊柱の前方に位置し，脊柱伸展を受動的に制御する[3]。第2〜3頸椎において前縦靱帯は後縦靱帯よりも断面積は小さく，柔らかいため（**表1，2**）[13, 15]，制御効果は後縦靱帯よりも低い。

◻ 横突間靱帯

横突間靱帯は脊柱の側方に位置して走行が垂直方向に近いため，脊柱反対側側屈を受動的に制御する[3]。横突間靱帯は硬く，制御効果は高い（**表1**）[13]。

表1 脊柱周囲における靱帯の硬さ

靱帯	硬さ（N/mm²）
後縦靱帯	20.8 ±3.3
黄色靱帯	15.2 ±4.9
棘間・棘上靱帯	8.7 ±3.1
前縦靱帯	10.6 ±4.4
横突間靱帯	51.0 ±1.4

（文献13より改変引用）

図40 後縦靱帯における部位別での牽引力の違い

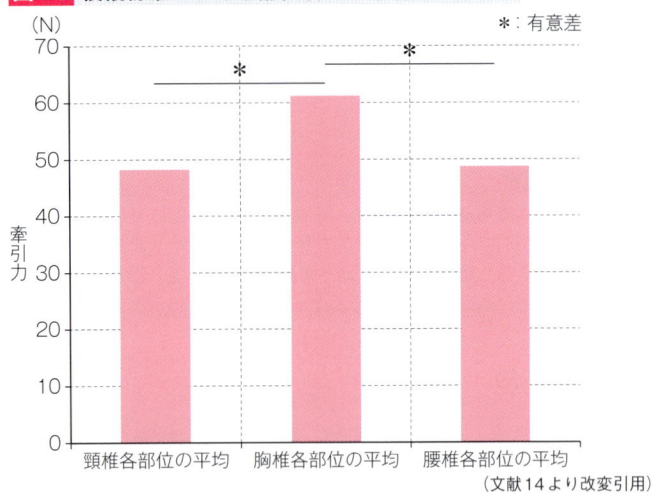

＊：有意差

（文献14より改変引用）

横軸：頸椎各部位の平均，胸椎各部位の平均，腰椎各部位の平均
縦軸：牽引力（N）

表2 前縦靱帯，後縦靱帯の部位別での生理学的断面積，硬さ

		第2〜3頸椎	第3〜4頸椎	第4〜5頸椎	第5〜6頸椎	第6〜7頸椎
生理学的断面積（mm²）	前縦靱帯	11 ±5	38 ±13	34 ±12	33 ±10	28 ±14
	後縦靱帯	28 ±11＊	43 ±18	35 ±17	33 ±18	28 ±14
硬さ（N/mm）	前縦靱帯	43 ±29	37 ±31	54 ±27	57 ±30	48 ±19
	後縦靱帯	78 ±36＊	54 ±25	90 ±84	65 ±33	55 ±37

＊：前縦靱帯との有意差

（文献15より改変引用）

Supplement

椎間板ヘルニア

椎間板ヘルニアは脊柱屈曲位で椎骨間に圧迫力が負荷されることによって生じる。臨床上，椎間板ヘルニアは頸椎，腰椎に多く発生し，胸椎に発生することは少ない。この理由として，胸椎は腰椎よりも屈曲の関節可動域が小さいことに加えて，後縦靱帯による脊柱屈曲の制御効果が高いため，椎間板ヘルニアの発症が少ない可能性が示唆されている[14]。

翼状靱帯

脊柱の側方に位置し走行は水平方向に近いため，軸椎の歯突起と後頭骨の間の反対側回旋を受動的に制御する[3]。翼状靱帯（**表3**）[16]は前・中・後部線維に分かれ，後部線維の線維長は前・中部線維よりも長い。また，第1～2頸椎での前・中・後部線維すべてにおいて，頸椎回旋によって線維長が変化し，伸張される。この線維長の変化は中・後部線維よりも前部線維のほうが小さいため，前部線維は中・後部線維よりも硬く，制動効果は高い。

脊柱における反対側回旋の受動的制御は，椎間関節の関節包や脊柱前・後・側方に位置する上述の靱帯が受動的に制御する。

前仙腸靱帯，短後仙腸靱帯，長後仙腸靱帯，骨間仙腸靱帯，腸腰靱帯，仙結節靱帯，仙棘靱帯

仙腸関節は腸骨に対する仙骨の前傾運動が生じたときに，関節の圧迫力が高まり関節は安定する。通常，体重が負荷されることで腸骨に対する仙骨の前傾運動が生じ，仙腸関節の圧迫力は高まる[3]。体重以外の作用によっても，腸骨に対する仙骨の前傾運動が生じた際に，仙腸関節周囲の靱帯が伸張されることで張力が増加して関節の圧迫力が高まり，仙腸関節は安定する[2]。仙腸関節周囲の靱帯のなかでも，主に前仙腸靱帯，短後仙腸靱帯，長後仙腸靱帯，骨間仙腸靱帯が仙腸関節を制御する[3]。

また，仙腸関節周囲の靱帯間での関係性として，仙結節靱帯に負荷を与えることで，長後仙腸靱帯の緊張は増加する[17]。長後仙腸靱帯は仙腸関節を制御するため，仙結節靱帯は副次的に仙腸関節の安定性に寄与する。一方，大腿二頭筋長頭の起始の一部は仙結節靱帯である[3]。したがって，大腿二頭筋長頭腱が牽引されることで，仙結節靱帯が緊張する（**図41**）[18]。上述のように仙結節靱帯が緊張することで仙腸関節は安定するため，下肢筋も間接的に仙腸関節の安定性に寄与している。

腸腰靱帯は第5腰椎～第1仙椎間の安定性にも寄与する[3]。第5腰椎の屈曲もしくは腹直筋の張力増加によって生じた骨盤後傾によって，腸腰靱帯は伸張して緊張が増加する。また，腰部脊柱起立筋，腰部多裂筋の張力増加によって生じた骨盤前傾によって，腸腰靱帯は短縮して緊張は減少する（**図42**）[19]。

表3 頸椎回旋運動による翼状靱帯の部位別での線維長の変化

部位		第1～2頸椎回旋0°	第1～2頸椎反対側回旋40°
前部線維	線維長(cm)	0.78	0.91
	線維長の変化(%)	100	116.7
中部線維	線維長(cm)	0.97	1.23
	線維長の変化(%)	100	126.8
後部線維	線維長(cm)	1.29	1.64
	線維長の変化(%)	100	127.1

（文献16より改変引用）

Supplement

腰椎すべり症

第5腰椎～第1仙椎間は椎間関節の関節包や腸腰靱帯によって受動的に制御される。しかし，これらの組織による安定性が低下することで，第5腰椎は仙骨に対して前方にずれ，腰椎すべり症を発症する。腰椎すべり症の67％は第5腰椎に発症する[20]。また，腰椎分離症発症の50～81％は腰椎すべり症の発症と関連する[21]。

図41 仙結節靱帯とハムストリングスの関係性

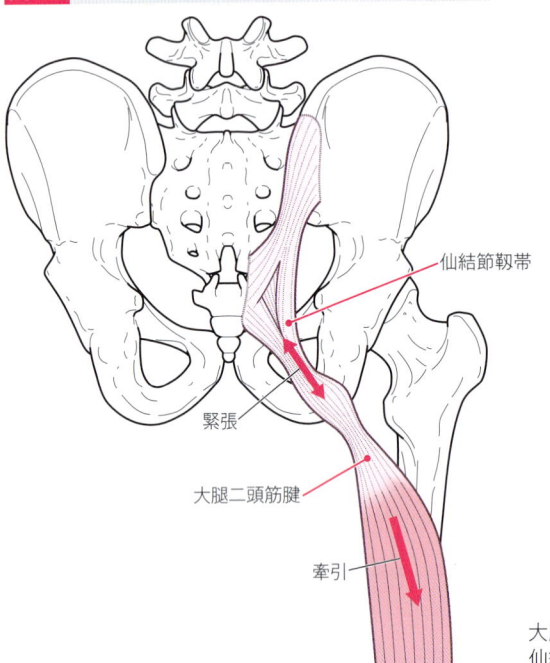

仙結節靱帯

緊張

大腿二頭筋腱

牽引

大腿二頭筋腱が牽引されることで，
仙結節靱帯は緊張する。

図42 腸腰靱帯と体幹筋張力の関係性

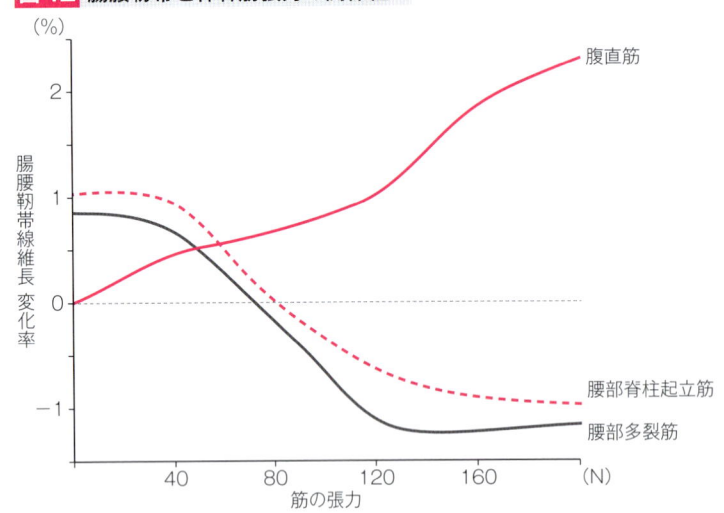

腹直筋の張力が増加することにより，腸腰靱帯は伸張する。
腰部脊柱起立筋，腰部多裂筋の張力が増加することにより，腸腰靱帯は短縮する。

（文献19より改変引用）

◆ 放線状肋骨頭靱帯，関節包靱帯

　放線状肋骨頭靱帯，関節包靱帯は肋椎関節を受動的に制御し，関節を安定させる[3]。脊柱を右側屈した際，側屈側の放線状肋骨頭靱帯は短縮する[22]。

◆ 外側肋横突靱帯，肋横突靱帯，上肋横突靱帯

　外側肋横突靱帯，肋横突靱帯，上肋横突靱帯は肋横突関節を受動的に制御し，関節を安定させる[3]。外側肋横突靱帯は脊柱の側方安定性に寄与しないが，上肋横突靱帯は側方の安定性に寄与する[23]。

4 脊柱の能動的制御
（筋による運動制御）

1 筋の作用

◆ 頸部筋

　頸椎を能動的に制御する後頸部筋として，頭板状筋，頸板状筋，頭半棘筋，頸半棘筋が挙げられる。また，前頸部筋として，胸鎖乳突筋，前斜角筋，中斜角筋，後斜角筋，頭長筋，頸長筋が挙げられる。

　頸部筋における脊柱中間位（脊柱伸展/屈曲0°）でのモーメントアーム[24,25]を**図43, 表4, 5**，生理学的断面積，筋束長[26]を**表6**に示す。

① 頭板状筋，頸板状筋

　頭板状筋の作用は，頭部，頸椎の伸展，同側側屈，同側回旋である。頸板状筋の作用は，頸椎の伸展，同側側屈，同側回旋である。

　モーメントアーム（**図43**）から，頭板状筋，頸板状筋の頭部に対する作用は同側回旋よりも伸展，同側側屈が大きく，頸椎に対する作用は同側側屈，同側回旋よりも伸展のほうが大きい。

　関節角度によるモーメントアームの変化によって筋が発揮するトルクが変化し，また筋の作用が逆転することもある。矢状面（屈曲30°，中間位，伸展30°），前額面（反対側側屈30°，中間位，同側側屈30°），水平面（反対側回旋30°，中間位，同側回旋30°）にて頸椎の関節角度を変化させた際に，頸部筋における発揮トルク，すなわちモーメント

アームが変化することが報告されている[24]。その報告のモーメントアームから，頭板状筋，頸板状筋における頸椎の伸展作用は中間位，同側側屈作用は同側側屈30°，反対側回旋作用は同側回旋30°でより大きくなる（**表7**）。

② 頭半棘筋，頸半棘筋

　頭半棘筋の作用は，頭部，頸椎の伸展，同側側屈，反対側回旋である。頸半棘筋の作用は頸椎の伸展である。

　モーメントアーム（**表4**）から，頭半棘筋における頸椎の伸展作用は側屈，回旋の作用よりも大きい。頸半棘筋において頸椎の側屈，回旋モーメントアームは小さく，側屈，回旋の作用はほぼない。頭半棘筋，頸半棘筋のモーメントアームは全体的に小さいため，関節運動よりも頸椎の安定性に寄与する。

③ 胸鎖乳突筋

　胸鎖乳突筋の作用は，頭部の伸展，同側側屈，反対側回旋，頸椎の屈曲，同側側屈，反対側回旋である。

　モーメントアーム（**図43**）から，胸鎖乳突筋の頭部，頸椎に対する作用は伸展/屈曲，反対側回旋よりも同側側屈のほうが大きい。

図43 頸部筋のモーメントアーム（板状筋，胸鎖乳突筋，頭長筋，頸長筋）

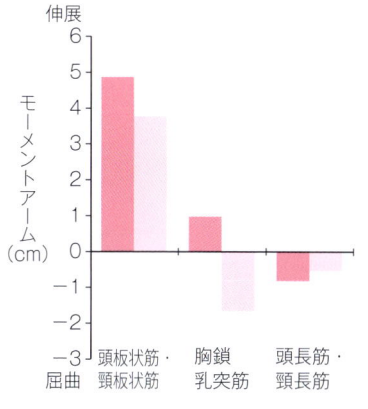
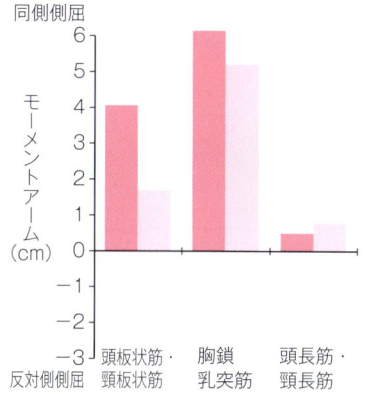
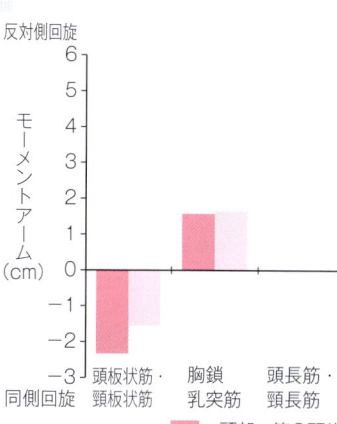

：頭部〜第2頸椎
：第2〜7頸椎

（文献24より改変引用）

表4 頸部筋のモーメントアーム（頭半棘筋，頸半棘筋）

		伸展／屈曲モーメントアーム（cm）			
		第2～3頸椎	第3～4頸椎	第4～5頸椎	第5～6頸椎
頭半棘筋	第4頸椎レベル	2.85±0.52	0.40±0.39	—	—
	第5頸椎レベル	3.09±0.69	1.70±0.56	1.58±0.60	—
	第6頸椎レベル	3.55±0.42	2.69±0.38	2.36±0.52	1.76±0.22
	第7頸椎レベル	3.85±0.78	3.25±0.51	2.89±0.45	1.96±0.55
頸半棘筋	第2頸椎レベル	1.80±0.32	2.00±0.24	2.11±0.25	2.11±0.05
	第3頸椎レベル	—	1.88±0.12	2.25±0.17	2.47±0.07
	第4頸椎レベル	—	—	1.98±0.13	2.08±0.08

		側屈モーメントアーム（cm）			
		第2～3頸椎	第3～4頸椎	第4～5頸椎	第5～6頸椎
頭半棘筋	第4頸椎レベル	1.69±0.52	1.55±0.62	—	—
	第5頸椎レベル	2.35±0.44	2.05±0.59	1.99±0.29	—
	第6頸椎レベル	2.53±0.40	2.32±0.51	1.91±0.32	1.85±0.25
	第7頸椎レベル	2.95±0.42	2.60±0.41	2.35±0.26	2.03±0.25
頸半棘筋	第2頸椎レベル	0.27±0.12	0.33±0.12	0.41±0.12	0.74±0.18
	第3頸椎レベル	—	0.56±0.17	0.65±0.10	0.74±0.10
	第4頸椎レベル	—	—	0.78±0.16	0.82±0.16

		回旋モーメントアーム（cm）			
		第2～3頸椎	第3～4頸椎	第4～5頸椎	第5～6頸椎
頭半棘筋	第4頸椎レベル	−1.62±0.17	−2.12±0.10	—	—
	第5頸椎レベル	−1.48±0.26	−2.10±0.12	−1.90±0.13	—
	第6頸椎レベル	−1.23±0.25	−1.63±0.29	−2.03±0.27	−1.92±0.32
	第7頸椎レベル	−0.78±0.18	−1.32±0.25	−1.74±0.26	−1.70±0.56
頸半棘筋	第2頸椎レベル	−0.43±0.16	−0.55±0.18	−0.65±0.17	−0.72±0.11
	第3頸椎レベル	—	−0.38±0.09	−0.51±0.18	−0.68±0.07
	第4頸椎レベル	—	—	−0.38±0.09	−0.48±0.09

伸展　　：正の値
同側側屈：正の値
同側回旋：正の値
（文献25より改変引用）

表5 頸部筋のモーメントアーム（前斜角筋，中斜角筋）

		伸展／屈曲モーメントアーム（cm）			
		第2～3頸椎	第3～4頸椎	第4～5頸椎	第5～6頸椎
前斜角筋	第3頸椎レベル	—	−0.11±0.07	−0.12±0.15	−0.65±0.23
	第4頸椎レベル	—	—	0.07±0.09	0.11±0.17
中斜角筋	第2頸椎レベル	0.24±0.08	0.10±0.13	0.02±0.14	−0.03±0.19
	第3頸椎レベル	—	−0.02±0.13	0.18±0.12	0.54±0.17
	第4頸椎レベル	—	—	−0.15±0.21	−0.17±0.21

		側屈モーメントアーム（cm）			
		第2～3頸椎	第3～4頸椎	第4～5頸椎	第5～6頸椎
前斜角筋	第3頸椎レベル	—	4.50±0.38	4.79±0.33	4.92±0.27
	第4頸椎レベル	—	—	4.08±0.09	4.49±0.24
中斜角筋	第2頸椎レベル	2.63±0.35	2.52±0.10	2.88±0.13	3.37±0.39
	第3頸椎レベル	—	2.49±0.52	2.74±0.15	3.03±0.03
	第4頸椎レベル	—	—	2.39±0.15	2.85±0.19

		回旋モーメントアーム（cm）			
		第2～3頸椎	第3～4頸椎	第4～5頸椎	第5～6頸椎
前斜角筋	第3頸椎レベル	—	0.04±0.21	0.23±0.19	0.39±0.05
	第4頸椎レベル	—	—	−0.09±0.18	0.63±0.17
中斜角筋	第2頸椎レベル	0.30±0.22	0.25±0.14	0.12±0.14	0.00±0.08
	第3頸椎レベル	—	0.09±0.20	0.12±0.06	0.02±0.18
	第4頸椎レベル	—	—	0.01±0.08	0.10±0.14

伸展：正の値
同側側屈：正の値
同側回旋：正の値
（文献25より改変引用）

関節角度によるモーメントアームの変化を示した上述の報告[24]によると，胸鎖乳突筋も関節角度によってモーメントアームが変化する。胸鎖乳突筋における頚椎の屈曲作用は屈曲30°，同側側屈作用は同側側屈30°，同側回旋作用は反対側回旋30°でより大きくなる（**表7**）。

④前斜角筋，中斜角筋，後斜角筋

前斜角筋，中斜角筋の作用は，頚椎の同側側屈である。

モーメントアーム（**表5**）から，前斜角筋，中斜角筋において頚椎の伸展／屈曲，回旋の作用よりも側屈作用のほうが大きい。前斜角筋，中斜角筋の頚椎の伸展／屈曲，回旋モーメントアームは小さく，伸展／屈曲，回旋の作用はほぼない。

後斜角筋の作用は，椎間板の中心と筋の走行から前斜角筋，中斜角筋と同様に，頚椎の同側側屈であると考えられるが，後斜角筋のモーメントアームを検討した報告はみあたらない。

⑤頭長筋，頚長筋

頭長筋の作用は頭部，頚椎の屈曲，同側側屈，頚長筋の作用は頚椎の屈曲，同側側屈である。

モーメントアーム（**図43**）から，頭長筋，頚長筋の頭部，頚椎に対する回旋作用よりも屈曲，同側側屈の作用のほうが大きい。頭長筋，頚直筋の頭部，頚椎における回旋モーメントアームは小さく，回旋の作用はほぼない。頭長筋，頚長筋のモーメントアームは全体的に小さいため，関節運動よりも頭部，頚椎の安定性に寄与する。

■ 体幹筋

胸椎，腰椎，仙椎を能動的に制御する背部筋として広背筋，脊柱起立筋，胸半棘筋，多裂筋，腰方形筋，回旋筋，棘間筋，横突間筋が挙げられる。また，腹部筋として腹直筋，外腹斜筋，内腹斜筋，腹横筋が挙げられる。

体幹筋における脊柱中間位（脊柱伸展／屈曲0°）でのモーメントアーム[27-29]を**図44，45，表8**，生理学的断面積，筋線維長および筋束長[30, 31]を**図46，47**に示す。

表6 頚部筋の生理学的断面積，筋束長

	生理学的断面積(cm²)	筋束長(cm)
板状筋	4.26±1.04	9.5±2.3
胸鎖乳突筋	3.72±0.91	10.8±0.9
頭長筋	0.92±0.35	3.8±1.0
前斜角筋	1.45±1.23	4.2±1.3
中斜角筋	2.00±0.73	5.0±0.8
後斜角筋	1.55±0.90	6.2±2.1

板状筋は生理学的断面積が大きいため，筋力発揮に有利である。
胸鎖乳突筋は筋束長が長いため，筋収縮速度が速く，広い関節可動域での筋力発揮に有利である。

（文献26より改変引用）

表7 頚椎回旋角度の変化による頚部筋の発揮トルクの変化

	屈曲／伸展モーメント(Nm)		
	屈曲30°	中間位	伸展30°
頭・頚板状筋	4.6	5.2	3.9
胸鎖乳突筋	−2.5	−1.2	−0.4

	側屈モーメント(Nm)		
	反対側側屈30°	中間位	同側側屈30°
頭・頚板状筋	1.5	2.4	2.9
胸鎖乳突筋	4.1	6.3	7.1

	回旋モーメント(Nm)		
	反対側回旋30°	中間位	同側回旋30°
頭・頚板状筋	−0.9	−1.9	−2.1
胸鎖乳突筋	2.9	2.2	0.9

伸展：正の値
同側側屈：正の値
同側回旋：正の値
（文献24より改変引用）

①広背筋

①広背筋

　広背筋の体幹における作用は，脊柱伸展，同側側屈，同側回旋である。

　モーメントアーム（**図44**）から，広背筋において脊柱伸展作用よりも同側側屈作用のほうが大き

い。また，広背筋の脊柱伸展モーメントアームは胸椎よりも腰椎のほうが大きいため，腰椎において伸展作用は大きい。一方，脊柱同側側屈モーメントアームは腰椎よりも胸椎のほうが大きいため，胸椎において同側側屈作用は大きい。また，広背

図44 体幹筋のモーメントアーム（広背筋，脊柱起立筋，腰方形筋）

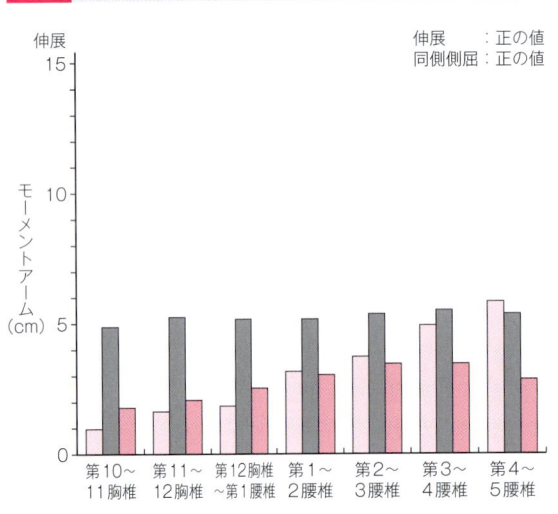
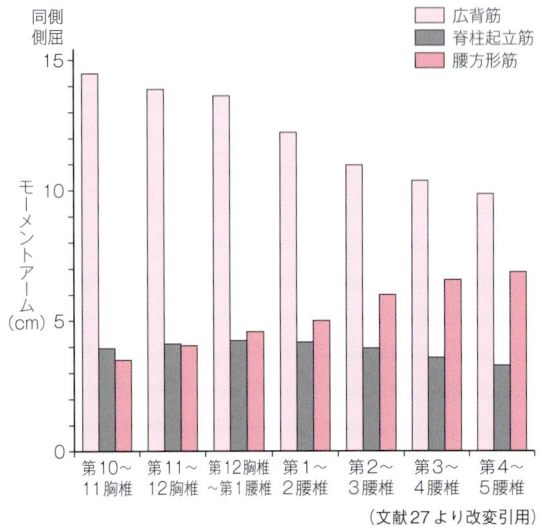

（文献27より改変引用）

図45 体幹筋のモーメントアーム（腹直筋，外腹斜筋，内腹斜筋，腹横筋）

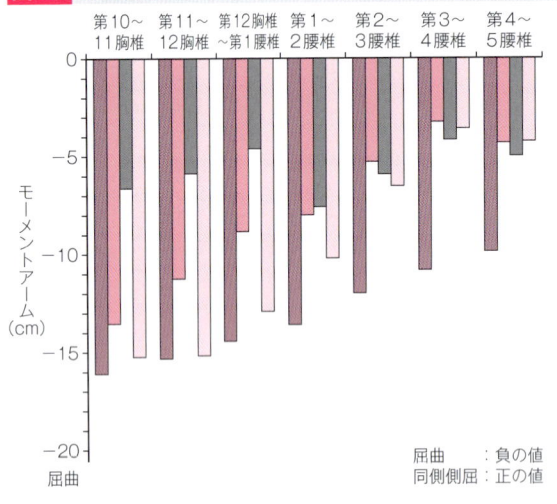
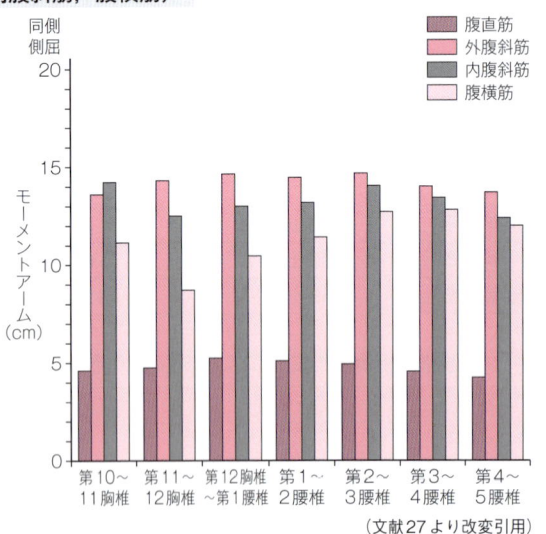

（文献27より改変引用）

表8 体幹筋のモーメントアーム（脊柱起立筋，多裂筋）

	伸展／屈曲モーメントアーム（cm）				
	第11胸椎	第12胸椎	第1腰椎	第2腰椎	第3腰椎
脊柱起立筋（胸最長筋）	5.6±0.4	6.0±0.6	6.0±0.7	6.2±0.7	6.1±0.6
多裂筋	4.7±0.5	5.1±0.3	5.2±0.6	5.5±0.6	5.5±0.7

	側屈モーメントアーム（cm）				
	第11胸椎	第12胸椎	第1腰椎	第2腰椎	第3腰椎
脊柱起立筋（胸最長筋）	2.9±0.1	3.0±0.2	3.2±0.6	3.2±0.2	2.2±0.4
多裂筋	0.8±0.2	1.0±0.3	1.3±0.3	1.3±0.4	1.1±0.1

伸展：正の値
同側側屈：正の値
（文献28より改変引用）

筋の脊柱同側側屈モーメントアームは脊柱起立筋，腰方形筋よりも大きい。

広背筋は胸椎付着線維である上部線維，腰椎付着線維である中部線維，腸骨付着線維である下部線維に分けられる[32]。下部線維は脊柱の同側回旋で筋活動量が増加し，体幹に対する作用を有している可能性がある[33]。また，広背筋は胸腰筋膜に付着しており，胸腰筋膜を緊張させることで腰椎の安定性にも寄与する[34]。

②脊柱起立筋

脊柱起立筋の作用は，脊柱伸展，同側側屈，同側回旋である。

モーメントアーム（図44）から，脊柱起立筋において脊柱同側側屈作用よりも伸展作用のほうが大きい。また，脊柱起立筋は胸腰筋膜に付着しており，広背筋とともに胸腰筋膜を緊張させることで腰椎の安定性にも寄与する[34]。

③胸半棘筋

胸半棘筋の作用は，椎間板の中心と筋の走行から脊柱伸展，同側側屈，反対側回旋であると考えられるが，胸半棘筋のモーメントアームを検討した報告は見当たらない。また，体幹の深層に位置するためモーメントアームは小さく，脊柱の安定性に寄与すると考えられる。

図46 体幹筋の生理学的断面積，筋線維長（脊柱起立筋，多裂筋）

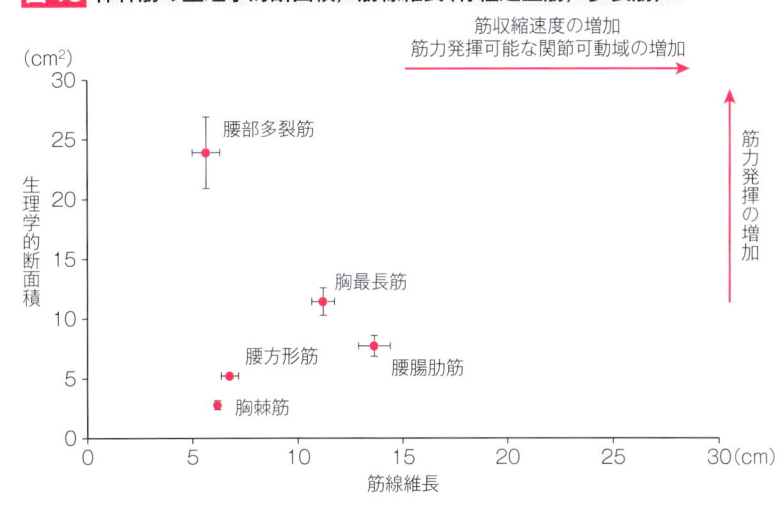

腰部多裂筋は生理学的断面積が大きいため，筋力発揮に有利である。腰腸肋筋は筋線維長が長いため，筋収縮速度が速く，広い関節可動域での筋力発揮に有利である。

（文献30より改変引用）

図47 体幹筋の生理学的断面積，筋束長（腹直筋，外腹斜筋，内腹斜筋，腹横筋）

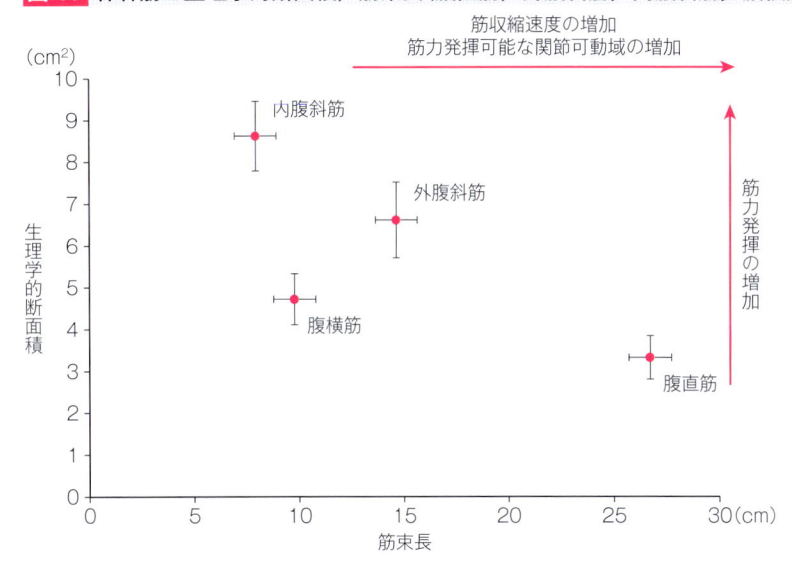

内腹斜筋は生理学的断面積が大きいため，筋力発揮に有利である。腹直筋は筋束長が長いため，筋収縮速度が速く，広い関節可動域での筋力発揮に有利である。

（文献31より改変引用）

9章 脊柱の運動学

④多裂筋

多裂筋の作用は，脊柱伸展，同側側屈，反対側回旋である。

モーメントアーム（**表8**）から，胸部，腰部の多裂筋において脊柱同側側屈作用よりも伸展作用のほうが大きい。また，多裂筋の脊柱伸展，同側側屈のモーメントアームは脊柱起立筋よりも小さいため，多裂筋は脊柱の安定性に寄与する。腰部の多裂筋は，腰椎の長軸方向の圧迫力を高めて腰椎を安定させる作用を有する（**図48**）[35]。

⑤腰方形筋

腰方形筋の作用は，脊柱伸展，同側側屈である。モーメントアーム（**図44**）から，腰方形筋において脊柱伸展作用よりも同側側屈作用のほうが大きい。腰方形筋の脊柱回旋モーメントアームに関する報告はみあたらないが，椎間板中心と筋の走行の位置関係から脊柱回旋作用はほぼないと考えられる。

腰方形筋は起始が第12肋骨である前部線維と，起始が第1〜4腰椎横突起である後部線維に分か

図48 体幹深部筋による脊柱の安定化

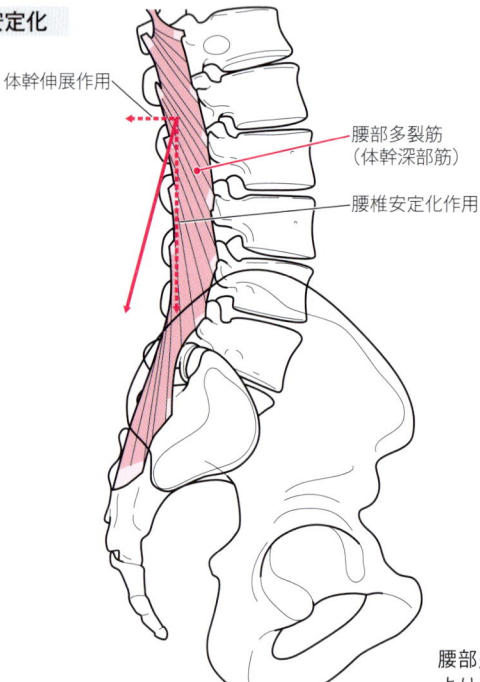

体幹伸展作用

腰部多裂筋
（体幹深部筋）

腰椎安定化作用

腰部多裂筋（体幹深部筋）は関節運動
よりも腰椎安定化に有利である。

Clinical point of view

腰部多裂筋の選択的トレーニング

腰部多裂筋の筋活動[36-40]については先行研究にて筋電図学的分析がなされている。腰部多裂筋，腰部脊柱起立筋の両筋の筋活動量を高めたい場合には，腹臥位での自重もしくは抵抗を加えた体幹伸展運動が効果的である[38]。一方，四つ這い位での一側上肢と反対側下肢の挙上[38, 40]は，下肢挙上側において腰部脊柱起立筋よりも腰部多裂筋の筋活動量が高いため，腰部多裂筋の選択的トレーニングとして一般的に実施されている。この肢位にて挙上した上下肢を外転位にすることで，下肢挙上側において腰部脊柱起立筋の筋活動量は変化せず，腰部多裂筋の筋活動量のみが増加し，腰部多裂筋の選択的トレーニングとしてより効果的となる（**表9**）[40]。

表9 挙上した上下肢を外転位とした四つ這い位での上下肢挙上中の腰背部筋の筋活動量，筋活動比

	一般的な姿位		挙上した上下肢外転位	
	上肢挙上側	下肢挙上側	上肢挙上側	下肢挙上側
腰部多裂筋 筋活動量(%MVC)	19.3 ±5.8	28.5 ±10.0	11.3 ±3.8*	33.1 ±8.0*
腰部脊柱起立筋 筋活動量(%MVC)	22.5 ±6.6	15.1 ±7.4	15.4 ±4.7*	14.5 ±6.2
腰部多裂筋／腰部脊柱起立筋比	0.89 ±0.29	2.21 ±1.09	0.75 ±0.24	2.75 ±1.37*

＊：一般的な姿位との有意差　　　　　　　　　　　　　　　　　　（文献40より改変引用）

れる。各線維の作用の違いについては明らかにされていないが，針筋電図を用いた報告[41]において，脊柱同側屈曲動作中には前部線維よりも後部線維のほうが高い筋活動量を示すとされている。また，脊柱や股関節の運動を行うさまざまな動作の中で，後部線維は脊柱同側側屈において他の動作よりも筋活動量が高いが，前部線維は脊柱同側側屈のみならず脊柱伸展においても他の動作よりも筋活動量が高い[42]。

⑥回旋筋，棘間筋，横突間筋

回旋筋，棘間筋，横突間筋は背部筋の中でも最も深層に位置し，小さな筋であるため，モーメントアームを検討した報告は見当たらない。体幹のより深層に位置するため，回旋筋，棘間筋，横突間筋のモーメントアームは小さく，脊柱の安定性に寄与すると考えられる。

⑦腹直筋

腹直筋の作用は，脊柱屈曲，同側側屈，反対側回旋である。

モーメントアーム（**図45**）から，腹直筋において脊柱同側側屈作用よりも屈曲作用のほうが大きい。

⑧外腹斜筋

外腹斜筋の作用は，脊柱屈曲，同側側屈，反対側回旋である。

モーメントアーム（**図45**）から，外腹斜筋において脊柱屈曲作用よりも同側側屈作用のほうが大きい。

⑨内腹斜筋

内腹斜筋の作用は，脊柱屈曲，同側側屈，同側回旋である。

モーメントアーム（**図45**）から，内腹斜筋において脊柱屈曲作用よりも同側側屈作用のほうが大きい。また，内腹斜筋は胸腰筋膜に付着するため，胸腰筋膜を緊張させることで腰椎の安定性にも寄与する[3]。

⑩腹横筋

腹横筋の作用は，脊柱屈曲，同側側屈，同側回旋である。

モーメントアーム（**図45**）から，腹横筋において腰椎では脊柱屈曲作用よりも同側側屈作用のほうが大きい。しかし，胸椎では脊柱同側側屈作用よりも屈曲作用のほうが大きい。また，外腹斜筋，内腹斜筋，腹横筋の脊柱屈曲モーメントアームは腹直筋よりも小さいが，これらの筋の同側側屈モーメントアームは腹直筋よりも大きい。内腹斜筋と同様，腹横筋は胸腰筋膜に付着するため，胸腰筋膜を緊張させることで腰椎の安定性にも寄与する[3]。

⑪外肋間筋

外肋間筋は肋骨を挙上することで吸息に関与する。

⑫内肋間筋

内肋間筋は肋骨を下制することで呼息に関与する。

Clinical point of view

腹横筋の選択的トレーニング

針筋電図を用いて腹横筋の筋活動を検討した報告は少ないが，腹横筋の筋活動量は四つ這い位での上下肢挙上，片脚ブリッジ，サイドブリッジ，自重での体幹屈曲運動よりも座位で腹部をへこませる運動（ドローイン）のほうが高かったとされている[43]。背臥位で腹部をへこませる運動（ドローイン）は，腹横筋の選択的トレーニングとして一般的に実施されている。

2 筋による安定化作用

◆腰部多裂筋による腰椎の安定化

腰部多裂筋は浅部と深部の線維に分かれ，深部線維による腰椎の安定化が注目されている。腰部多裂筋の浅部線維や腰部脊柱起立筋は腰椎の伸展，回旋作用を有し，腰部多裂筋の深部線維は腰椎を安定させる作用を有すると報告されている[44]。ま

た，この報告によると腰部多裂筋の深部線維は，腰部多裂筋の浅部線維や腰部脊柱起立筋よりも遅筋線維であるtype I 線維の割合が多いため，持久性に優れるとされている。また，上肢運動を行う際には，腰部多裂筋の浅部線維よりも深部線維のほうがより速く筋活動を開始すると報告されている[45]。このことより，腰部多裂筋の深部線維は上肢運動に伴い，腰椎を安定させるといった姿勢制御により寄与している可能性がある。

◆ 腹横筋による肋骨，腰椎，仙腸関節の安定化

腹横筋は上部，中部，下部の線維に分かれる。上部線維は起始が肋軟骨であり，第6軟骨もしくは第9胸椎の上縁から胸骨下縁までの部位となる。中部線維は起始が胸腰筋膜であり，胸郭の下縁から腸骨稜の上縁までの部位となる。下部線維は起始が腸骨稜，鼠形靱帯であり，腸骨稜の上縁から恥骨結合までの部位となる。腹横筋の上部線維は肋骨や胸郭を安定させる作用，中部線維は胸腰筋膜を緊張させて腰椎を安定させる作用，下部線維は仙腸関節を安定させる作用を有するとされている[46]。

また，腹横筋中部線維は上肢挙上動作中に上肢を挙上する三角筋や，腹直筋や外腹斜筋，内腹斜筋といった他の腹部筋よりも先行して筋活動を開始するといった予測的姿勢制御によって腰椎を安定させることが報告されている[47]。また，腹横筋中部線維や下部線維は腹圧を高める動作を行った際，上部線維よりも高い筋活動量を示すことが報告されており，腹圧を高めることによって腰椎を安定させる作用も有する可能性が示唆されている[48]。

◆ 背部筋，腹部筋による仙腸関節の安定化

脊部筋の筋活動によって仙骨は前傾，腹部筋や股関節伸展筋の収縮で腸骨が後傾する。これらの筋の筋活動によって，腸骨に対する仙骨の前傾運動が生じて仙腸関節は安定する。

5 脊柱の機能障害と運動学

1 非特異的腰痛

◆腰痛発症の原因

腰痛の原因はさまざまであるが，原因が明らかでない腰痛は非特異的腰痛に分類される。非特異的腰痛は椎間板，椎間関節，靱帯，腰背部筋といった腰椎周囲の組織にストレスがかかることによって発症する。また，椎間板，椎間関節，靱帯へのストレスは，腰椎の安定性低下（過剰な腰椎運動，過剰な腰椎の剪断・圧迫力）によって生じる。

腰椎の安定性に寄与する代表的な筋として，腰部多裂筋と腹横筋が挙げられる。これらの筋に筋活動異常が生じることで，腰椎の安定性低下が生じ，腰痛につながる可能性[49]が考えられる。背部筋の中でも，腰部多裂筋はモーメントアームが小さいため，腰椎の長軸方向の圧迫力を高めて腰椎

を安定させる作用を有するとされている[35]。また，腹部筋の中でも腹横筋はコルセットのような役割をもち，腹圧を高めることや胸腰筋膜を緊張させることで腰椎を安定させる[50]。しかし，シミュレーションを用いた研究によって，腹横筋の腰椎安定性への寄与はわずかであるといった批判的な報告もなされている[51]。

腰椎の安定性に寄与する腰部多裂筋，腹横筋の筋力発揮は，筋萎縮や筋内の脂肪組織の増加といった筋骨格系要因，動作中の筋活動といった神経系要因によって影響される。以下に，腰痛患者，腰痛既往者における腰部多裂筋，腹横筋の筋萎縮，筋内脂肪組織増加および動作中での筋活動，さらに動作中での腰椎運動について述べる。

Clinical point of view

腰痛の臨床的評価

腰痛が生じている原因を評価する際，CTやMRIといった画像に加えて，腰痛が生じている部位も参考となる。腰椎上に痛みが生じているのか，腰椎よりも離れた腰椎の側方に痛みが生じているのか，腰痛と同時に下肢痛も生じているのかについて評価することが重要である。腰椎上に痛みが生じている場合，椎間板や椎間関節，靱帯，椎骨へのストレスが考えられる。腰椎よりも離れた腰椎の側方に痛みが生じている場合，背部筋へのストレスが考えられ，腰部多裂筋もしくは腰部脊柱起立筋に圧痛が生じるか触診で評価する。また，腰痛と同時に下肢痛も生じている場合，脊柱疾患による腰椎椎間板ヘルニア，腰椎すべり症，腰部脊柱管狭窄症が考えられる。

◆腰痛と腰部多裂筋

①腰部多裂筋の筋萎縮，筋内脂肪増加

CTやMRIを用いた報告[52-54]によると，腰痛患者では腰部多裂筋の断面積が減少していること，また筋内の脂肪の量が増加して筋実質の量が減少しているとされている。このように，腰痛患者は腰部多裂筋に量的変化のみならず，質的変化も生じることが示されている。その他の腰背部筋や下肢筋について，腰痛患者では腰方形筋や大腰筋の断面積が減少しており，大殿筋には健常者と比較して違いがなかった[55]とされている。また，1年以上腰痛が継続している腰痛患者は，腰痛発症から6カ月以内に腰痛が改善した者と比較して腰部脊柱起立筋の断面積減少を示している報告もあり[56]，腰痛の持続期間が筋萎縮と関連することが示唆さ

れている。一方，腰痛患者において健常者と比較して腰部多裂筋[57]，腰部脊柱起立筋[52,57]，腰方形筋[57]に筋萎縮が生じていないという報告もなされている。

②腰部多裂筋の動作中での筋活動

腰痛患者は体幹回旋動作中に腰部多裂筋の筋活動量が減少し，外腹斜筋の筋活動量が増加していること[58]，腰部脊柱起立筋，大殿筋，ハムストリングスの筋活動量が増加していること[59]が報告されている。また，腰痛患者は歩行中に脊柱起立筋，腹直筋の筋活動量が増加しているとされている[60]。このように，腰痛患者では腰部多裂筋といった体幹深層筋の筋活動量が減少し，腰部脊柱起立筋，腹直筋，外腹斜筋といった体幹表層筋の筋活動量

が増加するといった筋活動に変化しており，腰痛の筋スパズムによって体幹筋が活動していることが考えられる。また，腰部の痛みが生じないように，体幹筋を防御的に同時活動させ，腰椎の運動を減少させていることが考えられる。もしくは体幹深層筋の筋活動量減少による腰椎安定性を補うために，体幹表層筋が代償的に過剰活動している可能性がある。

過去に腰痛を有していたが現在は治まっている腰痛既往者においても，上肢挙上動作中に腰部多裂筋の筋活動量が減少し[61]，筋活動開始時間が遅延している[62]ことが報告されている。また，腰痛既往者において，四つ這い位での上下肢挙上中に広背筋・胸部脊柱起立筋の筋活動量が増加していることが報告されている[63]。このように腰痛既往者は腰痛が生じていた時期に運動を誤学習し，腰痛が寛解した後においても体幹筋の筋活動が変化した状態のままになっている可能性がある。

Supplement

腰痛既往者の運動特性と腰痛再発

腰痛既往者における動作中での腰部多裂筋，腹横筋の筋活動量減少，筋活動開始時間遅延は，腰椎の安定性低下を生じさせ[49]，腰痛の再発につながる可能性がある[64]。今後，腰痛既往者の動作中での腰椎運動といった運動特性をより詳細に分析していくことが求められている。

◇ 腰痛と腹横筋

① 腹横筋の筋萎縮，筋内脂肪増加

超音波画像診断装置を用いた報告[65]によると，腰痛を有する競輪選手において腹横筋の筋厚が減少しているとされている。一方，腰痛を有する妊婦における腹横筋，外腹斜筋，内腹斜筋の筋厚は健常者と比較して違いがなかったとも報告されており[66]，対象者や腰痛の程度によって筋萎縮の状態が異なっている可能性がある。

② 腹横筋の動作中での筋活動

腰痛既往者において，上肢挙上動作中[47]や下肢挙上動作中[67]に予測的姿勢制御の役割を有する腹横筋の活動開始時間が，上肢筋の筋活動開始時間に対して遅延していることが報告されている。健常者においては上肢挙上動作中[47]にて，主動作筋である三角筋の筋活動に先行して，腹部筋の中でも腹横筋が筋活動を開始する（**図49**）。一方，腰痛既往者においては三角筋の筋活動開始の後に腹

図49 健常者の予測的姿勢制御

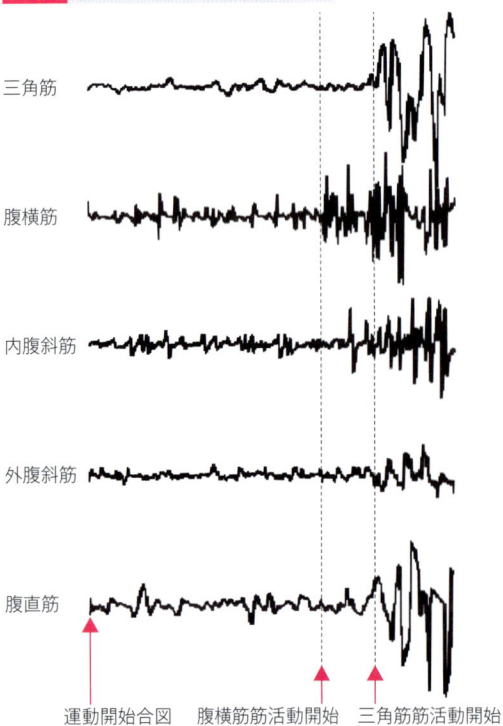

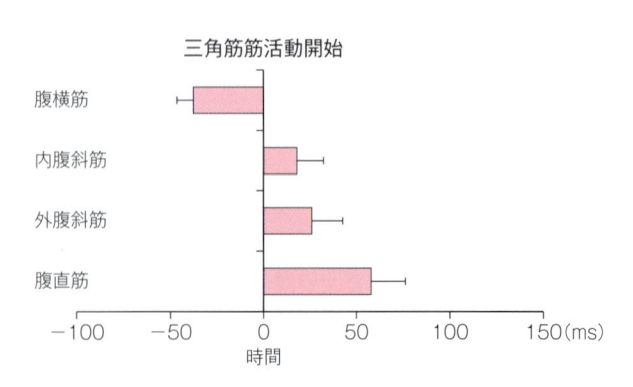

（文献47より改変引用）

横筋が筋活動を開始する（**図50**）。

このような予測的姿勢制御には補足運動野が関与すると推定されている[68]。また，経頭蓋磁気刺激法を用いた報告では腰痛患者，健常者を合わせた対象者において，腹横筋における筋活動開始時間の遅延と一次運動野の活動は関連があるともされている[69]。さらに，健常者において実験的に腰痛を誘発することで，上肢挙上動作中の腹横筋の筋活動開始時間が遅延することも報告されており，痛みによって姿勢制御が変化することが示されている[70]。これらのことから，腰痛を発症することで筋活動の変化につながる脳の機能的再組織化が生じている可能性が示唆されている[69]。

一方，腰痛患者に対して腹横筋選択的トレーニングを4週間実施することで，介入後，介入後2カ月の時点で上肢挙上動作中での腹横筋の筋活動開始時間が改善したが，腰痛の程度の改善と腹横筋の筋活動開始時間の改善には関連がみられなかったと報告されている[71]。これらの結果から，腹横筋の筋活動開始時間と腰痛改善および腰痛発症の関連についてはまだ十分に明らかにされておらず，今後さらなる検討が必要である。

◆ 腰痛と腰椎運動
①腰椎の回旋運動を伴う歩行動作

腰痛患者は健常者と比較して，三次元動作分析による腰椎の回旋角度が増加しており，歩行速度には違いがなかったことが報告されている[72]。この結果から，腰痛患者は歩行動作において過剰に腰椎を運動させることで腰椎周囲の組織にストレスがかかり，腰痛発症につながっている可能性が考えられる。一方，速度を同じ条件に規定した歩行動作中に，腰痛患者では前額面において骨盤と体幹が同じ方向に運動する位相の割合が，健常者よりも増加していることも報告されている[73]。これは腰痛の筋スパズムによって体幹表層筋の筋活動量が増加し，筋の同時活動で腰椎の運動が減少していること，もしくは腰痛を生じさせないように同時活動を高め，防御的に腰椎の運動を減少させていることによると考えられる。

②腰椎の伸展/屈曲運動を伴う立ち上がり動作

自然な速度で立ち上がり動作を行った際，腰痛患者では体幹屈曲相，伸展相ともに腰椎の運動速度が低下し，屈曲相での腰椎の最大屈曲角度は減少しているとされている[74]。一方，腰痛既往者の体幹伸展動作では，健常者と比較して動作初期に

図50 腰痛既往者の予測的姿勢制御

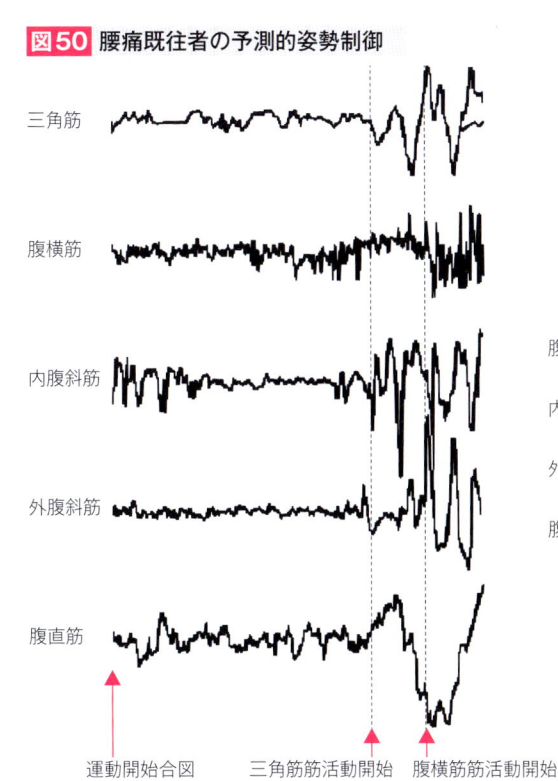

三角筋
腹横筋
内腹斜筋
外腹斜筋
腹直筋

運動開始合図　三角筋筋活動開始　腹横筋筋活動開始

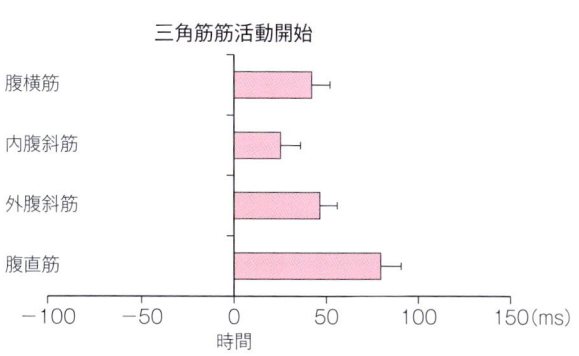

三角筋筋活動開始

腹横筋
内腹斜筋
外腹斜筋
腹直筋

−100　　−50　　　0　　　50　　　100　　150(ms)
時間

（文献47より改変引用）

おいて股関節運動に対する腰椎運動の割合が大きく，股関節の運動に対して腰椎が過剰に運動していることが報告されている[75]。

③腰椎の側屈運動を伴うスポーツ動作

腰痛を有するテニス選手は腰痛のないテニス選手と比較して，サーブ動作の速度には違いがなかったが，腰椎の回旋角度が減少しており，また腰椎に対して側方方向に加わる力が大きいことが報告されている[76]。

このように腰痛患者の腰椎運動に関しては，腰椎が過剰に運動しているという報告[72,75]と腰椎の運動が減少しているという報告[73,74,76]がなされている。腰椎運動に変化が生じているために腰痛が発症しているのか，もしくは腰部の痛みのために腰椎運動が変化しているのかといった，腰痛と腰椎運動との間の因果関係はまだ明らかにされていない。また，現在腰痛を有している腰痛患者と，過去に腰痛を有していたが現在は治まっている腰痛既往者の違いによっても，腰椎運動の変化が異なる可能性もある。今後，現在の腰痛や腰痛既往の有無に基づいて詳細に対象者を分類したうえで縦断的に研究を行い，腰痛と腰椎運動の関連を検討していく必要がある。

④腰椎運動と腰椎椎間板変性の関連

スポーツ選手において腰椎椎間板変性と競技種目の関連を検討した報告によると，水泳や野球といった競技にて高い頻度で腰椎椎間板変性が生じるとされている[77]。また，練習量の多い水泳選手は練習量が比較的少ない水泳選手よりも，第5腰椎～第1仙椎間で腰椎の椎間板変性が生じており[78]，腰椎運動の頻度や腰椎への負荷が関連していると考えられる。

⑤腰椎運動と下肢の関節可動域の関連

腰痛を有する野球選手では腰痛のない野球選手と比較して，腰椎の伸展可動域，股関節の内旋可動域が減少しているとされている[79]。若年の腰痛患者は股関節の屈曲，内旋可動域が減少し，ハムストリングスの柔軟性が低下しているとされている[80]。また，若年者の腰痛発症と関連する要因を縦断的に検討した報告では，ハムストリングス，大腿直筋の柔軟性低下が関連しているとしている[81]。このようにスポーツ選手や若年者の腰痛は，股関節の関節可動域低下や下肢筋の柔軟性低下による，動作中での股関節の運動減少を代償するために，腰椎が過剰に運動することで生じている可能性がある。

Clinical point of view

過剰な腰椎運動と他の身体部位での関節運動の関係性

腰椎の過剰運動が生じている原因を検討する際，股関節の可動域のみならず，肩甲骨，肩甲上腕関節の可動域，そして胸椎の可動域を評価する必要がある。また，安静位での各関節の可動域に加えて，動作中における各関節の運動角度を動作分析することが重要である。

2 脊柱の姿勢アライメント不良

◪ 脊柱の姿勢アライメント分類

立位での脊柱の姿勢アライメントの分類方法については，先行研究[82]によって報告されている。この報告では矢状面にて視覚的に評価することで，Ⅰ：正常，Ⅱ：胸椎後弯が強い型，Ⅲ：腰椎後弯が強い型，Ⅳ：脊柱が一直線になり後方に倒れた型，Ⅴ：腰椎前弯が強い型に分類している（**図51**）。また，単純X線撮影による画像をもとに，脊柱の姿勢アライメントを分類する方法は検者間の妥当性が高いことも報告されている[83]。

このような過度の脊柱後弯，脊柱前弯といった

矢状面での姿勢アライメント変化は，成長や加齢，運動量の減少によって生じると考えられる。そして，脊柱の姿勢アライメント変化は，立位動作や歩行動作を行っている際の外見に影響を与えるだけでなく，運動を妨げることや腰痛発症につながる場合もある。

◪ 脊柱後弯

①脊柱後弯と関連する要因

加齢によって中高齢者の立位姿勢アライメントは胸椎後弯[84]，腰椎後弯[85]，骨盤後傾[85]が増加

する（**図52**）。このような加齢による脊柱後弯の発症率は20〜40％[86]である。

　脊柱後弯は脊柱の椎体変形，椎間板変形，体幹筋力低下によって生じる[86]。脊柱の椎体変形は骨粗鬆症によって起こり，80歳以上の高齢者においては男性で36％，女性で45％にみられる。また，女性のほうが男性よりも重度の椎体変形が生じている[87]。高齢者では腰椎の椎間板変性を有する者が90％とされており[88]，加齢による腰椎後弯の増加は腰椎椎間板の前方変性と関連があったとも報告されている[85]。

　体幹筋力においては，脊柱後弯の増加と体幹屈曲筋力は関連せず[89]，体幹伸展筋力は関連する[90]とされており，脊柱後弯の増加には腹部筋よりも

図51 視覚的評価による立位での脊柱アライメントの分類

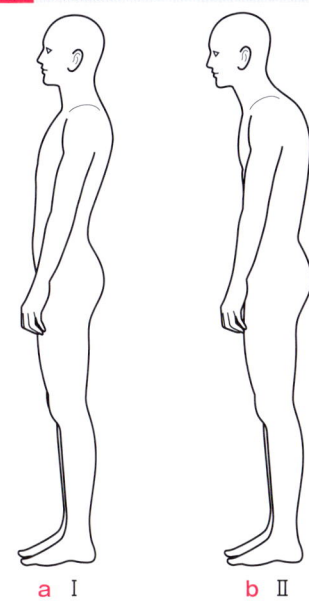
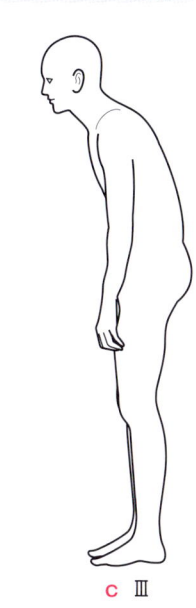
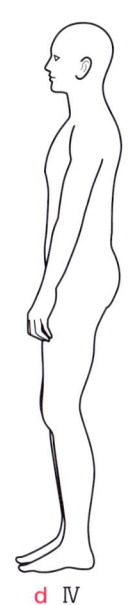
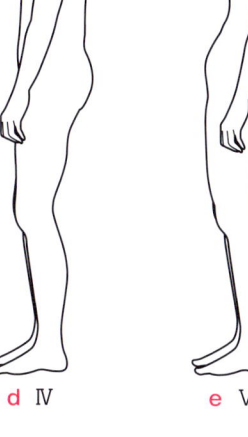

　a Ⅰ　　　　b Ⅱ　　　　c Ⅲ　　　　d Ⅳ　　　　e Ⅴ

Ⅰ：正常の型　　　Ⅱ：胸椎後弯が強い型　　　Ⅲ：腰椎後弯が強い型
Ⅳ：脊柱が一直線になり後方に倒れた型　　　Ⅴ：腰椎前弯が強い型

（文献82を参考に作成）

図52 腰椎後弯，骨盤後傾が増加した中高齢者の立位姿勢アライメント

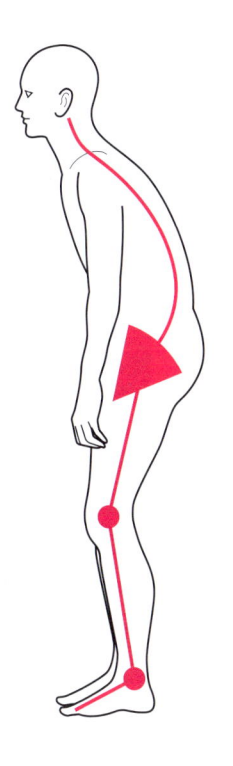

加齢による背部筋の筋力低下が影響を与えていると考えられる。MRIを用いた報告では，腰椎後弯の増加と腰部多裂筋，腰部脊柱起立筋を合わせた腰背部筋における体積減少は関連しているとされている[91]。CTを用いた報告では，高齢者において胸椎後弯の増加と腰部多裂筋，腰部脊柱起立筋を合わせた腰背部筋における筋内脂肪増加と関連があったとされている[92]。また，超音波画像診断装置を用いた報告では，中高齢者において立位姿勢アライメントと腰背部筋の筋厚や筋内の結合組織，脂肪組織といった筋内非収縮組織（**図53**）との関連を個別の筋に分けて検討している。結果，胸椎後弯の増加には腰部脊柱起立筋の筋厚減少，骨盤後傾の増加には大腰筋の筋厚減少，腰部多裂筋の筋内非収縮組織の増加が関連していると報告している[93]。

ただし，加齢によって背部筋の筋力低下が生じるために立位姿勢アライメント変化につながっているのか，脊柱の椎間板変形，椎体変形による立位姿勢アライメント変化が生じるために座位，立位での背部筋の筋活動量が低下し[36]，廃用性の筋力低下につながっているのか，関連の因果関係は明らかにされていない部分が多い。

②脊柱後弯と運動機能

高齢者における脊柱後弯の増加は転倒発症と関連があるとされている[94]。また，中高齢者の歩行速度と立位姿勢アライメントとの関連については，腰椎後弯の増加が歩行速度の低下と関連があるとされている[95]。しかし，中高齢者において胸椎後弯，腰椎後弯，骨盤後傾といった立位姿勢アライメントよりも，腰部脊柱起立筋の筋厚のほうが歩行速度に関連しているという報告もなされている[96]。

③脊柱後弯と腰痛

腰痛と立位姿勢アライメントとの関連においては，システマティックレビューによって腰痛患者は健常者と比較して，立位での腰椎後弯，骨盤後傾に違いがないとされている[97]。しかし，先行研究では若年者から高齢者まで幅広い年齢を対象としており，また性別も分類することなく，関連を検討している報告が多い。年齢を中高齢，性別を女性として，対象者を限定したうえで腰痛と立位姿勢アライメントとの関連を検討した報告では，腰痛患者は健常者と比較して立位での腰椎後弯が増加していることを報告しており[57]，腰椎の立位姿勢アライメントが変化することで椎間板などの腰椎周囲の組織にストレスがかかり，腰痛が発症している可能性もある。

④中高齢者における脊柱後弯の改善

背部筋（腰部多裂筋，腰部脊柱起立筋など）に活動が生じる端座位で脊柱・骨盤を中間位にした姿

図53 若年者と高齢者における腰背部筋の筋内非収縮組織

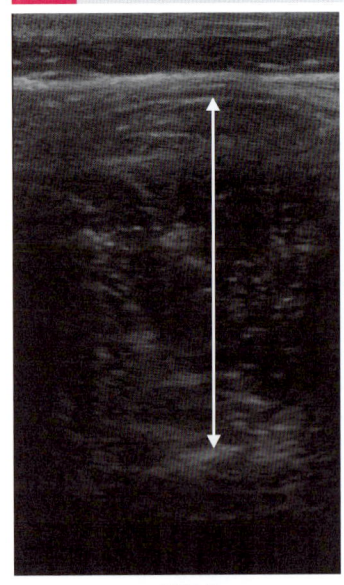 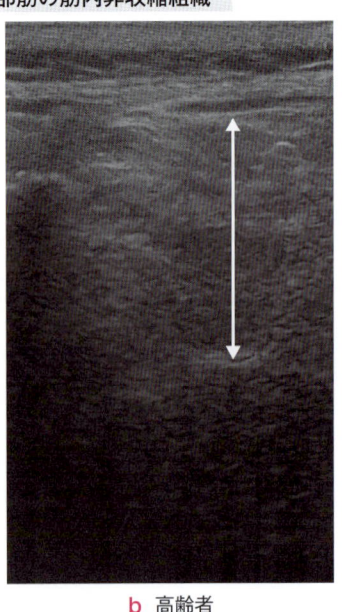

高齢者の腰部多裂筋は，若年者よりも筋内非収縮組織が多いため，画像が白くうつる。

a 若年者 　　　　b 高齢者

376

勢[36]，四つ這い位での上下肢挙上，腹臥位で自重に抗して胸を浮かせて体幹をやや伸展する運動といった背部筋トレーニング[38]，脊柱や股関節のストレッチング，姿勢を意識して修正する姿勢矯正トレーニングによる複合トレーニングは，中高齢者の脊柱後弯を改善し[98]，また進行を予防する[99]ことが報告されている。上述のように，中高齢者における立位姿勢アライメント変化と背部筋の筋力低下との因果関係は，先行研究にて十分に明ら

かにされていない。しかし，背部筋トレーニングをはじめとする運動療法によって中高齢者の立位姿勢アライメント変化が改善することが報告されているため[98]，加齢による背部筋の筋力低下によって立位姿勢アライメント変化が生じていることも考えられる。ただし，立位姿勢アライメント変化の原因が椎体変形や椎間板変形といった筋以外の要因の場合は，運動療法を実施することによる効果が生じにくいことが推測される。

Clinical point of view

脊柱運動と骨盤運動，肩甲骨運動の関係性

脊柱の運動と骨盤，肩甲骨の運動は関連する。例えば，腰椎と骨盤の運動は連動し，腰椎が屈曲することで重心は前方に移動するため，骨盤を後傾，股関節を屈曲することで重心を後方に戻し，バランスを保持した姿勢となる（図52）。

また，腰椎と肩甲骨の運動も連動しており，肩甲骨が外転することで胸椎はより後弯したアライメントとなる。胸椎がより後弯したアライメントでは，肩甲骨の運動が制限され，肩関節屈曲による上肢の挙上角度は減少する。

◆腰椎前弯

①腰椎前弯と関連する要因

若年者，中高齢者を合わせた対象者において，腰椎前弯は男性よりも女性のほうが大きいとされている[100]。また，安静背臥位では腰椎前弯に違いがないが，安静立位では男性よりも女性のほうが7.3°腰椎前弯が大きいことも報告されている[101]。この理由として，女性は男性よりも腰椎の椎間板の形状に違いはないが，椎体の形状が楔状であること，また仙骨の傾斜が大きいことが示唆されている。ただし，腰椎前弯の性差についてのレビューによると，性差があるという報告のみならず，性差がないという報告もなされている[101]。

また，腰椎前弯は腹筋筋力と関連がないとされているが[102]，体幹屈曲筋力に対する体幹伸展筋力（体幹伸展筋力／体幹屈曲筋力比）が高いほど，腰椎前弯は大きくなると報告されている[89]。

②腰椎前弯と腰痛

若年者において過剰な腰椎前弯は，長時間立位を保持した際の腰痛発症と関連することが報告されている[103]。腰椎前弯が増加することで椎間関節や椎間板の後方といった腰椎周囲の後方組織にストレスがかかり，腰痛の発症につながっていると考えられる。

Supplement

脊柱管狭窄症

加齢によって脊柱管を取り囲む椎体，椎弓の変形，脊柱周囲の靱帯の肥厚，椎間板の突出が生じることによって，脊柱管は狭窄する。このような狭窄によって，脊柱管の中を通っている馬尾神経や馬尾神経における血管が圧迫され，腰部脊柱管狭窄症を発症する。腰部脊柱管狭窄症を発症すると腰痛や下肢の神経症状が生じる。腰椎後弯位で狭窄部位の圧迫が減少して症状は軽減し，腰椎前弯位で症状は悪化する。したがって，立位姿勢アライメントにおいて過剰な腰椎前弯がみられており，脊柱管狭窄症の症状悪化につながっていないか評価する必要がある。

③若年者における腰椎前弯の改善

若年者の腰椎前弯が増加した立位姿勢アライメントに対して，体幹の屈曲作用と骨盤の後傾作用を有する腹部筋，骨盤の後傾作用を有する大殿筋の筋力トレーニング，そして股関節屈曲筋のストレッチングを組み合わせることで，腰椎前弯が軽

減することが報告されている[104]。腰椎前弯が増加した立位姿勢アライメントに対して運動療法が効果的であるか，今後より多くの介入研究によって明らかにしていく必要がある。

3 仙腸関節痛

◆ 仙腸関節痛の発症原因

　仙腸関節は靱帯，関節包，体幹筋や股関節筋の筋活動による，腸骨に対する仙骨の前傾運動によって安定性が高まる。しかし，これらの能動的な制御が不十分になると，関節が不安定になり仙腸関節痛を発症する。

　仙腸関節痛を有する患者は健常者と比較し，立位での股関節伸展動作中に仙腸関節痛を有する体重支持側において，腰部多裂筋(仙骨の前傾)，内腹斜筋(腸骨の後傾)，大殿筋(腸骨の後傾)の筋活動開始時間が遅延し，大腿二頭筋(腸骨の後傾)の筋活動開始時間が早まることが報告されている[105]。背部筋，腹部筋，股関節伸展筋といった筋活動開始時間が遅延している筋の筋活動を補うために，代償的に大腿二頭筋の筋活動開始時間を速くする

といった姿勢制御によって，仙腸関節を安定させている可能性がある。しかし，腰痛と同様に，体幹筋，下肢筋の筋活動変化によって仙腸関節の安定性が低下して仙腸関節痛が生じているのか，もしくは仙腸関節痛によって筋活動が二次的に変化しているのか，因果関係は明らかではない。

◆ 仙腸関節の安定性と骨盤への圧迫力

　上前腸骨棘の高さで両側方から骨盤に圧迫力を加えることで，仙腸関節の圧迫力が増加し，垂直方向の剪断力が減少することが報告されている[106]。このことから仙腸関節は関節包，靱帯による受動的制御，筋による能動的制御に加えて，ベルトや装具の装着によっても関節の安定性が代償される可能性が示唆されている。

◎引用文献

1) 安井幸彦：骨格. 標準理学療法学・作業療法学 専門基礎分野 解剖学, 第4版(野村嶬編), p27-86, 医学書院, 2015.
2) 野村嶬：関節と靱帯. 標準理学療法学・作業療法学 専門基礎分野 解剖学, 第4版(野村嶬編), p87-162, 医学書院, 2015.
3) 嶋田智明, 有馬慶美監訳：体軸骨格. 筋骨格系のキネシオロジー, 第2版, p339-508, 医歯薬出版株式会社, 2012.
4) De Foa JL et al：Muscle fibre direction of longissimus, iliocostalis and multifidus：landmark-derived reference lines. J Anat, 163：243-247, 1989.
5) Teyhen DS et al：Changes in deep abdominal muscle thickness during common trunk-strengthening exercises using ultrasound imaging. J Orthop Sports Phys Ther, 38(10)：596-605, 2008.
6) Pulkovski N et al：Ultrasound assessment of transversus abdominis muscle contraction ratio during abdominal hollowing：a useful tool to distinguish between patients with chronic low back pain and healthy controls? Eur Spine J, 21 Suppl 6：S750-S759, 2012.
7) Mannion AF et al：Spine stabilisation exercises in the treatment of chronic low back pain：a good clinical outcome is not associated with improved abdominal muscle function. Eur Spine J, 21(7)：1301-1310, 2012.
8) Whittaker JL et al：Ultrasound imaging and muscle function. J Orthop Sports Phys Ther, 41(8)：572-580, 2011.
9) Whittaker JL et al：Association between changes in electromyographic signal amplitude and abdominal muscle thickness in individuals with and without lumbopelvic pain. J Orthop Sports Phys Ther, 43(7)：466-77, 2013
10) Hodges PW et al：Measurement of muscle contraction with ultrasound imaging. Muscle Nerve, 27(6)：682-692, 2003.
11) Ladenhauf HN et al：Athletic participation in children with symptomatic spondylolysis in the New York area. Med Sci Sports Exerc, 45(10):1971-1974, 2013.
12) Ianuzzi A et al：Comparison of human lumbar facet joint capsule strains during simulated high-velocity, low-amplitude spinal manipulation versus physiological motions. Spine J, 5(3)：277-290, 2005.
13) Chazal J et al：Biomechanical properties of spinal ligaments and a histological study of the supraspinal ligament in traction. J Biomech, 18(3)：167-176, 1985.
14) Tubbs RS et al：Posterior distraction forces of the posterior longitudinal ligament stratified according to vertebral level. Surg Radiol Anat, 29(8)：667-670, 2007.
15) Przybylski GJ et al：Human anterior and posterior cervical longitudinal ligaments possess similar tensile properties. J Orthop Res, 14(6)：1005-1008, 1996.
16) Boszczyk BM et al：A geometrical model of vertical translation and alar ligament tension in atlanto-axial rotation. Eur Spine J, 21(8)：1575-1579, 2012.
17) Vleeming A et al：The function of the long dorsal sacroiliac ligament：its implication for understanding low back pain. Spine (Phila Pa 1976), 21(5)：556-562, 1996.
18) van Wingerden JP et al：A functional-anatomical approach to the spine-pelvis mechanism：interaction between the biceps femoris muscle and the sacrotuberous ligament. Eur Spine J, 2(3)：140-144, 1993.
19) Snijders CJ et al：Effects of slouching and muscle contraction on the strain of the iliolumbar ligament. Man Ther, 13(4)：325-333, 2008.
20) Excoffon SG et al：Chiropractic and rehabilitative management of a patient with progressive lumbar disk injury, spondylolisthesis, and spondyloptosis. J Manipulative Physiol Ther, 29(1)：66-71, 2006.
21) Lonstein JE. Spondylolisthesis in children. Cause, natural history, and management. Spine (Phila Pa 1976), 24(24)：2640-2648, 1999.

22) Darwish HH et al：Radiate ligament shortening and idiopathic scoliosis. Saudi Med J, 33(10):1093-1099, 2012.

23) Jiang H et al：Quantitative morphology of the lateral ligaments of the spine. Assessment of their importance in maintaining lateral stability. Spine (Phila Pa 1976), 19(23)：2676-2682, 1994.

24) Vasavada AN et al：Influence of muscle morphometry and moment arms on the moment generating capacity of human neck muscles. Spine (Phila Pa 1976), 23(4)：412-422, 1998.

25) Ackland DC et al：Moment arms of the human neck muscles in flexion, bending and rotation. J Biomech, 44(3)：475-486, 2011.

26) Kamibayashi LK et al：Morphometry of human neck muscles. Spine (Phila Pa 1976), 23(12)：1314-1323, 1998.

27) Moga PJ et al：Torso muscle moment arms at intervertebral levels T10 through L5 from CT scans on eleven male and eight female subjects. Spine (Phila Pa 1976), 18(15)：2305-2309, 1993.

28) McGill SM et al：Measurement of the trunk musculature from T5 to L5 using MRI scans of 15 young males corrected for muscle fibre orientation. Clin Biomech (Bristol, Avon), 8(4)：171-178, 1993.

29) Bogduk N et al：A universal model of the lumbar back muscles in the upright position. Spine (Phila Pa 1976)；17(8)：897-913, 1992.

30) Ward SR et al：Architectural analysis and intraoperative measurements demonstrate the unique design of the multifidus muscle for lumbar spine stability. J Bone Joint Surg Am, 91(1)：176-185, 2009.

31) Brown SH et al：Architectural analysis of human abdominal wall muscles：implications for mechanical function. Spine (Phila Pa 1976), 36(5)：355-362, 2011.

32) Ackland DC et al：Moment arms of the muscles crossing the anatomical shoulder. J Anat, 213(4)：383-390, 2008.

33) Fan JZ et al：Angular velocity affects trunk muscle strength and EMG activation during isokinetic axial rotation. Biomed Res Int, 2014：623191, 2014.

34) Vleeming A et al. The posterior layer of the thoracolumbar fascia. Its function in load transfer from spine to legs. Spine (Phila Pa 1976), 20(7):753-758, 1995.

35) Bergmark A：Stability of the lumbar spine. A study in mechanical engineering. Acta Orthop Scand Suppl, 230：1-54, 1989.

36) O'Sullivan PB et al：Effect of different upright sitting postures on spinal-pelvic curvature and trunk muscle activation in a pain-free population. Spine (Phila Pa 1976), 31(19)：E707-E712, 2006.

37) Ekstrom RA et al：Electromyographic analysis of core trunk, hip, and thigh muscles during 9 rehabilitation exercises. J Orthop Sports Phys Ther, 37(12)：754-762, 2007.

38) Ekstrom RA et al：Surface electromyographic analysis of the low back muscles during rehabilitation exercises. J Orthop Sports Phys Ther, 38(12)：736-745, 2008.

39) Okubo Y et al：Electromyographic analysis of transversus abdominis and lumbar multifidus using wire electrodes during lumbar stabilization exercises. J Orthop Sports Phys Ther, 40(11)：743-750, 2010.

40) Masaki M et al：Electromyographic analysis of training to selectively strengthen the lumbar multifidus muscle：effects of different lifting directions and weight loading of the extremities during quadruped upper and lower extremity lifts. J Manipulative Physiol Ther, 38(2)：138-144, 2015.

41) Park RJ et al：Differential activity of regions of the psoas major and quadratus lumborum during submaximal isometric trunk efforts. J Orthop Res, 30(2)：311-318, 2012.

42) Park RJ et al：Changes in regional activity of the psoas major and quadratus lumborum with voluntary trunk and hip tasks and different spinal curvatures in sitting. J Orthop Sports Phys Ther, 43(2)：74-82, 2013.

43) Okubo Y et al：Electromyographic analysis of transversus abdominis and lumbar multifidus using wire electrodes during lumbar stabilization exercises. J Orthop Sports Phys Ther, 40(11)：743-750, 2010.

44) MacDonald DA The lumbar multifidus：does the evidence support clinical beliefs? Man Ther, 11(4)：254-263, 2006.

45) Moseley GL et al：External perturbation of the trunk in standing humans differentially activates components of the medial back muscles. J Physiol, 547(Pt 2)：581-587, 2003.

46) Urquhart DM et al：Regional morphology of the transversus abdominis and obliquus internus and externus abdominis muscles. Clin Biomech (Bristol, Avon), 20(3)：233-241, 2005.

47) Hodges PW：Changes in motor planning of feedforward postural responses of the trunk muscles in low back pain. Exp Brain Res, 141(2)：261-266, 2001.

48) Urquhart DM et al：Abdominal muscle recruitment during a range of voluntary exercises. Man Ther, 10(2):144-153, 2005.

49) Hodges PW et al：Pain and motor control of the lumbopelvic region：effect and possible mechanisms. J Electromyogr Kinesiol, 13(4)：361-370, 2003.

50) Hodges PW：Is there a role for transversus abdominis in lumbo-pelvic stability? Man Ther, 4(2)：74-86, 1999.

51) Stokes IA et al：Abdominal muscle activation increases lumbar spinal stability：analysis of contributions of different muscle groups. Clin Biomech (Bristol, Avon), 26(8)：797-803, 2011.

52) Danneels LA et al：CT imaging of trunk muscles in chronic low back pain patients and healthy control subjects. Eur Spine J, 9(4)：266-272, 2000.

53) Mengiardi B et al：Fat content of lumbar paraspinal muscles in patients with chronic low back pain and in asymptomatic volunteers：quantification with MR spectroscopy. Radiology, 240(3)：786-792, 2006.

54) Kjaer P et al：Are MRI-defined fat infiltrations in the multifidus muscles associated with low back pain? BMC Med, 5：2, 2007.

55) Kamaz M et al：CT measurement of trunk muscle areas in patients with chronic low back pain. Diagn Interv Radiol, 13(3)：144-148, 2007.

56) Lee HI et al：Association between cross-sectional areas of lumbar muscles on magnetic resonance imaging and chronicity of low back pain. Ann Rehabil Med, 35(6)：852-859, 2011.

57) Masaki M et al：Association of pain history and current pain with sagittal spinal alignment and muscle stiffness and muscle mass of the back muscles in middle-aged and elderly women. Clin Spine Surg, 32(7)：E346-E352, 2019.

58) Ng JK et al：EMG activity of trunk muscles and torque output during isometric axial rotation exertion：a comparison between back pain patients and matched controls. J Orthop Res, 20(1)：112-121, 2002.

59) Pirouzi S et al：Low back pain patients demonstrate increased hip extensor muscle activity during standardized submaximal rotation efforts. Spine (Phila Pa 1976), 31(26)：E999-E1005, 2006.

60) van der Hulst M et al：Lumbar and abdominal muscle activity during walking in subjects with chronic low back pain：support of the "guarding" hypothesis? J Electromyogr Kinesiol, 20(1)：31-38, 2010.

61) MacDonald D et al：Why do some patients keep hurting their back? Evidence of ongoing back muscle dysfunction during remission from recurrent back pain. Pain, 142(3)：183-188, 2009.

62) MacDonald D et al：People with recurrent low back pain respond differently to trunk loading despite remission from symptoms. Spine (Phila Pa 1976), 35(7)：818-824, 2010.

63) Masaki M et al：Back muscle activity and sagittal spinal alignment during quadruped upper and lower extremity lift in young men with low back pain history. Gait Posture, 66：221-227, 2018.

64) Croft PR et al：Outcome of low back pain in general practice：a prospective study. BMJ, 316(7141)：1356-1359, 1998.

65) Rostami M et al：Ultrasound assessment of trunk muscles and back flexibility, strength and endurance in off-road cyclists with and without low back pain. J Back Musculoskelet Rehabil, 28(4)：635-644, 2015.

66) Rostami M et al：Comparison of the thickness of lateral abdominal muscles between pregnant women with and without low back pain. PM R, 7(5)：474-478, 2015

67) Hodges PW et al：Delayed postural contraction of transversus abdominis in low back pain associated with movement of the lower limb. J Spinal Disord, 11(1)：46-56, 1998.

68) Jacobs JV et al：The supplementary motor area contributes to the timing of the anticipatory postural adjustment during step initiation in participants with and without Parkinson's disease.Neuroscience, 164(2)：877-885, 2009.

69) Tsao H et al：Reorganization of the motor cortex is associated with postural control deficits in recurrent low back pain. Brain, 131(8)：2161-2171, 2008.

70) Hodges PW et al：Experimental muscle pain changes feedforward postural responses of the trunk muscles. Exp Brain Res, 151(2)：262-271, 2003

71) Tsao H et al：Persistence of improvements in postural strategies following motor control training in people with recurrent low back pain. J Electromyogr Kinesiol, 18(4)：559-567, 2008.

72) Morgenroth DC et al：The relationship between lumbar spine kinematics during gait and low-back pain in transfemoral amputees. Am J Phys Med Rehabil, 89(8)：635-643, 2010.

73) Seay JF et al：Influence of low back pain status on pelvis-trunk coordination during walking and running. Spine (Phila Pa 1976), 36(16)：E1070-E1079, 2011.

74) Shum GL et al：Effect of low back pain on the kinematics and joint coordination of the lumbar spine and hip during sit-to-stand and stand-to-sit. Spine (Phila Pa 1976), 30(17)：1998-2004, 2005.

75) McClure PW et al：Kinematic analysis of lumbar and hip motion while rising from a forward, flexed position in patients with and without a history of low back pain. Spine (Phila Pa 1976), 22(5)：552-558, 1997

76) Campbell A et al：Lumbar loading in the elite adolescent tennis serve：link to low back pain. Med Sci Sports Exerc, 45(8)：1562-1568, 2013.

77) Hangai M et al：Lumbar intervertebral disk degeneration in athletes. Am J Sports Med, 37(1)：149-155, 2009.

78) Kaneoka K et al：Lumbar intervertebral disk degeneration in elite competitive swimmers：a case control study. Am J Sports Med, 35(8)：1341-1345, 2007.

79) Vad VB et al：Hip and shoulder internal rotation range of motion deficits in professional tennis players. J Sci Med Sport, 6(1)：71-75, 2003.

80) Sjolie AN. Low-back pain in adolescents is associated with poor hip mobility and high body mass index. Scand J Med Sci Sports, 14(3)：168-75, 2004.

81) Feldman DE et al：Risk factors for the development of low back pain in adolescence. Am J Epidemiol, 154(1)：30-36, 2001.

82) Hirose D et al：Posture of the trunk in the sagittal plane is associated with gait in community-dwelling elderly population. Clin Biomech (Bristol, Avon), 19(1)：57-63, 2004.

83) Lamartina C et al：Classification of sagittal imbalance based on spinal alignment and compensatory mechanisms. Eur Spine J, 23(6)：1177-1189, 2014.

84) Kado DM et al：Factors associated with kyphosis progression in older women：15 years' experience in the study of osteoporotic fractures. J Bone Miner Res, 28(1)：179-87, 2013.

85) Takeda N et al：Changes in the sagittal spinal alignment of the elderly without vertebral fractures：a minimum 10-year longitudinal study. J Orthop Sci, 14(6)：748-753, 2009.

86) Kado DM et al：Narrative review：hyperkyphosis in older persons. Ann Intern Med, 147(5)：330-338, 2007.

87) Jackson SA et al：Vertebral fracture definition from population-based data：preliminary results from the Canadian Multicenter Osteoporosis Study (CaMos). Osteoporos Int, 11(8)：680-687, 2000.

88) Powell MC et al：Prevalence of lumbar disc degeneration observed by magnetic resonance in symptomless women. Lancet, 2(8520):1366-1367, 1986.

89) Kim HJ et al：Influences of trunk muscles on lumbar lordosis and sacral angle. Eur Spine J, 15(4)：409-414, 2006.

90) Sinaki M et al：Correlation of back extensor strength with thoracic kyphosis and lumbar lordosis in estrogen-deficient women. Am J Phys Med Rehabil, 75(5)：370-374, 1996.

91) Meakin JR et al：The relationship between sagittal curvature and extensor muscle volume in the lumbar spine. J Anat, 222(6)：608-614, 2013.

92) Katzman W et al：Association of spinal muscle composition and prevalence of hyperkyphosis in healthy community-dwelling older men and women. J Gerontol A Biol Sci Med Sci, 67(2)：191-195, 2012.

93) Masaki M et al：Association of sagittal spinal alignment with thickness and echo intensity of lumbar back muscles in middle-aged and elderly women. Arch Gerontol Geriatr, 61(2)：197-201, 2015.

94) Kado DM et al：Hyperkyphotic posture and risk of injurious falls in older persons：the Rancho Bernardo Study. J Gerontol A Biol Sci Med Sci, 62(6)：652-657, 2007.

95) Miyazaki J et al：Lumbar lordosis angle (LLA) and leg strength predict walking ability in elderly males. Arch Gerontol Geriatr, 56(1)：141-147, 2013.

96) Masaki M et al：Association of walking speed with sagittal spinal alignment, muscle thickness, and echo intensity of lumbar back muscles in middle-aged and elderly women. Aging Clin Exp Res, 28(3)：429-434, 2016.

97) Laird RA et al：Comparing lumbo-pelvic kinematics in people with and without back pain：a systematic review and meta-analysis. BMC Musculoskelet Disord, 15：229, 2014.

98) Katzman WB et al：Changes in flexed posture, musculoskeletal impairments, and physical performance after group exercise in community-dwelling older women. Arch Phys Med Rehabil, 88(2)：192-199, 2007.

99) Ball JM et al：Spinal extension exercises prevent natural progression of kyphosis. Osteoporos Int, 20(3)：481-489, 2009.

100) Lang-Tapia M et al：Differences on spinal curvature in standing position by gender, age and weight status using a noninvasive method. J Appl Biomech, 27(2)：143-150, 2011.

101) Bailey JF et al：Morphological and postural sexual dimorphism of the lumbar spine facilitates greater lordosis in females. J Anat, 229(1)：82-91, 2016.

102) Nourbakhsh MR et al：Relationship between mechanical factors and incidence of low back pain. J Orthop Sports Phys Ther, 32(9)：447-460, 2002.

103) Sorensen CJ et al：Is lumbar lordosis related to low back pain development during prolonged standing? Man Ther, 20(4)：553-557, 2015.

104) Scannell JP et al：Lumbar posture--should it, and can it, be modified? A study of passive tissue stiffness and lumbar position during activities of daily living. Phys Ther, 83(10)：907-917, 2003.

105) Hungerford B et al：Evidence of altered lumbopelvic muscle recruitment in the presence of sacroiliac joint pain. Spine (Phila Pa 1976), 28(14)：1593-1600, 2003.

106) Pel JJ et al：Biomechanical model study of pelvic belt influence on muscle and ligament forces. J Biomech, 41(9)：1878-1884, 2008.

9章　脊柱の運動学

第10章
立位姿勢と姿勢制御

1 立位姿勢の力学的平衡

1 姿勢とは何か？

われわれは，日常的に座位や立位，臥位など，姿勢をさまざまに変えて生活している。このように，姿勢とは，しばしば身体の構えあるいは身体全体の形を表す言葉として用いられる[1]。また，歩行やランニングなどの動的な動きも時々刻々と変化する姿勢の連続ととらえることができる。

本章では，姿勢を「任意の時間，自分の意志で一定に保つことができる身体各部の相対的位置関係」と定義し[2]，それを制御する機構を姿勢制御とよぶこととする。ここでは特に立位および座位の姿勢について，その構造的な特徴や姿勢の安定および姿勢制御のメカニズムについて述べる。

2 姿勢の安定

重力環境下において一定の姿勢を保持し続けるためには，身体に加わる最も大きな外力であり鉛直下向きに加わる重力を下から支える力が必要である。立位姿勢を保持している場合，重力とは逆向き（鉛直上向き）で同じ大きさの反力を床面から受け身体重心が支えられている。この反力のことを床反力とよび，床反力の作用点のことを足圧中心という（図1）。

床反力は，身体（立位であれば足底部）が接している物体（立位であれば床面）からしか発生しないため，立位姿勢を保持するためには身体重心の真下に床面がある必要がある。このとき，身体を支えている物体（床など）と身体との接触部位の外縁を結んでできる平面を支持基底面とよぶ。ただし，杖などで身体を支えている場合は，杖も支持基底面に含まれる（図2）。立位姿勢を一定時間保持す

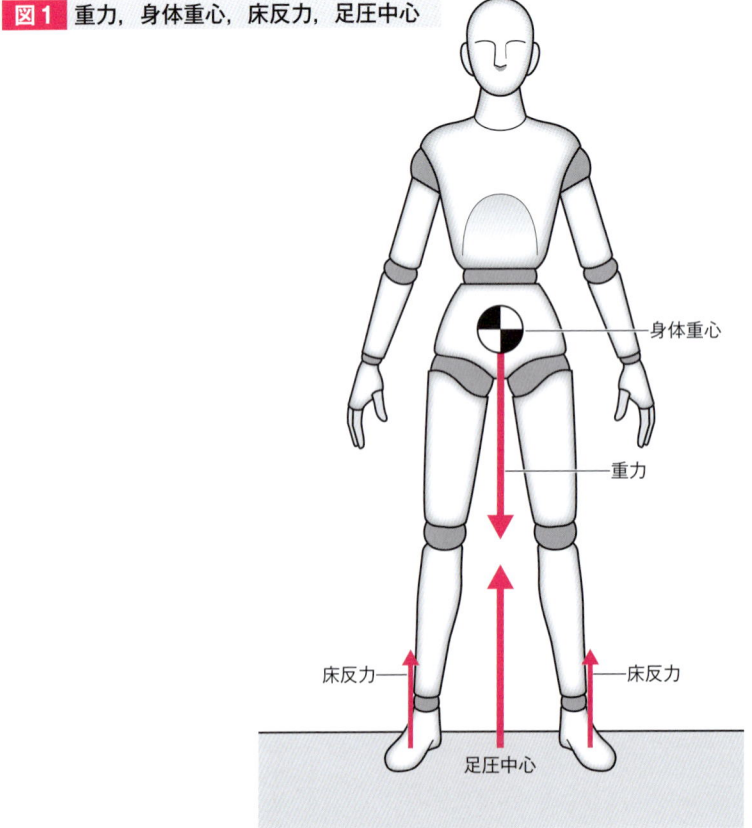

図1 重力，身体重心，床反力，足圧中心

身体重心

重力

床反力　　床反力

足圧中心

両脚立位では両下肢で床反力を受けているが，左右の床反力を合成すると，重力と大きさが同じで向きが反対の力（床反力）になる。

るためには，身体重心を通る鉛直線である重心線が支持基底面内に収まっている必要がある。重心線が支持基底面より外に位置すると，身体重心は回転をはじめ，足を踏み出すか転倒して他の身体部位が床面に接して新たな支持基底面ができ，その面のなかに重心線が収まるまで，身体重心は動き続ける。

重心線が支持基底面の外側縁に近いところに位置していると，わずかな身体重心の変位で支持基底面をはずれてしまう。そのため，支持基底面は広いほど，また，重心線は支持基底面のより中央に近いところに位置しているほど，姿勢の安定性は高いといえる。

ただし，身体が物体と接している部位がすべて支持基底面として機能するとは限らない。立位姿勢では足趾を含む足底面が床面と接するが，痛みや筋力低下などなんらかの問題で荷重量を増やすことができない部位があれば，その部位は支持基底面として機能しているとはいえない。もし，足趾に荷重支持する能力がなければ，機能している支持基底面は踵部から中足骨頭部までの範囲となる（**図3**）。支持基底面が狭くなると，身体重心が動くことができる範囲が狭くなるため，外乱に対して姿勢を保持することが難しくなる。また，実際に足圧中心を移動できる範囲は，支持基底面の外縁よりもやや内側までとなり，これを安定性限界（limits of stability）もしくは機能的支持基底面とよぶこともある。

Supplement

重心（身体重心）とは？

重心とは，物体の質量の中心であり，重力の作用点になる。重心を支えれば物体に回転は生じない。身体重心は，頭部や上肢，体幹，下肢など身体を構成する各部位に作用する重力を1つにまとめた合力の作用点である。そのため，姿勢が変化すれば身体重心の位置も変化する。

重力と床反力は重心に加速を与える

質量Mの物体に力（F）が作用すると加速度（α）が生じる（$F = M\alpha$）。静止立位では，重力は鉛直下向きに身体を加速し，床反力は重力とは反対方向（鉛直上向き）に同じ大きさの力を与え身体重心を上向きに加速させる。重力と床反力が互いにキャンセルされ，身体重心が一定の高さで保持される。

10章 立位姿勢と姿勢制御

図2 支持基底面

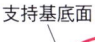
支持基底面

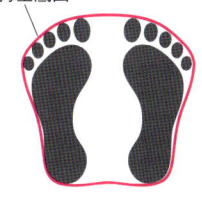
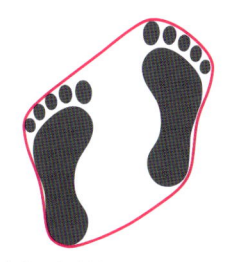
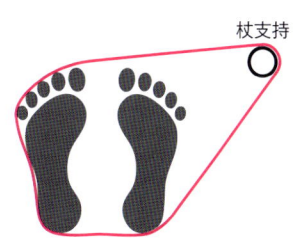
杖支持

床など身体を支えている物体と身体の接触部位の外縁を結んでできる平面を，支持基底面という。

図3 機能している支持基底面

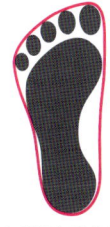
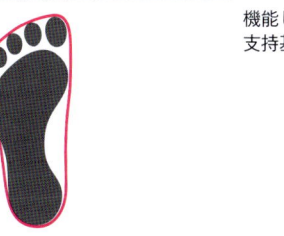
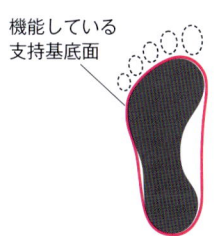
機能している
支持基底面

a 足趾に荷重できる場合　　　b 足趾に荷重できない場合

足趾に荷重する能力が十分になければ，足趾は接地していたとしても機能している支持基底面は中足骨頭部までの範囲となる。

◆ 身体各部位のアライメント

　矢状面では，足部，下腿，大腿部の上に骨盤があり，仙骨を介してS字状に弯曲した腰椎と胸椎が連なり，緩やかに前弯した頸椎の上に頭部が乗る。胸郭の背面に肩甲骨があり，肩甲骨から上腕，前腕，手・手指が連なる。

　矢状面のアライメントを評価する一つの指標として，第7頸椎から下ろした垂線（C7垂線）の位置を観察する方法がある。C7垂線は重心線よりも後方に位置し，平均的には，C7垂線は仙骨底後縁とほぼ一致する[3]（図4）。C7垂線は脊柱全体のバランスを評価するときに用いられ，C7垂線が前方に変位すると，腰部や股関節に対して屈曲方向のモーメントが大きくなるため，姿勢を保持するためには腰背部筋や股関節伸展筋の活動を高める必要が生じる。若年成人では，腰椎の前弯角度は約40〜60°，胸椎の後弯角度は約30〜40°である[4,5]。

　矢状面における骨盤のアライメントは，上前腸骨棘と上後腸骨棘の位置により評価されることが多く，上後腸骨棘よりも上前腸骨棘が下方に位置し，それらを結んだ線の傾きは約10°である[6,7]。また，仙骨は，欧米人で約40°，日本人で約35°前傾している[8]。

　前額面においては，身体のアライメントは重心線に対して左右対称的である。下肢のアライメントは，単純X線画像で股関節中心と足関節中心を結ぶ線（下肢機能軸：Mikulicz lineもしくはmechanical axis）が膝関節のほぼ中心を通過する（図5）。下肢機能軸よりも膝関節中心が内側にあれば外反膝，外側にあれば内反膝となる。

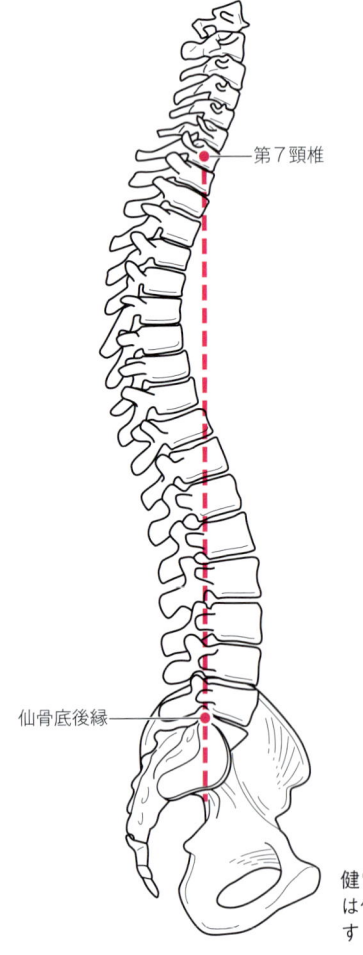

図4 身体各部位のアライメントとC7垂線

第7頸椎

仙骨底後縁

健常者ではC7垂線は仙骨底後縁を通過する。

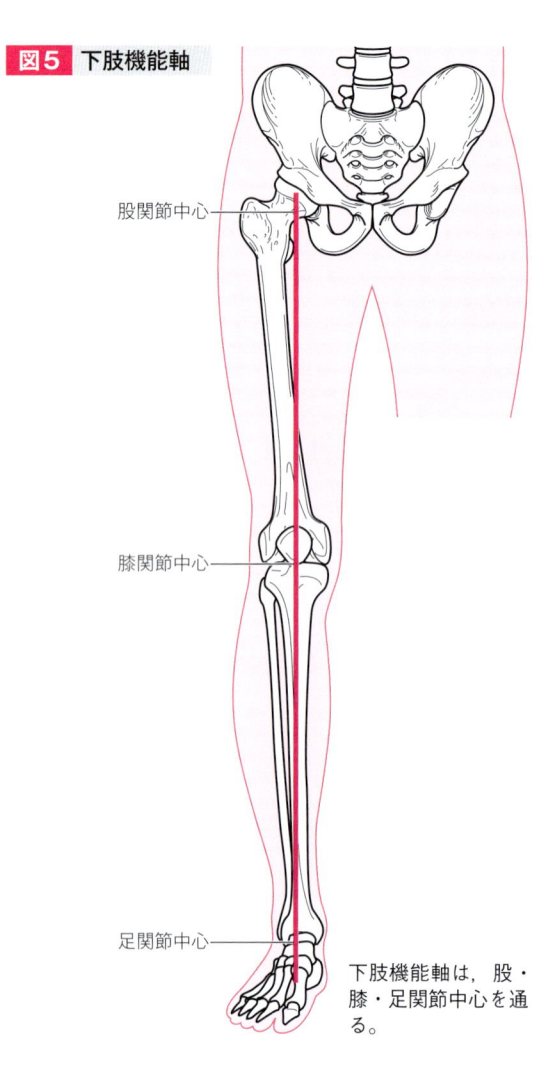

図5 下肢機能軸

股関節中心

膝関節中心

足関節中心

下肢機能軸は，股・膝・足関節中心を通る。

Supplement

成長に伴うアライメントの変化

　成長の過程でアライメントは変化する。4〜18歳の男女を対象とした調査[9]では，年齢が上がるほど，胸椎後弯（10歳未満；38.3°：10歳以上；44.2°），腰椎前弯（10歳未満；45.6°：10歳以上；49.2°）ともに増加する傾向にある。骨盤はわずかに後傾方向への傾きが増える傾向にある。

◆ 身体重心の位置

　立位姿勢においては，身体重心はおよそ第2仙椎の高位に位置する。ただし，身体重心は，身体を構成する各部位に作用する重力を1つにまとめた点であるため，それら各部位のアライメントが変われば身体重心の位置も変化する。姿勢によっては，身体の外部に身体重心が存在することもありうる（**図6**）。身体のプロポーションも身体重心位置に影響を与える。相対的に頭部の質量が大きい幼児では身体重心の位置は高くなり，妊婦では身体重心の位置が前方に変位しやすい[10]。

　身体重心を支点とすると，それより頭側の身体の重さによるモーメントとそれより尾側の身体の重さによるモーメントが釣り合っていることになる。したがって，上半身が前後あるいは左右に変位しても下半身がその反対方向に変位すれば，身体重心の位置は変えずに身体のアライメントのみを変化させることができる（**図7**）。18〜93歳までの幅広い年代の健常者を対象とした調査[11]では，静止立位姿勢を矢状面の単純X線画像から3群に分け，上半身が前方に変位している群（C7垂線と仙骨底後縁との位置関係で規定）では骨盤・股関節が後方へ変位し骨盤は前傾位になり，上半身が後方に変位している群では骨盤・股関節が前方に変位し骨盤は後傾位になる傾向が示されている。しかし，身体重心の位置には3群間で差がなかった。すなわち，自然な立位姿勢においても，上半身あるいは下半身のどちらかにアライメントの偏りが生じたときに，他方を逆方向に変位させることでバランスをとり身体重心の位置を偏らせないように制御されていると考えられる。

図6 身体重心の位置

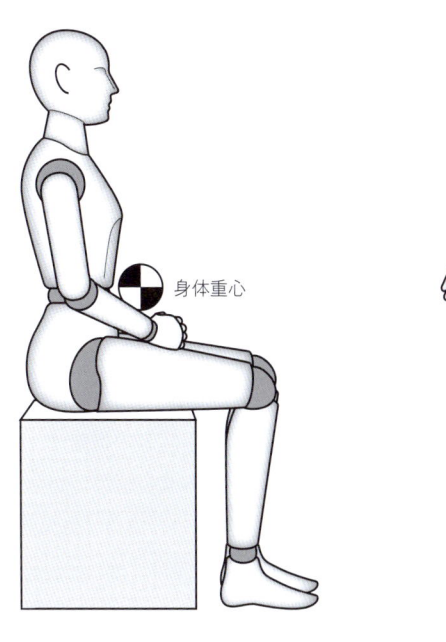

身体重心

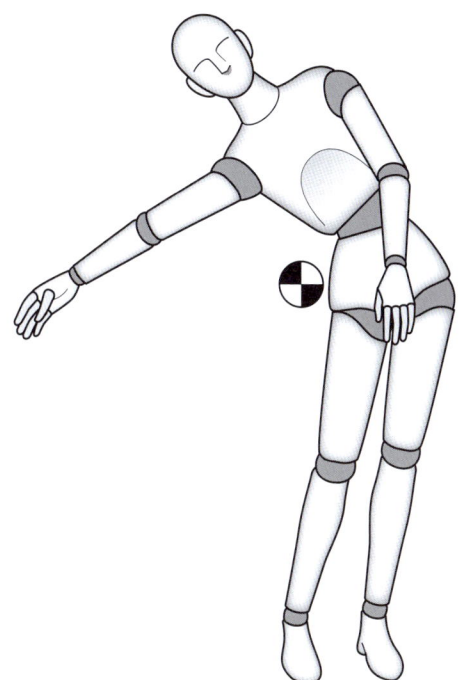

姿勢によっては，身体重心が身体の外部に位置することもある。

図7 上半身と下半身の変位と身体重心

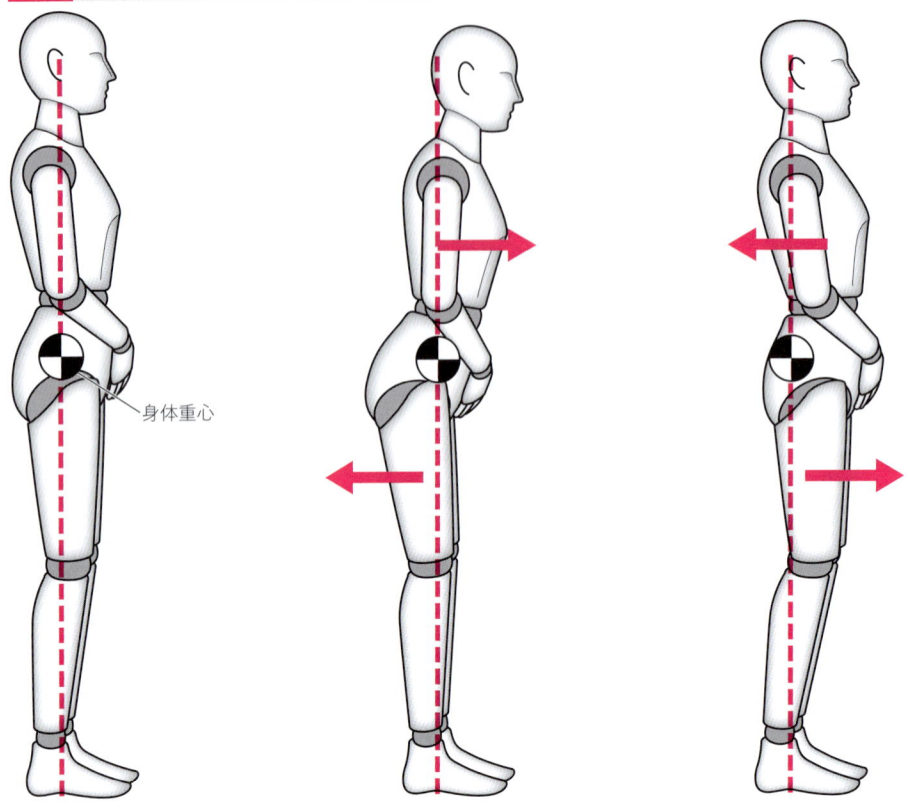

身体重心

上半身と下半身が矢状面または前額面で逆方向に変位すれば，身体重心の位置は変化しない。

◆ 重心線の位置

　静止立位においても身体重心および床反力ベクトルの位置は常に変動しているが，静止立位を一定時間保持している間の重心線の平均位置は，左右下肢から受ける床反力を合成したベクトルと同じ位置になる。重心線と床反力ベクトルの位置は，身体に対して外力が加わる位置を示しており，各関節が重心線に対してどのような位置にあるかを知ることで，各関節に対してどのような力が加わっているかを推測することができる。

　重心線の位置は個人差が大きいが，一般的には，重心線は耳介を通り，胸椎の大部分では胸椎椎体の前方を通る。股関節部では，重心線は股関節中心のやや後方を通るか，ほぼ一致している。重心線は，膝関節のやや前方，足関節の前方を通り，足底面の中央よりやや後方（踵から足長の約40％の位置）に落ちる[5, 12-15]（**図8**）。したがって，胸椎全体に対しては屈曲方向に，膝関節に対しては伸展方向に，足関節に対しては背屈方向に，それぞれ重力によるモーメントが加わっていると考えられる。

　身体重心の位置が変化すれば，関節モーメントの大きさが変化し，それにより筋張力や関節への負荷が変化する。また，支持基底面における重心線の位置が変化すると身体の安定性も変化する。そのため，各関節における力学的負荷の推定やバランス能力の評価において，身体重心位置の評価は重要である。

図8 重心線と身体各部位との位置関係

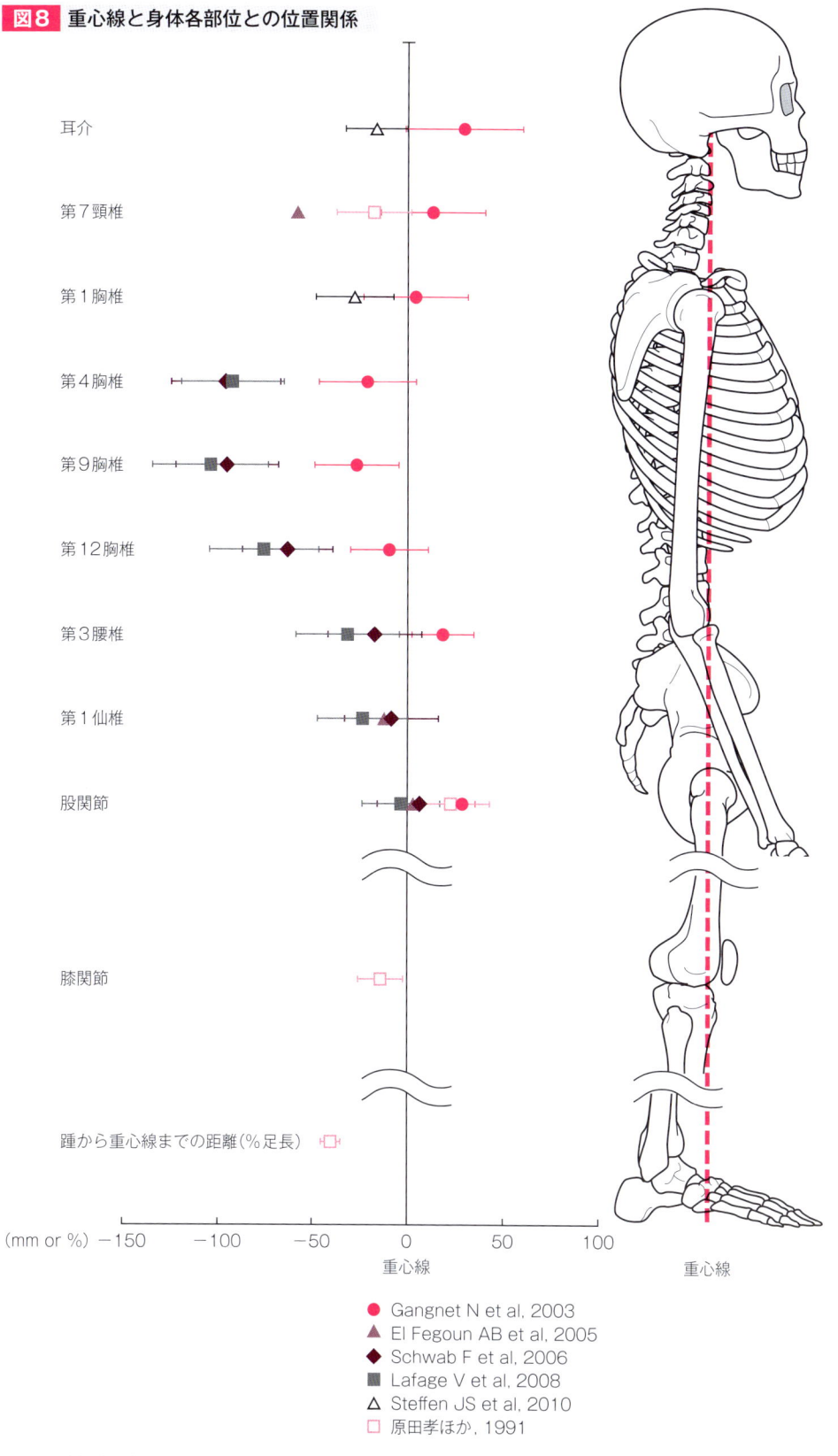

- ● Gangnet N et al, 2003
- ▲ El Fegoun AB et al, 2005
- ◆ Schwab F et al, 2006
- ■ Lafage V et al, 2008
- △ Steffen JS et al, 2010
- □ 原田孝ほか, 1991

図は，重心線に対する各身体部位の位置関係について各研究データの平均値±標準偏差を示す（EL Fegoun AB et al, 2005 は平均値のみ）。

（文献5, 12-15より作図）

Clinical point of view

関節モーメントの推定

　静止状態あるいはゆっくりと動いている状態においては，重心線と関節中心との位置関係から，関節に加わる外的関節モーメントを推定することができる。立位において，重心線が股関節の前方，膝関節の後方，足関節の前方を通過していれば，重力と床反力は股関節に対しては屈曲，膝関節に対しては屈曲，足関節に対しては背屈のそれぞれ外的関節モーメントを加えている。姿勢が保持されているということは，外的関節モーメントと身体が発揮する内的関節モーメントが各関節で釣り合っていることを意味しているため，股関節は伸展，膝関節は伸展，足関節は底屈の内的関節モーメントを発揮している（**図9**）。

図9 関節モーメントの推定

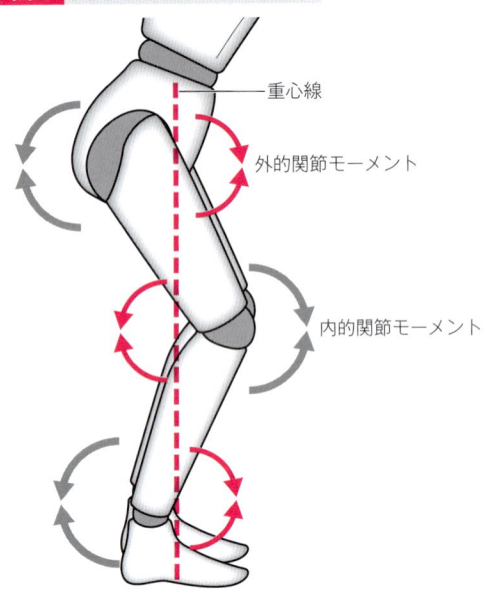

- 重心線
- 外的関節モーメント
- 内的関節モーメント

重力および床反力による外的関節モーメントと身体が発揮する内的関節モーメントが釣り合っていると，姿勢を保持することができる。

Supplement

身体重心の位置の求め方

　身体重心の位置（高さ）を直接的に求める方法として，体重計を用いる方法が知られている。対象者の体重が既知であれば，**図10**に示すとおり，足底から身体重心までの距離を求めることができる。また，身体を各関節部で分割して，それぞれの身体部位の質量と重心位置のデータから身体重心の位置を求める方法もあるが[16]，臨床的に個々の患者で検討することは難しい。

　身体重心の前後・左右方向の偏りを観察する簡易な方法としては，重心動揺計を用いる方法がある。重心動揺計は，実際には身体重心の動揺を測定しているわけではなく，床反力の垂直方向の力を測定し足圧中心の変位を記録する機器である。しかし，立位をある一定時間保持したときの足圧中心変位の中心点（平均点）は，身体重心の床面への投影点の中心点とほぼ一致している。したがって，決められた位置に踵を合わせて静止立位時の足圧中心の動揺を一定時間記録しその中心点を求めれば，支持基底面内における身体重心の投影点の位置がわかる。

図10 身体重心の位置（高さ）の測定方法

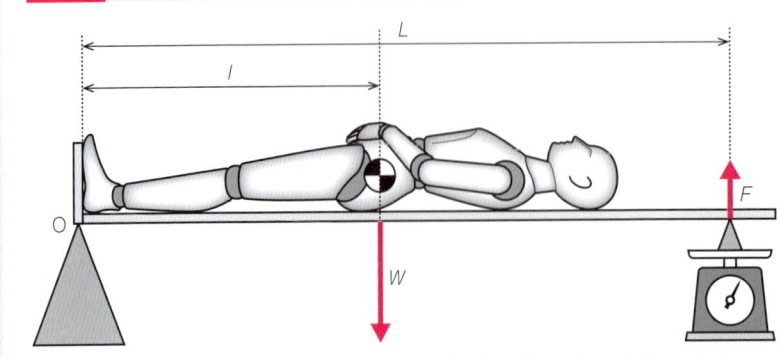

O点を支点として力の釣り合いを考えると，$Wl = FL$ が成り立つ。Oから体重計までの距離（L），体重計の値（F），体重（W）がわかれば，足底から重心までの距離（身体重心の高さ：l）が求まる。

2 立位姿勢の制御

1 立位姿勢の制御に必要な要素

　姿勢制御には，さまざまな要素が関連する（**図11**）[17]。バイオメカニクス的拘束としては，重心を収める支持基底面および安定性限界の大きさが重要であり，また，身体（関節）の運動の自由度や筋力，関節可動域などによっても拘束を受ける。運動戦略としては，外乱に対する反応としての各種ストラテジーや随意運動および随意運動に伴う予測的姿勢調節などが重要である。感覚戦略としては，体性感覚系，視覚系，前庭系の働きにより身体の内部・外部の情報を得て，中枢神経系において感覚情報の統合と重みづけがなされる。

　空間における定位としては，重力環境下において，床面や周囲の環境に応じて身体を適切な位置で安定させる能力が必要となる。静止立位においても，認知処理は必要であり，認知課題として計算課題などが課されると姿勢制御に支障をきたすことがある。また，歩行などの動的な制御が必要な課題においては，身体重心を安定させながら移動するために，下肢を振り出して新たな支持基底面を作るなど，より複雑な制御が必要となる。これらさまざまな要素からなる情報が，姿勢制御の要である中枢神経系で統合され運動指令が発せられることで，安定した姿勢が保たれている。

Supplement

関節の自由度による拘束

　自由度とは，物体が動きうる独立した経路のことを意味する。各関節の自由度の最大数は6度であり，関節内での並進運動を無視すると自由度の最大数は3度である（3平面における回転運動）[18]。股関節の自由度は3度であるが，伸展位では膝関節の自由度は1度（屈伸のみ）となる。そのため，前額面での外乱を膝関節で制御することは難しい。

図11 姿勢制御と関連する要素

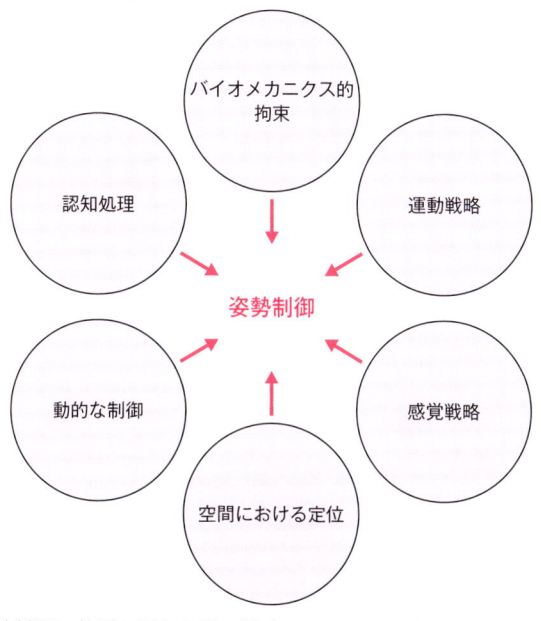

姿勢制御に必要な要素を図に示す。これらの要素のどれか1つもしくは複数が機能障害を起こすと，姿勢制御に問題を生じる。

（文献17より改変引用）

ヒトは，静止立位においても人形のようにまったく動かずに立っているわけではなく，身体重心は時々刻々とその位置を変えている。静止立位においては，支持基底面内に身体重心の投影点を収めるための制御が重要である。

足関節のみで可動する身体を想定すると，立位姿勢は足関節まわりに回転する倒立振子としてモデル化できる（**図12**）。物体の回転における力のモーメント（T）と各加速度（α）との関係は，物体の回転させづらさを表す慣性モーメントをIとすると，

$$I\alpha = T$$

となる。これは，ニュートンの運動方程式$m\alpha = F$に相当する回転運動の運動方程式である。そこで，**図11**の振子の運動方程式は，

$$I\ddot{\theta} = mgh\sin\theta + T$$

と表すことができる[19]。ここで，Iは身体の慣性

モーメント，θは身体重心と足関節を結ぶ直線と鉛直線の成す角度，$\ddot{\theta}$は角度θのときの身体重心の角加速度，mは身体質量，gは重力加速度，hは身体重心と足関節の距離，そして，Tは足関節モーメント（トルク）である。$mgh\sin\theta$は，転倒を引き起こす回転力である。足部の重力加速度は床反力に比べてかなり小さいため無視できるとすると，

$$T \approx -f_v u$$

の近似が成り立つ。ここで，f_vは床反力の垂直成分，uは足関節から足圧中心までの距離である。つまり，通常の立位では重心線は足関節の前方を通過するため，内的足関節底屈モーメントは，床反力による外的足関節背屈モーメントと近似する。

また，静止立位中には，

$$f_v \approx mg$$

と近似することができ，yを足関節から身体重心

図12 立位姿勢の倒立振子モデル

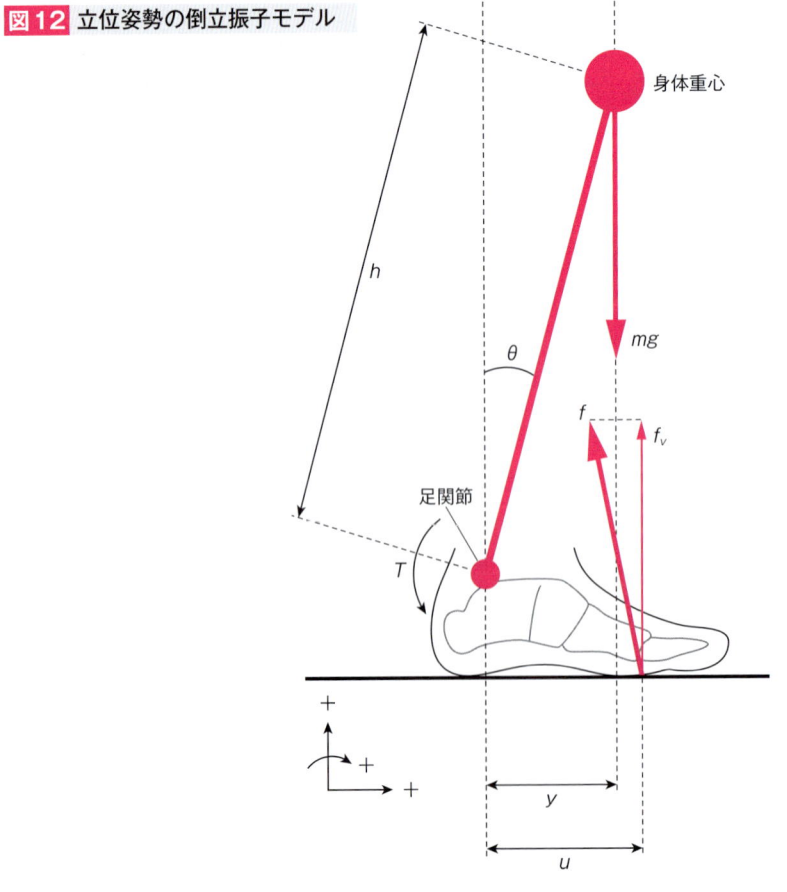

θ：身体重心と足関節を結ぶ直線と鉛直線の成す角度
M：身体質量
g：重力加速度
h：身体重心と足関節の距離
T：足関節モーメント（トルク）
f：床反力
f_v：床反力の垂直成分
u：足関節から足圧中心までの距離
y：足関節から身体重心の投影点までの距離

（文献19より改変引用）

の投影点までの距離とすると,

$$y = h\sin\theta$$

であるから,

$$u = y - Img\,\ddot{\theta}$$

となる。もし,完全に静止した物体で慣性モーメント(I)が0であれば,$u = y$となり,常に身体重心の投影点と足圧中心とが一致する。しかしヒトでは,身体重心の揺らぎとともに足関節で発揮されるモーメントも時々刻々と変動し,身体重心の投影点と足圧中心とが乖離して($u \neq y$),身体重心に加速度($\ddot{\theta}$)が生じる。身体重心の投影点と足圧中心とがよく一致しているほど,身体重心の加速が小さく安定しているといえる。矢状面での身体重心の動揺(θ)は約1°であり,その動揺を反映する身体重心の投影点の移動範囲は1.7cm程度であるとされる[20]。立位姿勢を安定的に保持するためには,身体重心が支持基底面からはずれないように支持基底面の中央に向かって加速させる必要がある。そのため立位を一定時間保持したときの足圧中心の変動範囲は身体重心の変動範囲よりも大きくなる(**図13**)[21]。

図13 静止立位における身体重心と足圧中心の変動

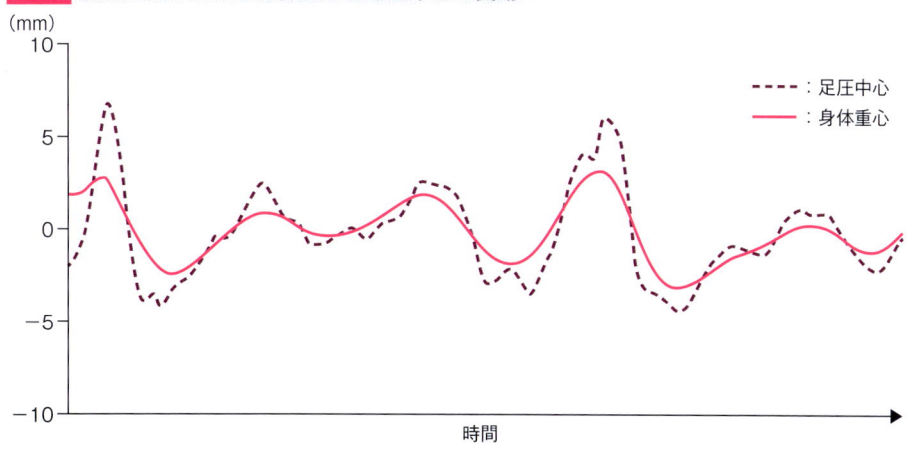

(mm)
: 足圧中心
: 身体重心
時間

静止立位における前後方向の身体重心と足圧中心の変動を示す。身体重心に対して支持基底面の中央に向かう加速を与えるため,足圧中心が身体重心よりも大きく変動していることがわかる。

(文献21より改変引用)

Supplement

左右方向の立位姿勢制御

　静止立位の制御において,前後方向は足関節周囲筋による力発揮の調整が主であるが,左右方向は左右下肢の荷重量の調整(load/unload mechanism)により足圧中心が調整されている[22]。右側よりも左側への荷重が増えれば,足圧中心は左側に寄る。左右下肢の荷重量の調整には足関節周囲筋よりも股関節周囲筋(主に股関節外転筋)が貢献している。なお,片脚立位の制御に関しては,前後方向だけではなく左右方向も足関節周囲筋による制御が重要となる。

静的バランスと動的バランス（立位バランスの分類）

　静的バランスとはある一定の場所に重心を保持する能力であり，動的バランスとは身体位置の移動を伴う運動における姿勢保持をいう。しかし，静的バランスにおいても重心も身体もわずかながら常に動いているため，力学的には静的バランスと動的バランスの明確な境界があるわけではない。

　立位バランスの分類においては，身体重心，足圧中心，支持基底面の関係から整理すると理解しやすい（図14）[23]。図14のレベル1は支持基底面内で重心を保持できるレベルであり，レベル2は支持基底面内で自由に重心を移動することができるレベル，レベル3は支持基底面を変化させて重心を移動することができるレベルである。レベル1は静的バランスに相当し，レベル2と3が動的バランスに相当する。

図14 立位バランスの分類

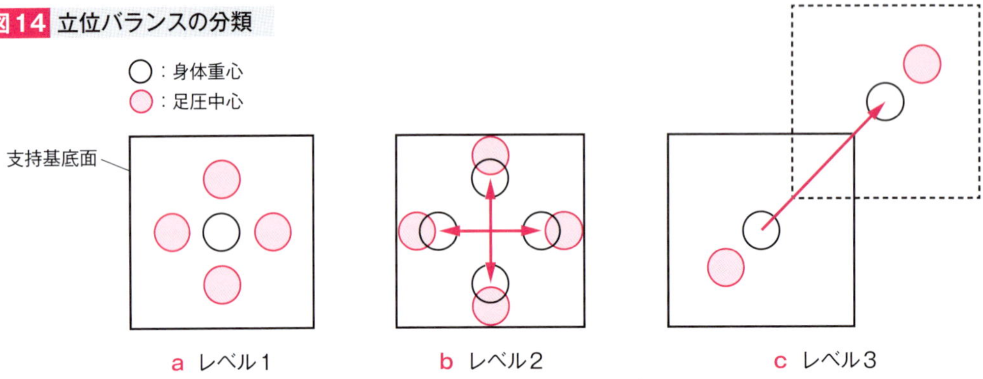

○：身体重心
●：足圧中心
支持基底面

a レベル1　　b レベル2　　c レベル3

レベル1：足圧中心の調整により重心を支持基底面内で保持できる
レベル2：重心を支持基底面内で自由に移動できる
レベル3：新たな支持基底面を作り重心を移動することができる

（文献23より改変引用）

3 姿勢制御の戦略（ストラテジー）

　立位姿勢に外乱が加わったとき，ヒトは主に3つの戦略（ストラテジー）を用いてバランスを保つとされている。そのうち，2つの戦略は足底が接地したままで身体重心を支持基底面内に保つ戦略（fixed-support strategy）であり，もう1つの戦略は下肢のステップや上肢のリーチにより支持基底面を拡大してバランスを回復する戦略（stepping strategy もしくはchange-in-support strategy）である（図15）[24]。

　足底が接地したままの戦略には，アンクルストラテジー（ankle strategy）とヒップストラテジー（hip strategy）がある[25]。アンクルストラテジーは，足関節部で可動し身体を倒立振子のように動かしてバランスを保持する戦略であり，硬い床面で比較的小さな外乱に対応する場合に適している。ヒップストラテジーは，股関節部で身体を折り曲げるようにする戦略であり，柔らかい床面や足長よりも短い床面など足関節での力発揮が困難な場面で有用であり，比較的大きく速い外乱に対応す

る場合に適している[17]。

　アンクルストラテジーでは，主に足関節周囲でのモーメント発揮により姿勢が回復される。床面が後方にスライドする外乱が加えられた際には，身体が前方に傾斜するため足関節底屈モーメントを発揮して身体を正中位に戻す反応が生じる（図16）。筋活動としては，まず腓腹筋が活動し，次にハムストリングス，その後に脊柱起立筋が活動する。ヒップストラテジーでは，同様に床面（足長よりも短い床面）が後方にスライドした際に，股関節を屈曲（体幹の前方傾斜と下肢の後方傾斜）させることで身体重心を支持基底面内にとどめる。この際，足関節底屈モーメントもわずかに増加するが，床面との間で前方へのせん断力を発生させて姿勢を回復させるという特徴がある（図16）。そのため，ヒップストラテジーは，滑りやすい床面では用いることが難しい。筋活動としては，腹直筋が活動しそれに少し遅れて大腿四頭筋（主に大腿直筋）が活動する。

しかし，実際には，アンクルストラテジーもしくはヒップストラテジーのどちらかのパターンのみが用いられるわけではない。床面をスライドさせる実験においても，新たな実験条件を開始した当初の数回から十数回の試行においては，両者を組み合わせたミックスストラテジー（mixed strategy）により対応することが報告されている[25]。

一方，ステップや上肢のリーチによりバランスを回復するステッピングストラテジーは，2つの意味においてバランスの回復に重要であると考えられている[24]。1つは，支持基底面の大きさを拡大することで身体重心が移動できる範囲が広がり，姿勢の安定を回復することができるという点である。もう1つは，ステップや上肢のリーチにより，床面に接地した足もしくは手すりなどを把持した手と身体重心との間のモーメントアームが増大し，身体重心を減速させる大きなモーメントを発揮することができ，安定を得られるという点である。

図15 立位姿勢制御の戦略（ストラテジー）

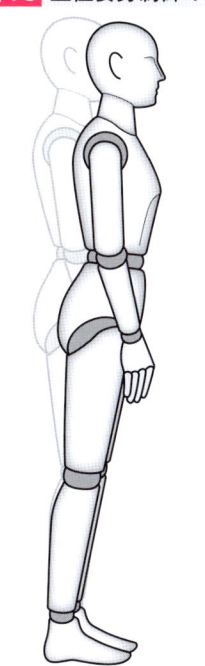

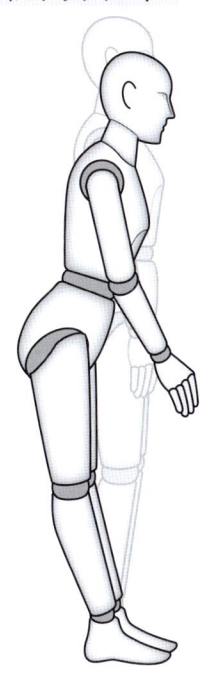

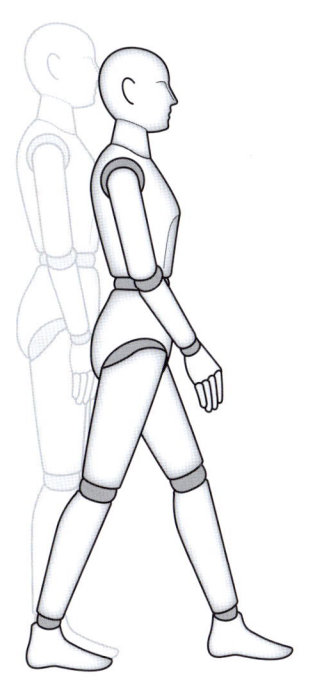

a アンクルストラテジー
（ankle strategy）

b ヒップストラテジー
（hip strategy）

c ステッピングストラテジー
（stepping strategyもしくは
change-in-support strategy）

図16 アンクルストラテジーとヒップストラテジー

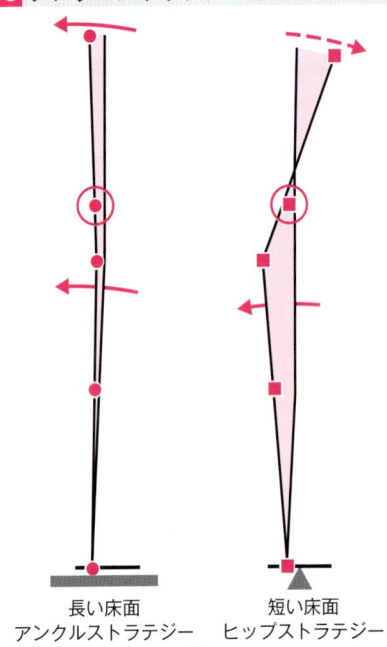

長い床面
アンクルストラテジー　　　短い床面
ヒップストラテジー

a

足長よりも十分に長い床面上と短い床面上で，床面が後方にスライドし身体が前方へ動揺した際の2種類の運動戦略（アンクルストラテジー，ヒップストラテジー）を示す。矢印はそれぞれの戦略での身体の変位方向を示す。

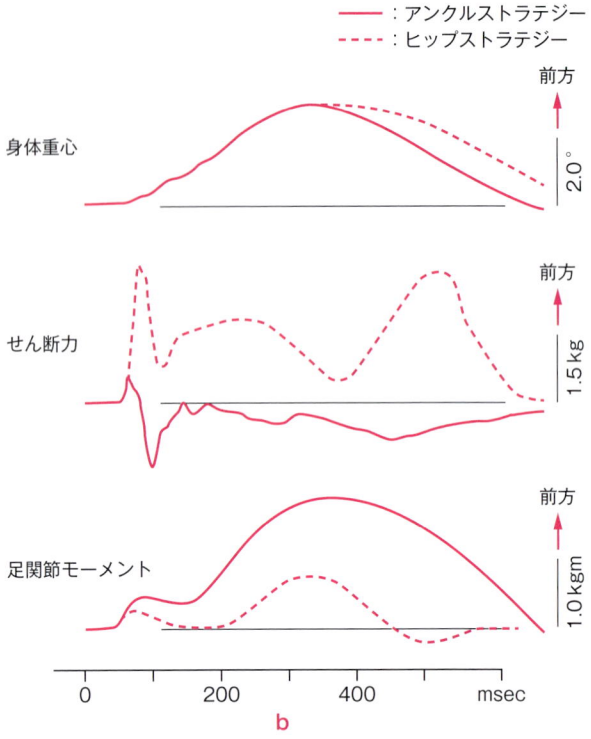

それぞれの戦略での，身体重心と床反力（せん断力），足関節底屈モーメントを示す。

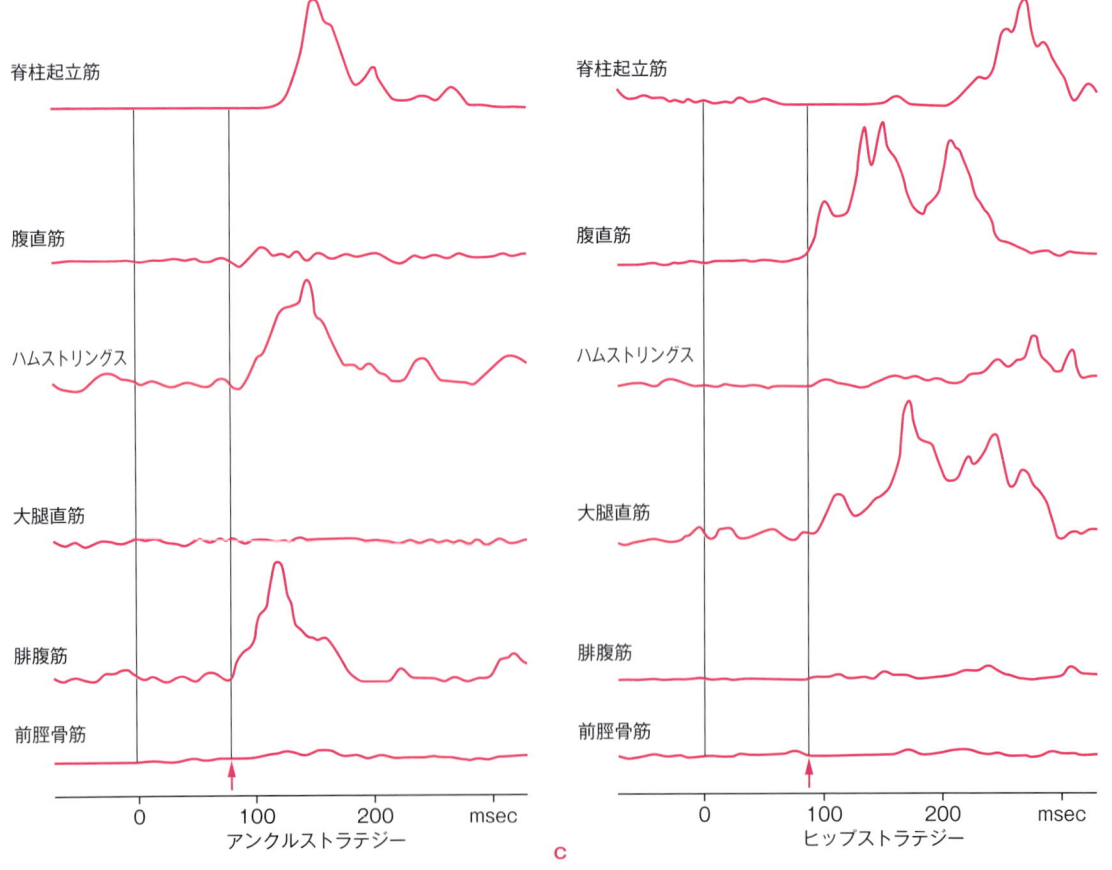

c

それぞれの戦略での筋活動を示す。

（文献25より改変引用）

4 3つの姿勢制御戦略の選択

外乱に対する反応には，アンクルストラテジー，ヒップストラテジー，およびステッピングストラテジーの3種類があるが，どの程度の外乱に対してどの戦略が用いられるかは，環境や指示により大きく変化する[26]。

できるだけステップをせずに直立位を保つように指示された条件下では，小さな外乱に対してはまずアンクルストラテジーが用いられる。しかし，アンクルストラテジーを用いるには床反力を発生させてバランスを回復する必要があるため，支持基底面の大きさ，すなわち足の大きさによる制限があり，制限を超えると徐々にミックスストラテジーを経てヒップストラテジーに切り替わる。さらに外乱が大きくなり，股関節による運動でも対応が困難になると，ステッピングストラテジーが用いられる（図17a）。

図17 姿勢制御戦略の選択

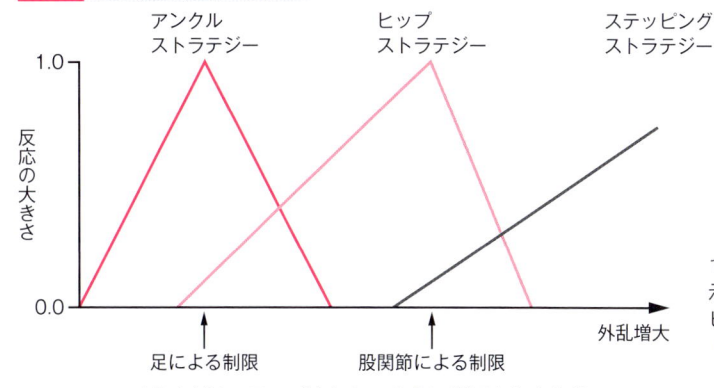

a できるだけステップをしないように指示された条件

できるだけステップをしないように指示されるとアンクルストラテジーからヒップストラテジー，ステッピングストラテジーと段階的に移行する。

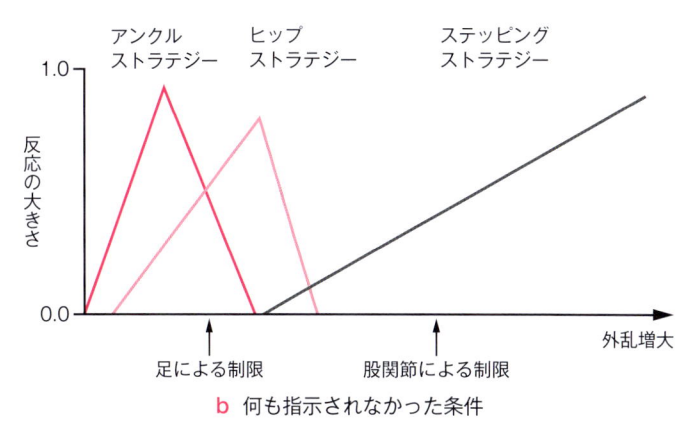

b 何も指示されなかった条件

何も指示されなければ，足の大きさや股関節の制限を超えるよりも早い段階から次の戦略が用いられ，ステッピングストラテジーも早くから用いられる。

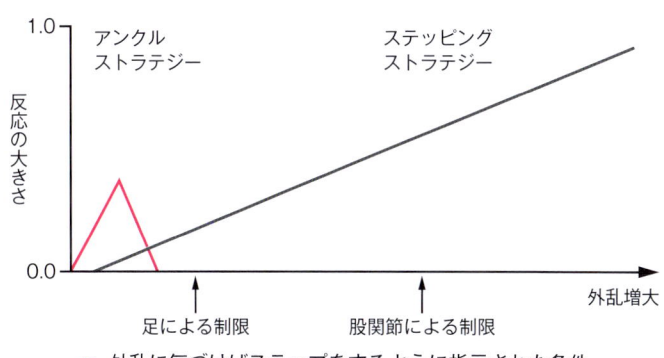

c 外乱に気づけばステップをするように指示された条件

ステップをするように指示されると，ほぼ全段階においてステッピングストラテジーが用いられる。

（文献26より改変引用）

しかし，特に指示を与えられなければ，足の大きさによる制限を超えるよりもはるか前にヒップストラテジーが用いられ，さらにステッピングストラテジーもかなり早い段階から用いられ始める。ヒップストラテジーのみが用いられる場面は極めて少なくなる（**図17b**）。

また，外乱に気づけばステップをするように指示された条件では，ヒップストラテジーはほとんど出現せず，アンクルストラテジーさえも外乱の小さな初期にごくわずか用いられるのみで，ステッピングストラテジーがほとんどの局面で用いられる（**図17c**）。

このように，外乱に対する反応は画一的ではな

く，中枢神経系が柔軟に対応している。その環境で許容される反応は何か，エネルギー量が少なくて済む反応は何か，などさまざまな要因が中枢神経系において総合的に評価され最適な反応が選択される。

実際の生活場面では，床面がスライドする状況は電車やバスに立って乗車しているときなどに限られるが，床面のスライドによる外乱時にのみこのようなストラテジーがみられるわけではなく，不安定な床面での立位保持や他者の鞄がぶつかったときのように身体に外乱が加わった場合などにおいても，これらのストラテジーを用いることでバランスが回復される。

5 予測的姿勢調節

立位でさまざまな動作を行うためには，外部からの外乱だけでなく，自らの上肢や下肢の動きに伴う姿勢の動揺も最小限にとどめ，姿勢を安定化させる必要がある。そのためには，外乱に対する反応としての制御だけでは不十分であり，外乱に備えた姿勢の制御が必要である。このとき，随意運動の指令と同時に駆動される姿勢調節のための指令を予測的姿勢調節（anticipatory postural adjustments：APA）とよぶ[27]。予測的姿勢調節は，目的とする運動に先立って行われる制御である。

例えば，安静立位で急速に片側の上肢を前方に

挙上する動作を行うときには，上肢挙上の主動筋である三角筋の収縮開始よりも先に，同側の大腿二頭筋が収縮する（**図18**）。また，同様の上肢挙上動作において，三角筋に先行して体幹を安定させるための腹横筋や骨盤底筋群が活動することも報告されている[28, 29]。上肢を前方に挙上すれば，身体重心が前方に偏り姿勢の平衡が崩れる。そのため，ヒトはそれを予測してあらかじめ姿勢を保持するための筋を活動させるプログラムを駆動して姿勢の動揺を最小限に抑えていると考えられる。

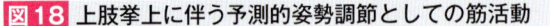

図18 上肢挙上に伴う予測的姿勢調節としての筋活動

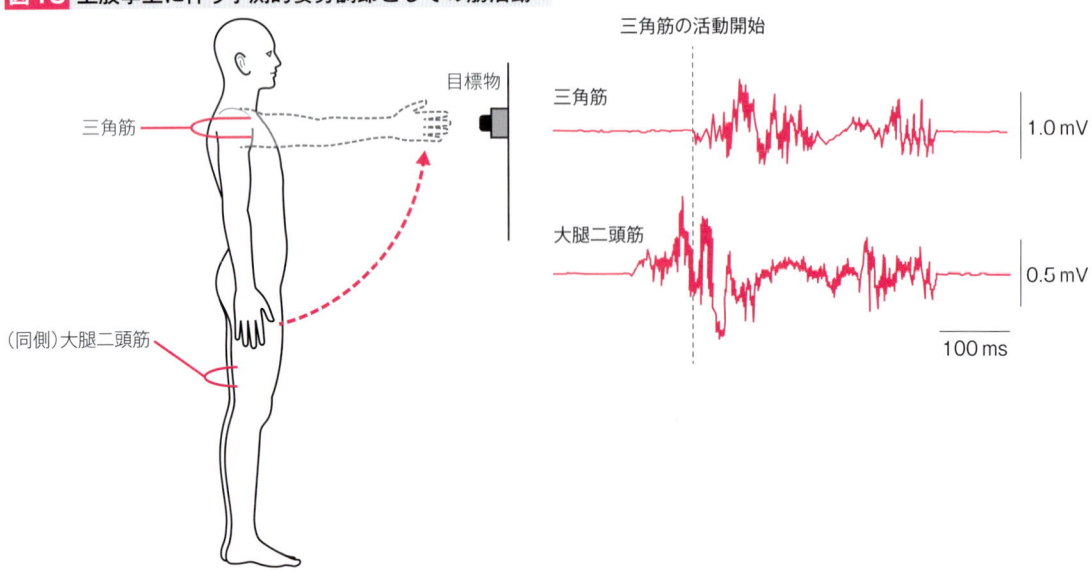

三角筋の活動開始

三角筋 　　　　1.0 mV

大腿二頭筋 　　0.5 mV

100 ms

目標物

三角筋

（同側）大腿二頭筋

前方への上肢挙上に伴い，主動筋である三角筋の活動開始よりも大腿二頭筋の活動が先行する。　　　（文献27より改変引用）

3

姿勢制御における運動器系の役割

1 受動的要素と能動的要素

矢状面において，重心線は股関節，膝関節に接近しているため股関節と膝関節での大きな力発揮は必要ではない。しかし，足関節では重心線が足関節から離れて前方を通過するため，立位姿勢を保持するためには足関節底屈筋による力発揮が必要である。わずかな動揺に対しては，前述のアンクルストラテジーによる制御が行われる。

身体を倒立振子でモデル化して力の釣り合いを考えると，立位を保持するためには，身体を転倒させる重力による回転力よりも足関節底屈筋が発揮するモーメントが大きくなければならない。ここで，"足関節底屈筋"が発揮するモーメントという表現は正しくなく，正確には，受動的要素によるモーメントと能動的要素によるモーメントを足し合わせたモーメントにより姿勢が保持されている。受動的要素とは，筋や腱，靱帯などの関節周囲組織の粘弾性に起因したものであり，能動的要素とは，神経系により制御された筋収縮によるものである。

従来，立位姿勢の制御は，中枢神経系の複雑な制御を必要とせず，足関節周囲組織の硬さや筋緊張による足関節のスティフネスと伸張反射による筋収縮により安定化されていると考えられていた[30]。しかし，受動的要素だけでは重力による回転力に打ち勝つことができないことや[31]，必ずしも伸張反射により筋収縮が制御されているわけではないことが明らかとなっている。

伸張反射により筋が収縮しているとすると，身体が前方に傾斜した際に，持続的に収縮している下腿三頭筋が伸長され，筋紡錘が筋の伸長を感知して筋収縮が引き起こされるはずである。しかし，超音波により立位時の下腿三頭筋の長さ変化を調べた研究では，随意的に身体を前方に傾けた際に下腿三頭筋は伸張されるのではなく，逆に短縮しアキレス腱に張力を与えていることが示されている（**図19**）[32]。随意的な身体の傾斜ではなく，自然な立位での身体動揺においても同様に，身体の前方への傾斜に対して下腿三頭筋が短縮する傾向にある[33]。これらの報告は，伸張反射のみによる筋収縮の制御を否定するものであり，より高位の神経系による制御を示唆するものである。

10章

立位姿勢と姿勢制御

図19 立位における身体の傾斜と下腿三頭筋の収縮

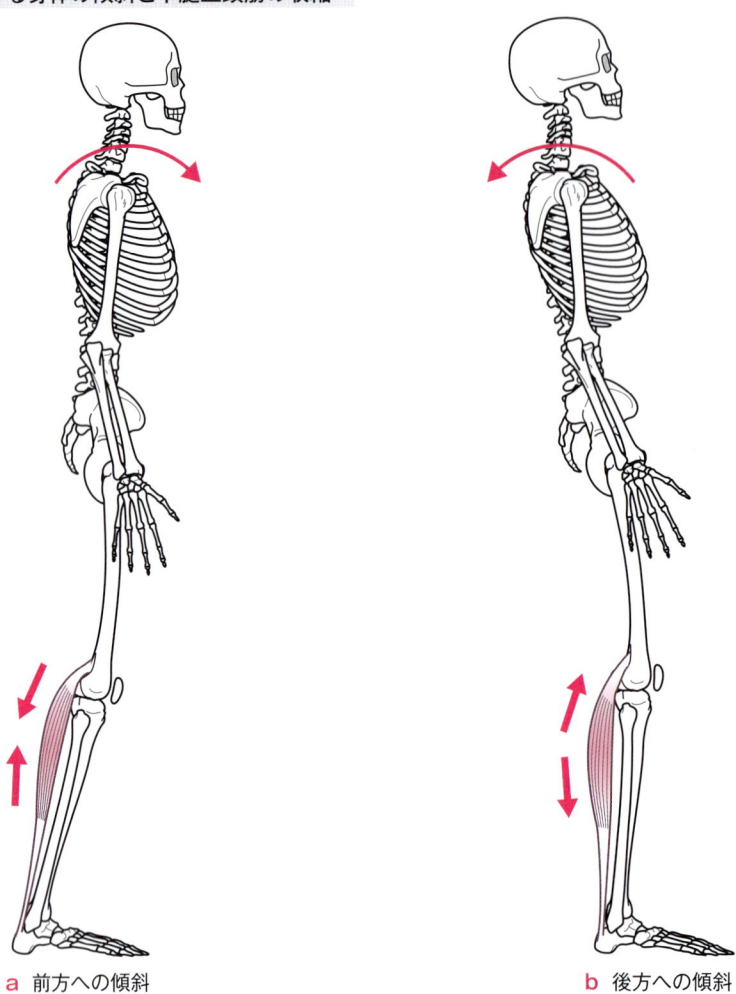

a 前方への傾斜   b 後方への傾斜

身体が前方へ傾斜すると，下腿三頭筋は短縮してアキレス腱が伸長される。

4 姿勢制御における感覚系の役割

立位の姿勢制御においては，意識はされなくても身体の内部・外部の情報を感覚系が感知し，それを中枢神経系が統合して，適切に筋収縮を調整することで成り立つ。姿勢制御に利用される感覚は，体性感覚系，視覚系，前庭系である。

1 体性感覚系

体性感覚系は，身体と支持基底面との位置関係や身体アライメントに関する情報を提供する。姿勢制御に関わる体性感覚系の受容器には，筋の長さおよび長さの変化を感知し伸張反射にも関わる筋紡錘，筋の伸張もしくは収縮による筋張力を感知するゴルジ腱器官，関節位置を検知する関節受容器，マイスナー小体やパチニ小体，メルケル盤，ルフィニ小体，自由神経終末など表在感覚を感知する受容器がある。

立位においては足底部が支持基底面との唯一の接触部位であるため，足底部からの情報は重要な役割を果たす。また，立位姿勢での各セグメントの位置関係を適切に保つためには，体性感覚のなかでも筋紡錘やゴルジ腱器官，関節受容器からの情報が必要である。

Supplement

筋紡錘および体性感覚の刺激による姿勢の変化

静止立位において，前脛骨筋に振動刺激を加えると，筋紡錘が刺激されて前脛骨筋が伸長されたという錯覚が生じる。通常，前脛骨筋が伸長されるのは，身体が後方に傾斜した場合であるため，身体は前脛骨筋への刺激に反応して前方への傾斜を生じる（**図20**）[33]。

足底の皮膚への振動刺激では，足底の前足部に刺激を加えると身体が後方に傾斜する[34]。これは，前足部の皮膚を刺激することで前足部への荷重が増大したと錯覚するためである。足底後足部への刺激で身体は前方へ，左（右）足部の足底への刺激で右（左）側へそれぞれ身体が傾斜する（**図20**）[35]。

これらの研究結果は，筋紡錘あるいは表在感覚が姿勢制御にとって重要な役割を担っていることを示している。

図20 振動刺激による姿勢の変化

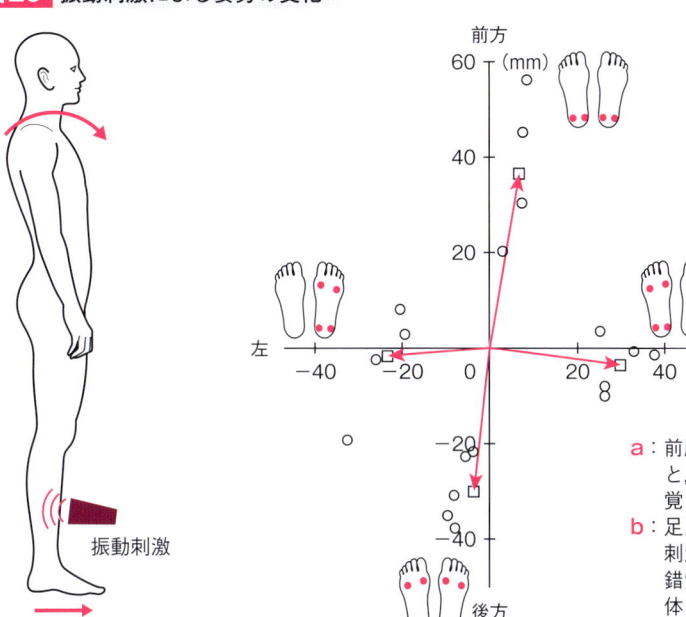

a：前脛骨筋に対して振動刺激を加えると，身体が後方に傾斜していると錯覚し前方への傾斜が生じる。
b：足底を刺激すると（●が刺激部位），刺激された部位の荷重が増大したと錯覚し，刺激部位とは反対方向に身体が傾斜する。**図b**の赤矢印は足圧中心の変位方向を示す。

a 前脛骨筋への振動刺激　　b 足底への振動刺激

（文献35より一部引用）

Clinical point of view

ライトタッチ（light touch）による姿勢の安定

　指先を手すりなどの固定された物に軽く（1N以下の力で）触れる（ライトタッチ）だけでも，立位姿勢における重心動揺がおよそ50％減少する[36,37]。杖などを強く支持すると力学的要因により姿勢は安定化するが，ライトタッチによる効果は，力学的要因ではなく指先の触覚からの情報を利用することによる効果である[38]。片脚立位での杖を用いた調査では，ライトタッチでは中殿筋には有意な筋活動の減少はみられなかったが，側方の姿勢制御と関連する長腓骨筋の筋活動は約50％に減少した[39]。視覚系あるいは前庭系に障害がある患者やバランス障害を有する高齢者などでは，姿勢の安定のためにライトタッチが貢献しうると思われる。

2 視覚系

　視覚系は，空間における目標物を識別するとともに，周囲の環境に対する身体の位置関係や動きなどの情報を提供する。視覚系の制御は眼を通じて行われる。光が角膜を透過して眼球に入り，その後部に位置する網膜に角膜と水晶体によって焦点を結ぶ。

　視覚系の姿勢制御への貢献は，開眼および閉眼での姿勢安定性の変化を観察することで容易に経験できる。健常者の両脚立位では，閉眼によってもそれほど大きな不安定性は生じないが，不安定な床面での姿勢制御など他の感覚系（体性感覚系および前庭系）からの情報が利用しにくい場面では，閉眼による視覚情報の欠如が大きな影響を与える。

Clinical point of view

ロンベルグ徴候

　両脚を揃えた自然な立位で，開眼と閉眼での身体の動揺を比較し，開眼に比べて閉眼での身体の動揺が明らかに大きく，立位の保持が困難なほどに不安定な状態を，ロンベルグ徴候（ロンベルグ陽性）という。ロンベルグ徴候がみられる場合，体性感覚系あるいは前庭系の異常が疑われる。

　また，開眼と閉眼での重心動揺の比率のことを，ロンベルグ指数あるいはロンベルグ比とよぶ。

3 前庭系

　前庭系は，空間における頭部の位置，および頭部の動く方向の突然の変化に関する情報を提供する。前庭系の受容器には，三半規管と耳石器がある。三半規管には，前半規管，外側半規管，後半規管という3つの半円のパイプ状器官の根元に感覚毛がついており，頭部の回転における角加速度を感知する。三半規管の根元に耳石器があり，卵形嚢と球形嚢がある。卵形嚢と球形嚢はおおむね直交方向に位置しており，卵形嚢は頭部水平方向，球形嚢は頭部垂直方向や矢状面の直線加速度を感知する[40]。

　前庭系は，身体，特に頭部の位置や動きを感知するだけではなく，頭部の位置は眼からの情報にも大きく影響するため，前庭系は視覚系の機能を支援しているともいえる。前庭系の異常により，めまいあるいは不安定感のような感覚を生じる。

5 姿勢制御における中枢神経系の役割

1 姿勢制御に関わる中枢神経系の機構

　中枢神経系には，感覚系からの情報を統合して身体と外的環境との位置関係や身体のアライメントを推定し，それに見合った適切な運動の指令を生成する役割がある。大脳皮質，基底核，小脳，辺縁系は，脳幹への投射系を介してさまざまな運動を誘発する。

　運動は，体幹や上下肢の近位筋を中心とする歩行や姿勢変化と手や指を用いる精緻運動とに大別される。前者の制御には，網様体脊髄路・視蓋脊髄路・前庭脊髄路から構成される内側運動制御系が，また後者の制御には，外側皮質脊髄路・赤核脊髄路から構成される外側運動制御系が関与する（**図21**）[41, 42]。

　内側運動制御系は，伸張反射や屈曲反射，緊張性頸反射，迷路反射，前庭動眼反射，立ち直り反射などの姿勢反射にも関与する。網様体脊髄路は，身体の両側の頸髄・胸髄・腰髄・仙髄に軸索側枝を送っており，体幹と両上下肢の協調的な運動に重要である。視蓋脊髄路は上丘に起始し，視覚情報の入力により頭・頸部の協調的な運動に関与する。なお，網様体脊髄路と視蓋脊髄路の統合作用により，頭・頸部と体幹との適切な姿勢制御が行われる。前庭からの情報は前庭核に伝えられ，主に外側前庭脊髄路を介して脊髄に伝えられる[41, 42]。

　外側運動制御系は，外側皮質脊髄路が中心的な役割を果たす。錐体路の90〜95％が外側皮質脊髄路であるとされ，延髄錐体で対側に交差する。一次運動野に起始する外側皮質脊髄路は反対側の体幹・上下肢の運動を制御する[41, 42]。

図21 内側運動制御系と外側運動制御系

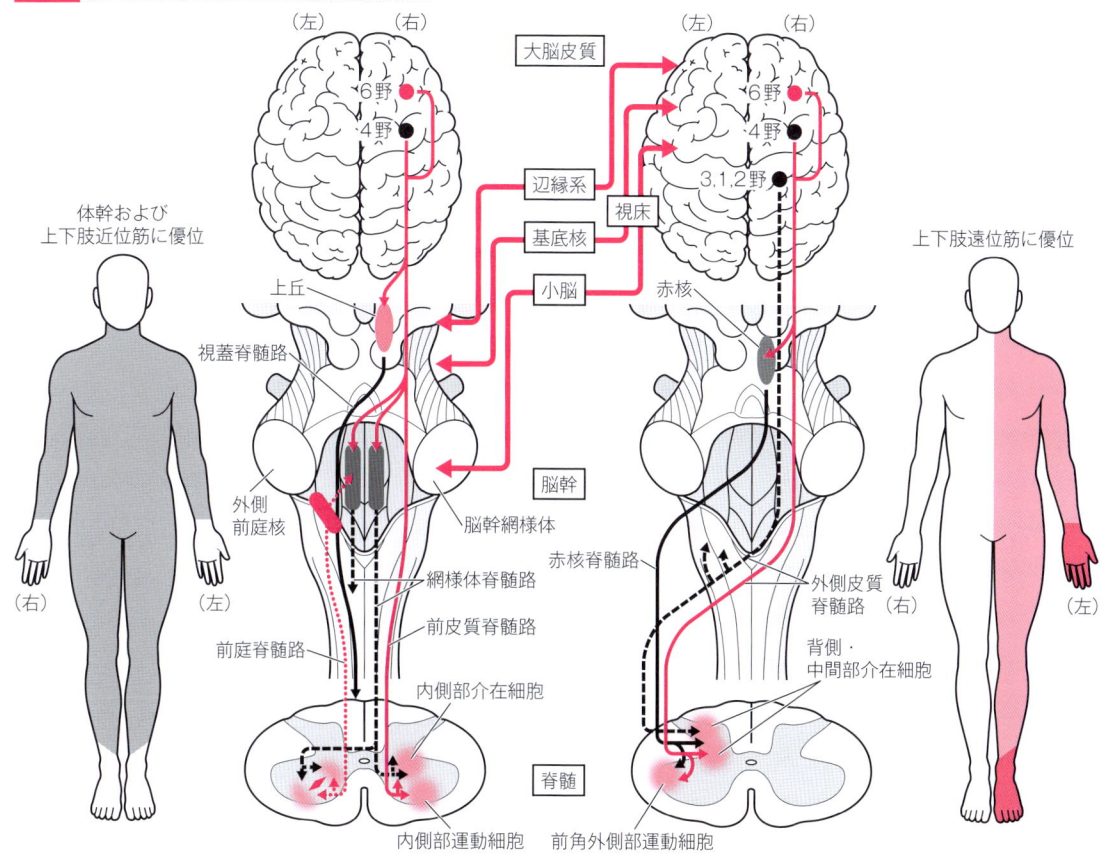

a　内側運動制御系　　　b　外側運動制御系　　　（文献41, 42より改変引用）

フィードバック制御とフィードフォワード制御

立位姿勢の制御には，フィードバック制御とフィードフォワード制御の両方が貢献している。フィードバック制御とは，外乱などが生じた後になんらかの感覚情報により惹起される反応である。フィードバック制御では，感覚情報が脳まで伝達され運動指令が生成されて筋まで伝わり実際の運動が発現するまでに数十～数百ミリ秒程度の時間を要する。そのため，フィードバック制御のみでは外乱に対して適切な反応をすることが難しい。そこで，フィードフォワード制御が必要となる。

フィードフォワード制御とは，あらかじめ目的とする運動に必要な運動指令を脳内で計算しておきフィードバックに頼ることなく運動を遂行する方法であり，前述の予測的姿勢調節を生じる制御様式である。フィードフォワード制御を行うためには，中枢神経内に筋骨格系のダイナミクスに関する入出力情報が前もって存在する必要があり，これを内部モデルとよぶ。内部モデルには，小脳が重要な役割を担っていると考えられている。

感覚情報の再重みづけ（sensory reweighting）

姿勢制御には，体性感覚系，視覚系，前庭系からの感覚情報が重要であるが，すべての情報が常に同じ程度に姿勢制御に利用されているわけではない。例えば，柔らかいクッションの上に立っているときや足底がしびれて感覚が減弱しているときなどは，体性感覚系からの情報は姿勢制御に有効に機能しないため，その他の感覚系からの情報の重要度が高まる。また，暗闇での立位や視覚に障害がある場合などは，視覚系からの情報が不確かになり，体性感覚系や前庭系からの情報の重要度が高まる。このように，中枢神経系は，すべての感覚情報を統合し，身体が置かれている環境に応じて，それぞれの感覚情報の貢献度合いを調整する。この作用のことを，感覚情報の再重みづけ（sensory reweighting）とよぶ。

姿勢制御の優先性（posture-first strategy）

日常生活においては，立位姿勢の保持のみに集中することは少なく，誰かと会話をしたり考え事をしたりと認知的な課題を行いながら，あるいは，家事を行ったり荷物を把持したりと身体的な課題を行いながら，立位を保持することが多い。すなわち，ある姿勢を保つという課題を行いながら，副次的課題として認知的あるいは身体的な課題を遂行することが多い（二重課題）。このとき，副次的課題が複雑なものであれば，立位姿勢の制御といういう課題と副次的課題のどちらかを犠牲にする必要が生じるが，一般的には，副次的課題よりも転倒しないように立位バランスを保持することが優先される。このことをposture-first strategyとよぶ[43]。

高齢者においても，二重課題条件下で必ずしも身体の安定性が低下するわけではなく，むしろ副次的課題の成績が悪化する場合が多い[44]。

Clinical point of view

姿勢制御における注意の焦点

　立位でバランスを保持する課題において，注意をどこに向けるかによってバランス能力に変化が生じるという報告がある。パーキンソン病患者を対象として，両脚立位でのバランス保持を，空気の入ったゴム製のディスクの上で行った研究では，注意に関する指示を与えない条件や自身の身体内部（本研究では足部の動き）に注意を向けさせた条件よりも身体外部（本研究ではディスクの動き）に注意を向けさせた条件のほうが，足圧中心の動揺が小さかったと報告されている（**図22**）[45]。同様に，高齢者や足関節捻挫後の患者を対象とした研究においても，注意を身体内部に向けるよりも身体外部に向けるほうが，バランス能力が高くなる傾向にある[46, 47]。

　立位姿勢の制御は，通常意識されることなくほぼ自動的に行われている。したがって，注意を過度に身体の動きに向けて随意的に調整しようとすると，かえって協調的な動きが乱れてしまい姿勢動揺が大きくなると考えられている。

図22　注意の焦点の違いによるバランス能力の変化

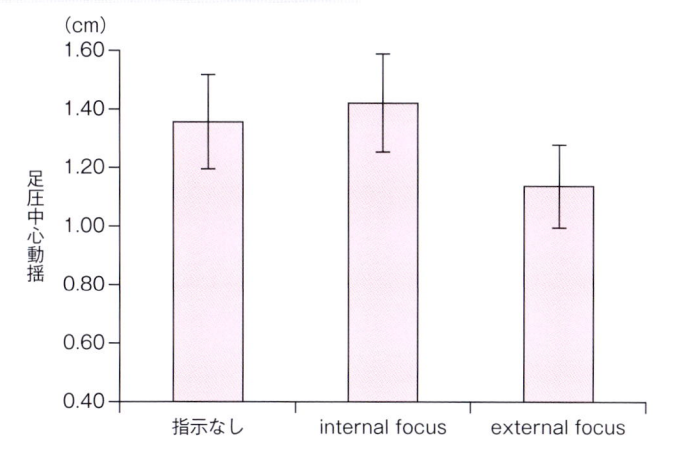

身体内部に注意を向ける条件（internal focus）よりも身体外部に注意を向ける条件（external focus）のほうが，立位時の足圧中心動揺が減少する傾向にある。

（文献45より改変引用）

6 座位姿勢および姿勢の制御

1 座位姿勢のアライメント

一般に，日常生活において，座位で過ごす時間は立位や歩行よりもはるかに長い。特にデスクワークに従事する人は，日中の大部分を座位で過ごすことになる。座位は，椅子に腰かけた座位（椅座位）だけでなく，床上では正座や胡座，横座り，割座，長座など多様であるが，ここでは先行研究から運動学的情報が得られやすい椅座位を中心に述べる。

体幹を直立位にした姿勢（いわゆる良い姿勢）を比べても，立位と座位とでは骨盤および脊柱のアライメントが大きく異なる。最も大きな違いは，骨盤と腰椎のアライメントであり，立位に比べて座位では骨盤前傾および腰椎前弯が大きく減少する[48,49]。一方，座位に比べて立位では胸椎後弯および胸腰椎移行部の後弯はわずかに減少し，頸椎前弯はわずかに増加する傾向にある[49]。ただし，立位から座位へ移行した際の腰椎前弯の変化は，若年者に比べて高齢者では少ない傾向にある[50]。脊柱の柔軟性の違いが影響しているのであろう。

座位で足底を床に接地していれば，足底には体重の約25％の荷重が配分される。足底を床から浮かせた座位では，両側の坐骨結節部にそれぞれ体重の約18％，両大腿部にそれぞれ約21％，仙骨部に約5％の荷重が配分される[51,52]。

椅座位にも，体幹を直立位にした座位（体幹直立座位; upright sitting），脱力した状態での前かがみ座位（slump sitting），背もたれにもたれかかった座位など，多様な姿勢がある。これらのなかでも，通常長時間とることが多い姿勢は体幹直立座位よりもむしろ前かがみ座位（いわゆる不良姿勢）であろう。前かがみ座位では，体幹直立座位に比べて，胸椎後弯の増大，腰椎前弯の減少（もしくは腰椎後弯），骨盤前傾の減少（もしくは後弯）がみられる[53]（図23）。座位での作業に伴う姿勢変化を調べた研究では，10分間の座位でのコンピューターでの作業後の座位姿勢は，同じ人が体幹直立座位をとっているときの姿勢とは異なり，腰椎および胸腰椎移行部は後弯し，体幹が前方に傾斜した姿勢，すなわち前かがみ座位に近い姿勢となることが報告されている[54]（図24）。

また，体幹筋の筋活動や脊柱への負荷の面からは，無理に体幹の直立を行わず骨盤の前傾位保持

図23 座位姿勢におけるアライメントの違い

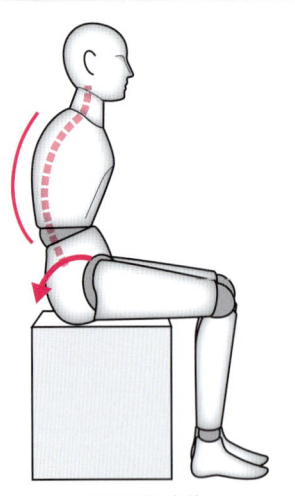 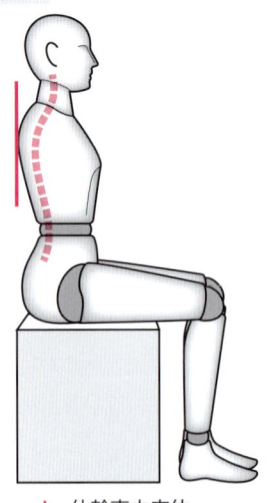 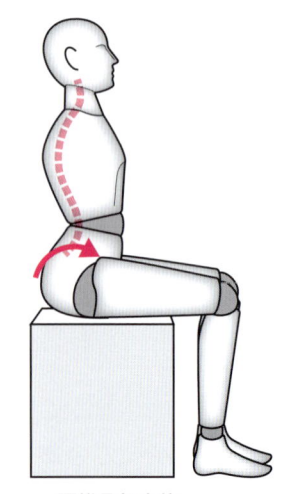

a 前かがみ座位
(slump sitting)

b 体幹直立座位
(upright sitting)

c 腰椎骨盤座位
(lumbopelvic sitting)

いわゆる不良姿勢である前かがみ座位（a）は，骨盤後傾位で腰椎・胸椎は後弯位になる。体幹直立座位（b）は，背筋を伸ばすように意識したいわゆる良い姿勢で，胸椎の後弯が減少する。腰椎骨盤座位（c）は，骨盤前傾を意識して体幹を正中位に保持した姿勢であり，骨盤前傾と腰椎前弯は前かがみ座位より大きいが胸椎は自然な後弯位を保っている。

を意識して体幹を正中位に保持した座位（腰椎骨盤座位：lumbopelvic sitting）の有用性が指摘されている（**図23**）。腰椎骨盤座位は，前かがみ座位よりも骨盤前傾および腰椎前弯が大きく，胸椎後弯が小さい[53]。また，腰椎骨盤座位は，体幹直立座位よりも骨盤前傾および腰椎前弯が大きく，胸椎後弯が大きい[53]。すなわち，腰椎骨盤座位は，胸椎部は自然な弯曲を保ったまま骨盤・腰椎部の前傾・伸展により体幹部を正中位に保持した姿勢であるといえる。

図24 座位での作業に伴う座位姿勢の変化

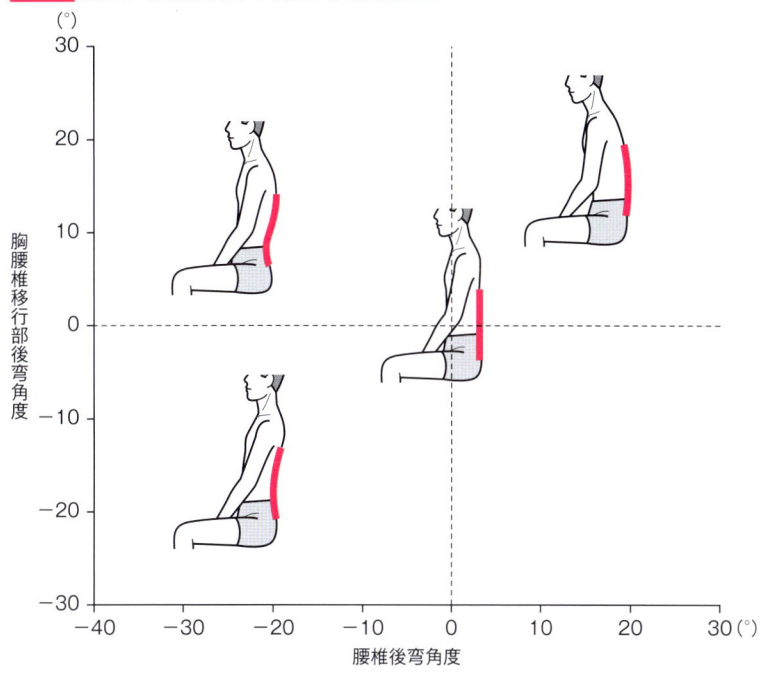

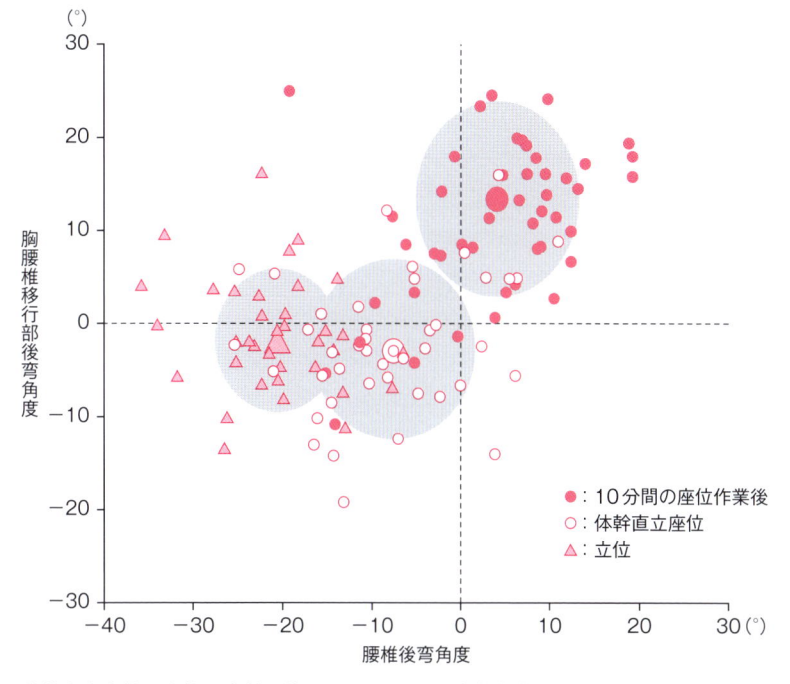

●：10分間の座位作業後
○：体幹直立座位
△：立位

体幹直立座位や立位の姿勢に比べて，10分間の座位作業後の座位姿勢では，腰椎および胸腰椎移行部の後弯がともに増大している。

（文献54より改変引用）

10章 立位姿勢と姿勢制御

2　座位姿勢の制御

◆ 座位における筋活動

　座位姿勢を保持するためには，体幹の筋群の働きが必要である。一般に，長時間座位をとっているときにみられる前かがみ座位ではいずれの体幹筋においても筋活動が低い。前かがみ座位に比べて体幹直立座位では，腰部・胸部の脊柱起立筋群や内・外腹斜筋の筋活動が高まる[53]。その結果，体幹直立座位では腰椎部での圧縮力も増大しやすい[55]。一方，腰椎骨盤座位では，体幹直立座位よりも，胸椎部の脊柱起立筋の筋活動が抑えられ，腰部多裂筋や内腹斜筋の筋活動が高まりやすい[53]。

　前かがみ座位では筋活動が低いと述べたが，筋活動によらずどのように姿勢を保持しているのであろうか？体幹直立座位から徐々に前かがみ座位に移行していくと，脊柱起立筋や腰部多裂筋，内腹斜筋などの筋活動がある時点でほぼ消失する[56-58]。この現象は，立位での前屈動作時にもみられることがよく知られており，屈曲弛緩現象（flexion relaxation phenomenon）とよばれている。体幹部を前屈するほど重力によるモーメントは増大するはずであり，それに抗する筋活動も増加させる必要があるが，ある時点を過ぎると脊柱の靱帯の伸張などの受動的要素により体幹は支持され筋活動はむしろ消失すると解釈されている。したがって，前かがみ座位は，筋活動は減少するものの受動的要素に加わる負荷は増大しやすく，椎間板の内圧も前かがみ座位で大きく増加するこ

とが知られている。ただし，立位での屈曲弛緩現象は前屈動作の最終域付近（可動域の80〜90％）で生じる一方，座位では可動域の中間域（40〜60％）ですでに生じる[56-58]。立位と座位でなぜこのような違いがあるのかはよくわかっていないが，座位での屈曲時には，まだ調査できていない他の筋（深層の筋など）が活動している可能性などが考えられている。

◆ 外乱に対する制御

　不安定な座面で座位姿勢を保持する場合，身体重心を支持基底面内で保持するために圧中心（座位の場合，座圧中心ともよぶ）が変動して身体重心に加速を加える。これは立位姿勢を保持するための制御と同様であり，その際，フィードフォワード制御とフィードバック制御の両方が用いられる[59]。

　不安定な座面で座位姿勢を制御するためには，体幹筋の筋活動が増加する。その際，あらかじめ低いレベルでの持続的な筋活動による同時活動を行う制御（フィードフォワード制御）と外乱に応じて筋活動を増加させる制御（フィードバック制御）の両方がみられる[60]。ただし，体幹部に外乱が加わったときのようにさらに不安定な場合には，同時活動を増加させて体幹部を固めるようにして対応するのではなく，負荷が加わった方向に応じて特異的に各体幹筋が筋活動を増加させて対応する[61]。

7 立位姿勢および姿勢制御の障害

1 立位姿勢の障害

◆ 加齢による姿勢の変化

　加齢による姿勢の変化は，椎間板の変性や椎体の圧迫骨折などに伴い，まず脊柱の前屈（胸椎後弯の増大あるいは腰椎前弯の減少）が生じる。胸椎後弯の増大は主に胸椎部の椎体圧迫骨折により生じ，腰椎前弯の減少は主に腰椎部の椎間板変性により生じる[62]。脊柱の前屈は身体重心の前方化を引き起こし，姿勢保持のために腰背部への負担も増大するため，通常はさらに代償的な姿勢の変化が生じる。脊柱のアライメントを修正することが難しい場合は，脊柱を前屈させたまま骨盤後傾（股関節伸展）もしくは膝関節屈曲により姿勢の力学的平衡を取り戻す（図25）[62]。骨盤後傾については，脊柱の基部にある骨盤から後傾方向に傾けることで，脊柱の弯曲は変化しなくても脊柱全体を正中位に起こすことができる。一方，立位での膝関節屈曲は，下腿の前傾と大腿の後傾を伴う動きである。したがって，膝関節を屈曲させることで大腿を後傾させて，膝関節より上部の身体を一塊として正中位に立ち直らせることができる。実際には，骨盤後傾と膝関節屈曲の両方がみられることが多い。膝関節の屈曲が増大した立位姿勢では，外的な膝関節屈曲モーメントが増大し膝関節の伸展機構における負荷が増大するため，膝蓋大腿関節での障害を生じやすい[62]。

◆ 筋骨格系疾患による姿勢の変化

　変形性股関節症では，病期の進行に伴い股関節が屈曲拘縮をきたしやすく，それに対して骨盤前傾および腰椎前弯が増大しやすい。前額面では，患側と反対側の骨盤が下制することが多く[63]，代償的な脊柱側弯も呈しやすい。また，脚長差に起因して，反対側膝関節に変形をきたす場合もあり，股関節病変に起因した膝関節変形をcoxitis kneeとよぶ（図26）[64]。coxitis kneeの発症機序には不明な点も多いが，通常，片側性の股関節症では患側の膝関節は外反膝変形となりやすい（図26 b-d）。これは，患側股関節が内転拘縮をきたしやすいためと思われる。また，脚長差が生じることにより対側の膝関節は屈曲位に加えて外反膝もし

図25 加齢による姿勢の変化とその代償

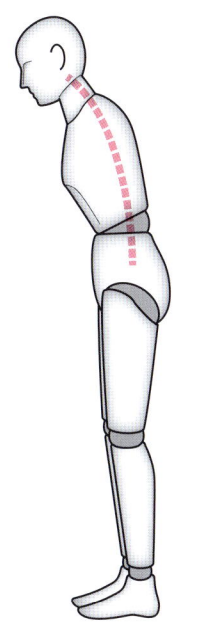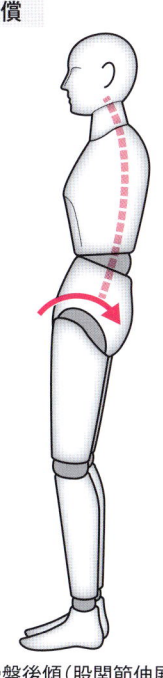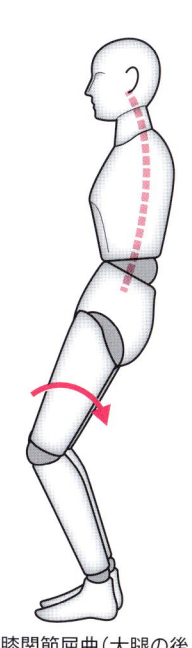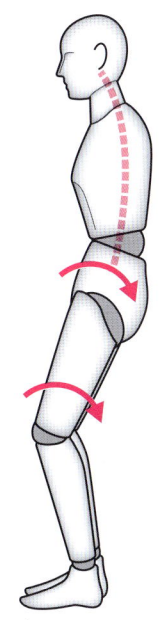

a 脊柱の前屈姿勢　　b 骨盤後傾（股関節伸展位）による代償　　c 膝関節屈曲（大腿の後傾）による代償　　d 骨盤後傾と膝関節屈曲による代償

くは内反膝になる。外反膝，内反膝に分かれる原因は定かではないが，骨盤傾斜の方向や対側股関節の内外転変位，足部からの影響など複数の要因が関係していると思われる。両側の股関節症で内転拘縮が強い場合は，両側の外反膝変形を認める（図26d）。

変形性膝関節症では，内反膝変形とともに膝関節外旋変位を伴いやすい。関節リウマチでは，関節変形や拘縮の進行に伴って典型的な姿勢がみられ，股関節屈曲・内転位，膝関節屈曲位，外反扁平足，体幹前屈位，肩関節屈曲・内転・内旋位，肘関節屈曲位を呈しやすい。

◆神経系疾患による姿勢の変化

脳卒中後片麻痺者は，障害の程度やタイプによりさまざまな姿勢を呈するが，一般的には荷重の非対称性による前額面での姿勢の偏りのほか，痙性が高まると麻痺側足関節の底屈位（尖足），膝関節過伸展位，体幹前傾位を呈しやすい。

パーキンソン病患者では，前傾前屈姿勢とよばれる，頭部前方変位，円背，股・膝関節軽度屈曲位の姿勢を呈しやすい。また，より重度になると，腰曲がり，頸部前屈，斜め徴候（Pisa症候群），側弯症などの特徴的な姿勢異常を呈する（図27）[65]。

2 姿勢制御の障害

◆立位保持および安定性限界の障害

立位バランスの評価として，両脚立位を保持しているときの足圧中心動揺の大きさや速度，周波数などが，よく用いられる。静止立位での動揺は，小脳性運動失調症の患者で顕著に増大する。小脳性運動失調症患者でみられる足圧中心の動揺は3～5Hz付近にピークがみられ，これは小脳性の振戦の周波数に相当する[66]。一方，姿勢制御の障害を呈することが多いパーキンソン病患者では，静止立位時の足圧中心動揺は，健常者と変わらないか，むしろ減少することもある[67]。

立位で，支持基底面内で移動できる足圧中心の範囲（安定性限界）は，下肢の支持性が低下する種々の筋骨格系疾患やさまざまな神経系疾患，あるいは加齢により減少する。前後方向の安定性限界では，若年者では足長の約60％の範囲で足圧中心を移動させることができるが，60歳ころを境にその範囲は加齢とともに減少する（図28）[68]。しかし，80歳以降ではあまり変化がみられなくなる[69]。

◆外乱に対する反応の障害

安定した床面での比較的小さな外乱に対しては，主にアンクルストラテジーが用いられる。しかし，障害や加齢変化により，外乱に対して用いられるストラテジーに変化が生じる。

脳卒中後片麻痺者においては，床面の傾斜や視覚情報の操作に対して，健常者と同様にヒップストラテジーよりもアンクルストラテジーにより対応するものの，アンクルストラテジーが出現する割合は健常者よりも低下する[70]。また，高齢者においては，転倒のリスクが高い高齢者あるいは転

図26 股関節病変に起因した膝関節変形（coxitis knee）

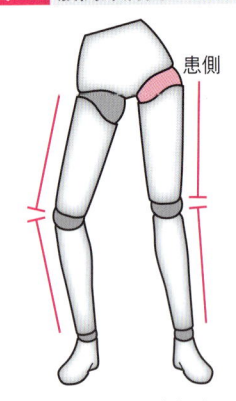

a 対側の内反膝変形

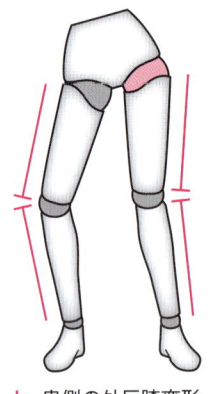

b 患側の外反膝変形，対側の内反膝変形

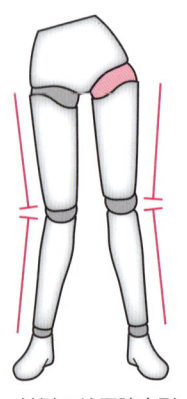

c 対側の外反膝変形

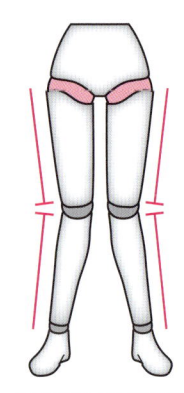

d 両側の外反膝変形

（文献64より改変引用）

倒恐怖感を有する高齢者は，そうでない高齢者に比べて，ヒップストラテジーやステッピングストラテジーをより多く用いる傾向にある[17]。

図27 パーキンソン病患者の姿勢

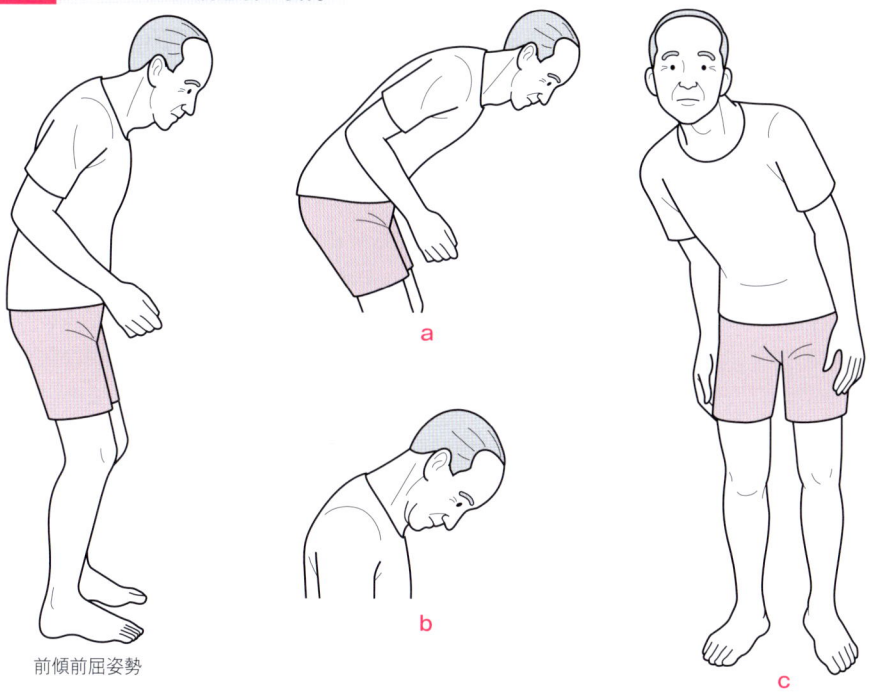

a

b

c

前傾前屈姿勢

パーキンソン病では，前傾前屈が典型的な姿勢である。
より重度になると，腰曲り（**a**）や頸部前屈（**b**），斜め徴候（Pisa症候群：**c**），側弯症などを呈する。

（文献65より改変引用）

図28 加齢による足圧中心移動範囲の変化

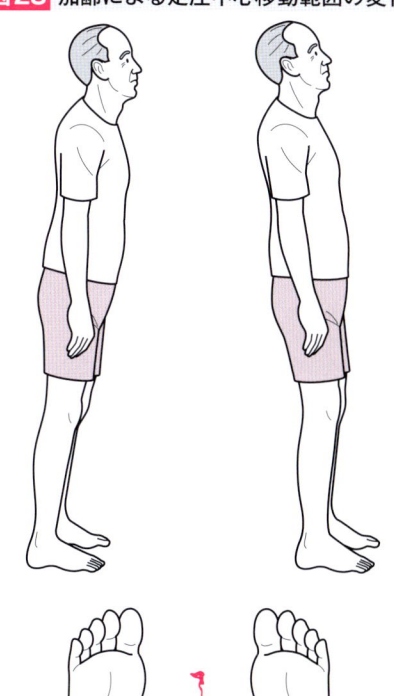

足圧中心の前後移動

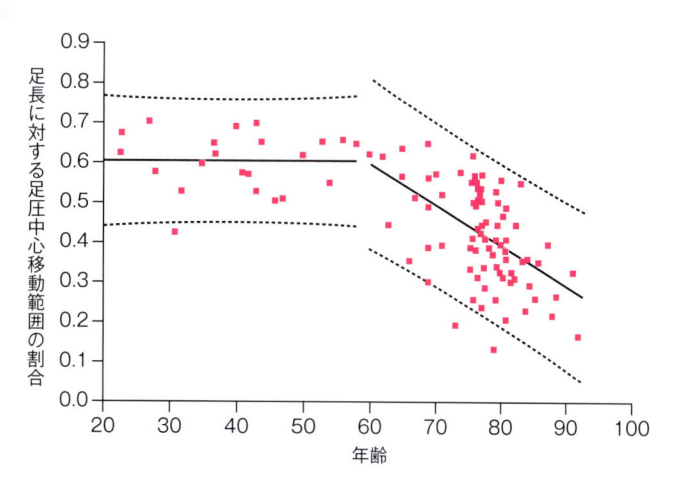

身体を最大に前後に動かした際の足圧中心の移動範囲は，60歳以降で減少する傾向にある。

（文献68より改変引用）

10章 立位姿勢と姿勢制御

411

◆予測的姿勢調節の障害

　随意運動時に同時に駆動される予測的姿勢調節の障害は，運動の開始やその後の姿勢の安定に重大な影響を与える。

　小脳は，予測的姿勢調節において特に重要な役割を担っているため，小脳の障害において予測的姿勢調節としての筋活動タイミングの異常や筋活動量の過不足などが生じる[71]。パーキンソン病患者においても，予測的姿勢調節の障害がみられる。両脚立位から片側下肢を側方に挙上する動作において，正常では予測的姿勢調節としてあらかじめ下肢挙上側と反対側に身体重心を寄せる。しかし，重度の障害を有するパーキンソン病患者では，身体重心の変位に必要な足圧中心の変位が不十分であり，下肢を挙上するまでに長い時間を要し不安定な動作となる[72]。また，筋骨格系疾患の腰痛患者においても，立位での股関節運動や上肢挙上に先行する腹横筋や腰部多裂筋の筋活動が，特に腰椎に不安定性を有する患者において遅延している

ことが報告されており[73,74]，腰椎不安定性に起因する腰痛の原因としての予測的姿勢調節の障害が示唆される。

◆二重課題による姿勢の不安定化（posture-second strategy）

　前述のとおり，立位で身体を安定させるという課題と身体的あるいは認知的な副次的課題の両方を遂行しなければいけない場面において，通常は，姿勢を安定させることが優先される（posture-first strategy）。しかし，このような二重課題条件下において，パーキンソン病患者では，どちらの課題も完全に遂行しようとするあまり適切に注意を姿勢制御に配分することができずに，姿勢の安定性が大きく低下することが報告されている。このような現象は，姿勢制御の優先性が保たれていないという意味からposture-second strategyとも表現され，日常生活における転倒の危険因子と考えられている[75]。

◎文献

1) 齋藤 宏 ほか：8. 姿勢. 臨床運動学, 第3版（中村隆一 編著）, 医歯薬出版, 2002.
2) 大築立志：姿勢研究の視点. 姿勢の脳・神経科学 —その基礎から臨床まで—（大築立志 ほか編著）, 市村出版, 2011.
3) Jackson RP et al：Radiographic analysis of sagittal plane alignment and balance in standing volunteers and patients with low back pain matched for age, sex, and size. Spine, 19(14)：1611-1618, 1994.
4) Matsuoka H：Radiographic assessment of sagittal spinal alignment to correlate standards classified by age and low back pain. J Tokyo Med Univ, 62：64-71, 2004.
5) Schwab F et al：Gravity line analysis in adult volunteers：age-related correlation with spinal parameters, pelvic parameters, and foot position. Spine 31(25)：E959-E967, 2006.
6) Ferreira EA et al：Quantitative assessment of postural alignment in young adults based on photographs of anterior, posterior, and lateral views. J Manipulative Physiol Ther 34(6)：371-380, 2011.
7) Krawczky B et al：A systematic review of the angular values obtained by computerized photogrammetry in sagittal plane：a proposal for reference values. Manipulative Physiol Ther, 37(4)：269-275, 2014.
8) 金村徳相 ほか：立位脊柱矢状面alignment—日本人の基準値と欧米人の比較. J Spine Res 2(1)：52-58, 2011.
9) Mac-Thiong JM et al：Sagittal alignment of the spine and pelvis during growth. Spine 29(15)：1642-1647, 2004.
10) Ersal T et al：Theoretical and experimental indicators of falls during pregnancy as assessed by postural perturbations. Gait Posture, 39(1)：218-223, 2014.
11) Lafage V et al：Standing balance and sagittal plane spinal deformity：Analysis of spinopelvic and gravity line parameters. Spine, 33(14)：1572-1578, 2008.
12) Gangnet N et al：Variability of the spine and pelvis location with respect to the gravity line：a three-dimensional stereoradiographic study using a force platform. Surg Radiol Anat, 25(5-6)：424-433, 2003.
13) El Fegoun AB et al：Center of gravity and radiographic posture analysis：A preliminary review of adult volunteers and adult patients with affected by scoliosis. Spine, 30(13)：1535-1540, 2005.
14) Steffen JS et al：3D postural balance with regard to gravity line：an evaluation in the transversal plane on 93 patients and 23 asymptomatic volunteers. Eur Spine J, 19(5)：760-767, 2010.
15) 原田 孝 ほか：立位姿勢における重心線の位置—健常成人について. 総合リハ, 19(7)：725-728, 1991.
16) 阿江通良 ほか：スポーツバイオメカニクス20講, 朝倉書店, 2002.
17) Horak FB：Postural orientation and equilibrium：what do we need to know about neural control of balance to prevent falls? Age Aging, 35(Supple 2)：ii7-ii11, 2006.
18) Zatsiorsky VM：人体の動作の運動幾何学：姿勢. 身体動作の運動学（鳥居 俊 監訳）, ナップ, 1999.
19) 政二 慶：立位姿勢の制御機構. 姿勢の脳・神経科学—その基礎から臨床まで—（大築立志ほか 編著）, 市村出版, 2011.
20) 長谷公隆：立位姿勢の制御. リハビリテーション医学, 43(8)：542-553, 2006.
21) Warnica MJ et al：The influence of ankle muscle activation on postural sway during quiet stance. Gait Posture, 39(4)：1115-1121, 2014.
22) Winter DA：Human balance and posture control during standing and walking. Gait Posture, 3(4)：193-214, 1995.

23）藤澤宏幸：バランス障害に対する運動療法．運動療法学―障害別アプローチの理論と実際（市橋則明 編），文光堂，2008.

24）Maki BE et al：The role of limb movements in maintaining upright stance：the "change-in-support" strategy. Phys Ther, 77（5）：488-507, 1997.

25）Horak FB, et al：Central programming of postural movements：adaptation to altered support-surface configurations. J Neurophysiol, 55（6）：1369-1381, 1986.

26）Horak F et al：Postural adaptation for altered environments, tasks, and intentions. Biomechanics and neural control of posture and movement, p267-281, Springer, New York, 2000.

27）矢作 晋 ほか：運動適応と予測的姿勢調節機能（APA）．入門運動神経生理学（矢部京之助 ほか編），市村出版，2003.

28）Hodges PW et al：Feedforward contraction of transversus abdominis is not influenced by the direction of arm movement. Exp Brain Res, 114（2）：362-370, 1997.

29）Hodges PW et al：Postural and respiratory functions of the pelvic floor muscles. Neurourol Urodyn, 26（3）：362-371, 2007.

30）Winter DA et al：Ankle muscle stiffness in the control of balance during quiet standing. J Neurophysiol, 85（6）：2630-2633, 2001.

31）Morasso PG et al：Ankle muscle stiffness alone cannot stabilize balance during quiet standing. J Neurophysiol, 88（4）：2157-2162, 2002.

32）Loram ID et al：Paradoxical muscle movement in human standing. J Physiol, 556（Pt 3）：683-689, 2004.

33）Loram ID et al：Paradoxical muscle movement during postural control. Med Sci Sports Exerc, 41（1）：198-204, 2009.

34）Kavounoudias A et al：Foot sole and ankle muscle inputs contribute jointly to human erect posture regulation. J Physiol, 532（Pt 3）：869-878, 2001.

35）Kavounoudias A et al：The plantar sole is a "dynamometric map" for human balance control. Neuroreport, 9（14）：3247-3252, 1998.

36）Holden M et al：Stabilization of posture by precision contact of the index finger. J Vestib Res, 4（4）：285-301, 1994.

37）Jeka JJ：Light touch contact as a balance aid. Phys Ther, 77（5）：476-487, 1997.

38）Kouzaki M et al：Reduced postural sway during quiet standing by light touch is due to finger tactile feedback but not mechanical support. Exp Brain Res, 188（1）：153-158, 2008.

39）建内宏幸 ほか：T字杖への荷重量の変化が片脚立位時の安定性と下肢筋活動に与える影響．理学療法学，29（6）：225-229, 2002.

40）野村泰之：めまいの診断．医学と薬学，72（8）：1319-1329, 2015.

41）高草木 薫：大脳基底核による運動の制御．臨床神経学，49（6）：325-334, 2009.

42）高草木 薫：大脳基底核－脳幹網様体―脊髄における姿勢制御機構．姿勢の脳・神経科学－その基礎から臨床まで－（大築立志 ほか編著），市村出版，2011.

43）Shumway-Cook A et al：The effects of two types of cognitive tasks on postural stability in older adults with and without a history of falls. J Gerontol A Biol Sci Med Sci, 52（4）：M232-M240, 1997.

44）樋口貴広：姿勢の認知制御．姿勢と歩行―協調からひも解く―（樋口貴広 ほか），三輪書店，2015.

45）Wulf G et al：External focus instructions reduce postural instability in individuals with Parkinson disease. Phy Ther, 89（2）：162-168, 2009.

46）Chiviacowsky S et al：An external focus of attention enhances balance learning in older adults. Gait Posture, 32（4）：572-575, 2010.

47）Rotem-Lehrer N et al：Effect of focus of attention on transfer of a postural control task following an ankle sprain. J Orthop Sports Phys Ther 37（9）：564-569, 2007.

48）Endo K et al：Sagittal lumbar and pelvic alignment in the standing and sitting positions. J Orthop Sci, 17（6）：682-686, 2012.

49）Hey HW et al：How the spine differs in standing and in sitting - important considerations for correction of spinal deformity. Spine J：2016.

50）Lee ES et al：The effect of age on sagittal plane profile of the lumbar spine according to standing, supine, and various sitting positions. J Orthop Surg Res, 9（1）：11, 2014.

51）Harrison DD et al：Sitting biomechanics part Ⅰ：review of the literature. J Manipulative Physiol Ther, 22（9）：594-609, 1999.

52）Drummond DS et al：A study of pressure distributions measured during balanced and unbalanced sitting. J Bone Joint Surg Am, 64（7）：1034-1039, 1982.

53）O'Sullivan PB et al：Effect of different upright sitting postures on spinal-pelvic curvature and trunk muscle activation in a pain free population. Spine, 31（19）：E707-712, 2006.

54）Claus AP et al：Thoracic and lumbar posture behavior in sitting tasks and standing：Progressing the biomechanics from observations to measurements. Appl Ergon, 53（Pt A）：161-168, 2016.

55）Castanharo R et al：Corrective sitting strategies：An examination of muscle activity and spine loading. J Electromyogr Kinesiol, 24（1）：114-119, 2014.

56）Callaghan JP et al：Examination of the flexion relaxation phenomenon in erector spinae muscles during short duration slumped sitting. Clin Biomech 17（5）：353-360, 2002.

57）O'Sullivan P et al：Evaluation of the flexion relaxation phenomenon of the trunk muscles in sitting. Spine, 31（17）：2009-2016, 2006.

58）Schinkel-Ivy A et al：Quantification of the lumbar flexion-relaxation phenomenon：comparing outcomes of lumbar erector spinae and superficial lumbar multifidus in standing full trunk flexion and slumped sitting postures. J Manipulative Physiol Ther, 37（7）：494-501, 2014.

59）Cholewicki J et al：Postural control of trunk during unstable sitting. J Biomech, 33（12）：1733-1737, 2000.

60）Preuss RA et al：Postural control of the lumbar spine in unstable sitting. Arch Phys Med Rehabil, 86（12）：2309-2315, 2005.

61）Masani K et al：Postural reactions of the trunk muscles to multi-directional perturbations in sitting. Clin Biomech, 24（2）：176-182, 2009.

62）仲田和正：高齢者の姿勢．医学のあゆみ，236（5）：482-486, 2011.

63）上杉勇貴 ほか：Hip-Spine Syndrome（第12報）～変形性股関節症患者の骨盤傾斜～．整形外科と災害外科，56（4）：558-561, 2007.

64）青田恵郎：隣接関節障害．変形性股関節症―基本と UP TO DATE（久保俊一 ほか編），南江堂，2010.

65）Doherty KM et al：Postural deformities in Parkinson's disease. Lancet Neurol, 10（6）：538-549, 2011.

66）Marquer A et al：The assessment and treatment of postural disorders in cerebellar ataxia：a systematic review. Ann Phys Rehabil Med, 57（2）：67-78, 2014.

67) Benatru I et al : Postural disorders in Parkinson's disease. Neurophysiol Clin, 38(6) : 459-465, 2008.

68) King MB, et al : Functional base of support decreases with age. J Gerontol, 49(6) : M258-M263, 1994.

69) Takeshima N et al : Pattern of age-associated decline of static and dynamic balance in community-dwelling older women. Gariatr Gerontol Int, 14(3) : 556-560, 2014.

70) Chen CK et al : Effects of an anterior ankle-foot orthosis on postural stability in stroke patients with hemiplegia. Am J Phys Med Rehabil, 87(10) : 815-820, 2008.

71) Yanagihara D : Role of the cerebellum in postural control. J Phys Fitness Sports Med, 3(2) : 169-172, 2014.

72) Lee RG et al : Preparatory postural adjustments in Parkinsonian patients with postural instability. Can J Neurol Sci, 22(2) : 126-135, 1995.

73) Hodges PW et al : Delayed postural contraction of transversus abdominis in low back pain associated with movement of the lower limb. J Spinal Disord, 11(1) : 46-56, 1998.

74) Silfies SP, et al : Differences in feedforward trunk muscle activity in subgroups of patients with mechanical low back pain. Arch Phys Med Rehabil, 90(7) : 1159-1169, 2009.

75) Bloem BR et al : The "posture second" strategy : A review of wrong priorities in Parkinson's disease. J Neurol Sci, 248 : 196-204, 2006.

第11章

歩行

1 歩行とは

ある地点から別のある地点へと動くことを移動といい，移動の一手段として歩行がある。歩行とは，「直立して動いている身体を一側の下肢で支持し，次に反対側の下肢で支持しながら移動させる方法」とされており[1]，歩行の目的とは，身体を安全にかつ効率的に移動させることである[2]。

日常生活における移動には，歩行に加えて歩き始めと歩き終わりが含まれるため，本章では，周期的に繰り返される定常状態の歩行とともに歩き始めと歩き終わりのメカニズムについても解説する。

Supplement

歩行の状態を表す言葉[3]
　歩き方に何も指示をしないで"それでは歩いてください"というような言葉かけで行われる歩行を「自由歩行」とよび，歩行を観察・計測されていることがわからない状態での歩行を「自然歩行」とよぶ。"できるだけ速く歩いてください"など，何らかの指示がされた歩行は「規制歩行」とよばれる。

1 歩行周期

歩行周期の分け方は，ランチョ・ロス・アミーゴ方式が一般的である[4,5]。歩行周期は，立脚期と遊脚期とに分けられ，立脚期はさらに初期接地と4つの期，遊脚期は3つの期に分けられる（**図1**）。

また，骨盤，体幹にみられる動きの異常は立脚側だけではなく遊脚側の機能障害に由来していることがあるため，歩行周期において片側の期に反対側のどの期が対応するかを知っておくことも大切である（**図1**）。片側の荷重応答期は反対側の前遊脚期に相当し，両下肢が床面に接地しているときは両脚支持期になる。

2 歩行の距離・時間因子

◆距離因子

①歩幅（ステップ長），ストライド長

片側の踵から反対側の踵までの進行方向の直線距離をステップ長という。右ステップ長は，右脚が前にあるときの左踵から右踵までの距離である。

左右のステップ長の和（片側の踵から同側の踵までの距離）をストライド長とよぶ。

②歩隔

歩行時の右踵中央と左踵中央の左右方向の距離を歩隔という。

③歩行角

進行方向に対する足部の接地角度を歩行角，あるいはつま先開き角という。通常は，踵の中央と第2趾を結ぶ線と進行方向とが成す角度で計測される。通常はつま先がやや外側を向く（toe-out）。

図1 歩行周期

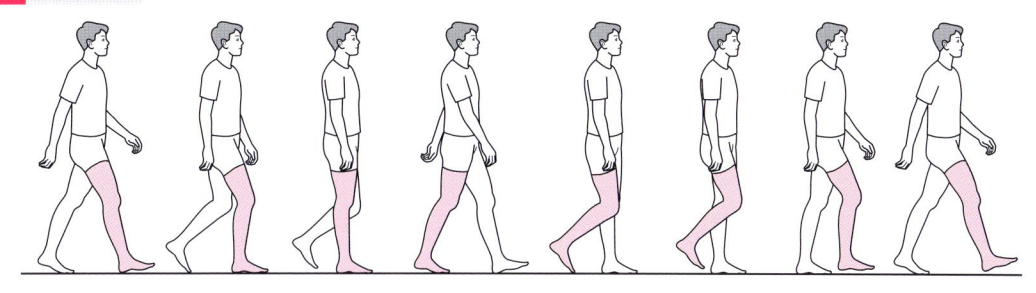

		立脚期（約60%）				遊脚期（約40%）		

IC	LR	MSt	TSt	PSw	ISw	MSw	TSw

0%　　　12%　　　　　　31%　　　　　　50%　　62%　　　75%　　　87%　　　100%

両脚支持期	単脚支持期	両脚支持期	単脚支持期

立脚期	遊脚期	立脚期

反対側

PSw	ISw	MSw	TSw	LR	MSt	TSt

IC

歩行周期は初期接地と4つの期からなる立脚期と3つの期からなる遊脚期とに分けられる。

IC：initial contact（初期接地），LR：loading response（荷重応答期），MSt：mid stance（立脚中期），TSt：terminal stance（立脚終期），PSw：pre swing（前遊脚期），ISw：initial swing（遊脚初期），MSw：mid swing（遊脚中期），TSw：terminal swing（遊脚終期）

◆時間因子

①立脚・遊脚時間

立脚時間は下肢が床面に接地している間の時間であり，遊脚時間は下肢が床面から離れている間の時間である。

②単脚・両脚支持時間

単脚支持時間は片側の下肢のみが床面に接している時間であり，両脚支持時間は両側とも下肢が床面に接している間の時間である。

③ケイデンス

ある一定時間あたりの歩数をケイデンスとよび，通常は1分間あたりの歩数で表される。ケイデンスは，歩調，歩行率ともよばれる。

④歩行速度

歩行の進行方向の移動距離をそれにかかった時間で割ったものを歩行速度という。1秒あたりに進んだ距離（m/秒）で表されることが多い。歩行速度は，ステップ・ストライド長とケイデンスにより決定されるため，同じ歩行速度では，ステップ・ストライド長が短ければケイデンスは増加し，ステップ・ストライド長が長ければケイデンスは減少する。

Clinical point of view

歩行比

歩幅をケイデンスで除した値を歩行比とよぶ[6,8]。健常者では，極端に遅い歩行や走行に切り替わる直前の速歩などでは歩行比が変化するが，そのような極端な場合を除けば歩行速度が変わっても歩行比はほぼ一定に保たれる。歩行比が一定に保たれている範囲内での自由歩行では，エネルギー消費が抑えられる。同年代であれば歩行比はほぼ一定の値をとるが，加齢[6]や神経疾患（例：多発性硬化症）[9]などでは歩行比が減少するため，歩行比は歩行評価の有用な指標となる。

11章
歩行

3 歩行時の身体重心の動き

　歩行は移動動作であるため，前方への歩行では身体重心を前方移動させることがその目的となる。身体重心は前方へと移動を続けるが，鉛直方向では一歩行周期に2回上下動を繰り返す。両脚支持期には両下肢が前後に開いた状態となるため身体重心は最も低くなり，立脚期の中間には単脚支持で股・膝関節が屈伸0°位に近くなるため身体重心は最も高くなる（図2）。

　左右方向では，一歩行周期に1回左および右への移動が起こる。身体重心は，右立脚期の中間に右側へ，左立脚期の中間に左側へ最も変位する。ただし，身体重心の左右移動は，足圧中心の左右変位よりも小さい範囲で起こる（図2）。

図2　歩行時の身体重心の変位

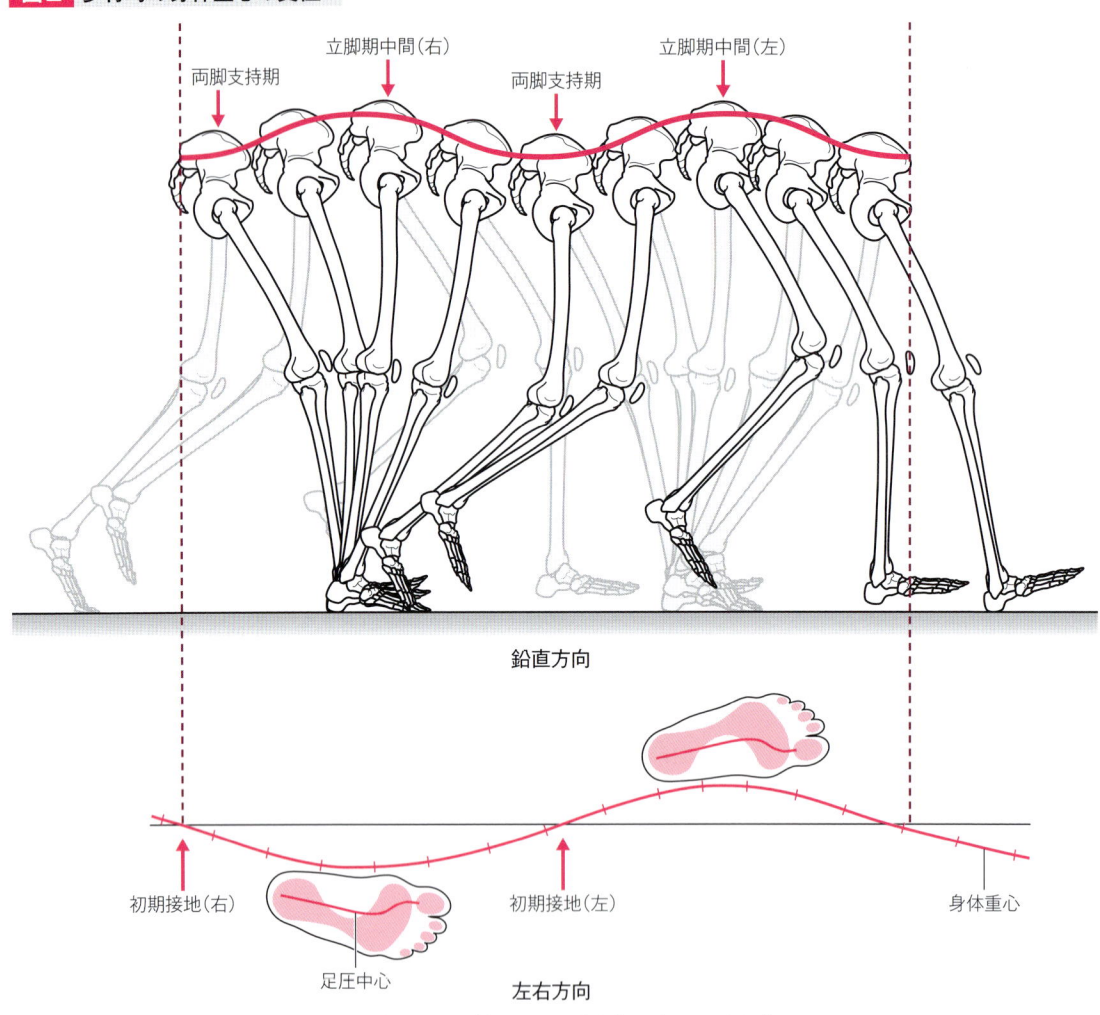

身体重心は，両脚支持期に最も低くなり，立脚期の中間に最も高くなるとともに最も支持側に変位する。

（文献2より改変引用）

418

身体重心，足圧中心とは？

　身体重心は，頭部や上肢，体幹，下肢など身体を構成する各部位に作用する重力を一つにまとめた合力の作用点である。床面と身体との接触面に働く力を床反力といい，立位や歩行時など足部が床面と接している際の床反力の分布の中心点を足圧中心とよぶ。

Clinical point of view

足圧中心は足底外側を通るか？

　一般に，歩行時の足圧中心は踵から足底の外側を通り中足骨骨頭部で内側に向かうとされているが，実際に歩行時の足圧中心軌跡を記録した報告によると，足底を内側，中央，外側と三等分すると，内側が2%，中央が87%，外側が11%と中央を通過する例が最も多い[10]。ただし，中央に分類される例をさらに内側，中央，外側に分類すると，中央−内側が11%，中央−中央が41%，中央−外側が35%と，やや外側に寄る例が多い。他の報告でも，歩行時の足圧中心は足底のほぼ中央（足底横幅の5%程度外側寄り）に沿って進み，足長の70〜80%付近で内側に向かうとされている[11]。

4　歩行時の床反力

　身体重心を動かすためには床反力が必要である。身体重心を重力に抗して支え，転倒しないように安定的に前方へと身体重心を推進させていくことが床反力の役割となる。

　床反力を3方向の力に分解したとき，鉛直方向上向きの床反力は身体重心を上向きに加速させる役割，前方あるいは後方の成分は身体重心を前方へ推進あるいは制動させる役割，左右方向の床反力の内向きの成分は身体重心が外側へと変位しすぎて転倒しないように内側に加速させる役割がある。

　歩行中の片側下肢による床反力は**図3**のような波形になる。鉛直方向は立脚期の前半と後半に2つピークのある二峰性を示す。左右方向では，足圧中心が身体重心よりも外側にあり，立脚期を通じてほぼ内側に向かう床反力が生じている。前後方向では，立脚期前半は床反力が後方を向き，立脚期後半は床反力が前方を向いている。

　ニュートンの運動方程式（$F = m\alpha$）から，身体重心を体重と同じ質量をもつ点（m）とすると，身体重心に作用する床反力（F）は身体重心に加速度（α）を生じさせる。身体重心の変位と左右下肢による床反力を重ね合わせてみると，その関係性が理解しやすい（**図4**）。鉛直方向では，身体重心が上昇したとき左右合成床反力は小さくなり，身体重心が下降したとき床反力は大きくなる。すなわち，身体重心の位置が低くなった際に上向きに加速させるために床反力が増大していることがわかる。このとき，床反力の大きさは体重よりも大きくなる。

　逆に立脚期の中間では床反力の大きさは体重よりも減少する。理論的には，身体重心の変位を二階微分すると身体重心の加速，すなわち床反力の大きさが求められ，逆に床反力を二階積分すると，身体重心の変位が求められる。

　左右方向では，立脚期に支持側に変位する身体重心が外側へと変位しすぎないように，床反力が身体重心を内側に加速させる。前後方向については，身体重心は常に前方へと動き続けているが，立脚期の前半には後向きの床反力が生じ身体重心を後向きに加速（制動）する。立脚期の後半には前向きの床反力が生じ，身体重心を前向きに加速（推進）する。

11章

歩行

静歩行と動歩行

　身体重心の床への投影点が，常に支持基底面内に保たれている歩行を静歩行，身体重心の投影点が支持基底面から外れる瞬間のある歩行を動歩行とよぶ。ヒトが通常行う歩行は動歩行であり，静的には安定していない状態を積極的に作り出し重力を利用して重心を移動させている。

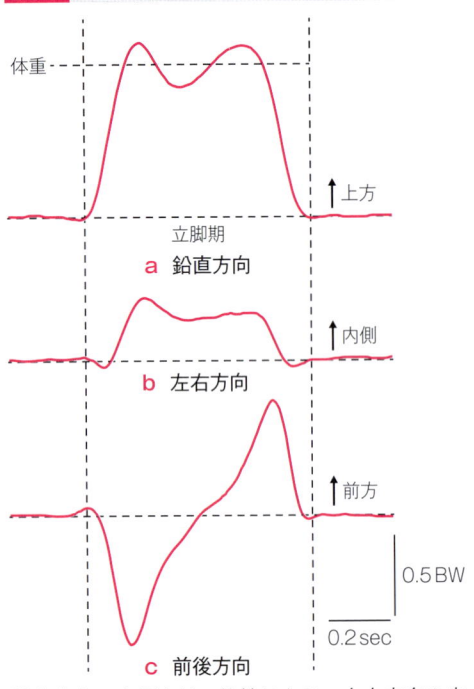

図3 歩行時の片側下肢による床反力

体重

↑上方

立脚期
a 鉛直方向

↑内側

b 左右方向

↑前方

0.5 BW

0.2 sec

c 前後方向

鉛直方向の床反力は二峰性になる。左右方向の床反力は立脚期を通じてほぼ内向きになる。前後方向の床反力は，立脚期前半は後向き，立脚後半は前向きになる。

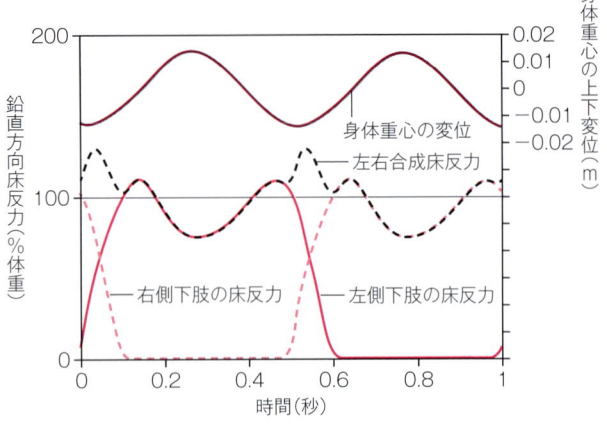

図4 歩行時の鉛直方向の重心変位と左右下肢の床反力

鉛直方向床反力（％体重）

身体重心の上下変位（m）

身体重心の変位
左右合成床反力

右側下肢の床反力　左側下肢の床反力

時間（秒）

左右下肢の合成床反力により身体重心の鉛直上向きの加速が生じる。

5 歩行における3つの機能

　歩行周期は細かく初期接地と7つの期に分けられるが，身体は，歩行において主に荷重受け継ぎ，単脚支持，遊脚肢の前方移動の3つの役割を果たしていると考えられる（**図5**）[4,5]。

荷重受け継ぎ

　荷重受け継ぎは，初期接地から荷重応答期にかけての役割である。歩行周期の中でも最も大きな衝撃が身体に加わる場面であり，下肢関節や体幹部の適切な筋活動により，衝撃の吸収と立脚中期に向けた身体重心の前上方への加速を行う必要がある。荷重応答期には，床反力ベクトルは矢状面で股関節の前方，膝関節の後方，足関節の後方に位置し，股・膝関節屈曲，足関節底屈の方向に外力が加わっている。

単脚支持

　単脚支持は，反対側下肢の離地（立脚中期の始

まり）から反対側下肢の接地（立脚終期の終わり）までの間である。この区間では，頭部，体幹，骨盤と支持脚を適切に配列させて身体重心を高い位置に保ちながら，後半は身体重心の前方への推進を行う。足圧中心は中足骨骨頭部まで前方移動を続け，床反力ベクトルは股関節の前方から後方へ，膝関節の後方から前方へ移動し，足関節では徐々に前方へと遠ざかっていく。

遊脚肢の前方移動

　遊脚肢の前方移動は，立脚期に分類される前遊脚期から始まり遊脚終期までの時期である。股関節と足関節の協調的な作用により膝関節の適切な屈曲が作り出される。遊脚期では足部のクリアランスを確保するために足背屈筋の作用が必要であり，遊脚期の後半では次の立脚に向けた準備が始まる。前遊脚期では，床反力ベクトルは，股・膝関節の後方，足関節の前方を通る。

図5 歩行時の身体の3つの機能

	立脚期(約60%)			遊脚期(約40%)		
IC	LR	MSt	TSt	PSw	ISw	MSw	TSw

荷重受け継ぎ	単脚支持	遊脚肢の前方移動

a 歩行周期における3つの役割

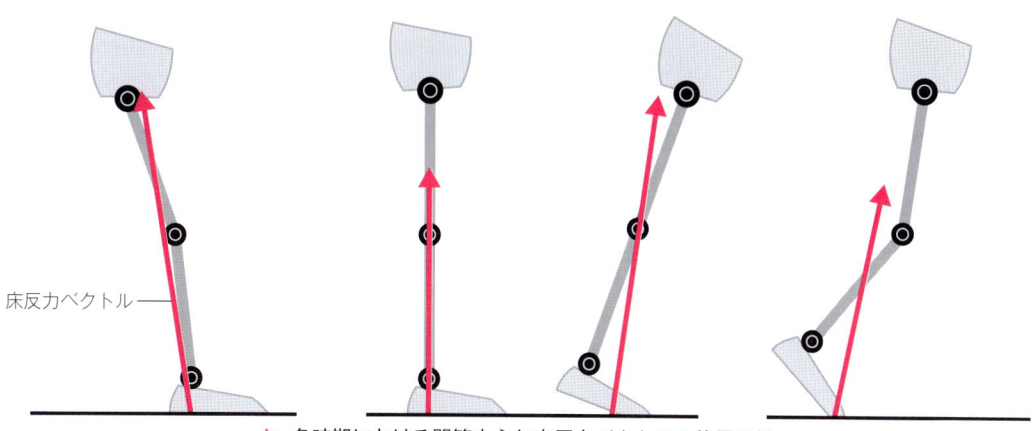

床反力ベクトル —

b 各時期における関節中心と床反力ベクトルの位置関係

a：歩行時に身体は主に，荷重受け継ぎ，単脚支持，遊脚肢の前方移動の3つの役割を果たしている。

b：荷重受け継ぎの時期には，床反力ベクトルは股関節の前方，膝・足関節の後方に位置する。単脚支持が進むにつれて，足関節と床反力ベクトルとの距離が大きくなる。遊脚肢の前方移動の時期のはじめ（前遊脚期）には，床反力ベクトルは股・膝関節の後方，足関節の前方に位置する。

Supplement

関節モーメントとは？

　関節を回転させる力のモーメントを関節モーメントとよぶ。外力（主に床反力）により関節に加わるモーメントを外的関節モーメントといい，それに抗して身体が主に筋収縮により発揮するモーメントを内的関節モーメントという。

　関節モーメントには，床反力，身体各部の質量，慣性力など，さまざまなものが影響するが，荷重位では床反力の影響が大きいため，関節中心の位置と床反力の大きさ，床反力ベクトルの位置を考慮すればおおよその関節モーメントを推定することができる。

Clinical point of view

フットクリアランス

　床面と足部との鉛直方向の距離をフットクリアランス（あるいは足趾と床面との距離をトークリアランス）という。歩行中につまずかないためには，フットクリアランスを確保する必要がある。フットクリアランスは遊脚中期に最も小さくなり通常10～20mm程度である。フットクリアランスは加齢に伴って必ずしも小さくなるわけではないが，若年者よりも高齢者で，あるいは高齢非転倒者よりも高齢転倒者で，それぞれフットクリアランスの変動（ばらつき）が大きくなる[12]。フットクリアランスのばらつきが大きくなることがつまずきなどの原因になる可能性がある。

11章 歩行

6 歩行時の３つの機能と各関節の運動学・運動力学（図６〜８）

◆ 荷重受け継ぎ

①股関節

　股関節は，この時期に伸展方向（もしくは屈曲位保持），内転方向，内旋方向へと動く。その際，内的関節モーメントとしては股関節伸展，外転，外旋モーメントが働く。そのため，関節パワーは，矢状面では正，前額面と水平面では負となる。

　矢状面では，股関節伸展筋群が求心性収縮をして，体幹の前屈を制動するとともに股関節を伸展方向に動かし身体重心を前上方へ持ち上げる働きをしている。前額面では床反力ベクトルが股関節の内側を通るため，股関節外転筋群が伸張性収縮し過剰な股関節内転（骨盤の対側下制）を制動している。水平面では，股関節外旋筋群が伸張性収縮し内旋を制動している。

②膝関節

　膝関節は，伸展位から屈曲方向へと動く（二重膝作用（double knee action）のはじめの屈曲）。荷重応答期には膝関節伸展モーメントが働きパワーは負となり，膝関節伸展筋群が伸張性収縮を行い荷重に伴う衝撃の吸収を行う。前額面では膝関節を内反させる外的モーメントが加わり，身体は膝関節外反モーメントを発揮する。

③足関節

　足関節は，背屈位から底屈方向へと動く。その際，足関節は背屈モーメントを発揮しているため関節パワーは負となる。足関節背屈筋群が伸張性収縮をすることで緩やかな足底接地が起こり，これは衝撃吸収にも役立っている。

◆ 単脚支持

①股関節

　矢状面では伸展方向への動きを続け，関節モーメントは伸展モーメントから屈曲モーメントへと切り替わる。そのため，単脚支持の後半では矢状面での股関節モーメントは負となり，股関節屈曲筋群の伸張性収縮が生じる。股関節屈曲筋群は，体幹の後屈を制動するとともに遊脚期における下肢の振り出しの準備を始めている。

　前額面では内転位から中間位へと戻る動きがみ

られる。立脚期の中間では床反力の大きさは減少するため股関節モーメントも減少するが，前額面では常に外転モーメントを発揮し骨盤を支えている。水平面では外旋モーメントから内旋モーメントへと切り替わり，単脚支持の後半では股関節内旋筋群による伸張性収縮がみられる。

②膝関節

　矢状面では伸展位を保持しており，関節モーメントもほとんど認めないかわずかに屈曲モーメントが働く程度である。前額面および水平面でも関節モーメントは減少する。そのため，この時期に膝関節には大きな負荷はかからず筋が行う仕事も少ない。

③足関節

　矢状面では，背屈方向への動きと足関節底屈モーメントが徐々に増加する。単脚支持における足関節底屈モーメントは，歩行中に生じる下肢関節モーメントのなかで最大である。単脚支持の終盤では背屈位から底屈方向へ動きが切り替わる。そのため，関節パワーは負から正に切り替わる。足関節底屈筋は，身体重心の前方移動の制御と推進，下肢の振り出しに重要な役割を担っている。

◆ 遊脚肢の前方移動

①股関節

　下肢の振り出しのために股関節は伸展位から屈曲する。立脚期の後半から続く股関節屈曲モーメントが下肢を前方に振り出すことに貢献する。股関節は屈曲方向に動きながら屈曲モーメントを発揮するため，関節パワーは正となる。遊脚終期には股関節伸展モーメントを発揮して，立脚期に向けた準備を行う。

②膝関節

　振り出しに向けて膝関節の大きな屈曲が生じる（二重膝作用の２回目の屈曲）。この時期の下肢の運動は，振り子が２つつながった二重振子運動として考えると理解しやすい（図９）[15]。

　重り１（大腿部）が後上方から前下方に加速されると重り２（下腿）には後上方への慣性力が働き重

り2は後上方に持ち上がる。これが遊脚期の初期にみられる膝関節屈曲である。膝関節は伸展モーメントを発揮し，負の関節モーメントが生じる。膝関節伸展筋群（主に大腿直筋）が膝関節過屈曲を制動している。次に，前上方へと運動を続ける重り1に後下方の加速が加わると，重り2には前上方に向かう慣性力が生じ重り2は前上方に持ち上がる。この時期（遊脚終期）に膝関節は伸展位となるが，その際，膝関節は屈曲モーメントを発揮し

て膝関節の過伸展を制動する（負のパワー）とともに，立脚に向けた準備を行う。

③足関節

前遊脚期から遊脚初期にかけて，足関節の最大底屈がみられる。その後，足関節は底背屈中間位へと戻り初期接地を迎えるか，初期接地前にわずかに背屈位となる。

図6 歩行時の3つの機能と股関節の角度，モーメント，パワー変化

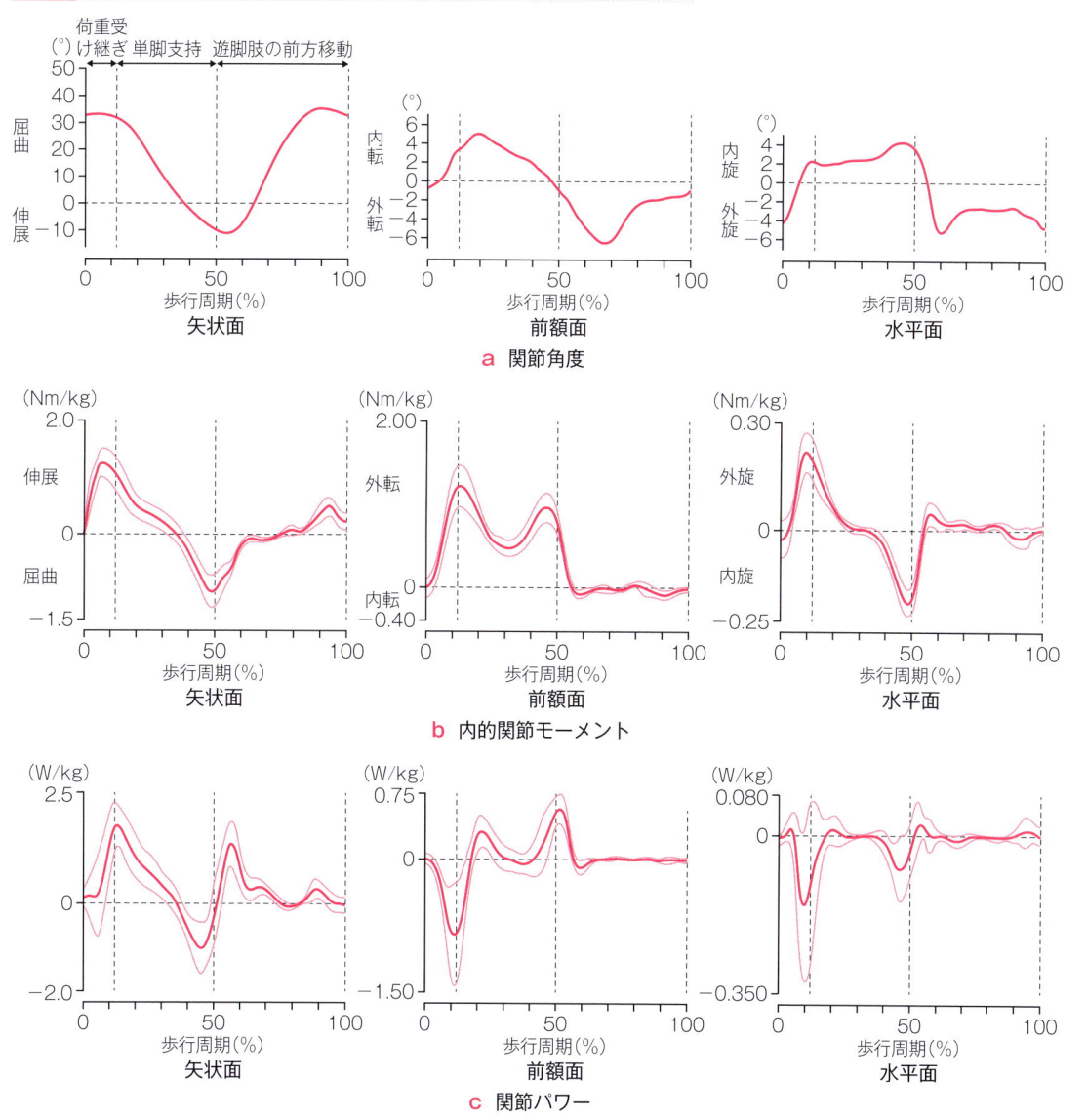

a 関節角度

b 内的関節モーメント

c 関節パワー

関節角度は健常若年者の典型例を示し，関節モーメント・パワーは健常若年者9名の平均値と標準偏差を示している。

（関節角度は文献13より，モーメント・パワーは文献14より改変引用）

11章 歩行

図7 歩行時の３つの機能と膝関節の角度，モーメント，パワー変化

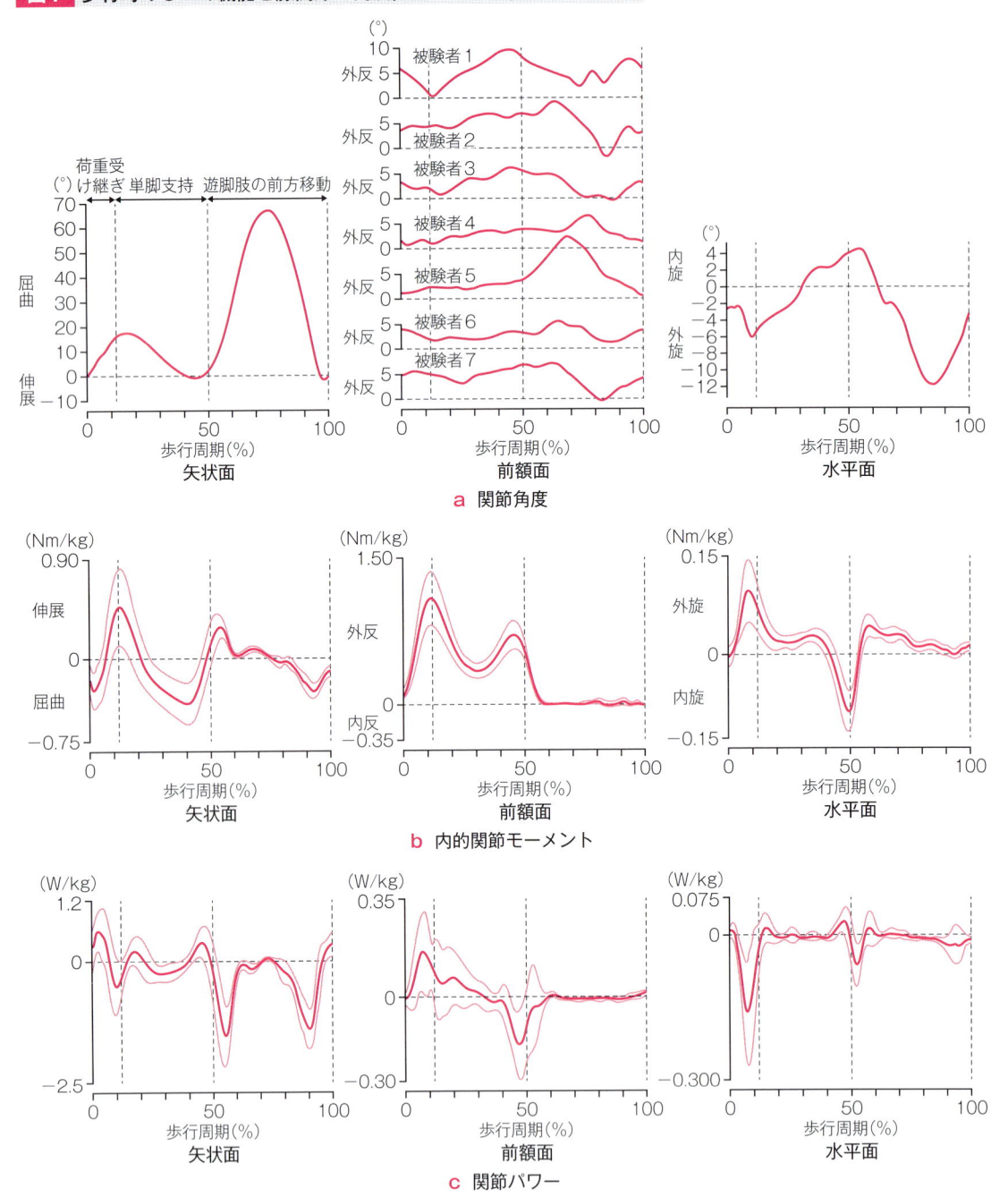

a 関節角度

b 内的関節モーメント

c 関節パワー

関節角度は健常若年者の典型例を示し，関節モーメント・パワーは健常若年者９名の平均
値と標準偏差を示している。前額面の関節角度（膝関節内外反）は個人間のバリエーション
が大きく，その結果，前額面の関節パワーも標準偏差が大きくなっている。

（関節角度は文献13より，モーメント・パワーは文献14より改変引用）

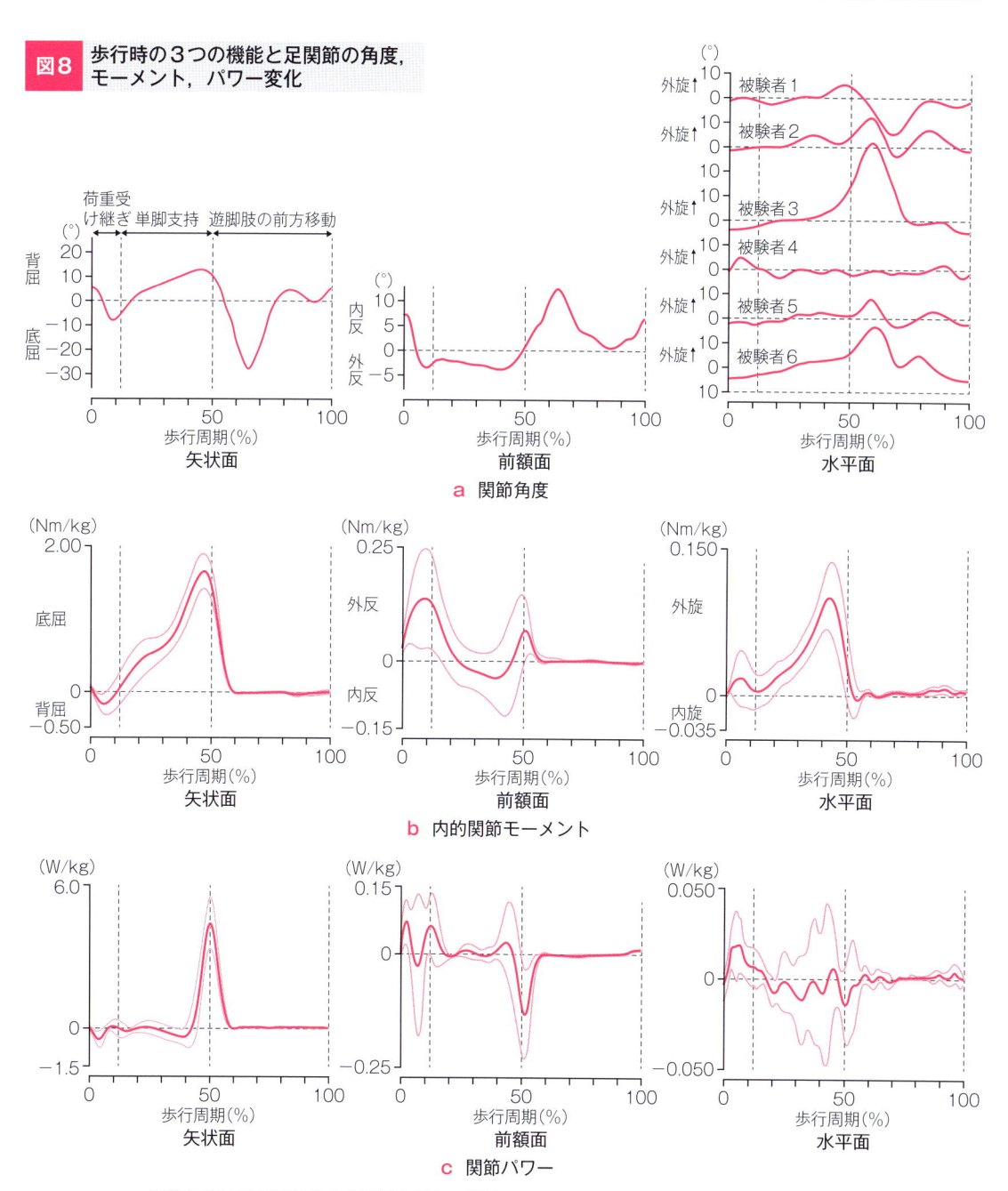

図8 歩行時の３つの機能と足関節の角度，モーメント，パワー変化

a 関節角度

b 内的関節モーメント

c 関節パワー

関節角度は健常若年者の典型例を示し，関節モーメント・パワーは健常若年者９名の平均値と標準偏差を示している。水平面の関節角度（足関節内外旋）は個人間のバリエーションが大きく，その結果，水平面の関節パワーも標準偏差が大きくなっている。

（関節角度は文献13より，モーメント・パワーは文献14より改変引用）

図9 二重振り子運動（遊脚期の下肢運動）

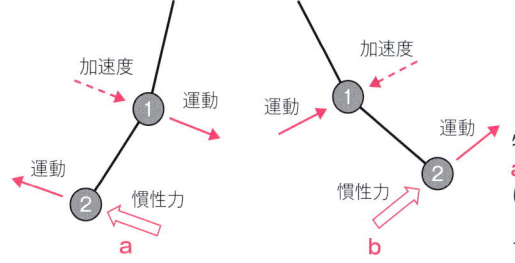

物体に加速度が生じたとき，加速度と反対方向に慣性力が生じる。**a**は，前遊脚期から遊脚初期に相当し，重り２（下腿）には後上方に向かう慣性力が生じ膝関節が屈曲する。**b**は，遊脚終期に相当し，重り２（下腿）には前上方に向かう慣性力が生じ膝関節が伸展する。

11章 歩行

関節パワーとは？

　ある物体に力が加わった場合，力の大きさと物体の移動距離の積を仕事とよび，単位時間当たりの仕事を仕事率（パワー）という。関節運動においては，仕事は関節モーメントと角度変化量との積で表され，パワーは単位時間当たりの仕事であるため，関節パワーは関節モーメントと角速度との積になる。

　関節モーメントの方向と関節の回転方向とが同じ場合，関節パワーの符号は正となり，関節モーメントを生じるために働いている筋は求心性収縮をしている。逆に，関節モーメントの方向と関節の回転方向とが反対方向の場合，関節パワーの符号は負となり，関節モーメントを生じるために働いている筋は伸張性収縮をしていると考えられる。

Clinical point of view

踵，足関節，中足趾節間関節部での回転（ロッカー機能）[4]

　初期接地から荷重応答期にかけて，床面と接する踵部が支点となり足部が緩やかに床面の方向に回転する（ヒールロッカー）。ヒールロッカーは衝撃吸収とともに下腿の前方へのスムーズな回転にも貢献している。立脚中期では，足関節部での回転により，床面に接地した足部の上を脚が前方へと回転する（アンクルロッカー）。立脚終期では，踵が持ち上がり，中足趾節間関節部を中心として床面に対する足部の回転が生じる（フォアフットロッカー）。フォアフットロッカーにより，立脚期終盤の推進とスムーズな下肢の振り出しが可能となる。

7　歩行時の３つの機能と下肢筋筋活動（図10）[16]

荷重受け継ぎ

　初期接地から荷重応答期にかけて，床反力ベクトルは矢状面で股関節の前方，膝・足関節の後方に位置し，股・膝関節屈曲，足関節底屈の方向に外力が加わっている。そのため，筋活動としては，股関節伸展筋群である大殿筋，大内転筋（後部線維），ハムストリングス，膝関節伸展筋である広筋群，足関節背屈筋群が強く活動する。

　加えて股関節ではこの時期にさらに外的股関節内転・内旋モーメントが加わるため，股関節外転筋群（中・小殿筋や大腿筋膜張筋など）や股関節外旋筋群が活動する。

単脚支持

　荷重受け継ぎの際にみられた筋活動のほとんどは，単脚支持のはじめに大きく減少する。この時期には，足圧中心が足関節中心より徐々に離れて前方へと移動するため，足関節底屈筋および足趾屈曲筋群の活動が徐々に増大する。これらの筋活動により，脚および身体重心の前方移動が制御される。

　前額面では引き続き外的股関節内転モーメントが加わり続けるため，筋活動は荷重受け継ぎの時期よりも大きく低下するものの，股関節外転筋群の活動は継続する。

遊脚肢の前方移動

　遊脚期に最も大きく動く関節は膝関節で，約60°の屈曲が必要である。しかしその膝関節屈曲において膝関節屈曲筋の貢献は少ない。振り出し時の膝関節屈曲は，足関節底屈筋（主に腓腹筋）と股関節屈曲筋（主に腸腰筋）によって生じる[17]。立脚終期から前遊脚期における足関節底屈運動により膝関節部は前上方に加速され下肢の振り出しが作られる。

　一方，二重振子運動で説明されるように，股関節屈曲筋は股関節を屈曲することで膝関節部を前方に加速させ，下腿部には慣性力が働くため下腿が後上方に持ち上がり膝関節の屈曲が生じる。この際，膝関節の過屈曲を制動するために大腿直筋が活動する。大腿直筋は，大腿四頭筋の一部でありながら他の広筋群とは活動する時期が異なる（図11）[18]。

　遊脚期には，フットクリアランスを確保するために，足関節背屈筋や足趾伸展筋群も活動する。遊脚終期には，膝関節の過伸展を制動するためにハムストリングスが活動する。また，次の立脚の準備のために荷重受け継ぎのために働く筋の多くが活動を開始する。

図10 歩行時の3つの機能と下肢筋筋活動

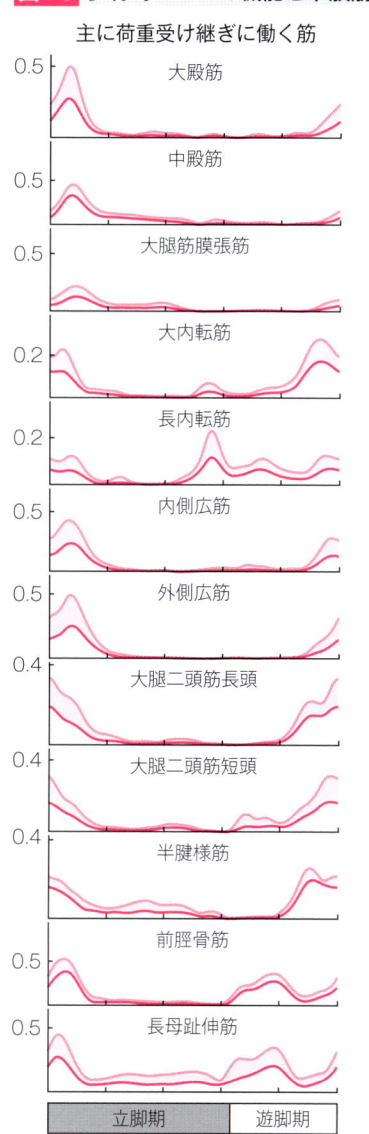

主に荷重受け継ぎに働く筋

- 大殿筋
- 中殿筋
- 大腿筋膜張筋
- 大内転筋
- 長内転筋
- 内側広筋
- 外側広筋
- 大腿二頭筋長頭
- 大腿二頭筋短頭
- 半腱様筋
- 前脛骨筋
- 長母趾伸筋

立脚期　遊脚期
0　　歩行周期(%)　　100

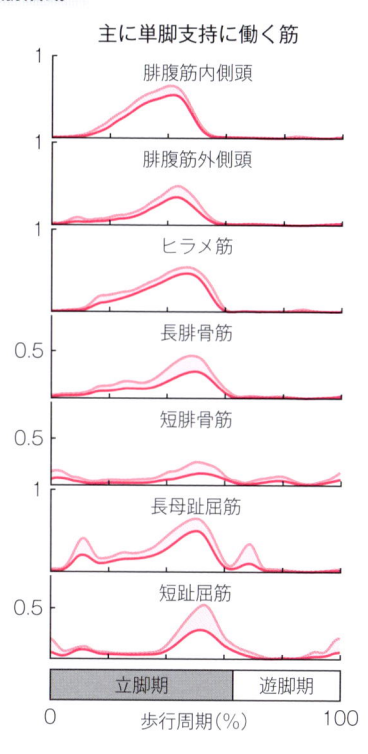

主に単脚支持に働く筋

- 腓腹筋内側頭
- 腓腹筋外側頭
- ヒラメ筋
- 長腓骨筋
- 短腓骨筋
- 長母趾屈筋
- 短趾屈筋

立脚期　遊脚期
0　　歩行周期(%)　　100

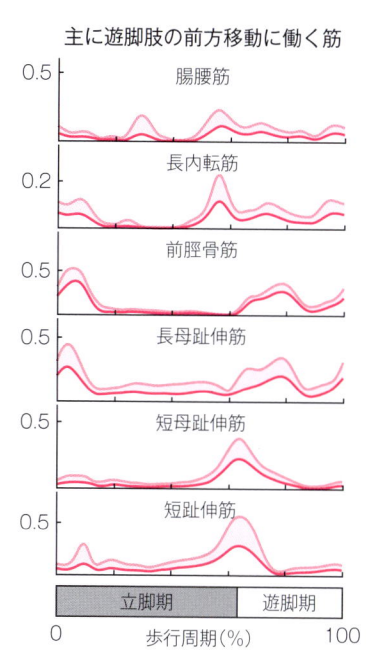

主に遊脚肢の前方移動に働く筋

- 腸腰筋
- 長内転筋
- 前脛骨筋
- 長母趾伸筋
- 短母趾伸筋
- 短趾伸筋

立脚期　遊脚期
0　　歩行周期(%)　　100

歩行時の下肢筋活動パターンを示す。波形は健常若年者8名の平均と標準偏差であり，縦軸は最大筋活動に対する比率を示す。荷重受け継ぎには，殿筋群，股関節内転筋群，ハムストリングス，広筋群，足関節背屈筋群が主に働く。単脚支持には，足関節底屈筋群，足趾屈曲筋群が主に働く。遊脚肢の前方移動には，股関節屈筋群（腸腰筋，長内転筋），足関節背屈筋群，足趾伸展筋群が主に働く。

（文献16より改変引用）

図11 歩行時の外側広筋および大腿直筋の筋活動パターン

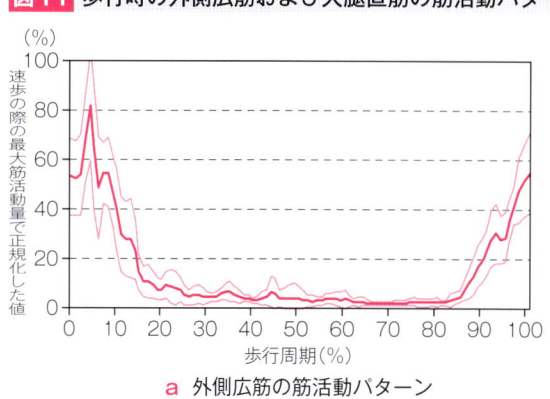

a　外側広筋の筋活動パターン

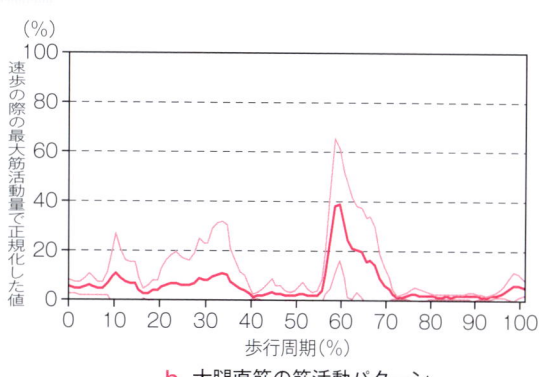

b　大腿直筋の筋活動パターン

針筋電図により記録された歩行時の筋活動。
大腿直筋は，前遊脚期から遊脚初期にかけて活動する。
縦軸は，速歩の際の最大筋活動量に対する百分率。

（文献18より改変引用）

11章
歩行

歩行時の股・膝関節伸展に貢献する筋

荷重応答期に股・膝関節には外的屈曲モーメントが加わるため，それぞれ股関節伸展筋群，膝関節伸展筋群が活動して股・膝関節を伸展させる。しかし，実際には，股関節もしくは膝関節の伸展作用を有さない筋も股関節もしくは膝関節の伸展に貢献している。

図12は，歩行時の股・膝関節伸展に貢献している筋を示している。股関節の伸展には，股関節伸展作用を有する筋（大殿筋，大内転筋，ハムストリングス）に加えて，広筋群も貢献している。広筋群は単関節筋であり股関節をまたいでいないものの，広筋群が収縮することで下腿部の近位とともに大腿部の遠位が後方に加速される。その結果，股関節では伸展方向に加速が生じる[19]。

一方，膝関節の伸展には，膝関節伸展筋の広筋群に加えて，膝関節をまたいでいない大殿筋，大内転筋，ヒラメ筋が大きく貢献している。大殿筋，大内転筋は，大腿部の遠位を後方に加速させることで，またヒラメ筋は下腿部の近位を後方に加速させることで，それぞれ膝関節を伸展させる[19]。筋張力1Nあたりの関節角加速度では，広筋群よりも大殿筋，大内転筋，ヒラメ筋を足し合わせたほうが貢献度ははるかに大きい。

図12 歩行時の股・膝関節伸展に貢献する筋

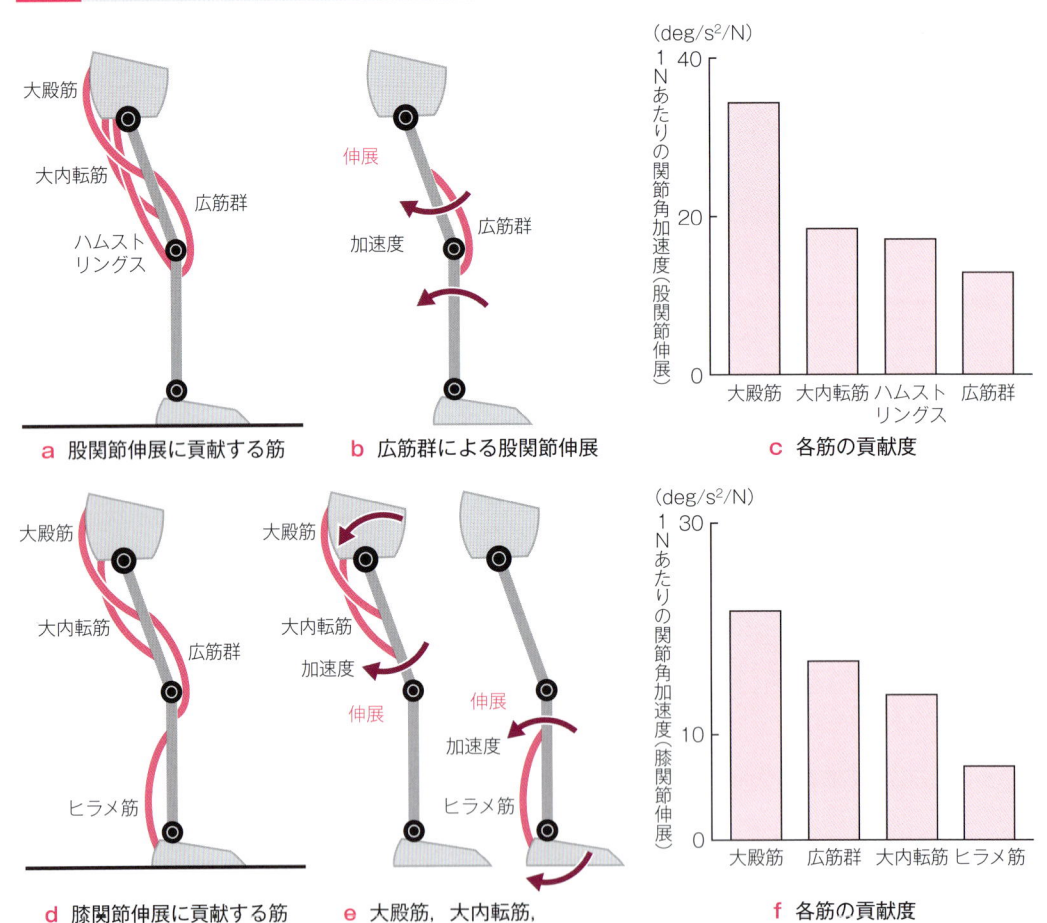

a 股関節伸展に貢献する筋　　**b** 広筋群による股関節伸展　　**c** 各筋の貢献度

d 膝関節伸展に貢献する筋　　**e** 大殿筋，大内転筋，ヒラメ筋による膝関節伸展　　**f** 各筋の貢献度

歩行時の股関節伸展には，主に大殿筋，大内転筋，ハムストリングス，広筋群が貢献する（**a**）。広筋群は，下腿の近位と大腿の遠位を後方に加速させることで，股関節伸展に貢献する（**b**）。膝関節伸展には，主に大殿筋，大内転筋，広筋群，ヒラメ筋が貢献する（**d**）。大殿筋，大内転筋は大腿の遠位を後方に加速させることで，ヒラメ筋は下腿の近位を後方に加速させることで，それぞれ膝関節伸展に貢献する（**e**）。

（文献19より改変引用）

8　歩行時の床反力の生成に貢献する筋

　歩行時に重心を重力に抗して支え前方に推進させるための力源は，床反力である。**図13**は，その床反力を生じるために中心的な役割を担っている筋を示している[20-22]。

　鉛直方向の床反力について，立脚期前半では主に大殿筋と広筋群（外側広筋，中間広筋，内側広筋）が貢献し，立脚期後半では主に足関節底屈筋が貢献する。股関節外転筋（中殿筋など）は立脚期を通じて鉛直方向の床反力の生成に貢献する。な

お，立脚中期には，筋による作用だけではなく鉛直に配列された下肢の骨・関節による受動的な荷重支持も部分的に貢献している。

　内側方向への床反力は，立脚期を通じて股関節外転筋（中殿筋など）による貢献が大きい。

　立脚期前半の後方に向かう床反力は，主に広筋群と大殿筋の作用による。推進力となる立脚期後半の前方に向かう床反力の生成には，主にヒラメ筋と腓腹筋が貢献する。

9　歩行時の距骨下関節の動き

　歩行時の距骨下関節の動きは小さいが，床面と唯一接する足部の剛性に大きな影響を与えている。

　距骨下関節回内位では，横足根関節の2つの運動軸が互いに平行な位置関係に近づくため，横足根関節の動きが増加しやすく比較的柔軟な足部となる。距骨下関節回外位では，横足根関節の2つの運動軸が互いに交差する位置関係になるため，横足根関節の動きが減少しやすく比較的強固な足部となる。歩行時には，距骨下関節は初期接地時

にはやや回外位にあるが，荷重応答期には急激に回内位になる。そして立脚期の後半には回外位へと移行していく（**図14**）。

　すなわち，大きな衝撃が身体に加わる荷重応答期には，距骨下関節は回内位となり柔軟な足部で衝撃吸収を行い，立脚期後半では距骨下関節は回外位となり足部を強固にすることによって，足関節底屈筋群による力発揮を効率的に床面に伝えることができる。

図13　歩行時の床反力に貢献する筋

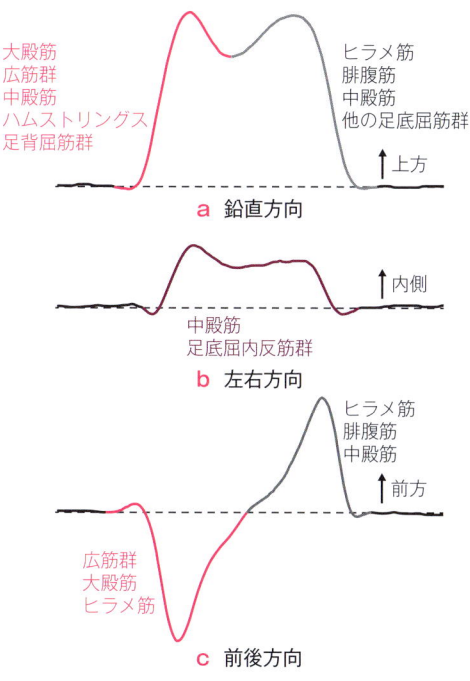

床反力は下肢筋の収縮により生じる。図は鉛直（前半・後半），左右，前後方向（前半・後半）における床反力の生成に主に貢献している筋を示している。

図14　歩行時の距骨下関節の動き

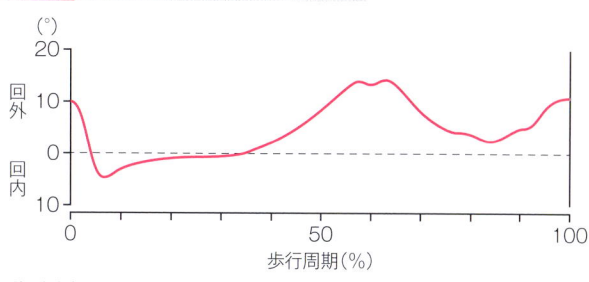

荷重応答期には距骨下関節は回内し柔軟な足部となる。立脚期の後半には距骨下関節は回外位となり強固な足部となる。

（文献13より改変引用）

11章　歩行

◆ 矢状面（図15a，b）[23-25]

矢状面での骨盤，脊柱，胸郭の動きは，前額面や水平面に比べると小さい。骨盤は，立脚期の前半は主に後傾方向へ，立脚期の後半は前傾方向へ傾斜する。遊脚期（対側の立脚期）にも後傾と前傾を1回ずつ行うため，一歩行周期に前傾と後傾を2回繰り返す。脊柱は立脚期の前半は主に伸展，後半は主に屈曲方向へ動くが，変化量は2〜3°未満と小さい[25]。

◆ 前額面（図15c）[23-25]

骨盤は，荷重応答期に遊脚側が約5°下制するが立脚中期には中間位に戻る。胸郭は，骨盤が傾斜する時期に骨盤とは反対方向に傾斜する。その

ため，脊柱は荷重応答期に支持側への側屈を生じる。脊柱の側屈は，主に腰椎部で生じている[25]。

◆ 水平面（図15a，b）[23-25]

骨盤は，大腿骨の屈伸方向への動きに追随するように立脚期（特に後半）には後方回旋，遊脚期には前方回旋する。胸郭は，骨盤とは反対方向に回旋する。

したがって，脊柱では，例えば右立脚期には左回旋，右遊脚期には右回旋が生じる。脊柱の回旋は，主に胸椎部で生じている[25]。なお，歩行速度を上げていくと，歩幅の増加に伴って骨盤の回旋は大きくなっていくが，胸郭の回旋はあまり変化しない[26, 27]。

図15 歩行時の骨盤と胸郭の動き

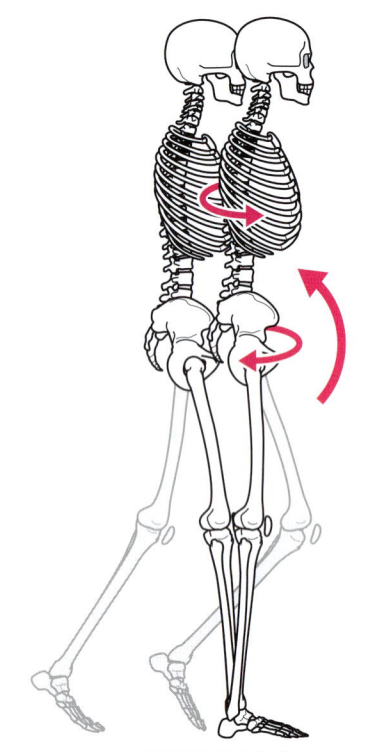 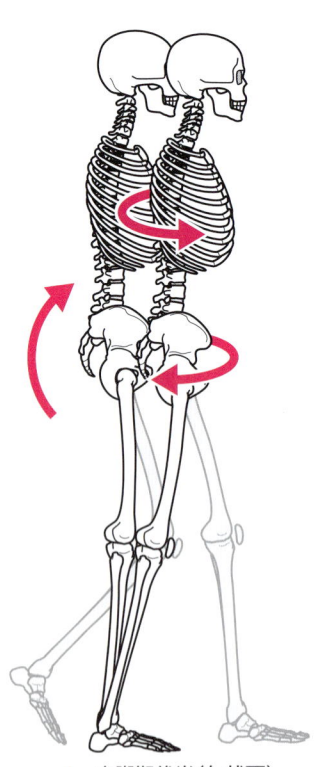 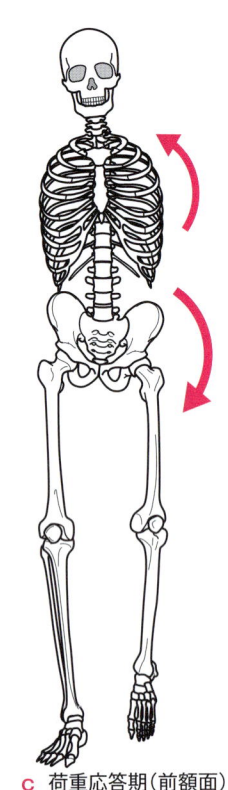

a 立脚期前半（矢状面）   b 立脚期後半（矢状面）   c 荷重応答期（前額面）

立脚期（右脚）の前半は骨盤の後傾が生じ，特に荷重応答期には骨盤の遊脚側下制が生じる。立脚期の後半は骨盤の前傾が生じる。水平面では立脚期を通じて骨盤の後方回旋が生じる。胸郭は，荷重応答期には前額面で骨盤と反対方向に傾斜し，水平面では立脚期を通じて骨盤と反対方向に回旋する。

Supplement

水平面における骨盤と胸郭の位相差

水平面において骨盤と胸郭は反対方向に回旋すると述べたが，厳密には必ずしも完全に反対方向に回旋しているわけではない。健常者が平均的な歩行速度で歩いているときには，骨盤と胸郭の回旋運動の位相差は90°程度であり，歩行速度が上がるにつれて位相差は180°に近づき，速度を遅くしていくと徐々に同方向への回旋運動に近づく[26]（図16）。なお，位相差0°とは同じタイミングでの同方向への動きのことであり，位相差180°とは運動方向が正反対の動きである。位相差90°とは動きのタイミングが位相差180°の半分だけずれた動きである（図16）。

図16 歩行における胸郭と骨盤の回旋運動の位相差

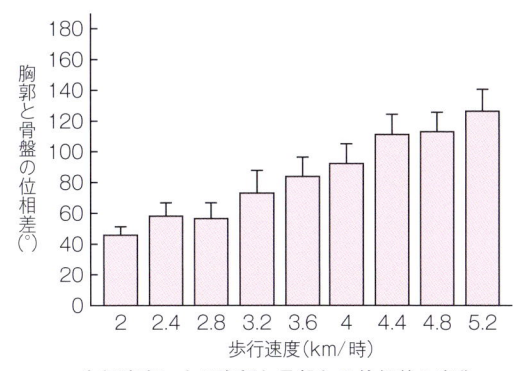
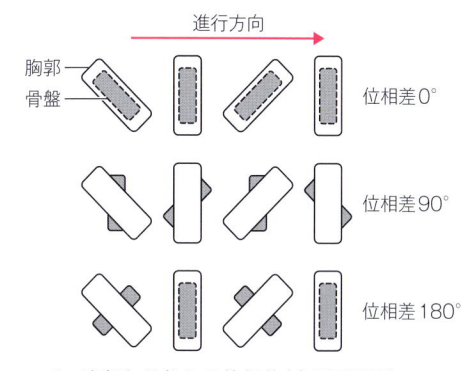

a 歩行速度による胸郭と骨盤との位相差の変化　　b 胸郭と骨盤との位相差（水平面運動）

a：歩行速度が上がるにつれて，胸郭と骨盤との回旋運動の位相差は180°に近づき徐々に正反対方向への動きに近づく。

b：位相差0°とは同じタイミングでの同方向への動き，位相差180°は逆方向への動きのことであり，位相差90°は位相差180°の半分だけ動きのタイミングがずれた動きである。

（文献26より改変引用）

11 歩行時の体幹筋筋活動（図17）

ゆっくりとした歩行や通常の速度（4km/h程度）での歩行では，腹直筋，内・外腹斜筋は持続的な活動を認めるがその筋活動量は低く歩行の期に応じた明確な筋活動の上昇は認めない。腰部多裂筋は，同側および対側の初期接地前後で筋活動を生じ，腰部脊柱起立筋は主に対側の初期接地前後で活動する[28]。これらの筋群の活動は，下肢の接地による衝撃に対して体幹を正中位に保持する役割や骨盤を安定させる役割があると考えられる。

12 歩行時の上肢の振りについて

歩行時には左右交互の上肢の振りが観察されるが，ヒトはなぜ上肢を振って歩くのであろうか？上肢を振って歩く理由は，主に歩行時のエネルギー消費を抑えるためと歩行時の安定性を保つためと考えられている[29]。

同じ速度での歩行において，自然な上肢の振りをした場合は，上肢を振らずに歩いた場合に比べて約8％エネルギー消費量が減少する[30]。自然歩行では，左右交互に振り出される下肢の動きによって身体の鉛直軸まわりに回転運動が生じる。それに対して上肢は，下肢の動きとは拮抗する方向に左右交互に振られ，身体全体の角運動量を限りなくゼロに近づけている。それにより，余分な筋力の発生が抑えられエネルギー消費も抑えられる[26]。

歩行時の安定性については，自然歩行における腕の振りの貢献は限定的であるが，歩行時に外乱が加わったときなどは上肢の動きを利用してバランスを回復する。そのため，腕を拘束した歩行では安定性は低下するといえる。

それでは，上肢の振りは何によって生じているのであろうか？上肢の振りは主に肩関節の屈伸

図17 歩行時の体幹筋筋活動

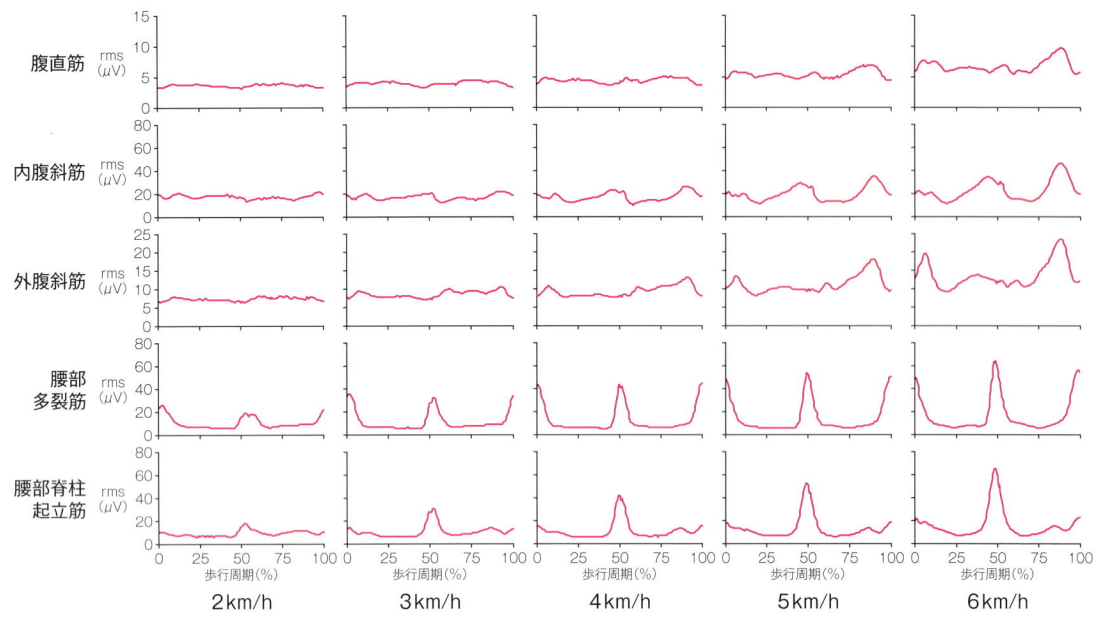

健常女性51名の平均波形を示す。脊柱の伸展筋群に明確な筋活動がみられ，腰部多裂筋は
同側と対側の初期接地前後で活動し，腰部脊柱起立筋は主に対側の初期接地前後で活動する。

（文献28より改変引用）

運動により行われているが，肩関節周囲筋の収縮はほとんど認められないか，三角筋や広背筋，僧帽筋などにわずかに認めるのみである。

したがって，歩行時の上肢の振りは肩甲帯の回旋や慣性力，重力などの作用により主に受動的に行われている[29]。

角運動量とは？

物体の回転運動の勢いを表すものであり，慣性モーメントと角速度との積で表される。慣性モーメントとは，物体の回転しにくさを示すものである。回転しにくい物体を速い速度で回転させた場合に角運動量は大きくなる。

---

13 歩行の神経制御

歩行パターンの生成

歩行における左右下肢の交互律動運動の生成には，上位中枢と脊髄運動ニューロンとの中間に位置する脊髄の中枢パターン発生器（central pattern generator：CPG）が重要な役割を担っている。CPGは階層的な構造をしており，歩行の基本となるリズムを生成するリズム発生部とリズムを基に下肢の運動パターンを形成するパターン形成部の二階層からなると考えられている[31]。

CPGでは，同側の屈筋と伸筋の介在ニューロン群および左右の屈筋介在ニューロン群は互いに抑制性の結合をしているため，片側の屈筋が活動する際には同側の伸筋と対側の屈筋が抑制され，左右交互の屈伸運動が生成される（**図18**）[32]。

CPGは，上位中枢からの指令や末梢からの感覚情報の入力がなくても左右下肢の交互律動運動を生じることが可能である。しかし，実際には，歩行時の下肢運動の制御には感覚情報も重要な役割を担っている。特に，股関節伸展に関する位置情報と足関節底屈筋における力情報が重要とされており，股関節が十分に伸展すること，また，下肢への荷重が減少し足関節底屈筋の収縮が減少することによって，下肢の屈曲が促される[33]。

脳幹，大脳基底核，大脳皮質，小脳の関与[34, 35]

CPGに加えて脳幹にも歩行時の下肢運動の生

図18 歩行パターンを生成するための神経回路の概要

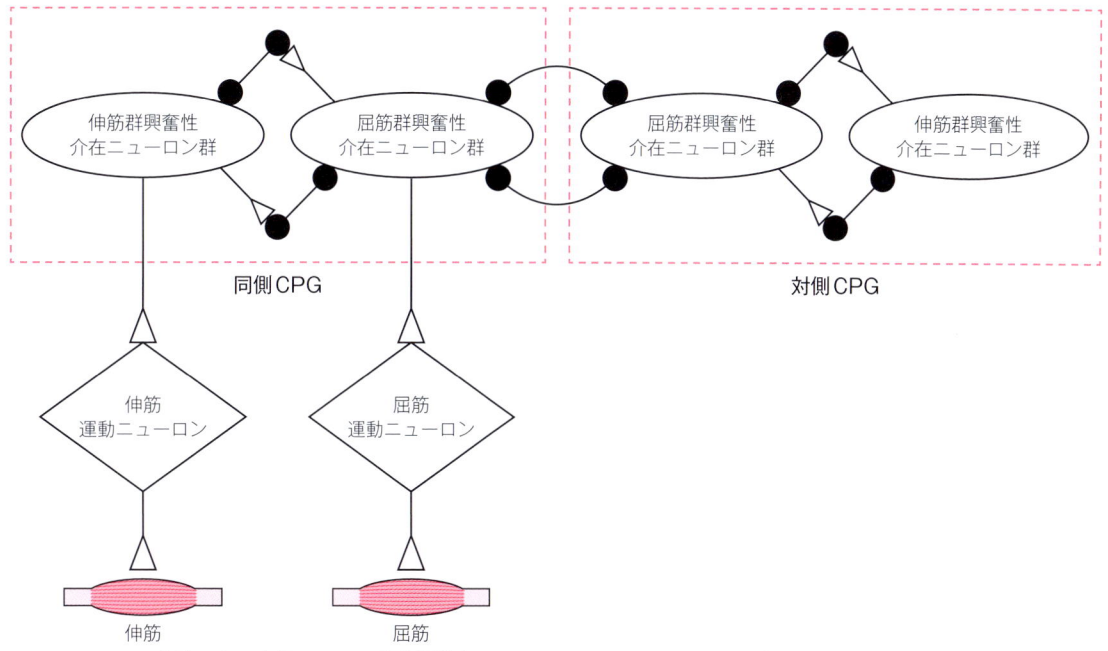

同側CPG　　　　　　　　　　　　対側CPG

伸筋　　　　　　屈筋

脊髄にある歩行パターン生成機構（central pattern generator：CPG）は歩行リズムと歩行時の下肢運動パターンの生成に寄与している。黒丸は抑制性の結合を白三角は興奮性の結合を示す。図では対側の運動ニューロンとそれらが支配する筋は省略されている。

（文献32より改変引用）

成に関わる部位があり，中脳歩行誘発野（mesencephalon locomotor region：MLR）とよばれている。MLRは上位中枢からの指令に基づいて歩行運動の出力を引き出すためのトリガを与える役割と考えられる。

　歩行パターンは脊髄のCPGや脳幹で生成され，上位中枢がその活動を制御する。大脳基底核からの出力は，脳幹のMLRに直接投射している。大脳基底核は，運動の発現や筋緊張の調整などに重要な役割を担っている。大脳皮質においては，特に補足運動野や帯状回運動野が歩行に関係する。大脳皮質は，運動の計画や認知的側面などに貢献するとともに，脊髄反射を修飾することで運動を協調的に行うことにも寄与している。小脳は，歩行における筋緊張の制御と四肢の協調的な運動に貢献する。さらに小脳は，外部環境の変化に対する適応においても重要な役割を担っている。

14 歩行速度と関連する因子

　歩行評価の中でも歩行速度の評価は最も容易で信頼性も高い。そのうえ，歩行速度は，高齢者における将来の日常生活能力や認知機能の低下，転倒，施設入所，そして死亡率とも関連し[36]，6番目のバイタルサインとよばれるほど身体機能の状態を反映する重要な測定値である[37]。中枢・末梢神経系，関節・筋系，呼吸・循環器系などすべてのシステムの異常が歩行速度低下の原因となり得るが，高齢者や疾患を有する患者ではそれぞれ特有の因子が歩行速度の低下と関連する。

◆高齢者

　高齢者では下肢の筋力低下として膝関節伸展筋力（体重比）の低下が歩行速度の低下と関連するとした報告が多い[38]。ただし，膝関節以外の筋力も含めて検討されたものでは，股関節伸展・外転筋力の低下[39]や足関節底屈筋力および母趾屈曲筋力の低下も歩行速度の低下と関連するとされており[40]，どの部位の筋力低下が最も影響が強いかは明らかではない。

11
章

歩行

◆ 筋骨格系・神経系疾患患者

変形性股関節症患者においては，疼痛のほか股関節伸展筋力の低下や股関節屈曲可動域の減少などが歩行速度の低下に影響する[41, 42]。変形性膝関節症患者においては，疼痛，体脂肪量，膝関節伸展筋力の低下や歩行時の膝関節屈伸可動範囲の減少などが歩行速度の低下に影響するとされている[43, 44]。

脳卒中片麻痺者においては，麻痺側の股関節屈曲筋力，足関節底屈筋力の低下[45-47]，さらに，足関節背屈筋力の低下[48]などが歩行速度の低下に影響するとされている。また，歩行時の麻痺側および非麻痺側での力発揮が強いほど歩行速度は増加するが，特に前方推進力を生みだす麻痺側の股関節屈・伸展パワー（正）および非麻痺側の足関節底屈パワー（正）が大きいほど歩行速度は速くなる[49]。ただし，麻痺側において股関節パワーが歩行速度と関連するのは，足関節底屈筋による力発揮の不十分さを股関節で代償しているためと考えられる。

---

15 歩行の変動性について

ヒトが自然に歩行しているとき，一見すると同じ歩幅，ストライド，また一定のリズムで歩行周期が繰り返されているように見える。しかし，詳しく調べると，健常者でもそれらはわずかに変動していることが分かっている。

歩行の変動性は，歩行の距離・時間因子で調べられることが多く，特に歩幅や歩隔，ストライド長，歩行周期時間，両脚支持期時間などが対象となる。変動性は一般に変動係数（coefficient of variation：CV）を用いて評価される。変動係数とは，標準偏差を平均値で割った値であり単位はない。通常100を掛けて百分率として表される。

例えば，歩行周期時間を対象にする場合，1歩行周期にかかる時間を連続で記録し（例えば30歩行周期分），30個のデータの平均値と標準偏差を求めて，そこから変動係数を求める。

歩行周期時間の変動性の増大は歩行におけるリズムの障害を，歩隔や両脚支持期時間の変動性は歩行における動的な安定性の障害をそれぞれ反映すると考えられている。健常高齢者では，歩行周期時間の変動係数は1.1～2.6％の範囲であり，それよりも小さくても大きくても何らかの異常がある可能性が高い[50]。歩行の変動性は，歩行速度などの一般的な距離・時間因子よりも，歩行の異常がより早期に反映されやすい指標であるとされ，運動・認知機能の低下や転倒などとも関連する[51]。

---

16 歩行における力学的エネルギー

歩行は身体重心を移動させる運動であるが，身体重心の移動は力学的エネルギーの観点から捉えることができる。

力学的エネルギーには位置エネルギーと運動エネルギーとがある。歩行中の位置エネルギーと運動エネルギーの変化は**図19a**のようになる。

位置エネルギーは物体が高いところにあるほど大きくなるため，歩行においては身体重心の上下動と密接に関連する。歩行中の身体重心は，単脚支持の中間点において最も高い位置にあり両脚支持期に最も低い位置にある。そのため，歩行中の位置エネルギーは，単脚支持の中間点において最大となり両脚支持期に最小となっている。一方，運動エネルギーは，両脚支持期に最大となり単脚支持の中間点に最小となっている。これは，歩行中の身体重心の速度は一定ではなく，両脚支持期に最も速度が速くなることを意味している。

位置エネルギーと運動エネルギーの関係性をみると，位置エネルギーが大きいときに運動エネルギーは小さくなり，位置エネルギーが小さいときに運動エネルギーは大きくなっている。すなわち，歩行では，身体重心を上昇させて蓄えた位置エネルギーを解放して運動エネルギーに変換することで重心の前方移動を行っており，さらにその運動エネルギーを利用して身体重心を上昇させるというように，位置エネルギーと運動エネルギーの相互変換が行われ，効率的に運動が繰り返されている。その結果，両者の和である総エネルギーは比較的一定である。これは，立脚期における身体重心の軌跡から倒立振子メカニズムとよばれている

（図19b）。立脚期の身体重心の前方移動は，倒立振子が前方へ倒れこむ様子と似ており重力を利用した運動であることがわかる。

力学的エネルギー保存の法則により，外から力が加わらなければ位置エネルギーと運動エネルギーの和は一定になる。しかし，歩行では下肢の床面への接地（衝突）などによりエネルギーが散逸するためエネルギーの保存は完全ではなく，身体重心の前方や上方への加速のために下肢の筋によるある程度の仕事が必要になる。

また一般に，ヒトの歩行では，自由歩行で歩いているときがエネルギー消費は最も少なく，自由歩行よりも遅くあるいは速く歩くとエネルギー消費が増大する傾向にある。エネルギー消費の観点からは，ヒトは最も効率的な歩行速度を自然と選択しているといえる。

図19 歩行中の身体重心の動きと力学的エネルギーの変化

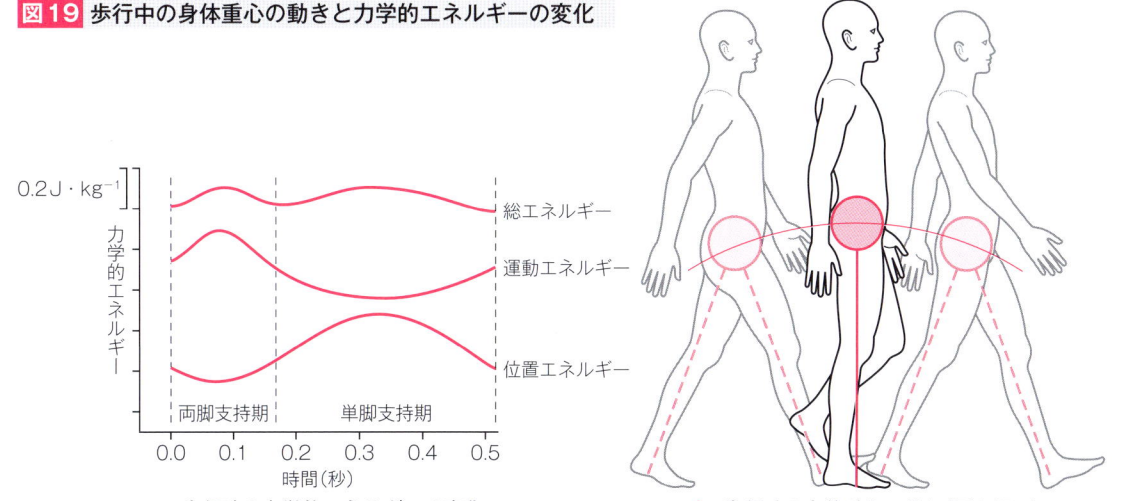

a　歩行時の力学的エネルギーの変化　　　　　b　歩行時の身体重心の動き（倒立振子）

a：健常若年者が1.3m／秒で歩行した際の力学的エネルギーの変化を示す。両脚支持期に運動エネルギーは最大に位置エネルギーは最小になり，単脚支持の中間点で位置エネルギーは最大に運動エネルギーは最小になる。両者の和である総エネルギーは比較的一定している。

b：歩行時の身体重心の動きは倒立振子運動に例えられる。

（文献51より改変引用）

11章 歩行

Supplement

位置エネルギーと運動エネルギー

位置エネルギーとは，物体がある高さにあることで物体に蓄えられるエネルギーのことで，物体の質量(m)×重力加速度(g)×高さ(h)で求められる。同じ質量の物体でも高いところにあるものほど位置エネルギーは大きくなる。

運動エネルギーとは，物体の運動に伴うエネルギーのことであり，$1/2$×質量(m)×速度$(v)^2$で求められる。運動エネルギーは，質量に比例し速度の2乗に比例する。

Clinical point of view

身体重心の上下動を抑えるとエネルギー消費は減少するか？

身体重心を上昇させるためには筋による仕事が必要である。それでは，歩行中の身体重心の上下動を通常の歩行よりも小さく抑えると，エネルギー消費は減少するのであろうか？　実験によると，身体重心の上下動を通常の歩行より小さく抑えるように歩行すると，エネルギー消費はむしろ増加する[52]。これは，身体重心の軌道を平坦化するために立脚中期に膝関節屈曲位を保つなど，筋における生理学的エネルギーの消費が増加してしまうためと考えられる[53]。

2 歩行の障害

1 加齢による歩行の変化

　一般に，加齢により歩行速度および歩幅やケイデンスの低下，さらに歩行周期における単脚支持期の割合の低下と二重支持期の割合の増加が生じる（図20）[54,55]。

　歩行中の運動学的変化としては，股関節伸展角度や足関節底屈角度の減少が生じやすい[56]。また，歩行中の運動力学的変化としては，足関節底屈筋による力発揮が低下しやすい[57]。さらに，加齢に伴い立脚期時間や歩幅などの変動も大きくなる傾向にあり，歩行の変動性の増大は，運動・認知機能の低下や転倒などとも関連する[51]。

図20 加齢による歩行速度，歩幅，歩調の変化

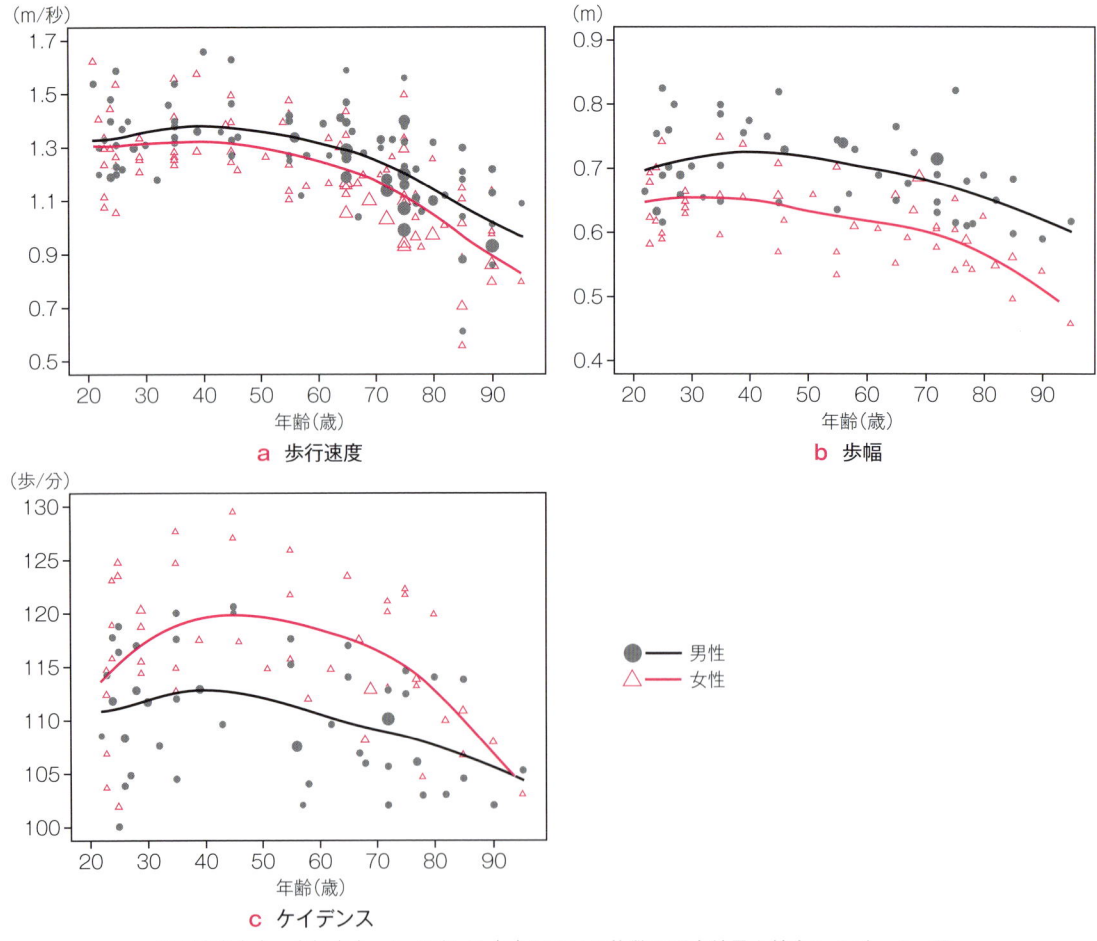

歩行速度（a），歩幅（b），ケイデンス（c）について複数の研究結果を統合したデータ。図中の三角および丸の大きさは被験者数の多さを表し，実線および破線はデータにもっともよく当てはまる曲線を示している。

（文献55より改変引用）

2 筋骨格系疾患による歩行の変化

変形性膝関節症患者では，ストライド長および
ケイデンスの低下に伴う歩行速度の低下が生じる。
歩行速度の低下には疼痛の影響も大きい。運動学
的・運動力学的な変化としては，膝関節内反角度
の増大に伴う外的膝関節内反モーメントの増大を
認める。

変形性股関節症患者においては，主にストライ
ド長の低下に伴う歩行速度の低下を生じる。股関
節伸展角度の減少，内的股関節屈曲・伸展，外
転，内・外旋モーメントの減少もみられる。また
代償として，骨盤の前傾や体幹の支持側への傾斜
も観察されることが多い[58,59]。

3 神経系疾患による歩行の変化

中枢神経障害である脳卒中片麻痺者においては，
一般に歩行速度の低下および左右非対称性が生じ
る[60]。

運動学的変化としては，股関節伸展角度の減少，
接地時の足関節背屈角度の減少，および蹴り出し
時の足関節底屈角度の減少がみられる。また歩行
時に必要な膝関節屈曲が減少し下肢が棒状になっ
た歩行（stiff knee gait）もよくみられる。麻痺側
の遊脚期には，代償的な体幹の支持側への傾斜や
骨盤の挙上，下肢を外側に円弧を描くように振り
出す分回し歩行などを呈する。

パーキンソン病患者では，歩幅の減少（小刻み
歩行）に伴う歩行速度低下がみられる。また疾患
の進行に伴い，歩行開始時や歩行中，あるいは方
向転換時などに足が出にくくなるすくみ足歩行

（freezing of gait）や，すり足歩行（shuffling gait），
歩行中に短い歩幅で急に加速する加速歩行
（festinating gait）など特徴的な歩行を呈する[61]。

小脳性失調による歩行では，下肢筋の協調的な
運動の障害により，千鳥足のように左右にふらつ
きながら歩行（酩酊歩行）し，歩幅は大きく変動し
両脚支持期が長くなる。また，体幹も前後左右に
不安定となる。代償として，歩隔を広くした歩行
になりやすい。歩行速度は一般に低下するが，速
く歩くほうが安定する場合もある[62]。

末梢神経障害である腓骨神経麻痺では，下垂足
（drop foot），およびそれに対する代償として下
肢を高く持ち上げて振り出す鶏歩（steppage gait）
などの歩行を呈する。

3 歩き始め（gait initiation）と 歩き終わり（gait termination）

1 歩き始めのメカニズム

立位から歩き始める動作は，身体重心と足圧中心との協調した作用により行われる。特に，足部が離地するより前にみられる現象は，予測的姿勢調節（anticipatory postural adjustment）としてそのメカニズムが広く研究されている。

両脚立位を保持しているとき，足圧中心は身体重心の床への投影点の周りをわずかに変位しながら身体重心が支持基底面から外れないように制御している。しかし，両脚立位から歩き始めるためには，身体重心を進行方向である前方に移動させるとともに，片側の下肢を振り出すために支持脚側にも移動させる必要がある。そのために必要なことは，足圧中心の変位とそれに伴う床反力の変化である。

歩き始めようとした瞬間，振り出し側の足部，特に後足部での荷重がわずかに増加する。これにより，足圧中心が振り出し側の後方に移動する（図21）。この足圧中心の変位により，身体重心に対して前方・支持側に向かう床反力が生じるため，身体重心が前方・支持側へと移動を始める。重心の移動が始まると，振り出し側の荷重は急激に減少して支持側に荷重が移動し，下肢を振り出して歩き始めることができる（図21）[2,63]。後方への足圧中心の変位の時間積分の値が大きいほど，その後の歩行速度が速くなる[64]。

このような足圧中心の変位は下肢筋の細やかな制御により行われる（図22）[63]。両脚立位（足圧中心の動き始め以前）では，両側のヒラメ筋や大腿二頭筋がわずかに活動しているが，歩き始めにおいて足圧中心が動き始める直前にそれらの筋活動は低下し，代わりに両側の前脛骨筋がわずかに活動を増加させる。同時に，振り出し側の股関節外転筋（大腿筋膜張筋，中殿筋）も活動を増加させる。これらの筋活動の変化は，振り出し側・後方への足圧中心の移動を作り出す。足圧中心が振り出し側から支持側へと移行する際には，振り出し

図21 歩き始めの床反力と身体重心，足圧中心

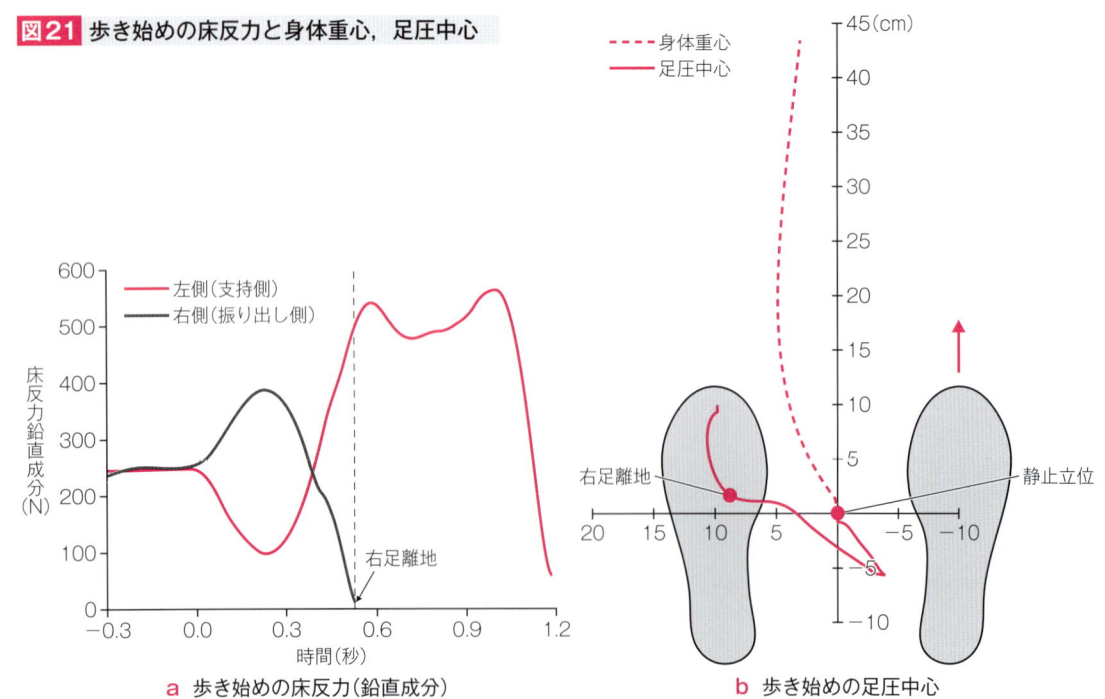

a 歩き始めの床反力（鉛直成分）　　b 歩き始めの足圧中心

両脚立位から右足から歩き始める動作。まず，右側の荷重がわずかに増加し，足圧中心が右側後方へと変位して身体重心を前方・左側へ加速させる。身体重心が移動を始めると，荷重は左側へ急激に移動し右下肢が振り出される。

（文献2，63より改変引用）

側の下腿三頭筋，ハムストリングス，股関節外転筋が活動を増加させるとともに，支持側ではヒラメ筋，股関節外転筋が活動を始め，少し遅れてハムストリングスも活動を増加させる。

予測的姿勢調整の時期に関節角度の大きな変化はみられないが，支持側の膝関節のわずかな屈曲がみられる場合もある。これは，足圧中心が動き始めた後にみられる支持側の前脛骨筋の活動の増加によりもたらされるとされている。

通常の両脚立位では，重心線は膝関節の前方を通過するため膝関節は重力によって伸展位に保持されるが，膝関節が屈曲することで重力により膝関節はさらに屈曲する方向に動き，振り出し側での荷重が促される。その後，支持側へと足圧中心が移動を始めるときには，荷重に備えて再度支持側の膝関節は伸展する。

図22 歩き始めの下肢筋活動

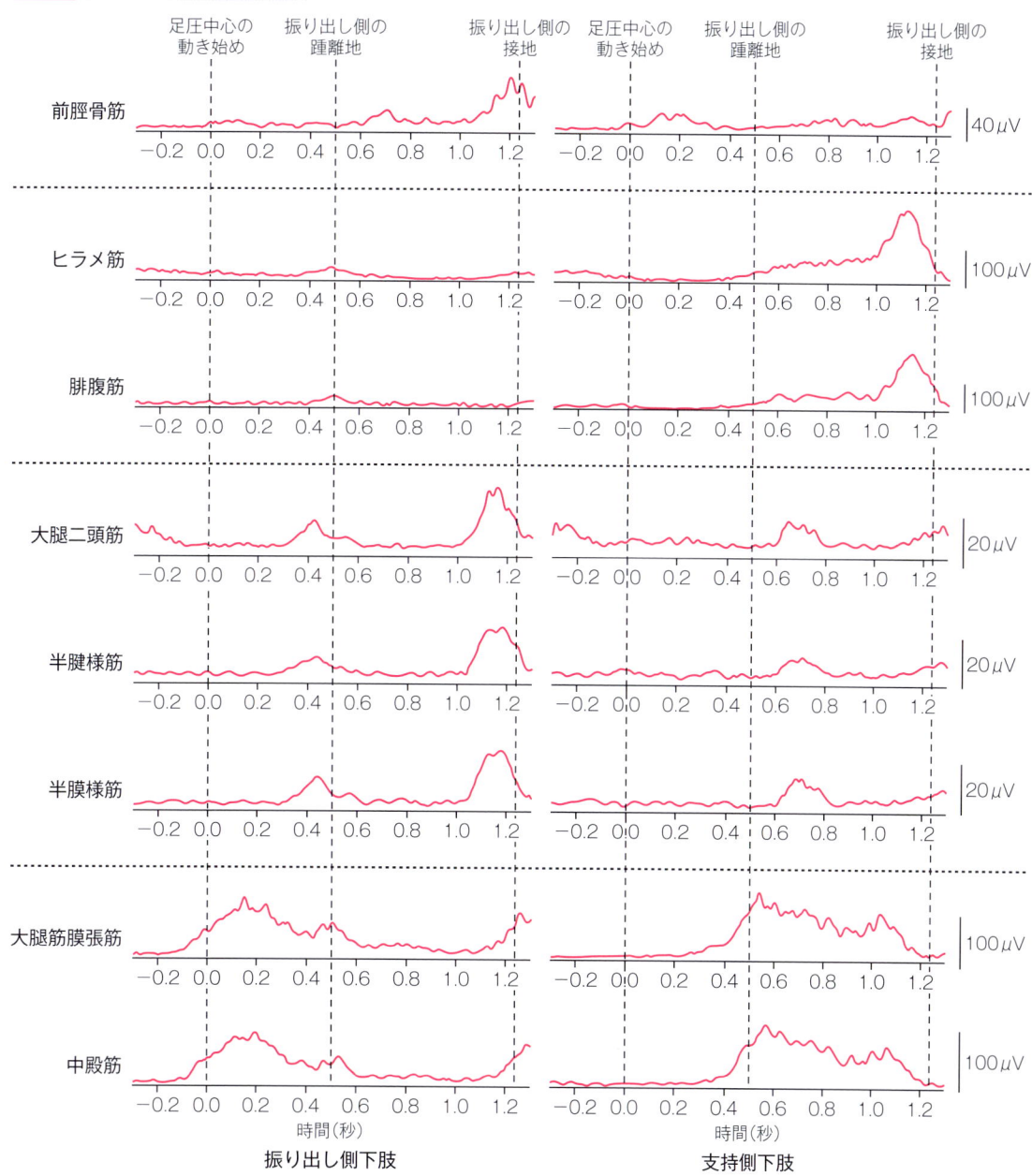

両脚立位で活動している両側のヒラメ筋と大腿二頭筋が筋活動を低下させ，代わりに両側の前脛骨筋および振り出し側の股関節外転筋（大腿筋膜張筋，中殿筋）が筋活動を増加させることで，足圧中心の振り出し側・後方への移動が生じる。

（文献63より改変引用）

次は，定常歩行状態から静止立位へと移行するメカニズムについて述べる。歩き始めが，支持基底面内で安定している身体重心が加速されて前方へ移動し始める動きであるのに対して，歩き終わりは前方へ移動している身体重心が後ろ向きに加速されて両脚立位における支持基底面内に身体重心を収め停止させる動きである。

歩行中に突然停止を指示された場合，通常，素早く1歩もしくは2歩ステップすることで立ち止まることができる[65]。1歩で停止する場合，身体重心の前向きの速度を低下させるために，前方にステップした脚と後方に残る脚との両方で定常歩行とは異なる制御がみられる。前方の脚では特に身体を後方に加速する床反力が増大し，後方の脚では身体を前方に加速する床反力が減少する[66, 67]（**図23a**）。すなわち，ブレーキの増大とアクセルの減少により，身体重心が停止する。あらかじめ停止する位置がわかっている場合には，停止する地点より数歩手前から身体重心の減速が始まる。

床反力の増減を作り出すために，下肢の筋活動も定常歩行から変化する[65]。前方にステップした脚では，まず早期からヒラメ筋が強く収縮して足底接地が起こり，外側広筋の活動増大も相まって床面に対する下肢の前方への回転が制動され，下肢よりも身体重心を後方に位置させる。その他，中殿筋や脊柱起立筋も活動を増大させて，骨盤や体幹の過剰な前傾が制動される。後方の脚では，前脛骨筋の活動増大とヒラメ筋の活動抑制が起こり，定常歩行でみられる足関節底屈筋による蹴り出しが減少する。さらに，中殿筋と大腿二頭筋が活動して股関節を伸展位に保持し，後方脚の前方への回転を制動する（**図23b**）。

身体重心に後方への加速を加えるためには，足

図23 歩き終わりの床反力と筋活動

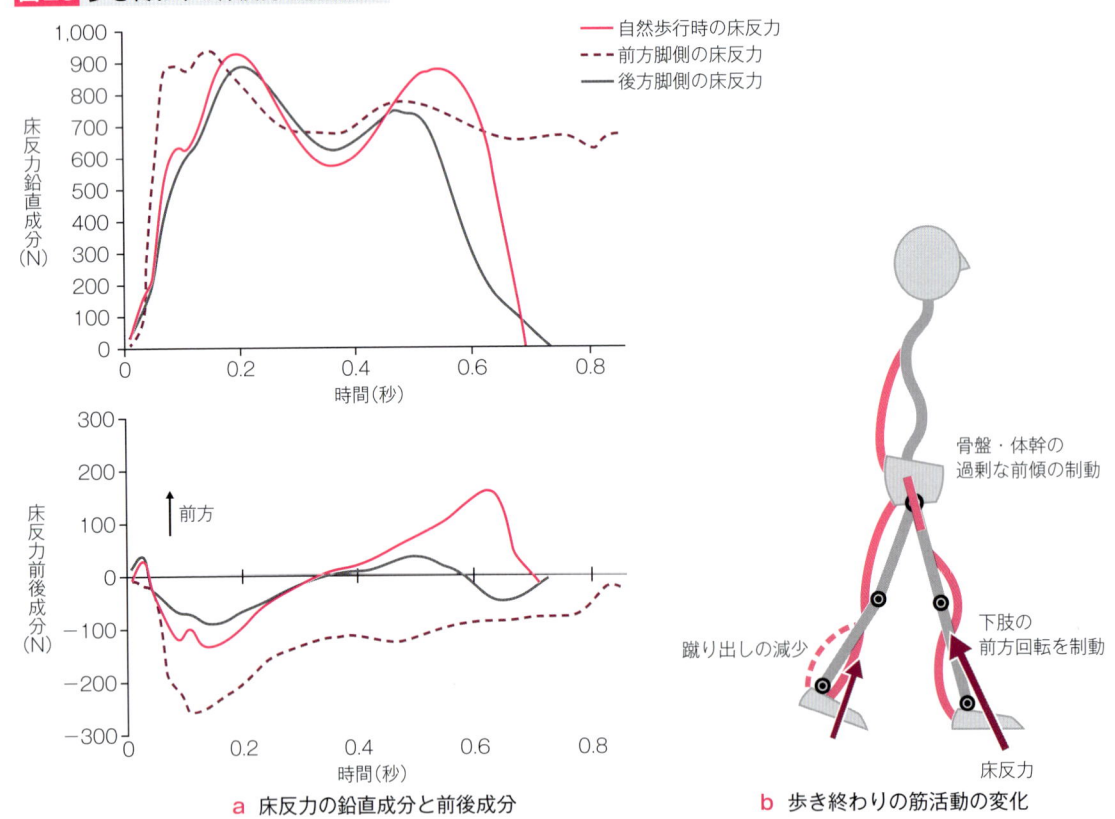

凡例：
— 自然歩行時の床反力
-- 前方脚側の床反力
— 後方脚側の床反力

a 床反力の鉛直成分と前後成分

b 歩き終わりの筋活動の変化

歩き終わり時には，自然歩行に比べて，前方脚側ではヒラメ筋，外側広筋，中殿筋，脊柱起立筋の活動増加により後方への床反力が増大し，後方脚側では前脛骨筋の活動増加とヒラメ筋の活動抑制により上方・前方への床反力が減少する。

（文献65, 67より改変引用）

圧中心は身体重心よりも大きく前方に回り込む必要がある（**図24**）[68]。左足離地時には足圧中心は右足にあり身体重心よりも大きく右前方に位置し，左足接地時にも足圧中心は身体重心よりも左前方にある。この間，身体重心には後向きの加速が加えられている。歩き終わりの身体重心と足圧中心は，歩き始めの身体重心と足圧中心の挙動（**図21**参照）を巻き戻したような関係性になっていることが分かる。

歩行速度が速くなると，立ち止まる際に身体重心を制動する力もより大きくする必要があるが，その際，後方の脚よりも前方の脚での制動力により依存する[69]。それでも立ち止まることができな

いほど身体の前方への運動量が大きければ，さらに1歩ステップする必要がある。若年健常男性でも，自然歩行や速歩などさまざまな歩行速度で突然立ち止まるように指示されると，平均して約20％の課題では立ち止まるために2歩を要する[70]。ただし，1歩ステップすることで身体重心の前方への動きを十分に制動できる場合においても，さらに2歩目が出る場合があるとされている。これは，ステップにより身体重心の前方移動を制動するだけではなく，2歩目を出すことにより側方に支持基底面を広げ，身体重心の側方の安定性を保っていると考えられている[67]。

図24 **歩き終わりの身体重心と足圧中心**

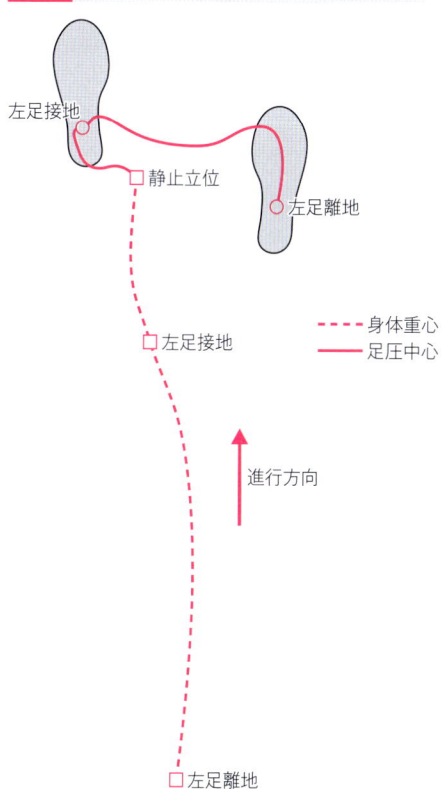

自然歩行からの歩き終わり動作（右足接地→左足接地）。左足離地時には右足は接地しているため足圧中心は身体重心よりも右前方にあり，左足接地時には足圧中心は身体重心の左前方にある。この間，身体重心には後ろ向きの加速が加えられており，左足接地以降，両足接地時には足圧中心と身体重心の乖離は徐々に減少し静止立位に至る。

（文献68より改変引用）

11章 歩行

4 歩き始めと歩き終わりの障害

1 歩き始めの障害

　高齢者では，歩き始めに身体重心を前方に加速させるための足圧中心の後方への変位が少なく前方へ向かう床反力が減少すること[71, 72]，歩き始めのヒラメ筋の抑制と前脛骨筋の活動増加による協調的な制御が若年者ほど明確にみられず[64]，前脛骨筋の収縮時間が減少することや[72]，前脛骨筋と腓腹筋の同時活動が増加すること[73]などが報告されている。

　歩き始めの障害が顕著な例として，パーキンソン病患者が挙げられる。パーキンソン病患者では，歩き始めにみられる前脛骨筋の活動増加がわずかにしか生じない，もしくはほぼみられない。その結果，振り出し側および後方へと足圧中心を変位させることが難しく，振り出し側下肢が離地するまでの予測的姿勢調節の時間が延長する[74]。また，下肢を振り出すまでに足圧中心の左右移動が複数回生じることもあり，その場合，歩き始めるまでにさらに時間を要する[75]。これらの現象は，パーキンソン病患者特有の無動やすくみ足と関連する。

　その他，脳卒中片麻痺者においても，歩き始めの足関節周囲筋の制御に異常がみられる。特に前脛骨筋の活動減少とヒラメ筋の活動抑制に時間の減少がみられ，それに伴って足圧中心の振り出し側および後方へ変位量も減少する[75]。

　さらに，予測的姿勢制御の異常は中枢神経疾患患者だけではなく運動器疾患によっても引き起こされる。慢性足関節不安定症を有する患者では，患側が支持側となる歩き始めにおいて，振り出し側・後方への足圧中心の変位が健側や健常者よりも減少し，また，支持側（患側）への足圧中心の側方変位も減少することが報告されている[76]。このように，運動器疾患患者においても，上位中枢が関与する姿勢制御メカニズムに何らかの変化が生じる可能性がある。

2 歩き終わりの障害

　高齢者では，突然立ち止まるように指示された場合の反応の遅延や不十分な筋活動により，身体の前方への移動を十分に制動することができず，2歩あるいはそれ以上のステップが必要になる割合が若年者よりも増加する[70]。

　また，パーキンソン病患者においては，同年代の健常高齢者よりもさらに歩き終わりに問題が生じやすい。パーキンソン病患者は，健常者と同様の下肢筋活動パターンは示すものの，筋活動量を健常者のように十分に増大させることが難しく，身体を後方に加速する床反力の増加が不十分となる。そのため，パーキンソン病患者は，ブレーキを強くするよりもアクセルを徐々に弱める（前方への推進の減少）ことで立ち止まる傾向にある[77]。しかし，その結果，立ち止まるために2歩あるいはそれ以上のステップをする割合が健常者よりもさらに増加し，転倒のリスクが高まる[78]。

◎文献
1) Rose J et al：Human walking. 3rd ed. Lippincott Williams and Wilkins, Philadelphia, 2006.
2) Winter DA：Human balance and posture control during standing and walking. Gait Poture 3：193-214, 1995.
3) 土屋和夫 監修：臨床歩行分析入門, 医歯薬出版, 1995.
4) Perry J., Burnfield JM.：Gait analysis. Normal and Pathological Function. 2nd edition, SLACK Incorporated, 2010.
5) Götz-Neumann K 著, 月城慶一ほか訳：観察による歩行分析, 医学書院, 2005.
6) Nagasaki H et al：Walking patterns and finger rhythm of older adults. Percept Mot Skills 82:435-447, 1996.
7) Sekiya N et al：The invariant relationship between step length and step rate during free walking. J Hum Movement Stud 30：241-257, 1996.
8) Sekiya N et al：Reproducibility of the walking patterns of normal young adults：test-retest reliability of the walk ratio (step-length/step-rate). Gait Posture 7：225-227, 1998.

9）Rota V et al：Walk ratio（step length/cadence）as a summary index of neuromotor control of gait：application to multiple sclerosis. Int J Rehabil Res, 34：265-269, 2011.

10）本岡　勉ほか：健常者の歩行分析. 足圧中心は足部外側を通るか. 日足外会誌, 26:22-25, 2005.

11）Lugade V et al：Center of pressure trajectory during gait：A comparison of four foot positions. Gait Posture 40：719-722, 2014.

12）Barrett RS et al：A systematic review of the effect of aging and falls history on minimum foot clearance characteristics during level walking. Gait Posture 32：429-435, 2010.

13）Inman VT et al：Human walking. Williams and Wilkins, Baltimore, 1981.

14）Eng JJ et al：Kinetic analysis of the lower limbs during walking：What information can be gained from a three-dimensional model? J Biomech 28：753-758, 1995.

15）山本澄子：バイオメカニクスからみた計る. 理学療法科学 11：153-160, 1996.

16）Zelik KE et al：Can modular strategies simplify neural control of multidirectional human locomotion? J Neurophysiol 111：1686-1702, 2014.

17）Goldberg SR et al：Muscles that influence knee flexion velocity in double support：implications for stiff-knee gait. J Biomech 37：1189-1196, 2004.

18）Nene A et al：Is rectus femoris really a part of quadriceps? Assessment of rectus femoris function during gait in able-bodied adults. Gait Posture 20：1-13, 2004.

19）Arnold AS et al.：Muscular contributions to hip and knee extension during the single limb stance phase of normal gait：a framework for investigating the cause of crouch gait. J Biomech 38：2181-2189, 2005.

20）Anderson FC et al：Individual muscle contributions to support in normal walking. Gait Posture 17：159-169, 2003.

21）Liu MQ et al：Muscles that support the body also modulate forward progression during gait. J Biomech 39：2623-2630, 2006.

22）Pandy MG et al：Muscle and joint function in human locomotion. Annu Rev Biomed Eng 12：401-433, 2010.

23）Crosbie J et al：Patterns of spinal motion during walking. Gait Posture 5：6-12, 1997.

24）Frigo C et al：The upper body segmental movements during walking by young females. Clin Biomech 18：419-425, 2003.

25）MacWilliams BA et al：Assessment of three-dimensional lumbar spine vertebral motion during gait with use of indwelling bone pins. J Bone Joint Surg Am 95：e184(1-8), 2013.

26）Bruijn SM et al：Coordination of leg swing, thorax rotations, and pelvic rotations during gait：The organization of total body angular momentum. Gait Posture 27：455-462, 2008.

27）Huang Y et al：The effects of stride length and stride frequency on trunk coordination in human walking. Gait Posture 31：444-449, 2010.

28）Anders C et al：Healthy humans use sex-specific co-ordination patterns of trunk muscles during gait. Eur J Appl Physiol 105：585-594, 2009.

29）Meyns P et al：The how and why of arm swing during human walking. Gait Posture 38：555-562, 2013.

30）Brian R et al：Effects of suppressing arm swing on kinematics, kinetics, and energetics of human walking. J Biomech 41：2575-2580, 2008.

31）Rybak IA, et al：Modelling spinal circuitry involved in locomotor pattern generation：insights from deletions during fictive locomotion. J Physiol 577：617-639, 2006.

32）Lam T et al：Proprioceptive modulation of hip flexor activity during the swing phase of locomotion in decerebrate cats. J Neurophysiol 86：1321-1332, 2001.

33）青井伸也：筋シナジーに基づく生物の適応的歩行制御機序の構成論的理解. 日本神経回路学会誌 22：53-63, 2015.

34）河島則天：正常歩行の神経制御. 理学療法 26：19-26, 2009.

35）花川　隆：ヒト歩行制御機構のメカニズムから再考するリハビリテーション. 理学療法京都 46：7-10, 2017.

36）Abellan van kan G et al：Gait speed at usual pace as a predictor of adverse outcomes in community-dwelling older people：an International Academy on Nutrition and Aging（IANA）Task force. J Nutr Health Aging 13：881-889, 2009.

37）Fritz S et al：White paper："walking speed：the sixth vital sign". J Geriatr Phys Ther 32：46-49, 2009.

38）Barbat-Artigas S et al：Clinical relevance of different muscle strength indexes and functional impairment in women aged 75 years and older. J Gerontol 68：811-819, 2013.

39）Buckinx F et al：Relationship between isometric strength of six lower limb muscle groups and motor skills among nursing home residents. J Frailty Aging 4：184-187, 2015.

40）Spink MJ et al：Foot and ankle strength, range of motion, posture, and deformity are associated with balance and functional ability in older adults. Arch Phys Med Rehabil 92：68-75, 2011.

41）Pua YH et al：Hip flexion range of motion and physical function in hip osteoarthritis：mediating effects of hip extensor strength and pain. Arthritis Rheum 61：633-640, 2009.

42）Tateuchi H et al：Radiographic and clinical factors associated with one-leg standing and gait in patients with mild-to-moderate secondary hip osteoarthritis. Gait Posture 49：207-212, 2016.

43）Maly MR et al：Role of knee kinematics and kinetics on performance and disability in people with medial compartment knee osteoarthritis. Clin Biomech 21：1051-1059, 2006.

44）Sowers M et al：Performance-based physical functioning in African-American and Caucasian women at midlife：consideration body composition, quadriceps strength, and knee osteoarthritis. Am J Epidemiol 163：950-958, 2006.

45）Nadeau S et al：Analysis of the clinical factors determining natural and maximal gait speeds in adults with a stroke. Am J Phys Med Rehabil 78：123-130, 1999.

46）Hsu AL et al：Analysis of impairments influencing gait velocity and asymmetry of hemiplegic patients after mild to moderate stroke. Arch Phys Med Rehabil 84：1185-1193, 2003.

47）Kim CM et al：The relationship of lower extremity muscle torque to locomotor performance in people with stroke. Phys Ther 83：49-57, 2003.

48）Mentiplay BF et al：Associations between lower limb strength and gait velocity following atroke：A systematic review. Brain Int 29：409-422, 2015.

49）Kim CM et al：Magnitude and pattern of 3D kinematic and kinetic gait profiles in persons with stroke：relationship to walking speed. Gait Posture 20：140-146, 2004.

50）König K et al：Revealing the quality of movement：A meta-analysis review to quantify the thresholds to pathological variability during standing and walking. Neurosci Biobehav R 68：111-119, 2016.

11 章
歩行

51) Lord S et al：Gait variability in older adults：A structured review of testing protocol and clinimetric properties. Gait Posture 34：443-450, 2011.

52) Ortega JD et al：Minimizing center of mass vertical movement increases metabolic cost in walking. J Appl Physiol 99：2099-2107, 2005.

53) 荻原直道ほか：歩行運動のシステムシミュレーション．（シリーズ移動知）第2巻，身体適応，歩行運動の神経機構とシステムモデル．土屋和雄ほか編．オーム社，2010.

54) McGibbon CA：Toward a better understanding of gait changes with age and disablement：Neuromuscular adaptation. Exerc Sport Sci Rev 31：102-108, 2003.

55) Frimenko R et al：Interactions of sex and aging on spatiotemporal metrics in non-pathological gait：a descriptive meta-analysis. Physiotherapy 101：266-272, 2015.

56) Kerrigan DC et al：Biomechanical gait alterations independent of speed in the healthy elderly：Evidence for specific limiting impairments. Arch Phys Ther Rehabil 79：317-322, 1998.

57) Cofré LE et al：Aging modifies joint power and work when gait speeds are matched. Gait Posture 33：484-489, 2011.

58) Constantinou M et al：Spatial-temporal gait characteristics in individuals with hip osteoarthritis：A systematic literature review and meta-analysis. J Orthop Sports Phys Ther 44：291-303, 2014.

59) Meyer CAG et al：Biomechanical gait features associated with hip osteoarthritis：Toward a better definition of clinical hallmarks. J Orthop Res 33：1498-1507, 2015.

60) Balaban B et al：Gait disturbances in patients with stroke. PM R 6：635-642, 2014.

61) Ebersbach G et al：Clinical syndromens：Parkinsonian gait. Mov Disord 28:1552-1559, 2013

62) 望月仁志ほか：小脳性の歩行障害．Brain Nerve 62：1203-1210, 2010.

63) Honeine JL et al：The neuro-mechanical processes that underlie goal-directed medio-lateral APA during gait initiation. Front Hum Neurosci 31：445, 2016.

64) Polcyn AF et al：Age-related changes in the initiation of gait：Degradation of central mechanisms for momentum generation. Arch Phys Med Rehabil 79：1582-1589, 1998.

65) Hase K et al：Analysis of rapid stopping during human walking. J Neurophysiol 80：255-261, 1998.

66) Jaeger RJ et al：Ground reaction forces during termination of human gait. J Biomech 25：1233-1236, 1992.

67) Sparrow WA et al：Gait termination：a review of experimental methods and the effects of ageing and gait pathologies. Gait Posture 22：362-371, 2005.

68) Ryckewaert G et al：Biomechanical mechanisms and centre of pressure trajectory during planned gait termination. Clin Neurophysiol 44：227-233, 2014.

69) Bishop M et al：The effect of velocity on the strategies used during gait termination. Gait Posture 20：134-139, 2004.

70) Tirosh O et al：Age and walking speed effects on muscle recruitment in gait termination. Gait Posture 21:279-288, 2005

71) Khanmohammadi R et al：Preparatory postural adjustments during gait initiation in healthy younger and older adults：Neurophysiological and biomechanical aspects. Brain Res 1629:240-249, 2015

72) Henriksson M et al：Physically active older adults display alterations in gait initiation. Gait Posture 21：289-296, 2005.

73) Khanmohammadi R et al：Characteristic muscle activity patterns during gait initiation in the healthy younger and older adults. Gait Posture 43：148-153, 2016.

74) Delval A et al：Why we should study gait initiation in Parkinson's disease. Neurophysiol Clin 44：69-76, 2014.

75) Sousa ASP et al：Ankle anticipatory postural adjustments during gait initiation in healthy and post-stroke subjects. Clin Biomech 30：960-965, 2015.

76) Hass CJ et al：Chronic ankle instability alters central organization of movement. Am J Sports Med 38：829-834, 2010.

77) Bishop M et al：Braking impulse and muscle activation during unplanned gait termination in human subjects with parkinsonism. Nurosci Lett 348：89-92, 2003.

78) Bishop M et al：Do people with Parkinson's disease change strategy during unplanned gait termination? Nurosci Lett 397：240-244, 2006.

索引

身体運動学　関節の制御機構と筋機能

2017 年 10 月 10 日　第 1 版第 1 刷発行
2022 年 6 月 30 日　　　第 9 刷発行

- ■**編　集**　市橋則明　いちはし　のりあき

- ■**発行者**　吉田富生

- ■**発行所**　株式会社メジカルビュー社
　〒162-0845 東京都新宿区市谷本村町2-30
　電話　03(5228)2050(代表)
　ホームページ　https://www.medicalview.co.jp

　営業部　FAX　03(5228)2059
　　　　　E-mail　eigyo@medicalview.co.jp

　編集部　FAX　03(5228)2062
　　　　　E-mail　ed@medicalview.co.jp

- ■**印刷所**　シナノ印刷　株式会社

ISBN 978-4-7583-1712-2　C3047

©MEDICAL VIEW, 2017. Printed in Japan